D1688863

Thomas Paszicsnyek (Hg.)

Praktische *Notfallmedizin* für den Arzt am Einsatzort

Mit freundlicher Empfehlung überreicht durch:

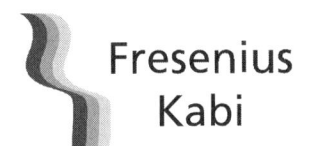

Fresenius Kabi

Fresenius Kabi Austria GmbH

Leopold Stocker Verlag

Graz – Stuttgart

Umschlaggestaltung:	Grafik Oberhofer, Villach
Umschlagkonzeption:	Thomas Paszicsnyek
Umschlagfotos:	Oberhofer, Villach, mit freundlicher Genehmigung des ÖRK, Landesverband Kärnten, Bezirksstelle Villach; BMfI.
Fachlektorat:	Univ.-Prof. Dr. Gerhard Prause
Lektorat:	Arno List

Die Abbildungen im Buch wurden dem Verlag vom Herausgeber, von den Autoren und der Tyrolean Air Ambulance freundlicherweise zur Verfügung gestellt.

Der Inhalt dieses Buches wurde vom Herausgeber, den Autoren und dem Verlag nach bestem Wissen (und Gewissen) überprüft; eine Garantie dafür kann jedoch nicht übernommen werden. Die juristische Haftung ist daher ausgeschlossen.

Hinweis:
Dieses Buch wurde auf chlorfrei gebleichtem Papier gedruckt.
Die zum Schutz vor Verschmutzung verwendete Einschweißfolie ist aus Polyethylen chlor- und schwefelfrei hergestellt. Diese umweltfreundliche Folie verhält sich grundwasserneutral, ist voll recyclingfähig und verbrennt in Müllverbrennungsanlagen völlig ungiftig.

ISBN 3-7020-0850-0
Alle Rechte der Verbreitung, auch durch Film, Funk und Fernsehen, fotomechanische Wiedergabe, Tonträger jeder Art, auszugsweisen Nachdruck oder Einspeicherung und Rückgewinnung in Datenverarbeitungsanlagen aller Art, sind vorbehalten.
© Copyright by Leopold Stocker Verlag, Graz 1999
Printed in Austria
Gesamtherstellung: Druckerei Theiss GmbH, A-9400 Wolfsberg

Inhaltsverzeichnis

Vorwort 15
Allgemeiner Teil 17

Einsatzmittel 18
  Art der Einsätze 19
  Der Notarzt 19
  Notarztrettungswagen (NAW) 20
  Notarzteinsatzfahrzeug (NEF) 21
  Notarzthubschrauber – Hubschrauberrettung (NAH) 22

Ausrüstung 24
  Absolut notwendige Ausrüstung 24
  Zusätzlich eventuell notwendige Ausrüstung 24
  Koffer 25
  EKG-Monitor, Defibrillationseinheit 25
  Beatmungsgeräte 26
  Pulsoxymeter 26
  Kapnometrie 26
  Blutgasanalyse 26
    Einleitung 26
    Der pH-Wert 27
    Der pCO_2-Wert 28
    Der pO_2-Wert 29
    Blutabnahme 29
    Fehlerquellen 29
    Schlußfolgerung 29
  Schienungs- und Bergematerial 30
    Ferno-Schiene und Stifneck 30
    Pneumatische Schienen 30
    Schaufeltrage 30
    Bergetuch 30
    Vakuummatratze, -polster und -schiene (Klettverschluß) 31
    Ferno-KED (Kendrick Rettungskorsett) 31
    Sam Splint 32

Monitoring in der Notfallmedizin 33
  Einleitung 33
    Herz-Kreislauffunktion 33
    Respiratorische Funktion 33
    Temperaturregulation 34
  Geräte und Methodik (Überwachungsgeräte und Einsatzmöglichkeiten am Notfallort) 34
    Pulsoxymeter 34
    Kapnometer 35
    EASY-Cap 36
    EKG-Monitoring 36

Inhaltsverzeichnis

12-Kanal-EKG-Schreiber	37
Automatische Blutdruckmessung	37
Oxymeter	37
Anzeige des Beatmungsdrucks	38
Volumeter	38
Temperaturmesser	38
Zusammenfassung	40
Ärztliche Einsatztaktik im Großunfall	**42**
Definition	42
Elemente des ärztlichen Einsatzes	44
Einsatzleitung Sanitätsdienst	44
Die organisatorische Leitung	45
Mögliche räumliche Gliederung bei einem Großunfall	47
Taktische Zeichen	47
Die medizinische Einsatzleitung (Der Leitende Notarzt)	50
Stufen des ärztlichen Einsatzes	52
Triage	52
Versorgung	52
Transport	52
Allgemeine ärztliche Aufgaben	53
Zukunft	53
Grundlagen der Triage	**56**
T_1 – *Behandlungsdringlichkeit vor Ort*	58
T_2 – *Fachbehandlung*	58
T_{2a} – frühzeitige Fachbehandlung	58
T_{2b} – verzögerte Fachbehandlung	58
T_3 – *Minimalbehandlung*	59
T_4 – *Abwartende Behandlung*	59
Patienten-Leit-System (PLS)	**61**
Zielsetzung	61
PLT-Beschreibung	61
PLT-Einsatz	62
Verteilungsübersicht	63
Schutz und Selbstschutz im Notarzteinsatz	**65**
Einleitung	65
Einsatzgefahren	65
Einsatzrisiko	66
Sicherheit	67
Gefährdungsanalyse	67
Schutz	67
Schutzkonzeption	67

Schutz und Sicherheit bei speziellen Gefahrenmomenten 69
    Gefahrenpotential: Gefahrstoffe (Gefährliche Güter) 69
    Gefahrenpotential: Elektrische Energie 72
    Gefahrenpotential: Humanpathogene Krankheitserreger 74

Psychologische Hilfe für Opfer und Helfer 76
Einleitung 76
Vorbereitung 76
Auswahl des Personals 76
Vorbereitung des Einsatzes 78
Nachbereitung des Einsatzes 79

Befugnisse und Haftung von Notärzten 80
Gesetzestexte 83
    Ärztegesetz 83
    Krankenanstaltengesetz 86
    Strafgesetzbuch 86
    Allgemeines Bürgerliches Gesetzbuch 86

Weiße Götter – rote Teufel: Rechtsnormen und Ethik als Grundlagen notärztlichen Handelns 88
Persönlichkeitsrecht 88
Qualifikation 89
Menschenwürde 89
Aufklärung 90

Internationale Patiententransporte und Flugmedizin 92
Einleitung 92
    Allgemeine Grundlagen zur Flug- und Reisemedizin 92
    Begriffsbestimmungen 92
Technische Möglichkeiten zum Lufttransport von Patienten 93
    Ambulanzflugzeug 93
    Transport im Linienflugzeug 94
    Transport im Notarzthubschrauber 95
Flugmedizinische Grundlagen 95
    Luftdruck 95
    Luftfeuchtigkeit 96
    Beschleunigung 96
    Zeitverschiebung und Klimaänderung 96
    Höhenstrahlung 97
Indikationen und Kostengebarung 97
    Ökonomische Indikation 97
    Medizinische Indikation 98
    Flugtechnische Indikation 99

Inhaltsverzeichnis

Effektivität der präklinischen, notärztlichen Versorgung 100
  Traumatologische Notfallpatienten 101
  Nichttraumatologische Notfälle 103

Hygiene 106
  Einleitung 106
  Übertragung 106
    Allgemeine Hygiene 107
    Fahrzeug 108
    Reinigung 108
    Desinfektionsmittel 108
    Hygienische Händedesinfektion 109
    Chirurgische Händedesinfektion 110
    Flächendesinfektion 110
    Instrumentendesinfektion 111
    Haut- und Schleimhautdesinfektion 111
    Abfall 111
    Maßnahmen nach Verletzung 112
    Infektionseinsatz 112
  Anhang 113
    Desinfektionsplan 113
    Impfempfehlungen 114

Notfall-Medikamente 116
  Auswahl- und Ordnungskriterien 116
    Auswahl der wichtigsten Informationen über Notfallpharmaka 116
    Auswahl der Medikamente 116
    Ordnungs- und Suchkriterien 117
  Lagerung und Haltbarkeit 117
  Applikation 118
    Periphervenöser Zugang 118
    Zentralvenöser Zugang 119
    Intramuskuläre Applikation 119
    Subcutane Applikation 119
    Intratracheale (intrabronchiale) Applikation 119
    Intraossäre Applikation 119
    Port-a-cath 120
    Perorale Applikation 121
    Sublinguale Applikation 121
    Rektale Applikation 121
    Applikation per inhalationem 121
  Dosierung 121
  Notfallmedikamente 122
  Perfusordosierungstabellen 128
  Dauertropfdosierungstabellen 129
  Notfallinfusionen 141

Spezieller Teil ... 145

Grundlagen der Notfallmedizin ... 146
Definitionen, Begriffsbestimmung ... 146
Vitalfunktionen ... 146
   Notfall-Check ... 146
Erweiterte Elementardiagnostik ... 149
   Vitalfunktion Bewußtsein ... 149
   Vitalfunktion Atmung ... 151
   Die Beatmung ... 158
   PEEP ... 160
   Vitalfunktion Kreislauf ... 161
Schock – Schockformen – Therapie ... 162
   Definition ... 162
   Schockstadien und Symptomatik ... 163
   Schockformen-Übersicht ... 164
   Spezielle Schockformen und Therapiestrategien ... 165
   Schocklagerung ... 170
Die Cardio-pulmonale Reanimation ... 171
   Geschichte der Reanimation ... 171
   Symptome des Herz-Kreislaufstillstandes ... 171
   Die Basismaßnahmen der Reanimation (basic life support = Laienreanimation) ... 172
   Erweiterte Reanimation (advanced cardiac life support) ... 173
   Die Medikamente ... 175
   Medikamente in der Cardio-pulmonalen Reanimation ... 175
   Algorithmen zur Erweiterten Ersten Hilfe ... 177
   Kreislaufstillstand mit tachycarden Rhythmusstörungen ... 178
   Asystolie ... 178
   Besondere Situationen ... 178
Komplikationen bei der Reanimation ... 179
   Die Postreanimationsphase ... 179
   Abbruch der Reanimation ... 179
Analgosedierung in der Notfallmedizin ... 182
   Schmerz: Definition, Grundlagen ... 182
Diagnostik ... 183
   Basisbehandlung ... 183
   Medikamentöse Schmerzbehandlung ... 185
   Opiate ... 187
   Präklinische Anästhesie als Erweiterung der therapeutischen Möglichkeiten –
   Sedierung, Hypnose, Relaxation ... 188
   Sedativa/Hypnotika und Muskelrelaxantien in der präklinischen Anästhesie ... 190
   Pharmakologische Nebenwirkungen und Risiken von Hypnotika und Sedativa ... 191
   Praxis der präklinischen Anästhesie ... 193

Vorbereitung und Einleitung 194
Die schwierige Intubation 195
Troubleshooting 196
Die Aufrechterhaltung der präklinischen Anästhesie 198
Epilog 199

Internistische Notfälle 201
Der kardiale Notfall 201
    Geschichtliche Entwicklung der Herzinfarkttherapie 201
    Pathogenese akuter Koronarsyndrome 202
    Klinische Formen des akuten Koronarsyndroms 203
    Präklinische Diagnostik akuter Koronarsyndrome 203
    Akutes koronares Syndrom 205
    Sonderformen 206
    Präklinische Therapie akuter Koronarsyndrome 207
    Kardiogener Schock (siehe auch *Grundlagen der Notfallmedizin – Schock*) 210
    Determinanten des Herzminutenvolumens 211
    Linksventrikuläre Funktionskurve 212
Das Notfall-EKG 213
    Parameter zur Beurteilung des Monitor-EKG 214
    Sinusrhythmus 215
    Supraventrikuläre Tachykardie (SVT) 215
    Vorhofflattern 216
    Vorhofflimmern 216
    Vorhofextrasystolen 217
    Ventrikuläre Ektopien 217
    Asystolie 218
    Weak action 218
    Idioventrikulärer Rhythmus (IVR) (Kammereigenrhythmus) 219
    Tachykardie mit breiten QRS-Komplexen 219
    Sonderform: Torsade de pointes (Spindeltachykardie) 220
    Kammerflattern – Kammerflimmern 220
    AV-Block 1. Grades 221
    AV-Block 2. Grades 221
    AV-Block 3. Grades (totale AV-Dissoziation) 222
    Regelrechter Schrittmacherrhythmus (SM/PM) 222
    Artefakte – Muskelzittern 223
    Wechselstromüberlagerung 223
Der Schrittmacher-Patient in der Notfallsituation 229
    Der Schrittmacher-Patient in einer nicht durch den Schrittmacher
    bedingten Notfallsituation 229
    Der Schrittmacher-Patient, der durch eine Schrittmacherfehlfunktion in
    eine Notfallsituation gerät 229
    Zusammenfassung 230
    Nachtrag: SM-Code 231

Die präklinische Thrombolyse 232
    Einleitung 232
    Thrombolyse – Hintergrund 232
    Indikationen zur Thrombolyse 233
    Kontraindikationen zur Thrombolyse 233
    Thrombolytika 234
    Nebenwirkungen der Thrombolyse 234
    Adjuvante Therapie des Myokardinfarktes 235
    EKG-Beispiele 236
Pulmonale Notfälle (Akute Respiratorische Insuffizienz) 241
    Begriffsdefinitionen 242
    Spezielle Notfälle 244
Kreislaufregulationsstörungen 258
    Orthostatischer Kollaps 258
    Hypertone Krise 259
    Pericardtamponade 260
Differentialdiagnose Thoraxschmerz 261
Endokrine Notfälle 263
    Coma diabeticum 263
    Hypoglykämisches Coma 264
    Hepatisches Coma 265
    Urämisches Coma 265
    Thyreotoxische Krise 266
    Myxödem Coma 266
    Addison Krise 267
    Hyperkalzämische Krise 267
    Tetanischer Anfall 268
Differentialdiagnose der Bewußtlosigkeit aus internistischer Sicht –
Untersuchungsgang beim nichttraumatisierten Patienten 269
    Ätiologie von Bewußtseinsstörungen 269
    Untersuchungsablauf bei bewußtseinsgestörten Patienten 270
    Zusammenfassung 272

Chirurgische Notfälle 273
Untersuchungsgang beim traumatisierten Patienten 273
    Schädel (Schädel-Hirn-Trauma) 273
    Thorax 275
    Abdomen 276
    Becken 277
    Wirbelsäule 278
    Extremitäten 279
Präklinische Versorgung des Schädelhirntraumas 281
    Pathophysiologie des schweren Schädelhirntraumas 281
    Therapieplanung 282

Behandlungsprinzipien beim Thoraxtrauma 285
   Einleitung 285
   Diagnostik 285
   Inspektion 289
   Palpation, Perkussion, Auskultation 289
   Häufige differentialdiagnostische Probleme 291
   Therapie 291
   Andere operative Maßnahmen 300
   Sonderform des Thoraxtraumas 302
Abdominelle Notfälle 306
   Akutes Abdomen 306
   Stumpfes Bauchtrauma 307
   Sonderfälle 308
   Ileus 311
   Peritonitis (Bauchfellentzündung) 312
   Gefäßverschluß 312
   Kolik 312
   Pankreatitis (Bauchspeicheldrüsenentzündung) 313
   Erstversorgung bei Ileus, Koliken und Pankreatitis 313
Präklinische Erstversorgung von Extremitätenverletzungen 315
   Begriffsbestimmungen 315
   Pathophysiologie des Weichteilschadens bei Frakturen und Luxationen 316
   Beurteilung und Klassifikation begleitender Weichteilschäden 318
   Prinzipielles Vorgehen bei Frakturen und Luxationen 319
   Spezielle Frakturen- und Luxationslehre 319
   Zusammenfassung der Maßnahmen bei Extremitätenverletzungen 326
Primärversorgung bei Wirbelsäulenverletzungen 327
   Diagnose 327
   Bergung und Lagerung 329
   Medikamentöse Therapie 331
   Transport und Zielkrankenhaus 332
   Zusammenfassung 333
Polytrauma 335
   Definition 335
   Verletzungsmuster 337
   Pathophysiologie 337
   Polytraumamanagement 338
   Akut- oder Reanimationsphase (1.–3. Stunde) 338
   Zusammenfassung 341

Pädiatrische Notfälle 342
Allgemeine pädiatrische Notfallmedizin 342
   Erkennen bedrohlicher Situationen 342
   Evaluierung der respiratorischen Situation 342

    Evaluierung der kardiozirkulatorischen Situation 343
    Diagnostische Prioritäten 345
    Basisreanimation (Basic Life Support) 346
    Medikamentenapplikation 349
    Beatmung beim Pädiatrischen Notfall 355
  Spezielle pädiatrische Notfallmedizin 360
    Zerebrale Krampfanfälle 360
    Atemwegsinfektionen und Asthma 362
    Hitzetrauma 364
    Intoxikationen im Kindesalter 366
    Außenversorgung von Neugeborenen – Notgeburt – Frühgeburt 368
  Kindertraumatologische Notfälle 373
    Untersuchung 373
    Stabilisierung von Atmung und Kreislauf und Analgosedierung 373
    Schädel-Hirn-Trauma 376
    Thoraxtrauma 377
    Sonstige Verletzungen 377
    Transport 378

Neurologische Notfälle 380
  Anamnese 380
  Neurologische Leitsymptome 381
    Bewußtseinsstörungen 381
    Pupillenfunktion 381
    Bulbusstellung und -motilität 382
    Meningealer Reizzustand 383
    Paresen und Sensibilitätsstörungen 383
    Tonus 383
    Reflexe 383
    Krampfanfälle 383
    Sprachstörungen 384
    Atemstörungen 384
  Praktisches Vorgehen bei neurologischen Notfällen 384
  Häufige neurologische Notfälle 385
    Der bewußtlose Patient 385
    Hirndruckerhöhung 386
    Therapie der Hirndruckerhöhung mit Hirnstammeinklemmungssymptomatik 386
  Neurologische Syndrome mit Lähmungen als Leitsymptom 387
    Halbseitenlähmungen 387
    Querschnittssyndrome 387
    Spinaler Schock 388
    Schlaganfall (Insult) 388
    Epileptische Anfälle 391

Psychiatrische Notfälle 393

Psychiatrischer Notfall ohne Beeinträchtigung der Vitalfunktionen 393
Häufige psychiatrische Notfälle 394
   Suizid 394
   Wahn- und Sinnestäuschungen 395
   Akute Dyskinesie unter Neuroleptikaeinnahme (-verabreichung) 396
   Deliranter Zustand 396
   Akuter Erregungszustand 396
   Verwirrtheitszustand 397
   Angst und Panik 397

Allgemeine und spezielle Vergiftungen 399
   Aufgaben des Notarztes bei Vergiftungen 399
      Notarztindikationen bei Intoxikationen 399
      Vitalfunktionen bei Intoxikationen 399
      Vergiftungsursachen 400
      Vorgehen 400
      Komplikationen bei Intoxikationen 402
      Therapiemaßnahmen 402
   Spezielle Vergiftungen 405
      Alkoholmißbrauch 405
      Medikamentenvergiftungen 406
      Drogen 407
      Pilze/Pflanzen/Gifttiere 411
      Europäische Giftschlangen 412
      Chemikalien Haushalt/Industrie 412
      Chemikalien Landwirtschaft 414
      Inhalationsgifte 415
   Antidote 417
      Physostigminsalicylat (Anticholium) 417
      Atropin 418
      4-DMAP (4-Dimethylaminophenol) 418
      Natriumthiosulfat 418
      Toluidinblau 419
   Anhang 420
      Antidotkoffer NAW (unverbindliche Empfehlung) 420

Spezielle Notfälle 421
   Notfälle am Auge 421
      Unfälle 421
      Andere augenärztliche Notfälle 425
      Anhang 428
   Notfälle im Kopf- und Halsbereich 429
      Verletzungen 429
      Blutungen nichttraumatischer Genese 431
      Entzündliche und allergische Schwellungen 432

 Heilbehelfe 433
Gynäkologische und geburtshilfliche Notfälle 435
 Der gynäkologische Notfall 435
 Der geburtshilfliche Notfall 437
 Vaginale Blutungen/Schmerzen 438
 EPH-Gestose 440
 Die Geburt 440
 Fruchtwasserembolie 442
 Pathologische Kindeslagen 443
 Zwillingsgeburt 446
 Die Komplikationen der Nachgeburtsperiode 446
 Anhang 449
Urologische Notfälle 450
 Akute Harnverhaltung, Ischurie 450
 Die Nierenkolik 450
 Urologische Notfälle, eingeteilt nach Organbefall 451
Akzidentielle Hypothermie 455
 Definition 455
 Ursachen 455
 Therapie 462
 Unterstützende Maßnahmen beim Patienten in der „danger" Zone 464
 Prognose 465
Erstbehandlung und klinische Therapie der lokalen Erfrierung 468
 Einflußfaktoren 468
 Formen der Kälteschäden 469
 Schweregrad der örtlichen Erfrierung 470
 Grundsätze der Erfrierungsbehandlung 471
 Historische Entwicklung 472
 Sofortmaßnahmen 473
 Lokalisation und Ursachen 474
 Klinische Therapie 475
 Lokalbehandlung der örtlichen Erfrierung 478
 Chirurgische Intervention 478
Lawinenunfall 481
 Epidemiologie des Lawinenunfalls 481
 Pathophysiologie und Überlebenswahrscheinlichkeit – Verschüttungstiefe 481
 Bergungsrisiko 483
 Hypothermie und Lawine 483
 Lawinenrettung 483
 Notfallmedizinische Maßnahmen am Unfallort 484
 Praktische Tips für den Lawinen-Notarzt 485
 Lawinenverschüttete mit Asystolie/Triage durch den Notarzt 486
Das Verbrennungstrauma 490
 Pathophysiologie 490

Patiententriage 496
Indikationen zum Transfer in eine Spezialabteilung 497
Klinische Erstversorgung 497
Prognose 497
Zusammenfassung 498
Hitzeschäden 500
Hitzekrämpfe 500
Hitzeohnmacht 500
Sonnenstich („Insolation") 500
Hitzeerschöpfung 501
Hitzschlag 501
Klinik 501
Therapie 502
Strom- und Blitzunfall 503
Physikalisch-technische Grundlagen 503
Schädigungsmechanismen 504
Wirkungen an den betroffenen Organsystemen 504
Verhalten bei Stromunfällen 507
Tauchunfall 509
Arten des Tauchunfalls 509
Pathophysiologie auf der Basis der Gasgesetze 511
Klinik der Tauchunfallsyndrome 512
HNO-Probleme beim Tauchen 513
Therapieeinrichtungen Österreich 516
Therapieeinrichtungen Deutschland 516
Therapieeinrichtungen Schweiz 519

Vorwort

Die Notfallmedizin hat in Österreich während der letzten Jahre einen starken Aufwind bekommen, so daß jetzt bald eine flächendeckende notärztliche Versorgung möglich sein wird. Mit der zunehmenden Zahl an Notärzten und den gesteigerten Anforderungen kommt auch der Ausbildung immer größere Bedeutung zu.

Ahnefeld in Deutschland und Fitzal/Steinbereitner in Wien haben mit ihren Büchern bereits gute Ausbildungsunterlagen geschaffen; wir wollen jedoch allen Kollegen vor allem praktische Tips aus unserer Erfahrung, gepaart mit den notwendigsten Algorithmen als Wiederholung geben, die die Arbeit am Notfallort erfahrungsgemäß sehr erleichtern. Wir haben uns nach bestem Wissen und Gewissen bemüht, unsere Erfahrungen, die bei der Drucklegung des Buches „Der Notfallsanitäter" gemacht wurden, bestmöglich umzusetzen, um ein aktuelles und übersichtliches Nachschlagewerk für die Notfallmedizin zu schaffen.

Die meisten Autoren kommen zwar aus Österreich, doch sind die Algorithmen und praktischen Tips im gesamten deutschen Sprachraum anwendbar.

Dank möchte ich allen sagen, die durch ihren Einsatz und ihre Arbeit dieses Werk ermöglicht haben. Besonders gilt mein Dank meiner Frau Regina und meinen Söhnen Max und Alexander, die auf mich, während ich an diesem Buch gearbeitet habe, verzichten mußten.

Großer Dank gebührt auch Gerhard Prause, der als Fachlektor durch seine hervorragenden fachlichen Tips wesentlichen Anteil an der medizinischen Qualität dieses Werkes hat.

Arno List hat es geschafft, die oft unmöglichen Formulierungen aller an diesem Buch beteiligten Ärzte in ein lesbares Deutsch zu verwandeln, um „stolperfreies" Lesen zu ermöglichen.

Allen Autoren sei auch für ihre fachlich hervorragenden Beiträge und ihre Geduld gedankt, die sie während der vierjährigen Arbeit an diesem Werk aufgebracht haben.

Zu guter Letzt hoffe ich, daß dieses Buch Ihnen, verehrter Leser, eine wertvolle Hilfe bei Ihrer Arbeit am Notfallort sein wird. Sollten Sie Verbesserungsvorschläge haben oder Ihre Kritik einbringen wollen, so bitte ich Sie, uns zu kontaktieren, wir werden Ihre Anregungen gerne – so weit dies möglich sein wird – in der nächsten Auflage dieses Buches berücksichtigen.

Thomas Paszicsnyek
Raaba, August 1999

Allgemeiner Teil

Einsatzmittel

G. Prause, Th. Paszicsnyek

In Deutschland und Österreich ist es in den letzten Jahren gelungen, eine nahezu flächendeckende notärztliche Versorgung zu installieren. Abhängig von der Lokalisation und Organisation des Notarztdienstes werden unterschiedliche Rettungsmittel verwendet:

Prinzipiell unterscheidet man:
- Stationäres Notarztsystem
- Rendezvoussystem

Beim *stationären System* verwendet das Notarztteam (Arzt, Sanitäter, Fahrer bzw. Pilot) einen sogenannten Notarztrettungswagen (NAW). Der Patient wird im Normalfall mit dem NAW transportiert, wobei dieser im allgemeinen ein Großraumrettungswagen ist.

Beim *Rendezvoussystem* rückt der Notarzt mit einem Notarzteinsatzfahrzeug (NEF), zusammen mit einem Rettungswagen (RTW), zum Notfallort aus. Nach der Versorgung wird der Patient mit dem RTW transportiert.

Welches der beiden Systeme geeigneter für den Notarztdienst ist, kann nicht allgemeingültig beantwortet werden, da beide Systeme sowohl Vor- als auch Nachteile haben.

	NEF + RTW	NAW
Arbeitsbedingungen	–	+
Wendigkeit des Fahrzeuges	+	–
Kosten des Fahrzeuges	ca. S 600.000.–	ca. S 2 Millionen
Ausbildungsmöglichkeit im Einsatz	–	+
Versorgung von Randzonen	+	–
Ländlich, hügelige Einsatzgebiete	+	–
Monitoring-Möglichkeiten	–	+
Geräumigkeit des Fahrzeuges	–	+

Tabelle 1: Vergleich NEF – NAW

Ideal ist natürlich das duale Notarztsystem mit Großraumnotarztwagen (NAW) und Notarzteinsatzfahrzeug (NEF), das in Graz, der zweitgrößten Stadt Österreichs, verwendet wird. Der einzige Nachteil dieses Systems sind die wesentlich höheren Kosten.

Der Rettungshubschrauber (NAH) gehört zum stationären System. Er ist wegen seiner speziellen Eigenschaften für schwirige Bergungen besonders geeignet, wird aber auch eingesetzt, wenn die Anfahrts- und Transportzeiten für die bodengebundenen Systeme zu lange wären. Die Kosten für dieses Systems sind allerdings 10- bis 20mal höher als beim bodengebundenen, wobei 80 – 90% der Gesamtkosten Fixkosten zur Systemerhaltung und unabhängig von der Einsatzhäufigkeit sind.

Aufgrund der hohen Kosten ist es denkbar, daß in Österreich die Patienten bei Sport- oder leichtfertig verursachten Unfällen einen Teil der Bergungs- und Transportkosten bei einem Hubschraubereinsatz selbst werden tragen müssen, wenn sie über keine private Unfallversicherung verfügen. Die Sozialversicherungen übernehmen bei Hubschraubereinsätzen in Österreich nur einen Teil der Kosten, der Rest wurde bisher von öffentlicher Hand finanziert.

Art der Einsätze

In den letzten Jahren haben sich für den Notarzt von der Einsatzanforderung noch Differenzierungen ergeben:

Primäreinsätze sind Einsätze zur Versorgung von Notfallpatienten am Ort des Notfallgeschehens, und der größte Teil der Notarzteinsätze fällt in diese Kategorie. Da prinzipiell jede Person den Notarzt anfordern kann, muß der Disponent der Leitstelle bei der Indikationsstellung für einen Notarzteinsatz über eine gewisse Erfahrung verfügen, wobei in Großstädten, wo mehrere Notarztfahrzeuge zur Verfügung stehen, ein Fehleinsatz weniger ins Gewicht fällt als im ländlichen Raum, da dort aufgrund der größeren Distanzen ein Fehleinsatz das Notarztteam für längere Zeit binden kann, so daß womöglich ein gleichzeitig absolut indizierter Einsatz ohne Notarzt durchgeführt werden müßte.

Damit aber eine gute und richtige Indikationsstellung bei Notfällen gewährleistet ist, sollte der Dienst des Disponenten nur von erfahrenen Rettungsdienstmitarbeitern versehen werden. Dennoch ist letzten Endes die Qualität der Indikationsstellung von der Genauigkeit der Meldung abhängig.

Sekundärtransporte sind Verlegungen von vorversorgten Patienten von einem Krankenhaus in ein meist höher qualifiziertes Versorgungszentrum. Diese Transporte können, in Abhängigkeit von Wetterlage und Tageszeit, von bodengebundenen oder fliegenden Rettungsmitteln durchgeführt werden. Weitere wichtige Kriterien sind der Zustand des Patienten und seine Verletzungen bzw. die Art seiner Erkrankung.

Erkrankungen des Darmes, wie z. B. ein Ileus, oder Verletzungen des Thorax mit Begleitverletzungen der Lunge verlangen exakte Kenntnis der physiologischen Zustände und Veränderungen während des Transportes, wie z. B. die Veränderungen der Druckverhältnisse während eines Lufttransportes (siehe auch Kapitel *Internationale Patiententransporte und Flugmedizin*).

Der Notarzt

Ein Notarzt ist ein ausgebildeter Arzt, der in Akutintervention, Akuttherapie und erweiterter Behandlung eines Notfallpatienten über den Zeitraum des Transportes (vom Notfallort bis in das nächste Krankenhaus) geschult ist.

Im deutschsprachigen Raum, in dem sich die Notarztsysteme, im Gegensatz zum sonst nahezu weltweit üblichen „Paramedic-System", etabliert haben, gibt es unterschiedliche Rechtslagen in bezug auf Qualifikation und Ausbildung von Notärzten.

Während es in Deutschland und der Schweiz schon Universitätskliniken für Notfallmedizin und für ausschließlich als Notärzte tätige Mediziner gibt, steckt dieser Teilbereich der Medizin in Österreich noch etwas in den Kinderschuhen. Nur in Wien gibt es eine eigene Notfallaufnahme und eine als Institut für Notfallmedizin etablierte Abteilung.

Derzeit bestehen zwar Bestrebungen, diese Grauzone auszumerzen, es wird aber noch einige Zeit dauern, bis in Österreich der hohe Standard unserer Nachbarländer erreicht sein wird.

Der Notarzt ist derzeit in Österreich eine Zusatzbezeichnung und keine Fachgruppe. Laut ÄG §15 a (1983) sind Fachärzte eines klinischen Sonderfaches mit Berufsberechtigung (in erster Linie: Anästhesiologie, Unfallchirurgie, Chirurgie und Innere Medizin) sowie niedergelassene Ärzte, nach positivem Abschluß eines mindestens 60stündigen Kurses, berechtigt, den Zusatztitel „Notarzt" zu führen, sofern sie in einem organisierten Notarztdienst tätig sind. Verpflichtend ist auch die Teilnahme an Fortbildungsveranstaltungen auf dem Gebiet der Notfallmedizin. Der Besuch von einschlägigen Fortbildungsveranstaltungen (mind. 20 Std.) muß nachgewiesen werden, und die letzte darf nicht mehr als zwei Jahre zurückliegen. Diese Ausbildung ist derzeit ausschließlich theoretisch, es wird aber in Zukunft der Schwerpunkt mehr auf eine praxisorientierte Ausbildung verlagert werden.

Eine gewisse Begriffsverwirrung in der Bevölkerung bringt die Tatsache mit sich, daß der Bereitschaftsdienst der niedergelassenen Ärzte (Ärztenotdienst) mit dem Notarztdienst verwechselt wird. Trotzdem handelt es sich beim Notarztwesen um ein in der Zwischenzeit doch etabliertes System, so daß sich eine Begriffsänderung eher nachteilig auswirken würde. Aufgrund der inzwischen langjährigen Erfahrung im Bereich des Notarztdienstes werden sich jedoch wahrscheinlich die Ausbildungserfordernisse für den Notarzt, in Anlehnung an Empfehlungen der DIVI (Deutsche Interdisziplinäre Gesellschaft für Intensiv- und Notfallmedizin), drastisch erhöhen. Die Univ. Klinik f. Anästhesiologie am LKH Graz empfiehlt seit Jahren im Rahmen des Notarztkurses allen angehenden Notärzten eine mindestens sechs Monate dauernde (evtl. freiwillige) Ausbildung in Anästhesiologie und Intensivmedizin.

Gerade in Österreich ist die notfallmedizinische Versorgung auch heute noch größtenteils auf die Versorgung durch Praktische Ärzte bzw. Ärzte für Allgemeinmedizin, wie die neuere Bezeichnung lautet, aufgebaut. Die flächendeckende Versorgung mit Notarztsystemen hat in den letzten Jahren zwar enorme Fortschritte gemacht, doch die Forderung, daß innerhalb von zehn Minuten bei jedem Notfallpatienten ein Notarzt eintrifft, ist gerade in ländlichen Gegenden ohne Kooperation mit den niedergelassenen Ärzten nicht realisierbar.

Die niedergelassenen Ärzte führen bis zum Eintreffen weiterer Hilfe die Erstversorgung des Patienten durch. Viele Notarztsysteme sind sogar nach diesem Prinzip aufgebaut: der praktische Arzt übernimmt die Erstversorgung und der zugezogene Notarzt mit den technischen Möglichkeiten eines Notarztwagens übernimmt die Transportüberwachung.

Notarztrettungswagen (NAW)

Die Notarztrettungswagen stellen in den bodengebundenen Systemen den Hauptanteil der eingesetzten Fahrzeuge, da die meisten Notärzte diese wegen ihres besseren Raumangebotes bevorzugen.

Prinzipiell sprechen die Vorteile des NAW für sich: ausreichend Platz für Gerätschaften, Medikamente, Berge- und Einsatzgeräte und genügend Bewegungsfreiheit zur Versorgung des Patienten.

Dazu kommt noch, daß dieses Einsatzmittel auch personell für die Versorgung des Patienten sehr gut ausgerüstet ist: ein Fahrer, der Notarzt und – in den meisten Fällen – zwei Sanitäter ergeben die ideale Notarztbesatzung für eine Notfallintervention.

Auf eine Bewährungsprobe wird dieses Einsatzmittel jedoch dann gestellt, wenn der Einsatzraum außerhalb des städtischen Bereichs liegt und der Zeitfaktor eine nicht unwesentliche Rolle spielt. Dann wirkt sich die geringere Flexibilität negativ aus.

Auch die Kosten dieses Einsatzmittels sind ein nicht unwesentlicher Faktor bei der Installierung eines Notarztsystems. Die Ausrüstung (medizinische Geräte, Kommunikationsmittel usw.) ist zwar bei beiden Systemen gleich, aber die Anschaffungskosten eines Notarztwagens sind wesentlich höher als die eines Notarzteinsatzfahrzeuges.

Notarzteinsatzfahrzeug (NEF)

Das Notarzteinsatzfahrzeug ist in den meisten Fällen ein Kombinationskraftwagen oder Geländefahrzeug, das, neben der medizinischen Ausrüstung und den kommunikationstechnischen Mitteln, einen Notarzt und einen Sanitäter als Fahrer an Bord hat. Diese arbeiten im Rendezvoussystem mit den Rettungsorganisationen zusammen. Das heißt, daß mindestens ein Rettungstransportwagen zugleich mit dem Notarzt an den Notfallort beordert werden muß. Somit steht am Einsatzort für die Erstversorgung, neben der Besatzung des NEF (Sanitäter und gleichzeitig Fahrer und Arzt), auch die Besatzung von zumindest einem Rettungswagen zur Verfügung. Das heißt, zur Erstversorgung steht gleich viel Personal bereit wie auf einem Notarztwagen.

Einer der großen Nachteile dieses Systems zeigt sich aber beim Transport. Da zwei Fahrzeuge während des Transports gesteuert werden müssen, steht dem Arzt während des Transportes nur mehr der Sanitäter des Rettungswagens zur Verfügung, der nicht unbedingt eine erweiterte Ausbildung im Sinne des Notfallsanitäters (nach österreichischer Ausbildungsordnung) bzw. des Rettungsassistenten (nach deutschem Ausbildungsmodell) absolviert haben muß.

Außerdem ist in den meisten Fällen das Raumangebot des Rettungstransportwagens nicht mit dem eines Notarztwagens vergleichbar. Dieses Problem gilt in erster Linie für das Notarztsystem in Österreich, da hier erst langsam eine Trennung von Krankentransport und Rettungsdienst erfolgt. In Deutschland sind das Rettungs- und Notarztwesen, durch die enge Verflechtung mit der Feuerwehr, anders organisiert. Hier arbeitet das Notarztteam meist von Feuerwehrstützpunkten aus, und alle dort tätigen Sanitäter und Ärzte sind hauptamtlich bei der Feuerwehr angestellt.

Die Vorteile des NEFs sind also seine Schnelligkeit und Wendigkeit. Aber auch im Falle eines Fehlalarms bzw. eines bedingt indizierten Einsatzes zeigt sich der Vorteil des flexiblen NEFs, denn ereignet sich zur selben Zeit an anderer Stelle ein Notfall, so kann der NEF zu diesem Einsatz problemlos umbeordert werden. Im Notarztwagen ist jedoch der Patient bereits auf der Trage, und der Einsatz muß beendet werden, d. h., wenn ein Patient auch nicht unbedingt „notarztpflichtig" ist, so kann man ihn trotzdem nicht am Einsatzort belassen, und somit ist das Einsatzmittel blockiert.

Notarzthubschrauber – Hubschrauberrettung (NAH)

Die notfallmedizinische Versorgung aus der Luft hat in den letzten Jahren immer mehr an Bedeutung zugenommen.

Der Grund dafür sind folgende Vorteile des Notarzthubschraubers:
- schnelle Verfügbarkeit in einem großen Einsatzradius
- schneller Transport in das nächstgelegene Zielkrankenhaus
- Bergungen auch aus unwegsamem Gelände

Auch für Sekundäreinsätze ist der NAH ideal, da mit ihm eine Verlegung schwerkranker bzw. verletzter Patienten an eine Spezialabteilung in kurzer Zeit möglich ist. In erster Linie werden für solche Transporte aber sogenannte ICU-Hubschrauber (Intensive Care Unit) verwendet, um die Kapazitäten der Notarzthubschrauber für Primäreinsätze freizuhalten.

Die gebräuchlichsten Hubschraubertypen in Europa sind Maschinen der Marke Ecoureuil mit zwei Turbinen, Großraumhubschrauber der Marken Bell Augusta und Jet Ranger sowie der EC 135 EUROCOPTER.

In Österreich werden auch Hubschrauber des Bundesheeres, Typ Alouette, verwendet.

Die wichtigsten Eignungskriterien eines Hubschraubers sind:
- ausreichend Platz für die Versorgung des Patienten
- genügend Transportkapazität für die Beförderung von Notarzt, Sanitäter und Patienten
- Stauraum für die medizinische Ausrüstung
- dem Einsatzgebiet (Gebirge, Flachland etc.) entsprechende Geschwindigkeit und Flugleistung
- Bergemöglichkeit mit dem Seil
- gegebenenfalls Nachtflug- und Instrumentenflugtauglichkeit

Um eine annähernd sinnvolle Anflugzeit zum Patienten zu gewährleisten und damit eine Zusammenarbeit mit den bodengebundenen Systemen möglich ist, sollte der Einsatzradius nicht mehr als rund 80 km betragen.

Literatur:
Paszicsnyek T., Petutschnigg B., Weinrauch V.: Der Notfallsanitäter. Graz 1994
Luxem J., Kremer M.: Praxisleitfaden Luftrettung. Stumpf & Kossendy 1992
Sefrin P.: Notfalltherapie im Rettungsdienst. Würzburg 1985
Lippert H. D., Weißauer W.: Das Rettungswesen. Organisation-Medizin-Recht, 1984

Autoren:
OA Dr. Thomas Paszicsnyek
Unfallchirurgische Abteilung
LKH Bruck/Mur
Tragösserstraße 1
A-8600 Bruck/Mur

Univ.-Prof. Dr. Gerhard Prause
Univ. Klinik für Anästhesiologie und Intensivmedizin
Karl-Franzens-Universität Graz/LKH Graz
Auenbruggerplatz 1
A-8036 Graz

Ausrüstung

Th. Paszicsnyek, G. Prause

Die Ausrüstung der Einsatzfahrzeuge der verschiedenen Rettungsorganisationen sollte, abgesehen von vorgegebenen Normen der jeweiligen Länder und den Vorlieben und Gewohnheiten der damit arbeitenden Ärzte, standardisiert sein. Die Vor- und Nachteile der jeweiligen Ausrüstungsgegenstände sollten bedacht und berücksichtigt werden. Bei der Ausrüstung der Einsatzfahrzeuge gibt es Grunderfordernisse, d. h. Material und Ausrüstungsgegenstände, die absolut notwendig sind. Es werden aber in den einzelnen Systemen auch Materialien und Ausrüstungsgegenstände verwendet, die nicht „unbedingt notwendig" sind. In diesen Fällen müssen Aufwand und Nutzen gegeneinander abgewogen werden.

Absolut notwendige Ausrüstung

Technische Ausrüstung
- Funkgerät
- Handfunkgerät
- Mobiltelefon
- Kühl- und Wärmebox
- Scheinwerfer
- Feuerlöscher

Medizinische Ausrüstung
- EKG mit Monitoringmöglichkeit
- Defibrillator
- Pulsoxymeter
- Beatmungsgerät
- Absaugeeinheit
- Koffer mit medizinischer Ausrüstung (nach den jeweiligen Ausrüstungsrichtlinien der Länder)
- Schienungsmittel (Stifneck, Pneumatische Schienen, Vakuummatratze, Schaufeltrage, Bergetuch)

Personenausrüstung
- Helme
- reflektierende Schutzwesten
- Handschuhe

Zusätzlich eventuell notwendige Ausrüstung

Technische Ausrüstung
- Wasserleitung (je nach Fahrzeugart)

Medizinische Ausrüstung
- Kapnometrie
- Blutgasanalyse
- Ferno-KED
- Sam Splint

Personenausrüstung
- feuerabweisende Kleidung

Koffer

Die Ausrüstung der Koffer ist abhängig von der Art des Notarztsystems. In stationären Systemen, wie z. B. im Notarztwagen, ist eine großzügige Bestückung der Koffer möglich – die für die Arbeit am Notfallort wichtig ist –, da im Fahrzeug noch ausreichend Reservematerial mitgeführt werden kann. In Notarzteinsatzfahrzeugen und Notarzthubschraubern ist aufgrund der Platzprobleme eine optimale Nutzung der Koffer notwendig, und es sind somit andere Kriterien zu beachten.

Die Wahl und Ausstattung der Notarztkoffer ist auf jeden Fall ein besonders heikles Thema, und es gibt keine Universallösung.

Grundsätzlich hat sich eine Ausstattung (sowohl Geräte als auch Medikamente) der Koffer nach Art des Notfalles bewährt; z. B. Traumakoffer, internistischer Notfallkoffer, pädiatrischer Notfallkoffer usw. Im Falle eines Unfalls würde man also zum Patienten nur den Traumakoffer mitnehmen müssen.

Ein Nachteil dieses Systems ist aber, daß der Inhalt der jeweiligen Koffer sehr umfangreich und in vielen Notarztsystemen zuwenig Platz dafür ist.

Eine Alternative zu diesem System stellt die Einteilung nach Behandlungsschwerpunkten dar. In den österreichischen Notarztsystemen hat sich diese Art der Einteilung in den meisten Fällen durchgesetzt. Zur Basisausstattung gehören: der Intubationskoffer, der Medikamentenkoffer und der pädiatrische Notfallkoffer. Weitere Koffer könnten sein: ein Eingriffskoffer für Thoraxdrainagen, Senkstaken-Sonden, Cava-Katheter und intraossäre Leitungen, ein Geburtshilfekoffer, ein Verbandskoffer und eventuell ein Reservekoffer für Großunfälle. In manchen Systemen werden auch eigene Koffer bei Vergiftungen verwendet.

Die AGN (Arbeitsgemeinschaft für Notfallmedizin, Graz) hat brauchbare Anleitungen für die Ausstattung und Bestückung von Notfallkoffern erarbeitet und herausgegeben.

EKG-Monitor, Defibrillationseinheit

Prinzipiell unterscheidet man bei den EKG-Monitoren Geräte mit 3-Punkt- und 10-Punktableitungen. In den meisten Systemen wird standardmäßig die 3-Punktableitung verwendet, ein 12-Kanal-EKG nur bei spezieller Indikation.

Bei manchen Geräten sind aufgrund eines modularen Systems sogar die Einbeziehung von Pulsoxymetrie und Kapnometrie sowie Blutdruck- und externe Temperaturmessung möglich, wobei die Temperaturmessung eine Messung bis zu $-0\,°C$ erlauben muß, um bei Unterkühlung sinnvoll eingesetzt werden zu können.

Manche Monitorsysteme bieten auch die Option invasiv meßbarer Parameter.

Einige Geräte haben auch eine Defibrillationseinheit mit Synchronisationsmodus, was für die Mobilität des Rettungsteams von großer Bedeutung ist, da sonst ein weiteres Gerät mitgeführt werden müßte.

Es können sogar externe passagere Schrittmacher gesetzt werden, so daß bei bradycarden Rhythmusstörungen eine effektivere Behandlungsmöglichkeit gegeben ist.

Zu empfehlen sind robuste Geräte mit EKG und Defibrillationseinheit. Die Displays sollten bei Tag und Nacht gleich gut sichtbar sein, und es sollte die Option gegeben sein, die Geräte um modulare Zusatzeinheiten zu erweitern.

Beatmungsgeräte

Bei den Beatmungsgeräten gibt es unterschiedliche Modelle mit variablen Funktionen. Einfache Geräte ermöglichen die Beatmung eines Patienten vom Notfallort bis in das nächste Krankenhaus, umfangreich ausgestattete Beatmungsgeräte werden bei Sekundärtransporten oder im Rahmen der Transportmedizin (siehe *Internationale Patiententransporte und Flugmedizin*) verwendet. Alle Geräte bieten die Möglichkeit, gezielt die Parameter der Beatmung an den Oxygenierungszustand des Patienten und die Kapazität der Lunge anzupassen, bei manchen lassen sich verschiedene Arten der kontrollierten Beatmung (IPPV, SIMV, BIPAP, ASB) nutzen. Alle diese Beatmungsgeräte haben den Vorteil einer geringen Größe und sind einfach, mit vielen Verstellungsmöglichkeiten zu handhaben.

Pulsoxymeter

Die Pulsoxymetrie ist als Standardausrüstung etabliert. Verwendet werden kompakte Geräte mit einstellbaren Meßgrenzen und Alarmton.
Die derzeit interessantesten Geräte sind modulare Steckpulsoxymeter, die in EKGs integriert werden können, eine gewisse Fehlertoleranz bieten und einfach zu bedienen sind.
Ist aus irgendwelchen Gründen die Verwendung eines modularen Systems nicht möglich, empfiehlt sich ein Pulsoxymeter mit gut lesbarem Display, verstellbaren Alarmgrenzen, einfacher Bedienung und geringem Gewicht.

Kapnometrie

Eine der jüngeren Entwicklungen im Bereich der Notfallmedizin ist die Messung des Ausatmungs-CO_2 als Parameter für die Beatmungssituation. Waren die ersten Geräte noch schwer zu transportieren, unhandlich und relativ kompliziert zu bedienen, so haben die modernen Kapnographen nur mehr die Größe einer Zigarettenschachtel. Bei manchen Systemen sind sie als Modul eines Gesamtsystems orderbar. Der Kapnometrie kommt durch diese technische Entwicklung auch eine immer größere Bedeutung in der Notfallmedizin zu.

Blutgasanalyse

Einleitung
Die Blutgasanalyse (BGA) ist ein seit Jahren in der Intensiv- und Sportmedizin sowie in der Lungenfunktionsdiagnostik etabliertes Verfahren, mit dessen Hilfe die Oxygenierung, die Atmung und das Säure-Basen-Gleichgewicht des Menschen objektiviert werden können.
Bei diesem Verfahren wird ein Teil der Werte durch Messung gewonnen. Die Endwerte werden durch Berechnung mittels Standardvorgaben eruiert, wobei die gemessenen Werte die Grundlage für die Berechnung bilden.

gemessen	Normwerte	gerechnet	Normwerte
pO_2	65–95 mm Hg	BE	0 ± 2 mml/l.
pCO_2	35–45 mm Hg	HCO_{+3}	21–28 mml/l
pH	7,35–7,45	$AaDO_2$	5–30 mm Hg
BP	760 mm Hg	Std. Bik.	24 ± 4 mml/l
		SaO_2	90–98 %

Tabelle 2: Normwerte im arteriellen Blut

	pO_2	pCO_2	pH
arterielles Blut	65–95 mm Hg	40 mm Hg	7,35–7,45
venöses Blut	40 mm Hg	46 mm Hg	7,36
Luft	160 mm Hg	1 mm Hg	—

Tabelle 3: Normwerte im Vergleich zur Abnahmestelle

Der pH-Wert

pH-Wert = neg. dek. Logarithmus der H^+-Ionenkonzentration: Erhöhung des pH (>7,45) = Alkalose
Senkung des pH (< 7,35) = Azidose
Beim Notfallpatienten besteht praktisch ausnahmslos eine Azidose. Alkalosen kommen im Intensivbereich oder iatrogen durch Überkorrektur einer Azidose vor.
Zur Differenzierung der Azidose ist immer der pCO_2 erforderlich.

Man unterscheidet die akute Entgleisung des Säure-Basen-Haushalts von der kompensierten Form:

Nomenklatur	ph	pCO_2	HCO_3^-	BE
Respiratorische Azidose				
akut	⇩	⇧	⊥	⊥
kompensiert	⊥	⇧	⇧	⇧
Respiratorische Alkalose				
akut	⇧	⇩	⊥	⊥
kompensiert	⊥	⇩	⇩	⇩
Metabolische Azidose				
akut	⇩	⊥	⇩	⇩
kompensiert	⊥	⇩	⇩	⇩
Metabolische Alkalose				
akut	⇧	⊥	⇧	⇧
kompensiert	⊥	⇧	⇧	⇧

Tabelle 4: Parameter bei Entgleisung des Säure-Basen-Haushalts

In der Notfallmedizin kommen häufig auch kombinierte Azidosen vor, wobei dann der jeweilige metabolische oder respiratorische Anteil durch eine einfache Umrechnung geschätzt werden kann:

$$\triangle \text{pH } 0{,}1 = \triangle \text{pCO}_2 \text{ 12 mm Hg} = \triangle \text{BE } 6$$

Ursachen der Azidose
Respiratorisch: CO_2 erhöht – Ateminsuffizienz bzw. Hypoventilation
Metabolisch (BE negativ):
- Verlustazidose: HCO_3-Verlust (Diarrhoe, Fistel)
- Additionsazid.: Lactat bei Minderperfusion (Schock, Sepsis)
- Salicylat, Ethanol, Methanol, Ethylenglykol bei Intoxikation
- Retentionsazidose: mangelnde HCO_3-Produktion (Urämie)

Kompensationsmechanismen der Azidose
Respiratorisch:
Atmung durch erhöhte CO_2-Abgabe = Hyperventilation
($H_2O + CO_2 \leftrightarrow H_2CO_3 \leftrightarrow HCO_3^- + H^+$)
Metabolisch (Puffermechanismen):
- Austausch von Na^+ gegen H^+
- Die Carboanhydrase hydriert u. dehydriert CO_2
- Bildung von Phosphat und Elimination über Urin
- Bildung von NH_4^+ und Ausscheidung über Urin
- Hb-Puffer, O_2-Puffer

Nachteile der Azidose
Verminderung der myocardialen Kontraktilität
Verschlechterung der Sauerstoffabgabe an das Gewebe
Zentralisation des Kreislaufs
Reduzierte Sauerstoffaufnahme durch die Organe

Therapeutische Ansätze
Respiratorische Azidose – Beatmung bzw. Erhöhung des AMV
Metabolische Azidose – H_2O und Elektrolytausgleich, Pufferung
Puffertherapie mit Natriumbicarbonat:
Besteht ein Herzkreislaufstillstand bzw. ein instabiler cardiogener Schock:

$$\text{mval Nabi} = 0{,}1 \times \text{kg KG} \times \text{BE}$$

Der pCO_2-Wert
Der Kohlendioxidpartialdruck ist der entscheidende Parameter für die adäquate Beatmung eines Patienten.
Der anzustrebende Wert beträgt etwa 35 mm Hg im arteriellen Blut, bei erwünschter Hyperventilation zwischen 32–35. Eine schwere Hypokapnie ist für den Patienten in den meisten Fällen schädlicher als die Hyperkapnie.

Besteht bei einem Patienten eine rein cerebrale Beatmungsindikation (z. B. SHT, Medikamentenvergiftung usw.), ist der pCO_2-Wert mit Hilfe der Kapnometrie abschätzbar. Bei allen Formen der Atmungs- und/oder Kreislaufinsuffizienz besteht keine Korrelation des endexspiratorischen CO_2 (Kapnometrie) mit dem pCO_2. In diesen Fällen ist eine adäquate Beatmung des Patienten nur mit Hilfe der Blutgasanalyse möglich.

Der pO_2-Wert
Der SaO_2-Wert zeigt eher den Sauerstoffgehalt des Blutes an, daher ist der durch die Pulsoxymetrie gewonnene Wert besser geeignet, die Oxygenierung eines Notfallpatienten zu beurteilen.
Die Voraussetzung für die Anwendung der Pulsoxymetrie ist jedoch das Vorhandensein eines peripheren Pulses an der Abnahmestelle, im allgemeinen die Fingerkuppe. Beim schweren Schock fehlt jedoch die periphere Mikrozirkulation und damit der periphere Puls. In diesen Fällen kann nur mit der BGA die Oxygenierung des Patienten festgestellt werden. Physiologisch hängt der pO_2 in erster Linie vom Alter und vom FiO_2 (inspiratorische O_2-Konzentration) ab, weiters von der Temperatur, der H_2O-Sättigung, dem Luftdruck (Meereshöhe) und dem Belastungszustand. Werte bis über 400 mm Hg findet man bei der O_2-Beatmung. Pathologisch erniedrigte Werte findet man bei Ventilations-, Diffusions- und Perfusionsstörungen.

Blutabnahme
Für eine exakte Aussage ist arterielles Blut erforderlich. Die häufigsten Punktionsstellen sind die A. radialis, A. femoralis bzw. die A. dorsalis pedis, beim Säugling die A. temporalis. Wird nur eine Messung durchgeführt, erfolgt die Punktion mit einer 24 G Nadel und einer heparinisierten 2 ml Spritze, wobei nur ein „kleiner Tropfen" erforderlich ist. In der Praxis hat sich auch der Mikrosampler (AVL) bewährt. Für wiederholte Messungen werden im allgemeinen spezielle arterielle Kanülen plaziert. Die Abnahme von Kapillarblut aus dem Ohrläppchen, der Fingerbeere oder der Ferse (Säugling) ist unter notfallmedizinischen Bedingungen (z. B. Schock) meist nicht zielführend, vor allem der pO_2-Wert wird verfälscht, er ist zu niedrig.

Fehlerquellen
- Luftblase!
- Erwärmung bei erhöhter Außentemperatur
- bei langem Liegenlassen, Angleichung der Blutgase an die Luft

Schlußfolgerung
Am Notfallort ergeben sich folgende Indikationen für die BGA:
- CPR
- therapieresistenter cardiogener Schock
- Kontrolle der Beatmung
- suspekte Oxygenierungsstörung bei Versagen d. Pulsoxymetrie

Bei korrekter Anwendung und entsprechender therapeutischer Intervention ist die BGA in der Notfallmedizin eine zukunftsweisende Neueinführung, die entscheidend das Outcome der Patienten zu beeinflussen vermag.

Schienungs- und Bergematerial

Ferno-Schiene und Stifneck
Die Ferno-Schiene besteht aus relativ biegsamem Schaumstoff und bietet weniger Stabilität als der Stifneck, der aus Hartplastik gefertigt ist. Als Größen stehen bei der Ferno-HWS-Schiene Small, Medium und Large zur Verfügung, beim Stifneck gibt es sechs verschiedene Größen zur exakten Anpassung und Schienung. Aus diesen Gründen ist dem Stifneck der Vorzug zu geben, der außerdem auch bei einer Koniotomie angelegt werden kann.
Die Ferno-HWS-Schiene bzw. der Stifneck werden unter Zug der HWS angelegt und mittels Klettverschluß geschlossen.

Pneumatische Schienen
Pneumatische Schienen gibt es für Erwachsene und Kinder. Durch Luftkammern passen sie sich der Extremität an. Die Stabilität hängt vom Grad des Luftinhaltes ab. Die pneumatische Schiene sollte nur so stark aufgeblasen werden, daß der Patient keine Schmerzen hat und die Motorik, Durchblutung und Sensibilität erhalten bleiben und überprüft werden können.

Schaufeltrage
Die Schaufeltrage ist das bewährteste Bergungsgerät für Verletzte, die möglichst wenig bewegt werden sollen. Sie besteht aus zwei Teilen, die durch Klappverschlüsse miteinander verbunden werden. Nach der Lagerung des Patienten auf der Schaufeltrage wird der Verletzte auf die Vakuummatratze gebettet. Die Schaufeltrage wird auch für den Transport in engen Stiegenhäusern, auf steilen Hängen und bei der Bergung in der sogenannten Sandwich-Technik verwendet. Die *Sandwich-Technik* wird angewandt, wenn der Verletzte beispielsweise auf dem Bauch liegt und wegen des Verdachts einer Wirbelsäulenverletzung nicht umgedreht werden darf. Dazu wird die Schaufeltrage unter dem Patienten positioniert, eine Vakuummatratze auf seinen Rücken gelegt und beide mit Gurten befestigt. Dreht man dann den Patienten um, liegt er auf der Vakuummatratze, ohne daß er unnötig bewegt werden mußte.
Die Länge der Schaufeltrage richtet sich nach der Größe des Patienten. Man nimmt am Patienten Maß und zerlegt sie danach in ihre Einzelteile. Dann wird der Patient stabil ganz wenig zur Seite gedreht (Fixation an Schulter und Becken, der Kopf wird gehalten), die Einzelteile der Schaufeltrage werden zuerst auf der einen, dann auf der anderen Seite unter den Patienten geschoben. Dann schließt man die Schaufeltrage, und der Patient kann auf die Vakuummatratze gelegt werden.

Arten der Anwendung:
- Scherentechnik
- Zangentechnik
- Sandwich-Technik

Bergetuch
Das Bergetuch gehört zur Standardausrüstung jedes Rettungs- und Krankentransportwagens. Es wird zum Bergen von Verunfallten, zum Tragen und – in Ausnahmefällen – auch zum Wegschleifen von Patienten verwendet.
Bergetücher kann man auch zum Umlagern der Patienten vom Bett auf eine Trage verwenden.

Das Bergetuch kann man, ähnlich wie die Schaufeltrage, durch Dreipunktdrehung unter den Patienten bringen und den Patienten so umlagern.

Vakuummatratze, -polster und -schiene (Klettverschluß)
Die Vakuumschienungsmittel bestehen aus einer luftdichten Hülle (Plastik, das mit einer Nylonhülle als Schutz überzogen ist) mit einem Ventil, das eine Sicherung gegen Vakuumverlust hat. Als Füllmaterial werden Styroporkugeln verwendet, die, wenn die Schiene gut angepaßt wird, sich fast nahtlos an den zu schienenden Körperteil anschmiegen.
Die verschiedenen Arten der Vakuumschienen können an einzelne Körperteile oder am gesamten Patienten angelegt werden.
Die Vakuumschiene wird zur Schienung von Brüchen an den oberen und unteren Extremitäten verwendet. Ihre Flexibilität und die Klettverschlüsse gewährleisten eine exakte Schienung. Die genaue Reposition und das Halten des Repositionsergebnisses sind, wie bei der pneumatischen Schiene, Voraussetzung für eine erfolgreiche Verwendung.
Das Vakuumpolster dient zur Schienung des gesamten Körpers von Kleinkindern und Babys; es kann aber auch wie die Vakuumschiene verwendet werden.
Die Vakuummatratze dient zur Lagerung und Schienung des gesamten Körpers von erwachsenen Patienten bei Verletzungen der Wirbelsäule. Sie wird aber auch bei Polytraumen und bei offenen Frakturen der Extremitäten verwendet.
Die Vakuummatratze läßt sich leicht handhaben. Man legt sie auf eine gerade Unterlage, streicht dann die Oberfläche glatt und lagert den Patienten darauf. Nach der Lagerung wird die Vakuummatratze an den Körper des Patienten angeformt und die Luft abgesaugt. Wenn die Härte ausreicht, schließt man das Ventil.
Das Ventil sollte immer am Kopfende sein, da sonst bei Defekten der Vakuummatratze keine Möglichkeit besteht, das Vakuum zu halten. Wenn das Vakuum durch ein Loch entweicht, kann man die Schienung durch andauerndes Absaugen bis zur Schienenabnahme zum Großteil halten.

Ferno-KED (Kendrick Rettungskorsett)
Das Ferno-KED dient der Stabilisierung und Bergung von Verunglückten. Es wird vor allem bei Verkehrsunfällen verwendet, da es im Auto bei sitzender Position des Verunglückten sehr leicht anzulegen ist. Ein wesentlicher Vorteil gegenüber der Schaufeltrage ist die deutlich reduzierte Manipulation am Patienten.
Weitere Vorteile sind die horizontale Flexibilität und die vertikale Steifigkeit. Sie ermöglichen, den Patienten stabil zu lagern und zu bergen.
Außerdem ist das Ferno-KED einfach zu reinigen, und seine Handhabung ist leicht erlernbar.
Da aufgrund des Materials keine Störschatten auftreten, kann man den Patienten, ohne das Ferno-KED-Rettungskorsett zu entfernen, röntgen. Es läßt sich auch bei Kleinkindern und schwangeren Frauen entsprechend anpassen.
Das Ferno-KED besteht aus einem fünfteiligen Satz:
- Korsett
- Stirngurt
- Kinngurt
- Nackenrolle
- Aufbewahrungstasche

Sam Splint

Der Sam Splint ist ein neuartiges Schienungssystem, das durch große Flexibilität, geringe Abmessungen und einfache Handhabung imponiert. Zusätzlich vereinfacht gute Anformbarkeit das Erlernen der Handhabung dieses Schienungsmittels. Er besteht aus einer flexiblen Aluminiumplatte, die von Kunststoff ummantelt ist. Er ist röntgendurchlässig, leicht zu reinigen und wiederverwendbar. Ein weiterer Vorteil ist der geringe Preis. Bei vielen Verletzungen läßt sich der Sam Splint als wirkungsvolle Alternative zu konventionellen Schienungsmaterialien verwenden. Besonders Bergrettungsdienste schätzen ihn aufgrund der geringen Abmessungen und weil er leicht transportiert werden kann.

Literatur:
Gorgaß B., Ahnefeld F. W.: Rettungsassistent und Rettungssanitäter. Ulm 1990
Paszicsnyek T., Petutschnigg B., Weinrauch V.: Der Notfallsanitäter. Graz 1994

Autoren:
OA Dr. Thomas Paszicsnyek
Unfallchirurgische Abteilung
LKH Bruck/Mur
Tragösserstr. 1
A-8600 Bruck/Mur

Univ.-Prof. Dr. Gerhard Prause
Univ. Klinik f. Anästhesiologie und Intensivmedizin
Karl-Franzens-Universität Graz/LKH Graz
Auenbruggerplatz 1
A-8036 Graz

Monitoring in der Notfallmedizin

G. Prause

Einleitung

Der Sinn der Notfallmedizin liegt in der Diagnostik und Ersttherapie von Vitalfunktionsstörungen. Das Hauptgewicht liegt auf der Beurteilung der respiratorischen Funktion und des Herz-Kreislaufsystems. Das Bewußtsein ist derzeit nur klinisch beurteilbar; ein Monitoring zur Überwachung des cerebralen Zustandes ist präklinisch nicht verfügbar. Die von Ahnefeld beschriebenen Funktionskreise (Stoffwechsel, Wärmehaushalt, Säure-Basen-Haushalt sowie Wasser- und Elektrolythaushalt) sind Parameter, die nur bei Vorliegen anamnestischer und klinischer Hinweise beurteilt werden.

Die in den letzten Jahren am einfachsten zu überwachende Funktion war zweifellos das Herz-Kreislaufsystem. Eine Kontrolle der respiratorischen Funktion erfolgte außerhalb des Krankenhauses nur nach klinischen Gesichtspunkten. Die Temperaturmessung wurde jahrzehntelang nur mit Quecksilberthermometern vorgenommen. Nachdem die Erkenntnis der Bedeutung der Hypothermie erst jüngeren Datums ist, entstand ein entsprechender Bedarf auch erst in den letzten Jahrzehnten. Die Bedeutung des Stoffwechsels in der Notfallmedizin reduziert sich derzeit auf die Diagnostik und Therapie der Hypoglykämie. Da die Blutzuckerbestimmung eine laborchemische Analyse ist, beschränken sich die Ausführungen auf die Überwachung der Vitalfunktionen:

1. Herz-Kreislauffunktion
2. respiratorische Funktion
3. Temperaturregulation

Herz-Kreislauffunktion

Für eine exakte Bewertung der Herz-Kreislauffunktion müßten das Herzzeitvolumen und der periphere Widerstand des Patienten bestimmt werden. Nachdem dies nur mit invasivem Monitoring im klinischen Bereich durchführbar und außerdem als Standardkontrolle unnötig ist, reduziert sich die primäre Beurteilung des Herz-Kreislaufsystems auf die Herzfrequenz, den Herzrhythmus, den systolischen und im Bedarfsfall den diastolischen Blutdruck. Die Störungen der für die Schwere des Schockgeschehens maßgeblichen Mikrozirkulation sind im präklinischen Bereich nicht meßbar; sie müssen nach dem klinischen Bild und dem Notfallhergang entsprechend bewertet werden. Bei Verdacht auf Myocardinfarkt kann der Verlauf der Erregungsrückbildung entscheidende Hinweise liefern. Therapeutisch relevant ist ebenfalls die Diagnostik von Arrhythmien und Tachycardien bzw. Bradycardien.

Respiratorische Funktion

Eine genaue Beurteilung der respiratorischen Funktion erfordert eine arterielle Blutgasanalyse. Annäherungsweise kann auch nicht-invasiv die periphere arterielle Sauerstoffsättigung gemessen werden, die im Regelfall sehr gut mit dem Sauerstoffpartialdruck des arteriellen Blutes korreliert. Der wesentlichste Punkt für die Beatmung ist die Bestimmung des pCO_2 (CO_2-Partialdrucks). Besteht ein normales Perfusions-Ventilationsverhältnis der Lunge, zeigt sich eine gute Korrelation in der Kapnometrie. Bei gestörter Ventilation (z. B. Atelektase durch Aspiration usw.) bzw. bei einer schweren Perfusionsstörung (z. B. Schock) oder bei der cardiopulmonalen Reanimation verlaufen die endexspiratorischen CO_2-Werte nicht analog dem arteriellen Blut.

Nachdem aber eine exakte Evaluierung der Perfusion und Ventilation am Notfallort nicht möglich ist, können nur die Anamnese und die Kennntnis des Unfallhergangs zum Abschätzen des Ventilations- und Perfusionsverhältnisses herangezogen werden.

Temperaturregulation
Entscheidend für die Beurteilung der Wärmeregulation ist die Körperkerntemperatur. Im allgemeinen wird in der Notfallmedizin nach klinischem Verdacht (Tastsinn) eine Temperaturmessung durchgeführt. Einerseits unterstützt ein erwiesener Status febrilis die Verdachtsdiagnose „fieberhafter Infekt", anderseits stellt die erhöhte Temperatur auch einen wertvollen differentialdiagnostischen Hinweis beim kindlichen Krampfanfall bzw. beim Hitzschlag dar. Bei Verdacht auf Unterkühlung liefert die Temperaturmessung die Diagnose. Im Regelfall genügt zwecks Diagnostik eine einzelne Temperaturmessung; eine Verlaufskontrolle ist präklinisch nicht erforderlich.

Geräte und Methodik (Überwachungsgeräte und Einsatzmöglichkeiten am Notfallort)

Pulsoxymeter
Pulsoxymeter messen kontinuierlich mit einem nicht-invasiven Verfahren die arterielle Sauerstoffsättigung. In allen Notarztsystemen gehört dieses Gerät bereits zur Standardausstattung, obwohl es erst seit wenigen Jahren verfügbar ist. Mit Hilfe von Oxymetrie und Photoplethysmographie wird der Anteil des oxygenierten Hämoglobins im Verhältnis zum Gesamthämoglobin in Prozent als Sauerstoffsättigung zur Ansicht gebracht. Die Messung im Notarztdienst erfolgt hauptsächlich mit dem Sensor an der Fingerkuppe des Patienten. Klebesensoren und auch Ohrklips haben sich als Meßfühler nicht bewährt. Alle Monitore zeigen, zusätzlich zur Sauerstoffsättigung, auch die periphere Pulsfrequenz an. Um sicherzustellen, daß keine Artefakte (z. B. starke Lichtquellen, Phototherapieleuchten usw.) registriert werden, sollten nur Geräte mit zusätzlich anzeigender Pulskurve eingesetzt werden. Einstellbare Alarmgrenzen und akustische Warnsignale helfen die kontinuierliche Überwachung zu automatisieren.

Die Pulsoxymetrie ist eine sichere und nun seit Jahren sowohl in der Anästhesie als auch im Notarztdienst bewährte Methode. Lediglich bei Vorliegen von Dyshämoglobinen (CO-Hb, MetHb) kann es zu Fehlmessungen kommen. Durch das ähnliche Extinktionsverhalten wird bei der Kohlenmonoxydvergiftung ein falsch erhöhter Sättigungswert gemessen und angezeigt. Nachdem eine Differenzierung am Notfallort nicht möglich ist, sollte man bei Verdacht auf eine CO-Vergiftung auf die Pulsoxymetrie verzichten. Eine Objektivierung der Sauerstoffsättigung ist derzeit nur im Krankenhaus mit einer Blutgasanalyse und Messung des CO-Hb-Wertes möglich. Im Falle einer Methämoglobinämie zeigen die meisten Geräte heutzutage bereits annähernd richtige (niedrige) Werte an. Die Pulsoxymetrie sollte bei jedem Notfallpatienten (mit Ausnahme bei Verdacht auf CO-Vergiftung) angewandt werden.

Obwohl dieser Monitor in erster Linie zur Beurteilung der respiratorischen Funktion eingesetzt wird, kann auch, aufgrund der Meßmethode, auf die periphere Durchblutung geschlossen werden. Nachdem der Sensor an einem peripheren Organ nicht-invasiv die Oxygenierung der Erythrocyten mißt, ist seine Funktion an eine ausreichende Perfusion der Peripherie gebunden.

Die Abschätzung der Durchblutung mittels der Höhe der Pulswellenkurve ist bei den meisten Pulsoxymetern nicht möglich, da die Pulsamplitude auf die maximale Größe am Display korrigiert wird. Neuere Modelle sind aber bereits mit einer Option ausgestattet, diese Korrektur abzuschalten. Dadurch ist es bei kontinuierlicher Anwendung möglich, mit der Pulsoxymetrie den Schweregrad des Schockgeschehens, den Verlauf und Therapieerfolg zu kontrollieren (je höher die Pulskurve, desto besser die Perfusion).
Sollte diese Option noch nicht verfügbar sein, ist es noch möglich, aufgrund des Nicht-Ansprechens des Meßfühlers, eine verminderte Perfusion zu vermuten. Die zunehmende Perfusionsstörung zeigt sich am ständigen Alarm, der aussagt, daß eine Messung wegen fehlender Pulswelle nicht erfolgen kann. Somit kann auch pulsoxymetrisch der Verlauf der Durchblutungssituation grob monitiert werden.
Die Bedienung der Geräte ist im allgemeinen einfach, sie reduziert sich auf das Anbringen des Sensors und Einschalten des Gerätes. Dadurch ist die Pulsoxymetrie als diagnostisches Hilfsmittel für die respiratorische Funktion auch für das nicht ärztliche Personal im Rettungsdienst empfehlenswert. Lediglich die Norm- und Grenzwerte der arteriellen Sauerstoffsättigung sowie die wenigen Fehlerquellen müßten im Rahmen der Ausbildung der Sanitäter gelehrt werden.

Kapnometer
Kapnometer bestimmen den CO_2-Gehalt in einem Gasgemisch. Das Hauptanwendungsgebiet ist die Überwachung der Beatmung des Patienten. Mit Hilfe der gemessenen endexspiratorischen CO_2-Konzentration ist das für den Patienten erforderliche Atemminutenvolumen genau einstellbar. Eine kontrollierte Hyperventilation am Notfallort, z. B. beim schweren SHT (Schädel-Hirn-Trauma), läßt sich damit annäherungsweise durchführen. Zur korrekten Beurteilung der Ergebnisse ist eine vorhandene Kurve, die den CO_2-Verlauf darstellt, von elementarer Bedeutung. Nur in Analogie zum atemabhängigen Ansteigen und Absinken des endexspiratorischen CO_2 können die Meßwerte glaubwürdig interpretiert werden.
Derzeit stehen zwei Meßmethoden zur Auswahl: Die Bestimmung des endexspiratorischen CO_2 im Seitenstrom- bzw. im Hauptstromverfahren. Die Monitore im Operationsbereich arbeiten großteils nach dem Seitenstromprinzip. Die Atemluft wird kontinuierlich aus dem Beatmungssystem abgesaugt und mit einem Sensor im Monitor analysiert. Sensor und Saugpumpe befinden sich im Monitor. Diese Pumpe wird mit einem Motor betrieben und benötigt deshalb relativ viel Energie. Das Hauptstrommeßverfahren hat den Sensor als Zwischenstück zwischen Tubus und Respirator und arbeitet ohne Saugpumpe. Der Energiebedarf des Gerätes reduziert sich auf die Messung und die Anzeige am Display; es sind mit einer Akkuladung bereits Betriebszeiten bis zu 2 Stunden möglich. Der anfängliche Nachteil, nämlich die klobigen und schweren Sensoren der Prototypen, wurde in der Zwischenzeit beseitigt. Durch den wesentlich geringeren Energiebedarf ist deshalb im Notarztdienst dem Hauptstromprinzip der Vorzug zu geben.
Die Kapnometrie bringt für die Überwachung des Notfallpatienten noch weitere Vorteile: Das Fehlen oder Vorhandensein von CO_2 in der Ausatemluft ist bei schwieriger Intubation der beste Indikator für den Intubationserfolg. Im Falle einer Dyskonnektion des Beatmungssystems bzw. bei Tubusokklusion oder versehentlicher Extubation zeigt das Kapnometer einen sofortigen Abfall des CO_2 an.
Nachdem, wie bereits erwähnt, die Abgabe von CO_2 aus der Lunge auch an eine entsprechende Perfusion gebunden ist, eignet sich die Kapnometrie auch als Monitoring für die Lungenperfusion. Sind sonstige Ursachen (Dyskonnektion, Abknicken des Tubus etc.) ausgeschlossen, ist

das Fehlen des endexspiratorischen CO_2 das schnellste und sicherste Zeichen für einen funktionellen Herzkreislaufstillstand. Auch eine eingeleitete cardiopulmonale Reanimation und deren Erfolg auf die Durchblutung der Lungen kann damit verifiziert werden. Je besser die extrathorakale Herzmassage, desto höher steigt das endexspiratorische CO_2. Im Anschluß an eine erfolgreiche Reanimation kann die erforderliche Hyperventilation patientenadäquat durchgeführt werden.

Diese Meßmethode wäre prinzipiell auch beim spontanatmenden Patienten anwendbar, indem der Patient aufgefordert wird, den Sensor mit dem Mund zu umschließen und nur durch das T-Stück zu atmen. Der Sinn der Kapnometrie liegt jedoch in der kontinuierlichen Verlaufskontrolle. Dadurch, daß der zu überwachende Patient nur selbst den Mundschluß durchführen kann, kommt es durch diese gesteuerte Atmung unbewußt zu einer Hyperventilation und damit zur Erniedrigung des pCO_2. Die Verwendung der Kapnomterie zur Abklärung einer Dyspnoe oder drohenden Ateminsuffizienz ist deshalb sinnlos und bringt keinerlei therapeutische Konsequenz. Die Indikationen für die Kapnometrie lassen sich auf einen Nenner reduzieren und konzentrieren: Bei jedem intubiert beatmeten Patienten sollte kontinuierlich die CO_2-Abgabe aus dem Endotrachaeltubus quantitativ überwacht werden. Die Anwendung des Kapnometers ist einfach und absolut sicher. Es gibt keine Kontraindikationen.

EASY-Cap
Der Easy-Cap ist ein chemischer CO_2-Detektor für den Einmalgebrauch. Abhängig von der CO_2-Konzentration der Atemluft verfärbt sich eine Anzeige. Dieses Monitoring arbeitet ohne Energiebedarf und wird nur als Zwischenstück in das respiratorische System eingeschaltet. Damit läßt sich am Notfallort klären, ob CO_2 aus dem respiratorischen System abgegeben wird. Mit Hilfe von Farbunterschieden kann auch die ungefähre Höhe der Kohlendioxydkonzentraion abgeschätzt werden. Eine exakte numerische Überwachung ist aber nicht möglich. Die Anwendung ist einfach und ermöglicht eine Messung über den Zeitraum von ca. 2 Std. (siehe Firmenangabe). Nachdem damit keine genaue quantitative Bestimmung des CO_2 möglich ist, ist es zwar zur Diagnostik einer erfolgreichen Intubation, Dyskonnektion bzw. Abknicken des Systems anwendbar; eine gezielte Steuerung der Beatmung ist jedoch nicht möglich.

EKG-Monitoring
Die elektrischen Herzaktivitäten können über einen Bildschirm bzw. eine LCD-Anzeige als EKG-Monitor zur Ansicht gebracht werden. Die gängigen Monitore haben eine Zweipunkt-Ableitung mit Erdung. Sind die Elektroden in Richtung der elektrischen Herzachse angebracht, zeigt der Monitor das EKG, entsprechend der Ableitung II nach Einthoven. Damit eignet sich das Monitor-EKG für die Bewertung der Herzfrequenz (Asystolie, Bradycardie, Normocardie, Tachycardie, Kammerflattern, Kammerflimmern, absolute Arrhythmie bei Vorhofflimmern), von Überleitungsstörungen (AV-Block, evtl. Schenkelblock) und Rhythmusstörungen (supra- und ventrikuläre Extrasystolie). Eine Erregungsrückbildungsstörung, im Sinne einer Myocardischämie als diagnostischer Parameter für einen Herzinfarkt, kann mit dem Monitor-EKG nicht beurteilt werden. Am Notfallort ist in folgenden Fällen das Anlegen eines EKG-Monitors indiziert:
- bei jedem vital gefährdeten Patienten
- bei jedem Patienten mit cardialer Anamnese
- bei jeder Form der Analgesie, Sedierung und Narkoseeinleitung

- bei jeder Therapie mit cardial wirksamen Medikamenten
- bei jeder tastbaren cardialen Arrhythmie, Tachycardie oder Bradycardie

12-Kanal-EKG-Schreiber
Während der EKG-Monitor nur eine Zwei-Punkt-Ableitung der elektrischen Herztätigkeit darstellt, liefert der 12-Kanal-Schreiber das für die cardiale Diagnostik standardisierte Elektrokardiogramm. Von seiten der Industrie werden bereits viele Geräte für den Notarzteinsatz angeboten, die sich in erster Linie durch das Handling unterscheiden. Empfehlenswert sind nur mehr Geräte, bei denen die 10 erforderlichen Elektroden in einem Zug angelegt werden können und der Schreiber vollautomatisch die Abfolge der Ableitungen steuert. Ein Wechsel der Ableitungen durch ständiges Umstecken einpoliger EKG-Kabel muß als nicht mehr zeitgemäß abgelehnt werden. Als Indikationen sehen wir in erster Linie die Diagnostik pectanginöser Beschwerden. Auch am Monitor-EKG sichtbare Rhythmusstörungen, Tachycardien oder Schenkelblockbilder können mit einem 12-Kanal-EKG wesentlich besser verifiziert werden. Wird am Notfallort eine Lyse bei Verdacht auf Myocardinfarkt durchgeführt, ist das EKG der entscheidende diagnostische Parameter.

Automatische Blutdruckmessung
Die Blutdruckmessung am Notfallort ist eine Basisuntersuchung, die bei jedem Notfallpatienten durchzuführen ist. Entscheidend ist aber nicht die Einzelmessung, sondern die ständige Verlaufskontrolle. Es gibt bereits eine Reihe batteriebetriebener Blutdruckmeßgeräte, die nichtinvasiv auf oszillatorischer Basis kontinuierlich den systemischen Blutdruck bestimmen. Bedingt durch Lagerungswechsel und Bewegungen des Patienten, war diese Methode anfangs relativ anfällig. Erst ein patentiertes Meßsystem brachte für den Notarztdienst ein akzeptables Ergebnis. Der Manschettendruck wird nach dem Auffüllen solange abgelassen, bis der Meßfühler eine Pulswelle registriert. Danach bleibt der Manschettendruck in dieser Höhe für einige Sekunden bestehen. Empfängt der Meßfühler ein Pulssignal derselben Stärke, wird dieser Druck als systolischer Wert festgehalten. Damit sind Artefakte durch Bewegungen des Untersuchungsarms des Patienten sowie durch passiven Druck auf die Manschette so gut wie ausgeschlossen. Angezeigt werden der systolische Blutdruckwert und das Maximum der Pulswelle, was als mittlerer arterieller Druck (MAP) interpretiert werden kann. Relativ ungenau ist die Bestimmung des diastolischen Drucks, der nur annäherungsweise aus systolischem und MAP berechnet wird. Die Meßintervalle sind einstellbar, und fast alle Geräte verfügen über regulierbare Alarmgrenzen. Nachdem das Personal im Notarztdienst im allgemeinen durch verschiedenste Hilfstätigkeiten zeitlich überbeansprucht ist, ermöglicht die automatisierte Blutdruckmessung eine kontinuierliche Überwachung, ohne eine Hilfskraft zu blockieren. Jeder Notfallpatient stellt eine Indikation für dieses Monitoring dar.

Der beatmete Patient wirft noch eine spezielle Problematik auf. Im Zustand der Narkose bzw. der schweren Bewußtlosigkeit ist der Patient von der Effektivität der Beatmung abhängig. Dies erfordert, wie in der Anästhesie, ein aufwendiges Monitoring.

Oxymeter
Oxymeter bestimmen den Sauerstoffanteil eines Gases. Dieser darf in der Einatmungsluft den Grenzwert von 21% nicht unterschreiten. Nachdem im deutschen Sprachraum die in den USA gängige Analgesie mit Lachgas praktisch nicht durchgeführt wird und die Notfallrespiratoren

ausnahmslos mit einem Sauerstoff-Luftgemisch betrieben werden, erübrigt sich im Notarztdienst die in der Anästhesie übliche Messung des inspiratorischen Sauerstoffanteils.

Anzeige des Beatmungsdrucks
Jedes Beatmungssystem sollte mit einer Anzeige des Beatmungsdrucks ausgestattet sein. Dies dient zum Erkennen von Tubusokklusionen und zur Verlaufskontrolle. Steigende Beatmungsdrücke erfordern genaues Abklären der Tubusdurchgängigkeit und den Ausschluß eines Spannungspneumothorax. Ein fehlender Druckanstieg ist Zeichen einer Nicht-Beatmung des Patienten, die entweder durch Dyskonnektion oder durch eine Fehlfunktion des Respirators ausgelöst wurde. Fast alle gängigen Beatmungseinheiten sind mit Druckanzeigen ausgestattet. Leider fehlen bei den meisten Geräten noch entsprechende Alarmvorrichtungen, so daß der Notarzt gezwungen ist, ständig selbst die Druckänderungen der Beatmungsmaschine zu überwachen.

Volumeter
Jeder Respirator in der Anästhesie verfügt über eine Anzeige des exspiratorisch abgegebenen Atemzugvolumens. Durch Vergleich des eingestellten mit dem erhaltenen Atemzugvolumen lassen sich Rückschlüsse auf die Effektivität der Beatmung ziehen. Dies dient vor allem der Kontrolle der Dichtheit des respiratorischen Systems. Notfallrespiratoren mit einem Volumeter sind erst seit kurzem im Handel.

Temperaturmesser
Für die Messung der Körperkerntemperatur gibt es im großen und ganzen zwei Möglichkeiten: Die auf Intensivstationen am häufigsten angewandte Methode ist das Plazieren einer Ösophagussonde, die an einen Monitor angeschlossen wird. Moderne Kombinationsmonitore in der Notfallmedizin verfügen bereits über eine Modulbauweise, die bei Bedarf den Monitor um die Temperaturmessung erweitert. Die Messung der rektalen Temperatur ist zwar leichter, ist aber im Falle der Hypothermie nicht für die Körperkerntemperatur aussagekräftig. Als zweite Methode steht die Messung der Infrarotabstrahlung des Thalamus über den Gehörgang mit einer Tympanonsonde zur Verfügung. Es besteht eine gute Korrelation mit der Kerntemperatur. Diese Geräte sind handlich, batteriebetrieben und sehr leicht. Der Nachteil besteht darin, daß wiederum ein zusätzliches Gerät mitgeführt werden muß. Nachdem es sich aber nicht um ein ständig für die Routine benötigtes Hilfsmittel handelt, ist dieser zusätzliche Aufwand vertretbar. Völlig unbrauchbar sind Fieberthermometer. Nicht nur, weil diese zerbrechlich und damit gefährlich sind, sondern auch weil Temperaturen unter 35 °C nicht mehr angezeigt werden.
Die Temperaturmessung ist im Notfall nur bei entsprechendem klinischen Verdacht erforderlich. In diesen Fällen ist diese jedoch von derart großer diagnostischer und therapeutischer Bedeutung, daß kein Notarztsystem auf das Mitführen dieser Meßeinheit verzichten sollte.

Standard-Monitoring bedeutet, daß jeder Notfallpatient in gleicher Art und Weise überwacht werden soll. Nur durch ein standardisiertes Vorgehen bekommen alle Beteiligten die notwendige Übung, die es ermöglicht, im Extremfall in kürzester Zeit einen Überblick über die lebenswichtigsten Organsysteme zu gewinnen. Ein Monitieren bei Bedarf kann in vielen Fällen bereits zu einer Verzögerung der Therapie führen. Aus diesen Überlegungen heraus definierte auch die *ÖGARI* (Österreichische Gesellschaft für Anästhesiologie, Reanimation und Intensivmedizin) 1992 „Standards für das Monitoring in der Anästhesie". Nachdem sowohl in der Narkose als auch beim Notfallpatienten die Organsysteme Atmung und Kreislauf die entscheidende Rolle spielen, können die wichtigsten Ergebnisse aus anästhesiologischen Untersuchungen direkt auf die Notfallmedizin übertragen werden. So konnte Comroe bereits im Jahre 1947 beweisen, daß der klinische Blick allein zur Beurteilung einer Hypoxämie nicht ausreicht. Mehrere Studien konnten auch zeigen, daß die Fähigkeit, eine Zyanose zu erkennen, in den meisten Fällen unzureichend ist, wobei auch der Ausbildungsstand des Beurteilers keine Rolle spielte. So wurde in einer Untersuchung bei Kindern in 9 von 24 Fällen eine eingeschränkte Sauerstoffsättigung von 72% (paO_2 um 40 mm Hg) nicht als Zyanose erkannt.

Eichhorn stellte über einen Beobachtungszeitraum von 12 Jahren in einer multizentrischen Studie bei mehr als 1 Million Patienten fest, daß sich mit dem Einführen der Pulsoxymetrie und Kapnometrie als Standardmonitoring in der Anästhesie die vermeidbare anästhesiebedingte Mortalität von 1:151.400 auf 0 reduzierte. Anhand vieler Untersuchungen von beatmeten Notfall- oder Intensivpatienten am Notfallort oder während des Transports mußte festgestellt werden, daß der Oxygenierung bzw. der richtigen Beatmung zuwenig Augenmerk geschenkt wurde. Die größten Fortschritte der letzten Jahre in der Überwachung von Notfallpatienten brachten deshalb die tragbaren Pulsoxymeter und die Möglichkeit zur Messung des CO_2 in der Ausatemluft. Während Pulsoxymeter bereits in jedem Notarztwagen installiert sind, mangelte es bislang an brauchbaren Kapnometern. Die Umstellung auf das Hauptstrommeßverfahren in der Notfallmedizin brachte unserer Meinung nach den entscheidenden Durchbruch. Durch den Wegfall der Saugpumpe als Energieverbraucher können jetzt auch Betriebszeiten bis zu 2 Stunden erreicht werden.

Ein Aspekt sollte nicht außer acht gelassen werden. In keinem anderen medizinischen Bereich muß auf Personalbegrenzung, äußere Umstände und Gewicht der technischen Hilfsmittel derart Rücksicht genommen werden wie in der Notfallmedizin. Im Regelfall besteht das Notfallteam aus dem Notarzt, einen Sanitäter und einem Fahrer (Piloten). Jedes Gerät, jeder Koffer, jede Beatmungseinheit usw. muß zum Notfallort gebracht werden. Demzufolge werden diese „Empfehlungen" nur dann in jedem Notfall berücksichtigt werden können, wenn von seiten der Industrie integrierte, „tragbare" Überwachungseinheiten angeboten werden. Für das Monitoring der Kreislauffunktion und respiratorischen Funktion stehen bereits von mehreren Firmen Mehrfachüberwachungseinheiten zur Verfügung. Diese enthalten beispielsweise: EKG-Monitor, 12-Kanal-Schreiber, nicht-invasiven automatischen Blutdruckmesser und Pulsoxymeter. Je nach Ausstattung sind diese noch durch einen Defibrillator, Temperaturmessung, invasive Druckmessung und/oder Schrittmacherfunktion ergänzt. Mit dieser Einheit kann jeder spontanatmende Patient, nach heutigem Wissensstand, ausreichend überwacht und versorgt werden.

Ein zweiter Monitor sollte für den beatmeten Patienten zur Verfügung stehen und Beatmungsdruckanzeige, Kapnometrie und Volumetrie des Ausatmungsvolumens enthalten. Diese technischen Überwachungseinrichtungen könnten sich, nachdem sie nur beim beatmeten Patienten angewandt werden, am Beatmungsgerät befinden. Derzeit ist noch kein in dieser Form ausgestattetes Gerät verfügbar. Die Kapnometer müssen noch als zusätzliche Einheit mitgeführt werden, Volumeter existieren standardmäßig bei keinem in der Notfallmedizin verwendeten Respirator.

In der Notfallmedizin bestehen sehr oft äußerst schwierige Umgebungsbedingungen, so daß der Notarzt über jedes Hilfsmittel froh sein muß, das seine Möglichkeiten der Überwachung und Therapiekontrolle erweitert. Eine genaue Beurteilung des Patienten ist bei schlechten Lichtverhältnissen, im Streß des Unfallgeschehens und mit den eingeschränkten personellen Möglichkeiten am Notfallort nur sehr schwer möglich.

Zusammenfassung

Jeder Notfallpatient sollte an ein standardisiertes Monitoring angeschlossen werden. Dieses umfaßt die Überwachung der respiratorischen Funktion und der Herz-Kreislauffunktion. Bei Verdacht auf Hypothermie bzw. Status febrilis ist die Kenntnis der Körperkerntemperatur von entscheidender diagnostischer und therapeutischer Konsequenz. Von seiten der Industrie werden für spontanatmende Patienten bereits ausreichend praktikable Einheiten angeboten, die die wesentlichsten Monitorfunktionen umfassen. Lediglich die Beatmung des Patienten muß im Notfall noch nach Faustregeln und klinischem Empfinden gesteuert werden. Zwar sind vereinzelt Zusatzgeräte bereits verfügbar, eigene Beatmungseinheiten mit integriertem Monitoring aller wichtigen Parameter sind noch nicht lieferbar.

Literatur:
Block F. E.: A carbon dioxide monitor that does not show the wave form is worthless. J Clin Monit 4, 213–214 (1988)
Brambrink A.: Transportable Kapnometer. Notfallmed 18:272–276 (1992)
Comroe J. H., Botelho S.: The unreliability of cyanosis in the recognition of arterial anoxemia. Am J Med Sci 214:1 (1947)
Cote C. J., Goldstein E. A., Cote M. A., Hoaglin D. C., Ryan J. F.: A single-blind study of pulse-oxymetry in children. Anesthesiology 68:184 (1988)
David A., Biesing Ch., Knuth P.: Ergebnisse von Blutgasanalysen bei Verletzten am Notfallort. Notfallmed 12: 738–744 (1986)
Eichhorn J. H: Prevention of intraoperative anesthesia accidents and related severe injury through safety monitoring. Anaesthesiology 70:572 (1989)
Gervais H., Eberle B., Konietzke D., Hennes H. J., Dick W. F.: Comparison of blood gases of ventilated patients during transport. Crit Care Med 15: 761–763 (1987)
Glück D., Ahnefeld F. W.: Störungen der vitalen Funktionen – Entstehungsmechanismen. In: Notfallmedizin. (Hrsg. Ahnefeld, Dick, Kilian, Schuster) Springer, Berlin-Heidelberg-New York-London-Paris-Tokyo-Hong Kong
Gust R., Walz Th., Frobenius H., Krier C.: Pulsoxymetrie – eine sinnvolle Verbesserung des respiratorischen Monitorings im Notarzteinsatz. Rettungsdienst 12: 234–244 (1989)
Hanning C. D.: „He looks a little blue down this end". Monitoring oxygenation during anaesthesia. Br J Anaest 57: 359 (1985)
Jantzen J.-P., Hennes H. J.: Präklinische Kapnometrie – ein richtungsweisender Fortschritt. Notfallmed 17: 450–456 (1991)
Kehrberger E., Hörtling H.: Blutgasanalysen nach präklinischer kontrollierter Beatmung durch den Notarzt. Notarzt 5:2–4 (1989)
Lipp M., Merzlufft F.: Automatische oszillatorische Blutdruckmessung im Rettungsdienst. Notfallmed 14:146–151 (1988)
Mathes D.: Kapnometrie. Sinnvolle Ergänzung, nicht nur auf dem Gebiet der Reanimation. Rettungsdienst 13: 563–564 (1990)
Merzlufft F.: Was die Pulsoxymetrie für die Notfallmedizin bringt. Notfallmed 16: 637–643 (1990)

Metzler H.: Monitoring-Standards in der Anästhesie. ÖÄZ 3:45–46 (1993)
Michaelis G., Biscoping J., Sälzer A., Hempelmann G.: Der Einfluß der Dyshämoglobinämie (Methämoglobin- und Carboxyhämoglobinämie) auf die Meßgenauigkeit der Pulsoxymetrie während langdauernder Operationen. Anästh Intensivther Notfallmed 23:102–108 ff. (1988)
Pessenhofer H., Kenner T.: Neue Entwicklungen auf dem Gebiet der nichtinvasiven Blutdruckmessung. In: Bergmann H., Gilly H., Kenner T.: Monitoring in der Anästhesiologie und Intensivmedizin. Verlag Wilhelm Maudrich, Wien-München-Bern (1983), S. 145
Reinhard M., Luxem J.: Pulsoxymeter. Notfallmed 18:170–176 (1992)
Striebel H., Kretz F. J.: Funktionsprinzip, Zuverlässigkeit und Grenzen der Pulsoxmetrie. Anaesthesist 38:649–657 (1989)
Zapf C. L., Luttner N.: Pulsyoxymetrie im präklinischen Einsatz. Möglichkeiten und Grenzen. Notfallmed 14, 836–846 (1988)

Autor:
Univ.-Prof. Dr. Gerhard Prause
Univ. Klinik f. Anästhesiologie und Intensivmedizin
Karl-Franzens-Universität Graz/LKH Graz
Auenbruggerplatz 1
A-8036 Graz

Ärztliche Einsatztaktik im Großunfall

P. Hansak

Definition

Im Rettungswesen unterscheidet man prinzipiell nach der Größe eines Schadensereignisses zwischen Unfall und Katastrophe. Lange Zeit gab es im Denken der einzelnen Einsatzorganisationen auch nur diese beiden Unterteilungen, ohne weitere Untergliederung.
Diese Einteilung verursachte jedoch eine einsatztaktische Lücke, da man alle Überlegungen und Vorbereitungen in Zusammenhang mit einem größeren Einsatz nur auf den Katastropheneinsatz ausrichtete, ein Ereignis, das völlig anderen Gesetzmäßigkeiten unterliegt als ein Unfall. Zudem sind Katastrophen, die den Sanitätsdienst betreffen, mit einer entsprechend hohen Anzahl von Verletzten oder Obdachlosen, in Österreich zum Glück sehr selten.

Unterschiede	Unfall	Katastrophe
Räumlich	begrenzt	ausgedehnt
Zeitlich	Stunden	Tage (Folgen oft Monate)
Personell	Dienstmannschaft (evtl. Reserve)	alle Reserven werden benötigt
Materiell	genügend Reserven	Grenze des Möglichen
Hilfe von außen nötig	nein	ja

Tabelle 5: Unterschiede zwischen einem Unfall und einer Katastrophe auf Bezirksebene

Der Begriff Unfall ist definiert als ein begrenztes Schadensereignis, das mit den vorhandenen Mitteln in angemessener Zeit beherrscht und überwunden werden kann. Im Gegensatz hierzu bedeutet Katastrophe eine völlige Umkehrung der normalen Verhältnisse. Im Katastrophenfall können die Einrichtungen des Rettungsdienstes selbst betroffen und in ihrer Leistungsfähigkeit eingeschränkt sein, und es kann der Abtransport der Verletzten aus verschiedenen Gründen über einen längeren Zeitraum hinweg nicht möglich sein.
Im Rahmen des Sanitätsdienstes sind die „vorhandenen Mittel" in der Definition eines Unfalls ein sehr dehnbarer Begriff, der von der Größe der jeweiligen Rettungsdienststelle abhängig ist. Zum besseren Erfassen des Begriffes „Unfall" sollte dieser nach Anzahl der eingesetzten Fahrzeuge und der Einsatzführung in Untergruppen eingeteilt werden.

Unfall „klein"	1 RTW	keine Einsatzleitung
Unfall „mittel"	2–4 RTW	Rotkreuz-Einsatzleiter
Unfall „groß"	> 4 RTW	Einsatzleitung Sanitätsdienst
Großunfall	Es steht nur mehr die Bezirksreserve zur Verfügung, bzw. die Dienstmannschaft des Bezirkes reicht nicht mehr aus.	Einsatzleitung Sanitätsdienst

Tabelle 6: Unterteilung „Unfall"

Im Rettungsdienst gilt für den Normalfall, als solchen können wir jeden Unfall ansehen, daß ein RTW pro Verletzten an den Einsatzort entsandt wird. Unter einem „herkömmlichen" Unfall ist daher ein Schadensereignis mit zwei Verletzten zu verstehen, also Einsätze, für die keine eigene Einsatzleitung vorgesehen ist. Diese Einsätze machen den Großteil aller Unfälle aus. Sobald mehr als zwei Personen von einem Unglück betroffen sind und infolgedessen mehr als zwei Einsatzfahrzeuge zur Unfallstelle entsandt werden, muß von der zuständigen Leitstelle ein Einsatzleiter ernannt werden.

Eine einheitliche Definition für einen Großunfall zu finden ist schwierig, da die materiellen und personellen Grundvoraussetzungen der einzelnen Rettungsleitstellen sehr unterschiedlich sind. Entsprechend der Regelung durch das Österreichische Rote Kreuz lautet die Definition für einen solchen Schadensfall:
„... ein Großunfall liegt vor, wenn anzunehmen ist, daß die Anzahl der Verletzten 15 übersteigt und/oder zu erwarten ist, daß das Ereignis mit den örtlichen personellen und materiellen Kräften und Mitteln nicht bewältigt werden kann, aber keine behördlich erklärte Katastrophensituation vorliegt ...".
Auch diese Definition der „Rahmenvorschrift Großunfall" des Roten Kreuzes läßt eine Grauzone offen.

Die beste und, im Sinne der Sache, flexibelste Auslegung scheint jene, in der in den entsprechenden Alarmplänen der Großunfall über eine Mindestanzahl an Einsatzfahrzeugen, die als Reserve für weitere Notfälle zurückgehalten werden müssen, definiert ist. Wird diese Grenze überschritten, liegt eine Überforderung der Dienstmannschaft vor, und man kann von einem Großunfall sprechen.

Welche Bedeutung haben nun diese Definitionen für den Arzt?
Prinzipiell muß jeder in den Rettungsdienst eingebundene Mediziner sofort aufgrund der Art des Alarms erkennen können, mit welcher Größe des Schadensereignisses er zu rechnen hat. Aufgrund dieses Wissens kann er sich auf den organisatorischen Ablauf und die damit verbundenen Probleme besser einstellen und wird nicht erst am Unfallort mit den Tatsachen konfrontiert.

Praktisch gesehen bedeutet ein Großunfall, daß die Dienstmannschaft und der anwesende Arzt/Notarzt, bis weitere Hilfe kommt, eine Phase überstehen müssen, in der in jedem Fall die Anzahl der Verletzten die Anzahl der momentan verfügbaren Kräfte übersteigt. Die Dauer dieser „Überlastungsphase" hängt von vielen, teilweise beeinflußbaren Faktoren ab.

Im Rahmen eines Unfalls obliegt dem anwesenden Arzt die ärztliche Leitung des Einsatzes. Das Sanitätspersonal hat, entsprechend den gesetzlichen Richtlinien, den Anweisungen des Arztes Folge zu leisten. Im Rahmen solcher Einsätze darf der Arzt nie vergessen, daß seine Verantwortung für den Verletzten mit seinem Eintreffen am Unfallort beginnt und nicht erst mit der erfolgten Bergung des Patienten. Wie dem Arzt die Sanitäter des Rettungsdienstes unterstehen, haben auch die Angehörigen der Feuerwehr, unter der Voraussetzung, daß keine „Gefahr im Verzug" besteht, den Bergewünschen des Arztes, im Interesse des Patienten, nachzukommen.

Alle in der Folge besprochenen Handlungsabläufe und Maßnahmen beschränken sich nicht nur auf Großunfälle, sondern kommen bereits ab zwei RTW am selben Unfallort zum Tragen oder in dem Moment, da ein Einsatzleiter ernannt wird. Welche der taktischen Elemente in welchem Umfang zum Tragen kommen, ist von der jeweiligen Situation an Ort und Stelle abhängig und erfordert daher eine entsprechende Kenntnis der möglichen Maßnahmen.

Ist nur ein Arzt am Unfallort, ist es unerheblich, ob er Notarzt ist, einen Notarztkurs besucht hat oder zufällig hinzukam; ihm fällt die ärztliche Einsatzleitung im Rahmen der Einsatzleitung Sanitätsdienst und die damit verbundene rechtliche Verantwortung zu.

Elemente des ärztlichen Einsatzes

- **Einsatzleitung Sanitätsdienst**
  organisatorische Leitung
  ärztliche Einsatzleitung (Leitender Notarzt)

- **Stufen des ärztlichen Einsatzes**
  Überblick
  Bergetriage
  Triage
  Versorgung (Behandlung, Materialbedarf)
  Transport (Reihung, Zielspitäler, Sonderbehandlung, Transportbegleitung)
  allgemeine ärztliche Aufgaben

Einsatzleitung Sanitätsdienst

Die Einsatzleitung Sanitätsdienst bildet zusammen mit den Einsatzleitern der anderen Einsatzorganisationen und der Exekutive die „Einsatzleitung". Gekennzeichnet ist der Standort dieses Führungsorgans durch eine rote Rundumleuchte. Meist wird diese durch die Feuerwehr installiert. An keinem Einsatzort darf mehr als eines dieser Lichter aufgebaut werden, damit die Einsatzleitung jederzeit eindeutig zu erkennen ist.

Die wichtigste Aufgabe eines jeden Arztes ist seine Integration in einen laufenden Einsatz. Sein Vorgehen hängt von der Anzahl der Verletzten und der Zahl der anwesenden Ärzte ab. An der Spitze des Sanitätseinsatzes steht die „Einsatzleitung Sanitätsdienst", bestehend aus dem organisatorischen Leiter und dem ärztlichen Einsatzleiter. Jeder Arzt hat sich sofort, noch bevor er sich dem Schadensereignis selbst zuwendet, bei der Einsatzleitung zu melden. Sollte zu diesem Zeitpunkt noch kein weiterer Arzt anwesend sein und es daher nur einen organisatorischen Leiter geben, so muß er die Aufgaben des „ärztlichen Einsatzleiters" übernehmen.

In jeder Einsatzorganisation, Rettung, Feuerwehr, Polizei und Gendarmerie, gibt es genaue Regeln, wann ein Einsatzleiter zu bestimmen ist und welche Aufgaben dieser zu erfüllen hat. Mit der Übernahme einer Einsatzleitung ist auch eine rechtliche Verantwortung verbunden. Diese kann jedoch nur wahrgenommen werden, wenn alle Beteiligten wissen:
- Wie sie zu handeln haben!
- Wo ihr Einsatzbereich ist!
- Wer befugt ist, ihnen Anweisungen zu geben!
- Daß sie diesen Anweisungen Folge zu leisten haben!

Keinesfalls ist der ärztliche Einsatzleiter/leitende Notarzt dem organisatorischen Leiter unterstellt, vielmehr bilden beide zusammen die „Einsatzleitung Sanitätsdienst", bestehend aus dem organisatorischen Teil des organisatorischen Leiters und dem medizinischen Teil des ärztlichen Einsatzleiters (leitender Notarzt).

Folgende Punkte sprechen gegen den Arzt (Notarzt) als Gesamteinsatzleiter:
- Als Gesamteinsatzleiter wäre der Notarzt in einem solchen Ausmaß mit organisatorischen Belangen belastet, so daß er seinen medizinischen Aufgaben nicht nachtkommen könnte.
- Das neue Ärztegesetz (Oktober 1998).
- Meistens wird der Notarzt über die regionalen Alarmpläne nicht ausreichend Bescheid wissen und auch die örtlichen Einsatzressourcen nicht kennen.
- Grundsätzlich wird der Notarzt keine ausreichenden Kenntnisse bezüglich der Führungsstrukturen im Rettungsdienst haben und auch nicht den notwendigen Kontakt zu den möglichen Einsatzleitern.
- Prinzipiell werden auch seine Kenntnisse bezüglich der personellen und materiellen Möglichkeiten der jeweiligen Rettungsorganisation nicht ausreichen, um als Gesamteinsatzleiter erfolgreich agieren zu können.
- Der Ausbildungsstand der Sanitäter ist unterschiedlich und der Notarzt wird über den jeweiligen Ausbildungsstand nicht genügend Bescheid wissen, so daß er die Sanitäter nicht optimal einsetzen könnte.

In welcher Form die einzelnen taktischen Elemente zum Tragen kommen, hängt von der Anzahl der Verletzten, der Einsatzdauer, der Anzahl der Rettungsfahrzeuge (Transport- und Versorgungskapazität) und den örtlichen Gegebenheiten ab. Gerade dieses Anpassen an die jeweilige Situation erfordert von jedem Beteiligten der Führungsebene, und hierzu zählen alle Ärzte, eine entsprechende Flexibilität.

Die organisatorische Leitung

Ein gut geführter und somit entsprechend koordinierter Einsatz erfordert auf jeder Größenebene klar ersichtliche und verständliche Führungsstrukturen. Einsatzleitung bedeutet „Führung nach innen und Kontakt nach außen", d. h. Führen der Mannschaften an der Unfallstelle durch eindeutige und klare Befehle und Kontakthalten zu den Einsatzleitern der anwesenden Einsatzorganisationen sowie zur Leitstelle.

Es können nicht mehrere Sanitäter oder Ärzte bei einem Einsatz leitend tätig werden, und im Falle eines Fehlers oder eines „gerichtlichen Nachspiels" will dann keiner der Verantwortliche gewesen sein (eine Ansicht, der sich kein Gericht anschließen wird!). Um eine derartige Lücke erst gar nicht entstehen zu lassen, gilt im Roten Kreuz durch die Rettungs- und Krankentransportvorschrift des Österreichischen Roten Kreuzes, daß ab zwei RTW am selben Unfallort ein Einsatzleiter seitens der Leitstelle ernannt werden muß. Die Aufgaben dieses Einsatzleiters erstrecken sich auf alle organisatorischen Maßnahmen im Rahmen des laufenden Einsatzes.

Aufgaben des organisatorischen Leiters:
- alle Befehle an die eingesetzten Mannschaften kommen nur von ihm
- jede eintreffende RTW-Besatzung muß sich bei ihm melden
- Organisation der räumlichen Gliederung
- Einsetzen von diversen Leitern
- Funkkontakt mit der Leitstelle
- Kontakt zu den anderen Einsatzleitern
- Liste der Versorgungskapazitäten der Krankenhäuser

- Unfallskizze für Gesamtüberblick
- Einsatzprotokoll und Einsatzskizze
- zu seiner Unterstützung kann er Melder und einen Schreiber bestimmen

Der Name des Einsatzleiters wird allen Mannschaften, die sich zum Unfallort begeben, per Funk mitgeteilt. Zur besseren Kennzeichnung der Person des organisatorischen Leiters sind Brust-Rücken-Latze in Verwendung. Durch diese Kennzeichnung hebt sich ein Einsatzleiter, für seine Mitarbeiter ebenso wie für Außenstehende, deutlich aus der Menge der Sanitäter am Unfallort ab. Der Leiter und die Einsatzleitung als solcher sind österreichweit im Roten Kreuz mit einem gelben Quadrat und mit den schwarzen Buchstaben EL gekennzeichnet. In der Steiermark ist eine Änderung dieser Kennzeichnung geplant. Für die Zukunft sollen große und kräftig leuchtende Jacken mit der Aufschrift „Org. Leiter" angeschafft werden. Sollte an einem Unfallort mit mehreren RTW keines der beschriebenen Symbole zu erkennen sein und gibt es dennoch einen Einsatzleiter, der, aus welchem Grund auch immer, diese Kennzeichnung nicht verwendet, muß man sich leider zu ihm durchfragen.

Jede eintreffende RTW-Besatzung hat sich mit dem angeordneten Material beim organisatorischen Leiter zu melden. Dieser teilt ihr dann die entsprechenden Aufgaben zu, überweist sie in den Wirkungsbereich eines anderen ihm unterstellten Leiters oder teilt sie einem Arzt als dessen Helfer zu. Da er ein entsprechendes Protokoll über alle eingetroffenen Mannschaften und Fahrzeuge führen muß, ist dieser Ablauf einzuhalten. Durch das Führen einer Unfallskizze kann der organisatorische Leiter das Schadensgebiet leichter überwachen und die eintreffenden Mannschaften optimal nach der durch den ärztlichen Leiter festgelegten Dringlichkeit einteilen.

Aus der Abbildung 1 sind die möglichen Gliederungen, sowohl räumlich als auch organisatorisch, bei einem Großunfall ersichtlich. Welche der dargestellten Elemente letztlich wirklich eingerichtet werden, läßt sich im vorhinein nicht festlegen. Wichtige Parameter für die zu schaffenden Räume sind die Verletztenanzahl und der Schweregrad ihrer Verletzungen im Verhältnis

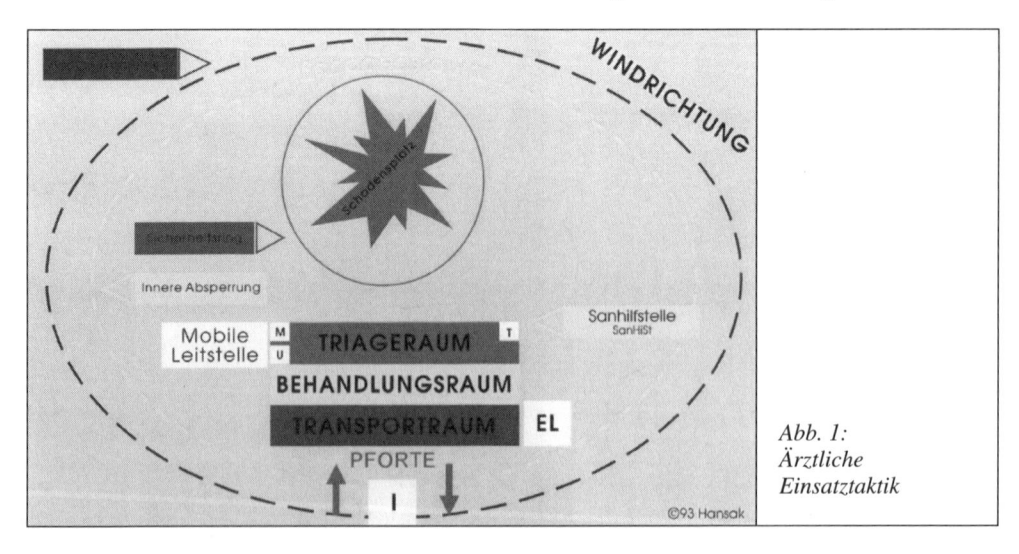

Abb. 1: Ärztliche Einsatztaktik

zu den verfügbaren Kräften sowie der Ort, an dem sich das Unglück ereignet hat, und die räumliche Ausdehnung des Unfallgeschehens. Es kann auch die Sanitätshilfsstelle in ihrer Gliederung räumlich auseinandergezogen sein, weil etwa die direkte Zufahrt zum Behandlungsraum nicht möglich ist.

Bei einem entsprechend großen Schadensereignis können auch mehrere Sanitätshilfsstellen eingerichtet werden.

Mögliche räumliche Gliederung bei einem Großunfall
M = Material- und Meldestelle
U = Sammelstelle Unverletzte
T = Sammelstelle Tote
I = Information
EL = Einsatzleitung
Pforte = Ein- und Ausfahrt der Rettungsfahrzeuge im Falle einer Absperrung

Die „Windrichtung" in der Abbildung soll an die Möglichkeit einer Gefährdung der Rettungskräfte durch Rauchentwicklung bei Bränden oder auf die Gefahr durch das Entweichen von giftigen Dämpfen und Gasen bei Gefahrgutunfällen hinweisen. Werden derartige gefährliche Verhältnisse bei der Bergung der Opfer oder bei der Einrichtung einer Sanitätshilfsstelle übersehen, sind nicht nur die Rettungsmannschaften, sondern auch die dort zusammengeführten Verletzten gefährdet.

Zu allen in Abbildung 1 angeführten räumlichen Elementen gibt es Schilder in Leuchtfarbe und entsprechende Umhängelätze. Sollte es notwendig sein, kann der jeweilige Raum auf diese Weise deutlich gekennzeichnet und durch den Einsatzleiter ein zugehöriger Abschnittsleiter, erkennbar an seinem entsprechenden Umhängelatz, eingesetzt werden.

Taktische Zeichen

Abb. 2: Taktische Zeichen

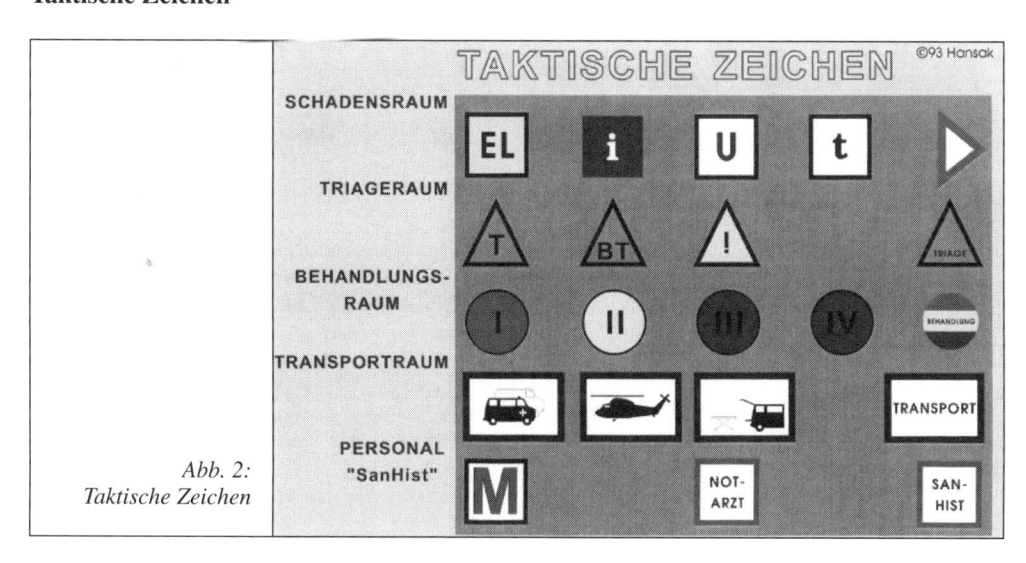

Schadensraum	Einsatzleitung	Info-Stelle	Unverletzte	Tote	(Wegweiser)
Triageraum	*Triagestelle*	*Bergetriage*	(Gefahren-zeichen)		**Leiter Triage**
Behandlungsraum	**Therapie (I)**	**Transport (II)**	*Leicht-verletzte (III)*	*Hoffnungs-lose (IV)*	Behandlung
Transportraum	Kfz-Sammelplatz	RTH-Landeplatz	Verladestelle		Transport
Personal SanHist	Material-Meldestelle		**Notarzt**		SanHist

Tabelle 7: Erläuterung der taktischen Zeichen (Leiter und Räume)

Muß der Leiter eines speziellen Raumes ein Arzt sein, ist der entsprechende Raum „fett", soll dieser ein Arzt sein, „kursiv" gehalten. Die Einteilung der Ärzte erfolgt durch den ärztlichen Einsatzleiter (leitenden Notarzt), dem sie auch direkt unterstellt sind. Keinesfalls dürfen Ärzte durch Aufgaben gebunden werden, die auch durch qualifizierte Sanitäter erfüllt werden können.

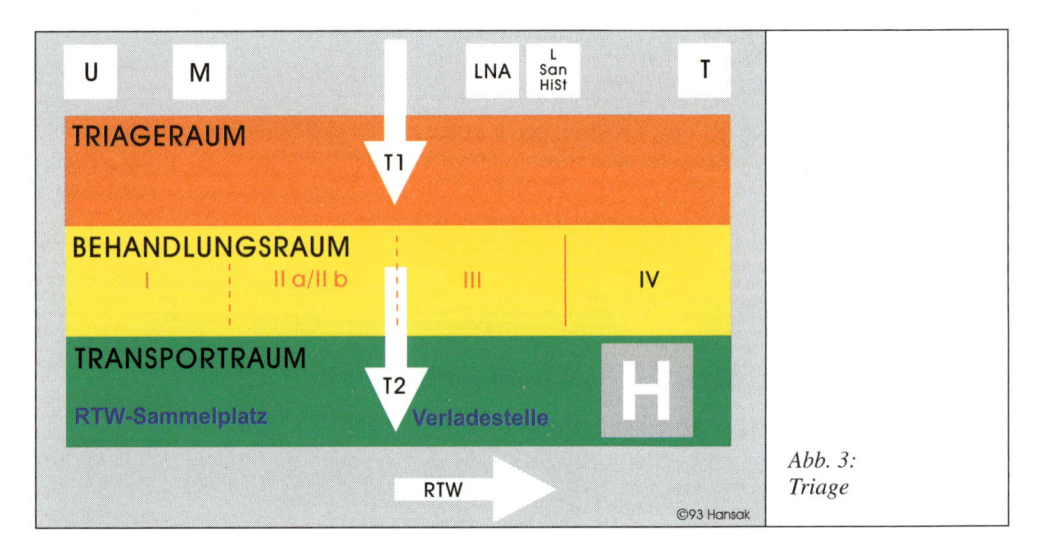

Abb. 3: Triage

Der Patient kommt zuerst in den Triageraum, wird im Behandlungsraum versorgt und wartet im Transportraum auf seinen Abtransport.

Der Funkverkehr bei einem größeren Einsatz läuft auf zwei Ebenen ab: die interne Ebene dient der Kommunikation im Einsatzgebiet und die externe Ebene der Kommunikation mit der Leitstelle. Zur internen Kommunikation sind die jeweiligen Leiter berechtigt, jedoch gehen alle diese Verbindungen über den Einsatzleiter, damit es nicht zu Absprachen unter Umgehung der Einsatzleitung oder basierend auf einem falschen Informationsstand kommen kann. Der externe Funkverkehr steht nur der Einsatzleitung selbst zu.

Die Rettungsleitstelle muß jederzeit die Gewißheit haben, daß sie mit der Person kommuniziert, die den höchsten Informationsstand hat.

Sollte der ärztliche Einsatzleiter Informationen benötigen, muß er diese über den organisatorischen Leiter anfordern, der, sollte er über diese Informationen nicht bereits verfügen, sich wiederum über Funk an seine Leitstelle wendet. Zur Unterstützung der Einsatzleitung kann eine mobile Leitstelle eingesetzt werden. Es handelt sich dabei um ein speziell für Kommunikationsangelegenheiten ausgestattetes Fahrzeug. Die Ausrüstung dieses Fahrzeuges umfaßt Handfunkgeräte, ein Mobiltelefon, Megaphon, Schilder, die Kennzeichnung für die Leiter und das Patientenleitsystem.

In jedem kombinierten Einsatz, d. h., mehrere Einsatzorganisationen arbeiten zusammen, muß es – zur besseren Koordinierung der Einsatzkräfte – eine gemeinsame Einsatzleitung geben. Die Einsatzleitung wird, sollte ein Kommandofahrzeug anwesend sein, durch eine rote Rundumleuchte gekennzeichnet und ist so unter den vielen Blaulichtern leicht zu erkennen. Gerade in der Anfangsphase eines Großeinsatzes ist der Kontakt zwischen Rettungsdienst und Feuerwehr von besonderer Bedeutung. Während des gesamten Einsatzes dürfen der Kontakt und der Informationsaustausch zwischen den Einsatzleitern der verschiedenen Einsatzkräfte nicht unterbrochen werden. Auch hier entlastet der organisatorische Leiter den ärztlichen Einsatzleiter.

Die wohl wichtigsten Informationen, die im Vorfeld durch die Leitstelle erhoben werden müssen, sind die Versorgungskapazitäten der Spitäler. Unter diesem Begriff versteht man freie OP-Kapazitäten für Soforteingriffe sowie die Anzahl der Patienten, die ohne sofortige Operationsnotwendigkeit stationär aufgenommen werden können, und die maximale Anzahl an ambulanten Patienten, die aufgenommen werden können. In bestimmten Situationen werden auch Informationen über die Versorgungsmöglichkeiten von speziellen Notfällen benötigt, wie z. B. massive Verbrennungen, Hirndruckzeichen, Thoraxtraumen und Wirbelsäulenverletzungen, auf deren Definitivversorgung kleinere Krankenhäuser nicht eingerichtet sind.

Die Leitstelle hat, ohne Aufforderung durch die Einsatzleitung, bereits nach der ersten Rückmeldung vom Einsatzort, entsprechend der geschätzten Anzahl der Verletzten, alle notwendigen Informationen in den umliegenden Krankenhäusern zu erheben und der Einsatzleitung schnellstmöglich zu melden. Auf der Basis dieser Rückmeldung wird das Transportprotokoll geführt, in dem jeder Patient und sein Zielspital vermerkt werden.

Zweck der Aufteilung der Verletzten für den Abtransport, unter Berücksichtigung der Spitalskapazitäten, ist, zu vermeiden, daß ein Krankenhaus durch eine zu große Anzahl an eingelieferten Verletzten überfordert wird und dadurch wiederum ein behandlungsfreies Intervall für einige Verletzte, nun sogar im Spital, entstehen kann.

Welcher Patient wohin transportiert wird, belastet den ärztlichen Leiter nur insofern, als er seinen Transportwunsch an den organisatorischen Leiter weitergibt und dieser entsprechend seinem Protokoll handelt. Durch diese Aufgabenteilung wird der verantwortliche Arzt wesentlich entlastet.

Durch die ständige Überwachung des laufenden Einsatzes und da alle Informationen und Meldungen nur über ihn laufen, kann der organisatorische Leiter gleichzeitig ein Einsatzprotokoll führen. Zu diesem gehört auch eine Skizze des Unfallgeschehens, in der neben der Bezeichnung der taktischen Räume auch die dort eingeteilten Mitarbeiter vermerkt sind. Diese Skizze enthält alle Informationen, die gewährleisten, daß die Einsatzleitung Sanitätsdienst, der organisatorische und der ärztliche Leiter nicht den Überblick verlieren. Im Einsatzprotokoll werden alle Entscheidungen und einlaufenden Informationen mit der entsprechenden Uhrzeit festgehalten.

Anhand dieser Mitschrift, des Transportprotokolls und der Unfallskizze wird das Schadensereignis in der Nachbesprechung aufgearbeitet.

Die medizinische Einsatzleitung (Der Leitende Notarzt)

Jeder am Unfallort eintreffende Arzt hat sich beim organisatorischen Leiter zu melden. Sollte es noch keinen ärztlichen Einsatzleiter geben, muß der erste eintreffende Arzt diese Funktion übernehmen. Besteht bereits eine ärztliche Leitung, wird er an diese verwiesen, da für die Zuteilung und Einteilung der Ärzte nur die ärztliche Einsatzleitung zuständig ist.
Die Befehlsgewalt über die Mannschaften des Sanitätsdienstes geht vom organisatorischen Leiter aus. Da er die Gesamtübersicht führen soll, ist es unerläßlich, daß sich der ärztliche Leiter bezüglich direkter Befehle an die Mannschaften mit ihm abspricht.

Die Kennzeichnung des ärztlichen Einsatzleiters ist noch ein ungelöstes Problem. Im Rahmen der vom Österreichischen Roten Kreuz eingeführten Kennzeichnung ist nur ein Signallatz mit der Aufschrift „Notarzt" vorgesehen. Ist nur ein Arzt an der Unfallstelle anwesend, ist dies meist der Notarzt mit einem entsprechend auffälligem Overall und dem Schriftzug „Notarzt" auf dem Rücken, wodurch keine weitere Kennzeichnung notwendig ist. Sollte der Notarzt im weißen Mantel kommen, kann er auf den erwähnten „Notarztlatz" zurückgreifen. In der Steiermark verwendet das Rote Kreuz für den ärztlichen Einsatzleiter eine Jacke, gleich jener des organisatorischen Leiters, mit dem Schriftzug „Ltd. Notarzt".

Entgegen der oben beschriebenen Kennzeichnung des Einsatzleiters im Roten Kreuz, gelbes Feld mit den schwarzen Buchstaben EL, gibt es noch keine eindeutige Kennzeichnung für den leitenden Notarzt oder für Ärzte außerhalb eines Notarztsystems, die zusätzlich zu einem Unfall beigezogen werden. Insbesondere im zweiten Fall kann dies erhebliche Probleme bereiten, denn damit verschwinden die wichtigsten Personen in einer Masse von Helfern.

Momentan können praktische Ärzte dieses Problem nur durch die selbständige Anschaffung entsprechender Signallatze lösen, oder sie werden von ihrer Rettungsorganisation mit solchen ausgestattet. Diese Kennzeichnung besteht meist aus reflektierenden Materialien, die bei Einsätzen unter schlechten Sichtverhältnissen zusätzlich die Sicherheit des Arztes erhöhen.

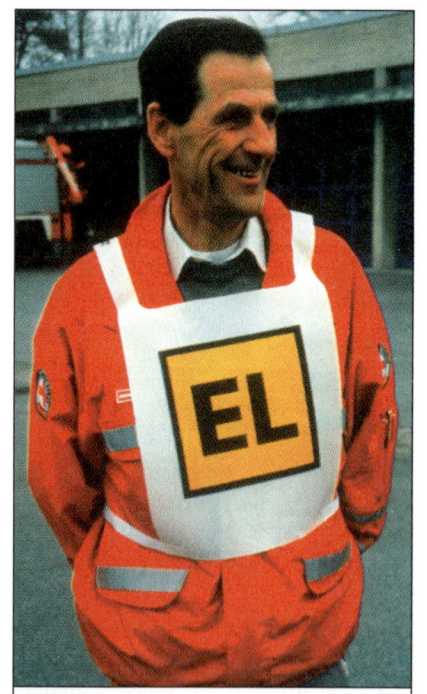

Abb. 4: Latz für den Einsatzleiter

Die Problematik des leitenden Notarztes gewinnt bei dieser Diskussion ebenfalls an Bedeutung. Treffen mehrere Ärzte/Notärzte an der Unfallstelle ein, wer übernimmt in dieser Situation die Führung und somit die Verantwortung für die ärztliche Einsatzleitung? Welcher der Ärzte ist der Ansprechpartner des organisatorischen Leiters und bildet mit diesem die Einsatzleitung Sanitätsdienst?

In der Praxis hat sich gezeigt, daß es hier meist zu kollegialen Lösungen kommt. Höflichkeit an der Unfallstelle entspannt vielleicht die Situation, ist auf Dauer jedoch nicht im Interesse der Sache. Der ärztliche Leiter (leitende Notarzt) muß nicht nur auf eine entsprechende Erfahrung in der Notfallmedizin zurückgreifen können, er muß auch mit den Alarmplänen, Dienstvorschriften, man kann sagen, mit dem Innenleben der jeweiligen Einsatzorganisationen vertraut sein.

Solange es keine österreichweit gültige Definition, geschweige denn ein Ausbildungsschema für den „Leitenden Notarzt" gibt, kann als Empfehlung für Einsätze mit mehreren Ärzten nur die Regel gelten, daß der Notarzt des lokalen Notarztsystems automatisch der ärztliche Einsatzleiter und somit leitender Notarzt ist. Für Notarztsysteme, die über NAW/NEF und RTH verfügen, gilt dies für den der beiden Ärzte, der als erster am Unfallort eintrifft. Sollte kein Notarzt am Unfallort anwesend sein, dann sollte der niedergelassene Arzt, der der Rettungsorganisation persönlich am nächsten steht, die ärztliche Einsatzleitung übernehmen.

In jedem Fall muß der Arzt, der als erster am Unfallort eintrifft – und dem kann er sich keinesfalls entziehen –, bis zum Eintreffen eines anderen Arztes, der nach dem oben beschriebenen Modus die Leitung von ihm übernimmt, den ärztlichen Einsatz provisorisch führen, mit allen daraus resultierenden Pflichten. Sollte er den Einsatz gut führen, besteht keine Notwendigkeit für die Übergabe der Einsatzleitung: „Never change a winning team".

Der organisatorische Einsatzleiter und der ärztliche Einsatzleiter sind im Ernstfall ein Führungskollektiv: die Einsatzleitung Sanitätsdienst. Eindeutig getrennt sind deren Aufgaben durch ihre medizinische bzw. organisatorische Ausrichtung.

Leitender Notarzt	Organisatorischer Leiter
● Bergetriage ● Triage ● Aufteilung der Kollegen ● Medikamentenbedarf ● Bedarfserhebung an Operationseinheiten und Spezialkliniken/-betten ● Transporttriage ● Organisation der ärztlichen Transportbegleitung	● Durchführung der ärztlichen Wünsche im Rahmen der Gegebenheiten ● Führen der Einsatzskizze ● Führen eines Protokolls (Versorgungskapazitäten) ● Aufteilung der Sanitäter ● Strukturierung des Einsatzes (Parkplätze, Zufahrten, taktische Räume etc.) ● Funkverkehr ● Veranlassen notwendiger Absperrungen durch die Polizei ● Material-/Personalersatz ● Ständiger Kontakt zu den anderen Einsatzorganisationen

Tabelle 8: Vergleich der Aufgaben des Ltd. Notarztes und des Org. Leiters

Der Arzt gehört zum Verunfallten; es wird in den wenigsten Fällen bei Unfällen mit mehreren Verletzten für jeden Verunglückten einen Arzt geben, um so wichtiger ist es, daß der ärztliche Leiter von allen für die Abwicklung des Einsatzes notwendigen organisatorischen Belangen freigespielt wird, aber jederzeit auf die für ihn wichtigen Informationen, in Person des organisatorischen Einsatzleiters, zurückgreifen kann.

Wie der Einsatzleiter Sanitätsdienst, so benötigt auch der ärztliche Leiter Helfer, die ihm direkt unterstellt und ihm behilflich sind, Informationen zu sammeln oder ärztliche Maßnahmen zu setzen. Gibt es einen leitenden Notarzt, wird dieser auf seinen Fahrer als Assistent zurückgreifen. Jedem anderen ärztlichen Leiter muß ein Helfer beigestellt werden. Außerdem benötigt jeder Arzt am Unfallort einen Sanitäter zu seiner freien Verfügung. Dieser assistiert ihm bei allen ärztlichen Eingriffen und hilft beim Tragen der benötigten Arztkoffer.

Stufen des ärztlichen Einsatzes

Triage
s. S. 56 ff.

Versorgung
Der Ablauf der Versorgung der Patienten und Herstellung deren Transportfähigkeit hängen von der Anzahl der anwesenden Ärzte und der Geschwindigkeit bei der Bergung der Opfer ab. Wichtig ist, daß jeder Arzt für seinen Bereich den Bedarf, insbesondere an Medikamenten und Infusionen, richtig einschätzt und, im Falle eines Mangels, diesen dem ärztlichen Leiter rechtzeitig mitteilt. Unmittelbar nach der Versorgung muß der Patient neuerlich triagiert und in den betreffenden Raum überstellt werden. Auch für die Versorgung gilt die Devise, daß kein Arzt durch Tätigkeiten gebunden werden darf, die auch von Sanitätern durchgeführt werden könnten.

Transport
Bei den meisten mittleren Schadensereignissen kommt die Einsatzleitung ohne Leiter der diversen Räume aus. Wenn ein weiterer Leiter benötigt wird, ist dies meist der „Leiter Transport". Der Organisation des Abtransports kommt im Zuge der Bewältigung eines größeren Schadensereignisses eine wesentliche Bedeutung zu. Wie die ersten 15 Minuten ab dem Eintreffen der ersten Mannschaften, deren Aufgabe die Schaffung einer entsprechenden Infrastruktur für die Versorgung der Verletzten ist, so entscheidet auch die Organisation des Abtransportes über den Erfolg des Einsatzes. Werden die Patienten nicht sinnvoll auf die umliegenden Krankenhäuser verteilt, kommt es in der Phase nach dem Einsatzende zu vermehrten Sekundärtransporten und einer weiteren Bindung von Rettungskräften bis hin zum RTH.

In der „Überlastungsphase", zu Beginn des Einsatzes, ist ein Abtransport von Verletzten nicht möglich. Sollte ein gleichzeitiger Abtransport aller versorgten Verletzten im Anschluß an diese Phase nicht durchführbar sein, muß die Transportreihung durch einen Arzt vorgenommen werden. Anhand dessen Prioritätenliste und dem gewünschten Krankenhaus oder aufgrund spezieller Anforderungen an das Zielspital, wie z.B. eine Druckkammer oder eine neurochirurgische Abteilung, hat der Leiter Transport die verfügbaren Transportkapazitäten zu disponieren. Dieser Vorgang ist für den Arzt relativ leicht durchzuführen, da er sich im Anschluß an die Reihung nicht weiter um die versorgten Verletzten kümmern muß und für weitere ärztliche Aufgaben frei ist.

Die Transportbegleitung eines Schwerverletzten in ein Krankenhaus durch einen Arzt ist frühestens in der Endphase eines Einsatzes zulässig und setzt voraus, daß mit keinen weiteren Patienten mehr zu rechnen ist und alle anderen bereits transportfähig sind.

Allgemeine ärztliche Aufgaben

Neben größeren Schadensereignissen überwiegen, wie eingangs erwähnt, kleinere Unfälle mit einem oder zwei Verletzten. In solchen Fällen ist meist nur ein Arzt am Unfallort anwesend. Wie bei jedem anderen Einsatz fällt ihm auch hier die medizinische Verantwortung zu. Seine Aufgaben gliedern sich wie folgt:
- Versorgungspriorität (Triage)
- Bergungsaufsicht
- ABCDEF zur Herstellung der Transportfähigkeit
- (**A**tmung/**B**eatmung/**C**irculation/**D**rogen/**E**lektrische Therapie/**F**ortführen der Maßnahmen)
- sanitätshilfliche Anweisungen an die Sanitäter
- Transportbegleitung

Bereits bei zwei Patienten muß sich der Arzt entscheiden, welchem er sich primär zuwendet und welchen er vorläufig der Versorgung durch Sanitäter überläßt. Die Bergungsaufsicht bedeutet, daß es nicht ausschließlich die Aufgabe der Feuerwehr ist, den oder die Verletzten zu bergen, sondern durch seine Hinweise auf den Verletzungsgrad der Opfer und auf mögliche Gefahren für das Leben der Betroffenen hat der Arzt der Feuerwehr die Vorgaben für eine patientenschonende Bergung zu geben.

Die Sanitäter sind verpflichtet, dem Arzt bei seinen Maßnahmen zu assistieren und seinen Anweisungen Folge zu leisten. In jedem Fall ist eine Transportbegleitung erst dann gerechtfertigt, wenn keine Verletzten mehr zu versorgen sind und auch keine weiteren Patienten mehr erwartet werden.

Zukunft

Wie Einsätze in der Vergangenheit immer wieder gezeigt haben, ist eine wie oben beschriebene Vorgangsweise durchaus praktikabel, nur muß eine allgemein gültige Richtlinie für das gesamte Bundesgebiet das Endziel sein und nicht das lokale Engagement einzelner oder einzelner Organisationen. Einsatzpläne verschiedener Einsatzorganisationen müssen aufeinander abgestimmt werden und die taktischen Elemente des jeweils anderen berücksichtigen. Die Bewältigung eines Schadensereignisses setzt eine entsprechende Vorbereitung auf solche Notfallsituationen und eine qualitativ hochwertige Führung der Kräfte im Einsatz an Ort und Stelle voraus.

Entsprechend der interdisziplinären Erfordernisse im Rahmen der Notfallmedizin müssen alle zukünftigen Notärzte eine entsprechend fächerübergreifende Ausbildung absolvieren. Aus medizinischer Sicht sind die Ausbildungsinhalte sehr gut gewählt, doch besteht die präklinische Notfallmedizin aus mehr als nur der Versorgung von Verletzten. Im Gegensatz zu einem Krankenhaus und den dort eingespielten Verhältnissen kommen am Einsatzort organisatorische und taktische Elemente hinzu, die jeder Notarzt und auch jeder andere Mediziner, der z. B. unvorhergesehen zu einem Unfallort kommt, kennen muß.

Derartige Einsatzverhältnisse sollten in der Notarztausbildung im Rahmen der Triage- und Großunfallausbildung besprochen werden. Der Gesetzgeber hat diese Ausbildungsinhalte jedoch nicht als verpflichtend im Ärztegesetz vorgesehen.

Ein kurzer theoretischer Unterricht im Rahmen der Notarztausbildung, so dieser Themenkreis im Programm berücksichtigt wird, ist keinesfalls ausreichend. Der zukünftige Notarzt muß bereits in seiner Ausbildung mit den Organisationsschemen und der Einsatztaktik seiner Rettungsorganisation(en) vertraut gemacht werden. Übungen, Nachbesprechungen von kleineren Einsätzen müssen dieses theoretische Wissen vertiefen. Großeinsätze sind zum Glück selten, dennoch darf das Miteinander-Arbeiten nicht erst im Ernstfall gelernt werden.

Kein Notarzt kann ohne eine Hilfsorganisation arbeiten, egal in welcher Art von Notarztsystem auch immer er tätig ist.

Die Integration von Ärzten, meist praktischen Ärzten, und eines Notarztwagens in Alarmpläne allein ist nicht ausreichend, eine Mindestkenntnis der Kommandostrukturen der jeweiligen Einsatzorganisation und des organisatorischen Ablaufs von Großschadensereignissen ist unerläßlich.

Manchmal muß man auch von der „Zwei-Welten-Theorie" sprechen, dort die Ärzte und hier der Rettungsdienst. Diese isolierte Sichtweise muß im Interesse einer zukünftigen optimalen Zusammenarbeit noch mancherorts abgebaut werden. Nachbesprechungen nach kleineren Einsätzen, Planspiele, Nachschulungen für Rettungsdienstmitarbeiter durch Notärzte, verstärkte Einbindung der Problematik Einsatztaktik in die Ausbildung von Notärzten können hier Abhilfe schaffen und die Kommunikationsbereitschaft erhöhen.

Voraussetzungen für eine optimale Ärzteintegration:
- Integration in Alarmpläne
- Erreichbarkeit (Funkrufempfänger, Bereitschaftsdienste)
- Kenntnis der Einsatztaktik
- Kenntnis des Ausbildungsstandes der Mitarbeiter im Rettungsdienst
- Kenntnis über die Fahrzeugausstattung der Rettungsorganisation
- Einheitliche Kennzeichnung für Ärzte außerhalb des organisierten Rettungsdienstes

Gute Alarmpläne berücksichtigen die Ärzte als eine innerhalb des Alarmschemas extra zu alarmierende Gruppe. Im Rahmen des Alarmplanes muß es einen Bereitschaftsdienst geben, da nicht jeder Arzt jederzeit verfügbar ist. Keinesfalls darf erst im Ernstfall ausprobiert werden, welcher niedergelassene Arzt zusätzlich zum Notarzt alarmiert wird oder den Notarzt, weil dieser besetzt ist, ersetzen muß. Für eine Berücksichtigung im Alarmplan einer Rettungsorganisation darf nicht die Mitgliedschaft des Arztes in dieser Organisation Voraussetzung sein.

Die Erreichbarkeit der Ärzte läßt sich nur über Funkrufempfänger adäquat lösen. Diese müssen von seiten der Rettungsorganisationen an die Ärzte ausgegeben werden. Für Notfälle sollten die praktischen Ärzte eines Bezirkes eine entsprechende Bereitschaft organisieren.

Eine Vertiefung von Kenntnissen in Einsatztaktik von Einsatzorganisationen läßt sich für Mediziner leicht durch deren Einbindung in Übungen erreichen. Die entsprechenden Alarmpläne und Unterlagen können jedem interessierten Arzt frei zur Verfügung gestellt werden.

Kenntnisse über den Ausbildungsstand der Mitarbeiter einer Rettungsorganisation lassen sich am einfachsten über deren Lernbehelfe ermitteln. Jeder Arzt kann im Rahmen der Ausbildung von Sanitätshelfern mitwirken und Vorträge, entsprechend den Ausbildungsrichtlinien, halten. Auf diese Art und Weise lernt der Arzt seine zukünftigen Helfer kennen und kann aktiv auf deren Ausbildung Einfluß nehmen. Im Rahmen von Nachschulungen sind Referenten von außen immer eine willkommene Abwechslung für die Mitarbeiter eines Rettungsstützpunktes.

Literatur:
Ungeheuer E., Hrsg.: Katastrophenmedizin. Probleme des Massenanfalls Kranker und Verletzter. Köln 1986
Brauner C.: Das verdrängte Risiko. Können wir Katastrophen verhindern? Freiburg-Basel-Wien 1990
Rebentisch E.: Handbuch der med. Katastrophenhilfe. 2. Aufl., München 1991
Sefrin P., Hrsg.: Handbuch für den leitenden Notarzt. 2 Bände, Landsberg 1991 u. 1995
Bayerisches R. K, Hrsg.: Handbuch für den Betreuungsdienst. Augsburg 1990
Lick/Schläfer: Massenunfälle. In: Unfallrettung. Medizin und Technik. Stuttgart-New York 1985, S. 563–578
Österreichisches Rotes Kreuz, Hrsg.: Rahmenvorschrift für den Großunfall. Wien 1993
Lanz R., Hrsg.: Medizin und Management bei Katastrophen und Massenunfällen. Bern 1992
Crespin B., Peter H., Hrsg.: Handbuch für organisatorische Leiter. 1996
Bittger J.: Großunfälle und Katastrophen – Einsatztaktik und -organisation. Stuttgart 1996

Autor:
Mag. Dr. Peter Hansak
Leiter der Abteilung Ausbildung und Katastrophenhilfsdienst
Rotes Kreuz Steiermark
Exerzierplatzstr. 47
A-8051 Graz

Grundlagen der Triage

B. Mayer

Der Massenanfall von Patienten und das daraus resultierende Mißverhältnis von medizinisch Notwendigem und tatsächlich Realisierbarem sowie das sich ständig ändernde Lagebild, beschädigte Infrastrukturen und ein gestörtes Sozialgefüge zwingen die unter Zeitdruck arbeitenden Ärzte und Sanitäter, eine Unterteilung der anfallenden Patienten nach deren Behandlungsdringlichkeit durchzuführen.
Dieses taktische Vorgehen wird als Triage bezeichnet.

Triagieren ist ein Teil der medizinischen Lagebeurteilung mit einem konsekutiven Entschluß, der sofort zur Durchführung gelangt.

Bei der Triage unterteilt man aufgrund der **Behandlungsdringlichkeit,** der daraus resultierenden **Transportdringlichkeit** und der **erforderlichen Behandlungsebene** in:
Patienten, die eine Sofortbehandlung vor Ort benötigen;
Patienten, die einer frühzeitigen bzw. verzögerten Fachbehandlung bedürfen;
Patienten, bei denen keine unmittelbare Behandlungsdringlichkeit gegeben ist; sei es, weil nur eine Minimalversorgung oder weil eine abwartende Behandlung erforderlich ist.

Die Triage ist daher die Beurteilung jedes einzelnen Patienten:
- Festlegung der Behandlungsdringlichkeit
- Bestimmung der Behandlungsart und der Behandlungskompetenz (-ort)
- Feststellung der Transportpriorität
- Berücksichtigung der medizinischen Möglichkeiten, der allgemeinen Lage und der Logistik

Die Triage muß somit an jedem Punkt der medizinischen Versorgungskette erfolgen. Die „Triage externe" erfolgt auf der Sanitätshilfsstelle in der Schadenszone. Die „Triage interne" findet bei der Aufnahme im Krankenhaus statt.

Das Ziel der Triage ist, durch einen optimierten Einsatz der medizinischen Kräfte, Mittel und Möglichkeiten für die größtmögliche Zahl von Patienten, aber auch in ihrer Gesundheit gefährdeten Personen das Über- und Weiterleben sicherzustellen; Patienten, Geschädigte oder auch Personen, die psychisch labil oder bereits dekompensiert sind, abzusondern und zu isolieren, wenn von ihnen eine Gefährdung ausgeht; für Patienten eine zeitgerechte, folgerichtige und indikationsgerechte medizinische Versorgung sicherzustellen; einen zeitgerechten Abtransport der Patienten in die Wege zu leiten und die, der Lage entsprechend, bestmöglichen Bedingungen für die medizinische Endversorgung und Rekonvaleszenz zu schaffen.

Unbeeinflußt von beruflicher Stellung oder Organisationszugehörigkeit muß immer der erfahrenste Arzt der jeweiligen Versorgungsebene die Aufgabe des Triagierens übernehmen.

Falsche oder oberflächliche Beurteilung bei der Triage führt zur Fehlleitung des Patienten. Man erkennt daraus, daß vom Triageentscheid in hohem Maße das weitere Schicksal des Patienten abhängt. Der Triageentscheid für einen Patienten ist nie etwas Endgültiges. Die Triage hat zum frühestmöglichen Zeitpunkt einzusetzen, sie ist kein einmaliger Vorgang, sie ist ein dynamischer Prozeß. Der Triageentscheid muß ständig überprüft sowie auf jeder Versorgungsebene und nach jeder entscheidenden Lageänderung neu getroffen werden.

Der Triageentscheid wird daher gefällt aufgrund:
- Art und Ausmaß der Schädigung oder Erkrankung
- Art und Notwendigkeit der Behandlung
- Prognose
- allgemeiner Lage, unter besonderer Berücksichtigung des festgestellten Umfangs der Leistungsmöglichkeiten der medizinischen Versorgungseinrichtungen
- Logistik
- Faktoren, wie
  ➪ Zeit
  ➪ Raum
  ➪ Wetter

Aus dem vorhin Genannten leitet sich aber ab, daß ein und dieselbe Schädigung unter unterschiedlichen Voraussetzungen (z. B. Großunfall oder Katastrophe) eine unterschiedliche Beurteilung zur Folge haben wird.

Die ärztliche Untersuchung erfolgt nur mittels Inspektion, Auskultation, Palpation und Perkussion. Zeitdruck und das Fehlen weiterer Untersuchungsmethoden erlauben dem Triagearzt nur eine Grobdiagnostik.

Dabei kommt es zur Beurteilung:
- des Allgemeinzustandes, unter besonderer Berücksichtigung von:
  ➪ Atmung
  ➪ Bewußtseinslage
  ➪ Kreislaufsituation
- des Lokalbefundes
- der Schmerzsituation
- dem Zeitpunkt der Schädigung
- der eventuell bereits erhaltenen Therapie

Im Zweifelsfall muß immer die ungünstigere Diagnose angenommen werden. Nach internationalen Richtzeiten müßten das Festlegen der Grobdiagnose, einschließlich der Untersuchung, und der Triageentscheid für einen liegenden Patienten in drei Minuten und für jeden Patienten, der aus eigener Kraft (gehend) zum Triagearzt kommt, in einer Minute erfolgen.

Der Triageentscheid umfaßt somit:
- Behandlungsdringlichkeit
- Behandlungsart
- Behandlungskompetenz (-ort)
- Transportdringlichkeit

Aufgrund dieser Entscheidungen kommt es zur Einteilung der Patienten in nachfolgende Gruppen:
T_1 Behandlungsdringlichkeit vor Ort bei vitaler Bedrohung
T_{2a} frühzeitige Fachbehandlung
T_{2b} verzögerte Fachbehandlung
T_3 Minimalbehandlung
T_4 abwartende Behandlung

Die nachfolgende Diagnosenzuordnung ist kein unumstößliches Dogma, da bereits beim Großunfall mit erhaltener Infrastruktur andere Entscheidungen getroffen werden müssen als im Katastrophenfall.

T₁ – Behandlungsdringlichkeit vor Ort

Man reiht in diese Gruppe:
- Patienten mit Asphyxie, ausgelöst durch:
  - ⇨ Obstruktion der Atemwege
  - ⇨ mechanische Ursachen
  - ⇨ offene Thoraxverletzungen
  - ⇨ Spannungspneumothorax
  - ⇨ Gesichtsverletzungen
- Patienten mit Störungen der Sauerstoffperfusion und inneren Zellatmung
- Patienten, die massive externe Blutungen aufweisen
- Patienten mit akuten, schwersten Schockzuständen

Patienten der Triagegruppe T₁ sind primär nie transportfähig. Nach erfolgter Sofortbehandlung vor Ort muß ein neuer Triageentscheid getroffen werden.

T₂ – Fachbehandlung

In diese Gruppe werden jene Patienten gereiht, die eine frühzeitige bzw. verzögerte Fachbehandlung benötigen. Dies bedeutet schlußendlich Transportpriorität. Hier unterscheiden einige Autoren zwischen einer ersten und einer zweiten Transportdringlichkeit.

T₂ₐ – frühzeitige Fachbehandlung

In die Gruppe mit erster Transportdringlichkeit (Fachbehandlung innerhalb von sechs Stunden erforderlich) gehören Patienten mit
- Verletzungen innerer Organe und schweren Schockzuständen
- Compressio cerebri
- offenen Schädel-, Hirn- und Rückenmarksverletzungen
- Bauch-, Zweihöhlenverletzungen und Urogenitalverletzungen
- thermischen und chemischen Schädigungen des Gesichtes und der Atemwege (zweiten und dritten Grades)
- Extremitätenverletzungen mit offenen Frakturen oder offenen Gelenken
- sowie polytraumatisierte Patienten mit instabilen Vitalfunktionen, die trotz Notmaßnahmen, bei bestehenden Überlebensaussichten, nicht stabilisiert werden können

T₂ᵦ – verzögerte Fachbehandlung

In die Gruppe mit zweiter Transportdringlichkeit oder Fachbehandlung innerhalb von zwölf Stunden reiht man Patienten mit:
- Schädel-Hirn-Traumata ohne Hirndruckzeichen
- Ischämie-Syndrome der Extremitäten
- drohenden Kompartmentsyndromen
- ausgedehnten Weichteilwunden, die ein Debridement mit offener Wundbehandlung benötigen

- schweren Augenverletzungen
- Verbrennungen mit Überlebenschancen – dies bedeutet:
  - ⇨ 20 – 40% zweitgradig verbrannte Körperoberfläche
  - ⇨ 10 – 30% drittgradig geschädigte Körperoberfläche
- nicht reponierbaren oder instabilen Luxationsfrakturen
- Unterkühlung
- Amputationsfälle
- sowie polytraumatisierte Patienten mit primär stabilen Vitalfunktionen

T₃ – Minimalbehandlung

In diese Gruppe reiht man jene Patienten, die nur eine Minimalbehandlung benötigen; sie werden immer wieder fälschlich als Leichtverletzte bezeichnet. Dazu zählt man Patienten mit folgenden Verletzungen:
- unkomplizierte Frakturen
- kleinere Weichteilverletzungen
- primär komplettes Querschnittssyndrom
- Kontusionen und Distorsionen
- Verbrennungen 2. Grades bis 15% verbrannter Körperoberfläche
- reponierte Luxationen

T₄ – Abwartende Behandlung

In diese Gruppe reiht man im Katastrophenfall die Schwerstverletzten, die moribund sind oder sich in einem hoffnungslosen Zustand befinden, beim Großschadensereignis nur bereits klinisch Tote. So im Katastrophenfall:
- Schwerstpolytraumatisierte
- offene Schädel-Hirn-Verletzte mit Hirnmassenaustritt
- Verbrennungen mit mehr als 75 Verbrennungsindexpunkten
- Verstrahlungen mit einer geschätzten Ganzkörperdosis von über 7 Sievert bzw. wenn es bereits nach einer Stunde nach Strahlenexposition zum Auftreten von Frühsymptomen kommt
- Intoxikationen in moribundem Zustand
- Kombinationsschädigungen größeren Ausmaßes

Die Triage ist schwierig, sie muß aber im Interesse des Patientenkollektives nicht nur sichergestellt werden, sondern möglichst frühzeitig einsetzen. In diesem Zusammenhang muß die Mahnung des Nestors der Katastrophenmedizin, *Prof. Rolf Lanz,* gesehen werden, wenn er sagt:

> **Schlechter als eine Triage (in welcher Form auch immer) ist keine Triage.**

Literatur:
Paszicsnyek Th., Petutschnigg B., Weinrauch V.: Der Notfallsanitäter. Graz 1994

Autor:
Dr. Bernd Mayer
Praktischer Arzt und Lehrbeauftragter für Katastrophenmedizin
Univ. Klinik f. Anästhesiologie und Intensivmedizin
Karl-Franzens-Universität Graz/LKH Graz
Auenbruggerplatz 1
A-8036 Graz

Patienten-Leit-System (PLS)

B. Mayer

Bestimmende Elemente in der Anfangsphase der Hilfeleistung nach Großschadensereignissen oder Katastrophen mit einem Massenanfall von Patienten sind Unübersichtlichkeit und Chaos. Zielorientierte medizinische Hilfe ist aber nur möglich, wenn frühzeitig durch eine klare Lageübersicht eine exakte Information an die Einsatzleitstellen gewährleistet wird. Das Chaos weicht dann bald ordnenden und lenkenden Maßnahmen.

Je früher die einzelnen Patienten gekennzeichnet und registriert sowie die für sie notwendigen Maßnahmen dokumentiert und ihre weitere Versorgung organisiert werden, um so eher wird aus der unkoordinierten Spontanhilfe eine straff organisierte medizinische Versorgung. Erst dann kann aber auch ein hoher Behandlungserfolg für das gesamte Patientenkollektiv gesichert werden.

- Patientenkennzeichnung
- Patientenregistrierung
- Patientendokumentation
- Patientenleitung

Es bedarf daher eines Systems, das all diese Aufgaben abdeckt. Dies geschieht zur Gänze durch das Patienten-Leit-System, wie es der Schweizerische Interverband für das Rettungswesen geschaffen hat. Nach einer Adaptierung auf österreichische Verhältnisse durch die Gruppe „Koordination der Sicherheitspolitik und des staatlichen Krisenmanagements" im Bundeskanzleramt wurde das Patienten-Leit-System, in der Folge kurz PLS genannt, im Juni 1991 in Österreich eingeführt.

Zielsetzung

Das PLS muß sicherstellen:
- Jedem einzelnen Patienten muß auch beim Massenanfall ein individuelles Identifikationsmerkmal gegeben werden.
- An jedem Patienten wird ein Informationsmedium angebracht, das die Ärzte und Sanitätskräfte auf allen Versorgungsebenen über die aktuellen medizinischen, aber auch organisatorischen Daten und Maßnahmen ausreichend informiert.
- Das Auffinden jedes Patienten wird dadurch ermöglicht.
- Alle medizinischen Maßnahmen und funktionellen Abläufe im Rahmen der Erstversorgung werden kommentiert.
- Information
- Patientenauffindung
- Dokumentation

Das Kernstück des PLS ist die Patienten-Leit-Tasche (PLT). Im Inneren dieser Tasche sind drei Einlageblätter; ein Behandlungsprotokoll (blau), ein Identifikationsprotokoll (rot) und ein Satz Klebeetiketten mit einer Zahlenkombination.

PLT-Beschreibung

Die Patienten-Leit-Tasche ist aus einem rot-luminiszierenden Kunststoff gefertigt. Sie ist dadurch nicht nur sehr auffällig, sondern auch widerstandsfähig gegen Beschädigung und Ver-

Abb. 5:
Patienten-
Leit-Tasche
(vorne)

Abb. 6:
Patienten-
Leit-Tasche
(hinten)

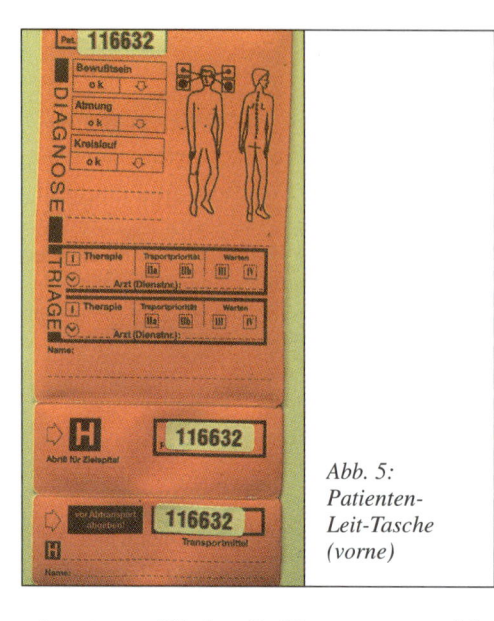

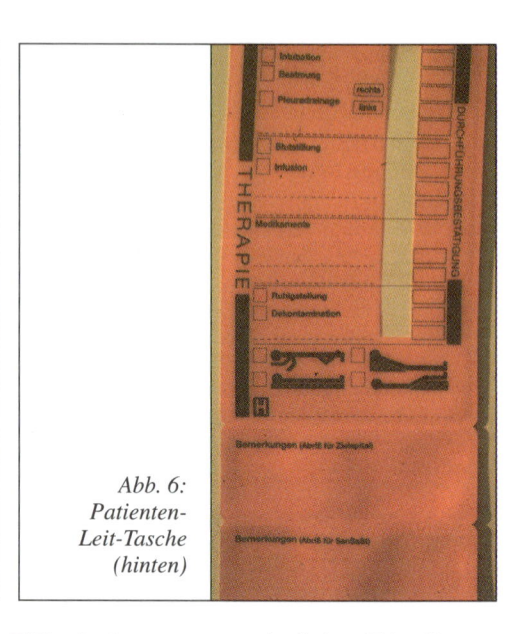

schmutzung. Werden die Eintragungen auf der PLT mit einem wasserunlöslichen Filzstift vorgenommen, bleibt die Information auf der Karte auch bei direkter Einwirkung von Regen und Nässe, aber auch nach dem Abwaschen der Karte von Blut- oder Schmutzspuren vollinhaltlich bestehen.

Die Gestaltung der Tasche gewährleistet bei einem minimalen Bearbeitungsaufwand eine maximale Information und Dokumentation. Die Verwendung einfacher Piktogramme auf der Karte erlaubt auch ihre Verwendung bei internationalen Einsätzen.

Die auf der Tasche angebrachte Zahlenkombination sichert jedem einzelnen Patienten ein individuelles Identifikationsmerkmal. Nach der Registrierung des Patienten unter dieser Nummer ist auch ein unverwechselbarer Zusammenhang des Patienten mit seiner persönlichen Habe, seinen Befunden, Röntgenbildern und Blutproben gegeben, wenn sie mit den beigelegten Klebeetiketten gekennzeichnet wurden.

PLT-Einsatz

Aus Gewöhnungsgründen sollte die PLT nicht erst beim Massenanfall von Patienten zum Einsatz kommen, sondern auch bereits bei Unfällen mit drei und mehr geschädigten Personen. Dabei wird die PLT sicher am Patienten befestigt, z. B. am Handgelenk.

Die Patienten-Leit-Tasche findet Verwendung bei:
- allen Patienten
- sofort bei der Auffindung des Patienten
- bis zur Endbehandlung

Ist der Patient ansprechbar und stehen Personal und Zeit zur Verfügung, sollte sein Name auf der Karte vermerkt und Name sowie Identifikationsnummer in die Sammelliste eingetragen werden.

Nach der ersten Untersuchung durch den Triagearzt – dies erfolgt in der Regel auf der Sanitätshilfsstelle – trägt dieser die erhobenen Befunde im Feld **Diagnose** ein. In diesem Feld wird schlußendlich noch die Grobdiagnose vermerkt.

Aufgrund der Grobdiagnose und der medizinische Situation sowie logistischer und organisatorischer Faktoren muß ein Triageentscheid getroffen und im Feld **Triage** dokumentiert werden.

Besteht Behandlungsdringlichkeit vor Ort (T_1), wird das Kästchen I (Therapie) angekreuzt und es werden der Zeitpunkt der Ersttriage und die Dienstnummer des Triagearztes festgehalten. Die im Rahmen der Sofortbehandlung vor Ort notwendigen medizinischen Maßnahmen werden auf der Rückseite der PLT im Feld **Therapie** vermerkt.

Liegt Transportpriorität vor – das sind Patienten der Gruppe T_2 –, wird je nach Dringlichkeit die Rubrik „IIa" oder „IIb" markiert. Medizinische Maßnahmen, die zur Herstellung der Transportfähigkeit dieser Patienten erforderlich sind, sowie die Anordnung, wie der Patient zu lagern ist, werden ebenfalls auf der Rückseite der Tasche eingetragen. Mit der Festlegung der Transportpriorität wird auch das Zielspital oder die notwendige Behandlungskompetenz (z. B. Neurochirurgie) im Feld Zielspital vermerkt, ebenso welches Transportmittel für den Patienten zum Einsatz kommen soll.

Bei Patienten mit minimaler bzw. aufschiebbarer Behandlungsnotwendigkeit – dies ist die Gruppe T_3 – wird in der Rubrik „Warten" das Kästchen III angekreuzt, bei Patienten ohne Überlebensaussichten (abwartende Behandlung) – T_4 – die Marke IV.

Wird der Triageentscheid aufgrund einer Lageänderung oder wegen einer neuen Versorgungsebene erneut gestellt, muß dies in der zweiten Triagerubrik dokumentiert werden.

Die durch den Triage- oder Notarzt festgelegten Maßnahmen, die auf der Rückseite der PLT vermerkt wurden, müssen nach erfolgter Durchführung bestätigt werden.

Das Ausfüllen des blauen Blattes – Behandlungsprotokoll, das als kleine Krankengeschichte angesehen werden kann – erfolgt nur, wenn ausreichend Zeit und Personal zur Verfügung stehen. Dieses Blatt verbleibt beim Patienten und begleitet ihn während der gesamten medizinischen Versorgungskette. Das rote Blatt – Identifikations-Protokoll – wird von der Polizei oder dem Identifikationstrupp ausgefüllt und verbleibt auch bei diesen. Ein, aus medizinischer Sicht, notwendiger Abtransport darf jedoch wegen der Bearbeitung beider Protokollblätter nicht verzögert werden. Nötigenfalls gehen diese Formulare leer mit.

Die vornumerierten Selbstklebeetiketten können auf persönliche Dokumente und Habseligkeiten des Patienten sowie bei der Spitalsaufnahme auf Formulare, Laborproben und Befunde geklebt werden. Dies gewährleistet einmal eine exakte Besitzzuordnung, zum anderen erspart man sich beim Massenanfall mit dem Einsatz der Klebeetiketten viel Zeit.

Verteilungsübersicht

Die Patientenverteilung muß so durchgeführt werden, daß die Belastung der einzelnen Spitäler gleichmäßig und ihrer Behandlungskompetenz entsprechend erfolgt. Um in jeder Phase des Einsatzes eine klare Übersicht zu haben, sollten sogenannte Verteilungsprotokollblätter geführt werden. Dies geschieht am besten durch eine graphische Darstellung der freien Transport-, Behandlungs- und Pflegekapazitäten.

Wird nun ein Patient aufgrund der für ihn erforderlichen Behandlung einer bestimmten Hospitalisationseinrichtung zugewiesen, wird eine Selbstklebeetikette in das Feld freie Kapazität geklebt. Ebenso werden das Transportmittel mit seiner Kennummer und die Abtransportzeit vermerkt.

Aber auch jedes Transportteam hat eine Transportliste zu führen. Hier wird in gleicher Weise vorgegangen. Eine Klebeetikette wird auf die Transportliste geklebt, die Übernahmezeit des Patienten im Zielspital sowie der Name und die Abteilung des Zielspitals werden festgehalten. Besondere medizinische Vorkommnisse während des Transportes müssen ebenfalls dokumentiert werden.

Diese Listen sind mindestens jeden Tag, bei Einsätzen, die mehrere Tage dauern, sonst am Ende des Einsatzes der Dokumentationsstelle zu übermitteln. Durch eine gezielte Auswertung der Listen können Patienten rasch aufgefunden, aber auch wertvolle Erkenntnisse bei der Überprüfung der Einsatztaktik gewonnen werden.

Literatur:
Paszicsnyek Th., Petutschnigg B., Weinrauch V.: Der Notfallsanitäter. Graz 1994

Autor:
Dr. Bernd Mayer
Praktischer Arzt und Lehrbeauftragter für Katastrophenmedizin
Univ. Klinik f. Anästhesiologie und Intensivmedizin
Karl-Franzens-Universität Graz/LKH Graz
Auenbruggerplatz 1
A-8036 Graz

Schutz und Selbstschutz im Notarzteinsatz

B. Mayer

Einleitung

Jeder Einsatz im Rahmen von Hilfeleistungen bei Unfällen, Großschadensereignissen oder Katastrophen birgt das Risiko in sich, daß Helfer, Betroffene oder auch Unbeteiligte durch Sekundär- oder Folgeereignisse gesundheitlichen Schaden erleiden.

Notärzte und Sanitäter setzen sich im Rettungseinsatz einem hohen Gefahrenpotential aus. Dieses ist zum Teil nicht beeinflußbar, zum Teil aber kann es durch vorbeugende und abwehrende Maßnahmen sowie situativ richtiges Verhalten deutlich minimiert werden. In jedem Fall bleibt aber ein Restrisiko; dieses muß einkalkuliert werden.

Schutz und Selbstschutz im Notarzteinsatz sind zwar ein umfassendes, doch viel zu wenig beachtetes Thema. Letztere Feststellung trifft nicht nur auf die Ausbildungspläne zum Notarzt zu, sondern auch auf die Bereitschaft der Systemerhalter und gesetzgebenden Körperschaften bei der Bereitstellung von Mitteln und Möglichkeiten für Ausbildung, Planung und Ausrüstung. Die nachfolgenden Ausführungen gehen auf den allgemeinen Schutz und Selbstschutz sowie auf einige spezielle, ereignisbezogene Probleme ein. Bei der Vielfalt der Gefährdungsmöglichkeiten ist eine vollständige Aufzählung nicht möglich.

Einsatzgefahren

Die analytische Aufarbeitung des Einsatzrisikos im Notarztdienst hat auf der Basis von stattgefundenen Einsätzen sowie den allgemein gültigen Grundsätzen von Gefahren- und Bedrohungsanalysen zu erfolgen. Dabei ergeben sich zwei wesentliche Gruppen von Gefahrenpotentialen:
- Die umfeld- und/oder ereignisbedingten Gefahren und
- die von den Einsatzkräften (Notarzt) induzierten Gefahren.

Die umfeld- und/oder ereignisbedingte Bedrohung im Notarztdienst umfaßt:
- Das allgemeine Gefahrenpotential, wie es täglich in unzähligen Situationen auftritt. Beispielhaft seien die Gefahren bei der Ausrückung zum Schadensplatz genannt, die durch den Verkehr, die Wetterlage, die Zeit – respektive den Zeitdruck – und die örtlichen Verhältnisse entstehen können.
- Zum anderen die ereignisspezifischen Gefahren; sie werden von der Ursache, der Art und dem Ausmaß des unmittelbaren Schadensereignisses geprägt. Beispiele dafür sind Schadensereignisse, die durch Gefahrstoffe verursacht werden oder bei welchen derartige Stoffe flankierend beteiligt sind. In derartigen Situationen erhöht sich das Risiko, Schaden zu erleiden, überproportional, wenn die Einsatzkräfte mangelhaft ausgebildet und ausgerüstet sind bzw. die Schadensmeldung ungenügend oder unvollständig ist. Zum anderen zählen auch zu den ereignisspezifischen Gefahren jene Schadensfälle, bei denen elektrische Energie unmittelbar die Ursache ist oder aber im Rahmen von Unfällen Stromschienen beschädigt werden.
- Letztlich sei noch auf die anthropogenen Gefahren (man-made-dangers) hingewiesen, die durch menschliche Fehlleistungen und Fehleinschätzung der Betroffenen, aber auch

Unbeteiligter, durch von Menschen übertragbare Krankheiten und psychisch bedingte Reaktionen, wie Psychosen oder psychopathologische Kollektivreaktionen (Panikstürme), entstehen können.

Dieses anthropogene Gefahrenpotential leitet direkt zu den Gefahren über, die von den Einsatzkräften und auch vom Notarzt selbst induziert werden können. Ursachen für die Selbstgefährdung, aber auch für die Gefährdung anderer durch die Einsatzkräfte sind:
- Fehleinschätzung der eigenen Person durch
  - ungenügende Ausbildung
  - mangelhaftes Wissen
  - fehlende Praxis
  - schlechte physische Konditionierung
  - psychische Instabilität
  - mangelhafte Führungsqualität
  - mangelhafte Ausrüstung
- dissoziiertes Risikoverhalten und
- falsche Beurteilung der Einsatzsituation

Diese Aufzählung der Ursachen für Selbstgefährdung bzw. Gefährdung anderer ist nur beispielhaft und erhebt in keiner Weise Anspruch auf Vollständigkeit.

Die Analyse der Gefahrenabwehr zeigt sehr deutlich, daß
- gegen einen Teil der Gefahren im Notarztdienst ein sehr wirksamer Schutz aufgebaut werden kann (besonders gegen die vom Notarzt selbst induzierten Gefahren),
- auf einen Teil nur bedingt reagiert werden kann und
- ein Teil durch präventive Schutzmaßnahmen oder situativ korrektes Handeln nicht zu beeinflussen ist.

Um im Rahmen der Gefahrenabwehr wirksam auf das bereits erwähnte Gefahrenpotential reagieren zu können, sind einige grundsätzliche Forderungen zu stellen:
1. Art und Umfang der Schutz- und Selbstschutzausbildung müssen in die Notarztausbildung aufgenommen werden.
2. Die persönliche Schutzausrüstung der Notärzte muß reglementiert werden.
3. Gesetzlich definierte Sicherheitsbestimmungen und Richtlinien zum Schutz des Lebens, wie Störfallverordnung, Arbeitnehmerschutzgesetz, Strahlenschutzverordnung und andere mehr, müssen auch für den Notarzteinsatz volle Gültigkeit haben.
4. Dem Notarzt muß vom Gesetzgeber nicht nur die Kompetenz, sondern auch der entsprechende rechtliche Schutz zuerkannt werden, Rettungseinsätze aufgrund der Verhältnismäßigkeit zwischen Einsatzrisiko und Einsatznutzen abbrechen zu dürfen.

Einsatzrisiko

Wie bereits eingangs erwähnt, besteht für jeden am Schadensplatz Anwesenden, ob Helfer, Betroffene oder auch Unbeteiligte, das Risiko, durch Gefahren, die am Schadensplatz latent oder manifest existieren, zu Schaden zu kommen. Das Risiko wird allerdings sehr unterschiedlich sein. Definiert man das Risiko als Schadensausmaß mal Eintrittshäufigkeit, wird klar, daß man durch entsprechende vorbeugende und abwehrende Maßnahmen einmal das Schadensausmaß wesentlich verringern, zum anderen die Eintrittshäufigkeit deutlich senken kann.

Sicherheit

Um im Rahmen des psychologischen Führungsverfahrens größtmögliche Motivation bei den Einsatzkräften zu erzielen, muß der Faktor „Sicherheit im Einsatz" vorrangig behandelt werden.

Sicherheit bedeutet Gefahrlosigkeit, das Freisein von Gefährlichkeit oder das Nichtvorhandensein von Gefährdung (DIN 31004). Auf Sicherheit für jedermann muß während des gesamten Einsatzes geachtet werden. Einsatzkräfte, die aus mangelnder Vorsicht gegenüber Gefahren außer Gefecht gesetzt werden, können niemandem mehr helfen.

Auch bei größten Anstrengungen um die Sicherheit muß darauf hingewiesen werden, daß es keine absolute Sicherheit und auch kein Nullrisiko gibt.

Gefährdungsanalyse

Um das größtmögliche Maß an Sicherheit zu realisieren, müssen alle Handlungsabläufe in einem Einsatz immerzu einer Gefährdungsanalyse unterzogen werden. So müssen nachfolgende Fragen immer wieder gestellt werden:
- Welche Gefahren bestehen?
- Welche Gefahr muß zuerst bekämpft werden?
- Wo liegt der Gefahrenschwerpunkt?
- Welche Möglichkeiten bestehen, die Gefahren abzuwenden?
- Welche Vor- und Nachteile haben die einzelnen Möglichkeiten?

Die exakte Gefährdungsanalyse, die ein Teil der allgemeinen Lagebeurteilung ist, stellt die Basis für entsprechende Schutzkonzepte und Maßnahmen der Gefahrenabwehr dar.

Schutz

Schutz ist die Einschränkung einer Gefährdung oder die Abwehr einer Schädigung von seiten eines Objektes.

Aufgrund der Gefährdungsanalyse und der Risikobewertung müssen entsprechende Maßnahmen zur Gefahrenabwehr und für Schutzkonzepte getroffen werden. Diese haben in einem sinnvollen, aber auch von Menschenachtung getragenem Gleichgewicht von Risiko und (finanziellem) Aufwand zu stehen.

Heute werden Schutz und Schutzmaßnahmen weitgehend durch Euro-Normen geregelt. Auch in diesem Zusammenhang muß gesagt werden, daß es keinen absoluten Schutz gibt.

Schutzkonzeption

Schutz ist nur möglich, wenn bekannt ist, woher Gefahr droht. Eine wirksame Schutzkonzeption für den Notarzteinsatz setzt die Bildung eines ausreichenden Gefahrenbewußtseins durch den Notarzt voraus. Während seiner Aus- und späteren Weiterbildung muß fortwährend auf bekannte, aber auch neu auftretende Gefahrenpotentiale während des Einsatzes hingewiesen werden. Erst das Wissen um eine Gefahr befähigt den Notarzt im aktuellen Anlaßfall zur rechtzeitigen Gefahrerkennung; wofür aber wiederum eine Lagebeurteilung notwendig ist

Die entsprechende Durchführung der allgemeinen und der medizinischen Lagebeurteilung ist ein vordringliches taktisches Ziel, um im Einsatz eine falsche Bewertung der Situation und des bestehenden Risikos zu vermeiden. Aus der Lagebeurteilung heraus hat die Einsatzplanung – mit zielgerichteter Schutzkonzeption – zu erfolgen.

Eine Gegenüberstellung des angestrebten Einsatzerfolges zum Einsatzrisiko sollte möglichst objektiv erfolgen, wobei die eingesetzten Helfer keinem unzumutbaren Risiko ausgesetzt werden dürfen.

Erfahrene Einsatzleiter und Notärzte zeichnen sich dadurch aus, daß sie sich Zeit nehmen und damit für die Einsatzbewertung und -planung schlußendlich Zeit gewinnen. Aber auch der Entschluß, einen Einsatz wegen eines zu geringen oder fraglichen Einsatzerfolges und zu hohem Einsatzrisiko abzubrechen, kennzeichnet den verantwortungsbewußten Führer.

Eine zielgerichtete Schutzkonzeption hat sowohl auf vorbeugende wie auch auf abwehrende Maßnahmen Bedacht zu nehmen und umfaßt:
- die kollektiven Schutzmaßnahmen
- die persönlichen Schutzmaßnahmen
- den medizinischen Schutz

Zu den kollektiven Schutzmaßnahmen zählen etwa die Alarmierung, die Warnung, die Absicherung des Schadensraumes, die Evakuierung, aber auch die Ausgabe von Kaliumjodid-Tabletten.

Der individuelle oder persönliche Schutz umfaßt nicht nur eine entsprechende Ausbildung und Einsatzvorbereitung der Einsatzkräfte, sondern auch die persönliche Schutzausrüstung, wie Einsatz- bzw. Schutzkleidung, Atemschutzgeräte sowie persönliche Warn- und Meßgeräte (Dosimeter, Explosiometer oder Meßgeräte zur semiquantitativen Analyse gesundheitsschädigender Gase). Als Beispiel für den individuellen oder persönlichen Schutz der Betroffenen seien die frühzeitige Dekontamination, Schutzkleidung und die Sicherstellung atembarer Luft durch Fluchthauben oder Chemikal-Atmer erwähnt.

Während eines Einsatzes muß für alle – im besonderen aber für die eingesetzten Kräfte – ein medizinischer Schutz aufgebaut werden. Neben arbeitsphysiologischer und arbeitsmedizinischer Betreuung muß – sollte sich trotz gewissenhafter Einsatzplanung ein Zwischenfall ereignen – eine optimierte medizinische Sofortversorgung gewährleistet sein.

Ehe nun beispielhaft auf einige häufige Gefahrenpotentiale und die daraus resultierenden Schutzmaßnahmen eingegangen wird, muß noch einmal gesagt werden, daß die größtmögliche Sicherheit im Einsatz nur erreicht werden kann, wenn:
- die Einsatzkräfte umfassend ausgebildet sind,
- die entsprechende Schutzausrüstung getragen wird,
- besonnen das jeweilige Gefahrenpotential herausgearbeitet wird,

- das Einsatzrisiko beurteilt und,
- unter Einbindung der bestehenden Schutzkonzepte, der Einsatz geplant wird.

Verantwortungsvoll handelt, wer sich bewußt ist, daß es trotz aller Vorkehrungen kein Nullrisiko gibt; was zur Folge hat, daß es auch keinen allumfassenden Schutz und damit keine absolute Sicherheit gibt.

Es muß auch deutlich gesagt werden, daß weder Zeitmangel während der Notarztausbildung noch Kostengründe eine Vernachlässigung des Sicherheits- und Schutzgedankens rechtfertigen.

Schutz und Sicherheit bei speziellen Gefahrenmomenten

Gefahrenpotential: Gefahrstoffe (Gefährliche Güter)

Gefahrstoffe sind feste, flüssige oder gasförmige Substanzen, von denen aufgrund ihrer physikalischen, biologischen oder chemisch-toxischen Eigenschaften, unter bestimmten Voraussetzungen, Gefahren für das menschliche Leben und/oder die Umwelt ausgehen.

Entscheidend für die Sicherheit im Notarzteinsatz ist, daß Gefahrstoffe bzw. Gefahrgüter rechtzeitig erkannt werden. Dies soll durch eine internationale Reglementierung sichergestellt werden. Bei Gefahrstoffen, die transportiert werden, müssen international gültige Verordnungen eingehalten werden, so beim Transport auf der Straße das ADR (Accord european relatif au transport international des merchandises dangereuses par route) oder auf der Schiene die Verordnung des RID (Reglement international concernant le transport des merchandises dangereuses par chemins de fer).

In diesen Gefahrgutvorschriften wird festgelegt:
- welche Stoffe befördert werden dürfen (Stoffabgrenzung),
- wie gefährliche Güter zu verpacken und zu kennzeichnen sind,
- wie die Beförderungsmittel gebaut und ausgestattet sein müssen,
- wie die Beförderungsmittel zu kennzeichnen sind und
- was bei der Be- und Entladung hinsichtlich der Verladeweise und Stauung sowie während der Beförderung zu beachten ist.

Jeder, der bei der Bewältigung von Gefahrgutunfällen Verantwortung trägt, muß in der Lage sein, die gesetzlich geregelte Kennzeichnung von Gefahrgütern deuten zu können. Gefahrgüter sind so zu kennzeichnen, daß sie als solche (auch aus einer notwendigen Sicherheitsdistanz) unzweifelhaft erkannt oder identifiziert werden können. Um dies sicherzustellen gibt es:
- Warntafeln (an Transportfahrzeugen und Versandstücken)
- Beförderungspapiere mit Unfallmerkblättern
- Gefahr- bzw. Handhabungszettel zur Kennzeichnung von Versandstücken (Ladegut) und Transportfahrzeugen
- Warnzeichen bei innerbetrieblichem Umgang mit Gefahrstoffen
- Gefahrensymbole (nach dem Chemikaliengesetz)

In diesem Zusammenhang muß besonders auf die Warntafeln, die an den Transportfahrzeugen angebracht sind, hingewiesen werden. Diese Tafeln sind orangerot und haben einen schwarzen Rand. Sie sind 30 mal 40 cm groß. Im oberen Feld der Warntafel ist eine zwei- oder dreiziffrige Zahlenkombination, die sogenannte Gefahrnummer, auch KEMLER-Nummer genannt. Diese gestattet eine rasche und einfache Erkennung der vom transportierten Stoff ausgehenden Gefahr.

Die Ziffernkombination in der unteren Hälfte der Warntafel – die Stoffnummer, auch UN-Nummer genannt – ermöglicht die exakte Identifizierung eines Gefahrstoffes. Von einer Arbeitsgruppe der UNO wird jedem Gefahrstoff eine eigene vierstellige Nummer zugeteilt, so daß der Gefahrenstoff in den entsprechenden Nachschlagewerken (Hommel, Kühn-Birret) oder in elektronischen Datenbanken rasch identifiziert werden kann.

Schwieriger wird die Gefahrstoffidentifikation bzw. die Gefahrendetektion, wenn bei der industriellen Herstellung von chemischen Verbindungen nicht näher definierte Zwischenprodukte unkontrolliert austreten. Handelt es sich um gasförmige Substanzen, kann eine semiquantitative Stoffanalyse mittels Analyzer (Chip-Meß-System – CMS) eine rasche Identifizierung ermöglichen.

Das Gefahrenpotential, das von derartigen Substanzen ausgeht, ist:
- ein energetisches
    - ⇨ mechanisch (explosiv)
    - ⇨ elektrisch
    - ⇨ thermisch (brennbar)
    - ⇨ aktinisch
- ein chemisches
    - ⇨ giftig
    - ⇨ ätzend
- ein biologisches
    - ⇨ seuchenverursachend

Bedrohung im Notarzteinsatz durch mechanisch-explosiv wirkende Stoffe
Gefahrgüter gelten als explosionsgefährlich, wenn sie durch Flammenentzündung zur Explosion gebracht werden können oder gegen Stoß oder Reibung empfindlicher sind als Dinitrobenzol.

Explosionsgefahr ist im Einsatz aber auch dann gegeben, wenn ein so günstiges Gemisch aus brennbarem Stoff und Sauerstoff vorliegt, daß der Brennvorgang besonders schnell (explosionsartig) ablaufen kann. Dieser Explosions- oder Zündbereich ist der Konzentrationsbereich zwischen der unteren und der oberen Explosionsgrenze eines Gases. Nur innerhalb dieses Konzentrationsbereiches ist das Gas-Luftgemisch zündwillig. Während es unterhalb der unteren Explosionsgrenze an Brennstoff mangelt, besteht oberhalb der oberen Explosionsgrenze Sauerstoffmangel.

Diese zündwilligen Gas-Luftgemische finden sich im Notarzteinsatz
- im untertägigen Bergbau, wenn die Atmosphäre Methan enthält,
- in Betrieben, die mit leichtentzündlichen Substanzen arbeiten (chemische Putzerei), und
- in unterirdischen Verkehrsanlagen (Straßentunnel), wenn bei relativ hohen Innentemperaturen große Mengen an Treibstoff ausgetreten sind.

In diesen Situationen ist jede offene Zündquelle zu vermeiden, was für den Notarzteinsatz bedeutet, daß nur explosionsgeschützte Geräte verwendet werden dürfen. Elektrische Geräte ohne entsprechende Schutzschalter dürfen in diesen Gebieten erst eingeschaltet werden, wenn die Feuerwehr mittels Explosiometer die Konzentration des zündwilligen Gemisches bestimmt und Entwarnung gegeben hat. Erst dann ist es erlaubt, die Lichtquelle des Laryngoskopes einzuschalten oder eine Defibrillation durchzuführen.

Bedrohung im Notarzteinsatz durch radioaktive Substanzen
Zum energetischen Gefahrenpotential zählen im besonderen die radioaktiven Substanzen. Wird ein Notarzteinsatz bei Vorhandensein von radioaktiven Substanzen erforderlich, gilt es primär abzuklären, ob eine Gefährdung der Einsatzkräfte durch direkte Strahlung oder durch Kontamination besteht. In derartigen Fällen sind, neben der Bestimmung der Ortsdosisleistung und deren Bewertung für den geplanten Einsatz, persönliche Dosismeß- und Warngeräte erforderlich.

Wenn auch in der Strahlenschutzverordnung der Republik Österreich kein Hinweis auf Dosisrichtwerte für Einsatzkräfte enthalten ist, kann man sich an die Aussagen der Feuerwehr-Dienstvorschrift 9/1 und den Leitfaden ABC-Wesen der Polizei LF 450 der Bundesrepublik Deutschland halten.

Folgende Werte können toleriert werden:
- bei Einsätzen zur Rettung von Sachgütern sind bis zu 15 mSv/Schadensereignis vertretbar;
- bei Einsätzen zur Beseitigung einer Gefährdung von Personen oder zur Verhinderung einer Schadensausweitung und zur Durchführung vordringlicher Meßaufgaben können 100 mSv/Schadensereignis toleriert werden;
- bei Einsätzen zur Rettung von Menschenleben bis zu 250 mSv/Schadensereignis und Leben.

In den genannten Richtlinien ist ferner festgelegt, daß eine Überschreitung dieser Strahlendosen zulässig ist, wenn dies nach dem Urteil einer im Strahlenschutz fachkundigen Person notwendig und vertretbar ist. Im Katastrophenfall wird man vor allem bei dringenden Einsätzen den Einsatzkräften Dosen zumuten müssen, die gegebenenfalls deutlich über den Dosen liegen, die für die allgemeine Bevölkerung vorgesehen sind.

Gefahren im Notarztdienst durch giftige Stoffe
Gefahrgüter gelten als giftig, wenn sie in geringer Menge beim Einatmen, Verschlucken oder bei der Aufnahme über die Haut zum Tode führen oder akute bzw. chronische Gesundheitsschäden verursachen können.

Wesentlich ist, daß diese Substanzen rechtzeitig vom Notarzt erkannt werden und er die entsprechenden Schutzmaßnahmen trifft. Erfahrungsgemäß ist das häufigste Bedrohungsbild die Freisetzung toxischer Gase. Hier gilt es nicht nur, den entsprechenden Selbstschutz für den Notarzt zu gewährleisten (Filtergeräte oder umluftunabhängige Atemschutzgeräte), sondern auch nichtschädigende Atemluft für die Betroffenen zu organisieren.

Fluchthauben sind Rettungsgeräte für Betroffene, aber keine persönliche Schutzausrüstung für Einsatzkräfte. Diese müssen bei Einsätzen in lungentoxischen Atmosphären mit Chemikal-Atmer oder mit Atemschutzgeräten geschützt werden. Stehen derartige Geräte nicht unmittelbar zur Verfügung und kann der Einsatz zeitlich entsprechend abgeschätzt werden, dürfen sich die Einsatzkräfte zur Menschenrettung in einen toxischen Bereich begeben, indem sie sich mit Rückenwind dem Einsatzzentrum nähern und dieses gegen oder quer zur Windrichtung wieder verlassen, um während der Rettungsaktion bestmögliche Atemluft zu bekommen.

Gefahrenpotential: Elektrische Energie
Eine elektrische Anlage ist eine Zusammenfassung elektrischer Betriebsmittel. Elektrische Anlagen sind also Freileitungen, Transformatoren, Schaltanlagen, Generatoren, Motoren, elektrische Batterien, Elektroheiz- und Lichtanlagen, Fernmelde- und Datenverarbeitungsanlagen.

Kommt es durch Einwirkung elektrischer Energie auf den Menschen für diesen zur Beeinträchtigung des gesundheitlichen Wohlbefindens, hängen die einsatztaktischen Maßnahmen zur Menschenrettung, aber auch die Schutzmaßnahmen für die Retter in erster Linie von der Höhe der Betriebsspannung ab. So unterscheidet man im Rettungseinsatz zwischen Niederspannungs- und Hochspannungsanlagen.

Niederspannungsanlagen haben eine Nennspannung bis einschließlich 1.000 Volt; zu den Niederspannungsanlagen zählen: Klingel- und Rufanlagen, Fernmelde- und Datenverarbeitungsanlagen, Haushaltsgeräte, Ortsnetze, Installationen für industrielle, gewerbliche und landwirtschaftliche Betriebe und die darin verwendeten Elektrogeräte, aber auch die Freileitungen von Straßenbahnen und O-Bussen (500–750 V Gleichstrom).

Hochspannungsanlagen haben eine Nennspannung von über 1.000 Volt (1 kV). Dazu zählen Schalt- und Umspannungsanlagen, große Antriebsmotoren, elektrische Energieerzeugungsanlagen, Hochspannungsfreileitungen sowie Eisenbahnfahrleitungen und Energieverteilungsschienen von Stadt- und U-Bahnen.

Gefährdung der Einsatzkräfte durch elektrische Energie
Im Bereich elektrischer Anlagen ist im Rettungseinsatz, zusätzlich zu den allgemeinen Gefahren, auch noch die Gefährdung der Einsatzkräfte durch den elektrischen Strom zu beachten.
Diese Gefährdung kann:
- durch unmittelbare Berührung unter Spannung stehender Teile einer elektrischen Anlage erfolgen;
- durch unmittelbare Berührung von Einrichtungen, Gebäudeteilen und verunfallten Personen, die im Verlaufe eines Schadensereignisses unter Spannung gesetzt wurden (z. B. durch ein herabfallendes Leitungsseil), und
- durch Überschläge bei der Annäherung an Hochspannungsanlagen.

Maßnahmen bei Einsätzen im Bereiche von Niederspannungsleitungen
- Bei der Annäherung an nichtisolierte Niederspannungsanlagen ist ein Mindestabstand von einem Meter einzuhalten, sofern die Anlagen nicht eindeutig spannungsfrei geschalten wurden.
- Es ist zu beachten, daß Freileitungen durch Brand, Blitzschlag, Verkehrsunfälle usw. beschädigt werden und Leitungsseile herunterfallen können. Auch von den am Boden liegenden oder herabhängenden Leitungsseilen ist stets ein Mindestabstand von einem Meter einzuhalten.
- Durchnäßte Bekleidung, Metallteile sowie feuchtes oder nasses Holz sind stromleitend; solche Teile dürfen mit unter Spannung stehenden Leitungen nicht in Berührung kommen.

- Das Herstellen des spannungsfreien Zustandes von Niederspannungsanlagen hat ordnungsgemäß mit den dafür vorgesehenen Einrichtungen zu erfolgen.
- Die Stromversorgung für Einrichtungen, die im Rettungsablauf wichtig sein können (Beleuchtung), ist so lange wie möglich aufrechtzuerhalten.

Maßnahmen bei Einsätzen im Bereiche von Hochspannungsanlagen
- Bei der Annäherung an unter Spannung stehenden Hochspannungsanlagen dürfen folgende Mindestabstände nicht unterschritten werden:
  3 Meter bei Spannungen über 1 kV bis einschließlich 110 kV Nennspannung
  4 Meter bei Spannungen über 110 kV bis einschließlich 220 kV Nennspannung
  5 Meter bei Spannungen über 220 kV bis einschließlich 380 kV Nennspannung
- Diese Mindestabstände dürfen auch bei Rettungsaktionen nicht unterschritten werden, wobei das Ausschwingen der Leitungsseile zu berücksichtigen ist.
- Hochspannungsfreileitungen können in der Nähe von Brandstellen oder durch Verkehrsunfälle usw. beschädigt werden, Leitungsseile können herunterfallen. Um das am Erdboden aufliegende Seil bildet sich ein Spannungstrichter aus (lebensgefährliche Schrittspannung). Zu am Boden liegenden Seilen ist ein Abstand von mindestens zehn Metern einzuhalten. Haben herunterhängende Leitungsseile Berührung mit Metallteilen, wie z. B. Zäunen, Schienen, Verkehrsmitteln usw., so ist von diesen Teilen ebenfalls der Abstand von 10 Metern einzuhalten. Die Gefahrenzone ist sofort abzusperren, der Leitungsbetreiber ist unverzüglich zu verständigen. Der Gefahrenbereich darf erst nach Freigabe durch den Leitungsbetreiber betreten werden.
- Schaltungen und Eingriffe an Hochspannungsanlagen darf nur der Betreiber durchführen.

> **Cave:**
> **Hochspannungsanlagen, z. B. Freileitungen, dürfen weder durch behelfsmäßiges Erden und Kurzschließen noch durch Durchtrennen der Leitungsseile spannungsfrei gemacht werden.**

Vor jedem Eingreifen in eine elektrische Anlage – insbesondere in eine Hochspannungsanlage –, zur Rettung eines Verunglückten, sind grundsätzlich folgende Sicherungsmaßnahmen durchzuführen:
1. freischalten
2. gegen Wiedereinschalten sichern
3. Spannungsfreiheit herstellen
4. erden und kurzschließen
5. benachbarte, unter Spannung stehende Teile abdecken oder abschranken

Diese Maßnahmen bleiben Fachkräften vorbehalten; mögliche Maßnahmen, die der Laie im Niederspannungsbereich ergreifen kann, siehe nachfolgende Verhaltensregeln.

Verhaltensregeln für verschiedene Einsätze und Unfälle in Verbindung mit elektrischen Freileitungen

Befreiung eines Verunglückten aus dem Stromkreis
- Niederspannung:
  Bei ortsveränderlichen Geräten den Stecker aus der Steckdose ziehen.

Abschalten (z. B. Schutzschalter oder Sicherungen), sofern eindeutig erkennbar ist, daß damit der Stromkreis unterbrochen wird und das Abschalten rasch erfolgen kann.
Der Verunglückte kann auch – ohne abzuschalten – mit isolierenden Gegenständen (z. B. trockenes Kleidungsstück, Plastiksack, trockenes Holz) losgerissen oder weggestoßen werden.
Niederspannungsfreileitungen können notfalls nach Anweisung von Fachkräften durch Abzwicken der Drähte mittels Isolierzange oder durch sachgerechtes Kurzschließen spannungslos gemacht werden. Dabei auf die Lichtbogengefahr achten!

- Hochspannung:
  Bei Hochspannungen können in der Regel nur Fachkräfte oder unterwiesene Personen eingreifen. Der Anlagebetreiber (z. B. E-Werk) ist unverzüglich zu verständigen.
- Spannungstrichter – Schrittspannung:
  Berührt ein abgerissenes Seil einer Hochspannungsleitung den Erdboden, so fließt elektrischer Strom in das Erdreich. In diesem Bodenbereich können Menschen und Tiere von Fuß zu Fuß eine Spannung abschreiten (Schrittspannung). Von jeder Berührungsstelle des Seiles mit dem Boden oder anderen unter Spannung stehenden Teilen, die vom Seil berührt werden, ist ein Mindestabstand von 10 Metern einzuhalten.

Gefahrenpotential: Humanpathogene Krankheitserreger
Eine unmittelbare Bedrohung des Notarztes besteht durch die Kontamination mit humanpathogenen Krankheitserregern. Der direkte Kontakt mit Blut, aber auch mit Stuhl oder Speichel kann zur Infektion führen. Hier sei auf die Bedrohung durch AIDS und Hepatitis hingewiesen. Ein ausreichender und immer aktualisierter Impfschutz ist für jeden Notarzt unbedingt erforderlich.

Aber nicht nur der körpereigene Schutz ist zu gewährleisten, es ist auch darauf zu achten, daß durch die persönliche Schutzausrüstung der Übertragungsweg erschwert wird. So ist das bedingungslose Tragen von Latex-Handschuhen im Notarztdienst Pflicht. Bei eventueller starker mechanischer Beanspruchung – etwa bei einer Rettungsaktion aus einem Autowrack – sollten über den Latex-Handschuhen noch sogenannte Arbeitshandschuhe getragen werden.

Dies leitet auch schon über zur persönlichen Notarztschutzausrüstung. Neben der EU-normierten Einsatzbekleidung mit reflektierenden Streifen und einer entsprechenden Kennzeichnung ist auch auf entsprechendes Schuhwerk (Sicherheitsstiefel) zu achten. Für Extremeinsätze (Demonstrationen, randalierende Personen) sind auch Schutzhelme (eventuell Panoramahelme) bereitzustellen.

Prävention, und dazu zählt der Schutz im Einsatz, ist eine der wichtigsten Maßnahmen für die eingesetzten Kräfte.

Literatur:
Verband der Elektrizitätswerke Österreichs: Feuerwehreinsätze im Bereich elektrischer Anlagen. 1992
Lick R. F.; Schläfer H.: Unfallrettung. Schattauer Verlag, Stuttgart 1985
Schott Lothar: Die Feuerwehr im Gefahrguteinsatz. S&W Druckerei und Verlag, Marburg,
Deutscher Bundesfeuerwehrverband: Feuerwehr-Dienstvorschrift 9/1
Bundeskanzleramt, Sektion VII: Rahmenempfehlung für die Festlegung und Durchführung von Maßnahmen zum Schutz der Bevölkerung vor ionisierender Strahlung
Hersche Bruno: Sicherheit im Einsatz
Heyl G.: Epidemiologie und Impfschutz bei Auslandseinsätzen der Bundeswehr. In: Wehrmedizin und Wehrpharmazie 2/95, S. 24
Bayer M.: Sicherheit im Rettungsdienst. Rettungsdienst 7/96, Mitteilungen der APNOE, S. 1
Mayer Bernd: Organisation der medizinischen Versorgung von Gefahrstoffgeschädigten, Management bei Katastrophen und Massenunfällen. Verlag Huber, Bern
Mayer Bernd: Gefahrstoffunfall – Notarzteinsatz. In: Der Anästhesist 2/95, Springer Verlag
Mayer Bernd: Aggressive Frühversorgung Gefahrstoffgeschädigter. Notfallmedizin heute. Aeskulap Medien, Wien
Mayer Bernd: Taktische Maßnahmen des Sanitätsdienstes bei Schadensereignissen in unterirdischen Verkehrsanlagen. In Arzt im Einsatz 2/88, S. 3
May Wolfgang J.: Das Chip-Meß-System CMS: Eine neue Technologie-Generation zur Messung von Gefahrstoffen. In Dräger Hefte 362, S. 2

Autor:
Dr. Bernd Mayer
Praktischer Arzt und Lehrbeauftragter für Katastrophenmedizin
Univ. Klinik f. Anästhesiologie und Intensivmedizin
Karl-Franzens-Universität Graz/LKH Graz
Auenbruggerplatz 1
A-8036 Graz

Psychologische Hilfe für Opfer und Helfer

B. Coellen

Einleitung

Schon in der Ausbildung, sei es als Rettungssanitäter, Krankenschwester oder Mediziner, wird man mit den Problemen von Großunfällen konfrontiert. Man lernt sehr viel über Einsatztaktik, Strukturen, Führung eines Einsatzes und dessen Abwicklung.

Ein großes Problem, das meist nicht beachtet wird, ist die psychologische Betreuung von Opfern, Angehörigen und Helfern. Ist die Anspannung der Akutsituation abgeklungen, wird meistens den Betroffenen und auch den Helfern erst bewußt, was geschehen ist. Erst dann erfassen sie erstmals auch die Tragweite der Ereignisse. Dann brauchen sie oft Hilfe, um das Geschehene zu verkraften. Doch oft sind die Betroffenen gerade zu diesem Zeitpunkt alleine oder bestenfalls im Familienverband, wobei in der Familie solche Ereignisse sicher leichter zu verarbeiten sind als alleine. Am besten wäre natürlich professionelle Hilfe, um psychische Probleme zu vermeiden.

Im Krankenhaus werden sowohl dem Pflege- als auch dem ärztlichen Personal vielfach Hilfestellungen (z. B. Supervisionen) angeboten. Im Rettungs- und Notarztdienst fehlen diese aber völlig, obwohl die Reaktionen vieler Betroffener nach einem Großunfall beweisen, wie sehr professionelle Hilfe notwendig wäre.

Vorbereitung

Einsätze müssen vorbereitet werden. Dies gilt sowohl für den Normalfall, der erfahrungsgemäß fast täglich eintritt, als auch für den Großschadensfall, der uns, statistisch gesehen, vielleicht niemals begegnen wird.

Zu den Vorbereitungen für die Reaktion der Leitstellen zur Alarmierung einer psychologischen Betreuung bei bestimmten Einsatzstichworten, die meist von hauptberuflichen Kräften erfolgt, gehört auch die Überlegung der Einbindung ehrenamtlichen Personals dazu. Alle Ressourcen des eigenen Zuständigkeitsbereiches müssen aufgelistet und ihre Erreichbarkeit dokumentiert sein.

Auswahl des Personals

Die Auswahl, insbesondere des ehrenamtlichen Personals, ist eine schwierige Angelegenheit, denn man kann es einem Menschen nicht ansehen, ob er den gestellten Anforderungen gewachsen sein wird. Im Regelfall ist man auf die Mitglieder der bekannten Hilfsorganisationen, wie Arbeiter-Samariter-Bund, Johanniter Unfallhilfe, Malteser und Rotes Kreuz, angewiesen, die ihre ehrenamtlichen Aufgaben mit Begeisterung erfüllen. Von dieser Begeisterung abgesehen, sollte ein „Betreuer" über bestimmte Eigenschaften verfügen:

1. Gesunder Menschenverstand
　Betroffene sehen oft nur einen Teil der Realität bzw. nehmen nur einen Ausschnitt wahr. Daher fällt ihnen die Beurteilung ihrer Situation schwer. Individuelle Aspekte beeinträchtigen ihre Urteilsfähigkeit. Gesunder Menschenverstand steht für die Fähigkeit, die Lage so zu beurteilen, wie es ohne diese persönliche Betroffenheit möglich wäre. Das heißt zum Teil,

daß man sich von Emotionen frei machen muß; dies allerdings ohne das notwendige Mitgefühl für den Betroffenen zu verlieren.

2. *Leidensfähigkeit*
Der Betreuer wird bei seiner Arbeit mit individuellem Leid, menschlichen Gefühlen und zwischenmenschlichen Problemen konfrontiert. Diese Konfrontationen lösen natürlich auch bei ihm Emotionen aus, was völlig normal ist. Allerdings muß der Betreuer lernen, mit seinen Gefühlen umzugehen, damit seine Arbeitsfähigkeit (Entscheidungsfähigkeit, Handeln usw.) nicht beeinträchtigt wird, daher: Mitgefühl darf nicht zum Verlust der inneren Distanz führen.

3. *Extrovertiertheit*
Der Betreuer muß auch über sich reden können. Er muß dabei Offenheit mitbringen und fähig sein, auf andere zuzugehen. Betroffene sind oft verschlossen, haben das unangenehme Gefühl, zur Last zu fallen, in einer peinlichen Lage zu sein oder nach den Regeln der Gesellschaft versagt zu haben (man weint nicht, man beherrscht sich). Der Betreuer muß sich von diesen, auch ihm anerzogenen Konventionen frei machen und dem Betroffenen das vorurteilsfreie Gespräch anbieten.

4. *Zuhörer*
Parallel mit der Fähigkeit des Redens geht die Fähigkeit des Zuhörens einher. Betroffene haben mitunter das Bedürfnis, sich zu öffnen und ihren Schmerz mitzuteilen. Hierbei wird vom Betreuer das aktive Zuhören verlangt. Das bedeutet, er muß sowohl ruhig den u. U. stockenden und mit langen Pausen versehenen Monolog akzeptieren als auch ggf. mit Zwischenfragen oder Stellungnahmen ein Gespräch aufrechterhalten können. Diese individuelle Zuwendung erfordert Zeit. Der Betreuer muß daher auch die Ruhe mitbringen, die in einer Streßsituation erforderlich ist.

5. *Mitgefühl aufbringen*
Schon die Punkte 1 bis 4 haben gezeigt, daß der Betreuer fähig sein muß, sich trotz aller erforderlichen Distanz auch persönlich einzubringen. Das bedeutet auch, daß er Mitgefühl und Verständnis für die Situation des Betroffenen haben und zum Ausdruck bringen muß. Selbst, wenn für ihn aus objektiver Sicht sich die Lage des Betroffenen vielleicht nicht so schlimm darstellt, so ist es trotzdem notwendig, die Gefühle nachvollziehen und dies auch zum Ausdruck bringen zu können.

6. *Hoffnung vermitteln*
Im Gespräch mit den Betroffenen, das durchaus auch von Mitgefühl geprägt sein kann, ergibt sich oft, daß der Betreuer auch seine Meinung sagen muß. Dabei ist zu beachten, daß mit diesem Gespräch dem Betroffenen geholfen werden soll. Analysen zum Unfall etwa, Überlegungen, wie man die Notlage hätte vermeiden können oder ähnliches, sind keine Hilfen. Damit werden eher Schuldgefühle erzeugt, die in dieser u. U. depressiven und verzweifelten Stimmung kontraproduktiv sind. Andererseits sollte die Situation nicht verharmlost werden. Unwahrheiten werden meist erkannt, oder zumindest werden sie gespürt. Sie zerstören das Vertrauensverhältnis zwischen Betreuer und Betroffenem. Hoffnung zu vermitteln heißt, aus der Situation das Positive herauszuziehen und Optimismus auf einer realistischen Basis zu verbreiten.
Ob, im Rahmen der Wahrheit, einem Sterbenden sein bevorstehender Tod deutlich gemacht

werden sollte, kann nicht allgemein beantwortet werden. Hierfür ist entscheidend, wie der Betroffene dies selbst wahrnimmt und wie er dem Tod entgegensieht. Es ist durchaus möglich, daß jemand eindeutig signalisiert, daß er die Wahrheit wissen möchte, weil er z. B. noch einige Dinge in seinem Leben regeln muß. Es ist allerdings auch vorstellbar, daß jemand bewußt die Lage verkennen will, in der Hoffnung, daß sie dann auch nicht eintritt. In diesem Fall wäre es sicher nicht richtig, ihm durch die Wahrheit die Hoffnung zu nehmen.

7. *Tröster und Vermittler von Ruhe und Geborgenheit*
Mitgefühl und Leidensfähigkeit verlangen, daß sich der Betreuer mit seiner ganzen Person einbringt. Trotzdem wird von ihm verlangt, soviel Überblick zu behalten, daß er als Tröster wirkt. Trost zu geben heißt, über die Situation aufzuklären, die Maßnahmen zu erläutern, Optimismus zu übertragen, das Gefühl von Geborgenheit zu vermitteln und Berater bei individuellen Problemen zu sein. Dazu gehört auch, den Körperkontakt, etwa durch das Halten der Hand des Betroffenen, zu suchen. Damit erfährt der Betroffene unmittelbar die Nähe und die vom Betreuer ausgehende Ruhe.

8. *Distanz*
Ein guter Betreuer wird scheinbar zu einem intimen Vertrauten der betreuten Person. Tatsächlich besteht die Gefahr einer Identifizierung mit dem Betroffenen. Dies wäre jedoch für eine gute Betreuung nicht positiv. Um objektiv urteilen und beraten zu können, muß der Betreuer eine innere Distanz zur betreuten Person haben. Diese innere Distanz braucht der Betreuer auch als Selbstschutz, um zu vermeiden, daß er später selbst Probleme bekommt. Dies läßt sich zwar nicht immer vermeiden, aber bei gewisser innerer Distanz ist die Wahrscheinlichkeit geringer.

Die Beschreibung der Merkmale, die einen guten Helfer ausmachen, läßt erkennen, wie hoch letztendlich die Anforderungen an die ehrenamtlichen Helfer sind. Auch Auswahlverfahren bieten keine Gewähr, geeignete Einsatzkräfte zu finden, ganz abgesehen von eventuellen motivationsbedingten negativen Auswirkungen. Hier helfen nur eine umfassende Ausbildung, der „sorgsame Blick" der Führungskräfte und die Möglichkeit, bei zahlreichen Einsätzen Erfahrungen zu sammeln.

Erfahrungsgemäß sind besonders Personen, die bereits beruflich im sozialen Bereich tätig sind, wie z. B. Kindergärtnerinnen, Sozialpädagogen, Psychologen oder Seelsorger, für diese Arbeit geeignet. Deshalb sollte man durchaus ein „Mix" der Einsatzkräfte in Erwägung ziehen.

Vorbereitung des Einsatzes

Die Einsatzvorbereitung für Betreuungseinsätze ist schwierig. Es sollte aber zumindest feststehen, ob die Einheit für kurz- oder langdauernde Einsatzzeiten bereitstehen soll. Danach richtet sich auch die Ausstattung. Im Regelfall kann von einer überschaubaren Einsatzzeit von bis zu zwölf Stunden am oder in der Nähe des Einsatzortes ausgegangen werden. Ist daran gedacht, im Schadensfall Verpflegung auszugeben, so ist ggf. ein weiteres Modul heranzuziehen. Als erstes ist auf das „Psychologische Notset" zurückzugreifen, das jede Betreuungseinheit mitführen sollte. Es enthält nicht nur Teebeutel, Kekse und Hygieneartikel, sondern auch Malbücher und Spiele für Kinder. Denn auch diese können von einem Ereignis betroffen sein.

Bei der Auswahl eines „Betreuungsraumes" sind alle geeigneten Räumlichkeiten im Zuständigkeitsbereich (z. B. Bezirk) zu erfassen und auch in Augenschein zu nehmen. Es eignen sich Aulen in Schulen, Veranstaltungsräume etc. Ausreichende Sanitäreinrichtungen müssen ebenso vorhanden sein wie ggf. eine Küche. Für eine eventuelle Unterbringung von Betroffenen sind im Regelfall die Sozialbehörden zuständig, die sich zuerst einmal bemühen werden, Hotelräume oder Unterbringungsmöglichkeiten in kommunalen Einrichtungen bereitzustellen. Es ist auch an die eventuelle Nutzung dieser Räume als Schlafstätten zu denken. Dies bedeutet eine umfangreichere Planung, wie z. B. die Bevorratung mit Feldbetten und Mitteln des täglichen Bedarfs, bis hin zur Planung des Antransportes in die vorgewählte Einrichtung.

Aber auch bei einer kurzzeitigen Betreuung sollte ein Raum bereitstehen, der beheizbar und in Zonen aufteilbar ist.

Es ist auch wichtig, daß man das Betreuungspersonal erkennen kann, denn Betroffene suchen instinktiv nach einem Ansprechpartner. So kann es beispielsweise Zonen der Ruhe, der Behandlung von Müttern und Kindern sowie Gruppenräume und solche für die kriminalpolizeilichen Ermittlungen geben. Getränke und Verpflegung sollten organisiert werden.

Bis zu einem gewissen Grad kann man sich auf Ereignisse (z. B. Massenkarambolagen auf der Autobahn) vorbereiten. Leicht verletzte oder unverletzte Betroffene können vom Ereignisort weggebracht und in festen Unterkünften betreut werden. Dies erleichtert auch die Arbeit der Einsatzkräfte vor Ort, wenn sie sich den vorwiegend physisch Traumatisierten voll widmen können. Denn der psychisch Traumatisierte hat andere Bedürfnisse. Er braucht keine Infusion, aber er braucht Wärme und Zuwendung. Dabei kann die psychische Hilfestellung genauso aufwendig sein wie die physische.

Es darf bei einem Schwerverletzten aber selbstverständlich die psychische Betreuung nicht vergessen werden.

Nachbereitung des Einsatzes

Jeder Einsatz hinterläßt beim eingesetzten Personal Spuren. Entweder wird es selber damit fertig, oder es braucht das „Feed-back" der anderen. Deshalb erscheint es angeraten, Einsätze – sozusagen als „debriefing" – nachzubesprechen. Dabei bietet sich der Einsatzablauf als Einstieg an. Neben den rein taktischen Aspekten sollte den Beteiligten auch die Möglichkeit gegeben werden, über Dinge zu sprechen, die sie belasten. Emotionen müssen frei besprochen werden können. Der Vergleich mit den Erfahrungen anderer kann helfen, das Ereignis besser zu verkraften. Im Regelfall können durch eine oder mehrere Nachbesprechungen belastende Elemente abgebaut werden. Nur selten bildet sich ein PTSD (post traumatic stress disorder) heraus, das eine professionelle Betreuung erforderlich macht.

Autor:
Beate Coellen
Promenadenstraße 8b
D-12207 Berlin

Befugnisse und Haftung von Notärzten

G. Braumüller

„Notärzte" erfüllen als Helfer vor Ort wesentliche Aufgaben der Notfallmedizin. Im Hinblick auf die wachsende Bedeutung der Notfallmedizin ist zu klären, welche Befugnisse ihnen zukommen und welche Haftungsrisken nach der österreichischen Rechtsordnung bestehen.

Die rechtlichen Grundlagen ärztlicher Tätigkeit ergeben sich primär aus dem Ärztegesetz 1998 (BGBl 1998/169 - „ÄrzteG"). Danach umfaßt die Ausübung des ärztlichen Berufes jede auf medizinisch-wissenschaftlichen Erkenntnissen begründete Tätigkeit, die unmittelbar an Menschen oder mittelbar für den Menschen ausgeführt wird (§ 2 Abs. 2 ÄrzteG). Ärztliche Tätigkeit ist insbesondere die Untersuchung auf und die Diagnose und Behandlung von Krankheiten, die Vornahme operativer Eingriffe etc. Die selbständige Ausübung des ärztlichen Berufes ist ausschließlich Ärzten für Allgemeinmedizin, approbierten Ärzten und Fachärzten vorbehalten. Sie besteht in der eigenverantwortlichen Ausführung ärztlicher Tätigkeit, sei es freiberuflich oder im Rahmen eines Dienstverhältnisses (§ 3 Abs. 1 und 2 ÄrzteG – Fachärzte für Zahn-, Mund- und Kieferheilkunde unterliegen besonderen Bestimmungen, vgl. §§ 16 ff. ÄrzteG). Unter bestimmten Umständen dürfen auch Turnusärzte und medizinisches Hilfspersonal ärztliche Tätigkeit ausführen.

Im jetzt gültigen ÄrzteG 1998 sieht § 40 vor, daß approbierte Ärzte, Ärzte für Allgemeinmedizin und Fachärzte (in dieser Bestimmung sind darunter auch Fachärzte für Zahn-, Mund- und Kieferheilkunde zu verstehen), die beabsichtigen, eine ärztliche Tätigkeit im Rahmen organisierter Notarztdienste (Notarztwagen bzw. Notarzthubschrauber) auszuüben, eine Zusatzausbildung in Form eines 60-stündigen Lehrganges absolvieren müssen. Haben sie diese Ausbildung absolviert, und üben sie eine ärztliche Tätigkeit im Rahmen eines organisierten Notarztdienstes aus, so sind sie berechtigt, die Bezeichnung „Notarzt" zu führen (vgl. § 40 Abs. 8 ÄrzteG). Was der Gesetzgeber unter notärztlicher Tätigkeit versteht, ergibt sich indirekt aus dem Katalog der Wissensgebiete, die dem zukünftigen Notarzt zu vermitteln sind: So etwa Reanimation, Intubation und Schocktherapie, Therapie von Störungen des Säure-, Basen-, Elektrolyt- und Wasserhaushaltes, Intensivbehandlung, Infusionstherapie, Chirurgie und insbesondere Unfallchirurgie, die Diagnose und Therapie von Frakturen und Verrenkungen, Innere Medizin, insbesondere Kardiologie einschließlich EKG-Diagnostik (vgl. § 40 Abs. 2 ÄrzteG). Damit sind indirekt auch die Befugnisse eines Notarztes umschrieben, berücksichtigt man auch § 31 Abs. 3 ÄrzteG: Danach sind Fachärzte, die unter den Voraussetzungen des § 40 ÄrzteG in organisierten Notarztdiensten fächerüberschreitend tätig werden, anders als Fachärzte sonst, in ihrer Befugnis zur Ausübung der fachärztlichen Berufstätigkeit nicht auf ihr Sonderfach beschränkt. Dies gilt im übrigen auch für im Sinne des § 40 ÄrzteG ausgebildete Fachärzte für Anästhesiologie und Intensivmedizin, Chirurgie, Innere Medizin und Unfallchirurgie, sofern diese aufgrund krankenanstaltenrechtlicher Organisationsvorschriften im Rahmen sofortiger notfallmedizinischer Versorgung tätig werden. Damit besteht für die notärztliche Tätigkeit und die Ausbildung zum Notarzt ein relativ konkreter gesetzlicher Rahmen. Seit dem ÄrzteG 1998 sind auch die Funktion und der Aufgabenbereich eines „Leitenden Notarztes" durch zusätzliche Ausbildungsinhalte umschrieben (§ 40 Abs. 4 und 5 ÄrzteG). Dem zukünftigen „Leitenden Notarzt" sind Rettungsdienste für organisierte Großeinsätze die relevanten Kenntnisse zu vermitteln, z. B. Lagebeurteilung, Festlegung von Behandlungsprioritäten, medizinische Leitung von Sanitätshilfsstellen, ärztliche Beratung der Einsatzleitung, Mitarbeit bei der Evakuierung, Mithilfe bei der Panikbewältigung, Einsatzleitung bei Großeinsätzen u.v.m.

Da Notärzten trotz entsprechender Ausbildung Fehler unterlaufen können, riskieren sie, bei ihrer Tätigkeit sowohl strafgerichtlich verfolgt als auch zivilrechtlich haftbar gemacht zu werden. So wird ein Behandlungsfehler oft als fahrlässige Körperverletzung (vgl. § 88 ff. Strafgesetzbuch) zu werten sein. Gravierender als eine strafgerichtliche Verurteilung ist jedoch in vielen Fällen die zivilrechtliche Haftung für den angerichteten Schaden. Denn auch in Österreich kann Schmerzengeld in Höhe von mehreren S 100.000,00 zugesprochen werden. Daß besonders der Tod eines Menschen weitreichende finanzielle Folgen nach sich ziehen kann, so etwa, wenn unterhaltsberechtigte Kinder hinterlassen werden, ergibt sich von selbst. Folgende Grundsätze des Schadenersatzrechtes sind daher in Zusammenhang mit der ärztlicher Tätigkeit, insbesondere der Tätigkeit von Notärzten, zu beachten:

Schadenersatz zu leisten, bedeutet grundsätzlich den Nachteil des Geschädigten, den dieser erlitten hat, auszugleichen. Erleidet jemand eine Gesundheitsschädigung, so sind ihm insbesondere die Kosten für die notwendige Heilbehandlung zu ersetzen. Weiters stehen dem Geschädigten der entgangene und künftig entgehende Verdienst sowie Schmerzengeld zu (§ 1325 ABGB). Mit Schmerzengeld soll durch Schmerzempfindungen entstandenes Unlustgefühl ausgeglichen und der Verletzte in die Lage versetzt werden, sich auf andere Weise Annehmlichkeiten zu verschaffen. Wird ein Mensch getötet, so haben die Hinterbliebenen Recht auf Ersatz dessen, was ihnen durch den Tod des Menschen entgeht (insbesondere Unterhalt). Der Täter ist weiters verpflichtet, die Kosten der versuchten Heilung und die des Begräbnisses zu ersetzen.

Voraussetzung für Schadenersatzpflicht ist primär die Kausalität des Verhaltens des potentiell Ersatzpflichtigen (eine nicht lege artis ausgeführte Behandlung führt zu Gesundheitsbeeinträchtigungen bzw. Schmerzen, die bei kunstgerechter Behandlung nicht eingetreten wären). Zu beachten ist, daß für den Eintritt eines Schadens nicht nur positives Tun ursächlich sein kann, sondern auch eine Unterlassung (etwa das Unterlassen einer Heilbehandlung). In diesem Fall ist danach zu fragen, ob der Schaden bei pflichtgemäßem Verhalten nicht eingetreten wäre. Dann ist die Unterlassung kausal. Neben der Kausalität mussen jedoch weitere Voraussetzungen vorliegen, um Schadenersatzpflichten zu begründen. Das Verhalten des potentiell Ersatzpflichtigen muß auch rechtswidrig sein, wobei in diesem Zusammenhang vor allem zu erwähnen ist, daß der Eingriff in sogenannte absolut geschützte Rechte (wie etwa Leben und Gesundheit) als grundsätzlich rechtswidrig angesehen wird. Letztlich muß dem Schädiger sein Verhalten auch vorwerfbar sein. Schuldhaft, d. h. vorwerfbar, handelt, wer ein Verhalten setzt, das vermieden hätte werden sollen und auch vermeidbar gewesen wäre. Unter Berücksichtigung dieser Grundsätze sind folgende Besonderheiten zu beachten, die sich aus einer Fülle von gerichtlichen Entscheidungen zur Haftung von Ärzten ergeben:

Die Behandlung eines Patienten bzw. auch eines Unfallopfers bedarf dessen Einwilligung, wenn der Patient dazu in der Lage ist. Eine Heilbehandlung ohne Einwilligung des Patienten wäre rechtswidrig und kann daher, selbst wenn sie erfolgreich und lege artis durchgeführt wurde, ersatzpflichtig machen (vgl. § 110 Abs. 1 StGB). Eine allenfalls erteilte Einwilligung ist jedoch nur dann wirksam und haftungsbefreiend, wenn der Patient im gebotenen Ausmaß über die Chancen und Risken der Behandlung, Operation etc. aufgeklärt wurde. Was an Aufklärung im konkreten Fall geboten ist, ergibt sich aus der Situation im einzelnen: Je notwendiger die Behandlung ist, desto weniger umfassend muß die Aufklärung sein. Je unnötiger eine Behandlung ist, desto intensiver muß über die möglichen und denkbaren Folgen der Behandlung gesprochen werden. Über welche möglichen Folgen aufgeklärt werden muß, hängt auch davon ab, wie groß das Risiko ist, daß sie tatsächlich eintreten. So ist etwa auf untypische Risken, die nur äußerst selten auftreten, in der Regel nicht aufmerksam zu machen, während auf typische Risken einer Behandlung, unabhängig von ihrer Häufigkeit, jedenfalls hinzuweisen ist. Mangelnde Aufklärung bzw. die nicht erteilte Einwilligung muß jedoch nicht zu Schadenersatzpflichten führen. Kann bewiesen werden, daß der Patient die Einwilligung auch bei pflichtgemäßer Aufklärung erteilt hätte, so befreit dies von der Haftung.

Keine Zustimmung des Patienten ist erforderlich, wenn die Behandlung so dringend notwendig ist, daß die Zeitverzögerung, die durch ein Aufklärungsgespräch bzw. die Einholung der Zustimmung des Patienten eintritt, dessen Leben gefährden würde oder damit die Gefahr einer schweren Gesundheitsschädigung verbunden wäre (vgl. § 8 Abs. 3 KAG und § 110 Abs. 2 StGB). Im Notfall muß der Arzt vom Patienten daher keine Einwilligung einholen, auch das Aufklärungsgespräch kann dann entfallen. Wurde die erforderliche Zustimmung eingeholt oder war eine solche nicht notwendig, so besteht jedenfalls dann keine Haftung, wenn die Behandlung kunstgerecht (lege artis) durchgeführt wurde, selbst wenn sich der Gesundheitszustand des Patienten dennoch verschlechtert oder er gar stirbt. Generell schuldet der Arzt nämlich nicht den Erfolg einer Behandlung, sondern die gewissenhafte Betreuung nach Maßgabe der ärztlichen (notfallmedizinischen) Wissenschaft und Erfahrung. Die Behandlung muß daher den Regeln der anerkannten Wissenschaft im jeweiligen Bereich entsprechen. Ob dies zutrifft, ist eine Frage, die im Schadenersatzprozeß regelmäßig medizinische Sachverständige zu beurteilen haben. Vorsicht ist im übrigen mit neuen Behandlungsmethoden geboten, ebenso wie mit zwar seit langem praktizierten, die allerdings von der Wissenschaft bereits allgemein als überholt angesehen werden oder auch nur bereits als gefährlich erkannt wurden und für die weniger gefährliche Alternativen bestehen.

Die Behandlung hat richtig, somit auch sorgfältig zu geschehen, wobei sich der Sorgfaltsmaßstab nach dem Fachkreis dessen richtet, der die Tätigkeit ausübt. Daher gelten für einen Turnusarzt andere und geringere Sorgfaltsverpflichtungen als etwa für einen Facharzt. Ähnliches trifft für verschieden ausgebildete Kräfte im Rahmen der Tätigkeit für einen Rettungsdienst zu: Ein Notarzt unterliegt höheren Anforderungen als etwa ein Notfallsanitäter. Je umfassender und intensiver die Ausbildung war, desto höheren Ansprüchen muß man genügen. Außerdem kann die konkrete Situation beim Einsatz von Bedeutung sein. Es kann auch sorgfaltswidrig und damit haftungsbegründend sein, sich auf eine Tätigkeit einzulassen, von der man wissen muß, daß man ihr nicht gewachsen ist (Einlassungsfahrlässigkeit).

Zusammenfassend gesehen ist in jedem Einzelfall zu prüfen, ob das Verhalten des potentiell Haftpflichtigen kausal für eine Gesundheitsbeeinträchtigung war und ob er rechtswidrig sowie schuldhaft gehandelt hat; maßgeblich ist auch, ob die erforderliche Zustimmung des Patienten nach entsprechender Aufklärung vorlag oder eine solche nicht erforderlich war und ob die Behandlung bzw. „Erste Hilfeleistung" lege artis erfolgt ist. Die fachliche Beurteilung obliegt in der Regel medizinischen Sachverständigen. Eine wesentliche Funktion – auch zum Schutz des Arztes, besonders des Notarztes – vor ungerechtfertigten Haftungsansprüchen erfüllt die in § 51 ÄrzteG geregelte Dokumentationspflicht. Aufzeichnungen sind insbesondere über jede zur Behandlung übernommene Person zu führen, nämlich über deren Zustand bei Übernahme der Behandlung, die Vorgeschichte einer Erkrankung, die Diagnose, den Krankheitsverlauf und die Behandlung. Jeder notärztliche Einsatz ist daher in diesem Sinne zu dokumentieren.

Zuletzt ist darauf hinzuweisen, daß das Schadenersatzrisiko versicherbar ist. Zu beachten ist, daß Versicherungen im Rahmen der Haftpflichtdeckung grundsätzlich nicht nur dazu verpflichtet sind, den

Schaden zu bezahlen, den ansonsten der Versicherte bezahlen müßte, sondern auch die Kosten zu tragen, die aus der (versuchten) Abwehr von Schadenersatzverpflichtungen entstehen, so etwa Gerichtsgebühren oder Anwaltskosten. Was im Schadensfall zu beachten ist, muß dem Versicherungsvertrag und den diesem zugrunde liegenden Versicherungsbedingungen entnommen werden.

Gesetzestexte:
Ärztegesetz
§ 2.
(1) Der Arzt ist zur Ausübung der Medizin berufen.
(2) Die Ausübung des ärztlichen Berufes umfaßt jede auf medizinisch-wissenschaftlichen Erkenntnissen begründete Tätigkeit, die unmittelbar am Menschen oder mittelbar für den Menschen ausgeführt wird, insbesondere
1. die Untersuchung auf das Vorliegen oder Nichtvorliegen von körperlichen und psychischen Krankheiten oder Störungen, von Behinderungen oder Mißbildungen und Anomalien, die krankhafter Natur sind;
2. die Beurteilung von in Z 1 angeführten Zuständen bei Verwendung medizinisch-diagnostischer Hilfsmittel;
3. die Behandlung solcher Zustände (Z 1);
4. die Vornahme operativer Eingriffe einschließlich der Entnahme oder Infusion von Blut;
5. die Vorbeugung von Erkrankungen;
6. die Geburtshilfe sowie die Anwendung von Maßnahmen der medizinischen Fortpflanzungshilfe;
7. die Verordnung von Heilmitteln, Heilbehelfen und medizinisch-diagnostischen Hilfsmitteln;
8. die Vornahme von Leichenöffnungen.
(3) Jeder zur selbständigen Ausübung des Berufes berechtigte Arzt ist befugt, ärztliche Zeugnisse auszustellen und ärztliche Gutachten zu erstatten.

§ 3.
(1) Die selbständige Ausübung des ärztlichen Berufes ist ausschließlich den Ärzten für Allgemeinmedizin und approbierten Ärzten sowie den Fachärzten vorbehalten.
(2) Die selbständige Ausübung des ärztlichen Berufes besteht in der eigenverantwortlichen Ausführung der im § 2 Abs. 2 und 3 umschriebenen Tätigkeiten, gleichgültig, ob solche Tätigkeiten freiberuflich oder im Rahmen eines Dienstverhältnisses ausgeübt werden.
(3) Die in Ausbildung zum Arzt für Allgemeinmedizin oder zum Facharzt befindlichen Ärzte (Turnusärzte) sind lediglich zur unselbständigen Ausübung der im § 2 Abs. 2 und 3 umschriebenen Tätigkeiten in den gemäß §§ 9 bis 11 als Ausbildungsstätten anerkannten Einrichtungen, im Rahmen von Lehrpraxen oder in Lehrambulatorien unter Anleitung und Aufsicht der ausbildenden Ärzte berechtigt. Sofern krankenanstaltenrechtliche Organisationsvorschriften keine dauernde Anwesenheit eines Facharztes erfordern, können Turnusärzte, die bereits über die entsprechenden Kenntnisse und Fertigkeiten verfügen, vorübergehend auch ohne Aufsicht eines für die Ausbildung verantwortlichen Facharztes tätig werden.
(4) Anderen Personen als den in Abs. 1 und 3 genannten Ärzten ist jede Ausübung des ärztlichen Berufes verboten.

§ 31.
(1) Ärzte, die die Erfordernisse für die Ausübung des ärztlichen Berufes als Arzt für Allgemeinme-

dizin oder als approbierter Arzt erfüllt haben, sind zur selbständigen Ausübung einer allgemein-ärztlichen Berufstätigkeit als Arzt für Allgemeinmedizin oder als approbierter Arzt berechtigt, gleichgültig, ob diese Berufstätigkeit freiberuflich oder im Rahmen eines Dienstverhältnisses ausgeübt wird.
(2) Ärzte, die die Erfordernisse für die Ausübung des ärztlichen Berufes als Facharzt für ein Sonderfach der Heilkunde – mit Ausnahme der Zahn-, Mund- und Kieferheilkunde (Abs. 4) – erfüllt haben, sind zur selbständigen Ausübung des ärztlichen Berufes als Facharzt auf diesem Teilgebiet der Heilkunde als Sonderfach berechtigt, gleichgültig, ob diese Berufstätigkeit freiberuflich oder im Rahmen eines Dienstverhältnisses ausgeübt wird.
(3) Fachärzte – ausgenommen Fachärzte für Zahn-, Mund- und Kieferheilkunde (Abs. 5) – haben ihre ärztliche Berufstätigkeit auf ihr Sonderfach zu beschränken. Dies gilt nicht für
1. ...
2. Fachärzte, die unter den Voraussetzungen des § 40 in organisierten Notarztdiensten (Notarztwagen bzw Notarzthubschrauber) fächerüberschreitend tätig werden, sowie für
3. Fachärzte für Anästhesiologie und Intensivmedizin, Chirurgie, Innere Medizin und Unfallchirurgie, sofern diese auf Grund krankenanstaltenrechtlicher Organisationsvorschriften im Rahmen sofortiger notfallmedizinischer Versorgung tätig werden und eine Fortbildung gemäß § 40 absolviert haben.
4. ...
5. ...

§ 40.
(1) Approbierte Ärzte, Ärzte für Allgemeinmedizin und Fachärzte, die beabsichtigen, eine ärztliche Tätigkeit im Rahmen organisierter Notarztdienste (Notarztwagen bzw Notarzthubschrauber) auszuüben, haben einen Lehrgang gemäß Abs. 2 im Gesamtausmaß von zumindest 60 Stunden zu besuchen.
(2) Der Lehrgang hat in Ergänzung zur jeweiligen fachlichen Ausbildung eine theoretische und praktische Fortbildung auf folgenden Gebieten zu vermitteln:
1. Reanimation, Intubation und Schocktherapie sowie Therapie von Störungen des Säure-, Basen-, Elektrolyt- und Wasserhaushaltes;
2. Intensivbehandlung;
3. Infusionstherapie;
4. Kenntnisse auf dem Gebiet der Chirurgie, der Unfallchirurgie einschließlich Hirn- und Rückenmarksverletzungen sowie Verletzungen der großen Körperhöhlen, der abdominellen Chirurgie, Thoraxchirurgie und Gefäßchirurgie;
5. Diagnose und Therapie von Frakturen und Verrenkungen und
6. Kenntnisse und Erfahrungen auf dem Gebiet der Inneren Medizin, insbesondere Kardiologie einschließlich EKG-Diagnostik, sowie der Kinder- und Jugendheilkunde.
(3) Zusätzlich ist mindestens alle zwei Jahre eine zweitägige theoretische und praktische Fortbildungsveranstaltung zu besuchen.
(4) Notärzte, die beabsichtigen, eine leitende notärztliche Tätigkeit im Rahmen organisierter Rettungsdienste auszuüben, haben einen Lehrgang gemäß Abs. 5 im Gesamtausmaß von 60 Stunden zu besuchen. Voraussetzung für die Teilnahme an diesem Lehrgang ist eine mindestens dreijährige Tätigkeit als Notarzt im Rahmen eines organisierten Rettungsdienstes oder eine zumindest gleich lange Ausübung einer notärztlichen Tätigkeit im Rahmen einer Krankenanstalt.
(5) Der Fortbildungslehrgang gemäß Abs. 4 hat in Ergänzung zur jeweiligen fachlichen Ausbildung eine theoretische und praktische Fortbildung auf folgenden, für Großeinsatzfälle organisierter Rettungsdienste relevanten Gebieten zu vermitteln:

1. Lagebeurteilung,
2. Feststellung des Schwerpunktes und der Art des medizinischen Einsatzes,
3. Sammeln und Sichten von Verletzten,
4. Festlegung von Behandlungsprioritäten,
5. medizinische Leitung von Sanitätshilfsstellen,
6. Abtransport von Verletzten einschließlich Feststellung der Transportpriorität und des Transportzieles,
7. Beurteilung des Nachschubbedarfs,
8. ärztliche Beratung der Einsatzleitung,
9. Zusammenarbeit mit anderen Einsatzleitern,
10. Mitarbeit in Evakuierungsangelegenheiten,
11. Mithilfe bei der Panikbewältigung,
12. Einsatzleitung bei Großeinsätzen,
13. medizinische Dokumentation.

(6) Zusätzlich zum Lehrgang gemäß Abs. 5 ist mindestens alle vier Jahre eine Fortbildungsveranstaltung, die mindestens 15 Stunden Planspiele oder Großübungen sowie fünf Stunden Theorie umfaßt, zu besuchen.

(7) Die Durchführung von Fortbildungslehrgängen gemäß Abs. 2 und Fortbildungsveranstaltungen gemäß Abs. 3 und 6 obliegt den Ärztekammern in den Bundesländern, die Durchführung von Fortbildungslehrgängen gemäß Abs. 5 der Österreichischen Ärztekammer in Zusammenarbeit mit den Ärztekammern in den Bundesländern. Über den erfolgreichen Abschluß sind jeweils Bestätigungen auszustellen. Die Österreichische Ärztekammer hat unter der Voraussetzung der Gleichwertigkeit im Ausland absolvierte Fortbildungslehrgänge und Fortbildungsveranstaltungen auf Fortbildungslehrgänge gemäß Abs. 2 oder 5 sowie Fortbildungsveranstaltungen gemäß Abs. 3 und 6 anzurechnen.

(8) Ärzte im Sinne des Abs. 1, die die Voraussetzungen für die Ausübung einer ärztlichen Tätigkeit im Rahmen organisierter Notarztdienste gemäß Abs. 2 und 3 erfüllen und eine solche Tätigkeit ausüben, dürfen zusätzlich die Bezeichnung „Notarzt" führen. Ärzte im Sinne des Abs. 4, die die Voraussetzungen für die Ausübung einer leitenden notärztlichen Tätigkeit im Rahmen organisierter Rettungsdienste gemäß Abs. 4 und 6 erfüllen und eine solche Tätigkeit ausüben, dürfen zusätzlich die Bezeichnung „Leitender Notarzt" führen.

(9) Der „Leitende Notarzt" ist gegenüber den am Einsatz beteiligten Ärzten und Sanitätspersonen weisungsbefugt und hat zur Kennzeichnung Schutzkleidung mit der Aufschrift „Leitender Notarzt" zu tragen.

§ 48.
Der Arzt darf die Erste Hilfe im Falle drohender Lebensgefahr nicht verweigern.

§ 51.
(1) Der Arzt ist verpflichtet, Aufzeichnungen über jede zur Beratung oder Behandlung übernommene Person, insbesondere über den Zustand der Person bei Übernahme der Beratung oder Behandlung, die Vorgeschichte einer Erkrankung, die Diagnose, den Krankheitsverlauf sowie über Art und Umfang der beratenden, diagnostischen oder therapeutischen Leistungen einschließlich der Anwendung von Arzneispezialitäten und der zur Identifizierung dieser Arzneispezialitäten unter der jeweiligen Chargen im Sinne des § 26 Abs. 8 des Arzneimittelgesetzes, BGBl. Nr. 158/1983, erforderlichen Daten zu führen und hierüber der beratenden oder behandelten oder zu ihrer gesetzlichen Vertretung befugten

Person alle Auskünfte zu erteilen. In Fällen eines Verdachts im Sinne des § 54 Abs. 4 sind Aufzeichnungen über die den Verdacht begründenden Wahrnehmungen zu führen. Den gemäß § 54 Abs. 5 oder 6 verständigten Behörden oder öffentlichen Dienststellen ist hierüber Auskunft zu erteilen.
(2) ...
(3) Die Aufzeichnungen sowie die sonstigen der Dokumentation im Sinne des Abs. 1 dienlichen Unterlagen sind mindestens zehn Jahre aufzubewahren.

Krankenanstaltengesetz
§ 8.
(1) ...
(2) ...
(3) Besondere Heilbehandlungen einschließlich operativer Eingriffe dürfen an einem Pflegling nur mit dessen Zustimmung, wenn aber der Pflegling das 18. Lebensjahr noch nicht zurückgelegt hat oder er mangels geistiger Reife oder Gesundheit die Notwendigkeit oder Zweckmäßigkeit der Behandlung nicht beurteilen kann, nur mit Zustimmung seines gesetzlichen Vertreters durchgeführt werden. Die Zustimmung ist nicht erforderlich, wenn die Behandlung so dringend notwendig ist, daß der mit der Einholung der Zustimmung des Pfleglings oder seines gesetzlichen Vertreters oder mit der Bestellung eines gesetzlichen Vertreters verbundene Aufschub das Leben gefährden würde oder mit der Gefahr einer schweren Schädigung der Gesundheit verbunden wäre. Über die Notwendigkeit und Dringlichkeit einer Behandlung entscheidet der ärztliche Leiter der Krankenanstalt oder der für die Leitung der betreffend Anstaltsabteilung verantwortliche Arzt.

Strafgesetzbuch
§ 110.
(1) Wer einen anderen ohne dessen Einwilligung, wenn auch nach den Regeln der medizinischen Wissenschaft, behandelt, ist mit Freiheitsstrafe bis zu 6 Monaten oder mit Geldstrafe bis zu 360 Tagessätzen zu bestrafen.
(2) Hat der Täter die Einwilligung des Behandelten in der Annahme nicht eingeholt, daß durch den Aufschub der Behandlung das Leben oder die Gesundheit des Behandelten ernstlich gefährdet wäre, so ist er nach Abs. 1 nur zu bestrafen, wenn die vermeintliche Gefahr nicht bestanden hat, und er sich dessen bei Aufwendung der nötigen Sorgfalt (§ 6) hätte bewußt sein können.
(3) Der Täter ist nur auf Verlangen des eigenmächtig Behandelten zu verfolgen.

Allgemeines Bürgerliches Gesetzbuch
§ 1293.
Schade heißt jeder Nachteil, welcher jemandem am Vermögen, Rechten oder seiner Person zugefügt worden ist. Davon unterscheidet sich der Entgang des Gewinnes, den jemand nach dem gewöhnlichen Laufe der Dinge zu erwarten hat.

§ 1295.
(1) Jedermann ist berechtigt, von dem Beschädiger den Ersatz des Schadens, welchen dieser ihm aus Verschulden zugefügt hat, zu fordern; der Schade mag durch Übertretung einer Vertragspflicht oder ohne Beziehung auf einen Vertrag verursacht worden sein.
(2) ...

§ 1299.

Wer sich zu einem Amte, zu einer Kunst, zu einem Gewerbe oder Handwerke öffentlich bekennt; oder wer ohne Not freiwillig ein Geschäft übernimmt, dessen Ausführung eigene Kunstkenntnisse, oder einen nicht gewöhnlichen Fleiß erfordert, gibt dadurch zu erkennen, daß er sich den notwendigen Fleiß und die erforderlichen, nicht gewöhnlichen, Kenntnisse zutraue; er muß daher den Mangel derselben vertreten. Hat aber derjenige, welcher ihm das Geschäft überließ, die Unerfahrenheit desselben gewußt; oder bei gewöhnlicher Aufmerksamkeit wissen können, so fällt zugleich dem letzteren ein Versehen zur Last.

§ 1325.
Wer jemanden an seinem Körper verletzt, bestreitet die Heilungskosten des Verletzten, ersetzt ihm den entgangen, oder, wenn der Beschädigte zum Erwerb unfähig wird, auch den künftigen entgehenden Verdienst; und bezahlt ihm auf Verlangen überdies ein den erhobenen Umständen angemessenes Schmerzengeld.

§ 1326.
Ist die verletzte Person durch die Mißhandlung verunstaltet worden; so muß zumal, wenn sie weiblichen Geschlechtes ist, insbesondere auf diesem Umstand Rücksicht genommen werden, als ihr besseres Fortkommen dadurch verhindert werden kann.

§ 1327.
Erfolgt aus einer körperlichen Verletzung der Tod, so müssen nicht nur alle Kosten, sondern auch den Hinterbliebenen, für deren Unterhalt der Getötete nach dem Gesetze zu sorgen hatte, das, was ihnen dadurch entgangen ist, ersetzt werden.

Literatur:
Paszicsnyek/Petutschnig/Weinrauch, Der Notfallsanitäter (1994).
Koziol/Welser, Grundriß des bürgerlichen Rechts (1995), 440 ff. ins. 473 ff.
Holzer/Posch/Schick, Arzt- und Arzneimittelhaftung in Österreich (1992).
Reischauer in Rummel, Kommentar zum Allgemeinen Bürgerlichen Gesetzbuch (1992), § 1298 Rz 26.
Harrer in Schwimann, Praxiskommentar zum ABGB2 VII, § 1300 Rz 28 ff.

Autor:
Dr. Gerhard Braumüller
Rechtsanwalt
Kalchberggasse 1
A-8011 Graz

Weiße Götter – rote Teufel: Rechtsnormen und Ethik als Grundlagen notärztlichen Handelns

K. Hudabiunigg

Ethik ist die Lehre von sittlichem Handeln, gelebter Moral und persönlichem Ethos. Moral ist die Handlungsnorm, die einer Person oder Personengruppe als innere Entscheidungshilfe dient. In der Ethik gibt es keine Regeln, die formelhaft das Handeln in jedem Problemfall vorgeben. Computerprogramme, die über die Behandlungsnotwendigkeit schwerstkranker Notfall- oder Intensivpatienten entscheiden, sind daher aus ethischer Sicht wegen ihrer Formelhaftigkeit und des damit verbundenen Mankos an moralischen Gesichtspunkten abzulehnen. Zur Verhinderung des Einflusses des Zeitgeistes werden Entscheidungen und Abläufe, die bereits in der Vergangenheit ihre moralische und ethische Sinnhaftigkeit bewiesen haben, in Gesetzestexte gefaßt, und diese bleiben dann bis zu einer eventuellen Novellierung gültig (z. B. Abtreibungsgesetzgebung, Diskussion um Gentechnikgesetz).

Notärztliches Handeln steht bei entsprechenden Notfällen unter der Dominanz der unmittelbar anzuwendenden medizinischen Hilfeleistung. Bei unmittelbarer Gefahr für Leben und Gesundheit werden Rechtsnormen, die sonst im Umgang mit Kranken Gesetzescharakter haben und die Abläufe dominieren, bewußt oder unbewußt in den Hintergrund gedrängt. Diese notwendige und evtl. lebensrettende Dominanz des ärztlichen Handelns stellt aber keinen Freibrief dar, bei jedem Einsatz oder gegenüber jedem Patienten sich auf diese Position des „Gottes im weißen Mantel" mit aller Verfügungsgewalt zu berufen (Paternalismus). Wobei Notärzte wegen ihrer roten Leuchtfarbenbekleidung im Mißachtungsfall eher als normenbrechende „rote Teufel" zu bezeichnen wären.

Die Betreuung von Notfallopfern verlangt ebenso wie jede andere Patientenbetreuung nach einer genauen und individuellen Differenzierung der Patientenrechte und die Berücksichtigung der in Frage kommenden ethischen Normen und Gesetze. Dies natürlich immer in Abhängigkeit von Dringlichkeit und Schwere des Krankheitsbildes.

Persönlichkeitsrecht

Zuerst sei hier das Diskriminierungsverbot ausdrücklich erwähnt und hervorgehoben. Notärztliches Handeln geschieht deutlich häufiger im Umfeld sozialer Randgruppen oder devianter Charaktere als in normentsprechenden Personenkreisen. Einsätze an psychisch Kranken, Alkoholisierten, Behinderten, Drogenkranken und HIV-Positiven dürfen absolut nicht den Eindruck der Ausgrenzung dieser Kranken erwecken.

Eine (nicht erfundene) Äußerung eines Einsatzbeteiligten, wie: „Ich werde mich an dem Schwein doch nicht infizieren", hinterläßt Katastrophen bei einem HIV- positiven Unfallopfer. Er wird sich bei der nächsten befürchteten Diskriminierung sicherlich nicht mehr freiwillig als infiziert deklarieren und von diesem Erlebnis auch innerhalb der Gruppe der Kranken und Risikogruppen berichten und in weiterer Folge ein ähnliches Verhalten bei diesen auslösen. Ein derartiges Fehlverhalten ist somit nicht nur gesetzeswidrig, sondern auch bezüglich des Infektionsschutzes kontraproduktiv.

Jede Leistung eines Gesundheitsdienstes – somit auch Notfalleinsätze – unterliegt dem Gleichheitsgrundsatz. Eine Behandlung hat ohne Ansehen des Geschlechtes, des Alters, der Herkunft, der Hautfarbe, der Staatsangehörigkeit oder des Vermögens zu erfolgen. Am häufigsten wird dieser Grundsatz bei der Reanimation alter Menschen mißachtet. Alter allein darf kein Entscheidungskriterium für einen Reanimationsabbruch oder dessen Fortführung sein. Entscheidungskriterien sind, wie überall in der Medizin, immer und allein nur Diagnose, Therapiemöglichkeit und Prognose.

Bei älteren Mitmenschen werden mit Sprachverwilderungen, wie „Überalterung der Patienten", nur Mißtrauen und Assoziationen zu faschistischen Begriffen des lebenswerten oder lebensunwerten Individuums ausgelöst. Angst vor Vertilgung ist dann ebenso nahe wie die Erinnerung an daran beteiligte Ärzte. Ziel jedes ärztlichen und gesundheitspolitischen Handelns ist eine hohe Lebenserwartung. Ein diskriminierendes und den Gleichheitsgrundsatz mißachtendes ärztliches Verhalten birgt außerdem die Gefahr medizinischer Fehlleistungen in sich, und häufig resultieren daraus strafoder zivilrechtliche Verfahren. Diskriminierung verleitet zu oberflächlicher Beurteilung und mangelhafter Untersuchung. Am „Besoffenen" wird dann die Schädelfraktur mit intracerebraler Blutung nicht erkannt und die Bewußtlosigkeit des „Junkies" der Droge und nicht der Unterkühlung bei Pneumonie zugeordnet. Bittere Erfahrungen über schlampige Todesfeststellungen am „Scheintoten" sind in vielen Notarztsystemen bekannt geworden, und diese hatten ihre Ursache nicht im mangelnden Wissen oder Können des Notarztes, sondern in der Mißachtung des Gleichheitsgrundsatzes.

Qualifikation

In einem derzeit vom Bundesministerium für Gesundheit und Umweltschutz zur Begutachtung ausgegebenen Entwurf einer Patientencharta, die das Ziel hat, die Patientenrechte zu kodifizieren, spricht der Artikel 8, Absatz 1 und 2, davon, daß Diagnostik, Behandlung und Pflege auf dem Stand der jeweiligen *Wissenschaft* und auf *fachärztlichem Niveau* zu erfolgen haben. In die notärztliche Praxis umgesetzt, bedeutet dies die Forderung nach Einhaltung des im §15a Ärztegesetz angeführten Ausbildungsweges und nach einer entsprechenden Fortbildung, um zu gewährleisten, daß der Notarzt die neuen Entwicklungen auf dem Gebiet der Notfallmedizin kennt und ein Wissen und Können hat, das dem eines „durchschnittlichen Facharztes" auf seinem Gebiet entspricht. Unter dem Personaldruck eines Notarztdienstes hinterläßt eine derartige Forderung natürlich häufig Unsicherheit und Frustration. Nur Großkrankenhäusern ist es in beschränktem Maße möglich, einen Notarztwagen mit einem erfahrenen und einem weiteren auszubildenden Arzt zu besetzen. Meistens aber fährt oder fliegt ein Notarzt mit geringerem Erfahrungsniveau, der gezwungen ist, alleinverantwortlich zu handeln. Diesem Problem kann nur durch eine optimierte Betreuung und Ausbildung des Notarztes begegnet werden. Eine Qualitätskontrolle der außerhospital erbrachten Leistungen durch die für den Notarztdienst verantwortlichen Ärzte ist unbedingt erforderlich. Dadurch können Ausbildungs- und Verhaltensmängel frühzeitig erkannt und der Arzt kann zu einer entsprechenden Nachschulung angehalten werden. Diese Verantwortung eines Notfalldienstleiters entläßt den handelnden Notarzt aber keineswegs aus seiner persönlichen Verantwortung, insbesondere was die Fortbildung betrifft, um die er sich grundsätzlich auch selbst bemühen muß. Erkennt ein Notarzt sein Aus- und Fortbildungsdefizit in der von ihm geforderten selbstkritischen Analyse, muß er den Einsatz als Notarzt ablehnen, dienstrechtliche Konsequenzen akzeptieren und sich evtl. auch ein anderes Arbeitsgebiet suchen.

Menschenwürde

Die zwingenden Behandlungsregime am meist zu entkleidenden Notfallpatienten stören die Menschenwürde durch Verletzung von *Intim- und Privatsphäre*. Die meisten Patienten verstehen diese

Notwendigkeiten und Prioritäten und sind dadurch nur geringen psychischen Belastungen ausgesetzt. Aber ob der Patient nun bei Bewußtsein ist oder nicht, seine Betreuung verlangt immer nach Sensibilität der Versorgungsmannschaft bezüglich dieser potentiellen Not und Belastung. Dies gilt insbesondere in der Öffentlichkeit (auf Straßen oder Plätzen), um den Patienten beispielsweise vor den neugierigen Blicken der Passanten zu schützen. Ein Tuch oder eine Decke zum Zudecken ist immer rasch verfügbar und ebenso wirkungsvoll wie eine ruhige, aber bestimmte Zurückweisung von Umstehenden. Exekutive und Feuerwehren sind in solchen Fällen – wenn darauf hingewiesen wird – nach Maßgabe ihrer Möglichkeiten hilfsbereit.

Jede Patientencharta enthält heute das Recht auf *würdevolles Sterben,* und dieses muß natürlich auch in der Notfallmedizin Berücksichtigung finden. Geläufige Sprachfetzen, wie: „kneten", „bebeuteln", „probieren wir", „Schluß", „Schluß is", „aus", widersprechen jeder Menschenwürde. Der weit verbreitete Trainingsgedanke und die damit verbundene Reanimationsübung an biologisch sicher Toten ist durch Übung an Phantompuppen weitgehend ersetzbar. Ein würdevolles Sterben verlangt auch nach einer strengen Indikationsstellung für Reanimationsversuche bei unsicherem biologischem Tod. Erfahrungsgemäß sinkt der Prozentsatz der Reanimationsindikationen mit der Zunahme an Erfahrungsjahren des Notarztes.

Die Nichtakzeptanz der Natürlichkeit des eingetretenen Todes hinterläßt bei unerfahrenen Mannschaften manchmal Zorn und Frustration, da sie sich um ein unerfüllbares Erfolgserlebnis betrogen fühlen. Beleidigtsein kann Betroffenheit überlagern und hinterläßt dann chaotisch unaufgeräumte Schauplätze voll Reanimationsmüll, mit am Boden, neben dem Bett liegenden blutverschmierten Leichen. Hier muß viel Sensibilität verlangt werden, und Ausfluchtargumente, wie „Gerichtskommission" oder „Aufgabe der Bestattung", sind streng abzulehnen. Auch das Hinterlassen von versorgten, zugedeckten Leichen an öffentlichen Orten ist im Normalfall des Toten unwürdig. Das Recht auf würdevolles Sterben ist sicher als höheres Rechtsgut anzusehen als die Gewerbeordnung des Leichenbestattungswesens, und die Toten sollten, wenn möglich, in einen abgeschlossenen Raum gebracht oder durch einen RTW in das Krankenhaus transportiert werden. Wie immer bestätigen auch hier die Ausnahmen die Regel, aber das Denken an den eigenen Tod kann bei der Entscheidungsfindung helfen. Ein neuer Einsatzalarm ist natürlich störend, aber durch Aufgabendelegation an andere Personen kann vieles ausgeglichen werden.

Aufklärung

(siehe auch Befugnisse und Haftung von Notärzten)
Die *Aufklärungspflicht* entspricht den Grundsätzen der Rechtsprechung und kann bei verständigen Notfallpatienten außerordentlich beruhigend wirken und Verständnis für die Behandlung auslösen. Sie ist so vorzunehmen, daß das Patientenwohl nicht gefährdet ist, d. h., in Anwendung des therapeutischen Privilegs oder Vorbehalts können beunruhigende Tatsachen verschwiegen werden, wenn z. B. aus psychischen Gründen eine Verschlechterung des Krankheitsbildes zu erwarten ist. Ohne Zustimmung des Patienten darf eine Behandlung auch im Notarztdienst nicht erfolgen, sie muß aber nicht in jedem Fall eingeholt werden. Auch Schweigen kann Zustimmung sein. Die *Zustimmung* oder *Ablehnung* verlangt aber nach einer klaren Willensbildungsfähigkeit des Patienten. Diese ist aber bei streßverursachtem Extremverhalten, bei Bewußtseinstrübung durch Alkohol, Drogen oder Krankheit beeinträchtigt. Autoritäres „Drüberfahren" ist bei derartigen Situationen oft kontraproduktiv gegenüber ruhigem „Zu- oder Niederreden". Wenn Gefahr im Verzug ist (Selbst- oder

Allgemeingefährdung, tobende Verworrenheit), kann ein Notarzt natürlich mit wesentlich drastischeren Maßnahmen, wie intravenöse Sedierung oder Narkoseeinleitung, eine Behandlungsmaßnahme erzwingen bzw. möglich machen.

Eine Dokumentation im Notfallprotokoll über die Indikation zur Zwangsmaßnahme wird vor späteren Mißverständnissen bei Anklagen schützen. Die Möglichkeit dieser Zwangsmaßnahmen, ohne Einverständnis von Gericht oder Behörde, verlangt nach hohem Verantwortungsbewußtsein und klarer Urteilsfähigkeit in diesem, dem Notarzt überantworteten rechtlichen Freiraum.

Unmündige oder mündige (14–19) Minderjährige sind bei Anwesenheit der Eltern mit deren Zustimmung zu behandeln, so diese im Notfall selbst geschäftsfähig bleiben und die Tragweite ihrer Entscheidungen verstehen. Meist ist nicht mehr als eine ruhige, bestimmte und von Selbstsicherheit getragene Auf- und Erklärung der Abläufe notwendig.

Fragen in Zusammenhang mit einem *Patiententestament,* das lebensverlängernde Maßnahmen untersagt, sind derzeit noch außerordentlich selten. Ein derartiger Wunsch ist nur dann relevant, wenn er einen permanenten und verständigen Willen des Erklärers enthält. Gewarnt sei in diesem Zusammenhang vor der kritiklosen Berücksichtigung der von Verwandten oder Angehörigen überbrachten und erzählten Patientenwünsche oder von den Wünschen der Angehörigen selbst. Hier sind die Grenzen zwischen wahrheitsgemäßer Übermittlung und kriminellem Wunschdenken in der Kürze der Entscheidungsfristen oft nicht zu finden. Nur rein patientenorientierte, lebenserhaltende und von der Diagnose abgeleitete Maßnahmen können bei diesen Umständen Katastrophen vermeiden. Eine Einwilligung oder konsequenterweise auch Ablehnung zu einer Behandlung durch nicht vom Gesetz dazu befugte Personen ist nicht zulässig, unabhängig davon, ob der Patient alt, bewußtlos, drogensüchtig, verworren oder nur schreib- oder sprachgestört ist. Nur Eltern (bis zum 19. Lebensjahr der Kinder) und Sachwalter sind befugt, einzuwilligen oder abzulehnen. Hier liegt bei drohender Gefahr für das Leben des Patienten die Verantwortung für das Setzen der richtigen Maßnahmen nur beim handelnden Arzt. Die Unfähigkeit zur Zustimmung zu einer Behandlung sollte aus dem Notarztprotokoll zwingend ersichtlich sein oder aber extra protokolliert werden.

Die Niederschrift der Menschenrechte in unserer Gesellschaft hat das Arzt-Patientenverhältnis gewandelt. Im Mittelpunkt steht der hilfsbedürftige Mensch, und jede ärztliche und somit auch notärztliche Maßnahme muß das Ziel haben, ihm zu helfen. Das früher allein praktizierte paternalistische Fürsorgerecht des Arztes verbindet sich heute mit einem Selbstbestimmungsrecht des Kranken. Im Handlungsfeld des Notarztes geht die Arztethik über diese kooperative Handlungsweise hinaus und überträgt dem Arzt bei Gefahr um Leben und Gesundheit alleinige Verantwortung, mit der Auflage, Menschenrecht und Würde einzubeziehen.

SALUS ET VOLUNTAS AEGROTI SUPREMA LEX

Autor:
Prim. Dr. Kurt Hudabiunigg
Institut für Anästhesiologie und Intensivmedizin
Unfallkrankenhaus Graz
Göstingerstraße 24
A-8021 Graz

Internationale Patiententransporte und Flugmedizin

F. Iberer

Einleitung

Allgemeine Grundlagen zur Flug- und Reisemedizin
Der zunehmende Tourismus und immer ferner liegende Reiseziele bedingen steigende Zahlen von Urlaubern, die in ihren Gastländern mit Unfällen oder verschiedensten, oft ortsspezifischen Erkrankungen konfrontiert werden. In medizinisch nicht entwickelten Ländern kann eine hierzulande gut behandelbare Erkrankung zu einer ausweglos scheinenden, lebensbedrohlichen Situation werden. In Staaten ohne Abkommen über wechselseitige Behandlung der sozialversicherten Bürger kann ein medizinischer Notfall rasch zu einem gravierenden finanziellen Problem werden, noch dazu, da in unterentwickelten Ländern eine dem europäischen Standard vergleichbare Medizin ausschließlich in privat geführten, extrem teuren Krankenhäusern angeboten wird.

Aber auch in anderen, z. T. sogar innerhalb der Europäischen Union liegenden Urlaubsländern ist der erkrankte Tourist oft von der medizinischen Realität negativ überrascht. Es gibt Urlaubsinseln ohne Krankenhaus, sogar ohne einen ständig auf der Insel erreichbaren Arzt. Krankenhäuser mit Essens-Selbstversorgung durch Angehörige, die auch die Pflege des Patienten übernehmen müssen und daher 24 Stunden lang für entsprechende Unruhe im Krankenzimmer sorgen, sind im Süden Europas und in Afrika üblich. Man findet dort veraltete medizinische Geräte, unzureichende Ausstattung, mangelnde Ausbildung des Personals, Substandard in Hygiene und Therapie, von ihrer nicht vorhandenen Ausbildung eingenommene Ärzte und ist durch die Sprachbarriere in der Kommunikation (Mißverständnisse) eingeengt.

Aber auch in hochentwickelten Staaten ohne entsprechende Sozialversicherungsabkommen oder mit privat orientierter Finanzierung kann eine Intensivbehandlung oder Operation zu einem finanziellen Desaster werden. Daher ist in den Einsatzzentralen der organisierten Flugrettungsdienste der dringende Wunsch nach Repatriierung ein alltägliches Ereignis.

Da in der staatlichen Sozialversicherung eine Rückholung aus dem Ausland nicht vorgesehen ist, müssen Flugrettungsdienste in Österreich privat finanziert werden und arbeiten auf kommerzieller Basis. Nur die persönliche Vorsorge (adäquate Rückholversicherung mit Inkludierung von Krankenhaus- und Bergekosten in ausreichender Höhe) bewahrt vor Unannehmlichkeit, finanziellem Ruin und Schaden an Leib und Leben.

Begriffsbestimmungen
Internationale Patiententransporte mittels Ambulanzjet werden in der Verantwortlichkeit des Flugarztes von Bett zu Bett durchgeführt.

Ein *Ambulanzflugzeug* ist ein aufgrund seiner Ausstattung, Flugleistung und behördlichen Zulassung zum Lufttransport von Patienten geeignetes Flugzeug.

Der *Flugarzt* einer österreichischen Air Ambulance muß ein gültiges Notarztzertifikat besitzen und eine entsprechende Einschulung für den Normalbetrieb und für Notfälle im jeweiligen Flugzeugtyp absolvieren (Notausstiege, Verhalten bei Feuer, Notwasserung).

Technische Möglichkeiten zum Lufttransport von Patienten
Ambulanzflugzeug

Medizinische Anforderungen an das Ambulanzflugzeug
Alle zu der medizinischen Ausrüstung eines Ambulanzjets gehörenden Geräte und Medikamente müssen jederzeit unter allen Bedingungen eines regulären Fluges (Start, Landung, übliche metereologische Einflüsse, niedriger Kabinendruck) einwandfrei und sicher zu handhaben und für die vorgesehene Dauer des Transportes funktionstauglich sein. Dazu gehören einerseits fix im Flugzeug montierte Einrichtungen als auch transportable Geräte, die für den Transport des Patienten vom und zum Flugzeug notwendig sind. Ebenso sind alle Medikamente, die Vorrichtung zur Lagerung des Patienten, die Einrichtung zur Be- und Entladung des Flugzeuges, die Rettungsmöglichkeiten des Patienten im Falle eines Flugnotfalles und alle zur Pflege des Patienten notwendigen Gegenstände Bestandteil der medizinischen Ausrüstung eines Ambulanzjets. Es ist Aufgabe des Flugarztes, dafür zu sorgen, daß alle medizinischen Geräte und Medikamente, die bei eventuell auftretenden Komplikationen gebraucht werden könnten, an Bord sind.

Der Mindeststandard an medizinischer Ausrüstung eines Ambulanzjets enthält:

Monitoring: EKG, Pulsoxymetrie, Kapnometrie, invasive und nichtinvasive Druckmessung
Diagnostik: Blutzucker, Gas-Check (!), Elektrolyte, Blutbild
Medizinische Geräte: Defibrillator, Respirator (abhängig von der benötigten Art der Beatmung), Absaugeeinrichtung, Perfusorpumpen, Patientenliege
Medikamente: alle üblichen Notfallmedikamente und Infusionen sowie die für den jeweiligen Transport notwendigen Spezialmedikamente

Zusätzlich sind, je nach medizinischer Notwendigkeit: Kindersets, Thoraxsaugdrainagesets, Extensionen u.v.m. mitzuführen.

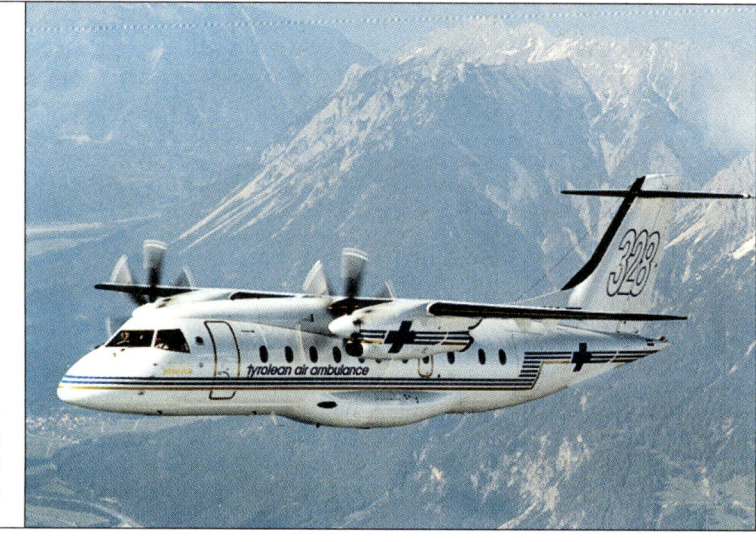

Abb. 7: Ambulanzjet tyrolean air ambulance

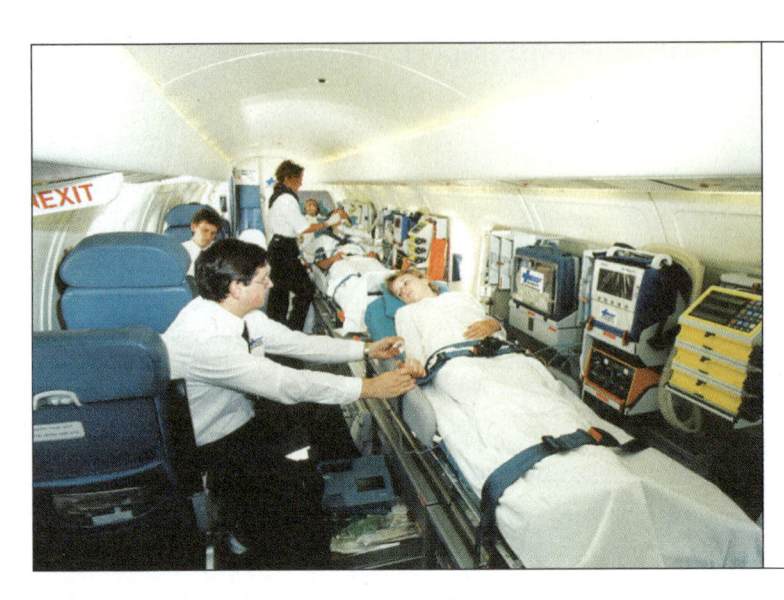

Abb. 8:
Innenausstattung
Ambulanzjet
tyrolean
air ambulance

Eine Druckkabine ist unabdingbare Voraussetzung für ein Ambulanzflugzeug. Denn sicheres Fliegen ist nur „über dem Wetter" möglich, so daß niedere Kabinendrücke vermeidbar sind.

Flugtechnische Voraussetzungen für das Ambulanzflugzeug
Das Ambulanzflugzeug sollte eine Non-Stop-Reichweite von Mitteleuropa bis zumindest zu den Kanarischen Inseln, Ägypten und Israel haben. Um die Flugzeit kurz zu halten, ist im allgemeinen ein Jet für einen Ambulanzflug vorzuziehen, besonders schnelle Turbopropmaschinen können aber ebenfalls eingesetzt werden. Die Dienstgipfelhöhe ist wegen der Notwendigkeit, Wetterfronten überfliegen zu können, ein Kriterium, das den Einsatz von Propellermaschinen oft ausschließt. Die Start- und Landeeigenschaften eines Ambulanzflugzeuges müssen auch Flugbewegungen in vollbetanktem Zustand, bei hohen Außentemperaturen und auf kurzen Pisten zulassen (griechische Inseln, europäische Sportflugplätze).

Verantwortung an Bord
Für alle Ausrüstungsgegenstände der medizinischen Einrichtung ist der Flugarzt verantwortlich, sowohl für die Funktion (ausreichender Sauerstoffvorrat, entsprechend Beatmungsmuster und Flugdauer) als auch für die Sicherheit (explodierende Sauerstoffflasche) während des Fluges. Ebenso ist die *Medical Crew* für die Sicherheit der anderen Besatzungsmitglieder in bezug auf die Übertragung von Krankheiten und die Hygiene im Flugzeug verantwortlich. Der Flugarzt kann dem Kapitän des Flugzeuges jedoch keine Vorschrift in allen das Flugzeug und seinen Betrieb betreffenden Belangen machen: Start oder Nichtstart (Ruhezeiten, Wetter, sicherheitstechnische Aspekte von seiten des Flugbetriebes oder der Technik, Enteisung), Wahl der Route, Flughöhe, Wahl des Zielortes (Länge der Landebahn) oder Notlandung wegen technischer Probleme.

Transport im Linienflugzeug
Entsprechend angewendet, sind die Richtlinien für das Ambulanzflugzeug auch für den Trans-

port in Verkehrsflugzeugen zutreffend. Im Linienflugzeug werden Patienten transportiert, die in der Kabine eines regulären Fluges, ohne Belästigung der anderen Fluggäste, liegend (Stretchertransport) oder sitzend behandelt werden können.
Die Vorteile dieser Transportart sind die hohe Geschwindigkeit der Linienflugzeuge, ein ruhigerer Flug und die viel größere Reichweite.
Die Nachteile sind bei Komplikationen die suboptimale Ausrüstung, die nicht akut komplettiert werden kann, der notwendige Transport der medizinischen Geräte zum Abflugort und die fehlende räumliche Trennung von den anderen Fluggästen. Es sind nur vorgeplante Destinationen und Flugzeiten bei entsprechendem Platzangebot möglich. Ein Notabstieg mit Notlandung vor dem Zielflughafen, wegen der unvorhergesehenen Verschlechterung des Zustandes eines Patienten, ist mit erheblichen Kosten verbunden. Stretchertransporte werden daher nicht von allen Fluglinien durchgeführt.
Eine optimale Möglichkeit zur Verlegung mehrerer Patienten ist der Sammeltransport mit einem in Sanitätsversion umgerüsteten Linenflugzeug mit Arzt und Sanitäter. Der Kollaps der medizinischen Versorgung in den mitteleuropäischen Schigebieten ist nur durch die gezielte Repatriierung der verunglückten Gäste, vor allem aus den Beneluxländern, zu vermeiden.

Transport im Notarzthubschrauber
Über kürzere Strecken (bis zu 2–3 Flugstunden) kann ein Transport mittels eines Notarzthubschraubers medizinisch (kein zusätzlicher Bodentransport) und auch kommerziell von Vorteil sein.

Flugmedizinische Grundlagen

Durch den Patiententransport sind in der Flugmedizin einige Besonderheiten zu beachten.
Nach dem Start gibt es bis zur Landung keinerlei Unterstützung oder Nachrüstung der personellen, medizintechnischen oder medikamentösen Ausstattung. Es muß daher für alle medizinisch vorhersehbaren Komplikationen Vorsorge getroffen werden. Ebenso sind die Enge des Flugzeuges, die inkompletten sanitären Einrichtungen und mangelnde Ruhemöglichkeiten im Ambulanzjet zu berücksichtigen.

Luftdruck
Im Normalfall wird durch die Druckkabine auch bei Reiseflughöhen über 10.000 m ein Kabinendruck, entsprechend der Höhe von 1.500 bis 1.800 m, gehalten. Dies bedeutet jedoch, daß alle luftgefüllten Hohlräume zu expandieren beginnen: der Tubuscuff, der Ballon am Harnkatheter und die Blutdruckmanschette können bedrohliche Größen erreichen, müssen nach dem Start kontinuierlich entlüftet werden und sind, wenn sie nicht beim Landeanflug neuerlich aufgeblasen werden, nach der Landung drastisch verkleinert.
Aber auch Nasennebenhöhlen (Druckausgleich beim Patienten bei akutem HNO-Schmerz im Steigflug, Flugverbot für entsprechend Erkrankte), Pneumothoraces (funktionierende Drainage), Infusionsflaschen (Infusionen nur im Plastikbeutel mit Druckmanschette), ein Pneumocephalus und auch Darmgase unterliegen den physikalischen Gesetzen. Letztere stellen nach Darmoperationen mit Darmnähten eine akute, ernstzunehmende Perforationsgefahr durch ihre Ausdehnung während des Steigfluges dar. Um einen darmoperierten Patienten mit dem Ambulanzjet transportieren zu können, muß bereits bei der Flugplanung mit dem Dispatch und dem Piloten ein *Sea level cruise* vereinbart werden. Dies bedeutet, daß der Pilot nur soweit steigen darf,

daß die Druckkabine den Innendruck auf dem Niveau des Ausgangsflughafens halten kann. Dies hat höheren Spritverbrauch, geringere Reisegeschwindigkeit, niedrigere Reichweite und die Unmöglichkeit, Wetterfronten überfliegen zu können, zur Folge.

Bei Patienten mit Oxygenierungsproblemen verschlechtert sich die SaO_2 bis zum Erreichen der Reiseflughöhe um etwa 10%, d. h., die Indikation zur Intubation ist vor einem Jettransport großzügig zu stellen. Auch für Arzt, Sanitäter und Pilot bedeutet Reiseflughöhe verminderte Sauerstoffsättigung, Ermüdbarkeit, Konzentrationsmangel und Reizbarkeit. Entsprechende Fitness, Ernährung, Lebensweise (Schlaf, kein Nikotin, kein Alkohol), das Wissen um diese Probleme und eventuell intermittierende Sauerstoffatmung helfen, in dieser Situation Fehler zu vermeiden. Die Abatmung des CO_2 stellt unter Unterdruckbedingungen kein bedeutendes Problem dar, bei Beatmungspatienten ist aber eine Kapnometrie obligat, damit niedrige CO_2-Werte im Ambulanzjet vermieden und ein adäquater Sauerstoffaustausch trotz der oft notwendigen Atemmuster erreicht werden.

Luftfeuchtigkeit
Die Luft in einem Flugzeug wird während des Fluges den Triebwerken (nach dem Kompressor, vor den Brennkammern) entnommen und stammt daher aus 10.000 m Höhe. Sie ist sehr trocken und ozonreich. Es sind daher schleimhautbefeuchtende Maßnahmen (Befeuchter im Atemschlauchsystem) notwendig, und in der Flüssigkeitsbilanz ist ein höherer Flüssigkeitsverlust (ca. 50 ml/h) zu kalkulieren. Auch die Besatzung leidet bei längerer Flugdauer, denn wegen der Lufttrockenheit erhöht sich die Flüssigkeitsaufnahme, was wiederum eine unerwünschte Diurese, bei fehlenden Toiletten im Ambulanzjet, zur Folge hat.

Beschleunigung
Bei Start, Landung und auch bei unvorhergesehenen Flugmanövern treten Beschleunigungskräfte auf, die z. B. bei schwer herzinsuffizienten Patienten durch Pooling des intravasalen Volumens zu akutem low cardiac output führen können.
Prophylaktische Maßnahmen, wie kurzfristige Erhöhung der Katecholamindosis oder Volumengabe bei Start und Landung, sind indiziert. *Emergency descent* und plötzliche *unvorhergesehene Flugmanöver* sind besondere Beschleunigungsbelastungen mit plötzlichen Höhenänderungen.

Diese Flugmanöver können einerseits die gewünschte Reaktion des Piloten auf einen bedrohlichen Vorfall sein (Druckabfall in der Kabine, Gefahr der Kollision im nicht überwachten Luftraum, Defekte, Feuer) oder aber die passive Reaktion des Flugzeuges auf Turbulenzen. Da Patienten sich nicht aktiv mit diesen Kräften auseinandersetzen können und die Medical Crew sicher selbst mit der Stabilisierung der eigenen Lage beschäftigt ist, muß ein Patient während der gesamten Dauer des Fluges entsprechend mit Gurten gesichert sein. Ebenso müssen alle medizinischen Geräte auf Einbauschienen fixiert sein.

Zeitverschiebung und Klimaänderung
Die bei Reisen in Ost-West- bzw. West-Ost-Richtung auftretende Zeitverschiebung und die damit entstehende individuelle Verschiebung der Tages- und Schlafzeiten sowie Klimaänderungen führen schon beim gesunden Reisenden zu ausgedehnten Störungen des Schlaf-Wachrhythmus und der vegetativen Funktionen *(Jet-Lag)*. Diese Störungen treten auch beim Kranken auf, sie beeinflussen aber auch Cockpit- und Medical Crew.

Höhenstrahlung
Die beim Fliegen in den üblichen Höhen (35.000 Fuß) auftretende Höhenstrahlung wird vom Flugzeug nicht abgeschirmt. Für den Patienten und für die Flugreisenden ist die dabei auftretende Strahlendosis vernachlässigbar.

Indikationen und Kostengebarung

Gerade in einem privat finanzierten Bereich des Gesundheitswesens kann die medizinische Indikation nicht von der kommerziellen Seite und diese nicht von den Erfordernissen eines sicheren Flugbetriebes getrennt werden.

Für Distanzen mit Fahrzeiten unter 4–6 Stunden ist, je nach der Erkrankung des Patienten, der bodengebundene Transport mit Krankenwagen der Transportmodus der Wahl. Weitere Entfernungen und Erkrankungen, die einen Landtransport nicht zulassen, indizieren über kürzere Strecken den Transport mit Hubschrauber (maximal 2 Flugstunden) und darüber hinaus mit dem Notarztjet oder Linienflug.

Prinzipiell ist heute nur jener Patient von einem Jettransport ausgeschlossen, dessen lebensbedrohliches Zustandsbild auch mit optimaler Therapie nicht stabilisierbar ist (z. B. therapierefraktärer low cardiac output oder Schock). Daher ist es für den medizinischen Laien, der im allgemeinen mit der Rettungsflugorganisation wegen eines Rücktransportes in Kontakt tritt, völlig unverständlich, daß der Jet zumeist nicht sofort losfliegt. Neben der Überprüfung der medizinischen Voraussetzungen (medizinische Indikation) sind eine flugtechnische Vorbereitung (flugtechnische Indikation) und die Absicherung der Refundierung der Einsatzkosten (ökonomische Indikation) vor dem Start notwendig.

Ökonomische Indikation
Neben der medizinischen Indikation trägt die ökonomische Seite in dieser rein privat geführten Sparte der Medizin zur endgültigen Indikation der Repatriierung bei. Einige wenige, nicht vom Patienten oder einer entsprechenden Versicherung bezahlte Einsätze würden den finanziellen Ruin der jeweiligen Flugambulanz und damit das Ende jeder weiteren Repatriierungsmöglichkeit für andere Patienten bedeuten. Eine soziale Indikation ist daher in dieser Sparte der Medizin wegen der hohen Kosten pro Fall, der Unmöglichkeit der fallbezogenen Kostenlimitierung (völliger Verzicht auf das Honorar des Flugarztes senkt die Einsatzkosten nur um 1–2% !) und der völligen Privatisierung dieses Rettungsdienstes nicht möglich. Es ist daher vor Erteilung des Flugauftrages die Kostendeckung des Fluges definitiv abzuklären.

Es gibt folgende Möglichkeiten, die Kosten eines Ambulanzfluges abzudecken:

Selbstzahler:
Der, für den Erkrankten finanziell gesehen, ungünstigste Fall, bei Fehlen einer Versicherung, ist die Kostenübernahme durch den Patienten oder durch Angehörige. Um allen Mißverständnissen, Streitereien und Prozessen aus dem Weg zu gehen, verlangen alle seriösen Flugambulanzen vor dem Start schriftliche Kostenübernahmeerklärungen in Form einer Bankgarantie. Sofern der Gesundheitszustand des Patienten einen Transport zuläßt, beeinflussen andere Faktoren, wie z. B. die Tatsache, daß ohnedies eine gute Behandlungsmöglichkeit am Unfallort gegeben wäre, die Entscheidung, den Kranken zu transportieren, nicht.

Kostenübernahme durch eine (Rückhol-)Versicherung, Schutzbrief, Bündel- oder Kreditkartenversicherung:
Wenn eine gültige Rückholversicherung vorliegt und die medizinische und flugtechnische Indikation gegeben sind, meldet die Air Ambulance, wenn sie eine Notfallmeldung direkt erhält, diese, zur Bestätigung der ökonomischen Indikation, dem Versicherungsgeber.
In den meisten Fällen erkennen die Versicherungen die medizinische Abklärung und die Indikationsstellung der Flugambulanz an und übernehmen die Kosten, da aufgrund der jahrelangen Zusammenarbeit zwischen den Versicherungen und den Ambulanzen ein Vertrauensverhältnis besteht.
Es kann auch der Fall eintreten, daß die Versicherung von sich aus den Auftrag zur Repatriierung an die Flugambulanz gibt, nachdem die Abklärung durch einen Vertrauensarzt der Versicherung erfolgt ist.
Oft schließen Unternehmen, deren Arbeitnehmer im Ausland arbeiten, aber auch internationale Versicherungen mit der Erteilung eines Flugauftrages auch gleich eine Rückholversicherung ab. Wobei nicht immer die Billigstbieter, sondern durchaus häufig auch Qualitäts-Air-Ambulanzen den Zuschlag erhalten, da diese meist über bessere Jets und eine bessere Ausrüstung verfügen.

Medizinische Indikation
Die medizinische Indikation stellt fest, ob ein Transport ohne weiteren Schaden für den Patienten möglich ist (Flugtauglichkeit und Transportschaden), welchen Vorteil ein Patient von einer Verlegung hat (Versorgungsoptimierung) und wägt Transportschaden und ökonomische Indikation gegen die Versorgungsoptimierung ab. Ebenso werden die Erfordernisse für das Ambulanzflugzeug, den Bodentransport zum und vom Flugzeug und die medizinisch-technische Ausrüstung an die Air Ambulance festgelegt. So ist die Wahl des geeigneten Jets (eigener Notarztjet oder liegender bzw. sitzender Transport in einem Linienflugzeug) ein wichtiger Faktor für den sicheren Patiententransport. Auch länderspezifische Eigenheiten der medizinischen Versorgung fließen in die Indikationsstellung ein (Wissen um die Qualität des entsendenden und des aufnehmenden Krankenhauses).
Ist ein Transport medizinisch nicht indiziert, wird er abgelehnt. So z. B., wenn ein Patient den Flug nicht überlebte bzw. wenn vor Ort ohnehin eine ausreichende medizinische Behandlung gegeben ist.
Bei medizinisch unterversorgten Patienten wäre ein Transport unter Umständen auch bei allerhöchstem Risiko vertretbar. Jeder Fall ist von der Flugambulanz kontinuierlich zu begleiten (Telefonkontakt mit Patient, Arzt, Angehörigen, Reiseleiter) und die Indikation immer wieder neu zu überprüfen.
Indikationen für die Repatriierung von Patienten können aber auch eine entscheidende Behinderung der Genesung durch mangelnde Kommunikationsmöglichkeiten (Sprachbarriere) sein oder auch die Tatsache, daß die Behandlung im Gastland höhere Kosten verursachen würde als die Repatriierung und Behandlung im Heimatland (Sozialversicherungstarif).
Weitere Indikationen für einen internationalen Patiententransport sind Transporte zur Versorgung und Therapie in ein anderes Land, sei es, weil das jeweilige medizinische Fach im Heimatland des Patienten nicht verfügbar ist (Herzchirurgie) oder weil durch Frequenzspitzen die an sich vorhandene Versorgungskapazität temporär überlastet ist (Schiunfälle in alpinen Schigebieten).

Flugtechnische Indikation

Bei bestehender medizinischer und ökonomischer Indikation ist nunmehr gemeinsam mit dem Piloten die Durchführbarkeit des Fluges abzuklären. In dieser Besprechung sind die Reichweite und die damit verbundenen Zwischenlandungen und **fuel stops** mit den medizinischen Erfordernissen abzustimmen. Für Langstreckenflüge muß auf Cockpit-Crew-Duty-Times Rücksicht genommen werden, und es werden Ersatzcrews auf der Flugstrecke zum Wechsel bereitgehalten. Ebenso muß die Möglichkeit zur Abwicklung der Zollformalitäten ohne weiteren Zwischenaufenthalt gegeben sein.

Schließlich sind die Länge der Landebahn, das geplante Gewicht bei Landung und Start (Tankmenge, und damit Reichweite und Sicherheit) und die zu erwartende Außentemperatur (je wärmer, desto längere Startstrecke) mit dem Flugplan abzustimmen.

Autor:
Univ. Prof. Dr. Florian Iberer
Flugrettungsarzt der Tyrolean Air Ambulance
Chirurgische Universitätsklinik
Karl-Franzens-Universität Graz/LKH Graz
Auenbruggerplatz 1
A-8036 Graz

Effektivität der präklinischen, notärztlichen Versorgung

P. Sefrin

Der Rettungsdienst ist integraler Bestandteil des Gesundheitswesens, woraus sich ein Anspruch des einzelnen ableitet. Nur qualitativ hochwertige rettungsdienstliche Leistungen ermöglichen die Langzeiterfolge, die ethisch verpflichtend und ökonomisch sinnvoll sind. Die Kosten, die das Gesundheitswesen verursacht, sind daher auch nur ein Teilaspekt der Wirtschaftlichkeit, was von den Kostenträgern und auch von den Politikern oft übersehen wird. So kommt es auch immer wieder zu der paradoxen Situation, daß einerseits eine bessere präklinische Notversorgung gefordert wird, andererseits aber die finanziellen Mittel für diesen Bereich gekürzt werden.
Von diesen Kürzungen sind nicht nur die Versorgungskonzepte und deren Umsetzung betroffen, sondern auch das Personal und der Materialaufwand. Wie unter solchen Bedingungen eine ausreichende Effizienz gesichert werden kann, bleibt offen.

Die Effektivität beschreibt die Leistungen, die Wirkung und den Erfolg der ärztlichen Intervention in der Präklinik, bezogen auf die Zielvorgabe der Wiederherstellung des Patienten. Zur Beurteilung der Effektivität der präklinischen Versorgung fehlen allerdings länderübergreifende und damit vergleichbare Fakten. Der Versuch des Nachweises einer Wirtschaftlichkeit, die von politischer Seite verlangt wird, scheitert an der fehlenden Vergleichbarkeit differenter Einzelstudien und an den regional divergierenden Strukturen. Der politische Vorwurf des fehlenden Nachweises der Effektivität der notfallmedizinischen Maßnahmen in Relation zu ihren Kosten läßt sich durch einzelne Studien nur begrenzt entkräften. Die Beurteilung der Wirtschaftlichkeit kann nur einheitlich, unter Einbeziehung der Qualität der erbrachten Leistungen und des patientenbezogenen Erfolges (Outcome) bei vergleichbaren Organisationsstrukturen, erfolgen. Fehlende Transparenz von Kosten und Kostenstrukturen, bei vollkommen unterschiedlichen Finanzierungsmodalitäten, lassen derzeit einen Kostenvergleich nicht zu. Eine Kosten-Nutzen-Analyse kann nur unter Einbeziehung des medizinischen Langzeiterfolges, in Relation zur Qualität der präklinischen Leistungen, erfolgen. Will man Rückschlüsse auf den Gesamterfolg notfallmedizinischer Leistungen ziehen, muß man vorher Standards als Basis des Vergleiches definieren und in prospektiven Studien kontrollieren. Da aber, aufgrund fehlender Zustimmung der Patienten, prospektive Untersuchungen nicht möglich sind, können derartige randomisierte, kontrollierte Studien im Bereich der Präklinik nicht durchgeführt werden.

Es ist im Prinzip unbestritten, daß die Kostenexplosion im Gesundheitswesen auch im Bereich der Notfallmedizin einen Nachweis der Effizienz notwendig macht. Das Problem ist aber, daß die differenten wissenschaftlichen Untersuchungen nicht miteinander verglichen werden können, weil einheitliche Standards fehlen. Der Methodentransfer aus dem Bereich der Intensivmedizin in den präklinischen Bereich des Rettungsdienstes erfolgt mit dem Ziel, das behandlungsfreie Intervall zu verkürzen und mögliche Folgeschäden zu minimieren. Unterstellt wird: je früher die ärztliche Therapie nach Eintritt einer Schädigung eingeleitet wird, um so besser ist die kurz- und langfristige Prognose. Eine Reihe von Studien versucht diese Hypothese an speziellen Patientenkollektiven oder Erkrankungsbildern zu untermauern, um damit die Rechtfertigung für die obligate Einbeziehung des Notarztes in das präklinische Behandlungskonzept zu bekommen. Dem stehen Untersuchungen, insbesondere aus den anglo-amerikanischen Ländern, entgegen, die gleiche Ergebnisse nachzuweisen versuchen, allerdings ohne obligat einen Arzt in das Versorgungskonzept integriert zu haben. Unstrittig ist inzwischen, daß optimale Behandlungsergebnisse nur bei einem Therapiebeginn, unter Einschluß invasiver Maßnahmen, in den ersten 30–60 Minuten erzielt werden können. Bei der Umsetzung dieser Zeitvorgaben spielen organisatorische Probleme eine größere Rolle als medizinische Argumente. Die Vorlaufzeiten und das Eintreffen beim Patienten werden in Deutschland durch gesetzliche Rahmenbedingungen bestimmt, die derzeit länderdifferent definiert sind, wie es sich beispielsweise an der „Hilfsfrist" nachweisen läßt.

In der Folge sollen wissenschaftliche Untersuchungen herangezogen werden, um den Effekt der vorgezogenen präklinischen Intensivmedizin im Rahmen des Rettungsdienstes zu beweisen. Dies geschieht an unterschiedlichen Patientenkollektiven, nachdem der Rettungsdienst dadurch gekennzeichnet ist, daß er mit verschiedenen, aus differenten medizinischen Bereichen resultierenden Notfällen konfrontiert wird. Hierbei ist grundsätzlich zwischen traumatologischen und nichttraumatologischen Notfällen zu unterscheiden. Eine spezielle Gruppe stellen Patienten mit einem Kreislaufstillstand unterschiedlichster Genese dar, auf die in der Folge nicht eingegangen werden soll.

Traumatologische Notfallpatienten

Ein Trauma ist nicht nur durch die lokale Schädigung charakterisiert, sondern durch die Gesamtheit der Auswirkungen auf den Organismus, weshalb heute auch in der Folge von der *Verletzungskrankheit* gesprochen wird. Durch eine frühzeitig optimierte Intervention kann es nicht nur gelingen, Komplikationen, die aus den lokalen, sondern auch aus den allgemeinen Schädigungen resultieren, günstig zu beeinflussen.

Seekamp untersuchte die Infektionsrate offener Extremitätenfrakturen in Abhängigkeit von der Erstversorgung. Die Bedeutung der Wiederherstellung bei diesen Verletzungen wird deutlich, wenn man die bleibende Minderung der Erwerbstätigkeit bei diesen Patienten betrachtet. Offene Frakturen der unteren Extremität können zu einer bleibenden Minderung der Erwerbsfähigkeit (MdE) von über 40% führen. Es konnte in der Analyse gezeigt werden, daß die Infektion als häufigste Komplikation offener Verletzungen in direktem Zusammenhang mit der Erstversorgung und der Transportzeit steht. Die Infektionsrate bei Patienten, die primär durch das Personal eines Rettungshubschraubers versorgt wurden und in kurzer Frist einer operativen Therapie zugeführt werden konnten, betrug nur 3,5%, während sie bei Patienten, die innerhalb der ersten Stunden nach dem Unfall erst sekundär in ein Traumazentrum kamen, 22% betrug. Bringt man die Rate der Infektionen in Relation zu dem finanziellen Aufwand der Behandlungs- und Folgekosten bei posttraumatischer Osteomyelitis des Ober- und Unterschenkels, so ist der volkswirtschaftliche Nutzen einer frühen, effektiven notärztlichen Versorgung offenkundig. Bereits zu einem früheren Zeitpunkt errechneten *Klemm und Mitarbeiter* die durchschnittlichen Kosten bei einem Verletzten mit Unterschenkelbruch und posttraumatischer Osteomyelitis im Hinblick auf die stationären Behandlungs- und Rentenkosten und kamen auf Kosten in Höhe von ca. 500.000 DM. Nachdem diese Kosten aus dem Jahre 1976 stammen, müßten sie auf die heutigen Behandlungskosten, entsprechend der Steigerung der Lebenshaltungskosten, hochgerechnet werden.

In einer prospektiven Studie an Traumapatienten wurde von *Dressing und Mitarbeiter* der Versuch unternommen, zwei vergleichbare Patientengruppen, die adäquat im Hinblick auf frühe Intubation, präklinische Infusionstherapie und geringes therapiefreies Intervall gekennzeichnet waren, einer Kontrollgruppe von nicht adäquat versorgten Verletzten gegenüberzustellen. Trotz einer geringen Fallzahl (n = 20) wurden in der Gruppe der adäquat versorgten Patienten keine unbeherrschbaren Schockzustände oder Organkomplikationen, wie ARDS oder Multiorganversagen, festgestellt. Die Letalität bei adäquat versorgten Patienten betrug 0%. In der Kontrollgruppe kam es in 20% zu einem posttraumatischen Lungenversagen, in 5% zu einem Multiorganversagen und in 10% zu einem letalen Ausgang.

Die frühzeitige Schocktherapie ist eine Möglichkeit, auf nachfolgende Komplikationen positiv einzuwirken. Obwohl in den USA, aufgrund des Fehlens der Möglichkeit einer frühzeitigen ärztlichen Intervention, der Erfolg dieser Maßnahmen in Zweifel gezogen wird, konnten *Allgöwer* und *Olreud* schon früh dieses Therapiekonzept als einen wesentlichen Faktor für die verbesserten Überlebenschancen bei Polytraumatisierten ausmachen. In einer Schweizer Untersuchung konnte bei polytraumatisierten Verletzten nachgewiesen werden, daß generell zeitliche Verzögerungen in der Rettungskette zur Steigerung der Letalität beigetragen hatten. *Osterwalder* stellte fest, daß nicht die absolute Dauer der Rettung, sondern die qualifizierte medizinische Hilfe innerhalb der kritischen (präklinischen) Zeitspanne für eine positive Prognose verantwortlich ist. In einer Untersuchung von *Spaite und Mitarbeiter* in den USA zeigte sich, daß die medizinischen Maßnahmen vor Ort, im Hinblick auf die gesamte Rettungszeit, bei traumatisierten Patienten nur 20% ausmachten. Durch Videodokumentation wurde nachgewiesen, daß der größte Teil der Zeit für die Rettung und den Transport (ohne Versorgung) in Anspruch genommen wird. Der Behandlungsbeginn wird soweit in das Krankenhaus verlagert. Am Beispiel der pulmonalen Komplikationen bei Polytraumatisierten versuchten *Huf und Mitarbeiter*, den Einfluß des Intubationszeitpunktes auf den klinischen Verlauf zu eruieren. Patienten, die bereits am Unfallort intubiert wurden, erlitten nur in 9,1% ein ARDS und in 13% eine Pneumonie. Bei den erst im weiteren Verlauf (nach Klinikaufnahme) intubierten Patienten stiegen diese Raten auf 16,7% für das ARDS und auf 23,7% für die Pneumonie. Die Gesamtliegedauer war bei den früh intubierten Patienten mit 34,5 Tagen deutlich unter der von später Intubierten mit 39,4 Tagen. Auch bei der Liegedauer auf der Intensivstation ist ein Unterschied von 19,9 gegen 23,7 Tage signifikant. Frühere Untersuchungen von *Sefrin* und *de Pay* konnten bei Polytraumatisierten nachweisen, daß eine frühzeitige Intubation und der Beginn einer Beatmung am Unfallort nicht nur zur Abwendung einer momentanen Lebensbedrohung führten, sondern insgesamt eine höhere Überlebensrate der Patienten zur Folge hatten. So konnte durch diese Maßnahmen, vom Notarzt durchgeführt, bei identischen Patientenkollektiven mit Polytrauma des Schweregrades 2 die Letalitätsquote von 46% auf 11% und beim Schweregrad 3 von 48% auf 28% gesenkt werden. *Schüttler und Mitarbeiter* analysierten 1995 gleichfalls 126 Patienten mit Polytrauma bzw. Schädel-Hirn-Trauma und konnten eine Abhängigkeit der Letalität des Patientenkollektives vom systolischen Blutdruck bei Klinikaufnahme und der Qualität der Gesamtversorgung nachweisen. Gelang es im Rahmen der präklinischen Versorgung, Blutdruckwerte zwischen 100 und 120 mm Hg systolisch durch eine adäquate Infusionstherapie zu erreichen, so verstarben 12% der Patienten. Bei Insuffizienz der übrigen Therapiemaßnahmen waren es bei gleicher Kreislaufsituation mit 53% signifikant mehr Patienten. Bei isoliertem Schädel-Hirn-Trauma betrug die Letalität bei suffizienter Beatmung 25% und war damit signifikant niedriger als bei insuffizienter Beatmung, bei der 62% der Patienten verstarben. Bei der Analyse der Versorgungsqualität für das frühe Outcome bei isoliertem Schädel-Hirn-Trauma, unter Verwendung der Glasgow-Coma-Scale, überlebten in der Gruppe GCS 5–8 signifikant mehr Patienten (82%) mit suffizienter als mit insuffizienter Versorgung (40%). Pauschaler sind die Aussagen von *Singbartl* aus dem Jahre 1985, der bei polytraumatisierten Patienten mit Schädel-Hirn-Trauma feststellte, daß bei Schädigungen, die mit Hilfe der Glasgow-Coma-Scale verifiziert wurden, unter GCS 7 ohne notärztliche Versorgung nur 18% überlebten, während 57% dann überlebten, wenn die Erstversorgung im Rettungsdienst durch einen Notarzt durchgeführt wurde. In den USA gelang es durch den Vergleich zweier Kollektive von Patienten mit Polytrauma, die Auswirkungen eines reinen Paramedic-Systems mit den Auswirkungen einer ärztlichen Versorgung am Notfallort darzustellen. Obwohl in den USA Paramedics berechtigt sind, ärztliche Maßnahmen vor Ort durchzuführen und dies auch in erheblichem Maße tun, wird erkennbar, daß es den Paramedics in 6% nicht gelang, obwohl erforderlich, den Patienten zu intubieren. Bei den Notärzten liegt diese Quote bei 0,3%. Dieser Unterschied zeigte sich auch bei der erforderlichen Entlastung eines Pneumothorax. Bei 3% der Notfallpatienten übersahen Paramedics die Notwendigkeit einer Entlastung, während gleichfalls nur 0,3% der Notärzte in dieser Situation es versäumten, eine Drainage zu legen. Mit diesen Untersuchungen kann auch die Diskussion um die ausschließliche Verwendung von Rettungsdienstpersonal, ohne obligate Einbindung oder unter generellem Verzicht eines Notarztes, in ein entsprechendes Licht gerückt werden. In die gleiche Richtung geht der Vergleich zweier Rettungssysteme, das Sytem der USA und das Deutschlands (Hannover). Während im deutschen Rettungssystem in mehr als 35% der Fälle eine Intubation durchgeführt wurde, betrug der Anteil im amerikanischen System, bei Paramedic-Besetzung, nur 13%. Eine Pleuradrainage wurde in Deutschland in 9% und in den USA nur in 1% der Fälle gelegt.

Ein weiterer Punkt, bei dem zwischen dem Rettungssystem in den USA und dem Deutschlands ein Dissens besteht, ist die Infusionstherapie im Rettungsdienst. Nachdem bei Paramedics als Besetzung des Rettungsdienstes gerade bei polytraumatisierten Patienten die nötige Routine zur Applikation mehrerer Zugänge, wie nach deutschem Standard zu fordern, fehlt, wird häufiger auf invasive Therapiemethoden vor Ort verzichtet und der Patient schnell in die Klinik verbracht (Scoop und Run). Aus diesem Verfahren wird aber andererseits abgeleitet, daß eine aggressive Schocktherapie für den Patienten auch keine Verbesserungen des Outcome erwarten lasse. Begründet wird dies mit Studien der in den USA am häufigsten penetrierenden Verletzungen, für die auch in deutschen Rettungsarten die Stabilisierung vor Beginn des Transportes keine unabdingbare Forderung ist.

Nichttraumatologische Notfälle

Nachdem der Anteil der nichttraumatologischen Notfälle bis 70% des Kollektivs der Notarzteinsätze ausmacht, erhebt sich die Frage, ob auch in diesem Bereich sich die Auswirkungen eines frühzeitigen Therapiebeginns in der Präklinik nachweisen lassen.
In einer retrospektiven Analyse des Outcomes haben *Wuerz* und *Meador* Patienten untersucht, die bei der Notfalldiagnose Herzinsuffizienz eine präklinische Standardmedikation erhielten, und Patienten, die diese nicht erhielten. Hierbei zeigte sich, daß bei adäquater Versorgung die Mortalität um das 2,5fache gesenkt werden konnte. Am deutlichsten wird der Erfolg der ärztlichen Intervention bei kardialen Notfallpatienten, die einen Kreislaufstillstand erleiden. Nicht nur in internationalen Studien konnte gezeigt werden, daß die Überlebenswahrscheinlichkeit nach Kammerflimmern um so besser wird, je früher die Defibrillation und je früher eine Intubation und Medikation erfolgen. In einer dänischen Großstadt wurden die Erfolge in drei aufeinanderfolgenden Phasen, die sich bezüglich der Qualifikation des Personals unterscheiden, analysiert; Sanitäter mit Basiskenntnissen, Sanitäter mit erweiterten Kenntnissen, einschließ-

lich der Erlaubnis zur Defibrillation, und einem arztbesetzten Rettungsdienst. 13% der von Ärzten reanimierten Patienten konnten das Krankenhaus verlassen, im Gegensatz zu den von Sanitätern mit Basis- (5%) und von Sanitätern mit erweiterten Kenntnissen (1%) versorgten Patienten. Auch die bei der Entlassung durchgeführten cerebralen Funktionstests ergaben bei den durch Ärzte Reanimierten nachweisbar bessere Ergebnisse.

Obwohl derzeit nicht generell durchführbar, besteht die Möglichkeit, bei Patienten mit Myokardinfarkt durch eine frühzeitige Lyse bessere Behandlungserfolge zu erreichen. Bei jährlich 272.000 akuten Herzinfarkten in Deutschland, von denen, laut MONICA-Studie der WHO, allein 151.000 (55,5%) zum Tode führen, garantiert der schnelle Einsatz des Rettungsdienstes mit Notarzt (im Mittel 10 Minuten), wie nachgewiesen (im Europäischen-Myokard-Infarkt-Projekt – EMIP), zu einem hohen Anteil das Überleben des Patienten.

Vor dem Hintergrund der Ergebnisse im anglo-amerikanischen Sprachraum wird von Politikern angezweifelt, daß eine arztgeführte präklinische Versorgung effektiver sei als eine, die nur von Rettungspersonal durchgeführt wird. Der Rückgriff auf vorhandene Studien als Beweis ist wegen der vollkommen differenten Ausgangs- und damit zugrunde liegenden Studienbedingungen nicht möglich, obwohl es derzeit gerade in den USA klare Aussagen gibt, die die präklinische notärztliche Versorgung favorisieren. Bei der ausschließlichen Orientierung an den Endpunkten Mortalität und Outcome geht eine Reihe von Faktoren in die Gesamtbeurteilung ein, die, unabhängig vom präklinischen Management, für den weiteren Verlauf entscheidend werden kann. Deshalb bietet die objektive Beurteilung meßbarer vitaler Parameter eine bessere erste Orientierungsmöglichkeit. Hierzu kann, wie Untersuchungen von *Messelken* gezeigt haben, der Mainzer Emergency Evaluation Score (MEES) einen konkreten Ansatz bieten. In einer multizentrischen Studie mit 803 Patienten konnte in 58,6% der Fälle eine objektivierbare Verbesserung des Patientenzustandes nach präklinischer ärztlicher Erstversorgung bei Klinikaufnahme nachgewiesen werden. Bei 40% war der Zustand gleich geblieben, und lediglich in 3,4% resultierte eine Verschlechterung. Diese Quoten stimmen mit den Ergebnissen eines weiteren Kollektivs von 356 Patienten aus Mainz überein, bei dem in 53% eine Zustandsbesserung, in 44% keine Veränderung und nur in 4% eine Verschlechterung nachgewiesen wurden.

Die Effektivität der notärztlichen Versorgung resultiert aus dem Zusammenwirken der medizinischen und ökonomischen Teilkomponenten. Aus medizinischer Sicht sind an die Versorgungsqualität höchste Anforderungen zu stellen, die sich an definierten Standards messen lassen müssen. Aus ökonomischer Sicht sollte das Ziel mit dem geringsten Aufwand an Ressourcen erreicht werden. Nur wenn diese Komponenten gesichert sind, wird es letztlich möglich sein, die Qualität der ärztlichen Leistungen unter Beweis zu stellen. Die Notwendigkeit einer frühzeitigen, qualitativ hochwertigen ärztlichen Versorgung von Notfallpatienten ist aber auch ohne wirtschaftlich nachweisbare Ergebnisse eine Forderung, die aus medizinischer Sicht nicht unter rein ökonomischen Aspekten subsumiert werden kann.

Literatur:
Allgöwer M., Olreud S.: Evaluation and management of the polytraumatized patient in various centers. Word J. Surg. 7 (1983)143–148

Baxt W., Jones G., Fordlage D.: The trauma triage ruel: A new resource – based approach to the prehospital identification of major trauma victims. Ann. Emerg. Med. 19, 1990, S. 401
Bickel W. H., Matthew M. D., Wall J. et al.: Immediate versus delayed fluid resuscitation for hypotensive patients with penetraiting torso injuries. Engl. J. Med. 331, 1994, S. 1105
Dick W. F.: Effektivität präklinischer Notfallversorgung. Anaesth. 45, 1996, S. 75
Dressing K., Obertacke U., Bardenheuer M., Schmid-Neuerburg K. P.: Effektivität notfallmedizinischer Maßnahmen, lntensivmed. Notfallmed. 30, 1993, S. 421
Eisenberg M. S., Horwoud B. T., Cummins R. 0.: Cardiac arrest and resuscitation: A tale of 29 citys. Ann Emerg Med 19, 1990, S. 179
Frandsen F., Nielsen J. R., Gram L., et al.: Evaluation in intensified prehospital treatment in out of-hospital cardiac arrest: Survival and cerebral prognosis. Cardiol. 79, 1991, S. 256
Hennes H. J., Reinhardt Th., Otto S., Dick W.: Die präklinische Effektivität der notärztlichen Versorgung. Anästh. 42, 1993, S. 455
Huf R., Kraft S., Schildberg F. W.: Der Einfluß des lntubationszeitpunktes auf den klinischen Verlauf polytraumatisierter Patienten mit Lungenkontusion. lntensivmed. Notfallmed. 30, 1993, S. 377
Jones E. J., Brenneis, A. T.: Study design in prehospital trauma advanced life support – basic life support research: a critical review. Ann Emerg. Med 20, 1991, S. 857
Klemm K., Junghans H.: Behandlungs- und Folgekosten bei posttraumatischen Osteomyelitis des Ober- und Unterschenkels. Berufsgenoss., 1976, Hft. 6, S. 237–241
Messelken M.: Evaluation der Ergebnisqualität von Notarzteinsätzen mit dem MEES-Ergebnisse einer multizentrischen Praktikabilitätsstudie. Notarzt 12, 1996, S. 60
Osterwalder J. J.: Der Einfluß von Rettungs- und Versorgungszeiten auf den klinischen Verlauf und die Behandlungsergebnisse bei Polytrauma. Schw. Med. Wschr 122, 19992, S. 1571
Schmidt U., Freym S., Nerlich M., Rowe D., Endersen B., Maul K., Tscherne H.: On scene helicopter transport of patients of multiple injuries. – Comparison of a german and an american system. Traum. 33, 1992, S. 548
Schüttler J., Schmitz B., Bartsch A. C., Fischer M.: Untersuchungen zur Effizienz der notärztlichen Therapie bei Patienten mit Schädel-Hirn- bzw. Polytrauma. Anästh. 44, 1995, S. 850
Seekamp A.: Die Bedeutung der präklinischen Notfallversorgung. Krankengymn. 44, 1992, S. 5–8
Sefrin P., de Pay A. W.: Frühzeitige Beatmung im Rettungsdienst. Notfallmed 10, 1982, S. 231
Singbartl G.: Die Bedeutung der präklinischen Notfallversorgung für die Prognose von Patienten mit schwerem Schädel-Hirn-Trauma. Anästh. lntensivth. Notfallmed. 20, 1985, S. 251
Spaite D. W., Tse D. J., Valenzuela T. D. et al: The impact of injury severity and prehospital procedures on scene time in victims of major trauma. Ann. Emerg. Med. 20, 1991, S. 1229
Wuerz R. C., Meador S. A.: Effect of prehospital medication on mortality and length of stay. Ann. Emerg. Med. 20, 1991, S. 447

Autor:
Prof. Dr. Peter Sefrin
Klinik für Anästhesiologie
Sektion für präklinische Notfallmedizin
Universität Würzburg
Josef Schneiderstraße 2
D-97080 Würzburg

Hygiene

G. Zach

> „Es müssen daher die Hände des Untersuchenden nicht bloß nach der Beschäftigung mit Kadavern, sondern nach Untersuchung von Individuen, bei welchen die Hand mit Jauche verunreinigt werden kann, in Chlorwasser gewaschen werden, bevor zur Untersuchung eines zweiten Individuums geschritten wird."
> (Ignaz Philipp Semmelweis, 1847)

Einleitung

Die Krankheitsprophylaxe ist im medizinischen Alltagsleben Routine, besonderes Augenmerk muß hierbei aber auf immungeschwächte Patienten (Polytraumatisierte, Schwerkranke usw.) gelegt werden. Gerade mit dieser Patientengruppe hat man im notärztlichen Dienst häufig zu tun. Wie im Krankenhaus, so ist auch hier im allgemeinen, laut verschiedener Statistiken, die Infektionsgefahr für das Sanitätspersonal geringer als für die Patienten. Dennoch sind einige Risikofaktoren (Hepatitis, HIV, Tbc etc.) nicht zu vernachlässigen, und man sollte daher auch im eigenen Interesse hygienische Vorsichtsmaßnahmen einhalten.

Obwohl wir wissen, wie wichtig hygienisch einwandfreies Handeln, sowohl für den Patienten als auch für das Personal, ist, wird es jedoch häufig vernachlässigt.

Als Gründe für das Entstehen nosokomialer Infektionen werden fehlende Information, Zeitmangel, das Fehlen einer offensichtlichen, akuten Folge bei mangelnder Hygiene und Abstumpfung durch Routine angegeben. Es ist zu erwarten, daß diese Gründe auch für den hektischen Notarztdienst gelten.

In Akutkrankenhäusern beträgt die Prävalenz nosokomialer Infektionen durchschnittlich 13%, die Inzidenz 7%. Es liegen weiters Berichte vor, daß in etwa 7% die Hospitalismusinfektionen für den Tod von Spitalspatienten verantwortlich sind.

In Deutschland (alte Bundesländer) erkranken jährlich geschätzt eine Million und versterben 40.000 durch Hospitalismusinfektionen, in derselben Zeit versterben nur rund 7.100 Personen an Verkehrsunfällen. Schätzungen zufolge dürften 10% der deutschen Zahlen für Österreich und die Schweiz angenommen werden.

Genaue Berechnungen fehlen, da die Differenzierung in Prähospitalismus- und Hospitalismusinfektionen praktisch nicht möglich ist.

Die tatsächlich für die empfohlenen hygienischen Maßnahmen aufzuwendende Zeit ist insgesamt geringer als allgemein angenommen wird.

Übertragung

Von den üblichen bekannten Infektionsquellen sind für den Notfalldienst im allgemeinen nur der Mensch selbst und in geringerem Maße unbelebte Gegenstände von Bedeutung. Die übrigen Quellen – Tiere, Luft, Wasser, Lebensmittel etc. – spielen an und für sich, mit Ausnahme bei Auslandseinsätzen, keine wesentliche Rolle.

Gefährlichster und somit wichtigster Übertragungsweg ist die Inokulation, namentlich die Stichverletzung mit Injektions- und Infusionsnadeln. Häufigster Vektor bei Patienteninfizierung sind jedoch die Hände der Helfer im Sinne einer Kontaktinfektion, weniger wichtig ist eine Ansteckung durch Tröpfcheninfektion. Daneben kann eine Übertragung auch durch sekundär kontaminierte Gegenstände (Tuben, Katheter etc.) erfolgen.

Allgemeine Hygiene
Bei dem selbstverständlichen Händewaschen vor Dienstbeginn dürfen die Handbürsten nur zum Reinigen der – kurzgeschnittenen – Fingernägel verwendet werden. Ein Schrubben der Haut würde dort zu Mikroläsionen führen, die eine leichte Eintrittspforte für Krankheitskeime darstellen.
Das Tragen von Nagellack ist aus hygienischen Gründen nicht gestattet. Der Lack splittert leicht ab, dadurch entstehen Spalten, in die Krankheitserreger eindringen und dort von den Desinfektionsmitteln nicht erreicht werden können.
Die Haare gehören hochgesteckt oder -gebunden, einerseits um zu verhindern, daß sie in eine Wunde hineinhängen können, andererseits damit man nicht irgendwo hängenbleiben und unter Umständen skalpiert werden kann. Schließlich soll auch verhindert werden, daß man sich die Haare nicht immer wieder aus dem Gesicht streifen muß und so Keime überträgt.
Die Arbeitskleidung gehört täglich, sonst immer bei sichtbarer Verschmutzung gewechselt. Bei Kontamination sollte eine chemisch-thermische Desinfektion („Kochwäsche") erfolgen.
Unter Ringen – auch Eheringen – entstehen feuchte Kammern, die ein idealer Nährboden für Keime sind. Auch können die Händedesinfektionsmittel nicht bis an die Keime herankommen. Schließlich kann ein Ring auch eine Mikroläsion im Handschuh verursachen, und Verletzungen durch Hängenbleiben des Ringes sind möglich. Ähnliches, wenn auch in abgeschwächtem Maße, gilt auch für Armreifen und Armbanduhren.
Bei speziellen Einsätzen sind Mundschutz, Schutzbrille, Haube und/oder Spezialschutzanzüge zu verwenden. Bei Gefahr der Tröpfcheninfektion durch den Patienten (z.B. bekannte offene Lungentuberkulose) ist es als Schutzmaßnahme sinnvoll, diesem eine Mundmaske zu geben.
Die mit dem Mund zu bedienenden Neugeborenenabsauger können auch ein Infektionsrisiko darstellen und sollten eher nicht verwendet werden.
Bei einem ausgeprägten grippalen Infekt sollte, wenn man aus dienstlichen Gründen nicht zu Hause bleiben kann, zum Schutz der Patienten und der Arbeitskollegen ein Mundschutz getragen werden.
Wichtigste Prophylaxe ist, wie im Medizinalbereich allgemein, das Tragen von Einmalhandschuhen bei erwarteter Kontamination, wobei nur Latexhandschuhe einen ausreichenden Schutz bieten, Handschuhe aus anderen Materialien dienen nur zum Schutz vor Verschmutzung, nicht jedoch vor Krankheitserregern.
Bei bestehenden Verletzungen an den eigenen Händen empfiehlt es sich, nach Anlage eines Schutzverbandes, zwei Latexhandschuhe überzuziehen.
Bezüglich Impfschutz werden im Anhang einige Empfehlungen gegeben.
Daß während der Arbeit Essen, Trinken und Rauchen verboten und danach nur nach hygienischer Händedesinfektion gestattet sind, darf als selbstverständlich vorausgesetzt werden und wird hier nur der Vollständigkeit halber erwähnt, obwohl, wie die Realität immer wieder beweist, oft gegen diese Verhaltensregeln verstoßen wird.

Fahrzeug

Die routinemäßige Innen- und Außenreinigung des Einsatzfahrzeugs sollte im allgemeinen in den Aufgabenbereich des Notfallsanitäters fallen. Hier wird eine Reinigung des Fahrzeuginneren einmal wöchentlich bzw. bei Verschmutzung empfohlen.

Dennoch sollte auch von ärztlicher Seite bei der Dienstübernahme, im Rahmen der Koffer- und Geräteüberprüfung, auf hygienische Belange geachtet werden.

Erwähnt sei hier nur das Entfernen von Blutspritzern, die Überprüfung von Sterilverpackungen auf Unverletztheit der Hülle, das Entfernen etwaiger Ampullenreste, die sichere Fixation von Ampullen – zur Vermeidung von Mikrorissen im Glas durch Erschütterung – und die Überprüfung von Ablaufdaten.

Einmal pro Woche sollten die Koffer komplett entleert, gereinigt, mit Flächendesinfektionsmitteln ausgewischt und dann wieder eingeräumt werden. Die Reinigung und Desinfektion von Geräten sollte mit einer Funktionsprüfung beendet werden.

Es hat sich auch bewährt, zur Dokumentation ein Reinigungs- und Desinfektions- bzw. Sterilisationsbuch zu verwenden. Bezüglich der Desinfektion von Geräten nach Gebrauch siehe *Anhang*.

Reinigung

Bei Flächen, die üblicherweise nicht mit Keimen kontaminiert werden (zum Beispiel das Wageninnere eines NEF), ist eine routinemäßige Desinfektion nicht notwendig, hier reicht eine Reinigung mit herkömmlichen Reinigungspräparaten. Es wird nur eine gezielte Desinfektion bei sichtbarer Kontamination, z. B. durch Blut oder Eiter, durchgeführt.

Eine alleinige Desinfektion wäre jedoch auch nicht ausreichend. Damit das Desinfektionsmittel auf die zu desinfizierende Oberfläche gelangen kann, muß diese zuerst gereinigt werden. Viele Präparate sind für die reinigende Desinfektion geeignet, d. h., Reinigung und Desinfektion erfolgen in einem Arbeitsgang.

Der selbständige Zusatz eines Reinigungsmittels zur Desinfektionslösung ist nicht gestattet, da die Desinfektionswirkung durch chemische Interaktionen behindert wird (sogenannter Seifenfehler).

Desinfektionsmittel

Desinfektionsmittel sollten bakterizid, viruzid, fungizid, für besondere Aufgaben auch sporozid und tuberkulozid sein.

Für den Notarztdienst sind wichtig: eine möglichst kurze Einwirkzeit, gute Haut-, Schleimhaut- und Materialverträglichkeit, eine geringe Luftbelastung – und am besten sollte *ein* Präparat alle diese Eigenschaften haben.

Dies ist allerdings nur eine Wunschvorstellung, daher sollten idealerweise drei Desinfektionsmittelarten zur Verfügung stehen, nämlich ein Flächen- , ein Instrumenten- und ein Haut- bzw. Händedesinfektionsmittel.

Nur alkoholische Präparate können gelegentlich als „Allroundmittel" verwendet werden, da sie auf Haut und Fläche auch bei kurzen Einwirkzeiten eine relativ gute Desinfektionswirkung aufweisen. Das Einlegen von Instrumenten in Alkohol ist wegen der fehlenden Sporozidie nicht zu empfehlen. Für jede Tätigkeit sollte das geeignete Desinfektionsmittel verwendet werden. Flächen- und Instrumentendesinfektionsmittel werden häufig in konzentrierter Form geliefert, sie sind vor Gebrauch erst mit Wasser auf die geeignete Konzentration zu verdünnen.

Beim Ansetzen der Fertiglösung sollten Schutzhandschuhe getragen werden, der Arbeitsraum muß ausreichend gelüftet werden können, das verwendete Wasser sollte kalt sein, um ein Abdampfen der Lösung zu verhindern.
Um die geeignete Konzentration herstellen zu können, muß sowohl für das Konzentrat als auch für das Wasser eine Meßmöglichkeit (Dosierpumpe, Meßbecher o. ä.) zur Verfügung stehen, die „Schußmethode" ist verboten.
Nach dem Ansetzen der Lösung sollte das Gefäß mit einem Deckel verschlossen und mit dem Zubereitungszeitpunkt beschriftet werden, um jederzeit über die Verwendungsdauer (Standzeit) Bescheid zu wissen.
Damit man sich beim Entnehmen von scharfen Instrumenten aus der Lösung nicht verletzt, sollte der bei professionellen Instrumentendesinfektionswannen mitgelieferte Siebeinsatz unbedingt verwendet werden.
Die Lösung muß nach Erreichen der Standzeit, sonst aber bei jeder sichtbaren Verschmutzung gewechselt werden. Das im (medizinischen) Schmutz befindliche Eiweiß verschlechtert nämlich auch die Desinfektionswirkung (sogenannter Eiweißfehler).

Hygienische Händedesinfektion
Eine hygienische Händedesinfektion hat vor und nach jeder Tätigkeit am Patienten, vor und nach dem Dienst, nach unreinen Tätigkeiten, wie Reinigung oder Toilettenbesuch, vor dem Essen und Rauchen und bei sichtbarer Verschmutzung zu erfolgen.
Zur Entnahme sollten mit den Ellbogen zu bedienende Spender im Notarztfahrzeug montiert sein, die Entnahme des Mittels aus der Kittelflasche stellt hier sicher die schlechtere Lösung (Kontamination der Flaschenaußenseite) dar.
Zu unterscheiden ist die Desinfektion bei
a) optisch sauberen Händen,
b) kontaminierten Händen (Schmutz = potentielle Kontamination).

ad a)
3 ml eines handelsüblichen und zumeist alkoholischen Händedesinfektionsmittels, entsprechen 2 Hüben eines Euro-Wandspenders, werden 30 Sekunden in die Hände eingerieben. Es ist besonders darauf zu achten, daß die Interdigitalfalten und die subungualen Räume ausreichend Kontakt mit dem Desinfektionsmittel haben. Danach dürfen die Hände nicht wieder abgetrocknet werden.

ad b)
Die früher vorherrschende Lehrmeinung, immer erst zu desinfizieren, dann erst zu waschen, wurde durch das Auftreten von AIDS relativiert. Es erscheint nicht sinnvoll, Viren oder andere Krankheitserreger während des Desinfektionsvorganges in tiefere Hautschichten quasi einzumassieren, wo sie in weiterer Folge vor dem Mittel weitgehend geschützt wären. Wir empfehlen daher folgendes Vorgehen:
Grobe Verunreinigungen, Blut, Eiter usw., werden zuerst mit einem desinfektionsmittelgetränkten Tupfer entfernt (der praktischen und raschen Reinigung mit fließendem Wasser steht das mögliche Verspritzen von Keimen in und um das Waschbecken entgegen).
Dann folgt die Reinigung mit (evtl. desinfizierender) Seife und reichlich Wasser. Nach dem gründlichen Abtrocknen erfolgt die hygienische Händedesinfektion wie unter a) angegeben.

Wird das Abtrocknen unterlassen, so wird die Desinfektionswirkung durch die Verdünnung des Alkohols vermindert, zusätzlich kann das Präparat durch die durch die Feuchtigkeit aufgequollene Hornschicht in tiefere Hautregionen eindringen. Trocknet man die Hände öfter nicht ab, kommt es zum Austrocknen und Schuppen der Haut, unter Umständen mit Entzündungen – das wird dann üblicherweise als besondere Aggressivität des Präparates gedeutet.
Im Lauf der Dienstschicht sollten die Hände auch immer wieder einmal mit einer Hautcreme gepflegt werden.
Eine Händedesinfektion muß auch nach dem Ausziehen der Handschuhe durchgeführt werden, da durch Mikro-Läsionen der Handschuhe Krankheitserreger eingedrungen sein könnten.
Eine Desinfektion der Handschuhe mit einem Händedesinfektionsmittel wird kontroversiell diskutiert. Da dabei, je nach Material, quasi Löcher in die Handschuhe geätzt bzw. die Handschuhe extrem klebrig werden können, ist eine Desinfektion der Handschuhe eher abzulehnen.

Chirurgische Händedesinfektion

Prinzipiell sollte vor jedem chirurgischen Eingriff (Pleuradrainage, Koniotomie etc.), nach einer entsprechenden Händereinigung, eine chirurgische Händedesinfektion durchgeführt werden. Das Händedesinfektionsmittel wird insgesamt fünf Minuten in die Hände eingerieben.
In der Praxis wird der Notarzt oft nicht Zeit für eine ausreichende Händedesinfektion haben. Aber es werden im allgemeinen durch die im extramuralen Bereich beheimateten Keime eher selten gravierende Infektionen verursacht, wenn nicht gleichzeitig mit hohen Cortisondosen gearbeitet wurde. Auf jeden Fall sind aber eine hygienische Händedesinfektion durchzuführen und sterile Handschuhe anzuziehen.
Da eine Intubation als sterile Tätigkeit betrachtet wird, müssen, neben der effektiven Händedesinfektion, auch die hier benötigten Gegenstände, inklusive Absaugkatheter, steril gehalten werden.

Flächendesinfektion

Sämtliche Gegenstände, die nicht einer Sterilisation oder Instrumentendesinfektion unterzogen werden können, müssen flächendesinfiziert werden; auch hier ist zuerst eine Reinigung durchzuführen.
Wie bereits erwähnt, muß nicht das gesamte Einsatzfahrzeug einer routinemäßigen Flächendesinfektion unterzogen werden, vielmehr wird in den meisten Bereichen eine gezielte Desinfektion, d. h. nach Kontamination durchgeführt. Regelmäßig sollten eventuell Koffer- und Türgriffe desinfiziert werden.
Prinzipiell sollte das Präparat mittels eines Tuches, das nach Gebrauch gewaschen (Kochwäsche!) bzw. entsorgt wird, oder ähnlichem, im Sinne einer Wischdesinfektion, aufgebracht werden.
Das Tuch wird regelmäßig in die Desinfektionslösung eingetaucht, und es wird von oben nach unten und von der reinen zur unreinen Seite gewischt. Idealerweise sollten mehrere Eimer zur Verfügung stehen, akzeptabel ist auch die sogenannte Zwei-Eimer-Methode. Es werden beide Eimer mit Desinfektionslösung gefüllt, das Tuch wird in den ersten Eimer eingetaucht und nach dem Wischen im zweiten Eimer ausgewaschen, dann wieder in den ersten Eimer getaucht.
Das die (eigene Atem-) Luft belastende Sprühdesinfektionsverfahren darf nur angewendet werden, wenn eine Wischdesinfektion technisch nicht möglich ist. Werden Alkohole zur Sprühdesinfektion verwendet, ist an die mögliche Brand- und Explosionsgefahr zu denken.

Nach dem Aufbringen der Desinfektionsmittellösung darf nicht trocken nachgewischt werden. Die Desinfektion kann erst dann als beendet betrachtet werden, wenn die Einwirkzeit vorbei ist. Die Tragenwäsche sollte nicht einer Sprühdesinfektion, wie gelegentlich geübt, unterzogen, sondern nach jedem Patienten gewechselt werden.

Instrumentendesinfektion
Alle Gegenstände, die dies tolerieren, sollten sterilisiert werden. Hierzu wird im allgemeinen die Sterilisation mit gespanntem Dampf benützt; Gas und Gammastrahlung stehen üblicherweise nicht zur Verfügung. Da die Aufzählung verschiedener Sterilisationsvorschriften den Rahmen dieser Übersicht sprengen würde, soll nur auf die Desinfektion näher eingegangen werden. Zu beachten ist, daß die Instrumente nach der Benutzung zuerst in eine Desinfektionsmittellösung eingelegt werden müssen (Instrumente mit Gelenken geöffnet), erst danach sollte die manuelle Reinigung erfolgen. Dadurch soll verhindert werden, daß beim üblichen Bürsten massiv Keime verspritzt werden. Anschließend werden die Gegenstände zerlegt und zur Gänze in die Lösung eingetaucht, wobei besonders auf die vollständige Befüllung von Hohlräumen zu achten ist. Auch hier ist die Wiederverwendung erst nach dem vollständigen Ablauf der Einwirkzeit erlaubt. Vorher müssen allerdings die Instrumente mit Wasser abgespült werden. Um eine Rekontamination zu verhindern, empfiehlt sich unter Umständen die Verwendung von Aqua bidestillata sterilis.
Auch die anschließende Verpackung der Instrumente hat unter Rekontaminationsprophylaxe zu erfolgen.
Sollte eine Instrumentenwaschmaschine zur Verfügung stehen, wird der Arbeitsablauf dadurch natürlich wesentlich erleichtert.
Vom Hersteller als Einwegartikel gekennzeichnete Gegenstände sind nicht wiederzuverwenden, sondern nach Gebrauch zu entsorgen. Da die Zeit bis zum nächsten Einsatz oft kürzer als die geforderte Einwirkzeit ist und diese aus hygienischen Gründen eingehalten werden muß, wird es notwendig sein, bestimmte Instrumente in mehrfacher Ausführung zu besitzen.

Haut- und Schleimhautdesinfektion
Obwohl heute von den meisten Hygienikern als eher nicht mehr notwendig betrachtet, sollte aus forensischen Gründen an die Hautdesinfektion vor dem Legen einer Kanüle zumindest gedacht werden. Vor invasiven Eingriffen (Pleuradrainage etc.) ist sie jedoch noch immer notwendig.
Es sind zwar für die Desinfektion von Schleimhäuten eigene Präparate im Handel, aber da sie selten benötigt werden, müssen sie nicht unbedingt mitgeführt werden. Ein alkoholisches Mittel erfüllt auch hier seinen Zweck, die Anwendung kann jedoch schmerzhaft sein. Sollten kontaminierte Flüssigkeiten (Blut usw.) auf Schleimhäute spritzen, muß sofort ausgiebig mit Wasser gespült und dann das Desinfektionsmittel aufgebracht werden.

Abfall
Nadeln, Skalpelle und andere verletzende Gegenstände sollten vor Ort in durchstichsichere Behältnisse gelegt werden, wenn möglich, ohne Nadel und Spritze zu trennen. Dafür braucht man keine speziellen Gefäße, Desinfektionsmittelkanister eignen sich bestens dafür, sie haben auch den notwendigen sicheren Verschluß.
Gerade bei Hilfeleistungen in Wohnungen sollte nicht unbedingt ein „Schlachtfeld" hinterlassen werden, zumindest sollte man die Angehörigen auf zu entsorgende Nadeln, Ampullen usw. hin-

weisen. Oft findet man beim Aufräumen auch noch Instrumente, die man sonst vergessen hätte. Um, neben sonstigem Müll, blutdurchtränkte Tupfer usw. feuchtigkeitsdicht entsorgen zu können, empfiehlt es sich, Plastiksäcke mitzuführen.
Sämtliche genannten Abfälle können mit dem Restmüll entsorgt werden und müssen nicht in den Sondermüll.

Maßnahmen nach Verletzung
Sollte man sich trotz Einhaltung der gebotenen Vorsichtsmaßnahmen dennoch verletzen, ist als erstes eine effektive Blutung durch Auspressen der Wunde zu induzieren. Um den Blutfluß, der die eventuell eingedrungenen Keime ausschwemmen soll, zu verstärken, sind kleine, aber tiefreichende Wunden – wie sie häufig durch Nadelstiche verursacht werden – durch sterile Kanülen und Lanzetten zu erweitern.
Von einigen Autoren wird dabei allerdings auf eine mögliche Keimverschleppung in tiefere Hautschichten hingewiesen.
Nach dem Auspressen der Wunde, das einige Minuten lang durchgeführt werden sollte, ist die Wunde mit dem Händedesinfektionsmittel ausgiebig zu desinfizieren. Der Desinfektionserfolg kann durch das Auftreten eines brennenden Schmerzes kontrolliert werden.
Nach der üblichen minimalen Einwirkzeit erfolgt die Wundversorgung mittels Schutzverbandes, beim Weiterarbeiten sind – wie bereits erwähnt – zwei Handschuhe übereinander zu tragen.
Schließlich ist die Verletzung, zur Wahrung eventueller arbeitsunfallrechtlicher Ansprüche, zu dokumentieren und dem Arbeitgeber zu melden. Weiters sollte ein serologischer Status bezüglich Hepatitis und HIV sowohl – wenn irgend möglich – beim Patienten als auch bei sich selbst zur eventuellen Einleitung einer spezifischen Therapie erhoben werden. Es kommt hier die Verabreichung einer passiven Hepatitis-B-Impfung bei Ungeimpften oder bei zu niedrigem Antikörpertiter in Betracht oder bei gesicherter HIV-Infektion die Einleitung einer Chemoprophylaxe, diese allerdings nur innerhalb kurzer Zeit – Minuten bis Stunden.

Infektionseinsatz
Gelegentlich ist die notfallmedizinische Versorgung eines Patienten mit bereits bekannter hochkontagiöser Infektionskrankheit notwendig. Gerade die Lungentuberkulose erfährt durch AIDS ja bekanntlich eine Renaissance. In diesem Fall wird am besten Einmalschutzkleidung, bei Bedarf mit Mundschutz, Haube und Schutzbrille, verwendet, da diese Materialien nach der Benutzung problemlos entsorgt werden können. Alternativ kann auch ein wiederverwendbarer Schutzkittel oder Overall verwendet werden, für diese muß dann allerdings ein keimdichter Schmutzwäschesack zur Verfügung stehen.
Wenn möglich, sollte auch die Tragenwäsche als Einmalartikel verwendet werden.
Man sollte auch nur die unbedingt notwendigen Arbeitsmaterialien in Patientenkontakt bringen und den Rest im Fahrzeug bzw. im Stützpunkt lassen.
Beim Erbrechen des Patienten verwendet man statt der Einmalnierentassen besser einen Plastiksack, da dieser flüssigkeitsdicht ist. Diese Säcke übergibt man, wie auch den restlichen Abfall, inklusive Ausscheidungen des Patienten, dem behandelnden Krankenhaus zur korrekten Entsorgung.
Nach dem Einsatz sind sämtliche Gegenstände mit Patientenkontakt einer effektiven Schlußdesinfektion, bei Bedarf mit tuberkuloziden Desinfektionsmitteln, zu unterziehen.
Sollte man nicht mit einem NEF, sondern mit einem NAW unterwegs sein, muß auch das Fahr-

zeuginnere desinfiziert werden – und das Fahrzeug steht für die Dauer der Einwirkzeit nicht zur Verfügung. Bei bestimmten Infektionskrankheiten kann eine Spezialdesinfektion durch einen Desinfektor notwendig sein.

Weitergehende Beschreibungen des Vorgehens bei verschiedenen Infektionskrankheiten sind den entsprechenden Vorschriften der Sanitätsorganisationen zu entnehmen bzw. bei der lokalen Gesundheitsbehörde einzuholen.

Anhang
Desinfektionsplan

Intubationsinstrumente
Ideal wäre des Einlegen in eine Instrumentendesinfektionsmittellösung. Besitzt man nur einen Satz Instrumente, wischt man sie nach der mechanischen Reinigung mit einem alkoholischen Präparat ab.

Beatmungsutensilien
Die Ventilteile können – zerlegt – in eine Instrumentendesinfektionsmittellösung eingelegt werden. Auch der Beutel und die Masken können so desinfiziert werden (Überprüfung der Materialverträglichkeit!), danach muß ausreichend gespült werden, um Desinfektionsmittelrückstände zu entfernen. Meist gelingt dies aber nur unzureichend, so daß der Beutel dann unangenehm riecht.
Bei akutem Bedarf können die Masken auch ausnahmsweise mit einem alkoholischen Präparat ausgewischt werden. Schließlich bieten sich auch als Alternative die Desinfektion in einer geeigneten Desinfektionswaschmaschine und bei Thermostabilität der Teile die Aufbereitung im Autoklaven an.
Erwähnt sei hier auch die Reduktion der Ventilkontamination der Beatmungsbeutel durch das Vorschalten eines Bakterienfilters (als Einmalartikel erhältlich).

RR-Messer
Den Geräteteil und Schlauch mit einem alkoholischen Präparat abwischen, die Manschette einsprühen. Bei starker Verschmutzung sind Schlauch und Manschette in eine Instrumentendesinfektionsmittellösung einzulegen.

Stethoskopmembran
Mit einem Händedesinfektionsmittel die Membran abwischen.

Thermometer
Nach axillärem Gebrauch mit einem Händedesinfektionsmittel abwischen, nach rectalem Gebrauch in eine Instrumentendesinfektionsmittellösung legen.

Staubinde
Mit einem alkoholischen Präparat einsprühen, bei starker Verschmutzung in eine Instrumentendesinfektionsmittellösung einlegen.

Instrumente allgemein
Nach Reinigung im Autoklaven sterilisieren, wenn dies nicht möglich ist, in eine Instrumentendesinfektionsmittellösung legen.

Koffer
Mit einem Flächendesinfektionsmittel auswischen, Blutspritzer sofort mit einem alkoholischen Präparat abwischen.

Trage, Vakuummatratze, pneumatische Schienen, Schanzkrawatten
Mit einem Flächendesinfektionsmittel abwischen.

Geräte
Mit einem Flächendesinfektionsmittel abwischen. Besonders sind die Defibrillator-Paddles von Kontaktgelrückständen gründlich zu reinigen und mit einem Händedesinfektionsmittel zu desinfizieren.

Absauger
Das Absauggefäß in eine Instrumentendesinfektionsmittellösung legen, vorher die Schläuche damit durchspülen.

Als Präparate sollten die in der ÖGHMP- oder DGHM-Liste angeführten verwendet werden. Die Konzentrationen und Einwirkzeiten sind entsprechend den Herstellerangaben zu wählen.

Impfempfehlungen
Das notärztliche Personal sollte, wie auch die übrige Bevölkerung, einen ausreichenden Impfschutz gegen Poliomyelitis und Tetanus haben. Die jeweiligen Auffrischungsimpfungen, nach vollständiger Grundimmunisierung, sind alle zehn Jahre zu wiederholen.
Aufgrund der aus den UdSSR-Nachfolgestaaten nun auch wieder zu uns kommenden Diphterie empfiehlt sich bei der nächsten Tetanusauffrischung, diese mit einem kombinierten Diphterie-Tetanus-Impfstoff durchzuführen. Sollte Tetanus erst kürzlich aufgefrischt worden sein, bietet sich auch die isolierte Diphterieimpfung an, es muß diese allerdings mit einem für Erwachsene dosisreduzierten Präparat erfolgen. Diesbezügliche Auskünfte sind bei offiziellen Impfstellen einzuholen.
Weil weite Teile Österreichs FSME-Endemiegebiete sind und die notärztliche Versorgung auch im Freien erfolgt, sollte man sich auch gegen FSME immunisieren lassen. Die folgenden Boosterungen sind nach derzeitigem Stand (1998) alle drei Jahre zu verabreichen, vermutlich wird in Zukunft dieser Intervall auf fünf Jahre ausgedehnt werden.
Hepatitis B war, bevor es eine Impfmöglichkeit gab, die typische Berufskrankheit im Sanitätsbereich. Da immer noch Infektionsgefahr besteht, empfiehlt sich dringend die Durchführung einer aktiven Impfung.
Sechs Wochen nach Beendigung der Grundimmunisierung ist eine Antikörpertiterbestimmung vorzunehmen, um den Zeitpunkt der nächsten Auffrischungsimpfung festzustellen.
Da heute ein kombinierter Hepatitis A- und B-Impfstoff zur Verfügung steht und eine Auffrischung meist erst nach zehn Jahren notwendig ist – man profitiert aber vom Impfschutz auch bei Urlaubsreisen ins Ausland –, könnte auch an eine Hepatitis A- und B-Impfung gedacht werden, wenn auch das Risiko für eine Hepatitis A-Infektion im Notarztdienst eher gering ist.
Die früher weit verbreitete BCG-Impfung gegen Tuberkulose wird heute aufgrund der häufigen Impfkomplikationen und der relativ hohen Rate von Nonrespondern nicht mehr routinemäßig empfohlen, die Indikation ist im Einzelfall, nach Risikoabwägung, zu diskutieren.
Die Grippeimpfung – sie muß einmal im Jahr erfolgen –- ist anzuraten, da damit eine Infektion

mit dieser potentiell tödlichen Erkrankung verhindert werden kann. Außerdem wird eine Infektion des Patienten durch bereits erkranktes oder sich in der Inkubationszeit befindendes Personal vermieden. Dazu kommt noch, daß gerade in Zeiten von Grippeepidemien erhöhter Bedarf an notärztlichem Personal besteht.

Weitere Impfungen sind besonders bei Auslandseinsätzen, nach Rücksprache mit den zuständigen Impfstellen, möglich. Schließlich soll natürlich noch an die Möglichkeit von passiven Impfungen nach vermuteter Infektion und fehlendem Impfschutz erinnert werden, die Indikation dazu ist wegen des teilweise sehr kurzen Zeitfensters rasch zu stellen.

Literatur:
Wolf A., Kühn J.: Hygieneleitfaden für den Rettungsdienst. Stumpf & Kossendy
Flamm: Krankenhaushygiene
Steirische AIDS-Hilfe: AIDS-Merkblätter
LKH Bruck/Mur: Hygienepläne
Möse J. R.: Hygiene und Mikrobiologie für das Krankenpflegepersonal. Graz

Autor:
OA Dr. Göran Zach
Hygienebeauftragter Arzt
Medizinische Abteilung
LKH Bruck/Mur
Tragösserstr. 1
A-8600 Bruck/Mur

Notfall-Medikamente

R. Müller

Auswahl- und Ordnungskriterien

Beim Versuch, eine kompakte Zusammenfassung der heute verwendeten Notfallmedikamente zu erstellen, ist man vor folgende Aufgaben gestellt:

Auswahl der wichtigsten Informationen über Notfallpharmaka

Die wichtigsten Informationen sollen in komprimierter und übersichtlicher Form dargestellt werden. Details, wie z. B. Pharmakodynamik und Pharmakokinetik, müssen daher in der entsprechenden Fachliteratur nachgelesen werden (z. B. *M. Bastigkeit: Medikamente in der Notfallmedizin, B. Dirks: Pharmaka in der Intensiv- und Notfallmedizin*). Andererseits ist ein Buch dieser Größenordnung nicht für den Gebrauch vor Ort bestimmt, hier eignen sich kleinformatige Gedächtnisstützen (z. B. *R. Müller: Medikamente und Richtwerte in der Notfallmedizin*). Da der Notarzt vor Ort auch immer wieder feststellen wird, daß viele pharmakologische Daten im Notfall irrelevant sind – welcher Notarzt würde zum Beispiel die Therapie einer schweren Bradycardie mit Atropin abbrechen, wenn der Patient außerdem an einer Prostatahypertrophie leidet –, wurde versucht, nur die für den Notfall relevanten Kontraindikationen zu erarbeiten. Die allerwichtigsten und notfallrelevanten Nebenwirkungen sind in der Spalte „Bemerkung" zu finden.

Auswahl der Medikamente

Die Pharmaka sollten 99% der präklinisch auftretenden Notfälle abdecken, andererseits muß eine Überladung der in ihrem Platz ohnehin beschränkten Ampullarien vermieden werden. Daraus ergibt sich natürlich das Problem der Auswahl, besonders bei selten verwendeten Medikamenten oder bei verschiedenen Präparaten einer pharmakologischen Gruppe (Benzodiazepine, Opiate etc.). Eine beschränkte Anzahl von Medikamenten erhöht zudem auch die Sicherheit in der Anwendung, da nicht jeder Notarzt den Umgang mit fünf verschiedenen Opiaten beherrscht. Aus der Vielzahl der Medikamente sind weiters jene auszuwählen, die aufgrund ihrer Pharmakokinetik am besten für präklinische Notfälle geeignet erscheinen. So sind zumeist ein rascher Wirkungseintritt und eine kurze Halbwertszeit von Vorteil. Medikamente, die erst nach der Einlieferung des Patienten in die Klinik zu wirken beginnen, sind genauso fehl am Platz wie jene, die erst Tage nach der Applikation eliminiert werden. Auch das Nebenwirkungsspektrum der Substanz darf in der Auswahl präklinisch verwendeter Pharmaka nicht übersehen werden, man denke zum Beispiel an die erhaltene Spontanatmung bei der Bergung von Verletzten unter Analgesie mit Ketaminen oder die geringe cardiozirkulatorische Beeinflussung durch Etomidate. Nicht nur der eigentliche Wirkstoff, sondern häufig auch Lösungsmittel und Stabilisatoren können gegen den Einsatz mancher Präparate sprechen. So ist die allergische Potenz von Sulfitverbindungen seit langem bekannt, alle gelösten Kortikoide sind jedoch mit Sulfit stabilisiert und sollten daher gerade in ihrem bedeutendsten Indikationsbereich – der anaphylaktischen Reaktion und dem allergischen Asthma bronchiale – nicht eingesetzt werden. Daraus wiederum resultiert der Einsatz von umständlich und schwer lösbaren Trockensubstanzen. Im Einzelfall kann die Medikamentenauswahl nur vom Leiter des jeweiligen NA-Systems getroffen werden, da er die spezifischen Anforderungen seiner Region kennt. Es sei noch darauf hingewiesen, daß Sauerstoff als Medikament ohne Kontraindikationen (abgesehen von der Paraquatintoxikation) und ubiquitärer Einsatzmöglichkeit oft unterschätzt wird. Manchmal stellen das Abwarten und Nichteingreifen – „masterful noninterference" – die Mittel der Wahl dar; man denke z. B. an nicht bedrohliche Rhythmusstörungen; in anderen Fällen sind physikalische Maßnahmen zielführender als die medikamentöse Therapie, als Beispiel sei hier die Lagerung bei orthostatischem Kollaps oder die Cardioversion bei bedrohlicher VT erwähnt.

Ordnungs- und Suchkriterien
Die Erfahrung im präklinischen Einsatz hat gezeigt, daß manche Medikamente besser unter ihrem Handelsnamen bekannt sind, andere wieder unter ihrem Freinamen. Daher sind die Handels- und Freinamen im Index der Medikamentenliste alphabetisch aufgelistet, wobei die Handelsnamen durch das bekannte ® (eingetragenes Warenzeichen) gekennzeichnet wurden. Einige der hier aufgelisteten Präparate sind unter ihrem Präparatnamen im gesamten deutschen Sprachraum, zum Teil auch weit darüber hinaus (z. B. Ungarn) bekannt.

Lagerung und Haltbarkeit

Dieses Kapitel ist in der Präklinik von wesentlich größerer Bedeutung als im klinischen Bereich. Während man in der Klinik eine optimale Ausrüstung (z. B. Kühlschränke, doppelt absperrbare Suchtgiftdepots) vorfindet, muß im Notarztwagen gelegentlich improvisiert werden. Dazu kommen noch andere Faktoren, wie die Photosensibilität (z. B. Nifedipin) und die mechanische Belastung der Medikamente durch ständige Vibrationen im NAW (Motor und Straße) oder RTH (Turbine, Rotor, Turbulenz). Noch bedeutsamer aber ist der Einfluß von Umweltfaktoren, denen die Medikamente vor Ort wesentlich stärker ausgesetzt sind, allen voran die Umgebungstemperatur. Während einige Präparate ausgezeichnete Temperaturstabilität zeigen (z. B. HÄS-Infusionen), sind andere sehr empfindlich. Dabei können folgende Komplikationen auftreten:
- Wirkungsverminderung bis Wirkungsverlust (z. B. Succinylcholin)
- Verfärbung, Ausfällung, Hydrolyse
- Abkühlen unter den Gefrierpunkt der Lösung führt zu Haarrissen und Brüchen der Ampullen, dadurch zu Eindringen von Sauerstoff und/oder infektiösem Material. Hochkonzentrierte Lösungen haben einen tiefen Gefrierpunkt (z. B. Natriumbicarbonat).

Der Problematik der im präklinischen Bereich erhöhten Empfindlichkeit der Medikamente kann durch folgende Maßnahmen entgegengewirkt werden:
- Frühzeitiger Ersatz, also Austausch noch weit vor dem regulären Ablaufdatum. Dabei ist eine Umwälzung auf den Intensivstationen empfehlenswert, die höheren Medikamentenbedarf aufweisen. Die in der Tabelle „Notfallmedikamente" (ab Seite 124) in der Spalte „Bemerkung" als empfindlich eingestuften Medikamente sollten alle vier Monate ausgetauscht werden.
- Verfärbte Lösungen nicht mehr verwenden.
- Kühlung: Lagerung und Transport besonders wärmeempfindlicher Medikamente in Kühlschränken oder Kühlboxen bei Temperaturen von +2 ° bis +8 °C (z. B. Succinylcholin etc.).
- Warmhalten der Medikamente in Infusionswärmeschränken, geheizten Autos, Garagen oder direkt am Körper (Alpineinsatz).
- Schutz vor Sonnenlicht durch getönte Ampullen, Ampullarien und Scheiben. Auch Angaben über photosensible Medikamente finden Sie in der Tabelle in der Spalte „Bemerkung".

Die Lagerung im organisierten Rettungsdienst ist weniger schwierig, da dort von der geheizten

Garage bis zum Infusionswärmer alle Einrichtungen zur Verfügung stehen, als im privaten PKW oder im Rucksack eines Bergrettungsarztes, wo mit extremen Temperaturschwankungen gerechnet werden muß.

Ein weiteres, nicht ganz unwichtiges Problem stellen Lagerung und Transport von Suchtgiften – an erster Stelle Fentanyl – dar. Um auch unter anderem nicht mit dem Gesetz in Konflikt zu geraten, sollte es eine exakte Dokumentation geben, und die Ampullarien und Einsatzfahrzeuge sollten ver- bzw. abgesperrt werden.

Applikation

Von der Vielzahl der möglichen Applikationsformen sinken im präklinischen Notfall einige in die Bedeutungslosigkeit ab (z. B. lokale Applikationen von Salben und Pasten), während die intravenöse Applikation von Medikamenten und Infusionen dominiert. Der peripher-venöse Zugang wird, abgesehen von wenigen Ausnahmen, zum Standard im NAW. Die in der folgenden Tabelle nicht näher gekennzeichneten Applikationen sind daher immer als venöse Zugänge zu verstehen. Mancher Zugang, der im medizinischen Alltag selten geübt wird, stellt im kritischen Notfall die einzig mögliche Rettung des Patienten dar – z. B. der intraossäre Zugang bei einem Kleinkind mit schwerem Blutungsschock. Die in heroischen Arztfilmen noch gelegentlich gezeigte intracardiale Applikation ist schon lange obsolet. Prinzipiell kann man die notfallrelevanten Applikationsformen in drei große Gruppen einteilen:

- **Parenteral:** intravenös (periphervenös, zentralvenös), intramuskulär (intragluteal, intralingual usw.), subcutan, intratracheal, intraossär, Port-a-cath
- **Enteral:** peroral, sublingual, rektal
- **Lokal:** Tropfen, Sprays (per inhalationem), Salben, Lösungen

Periphervenöser Zugang

Im Regelfall wird versucht, eine Vene soweit distal wie möglich aufzufinden, also am Handrücken mit der Suche zu beginnen, um dann weiter nach proximal fortzuschreiten. Eine Ausnahme von dieser Vorgangsweise bildet die CPR, bei der schon primär ein möglichst zentraler Zugang (Cubita oder V. jugularis externa) angelegt wird, um bei insuffizientem Kreislauf durch Herzmassage die Medikamente möglichst schnell an ihren Wirkungsort zu transportieren. Sind an der oberen Extremität keine brauchbaren Venen aufzufinden, so ist es im Notfall durchaus erlaubt, an der unteren Extremität zu suchen: Besonders die Venen des Fußrückens und die Vena saphena magna bieten sich hier an. Die V. jugularis externa ist, auch wenn sie mächtig entwickelt am Hals verläuft, oft gar nicht so leicht zu punktieren, da sie schwer zu stauen (Clavicula) und zu fixieren ist. Prinzipiell werden im Notfall möglichst großlumige Leitungen, also mindestens 18G (Grün) bis sogar 14G (Braun) eingesetzt – dies gilt insbesondere für Traumapatienten bzw. Patienten mit hypovolämischem Schock. Einschränkend sei aber erwähnt, daß ein internistischer Patient (z. B. Myocardinfarkt) eher selten großkalibrige venöse Zugänge benötigt. Auch ein Traumapatient scheint besser versorgt mit 4 grünen Venenverweilkanülen als mit einer paravenös laufenden braunen 14G-Leitung! Eine nicht ganz uninteressante Variante des periphervenösen Zuganges stellt die Venae sectio dar. Bei entsprechender Übung kann auch dieser Zugang relativ rasch durchgeführt werden. Bevorzugte Lokalisation: V. saphena magna oberhalb des medialen Knöchels.

Zentralvenöser Zugang

Mehrere Fakten sprechen gegen die Anwendung von Cavakathetern im präklinischen Bereich: mangelnde Hygiene, mangelhafte Übung des Personals und der Notärzte, meist nur geringes Lumen der Katheter (abgesehen von Dialysekathetern) mit daraus resultierenden geringen Flußraten, gute alternative Methoden (z. B. intraossärer Zugang). Andererseits wäre es aber absolut fehl am Platze, wenn man einem geübten Anästhesisten oder Intensivmediziner vom Legen eines Cavakatheters bei gegebener Indikation (z. B. schwere Verbrennungen) abraten würde. Zusammenfassend kann daher der zentralvenöse Zugang für Ausnahmefälle durch geübtes Personal empfohlen werden. Dabei stehen prinzipiell drei Möglichkeiten zur Auswahl:

- V. subclavia
- V. jugularis interna
- V. femoralis

Der wohl häufigste Zugang wird über die V. subclavia durch infraclaviculäre Punktion gelegt, unter den möglichen Komplikationen ist dabei an erster Stelle der iatrogene Pneumothorax zu erwähnen. In dieser Hinsicht deutlich sicherer ist der Zugang über die V. jugularis interna, die wichtigsten Komplikationen sind hier der Infusionspneumothorax und die Luftembolie durch klaffende Venen. Daher ist eine möglichst baldige Kontrolle der gesetzten Katheter durch ein Thorax-Röntgen notwendig. All diese Gefahren fehlen bei der Punktion der V. femoralis, weitere Vorteile dieses Zugangs sind die leichte Auffindbarkeit medial von der pulsierenden A. femoralis; als mögliche Komplikation ist hier an erster Stelle die Thrombose zu erwähnen.

Intramuskuläre Applikation

Diese Form der Arzneimittelgabe stellt wegen der im Notfall eher unsicheren Resorption eher die Ausnahme als die Regel dar; notwendig ist diese Applikationsform bei:
Bergung von Traumapatienten unter Analgesie mit Ketamin, mehrere Depots erhöhen dabei die Resorptionsaussichten.
Tiefe intralinguale Gabe von Adrenalin bei bedrohlichem Glottisödem.
Unmöglichkeit des venösen Zuganges bei agitierten Patienten, zum Beispiel Benzodiazepine bei randalierenden Alkoholikern.

Subcutane Applikation

Eine ebenfalls seltene, aber notwendige Ausnahmeform, zum Beispiel bei der Gabe von Bricanyl oder Suprarenin beim Asthmaanfall oder bei schwerer Anaphylaxie des Kleinkindes, wenn der venöse Zugang schwierig zu legen ist.

Intratracheale (intrabronchiale) Applikation

Stellt vor allem bei der CPR eine interessante alternative Medikamentengabe dar. Erwähnt sei aber, daß auch bei der CPR ein möglichst weit proximal liegender venöser Zugang eher zu empfehlen ist. Eine korrekte intratracheale Applikation sollte entweder über einen speziellen, mit einem eigenen Medikamentenkanal versehenen Tubus oder über einen, tief in den Tubus eingeführten, abgeschnittenen Absaugkatheter erfolgen. Alle vier für diese Applikationsform empfohlenen Medikamente müssen in höheren Dosen (2–3fach) angewendet werden: Adrenalin, Lidocain, Atropin und Naloxon.

Intraossäre Applikation

In den letzten Jahren hat sich bei speziellen bedrohlichen Notfällen (hypovolämischer Schock,

CPR, schwere Verbrennungen), bei denen ein venöser Zugang nicht oder nur sehr schwierig zu finden war, diese Form der Gabe durchgesetzt. Vor allem bei Kindern kommen wegen der dünnen Kompacta der Tibia die intraossären Nadeln (z. B. Cook-Nadeln) relativ häufig zum Einsatz. Vor der Punktion sollte die Haut desinfiziert, mit einem Lokalanästhetikum infiltriert und mit einem Skalpell inzidiert werden. Appliziert können sämtliche Medikamente und Infusionen werden, immer empfiehlt sich eine vorherige Blutaspiration (Lagekontrolle und Labor). Für Kinder werden Nadeln ohne Gewinde empfohlen, da man das Durchbrechen der Tibia besser spüren kann. Diese Nadeln müssen aber gut fixiert werden, die Firmen liefern zu diesem Zweck verschiebbare Kunststoffblättchen mit. Bei Erwachsenen ist die Verwendung von Gewindenadeln vorteilhafter, da die dicke Kompacta doch einigen Widerstand bietet. Eine weitere Fixation ist in diesem Fall nicht nötig. Als Komplikationen sind das Compartment-Syndrom bei Fehllage und die Osteomyelitis (bei kurzer Lage der Nadel sehr selten) zu erwähnen. Folgende Regionen stehen zur Auswahl: Tibia, mediale Fläche, etwa 2 QF unterhalb der Tuberositas tibiae: dominierende Region für Kinder und Erwachsene. Die Stichrichtung sollte dabei leicht nach caudal geführt werden, um eine Verletzung der Epiphysenfugen zu vermeiden.
Innenknöchel, oberhalb der V. saphena.
Oberschenkel, 2 QF oberhalb der Kondylen: für Kinder über 5 Jahre.
Beckenkamm für Erwachsene: sehr schwierig, auch für Erwachsene ist die Tibia der empfehlenswerte Applikationsort.
Sternum: Obsolet wegen der Gefahr tödlicher Herzbeuteltamponaden!

Port-a-cath
Meist handelt es sich bei den Port-a-cath-Trägern um Patienten mit oder nach einer Chemotherapie, seltener wird ein Port-a-cath bei Patienten mit chronischen Grunderkrankungen (z. B. maligne Hypertonie, Asthma bronchiale) angelegt. Will man diesen präformierten Weg in einem Notfall nützen, so sollte, nach ausreichender Hautdesinfektion, unbedingt eine sogenannte Huber-Nadel Verwendung finden, wenn das System auch zukünftig noch funktionieren soll.

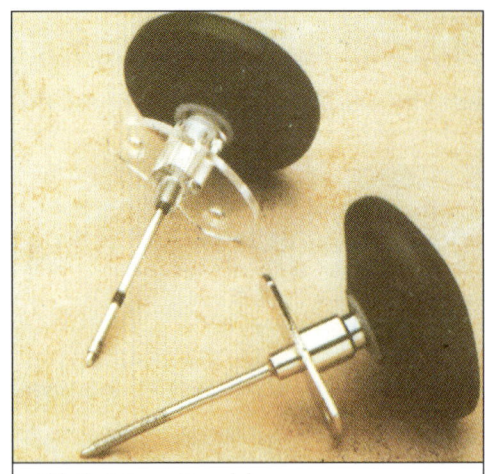

Abb. 9: Intraossärnadel

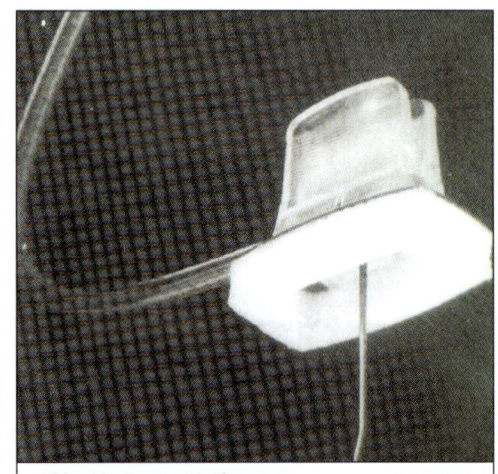

Abb. 10: Port-a-cath

Perorale Applikation
Sie ist im Notfall von untergeordneter Bedeutung, Beispiele sind ASS-Brausetabletten bei Herzinfarkt oder Sedierung von Angehörigen mit Midazolam (Dormicum®).

Sublinguale Applikation
Häufig sublingual angewendet werden im Notfall Nitroglycerin (Nitrolingual®), Nifedipin (Adalat®, Buconif®, Fedip®). Die Medikamente können auch bei Bewußtlosen eingesetzt werden, eine funktionierende Resorption (intakter Kreislauf) vorausgesetzt.

Rektale Applikation
Häufig verwendet werden im Notfall: Paracetamol (Mexalen®), Diazepam (Stesolid®). Auch hier ist die Applikation bei Bewußtlosen möglich, eine intakte Resorption vorausgesetzt. Vorteile bietet dieser Weg vor allem bei Kleinkindern (z. B. Fieberkrampf) oder sehr agitierten Kindern, die große Angst vor einer Spritze zeigen.

Applikation per inhalationem
Bei Asthma bronchiale, Krupp-Anfall, Glottisödem und Anaphylaxie kann ein Versuch mit entsprechenden Sprays (Betamimetika, Kortikoide, Adrenalin) unternommen werden. Zu beachten ist, daß bei schweren Asthmaanfällen das Spray kaum noch an den vorgesehenen Ort (tief endobronchial) gelangen kann und somit meist wirkungslos bleibt.

Dosierung

Ist jeder unerfahrene Notarzt noch vorsichtig in der Applikation von Medikamenten, so steigt mit zunehmender Erfahrung auch der Mut, diese forciert zu verwenden. Problematisch wird dies erst unter ganz besonderen Bedingungen, wenn z. B. die Ampulle plötzlich die fünffache Menge der Substanz enthält (z. B.: Fentanyl 10 ml Ampullen) oder der Patient ein Kind oder ein alter Mensch mit geringerer Toleranzschwelle für Medikamente ist.

Aber auch das Wissen über die genaue Dosierung bedeutet noch nicht, daß die Situation schon perfekt beherrschbar ist. Ein Beispiel:
Man will einem Kind mit 7 kg KG eine Dosis von 2 µg/kg KG Fentanyl applizieren. – Wieviel Milliliter muß man in der Spritze aufziehen?
Um zeitraubende Kopfrechenakrobatik zu vermeiden, hat es sich für präklinische Bedingungen bewährt, Dosierungen in ml/10 kg anzugeben, also z. B. 0,4 ml Fentanyl/10 kg KG, um auf das Beispiel zurückzukommen.
Ebenso kann eine einfache Perfusordosierung einiges Kopfzerbrechen bereiten, wie z. B. die Dosierungen der Katecholamine in µg/kg KG/min, wenn man bedenkt, daß nahezu alle Infusionspumpen in ml/Stunde eingestellt werden müssen. Auch hier sind Schwindelzettel – oder besser klare Dosierungstabellen (z. B. AGN-Fibel) – von Vorteil. Alternativ werden in letzter Zeit zunehmend EDV-gestützte Dosierungshilfen angeboten (z. B. EnkeCompAss Anästhesie usw.).

NOTFALLMEDIKAMENTE – NOTFALLINFUSIONEN – ÜBERSICHT
Handels- und Freinamen alphabetisch geordnet

Handels- und Freinamen alphabetisch	Seite
4-Dimethyl-Aminophenol (4-DMAP)	124
Acetylsalicylsäure	125
Adalat® Kapseln	124
Adenosin®	124
Adrenalin	133, 138
Adrenalin-Medihaler®	124
Ajmalin	131
Alodan®	124
Alupent®	125
Anexate®	125
Anticholium®	125
Aqua dest.	125
Aspisol®	125
Atracurium	139
Atropin	125
Beclomethason	126
Becotide Dosieraerosol®	126
Berotec Dosieraerosol®	126
Brevibloc®	126
Bricanyl®	126
Buconif®	126
Buscopan®	126
Calcium	126
Calciumgluconat	126
Carbo medicinalis	135
Cis-Atracurium	135
Clemastin	139
Diazepam	127, 131, 137
Diazepam Lipuro®	127
Dimentinden	131
Dimethylpolysiloxan	124–142
Diprivan®	127
Disoprivan®	127
Dobutamin	127, 128
Dobutrex®	127, 128, 129
Dopamin	128, 129, 130
Dormicum®	130

Handels- und Freinamen alphabetisch	Seite
Ebrantil®	130
Effortil Tropfen®	130
Elohäst®	141
Elozell Forte®	141
Epanutin®	130
Esmolol	126
Etilefrin	130
Etomidat	132
Etomidat Lipuro®	130
Euphyllin®	130
Expafusin®	141
Fenistil®	131
Fenoterol	126
Fentanyl®	131
Flumazenil	125
Furosemid	133
Gelafundin®	141
Gelatine-Derivate	141
Gewacalm®	131
Gewacalm® Tabletten	131
Gilurytmal®	131
Glucose 5%	141
Glucose 33%	141
Glucose 50 %	131
Gynipral®	131
Haemaccel®	141
HAES-Steril®	141
HAES, HÄS, Hydroxyäthylstärke	141
Haldol®	132
Haloperidol	132
Hexoprenalin	131
Hyoscin-N-butylbromid	126
Hyperhäs®	142
Hyperosmotisch-hyperonkotische Lösung	142
Hyperosmotische Lösung	142
Hypnomidate®	132
Ipecacuanha Sirup	136

Notfallmedikamente – Notfallinfusionen – Übersicht

Handels- und Freinamen alphabetisch	Seite
Isoptin®	132
Kalium/Magnesium	141
Ketalar®	132
Ketamin	132
Ketanest S®	132
S-Ketamin	132
Kohle Pulvis®	132
Krenosin®	132
L-Adrenalin®	133
Lanitop®	133
Lasix®	133
Lidocain	140
Lidocorit®	133
Lysthenon®	134
Methergin®	134
Methyldigoxin®	133
Methylergometrin	134
Methylprednisolon	137
Metoclopramid	136
Mexalen® Supp.	134
Midazolam	130
Morphinum hydrochloricum	139
Nalbuphin	135
Naloxon	134
Narcan®	134
Narcanti®	134
Natrium Thiosulfat	135, 137
Natriumbicarbonat	134, 142
Natriumchlorid	135
Nifedipin	124, 126
Nimbex®	135
Nitro Pohl®	135
Nitroglycerin	135, 136
Nitrolingual Spray®	135
Nubain®	135
Orciprenalin	125
Orpec Sirup-Ipecac®	136
Orpec-Aktivkohle®	135

Handels- und Freinamen alphabetisch	Seite
Osmo-Häs®	142
Paracetamol	134
Paspertin®	136
Perlinganit®	136
Pethidin	124
Phenydan®	136
Phenytoin	130
Physostigmin	125
Prednisolon	137
Propofol	127
Rapilysin®	136
Reteplase	136
Ringer-Lactat	142
Ringer-Lösung	142
Sab-Simplex®-Tropfen	124–142
S-hydril®	137
Solu-Dacortin®	137
Solu-Decortin®	137
Solu-Medrol®	137
Stesolid Rectaltuben®	137
Stesolid-Emulsion®	138
Succinyl-Asta®	138
Succinylcholin	134, 138
Suprarenin®	138
Tavegil®	139
Tavegyl®	139
Terbutalin	126
Theophyllin	130, 139
Theospirex®	139
Tracrium®	129
Tramadol	139
Tramal®	139
Urapidil	130
Valium®	139
Vendal®	139
Verapamil	132
Xylocain 2%	140
Xylocard® 2%	140

Tabelle 9: Notfallmedikamente – Notfallinfusionen – Übersicht

Notfallmedikamente

Präparat	Indikation	Dosierung	Kontraindikationen	Bemerkung/Nebenwirkungen
4-DMAP (4-Dimethyl-Aminophenol) 5ml = 250 mg	Intoxikation mit Cyaniden, Blausäure, evtl. Schwefelwasserstoff	initial 3–4mg/kg **0,6–0,8ml/10kg**	Sulfitüberempfindlichkeit (allergisches Asthma bronchiale)	Anschließend 100–500mg Natrium-Thiosulfat. Bei Überdosierung (Methämoglobinbildner): Toluidinblau: 2 mg/kg
Adalat (Nifedipin) 1 Kapsel = 10 mg	hypertensive Krise	**1 Kapsel** Eventuell 1 Rep. nach 10 Minuten	Gravidität, Schock, Hypotonie	Kapsel anstechen, sublingual auspressen. Auch bei Bewußtlosen. T° - und photosensibel.
Adenosin (Adenosin) 2 ml = 6 mg	Diagnose und Therapie: tachycarde Rhythmusstörungen: 1. Reentry-Tachycardie aus dem Bereich des AV-Knotens wird terminiert 2. SVT wird verlangsamt 3. VT: kein Effekt	**6 mg rasch** i. v. Rep. nach 60 Sekunden 12 mg, 2. Rep. 18 mg, Kinder: 0,05–0,15mg/kg in Schritten zu 0,05 mg/kg in 2-Minuten-Abständen **Dosisreduktion** bei st. p. Herztransplantation (1/3–1/5) und bei Ca-Antagonisten vom Nifedipin-Typ (1/4)	AV-Block 2-3 °, SSS, **Cave: bei Gravidität, Vorhofflattern/-flimmern Asthma bronchiale**	AHA-Empfehlung 1992, Monitorkontrolle, Defibrillationsbereitschaft. Extrem kurze HWZ: < 10''. Es tritt ein (kurzfristige 0-Linie, keep cool). Derzeit (1996) noch nicht registriert. Antidot: Theophyllin
Adrenalin	siehe L-Adrenalin	siehe L-Adrenalin	siehe Suprarenin	siehe L-Adrenalin T° - sensibel.
Adrenalin-Medihaler 1 H = 0,35 mg	Krupp- und Asthmaanfall, Glottisödem, Anaphylaktischer Schock	**1–2 Hübe** Rep.: nach 2'	im Notfall keine, ansonsten: siehe L-Adrenalin und Suprarenin	Monitor- und RR-Kontrolle Nicht über 50 °C erwärmen, da Dose unter Druck steht. T° - sensibel.
Alodan (Pethidin) 2 ml = 100 mg	Opiatanalgeticum	**1 mg/kg** langsam i. v., auch i. m./s. c. möglich	im Notfall keine, ansonsten: siehe Fentanyl	Das Opiatanalgeticum wird besonders bei Kindern verwendet. Suchtgiftdokumentation. T° - stabil (autoclavierbar). Antagonist: Narcanti

Medikament	Indikation	Dosierung	Kontraindikation/Nebenwirkung	Bemerkung
Alupent (Orciprenalin) 1 ml = 0,5 mg	Bradycardie bei AVB 3. Grades	0,02 mg/kg = **0,4 ml/10 kg**	Tachycardie, Thyreotoxikose, hypertrophe obstruktive Cardiomyopathie	mit NaCl verdünnen und milliliterweise unter Monitorkontrolle applizieren, T°- stabil
Anexate (Flumazenil) 5 ml = 0,5 mg 10 ml = 1 mg	Benzodiazepin - Antagonist	initial 0,2–0,3 mg Rep.: 0,2 mg alle 60", Gesamtdosis: 1–2 mg Perfusor: 01–0,4 mg/h	**Cave: Alle Wirkungen d. Benzodiazepine werden antagonisiert. Daher überschießende Steigerung des ICP bei SHT oder Konvulsion bei Epilepsie möglich.**	Bei Süchtigen Auslösung von Entzugssymptomen. Die Sicherung der Vitalfunktionen geht dem Antagonisieren vor. T°- stabil
Aqua dest.	Auflösen von wasserlöslicher Trockensubstanz			Nie pur i. v. (Hämolyse, Hyperkaliämie, Rhythmusstörungen)
Anticholium (Physostigmin) 5 ml = 2 mg	Zentral anticholinerges Syndrom (ZAS), Intoxikationen: Atropin, Benzodiazepinen, Phenothiazine, tri- und tetracyclische Antidepressiva	Kleinkinder: **0,5 mg** Rep.: alle 5' bis zur Gesamtdosis von 2 mg. Erwachsene: initial 2 mg, Rep.: 1–4 mg alle 20'	Asthma bronchiale, Diabetes mellitus, Gangrän, KHK, mechanische Obstruktion von Darm- und Harnwegen	Bei Überdosierung mit Atropin antagonisieren. Sulfithältig **Cave bei Allergikern.** Nicht mit Paspertin oder Diazepam kombinieren.
Aspisol (Acetylsalicylsäure) 5 ml = 0,5 g	Akuter Myocardinfarkt, instabile AP (weiters antiphlogistisch, antipyretisch, analgetisch wirksam)	0,5 langsam i. v. Kein wesentlicher Vorteil gegenüber 300 mg ASS po.	Hämorrhagische Diathese, Magen-Darmulcera, Kinder < 12 Jahren (Reye-Syndrom)	ASS (i. v. od. p. o.) verbessert den Erfolg der Lyse. Derzeit belegt aber keine Studie, daß der präklinische Einsatz Vorteile bringt. ASS ist T°- sensibel, auch gegen Frost.
Atropin 1 ml = 0,5 mg (10 ml =100 mg)	Bradycardie	0,01–0,02 mg/kg 0,2–0,4 ml/10kg	Glaukom, Fieber, Hyperthyreose,	
	Alkylphosphatintoxikation	4–8 A **initial**, dann 1 A alle 5'	Tachyarrhythmie, Ileus, Prostatahypertrophie, Myasthenie	Endotracheale Applikation möglich. Paradoxer Effekt bei Unterdosierung, T°- stabil.

Präparat	Indikation	Dosierung	Kontraindikationen	Bemerkung/Nebenwirkungen
Becotide DA (Beclomethason) 1H = 50 mcg	Rauch-u.Reizgasinhalation, toxisches Lungenödem	**4 Hübe** initial, dann alle 3–5' ein Hub	im Notfall keine, sonst: TB, Pilz, Virusinfektion	Notfallindikationen umstritten, nicht über 50 °C erwärmen.
Berotec DA (Fenoterol) 1H = 0,2 mg	Asthma	**2 Hübe**	im Notfall keine	Im Anfall meist unwirksam, nicht über 50 °C erwärmen.
	Tokolyse	2–5 Hübe		
Brevibloc (Esmolol) 10 ml = 100 mg **Cave: 10 ml = 2,5 g für Perfusor**	Tachycarde Herzrhythmusstörungen, insbesondere Supraventrikuläre Tachycardie, Thyreotoxikose, Flimmer-Prophylaxe nach Myocardinfarkt	Bolus:0,5 mg/kg = **0,5 ml/10 kg.** Rep.: idem Perfusor:3-12mg/kg/h (z. B.: 2.500/50/...)	Bradycardie, NYHA III-IV, (cardiogener) Schock, AVB II° –III°, Sinusknoten-Syndrom, Asthma bronchiale	Monitorkontrolle; langsam, keinesfalls mit Calciumantagonisten (Isoptin) kombinieren
Bricanyl (Terbutalin) 1 ml=0,5 mg	Asthmaanfall, Tokolyse	0,005mg/kg = **0,1ml/10kg** 1/2A	Tachycardie, Thyreotoxikose, hypertrophe, obstruktive Kardiomyopathie	bei i. v. Applikation verdünnen, bei s. c. Applikation unverdünnt. Monitorkontrolle, T°-stabil
Buconif Spray (Nifedipin) 1H = 5 mg	hypertensive Krise	1–2 Hübe evtl. 1Wiederholung nach 10'	Gravidität, Schock, Hypotonie	auch bei Bewußtlosen Optional: Fedip, Adalat. T°- und photosensibel
Buscopan (Hyoscin-N-butylbromid) 1 ml = 20 mg	Gallen-, Nierenkoliken, Dysmenorrhoe	1A Kinder: 1/4 A	Glaukom, Ileus, Prostatahypertrophie, Verdacht auf Appendicitis	langsam i. v., evtl. i. m. Nicht s. c.!, bei paravenöser Applikation Nekrosen, T°-stabil
Calcium 10% (Calciumgluconat) 10 ml = 4,5 mval	Hypokalzämie, Hyperkaliämie (> 6,5), Überdosis von Calciumantagonisten	**2–5 ml/10 kg**	Hypercalcämie, Volldigitalisierung, gleichzeitige Katecholamingabe	am liegenden Patienten nur i. v., Nekrosen bei paravenöser Injektion; nicht (mehr) bei CPR (AHA)

Diazepam Lipuro (Diazepam) 2 ml=10 mg	Sedierung, Epilepsie, Eklampsie, Prämedikation der Cardioversion	0,2–0,5 mg/kg = **0,4–1 ml/10 kg** max.: 60 mg	chronische Hyperkapnie, Myasthenia, Intoxikation mit zentral dämpfenden Substanzen	auch bei Kindern unter 2 Jahren, auch im. Antagonist: Anexate; Atemdepression; T°-sensibel
Diprivan (Propofol) 20 ml = 200 mg 50 ml = 500 mg 100 ml=1.000 mg	Hypnotikum	1–3,5mg/kg = **1–3,5ml/10kg** ältere Patienten: 1–1,5mg/kg	relativ: Hypovolämie, Gravidität/Stillzeit, Geburtshilfe, Fettstoffwechselstörungen, keinesfalls bei Polytrauma	Nur bei stabilen, normovolämen Patienten anwenden. Daher geeignet für Narkose/ Sedierung bei Sekundärtransporten, beim isolierten SHT (Hirndruck senkend) und Status epilepticus. T°-sensibel
	Sedierung	Kinder: 2,5–3,5 mg/kg 1–4 mg/kg/h = **1–4 ml/10 kg/h** (z. B.: 500/50/...)		
Disoprivan	siehe Diprivan	siehe Diprivan	siehe Diprivan	siehe Diprivan
Dobutrex (Dobutamin) 20 ml = 250 mg	cardiogener Schock mit Rückwärtsversagen (Stauung, RR>90)	**2–10 (20) (g/kg/min** siehe dazu Dosierungstabellen (siehe Seite 128)	Tachyarrhythmie, Dehydratation, Hypertension, Sulfit-Allergie, (subvalvuläre) Aortenstenose	Monitorkontrolle, RR-Kontrolle. Wenn möglich mit Perf. applizieren
				Cave: Bei Betabl.-Patienten überwiegende α - Wirkung. T°-sensibel.

Tabelle 10: Notfallmedikamente

Perfusordosierungstabellen

1. Dobutrex®: 250 mg Dobutrex werden in der Perfusorspritze auf 50 ml verdünnt. 1 ml = 5 mg.
Die Zahlen in der Tabelle geben die Einstellung des Perfusors in ml/h an. Die Dosierungsbreite liegt zwischen 2–10 (–20) µg/kg/min.

µg/kg/min	40 kg	50 kg	60 kg	70 kg	80 kg	90 kg	100 kg	110 kg	120 kg
2,5	1,2	1,5	1,8	**2,1**	2,4	2,7	3,0	3,3	3,6
5,0	2,4	3,0	3,6	**4,2**	4,8	5,4	6,0	6,6	7,1
10	4,8	6,0	7,2	**8,4**	9,6	10,8	12,0	13,2	14,4
15	7,2	9,0	10,8	**12,6**	14,4	16,2	18,0	19,8	21,6
20	9,6	12,0	14,4	**16,8**	19,2	21,6	24,0	26,4	28,8

Tabelle 11: Dosierung Dobutamin

2. Dopamin: 200 mg Dopamin werden in der Perfusorspritze auf 50 ml verdünnt. 1 ml = 4 mg.
Die Zahlen in der Tabelle geben die Einstellung des Perfusors in ml/h an. Die Dosierungsbreite liegt zwischen 2–10 (–20) µg/kg/min.

µg/kg/min	40 kg	50 kg	60 kg	70 kg	80 kg	90 kg	100 kg	110 kg	120 kg
3	1,8	2,3	2,7	**3,2**	3,6	4,1	4,5	5,0	5,4
5	3,0	3,8	4,5	**5,3**	6,0	6,8	7,5	8,3	9,0
8	4,8	6,0	7,2	**8,4**	9,6	10,8	12,0	13,2	14,4
10	6,0	7,5	9,0	**10,5**	12,0	13,5	15,0	16,5	18,0
15	9,0	11,3	13,5	**15,8**	18,0	20,3	22,5	24,8	27,0

Tabelle 12: Dosierung Dopamin

Die Nierendosis liegt bei 1–3 µg/kg/min, die Herzdosis bei 4–10 µg/kg/min, die Gefäßdosis bei 10–20 µg/kg/min.

Dauertropfdosierungstabellen

1. Dobutrex®: 250 mg Dobutrex® werden auf 500 ml verdünnt. 1 ml = 0,5 mg. Die Zahlen in der Tabelle geben die Einstellung des Tropfenzählers in gtt./min an. Die Dosierungsbreite liegt zwischen 2–10 (–20) µg/kg/min, 20 gtt. = 1 ml.

µg/kg/min	40 kg	50 kg	60 kg	70 kg	80 kg	90 kg	100 kg	110 kg	120 kg
2,5	4	5	6	7	8	9	10	11	12
5	8	10	12	14	16	18	20	22	24
10	16	20	24	28	32	36	40	44	48
15	24	30	36	42	48	54	60	66	72
20	32	40	48	56	64	72	80	88	96

Tabelle 13: Dosierung Dauertropf Dobutrex®

2. Dopamin: 400 mg Dopamin werden auf 500 ml verdünnt. 1 ml = 0,8 mg. Die Zahlen in der Tabelle geben die Einstellung des Tropfenzählers in gtt./min an. Die Dosierungsbreite liegt zwischen 2–10 (–20) µg/kg/min, 20 gtt. = 1 ml.

µg/kg/min	40 kg	50 kg	60 kg	70 kg	80 kg	90 kg	100 kg	110 kg	120 kg
3	3	4	5	5,5	6	6,5	7	8	9
5	5	6	7	8	10	11	12	14	15
8	8	10	12	14	16	18	20	22	24
10	10	12	15	17	20	22	25	28	30
15	15	19	22	26	30	34	38	41	45

Tabelle 14: Dosierung Dauertropf Dopamin

Die Nierendosis liegt bei 1–3 µg/kg/min, die Herzdosis bei 4–8 µg/kg/min, die Gefäßdosis bei 10–20 µg/kg/min.

Präparat	Indikation	Dosierung	Kontraindikationen	Bemerkung/Nebenwirkungen
Dopamin (Dopamin) 5 ml = 50 mg 10 ml = 200 mg 50 ml = 250 mg	cardiogener Schock mit Vorwärtsversagen, RR < 90 syst., Nierenversagen, septischer Schock	**2–10 (20) g/kg/min** siehe dazu Dosierungstabellen Seite 128	Tachyarrhythmie, hyperthyreose Dehydratation, Hypertonie, Phäochromocytom, Sulfit-Allergie	Monitor-, RR-Kontrolle, wenn möglich mit Perfusor applizieren; T°-sensibel
Dormicum (Midazolam) 5 ml = 5 mg (1 ml = 5,3 ml = 15, 10 ml = 50mg)	Sedativum, Hypnotikum	Erwachsene: initial. 2,5 mg, Rep.: 1 mg, Kinder: **0,03–0,45 mg/kg** (langsam, titriert)	chronische Hyperkapnie, Myasthenia gravis, Intoxikation mit zentral dämpfenden Substanzen	Atemdepression, gut steuerbar, aber Wirkdauer individuell unterschiedlich Antagonist: Anexate T°-stabil
Ebrantil (Urapidil) 5 ml = 25 mg (10 ml = 50mg)	hypertensive Krise	Bolus:**12,5–25mg** Rep.: 25 mg Perf.: 0,5–2 mg/min (z. B.: 250/50/...)	Stillen, großer AV-Shunt, Aortenisthmusstenose	langsam titriert; Überdosierung: Schocklagerung, HÄS, Effortil, T°-sensibel
Effortil-Tropfen (Etilefrin) 7,5 mg/ml	orthostatischer Kollaps	Kleinkinder: 2–5gtt. Erwachsene: 5–10gtt.	Hypertonie, Hyperthyreose	nicht bei Hypovolämie, cardiale Dekompensation, KHK, T°-sensibel
Epanutin (Phenytoin) 5 ml = 250 mg	Status epilepticus, Eklampsie, schwere, digitalisinduzierte Tachyarrhythmie	5 mg/kg = **1 ml /10 kg** aber nicht schneller als 1 mg/kg/min, beim Erwachsenen also ~1ml/min	schwere Hypotonie, schwere Herzinsuffizienz, AVB 2–3°, Bradycardie, Ateminsuffizienz Säuglinge	**Cave: Nekrosen bei paravenöser Injektion** in der Spritze kein Blut aspirieren (Koagulation), antikonvulsive Wirkung erst nach 15 min; T°-stabil
Etomidat Lipuro 10 ml = 20 mg	siehe Hypnomidate	siehe Hypnomidate	siehe Hypnomidate	siehe Seite Hypnomidate, keine Thrombophlebitiden. T°-stabil
Euphyllin (Theophyllin) 10 ml = 240 mg	Asthma bronchiale, Status asthmaticus, akute Rechtsinsuffizienz, Adenosin-Antidot	Bolus: Erwachsene: 1–2A Kinder: 5 mg/kg = **2 ml / 10 kg** Perf.:0,6 mg/kg/h (z. B. 720/50/...)	**Cave: Bei frischem Myocardinfarkt, Tachyarrhythmie, Epilepsie, Hyperthyreose**	langsam i. v, Tachycardie, Dosisreduktion bei Vorbehandlung mit Theophyllin, Dosis erhöhen bei Rauchern und schwerer COPD; photosensibel

Medikament	Indikation	Dosierung	Kontraindikation	Bemerkungen
Fenistil (Dimentinden) 4 ml = 4 mg	allergische Reaktionen im Stadium 1 und 2	0,1 mg/kg = **1 ml/10 kg** langsam i. v.	Überempfindlichkeit, MAO-Hemmer, Säugling, 1. Trimenon	Anschlagzeit: 15–20' Prophylaxe anaphylaktische Reaktion: + H$_2$-Blocker. T° - stabil.
Fentanyl (Fentanyl) 2 ml = 0,1 mg (10 ml = 0,5 mg)	Opiat-Analgeticum Narkoseeinleitung (2' vor Etomidat) und Narkosevertiefung	Erwachsene: 1–2 A Kinder: 1–5 µg/kg = **0,2–1 ml / 10 kg**	im Notfall keine, ansonsten: Stillzeit, Säugling, Asthma bronchiale, Myasthenia gravis, akute hepatische Porphyrie	**Cave: Atemdepression, insbes. bei Kombination mit Benzodiazepinen. Suchtgiftdokumentation. Antagonist: Narcanti. T°-stabil.**
Gewacalm (Diazepam) 2 ml = 10 mg	Sedierung, Epilepsie, Eklampsie, Prämedikation von Cardioversion	Erwachsene: 5–60 mg Kinder: 0,2–0,5 mg/kg = **0,4–1 ml/10 kg**	chronische Hyperkapnie, Myasthenia gravis, Intoxikation mit zentral dämpfenden Substanzen	Atemdepression, nicht bei Kindern unter 2 Jahren; Alternative bei Kleinkindern: Stesolid, Diazepam Lipuro Antagonist: Anexate T°-sensibel
Gewacalm-Tabletten 1 Tablette = 5 mg	Sedierung von Angehörigen	1/2–2 Tablette	siehe Gewacalm	Antagonist: Anexate
Gilurytmal (Ajmalin) 10 ml = 50 mg **Cave: auch 2 ml = 50 mg im Handel**	SVT, WPW, LGL, VT	Erwachsene: **50 mg** über mindestens 5' i. v. Rep.: 50 mg nach 10' Perf.: 0,5–1mg/kg/h (z. B.: 250/50/...)	Bradycardie, AV-Block, Schenkelblock, manifeste Herzinsuffizienz (ausgenommen durch Arrhythmie)	RR- und Monitorkontrolle Abbruch bei Verbreiterung der QRS-Komplexe; T°-empfindlich
Glucose 50% (Glucose) 10 ml = 5 g	Hypoglykämie	titriert nach BZ und Bewußtsein	relative Hyperglykämie	mit Infusion einschwemmen; T°-stabil
Gynipral (Hexoprenalin) 2 ml = 10 µg 4 ml = 10 µg 5 ml = 25 µg	Tokolyse (Querlage, Nabelschnurprolaps, drohende Frühgeburt)	**Initial 5 µg**, dann 10 µg in 30'	starke Blutung, vorzeitige Placentalösung, tachycarde Arrhythmie, Thyreotoxikose, hypertrophe, obstruktive Kardiomyopathie	Kontrolle der Herzfrequenz von Mutter und Kind

Präparat	Indikation	Dosierung	Kontraindikationen	Bemerkung/Nebenwirkungen
Haldol (Haloperidol) 1 ml = 5 mg	Neurolepticum, Psychosen, Del. tremens	**1–2 A i. v./i. m.**	Depression zentralnervöser Funktionen, Kinder, Parkinson	Dyskinesien; Anwendung wenn neurol. Erfahrung vorhanden
Hypnomidate (Etomidat) 10 ml = 20 mg	Kurzhypnoticum zur Intubation und Narkoseeinleitung	Erwachsene:1 A langsam! Kinder: 0,15–0,3 mg/kg **= ca. 1 ml/10 kg** Fentanyl 2' vor Hypnomidate-Gabe	im Notfall keine	bei Dyskinesien od. Masseterkrampf die Narkose vertiefen (Hypnomidate, Diazepam, Relaxierung); T°-stabil
Isoptin (Verapamil) 2 ml = 5 mg (20 ml = 50 mg)	SVT, Vorhofflimmern/ -flattern mit schneller Überleitung	Erwachsene: 2,5–5 (10) mg Kinder: 0,1mg/kg = **0,4 ml /10 kg** Perf.: 0,5–1,5 µg/kg/h	AV-Block, Herzinsuffizienz, cardiogener Schock, SSS, WPW, LGL, Kinder < 12 à	Keinesfalls mit Betablockern kombinieren, Monitor- und RR-Kontrolle, mit NaCl verdünnen; T°-stabil
Ketalar (Ketamin) 1 ml = 10 mg 1 ml = 50 mg	Analgesie	**0,3–1 mg/kg i. v.** 0,5–1 mg/kg i. m.	erhöhter ICP (SHT oder Insult ohne Beatmung), penetrierende Augenverletzungen, cardiale Dekompensation, Myocardinfarkt	Rep. Dosierung: 1/2 Initialdosis, **Cave: 2 verschiedene Konzentrationen** Vor allem bei Kindern mit Atropin kombinieren (Hypersalivation). T°-stabil
	Anästhesie	**2–5 mg/kg i. v.** 5–8 mg/kg i. m.		
	Therapierefraktärer Bronchospasmus	2–5 mg/kg i. v.		
Ketanest S (S-Ketamin) 2 ml = 50 mg	siehe Ketalar	halbe Dosierung von Ketalar	siehe Ketalar	doppelte analg. Potenz bei geringerer NW-Rate
Kohle Pulvis	siehe Orpec	siehe Orpec	siehe Orpec	siehe Orpec 135. T°-stabil
Krenosin 2 ml = 6 mg	siehe Adenosin	siehe Adenosin	siehe Adenosin	siehe Adenosin

L-Adrenalin (L-Adrenalin) 1:10.000 5 ml = 0,5 mg 20 ml = 2 mg **Anmerkung:** L-Adrenalin ist das spritzfertig verdünnte, linksdrehende Isomer	1. Herzkreislaufstillstand	Erw: 1 mg = 10 ml Kinder: 0,02 mg/kg = **2 ml / 10 kg** Rep.: alle 3–5'	im Notfall keine KI, ansonsten: Hypertonie, KHK, Glaukom, Tachyarrhythmie, Hyperthyreose, Phäochromocytom	Bei endotrachealer Applikation 2– mehrfache Dosis. Die Dosierungen entsprechen den Richtlinien der AHA vom Februar 1992
	2. feinschlägiges Kammerflimmern	wie oben		**Cave: Bei Betablocker-Patienten überwiegende α - Wirkung**
	3. cardiogener Schock	0,025-0,3µg/kg/min, bei 70 kg Patienten **1-10(20) µg/min** (z. B.: 5 mg/50 ml/...)		**Cave: Bei gleichzeitiger CA - Gabe Arrhythmien**
	4. Anaphylaxie III° und schwerstes Asthma bronchiale	Erwachsene: 0,1 mg i. v. 0,2–0,3 mg s. c./i. m Kinder: 0,01 mg/kg s. c./i. m = **1 ml/10 kg s. c./i. m** Rep.: alle 5–15'		**Cave: Bicarbonat über gleichen venösen Zugang inaktiviert Katecholamine. Kein Adrenalin in die Akren spritzen!** T°-sensibel (über 40 °C nicht mehr einsetzbar)
	5. lokale Umspritzung von Giftdepots (umstritten)	0,01 mg/kg = **1 ml /10 kg sc.** Rep.: alle 5–15'		
Lanitop (Methyldigoxin) 2 ml = 0,2 mg	Vorhofflattern und Vorhofflimmern mit schneller Überleitung	**Erwachsene:** $^1/_2$–1 A	Glykosidintoxikation, AVB III°, AVB II°, Sinusbradycardie, Hypokaliämie Hypercalciämie, vor Cardioversion	nicht bei bereits digitalisierten Patienten; nicht nach i. v.-Gabe von Calcium; nur bei hämodynamisch wirksamen Rhythmusstörungen
Lasix (Furosemid) 2 ml = 20 mg 4 ml = 40 mg 25 ml = 250 mg	Lungenödem, hypertensive Krise	Erwachsene: 10–20–40 mg Kinder: 0,4–0,6 mg/kg = **0,4–0,6 ml/10 kg**	Hypokaliämie, Hypovolämie, Hyponaträmie, Anurie	RR-Kontrolle, nicht unter 90 mm Hg applizieren, T°-und photosensibel
Lidocorit	siehe Xylocain	siehe Xylocain	siehe Xylocain	siehe Xylocain, T°-stabil

Präparat	Indikation	Dosierung	Kontraindikationen	Bemerkung/Nebenwirkungen
Lysthenon (Succinylcholin) 5 ml = 100 mg	kurzwirksames, depolarisierendes Muskelrelaxans Wirkungseintritt: 45–60'' Wirkungsdauer: 3–10'	0,5–1 mg/kg = **0,25–0,5 ml/10 kg** wenn möglich präkurarisieren	MH, Cholinesterasemangel, Hyperkaliämie, neuromuskuläre Erkrankungen, Lungenödem, schwerer LPS, perf. Augenverletzung, fehlende Intubations- o. Beatmungsmittel	Erfahrung in Führung von Narkosen und ausreichende Übung bei Intubation und Beatmung notwendig (6 Monate Anästhesieausbildung empfehlenswert). T°-sensibel: Lagerung unter 8 °C; Wirkungsverlust bei 20 °C; 10% nach 6 Wochen
Methergin (Methylergometrin) 1 ml = 0,2 mg	postpartale Uterusatonie, Menorrhagie, Metrorrhagie	0,1–0,2 mg = **0,5–1 ml** langsam i. v., auch s. c./i. m.	Gravidität, Eröffnungsperiode der Geburt, Hypertension, Toxikose, Wehenschwäche sub partu, schwerer LPS, Nierenfunktionsstörung	**Cave: Erst nach der Geburt anwenden, dabei an Gemini denken**
Mexalen Suppositorium (Paracetamol) 1 Suppositorium = 250 mg (125, 250, 500mg)	Fieber, Fieberkrampf	15 mg/kg = **1/2 Supp./10 kg**	Paracetamolüberempfindlichkeit: Glucose-6-PH-Dehydrogenasemangel	T°-und photosensibel
Narcan	siehe Narcanti	siehe Narcanti	siehe Narcanti	siehe Narcanti
Narcanti (Naloxon) 1 ml = 0,4 mg	Opiat-Antagonist	Erwachsene: 1 ml i. v., i. m. s. c.; Kinder: **0,01 mg - 0,25 mg/kg** siehe dazu Bemerkung! Evtl. Rep. notwendig	Naloxonunverträglichkeit	Die Kinderdosierung wurde verzehnfacht: **0,1 mg/kg** (Prof. Mutz). Bei Süchtigen Auslösung von Entzugserscheinung.
Natriumbicarbonat (Natriumbicarbonat) 20 ml = 20 mval	metabolische Azidose	**1 mval/kg i. v.** Wenn BGA verfügbar: mval = 0,1 x kμKG x BE	Alkalose, Hypernatriämie, Hypokaliämie, respiratorische Azidose	AHA, Febr. 1992: frühestens nach 10' CPR oder 10 Reanimations-Zyklen. ECR: Medikament mit fragwürdigem Nutzen. T°-stabil

Natriumchlorid (Natriumchlorid 0,9%)	Verdünnung, Spülung		nicht mit alkoholhaltigen Medikamenten, z. B.: Gewacalm, mischen; T°-stabil
Natrium-Thiosulfat (Natrium-Thiosulfat) 10 ml = 1 g	Intoxikation mit Cyaniden, Blausäure, Schwermetalle, Nitrosegase, CO-Gas, Leuchtgase, Halogene	**5–10 ml**, eventuell mehrfache Rep.	im Notfall keine	wandelt Cyanid zu Rhodanid; langsame Wirkung; Applikation nach Gabe von 4-DMAP
Nitro Pohl	siehe Perlinganit		siehe Perlinganit	siehe Perlinganit
Nitrolingual Spray (Nitroglycerin) 1 Hub = 0,4 mg	Angina pectoris, cardiales Lungenödem, hypertensive Krise	Initial: **2 Hübe** Rep. alle 5'	Hypotonie <100 mm/HG systolisch, Volumenmangel, (subvalvulär) Aortenstenose	RR-Kontrolle (nicht < 90 mm/Hg syst. applizieren), Nitrokopfschmerz; parenterale Präparate: Nitro Pohl infus und Perlinganit
Nimbex (Cis Atracurium) 2,5 ml = 5 mg 5 ml = 10 mg 10 ml = 20 mg	nichtdepolarisierendes Muskelrelaxans Wirkungseintritt: 120–150'' Wirkungsdauer: 40–50'	Bolus: 0,2 mg/kg = **1 ml/10 kg** Rep. 0,03 mg/kg = 0,15 ml/10 kg Perf. 3–2–1 µg/kg/min	Allergie gegen Cisatracurium und Benzolsulfonsäure, Kinder < 2 Jahren, Gravidität und Stillen **Cave: Bei neuromuskulären Erkrankungen, Z. n. schwerer Verbrennung**	reines Isomer des Atracurium; kaum Histaminausschüttung, siehe Tracrium
Nubain (Nalbuphin) 2 ml = 20 mg	Analgeticum gegen mittelstarke Schmerzen	0,1–0,2 mg/kg (0,1–0,2 ml/10 kg)	Intoxikation: Analgetika, Sedativa, Psychopharmaka, Alkohol	Übelkeit Ceiling-Effekt bei 0,25 mg/kg
Orpec-Aktivkohle (Carbo medicinalis)	Adsorbtion von Toxinen	Erwachsene: ganze Flasche Kinder: **1–2 g/kg**	bewußtloser, nicht intubierter Patient	Falls keine Magenspülung durchgeführt wird, muß ein Laxans nachgegeben werden. T°-stabil

Präparat	Indikation	Dosierung	Kontraindikationen	Bemerkung/Nebenwirkungen
Orpec-Ipecac (Ipecacuanha-Sirup)	Erbrechen bei Kindern	**10 ml** bis 1.5. Lebensjahr **15 ml** bis 5. Lebensjahr **30 ml** ab 5. Lebensjahr Rep.: nach 30'	Bewußtlosigkeit, Säuren- und Basenintoxikation, schaumbildende Substanzen, Kohlenwasserstoff-, Neurolepticaintoxikation	oft Applikation über Magensonde notwendig, viel Saft nachtrinken, bei wiederholtem Mißerfolg Magenspülung
Paspertin (Metoclopramid) 2 ml = 10 mg	Übelkeit, Erbrechen, Störung der Magen-Darm-Motorik	Erwachsene: **1– 3 A/die**	gastrointestinale Blutung, Perforation, mechanische Obstruktion, Epil., Phäochromocytom, Parkinson.	Bei Kindern keine Notfallindikation, Gefahr des dyskinetischen Syndroms. T°-stabil
Perlinganit (Nitroglycerin) 50 ml = 50 mg	akuter Myocardinfarkt, schwere AP, cardiales Lungenödem, Linksinsuffizienz	1–6 mg / h Perf.: **50/50/1-6** (50mg in 50 ml mit 1-6 ml/h für Erwachsene)	Hypotonie <100 mm Hg syst. Volumenmangel (subvalvulär) Aortenstenose	RR-Kontrolle, Nitrokopfschmerz Optional: **Nitro Pohl infus.** T°-sensibel
Phenydan 5 ml = 250 mg	siehe Epanutin	siehe Epanutin	siehe Epanutin	siehe Epanutin T°-stabil.
Rapilysin® (Reteplase) 10 U Trockenpulver 10 ml Aqua dest. Derzeitige Empfehlung für die präklinische Lyse, da eine Bolusgabe möglich ist.	Fibrinolyse bei akutem Myocardinfarkt: Lysekriterien: 1. Nitroresistenter Schmerz >30' <6h 2. Mindestens 2 benachbarte ST-Hebungen > 0,2 mV über der Brustwand od. >0,1 mV an den Extremitäten Weiters präklinisch indiziert, Verdacht auf	Bolus 2 x 10 U im Abstand von 30 Minuten. Die Zeiten genau dokumentieren! Sobald wie möglich 0,5 g Aspisol® und 5.000 IE Heparin Bolus, dann weitere 1.000 IE Heparin pro Stunde.	**Absolut:** hämorrhagische Diathese, frische Blutung/Operation/Trauma (10–14d), Apoplexie (3–6 Monate), Hyperton. (200/110), Cumarintherapie, atypische Symptomatik, vorangehender Abort oder Geburt **Relativ:** st. p. CPR, arterielle Injektion/i. m. Injektion, Endocarditis,	Eine präklinische Lyse setzt ausreichende Erfahrung bei cardialen Notfällen und exakte Interpretation eines 12-Kanal-EKGs voraus. Alle vier großen Studien belegen eindeutig, daß d. präklinischen Lyse im Vergleich zur klinischen Lyse kein erhöhtes Risiko aufweist. Bezugnehmend auf die GREAT-Studie können durch einen Zeitgewinn von 1 Stunde 18 Leben pro 1.000 Lysen

	fulminante PAE (Ultimo ratio).	Thromben im linken Herzen, floride GI-Ulcera, Gravidität, Aortenaneurysma, diabetische Retinopathie, schwerer LPS, Niereninsuffienz, hohes Alter	gerettet werden. Den größten Benefit erzielen Patienten < 65à mit großem VWI und Delay < 90'.
S-hydril 10 ml = 1 g	siehe Natrium-Thiosulfat	siehe Natrium-Thiosulfat	siehe Natrium-Thiosulfat
Solu-Dacortin (Prednisolon) 250 mg = 1 g	Stoffwechselkomata, Status asthmaticus	im Notfall keine, sonst: siehe Solu-Medrol	**50–100 mg**
	toxisches Lungenödem		250–500 mg
	Anaphylaxie		1–3 g 1–3 g
Solu-Decortin 250 mg = 1 g	siehe Solu-Dacortin	siehe Solu-Dacortin	siehe Solu-Dacortin; photosensibel
Solu-Medrol (Methylprednisolon) 15,6 ml = 1.000 mg	Rückenmarkstrauma	im Notfall keine, sonst: Überempfindlichkeit, Pilzinfektion, Herpes, Tbc, akute Psychosen, Ulcera	Bolus: **30 mg/kg in 15'** **(Perf./DT)** Erhaltung: 5,4 mg/kg/h über 23 Std. Kortikoide haben keine Sofortwirkung. Die Notfallindikationen sind zum Teil umstritten. Photosensibel. Therapiebeginn innerhalb der ersten 8 Std.; nach Querschnittslähmung Siehe: NASCIS2-Studie. Photosensibel
	Anaphylaxie		1 g
Stesolid Rectiole (Diazepam) 5 mg	Fieberkrampf, Epilepsie, Sedierung	Säugling < 30 d, schwerer Schock, Bewußtlos., Intoxikation mit zentral dämpfenden Substanzen, schwere Störungen der Herz-Lungen-Funktion (Epiglottitis...)	0,5 mg/kg = **1 Tube/10 kg** Atemdepression Antagonist: Anexate T°-sensibel

Präparat	Indikation	Dosierung	Kontraindikationen	Bemerkung/Nebenwirkungen
Stesolid-Emulsion 2 ml = 10 mg	siehe Diazepam Lipuro	siehe Diazepam Lipuro	siehe Diazepam Lipuro	siehe Diazepam Lipuro T°-sensibel
Succinyl-Asta (Succinylcholin) 5 ml = 100 mg	kurzwirksames, depolarisierendes Muskelrelaxans	0,5–1 mg/kg = **0,25–0,5 ml/10 kg** wenn möglich präkurarisieren	MH, Cholinesterasemangel, Hyperkaliämie, neuromuskuläre Erkrankungen, Lungenödem, schwerer LPS, perforierende Augenverletzung, fehlende Intubations- oder Beatmungsmittel	Erfahrung in Führung von Narkosen und ausreichende Übung bei Intubation u. Beatmung notwendig (6 Monate Anästhesieausbildung empfehlenswert). T°-sensibel: Lagerung unter 8 °C, Wirkungsverlust bei 20 °C: 10% nach 6 Wochen.
Suprarenin (Adrenalin) 1:1000 1 ml = 1 mg (25 ml = 25 mg)	1:10 verdünnt: siehe L-Adrenalin 1:2 verdünnt: Kruppanfall (Vernebler) unverdünnt: Asthmaanfall	siehe L-Adrenalin 1 mg/10 kg = **2 ml/10 kg** (verdünnte Lösung) 0,01 mg/kg sc. = **0,1 ml/10 kg sc.**	im Notfall keine KI, ansonsten: Hypertonie, KHK, Glaukom, Tachyarrhythmie, Hyperthyreose, Phäochromocytom	Bei endotrachealer Applikation 2– mehrfache Dosis. Die Dosierungen entsprechen den Richtlinien der AHA vom Februar 1992. **Cave: Bei Betablocker - Patienten überwiegende α - Wirkung** **Cave: Bei gleichzeitiger CA-Gabe Arrhythmien** **Cave: Bicarbonat über gleichen venösen Zugang inaktiviert Katecholamine. Kein Adrenalin in die Akren spritzen!** T°-sensibel (über 40 °C nicht mehr einsetzbar)

Tavegil (Clemastin) 5 ml = 2 mg	siehe Tavegyl	siehe Tavegyl	siehe Tavegyl	Siehe Tavegyl. T°-stabil.
Tavegyl (Clemastin) 2 ml = 2 mg	allergische Reaktion im Stadium 1 und 2	Erwachsene:1–2A i. v./i. m. Kinder: 0,02 mg/kg = **0,2 ml /10 kg**	in Notfällen keine	zentral dämpfende Prophylaxe der Anaphylaxie: Kombination mit H2-Blocker, T°-stabil
Theospirex (Theophyllin) 10 ml = 200 mg	Asthma bronchiale, Status asthmaticus, akute Rechtsherzinsuffizienz, Adenosin-Antidot	Bolus: Erw:1–2 A Kinder: 5 mg/kg **2 ml /10 kg** Perf.: 0,6 mg/kg/h (z. B.: 1.000/50/...)	**Cave: Bei frischem Myocardinfarkt Tachyarrhythmie, Epilepsie, Hyperthyreose**	langsam i. v., Tachycardie, Dosisreduktion bei Vorbehandlung mit Theophyllin, Dosis erhöhen bei Rauchern und schwerer COPD; photosensibel
Tracrium (Atracurium) 2,5 ml = 25 mg	mittellang wirksames, nicht depolarisierendes Muskelrelaxans Wirkungseintritt: 120–180" Wirkdauer: 25–40'	Präkurarisierung: 0,1 mg/kg Intubatio: **0,5 mg/kg** Rep.: 0,1–0,2 mg/kg Erhaltung: 0,3–0,6 mg/kg/h Dosisreduktion bei Allergikern (Histaminausschüttung)	strenge Indikation bei neuromuskulären Erkrankungen (neurologisches Monitoring), Gravidität, Asthma bronchiale, allergische Diathese	Erfahrung in Führung von Narkosen u. ausreichende Übung bei Intubation u. Beatmung notwendig (6 Monate Anästhesieausbildung empfehlenswert). Antagonist: Prostigmin. T°-sensibel: Lagerung unter 8 °C empfohlen, bei 30 °C nur 8% Wirkungsverlust.
Tramal (Tramadol) 2 ml = 100 mg	Analgeticum gegen mittelstarke Schmerzen	Erwachsene:1–2A i.v./i.m Kinder: 1,5 mg/kg = **0,3 ml/10 kg**	Intoxikation mit Analgetika, Sedativa, Psychopharmaka, Alkohol	langsam spritzen, oft Übelkeit, manchmal Non-Responder; T°-stabil.
Valium	siehe Gewacalm	siehe Gewacalm	siehe Gewacalm	siehe Gewacalm
Vendal (Morphinum hydrochloricum) 1 ml = 10 mg	Opiatanalgeticum, insbesondere bei Myocardinfarkt	Erwachsene: 2,5–10 mg i.v. Kinder: 0,05mg/kg/i.v. auch i.m./sc.	im Notfall: Asthma bronchiale, spastische Schmerzen, ansonsten Säugling/Stillen	Atemdepression bei Überdosierung. Parasympathikomimetische NW, sehr T°-stabil. Suchtgiftdokumentation **Antagonist: Narcanti**

Präparat	Indikation	Dosierung	Kontraindikationen	Bemerkung/Nebenwirkungen
Xylocain 2% (Lidocain 2%) 5 ml = 100 mg Achtung: % x 10 = mg/ml	Ischämiebedingte ventrikuläre Tachyarrhythmie (VT, VES). Bei hämodynamisch bedrohlicher VT ist primär die Cardioversion indiziert.	Bolus: **1mg/kg** langsam i. v., dann Perf.:**2–4 mg/kg/h** (z.B.: 1.000/50/...) Endotracheale Bolus 2–3 mg/kg	AVB 2–3°, Bradycard., dekompensierte Herzinsuffizienz (ausgenommen durch Arrhythmie)	Monitorkontrolle. Bei therapierefraktärem KF ist Sedacoron (Amiodarone) zu erwägen. T°-stabil
Xylocard 2%	siehe Xylocain 2	siehe Xylocain	siehe Xylocain	siehe Xylocain

Notfallinfusionen

Präparat	Indikation	Dosierung	Kontraindikationen	Bemerkung/Nebenwirkungen
Elohäst HÄS 6%	Volumenersatz	initial 10 ml/kg, weiter Substitut, je nach Blutverlust RR, Pulsfrequenz	im Notfall keine, ansonsten cardiogener Schock, Lungenödem, Niereninsuffizienz, Hypervolämie	Werden große Mengen infundiert, O-neg.-EK bereitstellen lassen. Bei Kleinkindern mit Spritze applizieren. Hohe T°-Stabilität gegenüber Wärme und Kälte.
	Hämodilution (z. B.: cerebraler Insult)	Initial 250 ml		
Elozell Forte Kalium Magnesium	Tachyarrhythmie, Torsades de pointes; nach Myocardinfarkt, Hypokaliämie, Hypomagnesiämie	max. 20 mmol Kalium pro Std.	Hyperkaliämie, Hypermagnesiämie, Alkalose, schwere Azidose, Dehydratation, Niereninsuffizienz, AVB, Myasthenia gravis, NNR-Insuffizienz, Schock	Bezugnehmend auf die LIMIT-2-Studie kann die 28 Tage-Letalität nach MCI durch Magnesium um 24% verringert werden.
Expafusin HÄS 6%	siehe Elohäst	siehe Elohäst	siehe Elohäst	siehe Elohäst
Gelafundin Gelatinederivat	siehe Haemaccel	siehe Haemaccel	siehe Haemaccel	siehe Haemaccel
Glucose 33% 100 ml = 33 g	Hypoglykämie	nach Bedarf (BZ-Kontrolle, Bewußtsein)	relativ: Hyperglykämie	eventuell mit G 5% mischen, um Venenverödung vorzubeugen; BZ-Kontrolle
Glucose 5 % 500 ml = 25g	Stoffwechselkomata			
Haemaccel Gelatinederivat	siehe HÄS	siehe HÄS	siehe HÄS	Anaphylaxierate etwas höher als bei HÄS
HAES - Steril HÄS 6%	siehe Elohäst	siehe Elohäst	siehe Elohäst	siehe Elohäst

Präparat	Indikation	Dosierung	Kontraindikationen	Bemerkung/Nebenwirkungen
Hyperhäs Hyperosmotische Lösung	siehe Osmo-Häs.	siehe Osmo-Häs.	siehe Osmo-Häs.	siehe Osmo-HÄS
Natriumbicarbonat 100 ml = 100 mval	metabolische Azidose	1 mval/kg = 1 ml/kg Wenn BGA verfügbar: mval = 0,1 x kg KG x BE	Alkalose, Hypernatriämie, Hypokaliämie, resp. Azidose	AHA, Februar 1992: frühestens nach 10 min CPR oder 10 Reanimationszyklen. ECR: Medikament mit fragwürdigem Nutzen.
Osmo-Häs hyperosmotische, hyperonkotische Lösung	Small Volume Resuscitation (gesicherter, massiver hypovolämischer Schock)	4 ml/kg innerhalb von 5' infundieren, anschließend normale Infusionstherapie mit HÄS und Kristalloiden	im Notfall keine, ansonsten Herzinsuffizienz, Niereninsuffizienz, hämorrhagische Diathese, schwere Dehydratation, erhöhter intrakranieller Druck, Hyponatriämie, Hypernatriämie, Hyperchlorämie, Hyperalbuminurie,...	Sehr positive Beurteilung in verschiedenen Studien.
Ringer-Lactat	siehe Ringerlösung	siehe Ringerlösung	siehe Ringerlösung	Hyposmolar
Ringer-Lösung 500 ml isotone Na, K, Ca, Cl- Lösung	hypovoläme Kreislaufstörung, Dehydratation, Verbrennung, Trägerlösung	initial 20 ml/kg, weitere Substitut. je nach H$_2$O-Verlust, RR, Pulsfrequenz	Hypernatriämie, Hyperchlorämie, Azidose, Lungenödem, cardiogener Schock, Oligurie	Nicht mit alkoholhaltigen Pharmaka mischen (z. B.: Gewacalm). Bei Kleinkindern mit Spritze applizieren.

Tabelle 15: Notfallinfusionen

> **Baxter-Formel**
> gibt den Bedarf an Ringer-Lösung in den ersten 24 Stunden bei Verbrennung an:
> ml = 4 x kg KG x % verbrannter Oberfläche,
> davon wird die Hälfte innerhalb der ersten 8 Stunden appliziert.

Literatur:
Paszicsnyek Th., Petutschnigg B., Weinrauch V.: Der Notfallsanitäter. Graz, 1995
Müller R.: Medikamente und Richtwerte in der Notfallmedizin. Eigenverlag R. Müller, 1997
Müller R.: Medikamente und Richtwerte in der Anästhesiologie. Krause und Pachernegg-Verlag, 1998
Burkhard D.: Pharmaka in der Intensiv-und Notfallmedizin. Springer-Verlag, 1993
Vidal, ÖAK-Verlag, 1998
Prause G., Müller R.: Die Präklinische Blutgasanalyse. Verlag Dr. Ralf Müller, 1997
Beham M.: Notfallmedizin.
Schuster: Notfallmedizin.
Ahnefeld F.: Notfallmedizin.
Bastigkeit: Medikamente in der Notfallmedizin.
Hammerschmidt, Müller: Notfallmedikamentenliste.
Le Sage, Derr, Tardiff: EMS-Field-Guide.
Lenz, Kottler, Schorrer: Memo Anästhesie
Sirtl, Jesch: Anästhesiologisches Notizbuch.
Austria Codex, Österr. Apotheker-Verlag
Rote Liste

Autor:
OA Dr. Ralf Müller
Institut für Anästhesiologie und Intensivmedizin
LKH Voitsberg
Conrad v. Hötzendorfstraße 31
A-8570 Voitsberg

Spezieller Teil

Grundlagen der Notfallmedizin

G. Prause, B. Ratzenhofer-Comenda, F. Kaltenböck, G. Ranftl

Definitionen, Begriffsbestimmung

Die Notfallmedizin beschäftigt sich mit der Versorgung akut erkrankter oder verletzter Personen, bei denen eine Störung einer Vitalfunktion vorliegt, nicht ausschließbar ist bzw. sich entwickeln kann. Von dieser abzugrenzen sind akute Situationen, die zwar plötzlich auftreten, aber keine Vitalgefährdung darstellen.

Vitalfunktionen

G. Prause

Unter Vitalfunktionen werden jene lebenserhaltenden Funktionskreise verstanden, deren Ausfall bzw. Insuffizienz innerhalb kurzer Zeit zum Tode des Patienten führen kann. Die für die Notfallmedizin relevanten Vitalfunktionen sind:

Bewußtsein
Atmung
Kreislauf

Zusätzlich benötigt der Mensch zum Überleben aber auch noch weitere Funktionssysteme, wie z. B. Stoffwechsel, Elektrolyt- und Säure-Basen-Haushalt oder die Temperaturregulation. Diese haben in der Notfallmedizin nur dann Relevanz, wenn sie die Störung einer der drei Vitalfunktionen (meist Bewußtsein) nach sich ziehen. Die richtige Einschätzung einer Vitalfunktionsstörung bzw. deren adäquate Therapie stellt den Schwerpunkt der notfallmedizinischen Maßnahmen dar.

Notfall-Check
Im Rahmen des Notfall-Checks werden die 3 Vitalfunktionen prinzipiell auf ihr Vorhandensein überprüft. Für diese Diagnostik werden keine technischen Geräte, kein Monitoring, sondern nur drei Sinne benötigt:
- Sehen
- Hören
- Fühlen

Dieser Notfall-Check sollte grundsätzlich im Rahmen eines standardisierten Algorithmus durchgeführt werden (siehe Abb. 11).

Das diagnostische Vorgehen ist sowohl für den ausgerüsteten Notarzt als auch für den nicht ausgestatteten, aber ausgebildeten Laien gleich. Man unterscheidet nur grob, ob
a) der Patient bewußtlos ist,
b) eine Spontanatmung vorhanden ist,
c) ein Herz-Kreislaufstillstand vorliegt.

Im Gegensatz zu vielen anderen Gebieten in der Medizin ist im Notfall sehr oft eine sympto-

NOTFALL-CHECK

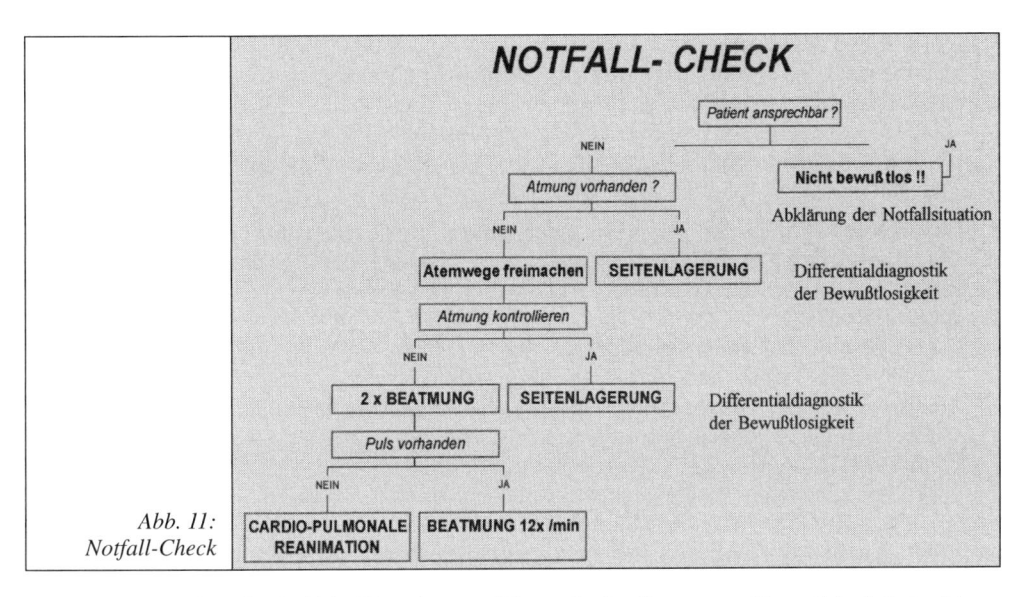

```
                        Patient ansprechbar?
                   NEIN ─────┬───────── JA
                             │          Nicht bewußtlos!!
                    Atmung vorhanden?    Abklärung der Notfallsituation
                 NEIN ──┬── JA
                        │
         Atemwege freimachen   SEITENLAGERUNG   Differentialdiagnostik
                                                der Bewußtlosigkeit
         Atmung kontrollieren
         NEIN ──┬── JA
                │
         2 x BEATMUNG    SEITENLAGERUNG   Differentialdiagnostik
                                          der Bewußtlosigkeit
         Puls vorhanden
         NEIN ──┬── JA
                │
         CARDIO-PULMONALE   BEATMUNG 12x/min
           REANIMATION
```

Abb. 11: Notfall-Check

matische Therapie erforderlich. Die adäquate Therapie der Symptome Bewußtlosigkeit, Atem- oder Herz-Kreislaufstillstand ist wichtiger als die Diagnosefindung und Ursachensuche. Im Rahmen des Notfall-Checks wird die Schwere der Vitalfunktionsstörung nicht bewertet.

Vorgehen:
(siehe auch Abb. 11)
1. Durch deutliches Anreden des meist am Boden liegenden Patienten wird dessen Ansprechbarkeit überprüft. Ist er nicht ansprechbar, ist unverzüglich die Rettungskette in Gang zu setzen. Das bedeutet, daß über die Notrufnummer (in Österreich im allgemeinen 144, ohne örtliche Vorwahl, in Zukunft evtl. 112 als europaweite Notrufnummer) die Rettung anzufordern ist. Dabei ist sofort auf das Vorliegen einer Vitalfunktionsstörung (fragl. Bewußtlosigkeit) hinzuweisen und zusätzlich zum Rettungsmittel der am schnellsten erreichbare Notarzt zu verlangen.

Zum Ausschluß eines Schlafzustandes beim nicht ansprechbaren Patienten wird die Tiefe der Bewußtseinsstörung grob mit Hilfe der Schmerzreaktion überprüft. Geeignete Methoden zum Testen der Schmerzreaktion sind:
- Kneifen am M. Trapezius
- kräftiges Reiben am Brustbein
- Druck am Kieferwinkel

Wichtig ist, daß generell Schmerzreaktionen stets beidseitig und in ausreichender Stärke getestet werden müssen, da viele Notfallpatienten altersbedingt eine reduzierte Schmerzempfindung aufweisen bzw. neurologische Vorerkrankungen (Hemiparese) zu einer evtl. einseitigen peripheren Sensibilitätsstörung führen. Eine adäquate Schmerzreaktion wäre die gezielte Abwehrbewegung gegen die Schmerzauslösung. Im allgemeinen bedeutet dies ein Wegbewegen des Körpers von der Schmerzseite sowie das Wegstoßen der schmerzauslö-

senden Hand des Untersuchers durch den Patienten. Liegt eine positive (adäquate) Schmerzreaktion vor, kann angenommen werden, daß auch die körpereigenen Schutzreflexe (Husten- und Schluckreflex) in ausreichendem Maß erhalten sind. In diesem Fall handelt es sich um keine lebensbedrohliche Störung der Vitalfunktion Bewußtsein.
Ist die Schmerzreaktion negativ, ist der Patient von seiten des Notfall-Checks als *bewußtlos* einzustufen.

2. Der nächste Schritt ist die Überprüfung der Atmung. Der Untersucher beugt sich mit seinem Ohr (Blickrichtung Beine) über das Gesicht des Patienten, *hört,* ob ein Atemgeräusch vorhanden ist, *sieht,* ob sich Thorax oder Abdomen atemsynchron auf- und abbewegen und *fühlt* den Atemstoß.
Hat der bewußtlose Patient eine Eigenatmung (der Patient ist nur bewußtlos), wird als Sofortmaßnahme die stabile Seitenlagerung durchgeführt. Fehlt die Eigenatmung, müssen die Atemwege freigemacht und in der Folge freigehalten werden. Die Reihenfolge dieser Sofortmaßnahmen muß eingehalten werden.
Freimachen der Atemwege:
- Seitdrehung des Kopfes mit evtl. Anheben der kontralateralen Schulter, damit flüssige Substanzen aus dem Mund abfließen können.
- Mit Hilfe der Finger (Handschuhe) wird die Mundhöhle des Patienten von allen faßbaren Fremdkörpern gesäubert.

Nach dem Zurückdrehen des Kopfes wird dieser maximal im Nacken überstreckt, um den Zungen-Rachen-Verschluß zu verhindern. Dabei wird, nach den neuesten Empfehlungen der AHA, der Kopf mit einer Hand an der Stirn nach hinten gekippt und mit der zweiten Hand das Kinn des Patienten leicht gehoben, ohne den Mund des Patienten gänzlich zu schließen.
In dieser Haltung wird nochmals mit *Sehen, Hören* und *Fühlen* die Atmung überprüft. Tritt jetzt eine Spontanatmung ein, lag offensichtlich eine Verlegung der Atemwege aufgrund der Bewußtlosigkeit oder durch einen Fremdkörper vor. Der Patient wird nun unter laufender Überwachung der Atmung in Seitenlage gebracht und als bewußtloser Patient der erweiterten notfallmedizinischen Diagnostik zugeführt.
Kommt es auch nach dem Freimachen der Atemwege zu keiner Spontanatmung, handelt es sich um einen *bewußtlosen Patienten mit Atemstillstand.* Danach erfolgt die Kontrolle der Kreislauffunktion.

3. Die Pulskontrolle ist zentral an der A. carotis durchzuführen.

Cave:
Kindesalter, siehe Pädiatrische Notfälle!

Zwei bis drei Finger des Untersuchers tasten sich vom Kehlkopf des Patienten in die seitlich gelegene „Grube", die nach lateral durch den M. Sternocleidomastoideus begrenzt wird. Im Normalfall ist an dieser Stelle ein deutlicher Puls zu tasten. Fehlt dieser Puls, handelt es sich um einen Patienten mit Herz-Kreislaufstillstand, und es ist unverzüglich die cardiopulmonale Reanimation zu beginnen.
In seltenen Fällen (bei kurzer Anfahrtszeit – innerhalb weniger Minuten) kann ein isolierter Atemstillstand bei vorhandenem Carotispuls vorliegen, wenn die Sauerstoffreserven des Patienten noch nicht aufgebraucht sind. Bei guter Sauerstoffaufnahme kurz vor dem Not-

fallgeschehen und nicht allzu gesteigertem Sauerstoffbedarf ist ein Weiterschlagen des Herzens bei Apnoe bis zu 10 Minuten möglich.

Dieser Notfall-Check ist nur eine grobe Orientierung über das Vorhandensein oder Fehlen einer der drei Vitalfunktionen. Für diesen Vorgang ist ein Zeitrahmen von 30–50 sec zu veranschlagen. In Extremsituationen, z. B. bei unterkühlten Patienten, kann eine oberflächliche Funktionsdiagnostik zur krassen Fehlbeurteilung führen. Liegt beispielsweise eine schwere Bradycardie mit ca. 20/min vor, schlägt das Herz nur 1 mal in 3 sec; bei schwerer Bradypnoe (4 Atemzüge/min) atmet der Patient alle 15 sec. Deshalb ist der Puls eines Patienten 3–5 sec auf jeder Seite und die Atmung 10–15 sec lang zu prüfen. Für die restlichen Aufgaben, wie Ansprache, Freimachen der Atemwege, Beatmen usw., sind weitere 20 Sekunden ein realistischer Wert.

> **Cave:**
> **Nicht der schnellste Notfall-Check ist der beste, sondern der sorgfältigste!**

Erweiterte Elementardiagnostik

Der Notfall-Check differenziert zwischen vorhandener Vitalfunktion und deren Ausfall. Nachdem aber nicht nur das Fehlen einer Vitalfunktion, sondern auch eine schwere Störung lebensbedrohlich ist, zielt die *„Erweiterte Elementardiagnostik"* darauf aus, genauer zwischen den Schweregraden zu differenzieren, um entsprechende therapeutische Konsequenzen zu setzen.

Vitalfunktion Bewußtsein
Unter Bewußtsein versteht man die Fähigkeit eines Patienten, mehr oder weniger starke optische, akustische oder taktile Reize wahrzunehmen.
Prinzipiell unterscheidet man:
- Bewußtseinsklarheit
- Bewußtseinstrübung
- Bewußtlosigkeit

Bewußtseinsklarheit
Der Patient ist ansprechbar, zeitlich und örtlich orientiert und ist in der Lage, auf äußere Reize adäquat zu reagieren.

Bewußtseinstrübung
Der Patient ist verzögert ansprechbar, zeitlich und/oder örtlich desorientiert, reagiert nur auf sehr starke Reize.

Bewußtlosigkeit
Der Patient ist nicht ansprechbar, reagiert auf keinerlei äußere Reize, insbesondere nicht auf Schmerz.

Neben diesen groben Orientierungen gibt es noch von verschiedenen Fachrichtungen (Neurologie, Neurochirurgie, Innere Medizin, Kinderheilkunde usw.) eigene Klassifikationen und Graduierungen. Zusätzliche Kriterien sind z. B. Atemstörungen, Pupillendifferenzen, Krampfzustände, Blickdeviationen usw.

In der Notfallmedizin hat sich österreichweit beinahe überall das Glasgow Coma Score (GCS) durchgesetzt (Tab. 16).

Glasgow-Coma-Score	Punkte	
1. Augen öffnen		
spontan	4	
nach Aufforderung	3	
auf Schmerz	2	
nicht	1	
2. Motorische Antwort		
gezielt (Aufforderung)	6	
gezielte Schmerzabwehr	5	
ungezielte Schmerzabwehr	4	
Beugemechanismen	3	
Streckmechanismen	2	
keine	1	
3. Verbale Antwort		
orientiert, prompt	5	
verwirrt	4	
inadäquat	3	
unverständlich	2	
keine	1	
Gesamtzahl		

Tabelle 16: Glasgow Coma Score

Obwohl primär als Beurteilungskriterium von Schädel-Hirn-Trauma-Patienten eingesetzt, ist es bei entsprechend exakter Anwendung auch für nichttraumatische Notfallpatienten geeignet. Im Gegensatz zu anderen Coma-Scores ist das GCS eine Momentaufnahme und läßt keinen Schluß über die Prognose des Patienten zu.

Im Vergleich zu den anderen Vitalfunktionen (Atmung, Kreislauf) gibt es keine kausale Therapie der Bewußtlosigkeit (Ausnahme: Hypoglykämie). Vielmehr besteht die Aufgabe des Notarztes darin, den Patienten durch Intubation vor der drohenden Aspiration zu schützen bzw. eine eventuell bestehende Hirndrucksteigerung durch Hyperventilation zu kompensieren. Die entscheidenden Reflexe, nämlich Husten- und Würgereflex, die eine Aspiration verhindern würden, sind nicht überprüfbar.

Man behilft sich über den Umweg der Schmerzreaktion. Bei adäquater Schmerzabwehr kann davon ausgegangen werden, daß die Bewußtseinsstörung noch nicht so ausgeprägt ist und die erforderlichen Schutzreflexe wirksam sind. Zeigt sich nur eine ungezielte Abwehr, besteht in hohem Maße Aspirationsgefahr für den Patienten, und eine unverzügliche Intubation ist notwendig, wobei unter Umständen der Patient trotz der bestehenden Bewußtseinstrübung zusätzlich sediert werden muß. Dieser Zustand wird etwa bei einem GCS-Wert von < 8 erreicht. Gerade bei dieser Indikation zur präklinischen Narkose sollten nur möglichst kurz wirkende Narkotika Verwendung finden, damit die Comatiefe in regelmäßigen Abständen evaluiert werden kann.

Vitalfunktion Atmung
Durch die Atmung wird Sauerstoff aus der Luft aufgenommen und Kohlendioxyd an die Atmosphäre abgegeben („Äußere Atmung"). Jede lebende Körperzelle führt im kleinen denselben Vorgang nochmals aus („Innere Atmung"). Es ist bekannt, daß, abhängig von der Beschaffenheit und der Aufgabe der Zelle, verschiedene Anoxietoleranzen bestehen:

Gehirn	3–5 min
Herzmuskel	6 Std.
Haut	10 min
Skelettmuskel	2 Std.
Knochen	Tage

Tabelle 17: Anoxietoleranzzeiten

Weniger geläufig als die Problematik der Anoxie ist, daß auch eine protrahierte Hypoxie zu manifesten Organschäden führen kann. Diese äußert sich zuerst in einem vorübergehenden Funktionsverlust, der dann bei längerer Dauer in einen völligen Funktionsausfall münden kann.

Gehirn	Bewußtseinsstörung – Coma
Herz	Ischämie: Stenocardien – Myocardinfarkt – CMP, evtl. Rhythmusstörungen
Lunge	Lungenversagen – ARDS
Niere	Anurie – Nierenversagen
Magen-Darm	Paralyse
Leber	Leberversagen

Tabelle 18: Organschäden aufgrund Hypoxie

Die Aufgabe des Notarztes ist, durch exakte Evaluierung der Vitalfunktion Atmung Hypoxämien frühzeitig zu diagnostizieren und zu therapieren, um mögliche Auswirkungen auf alle Organsysteme zu verhindern.
In der Beurteilung der Vitalfunktion Atmung unterscheidet man:
- Unauffällige Spontanatmung
- Atemnot (Dyspnoe)
- Ateminsuffizienz
- Atemstillstand

Beurteilungskriterien für die Atmungsfunktion sind:
- subjektive Einschätzung des Patienten
- Atemfrequenz
- Atemexkursion
- Atemzugtiefe
- Atemgeräusch
- Hautfarbe

Eine *unauffällige Spontanatmung* ist normofrequent, zeigt grob klinisch eine normale, seitengleiche Atemexkursion, ist lautlos und läßt objektiv den Schluß zu, daß der Patient ohne wesentliche körperliche Anstrengung atmet. Die Haut ist rosig, warm und trocken. Die Blutgasanalyse zeigt normale Werte beim pO_2, pCO_2 und auch bei der $aADO_2$ (Arterio-alveoläre Sauerstoffdifferenz).

Die *Atemnot (Dyspnoe)* ist gekennzeichnet durch eine erschwerte Atmung. Der Patient wird in sitzender Position vorgefunden, atmet unter deutlicher Anstrengung mit Unterstützung durch die Atemhilfsmuskulatur. Im allgemeinen bestehen eine Tachypnoe – keine Hyperventilation; AMV (**A**tem–**M**inuten–**V**olumen) ist normal bis vermindert – und cardiovaskuläre Begleiterscheinungen im Sinne von Tachycardie und Blutdrucksteigerung. Besteht eine ausreichende körperliche Leistungsreserve des Patienten, ist die Atmung im Stadium der Dyspnoe noch suffizient. Man muß jedoch bedenken, daß bei nicht rechtzeitiger Therapie der Patient durch die zunehmende Erschöpfung in die Ateminsuffizienz abgleitet. Beispielsweise kann davon ausgegangen werden, daß ein schwerer Asthmaanfall dem Patienten eine Dauerbelastung von etwa 70W auferlegt. Die Blutgasanalyse zeigt noch einen grenzwertig normalen pO_2 und, je nach Ursache (chronisch oder akut), einen erniedrigten, erhöhten, unter Umständen auch normalen pCO_2.

Eine *Ateminsuffizienz* besteht dann, wenn bei noch vorhandener Spontanatmung der Patient mit zunehmender Zyanose in die Bewußtlosigkeit fällt. Die Atmung wird mit jedem Atemzug flacher. Es mehren sich die cardiovaskulären Begleiterscheinungen mit zunehmender Tachycardie, Auftreten von supra- und ventrikulären Extrasystolen und Steigerung des systolischen und diastolischen Blutdrucks. Eine Blutgasanalyse würde sowohl eine Hyperkapnie als auch eine Hypoxämie anzeigen (pCO_2 erhöht, pO_2 nieder). Dieser Zustand würde unbehandelt innerhalb kurzer Zeit zum Herz-Kreislaufstillstand des Patienten führen, entweder als Folge der Hypoxämie, bei noch vorhandener Spontanatmung, oder konsekutiv nach dem Atemstillstand.

Während bei manifester Ateminsuffizienz bzw. beim Atemstillstand das therapeutische Vorgehen im Sinne einer sofortigen Beatmung relativ klar ist, erfordert das Stadium der Dyspnoe doch differenzierte diagnostische Entscheidungen.

Diagnostisches Vorgehen:
- Anamnese
- Frage an den ansprechbaren Patienten: „Bekommen Sie genug Luft?" oder ähnliches
- Objektive Abschätzung von:
    Atembewegungen
    Atemfrequenz
    Atemzugtiefe
    Seitendifferenz

- Suche nach Verletzungszeichen
- Auskultation der Lungen
- evtl. Perkussion der Lungen

Beim nichttraumatischen Notfallpatienten liegt das Schwergewicht der Diagnostik auf der Beurteilung der Atemgeräusche.

Atemgeräusch – Stridor	trocken	feucht
Inspiratorisch	Stenose der oberen Luftwege	Verlegung der oberen Luftwege mit flüssigen FK
Exspiratorisch	Stenose der kleinen Bronchien	Lungenödem

Tabelle 19: Beurteilung der Atemgeräusche

Dementsprechend ist auch das therapeutische Vorgehen ausgerichtet:

a) Bei inspiratorischen trockenen Rasselgeräuschen (Pfeifen oder Giemen) muß klinisch ein Bolusgeschehen in Betracht gezogen werden. Prädisponiert hierfür sind Kleinkinder (im Sandkasten, beim Spielen mit Murmeln) sowie ältere Patienten beim oder unmittelbar nach dem Essen. Außerdem führen bekannterweise entzündliche Erkrankungen im Kindesalter in Extremfällen (z. B. Epiglottitis) innerhalb kürzester Zeit zur lebensbedrohlichen Kehlkopfeinengung. Die Therapie richtet sich nach der vermutlichen Ursache: Bolus- oder Fremdkörper-Aspiration; Epiglottitis, Pseudokrupp (siehe *Pädiatrische Notfälle*).

b) Feuchte Atemgeräusche in der Inspiration sind Zeichen einer Flüssigkeitsansammlung in den großen Luftwegen. Diese können als Folge eines schweren Lungenödems auftreten, das nach längerer Dauer in die großen Bronchien und in die Trachea aufsteigt. Des öfteren wird auch ein isoliertes „Karcheln" (Brodeln und Rasseln im Rachen) als Lungenödem verkannt. In diesen Fällen liegt sehr oft nur eine Schluck- oder Hustenstörung des Patienten vor, demzufolge Speichel oder ähnliches in die großen Luftwege aspiriert wird.
Das klassische Beispiel hierfür sind alle Formen der akuten Bewußtseinsstörung (z. B. Hypoglykämie, Schlaganfall usw.). Die Therapie ist manchmal sehr einfach: Freisaugen des Rachens und evtl. der Trachea unter laryngoskopischer Sicht, evtl. kausale Behandlung der Hypoglykämie und/oder Aspirationsprophylaxe durch orotracheale Intubation.

c) Trockene exspiratorische Atemgeräusche entsprechen einer Bronchialobstruktion, dem sogenannten „Asthma". Sie kann einerseits durch das eigentliche Asthma bronchiale ausgelöst werden, das durch die Trias: Bronchospasmus, Dyskrinie und Schleimhautödem definiert ist (bezüglich Therapie siehe *Internistische Notfälle – Pulmonale Notfälle*). Andererseits kann auch eine cardiale Stauung über eine vermehrte Füllung der Lungengefäße eine Einengung der kleinen Bronchien verursachen und sowohl auskultatorisch als auch klinisch ein völlig identes Zustandsbild zeigen. Differentialdiagnostisch kann sich der Notarzt in diesen Fällen nur auf eine exakte Anamnese verlassen. Der Patient mit einem klassischen Asthma bronchiale ist meistens von seiner Grundkrankheit her bekannt und unterzieht sich seit Jahren einer entsprechenden Therapie. Tritt bei einem anamnestisch unauffälligen Patienten plötzlich eine akute Bronchialobstruktion auf, liegt in 90% der Fälle eine Lungenstauung (Asthma cardiale) vor. Des öfteren lassen sich dann mit einer gezielten Befragung akute cardiale

Ereignisse nachweisen (Myocardinfarkt, Dekompensation einer Aortenstenose usw.). Nachdem therapeutisches Vorgehen bei den beiden Formen der Bronchialobstruktion beinahe gegensätzlich ist, muß an dieser Stelle ausführlich auf die Problematik der Bronchialobstruktionen eingegangen werden.
d) Bestehen exspiratorische feuchte Rasselgeräusche, handelt es sich um ein Lungenödem. Dieses kann bei genauerer Abklärung in den meisten Fällen sehr gut behandelt werden (Antihypertensiva bei Hochdruckkrise, Cardiaka bzw. Diuretika bei Herzinsuffizienz, PEEP usw.).

Die möglichen therapeutischen Schritte zur Behandlung von Atemnot und Ateminsuffizienz lassen sich in einem Stufenplan zusammenfassen:
1. Jeder Notfallpatient bekommt über eine Inhalationsmaske Sauerstoff bzw. wird bei Atemstillstand mit dem Beatmungsbeutel, mit angeschlossener Sauerstoffzufuhr, beatmet.
2. Als nächstes erfolgt die unterstützende Therapie. Sie besteht aus rettungstechnischen Grundmaßnahmen (Entfernen aus gashältigen Räumen, Lagerung mit erhöhtem Oberkörper oder ähnliches) sowie aus der gesamten Palette der medikamentösen Therapie, zu deren Einsatz bereits entsprechende diagnostische Maßnahmen erforderlich sind.
3. Reichen diese Maßnahmen nicht aus und nimmt die Atemfunktionsstörung zu, muß der Patient intubiert und beatmet werden.

> **Cave:**
> **Prinzipiell ist jeder Patient unter kontrollierter Beatmung besser versorgt als mit Spontanatmung!**

Eine Ausnahme stellt lediglich der Patient mit schwerem Asthmaanfall dar. Mit den heute verfügbaren Beatmungsgeräten und dem meist unzureichenden Monitoring ist die Eigenatmung des Patienten wesentlich effektiver, als es die derzeitigen Möglichkeiten der Atmungsunterstützung sind.
4. Als Ultima ratio, d. h., der Zustand des Patienten verschlechtert sich weiterhin, muß ein Pneumothorax als Ursache ausgeschlossen und bei Verdacht eine Thoraxdrainage gelegt werden.

Therapeutische Maßnahmen zur Behandlung von Atmungsstörungen

Sauerstoffinhalation
Die Umgebungsluft enthält ca. 21% Sauerstoff (FiO_2 0,21). Durch geeignete Maßnahmen läßt sich der Anteil bis auf das Maximum von 100% erhöhen. Dazu stehen folgende Mittel zur Verfügung:

Methode	maximaler FiO_2
Sauerstoffmaske mit Anschluß	30–40%
Sauerstoffmaske mit Reservoirbeutel	40–50%
Beatmungsbeutel mit Anschluß	50%
Beatmungsbeutel mit Applikator	90–100%
Beatmungsgerät	100%

Tabelle 20: FiO_2

Der Grund für das Nichterreichen höherer Sauerstoffkonzentrationen bei der Maskenbeatmung ist, daß bei verschärfter Einatmung ein Flow von 200–400 l/min benötigt würde. Steht diese Menge nicht als Reservoir zur Verfügung, rekrutiert sich der fehlende Anteil aus der Umgebungsluft (=21%). Ein Hinhalten eines Sauerstoffschlauches auf den Tubus beim intubierten spontanatmenden Patienten ist völlig wirkungslos. Bei der Applikation mit der Sauerstoffmaske und dem angeschlossenen Reservoirbeutel werden die höchsten Sauerstoffwerte beim nicht intubierten Patienten erreicht. Dabei sollte wegen der Rückatmung des Patienten der eingestellte Flow auf jeden Fall 6 l/min nicht unterschreiten.

Gibt es Kontraindikationen für die präklinische Sauerstoffgabe?
Prinzipiell nein. Jeder Notfallpatient profitiert von der Sauerstoffanreicherung der Einatmungsluft und in der Folge von der höheren Sauerstoffkonzentration im Blut. Subjektiv gibt der Patient gelegentlich ein unangenehmes Gefühl an, da die Sauerstoffspender im Rettungsdienst gewöhnlich ohne Luftbefeuchtung betrieben werden. Es existieren jedoch zwei notfallmedizinische Krankheitsbilder, die durch Sauerstoffgabe eine Verschlechterung des Zustandes des Patienten hervorrufen können. Toxikologisch wird die Vergiftung mit Paraquat als „Kontraindikation" angesehen, da der zellschädigende Mechanismus des Toxins mit Sauerstoff aktiviert wird (siehe *Vergiftungen*). Die zweite Gruppe sind jene Patienten, deren Atemzentrum nicht auf einen erhöhten CO_2 Spiegel reagiert. Es handelt sich dabei um Patienten mit chronisch rezidivierendem Asthma bronchiale, mit Pickwick- oder Schlaf-Apnoe-Syndrom. Der Atemantrieb erfolgt nur durch den Abfall des pO_2-Spiegels im Blut. Deshalb kann es vorkommen, daß diese Patienten unter Sauerstoffapplikation die Eigenatmung reduzieren und infolge der Hyperkapnie bewußtlos werden (CO_2-Narkose). Dieses Phänomen ist jedoch nicht exakt dosisabhängig vorhersehbar und variiert im Einzelfall. Es ist deshalb bei diesen Patienten bei Applikation von Sauerstoff ständig die vorhandene Spontanatmung zu prüfen. Der Asthmatiker selbst ist keine Kontraindikation für die Sauerstoffgabe, in vielen Fällen ist es sogar möglich, den noch ansprechbaren Patienten nach seinem subjektiven Empfinden während der Sauerstoffapplikation zu fragen.

Die Intubation
Die Intubation ist das Einführen eines Tubus in die Trachea. Durch einen am unteren Teil angebrachten aufblasbaren Cuff wird dieser in der Trachea abgedichtet. Am oberen Ende befindet sich ein abnehmbarer Konnektor, der genormt ist und auf den Beatmungsbeutel bzw. auf das Konnektionsstück des Beatmungsgerätes paßt. In der Notfallmedizin wird prinzipiell die orotracheale Intubation durchgeführt.

Erforderliches Material zur Intubation:
- Laryngoskop
- Tubus
- Absaugeeinheit
- Beatmungsbeutel mit passender Maske
- Sauerstoff
- Blockerspritze
- (Mandrin)
- (Magill-Zange)

> **Cave:**
> **Vor jeder Intubation sollte der Patient ausreichend präoxygeniert werden. Dies erfolgt bei noch vorhandener Spontanatmung des Patienten durch Sauerstoffinhalation!**

Besteht bereits ein Atemstillstand des Patienten, erfolgt eine Maskenbeatmung mit angeschlossener Sauerstoffzufuhr.
Zur Intubation wird der Kopf des Patienten in die sogenannte „Schnüffelstellung" gebracht. Dabei muß beim am Rücken liegenden Patienten der Kopf um ca. 5 cm erhöht werden. Dazu eignen sich am Notfallort, außer den entsprechenden Kopfpolstern, auch Decken und ähnliches – im Extremfall auch der Fuß des Notarztes.
Nach der Oxygenierung wird der Kehldeckel eingestellt. Dazu führt man das Laryngoskop am rechten Mundwinkel des Patienten ein und verlagert die Zunge nach links. Durch dosierten Zug nach vorne und oben wird der Kehldeckel geöffnet, so daß die Stimmritze sichtbar wird. Dann wird unter Sicht der Tubus in die Trachea eingeführt und sofort geblockt. Nach dem Aufsetzen des Beatmungsbeutels wird die exakte Tubuslage überprüft:

- grob visuell, durch Beurteilung der Thoraxexkursion
- auskultatorisch mit dem Stethoskop (bds. in den oberen Lungenfeldern, evtl. auch im Epigastrium)
- mit der Kapnometrie bzw. Kapnographie

Der Tubus wird dann fest am Mund des Patienten fixiert.

Fixation des Endotrachealtubus
Im Gegensatz zum geordneten Ablauf einer innerklinischen Narkose und Beatmung muß in der Notfallmedizin mit vielfachen Umlagerungen und Transportveränderungen gerechnet werden. Dies erfordert ein verstärktes Augenmerk auf die Befestigung lebenswichtiger Zugänge, eben auch des Endotrachealtubus. Die im Operationssaal übliche Tubusbefestigung mit dem Pflaster am Mund des Patienten ist in vielen Fällen unbrauchbar. Schweiß, Blut oder Erbrochenes verhindern ein ausreichendes Haften des Heftpflasters. Der Tubus ist deshalb mit einer Mullbinde oder mit einem industriell erhältlichen Fixationsband, das um den Nacken des Patienten geschlungen wird, zu befestigen. Nachdem, im Gegensatz zum Fixationsband, eine Mullbinde in jedem Rettungsfahrzeug immer vorhanden ist, wird vom Autor dieser Befestigung der Vorzug gegeben. Die Mullbinde wird um den Nacken des Patienten geschlungen, am Mundwinkel ausgerichtet und mit zwei Schlingen um den Tubus geknüpft.

Tubusgröße
Im Gegensatz zu früheren Empfehlungen wird heute kleineren Durchmessern der Vorzug gegeben. Demnach ist prinzipiell bei erwachsenen Männern ein Tubus von 36 Ch (8 mm Innendurchmesser) und bei Frauen 32 Ch (7 mm Innendurchmesser) als Richtwert anzusehen. Beim Innendurchmesser gibt es firmenbedingte Abweichungen.
Aus Unerfahrenheit kann gelegentlich auch die irrtümliche Beatmung in den Ösophagus als korrekte Tubuslage interpretiert werden, vor allem dann, wenn das vermeintliche Atemgeräusch nur in den Lungenunterfeldern hörbar ist. Ein unreines Atemgeräusch, wie z. B. Aspiration bzw. Lungenödem, kann ebenfalls den Auskultationsbefund erschweren. Ein wichtiges Indiz für die

Ösophagus-Intubation ist das Phänomen, daß bei jedem Atemstoß, trotz mehrmaligen Nachblockens, ständig ein orales Blubbern zu hören ist. Prinzipiell sollte deshalb nach jeder Intubation sofort die Kapnometrie (Methode zur Messung des endexspiratorischen CO_2) angeschlossen werden. Verfügt das Monitoring auch über eine Kurvenanzeige, ist eine Fehlinterpretation praktisch ausgeschlossen und stellt damit die sicherste Methode dar.

Die Narkoseeinleitung des Notfallpatienten entspricht der sog. Crash-Intubation in der Anästhesie. Diese an sich von der Narkoseführung beim Ileus-Patienten bekannte Methode trifft auch auf die Kriterien der Notfallmedizin zu, denn:

> **Cave:**
> **Der Notfallpatient ist nicht nüchtern!**

Berücksichtigt man die Tatsache, daß die anästhesiologische Nüchternzeit derzeit mit etwa 6 Stunden Nahrungskarenz angesetzt wird, so wird man, von wenigen Ausnahmen abgesehen, keinen Notfallpatienten antreffen, der innerhalb der letzten 6 Stunden vor dem Notfallgeschehen nichts gegessen bzw. getrunken hat.

Vorteile der Intubation:
- Aspirationsschutz
- Beatmung mit exaktem Atemvolumen
- 100% Sauerstoff applizierbar
- PEEP-Beatmung möglich
- Absaugemöglichkeit der Luftwege

Indikation zur Intubation
Aus diesen oben genannten Vorteilen und dem therapeutischen Schema zur Behandlung von Atemfunktionsstörungen ergeben sich eindeutige Indikationen für die orotracheale Intubation:
1. Jede Atemfunktionsstörung, die sich nicht durch konservative Methoden beheben läßt und in die Notwendigkeit der Beatmung mündet (**Absolute Indikation**).
2. Jeder Notfall, der eine Beatmung bzw. einen Aspirationsschutz des Patienten rechtfertigt (**Relative Indikation**).

Während sich der Punkt 1 aus dem Therapieschema Atmung ableitet, enthält die zweite Indikation auch Ereignisse, bei denen der Notfallpatient eventuell sogar über eine ausreichende Spontanatmung verfügt. Das Wissen um das Notfallgeschehen rechtfertigt jedoch die gezielte Narkoseeinleitung und kontrollierte Beatmung.

Die Intubation als Aspirationsschutz ist angezeigt bei:
- Coma jeglicher Ursache (GCS < 8)
- Gesichtsschädelverletzungen
- unstillbarem Erbrechen bzw. Bluterbrechen

> **Zusammenfassend kann gesagt werden, daß die Intubation ein seit Jahrzehnten bewährtes Verfahren ist und täglich weltweit mehrere tausendmal durchgeführt wird. Die Komplikationsrate ist so gering (< 0,5%), daß auch eine großzügige Indikation zur Intubation gestellt werden kann.**

Die Beatmung
Für die Indikation der präklinischen Beatmung gibt es verschiedene Kriterien. Eines davon ist das Therapieschema. Prinzipiell erfolgt präklinisch die kontrollierte Beatmung (IPPV – Intermittend Positive Pressure Ventilation). Theoretisch könnte man bei einigen Notfallsituationen die Spontanatmung des Patienten erhalten. Eine assistierte Beatmung, entweder mit Beatmungsbeutel bzw. auch mit Beatmungsgeräten, erfordert jedoch eine ausreichende Erfahrung in bezug auf die Sedierung des Patienten und außerdem ein engmaschiges Monitoring, am besten mit laufender Kontrolle der Blutgase. Nachdem bei den üblichen Transportzeiten keine nachhaltigen Schäden durch eine Narkotisierung für den Patienten zu erwarten sind, gibt es keine Kontraindikation für eine tiefe Analgosedierung und kontrollierte Beatmung von Notfallpatienten.
Die Indikationen zur Beatmung sind die Ateminsuffizienz bzw. der Atemstillstand, die Voraussetzung zur Durchführung der milden Hyperventilation beim schweren Schädel-Hirn-Trauma und drittens die Möglichkeit zur Applikation eines PEEP beim Lungenödem oder Asthma.

Folgende Methoden stehen präklinisch zur Verfügung:
- Mund-zu-Mund (Nase)-Beatmung
- Beatmung mit Beutel und Maske
- Beatmung mit Beutel nach Intubation
- Beatmungsgerät nach Intubation

Für die Mund-zu-Mund-Beatmung wird dringendst die Verwendung eines entsprechenden Mundschutzes empfohlen. Bei Kleinkindern wird der Mund-zu-Mund-und Nase-Beatmung der Vorzug gegeben.
Die Maskenbeatmung erfordert ausführliches Training in der Handhabung der Gesichtsmaske. Der Kopf des Patienten wird, im Vergleich zur Intubation, stärker nach hinten überstreckt. Mit Hilfe des C-Griffs wird die Maske auf das Gesicht des Patienten gepreßt. Mit dem kleinen Finger der maskenhaltenden Hand wird der Unterkiefer an den Unterrand der Maske angehoben. Bei jedem einzelnen Atemstoß muß auf die ausreichende Durchgängigkeit der Luftwege durch Beobachtung der Thoraxexkursionen geachtet werden. Durch gezielte Dosierung des Atemstoßes muß das Risiko der Magenüberblähung und konsekutiven Regurgitation möglichst niedrig gehalten werden. Wie bereits einleitend erwähnt, ist die Maskenbeatmung in vielen Fällen schwerer durchführbar als die orotracheale Intubation, aber letztendlich in manchen Fällen doch unverzichtbar.
Prinzipiell erfolgt nach jeder Intubation primär die Beatmung mit dem Beatmungsbeutel über den Endotrachealtubus. Damit können bereits grob klinisch die Tubuslage und auch die ausreichende Durchgängigkeit der Luftwege überprüft werden.
Nach dieser Überprüfung wird im organisierten Notarztbetrieb der Patient an eine maschinelle Beatmung angeschlossen.

Beatmungsparameter
Prinzipiell müssen bei der Beatmung die Frequenz (Atemzüge pro Minute) und das Atemzugvolumen eingestellt werden. Das Produkt dieser beiden Parameter ist das Atemminutenvolumen. Dieses beträgt beim normal großen Patienten in Ruhe ca. 5–8 Liter. Nachdem beim Notfallpatienten wegen des Notfallgeschehens primär mit einem erhöhten Stoffwechsel und auch Sauerstoffverbrauch zu rechnen ist, wird ein etwas erhöhtes AMV angestrebt.

Grundlagen der Notfallmedizin

Ein Parameter, dem präklinisch ein nicht unerheblicher Stellenwert zukommt, ist der sogenannte TOTRAUM. Das ist jener Teil des Atmungssystems, der nicht am Gasaustausch teilnimmt. Man unterscheidet:
a) anatomischer Totraum
b) funktioneller Totraum

Der anatomische Totraum ist der „Ausguß" des Tracheobronchialbaums und beträgt ca. 150–200 ml. Dieser wird durch die Intubation auf etwa ein Drittel des Ausgangswertes verkleinert.

Der funktionelle Totraum ist jener Teil des Alveolarsystems, der nicht dem anatomischen TR zuzuordnen, aber aufgrund bestehender Perfusionsstörungen vom Gasaustausch ausgeschlossen ist. Dieser Teil ist die große Unbekannte in der Notfallmedizin. Jede Form einer lokalen (Pulmonalembolie) oder auch generalisierten Perfusionsstörung (Schock, Reanimation) führt zur Verminderung des am Gasaustauschs teilnehmenden Lungenanteils. Ohne Kenntnis einer Blutgasanalyse ist eine Einschätzung der Beatmung beim höhergradigen funktionellen Totraum nicht möglich. Beim schweren Schock bzw. bei hochgradiger Atelektasenbildung ist mit einer schweren Störung des Ventilationsperfusionsverhältnisses zu rechnen.

Die Totraumventilation ist abhängig von der Atemfrequenz. Je höher die Atemfrequenz, desto höher der Anteil der Totraumventilation am Atemminutenvolumen. In diesem Sinne ist das AMV in erster Linie durch Erhöhung des Zugvolumens zu steigern.

	Mann	Frau
Atemfrequenz (min)	10–12	10–12
Atemzugvolumen (ml)	500–700	400–600
Atemminutenvolumen (l)	5–8	4–7

Tabelle 21: Atemfrequenz

Die Ventilation eines Patienten erfolgt durch eine sog. Überdruckbeatmung. Jeder Atemzug wird mit einem erhöhten Druck in die Lunge des Patienten verabreicht. Lungenphysiologisch erfolgt diese Beatmung aus der Atemmittellage in Richtung Inspiration. Die für die Ventilation entsprechenden Parameter sind demnach das TV (Tidal volume) und das IR (Inspiratorische Reservevolumen). Die Kombination dieser beiden ist die sog. IC (Inspiratorische Kapazität) und beträgt in Abhängigkeit von der Körpergröße, vom Geschlecht und Alter des Patienten 1,8 bis etwa 5 l. Je größer der Patient, desto größer die IC. Der 30jährige Mann verfügt über die größte IC, mit zunehmendem Alter verliert die Lunge an Elastizität, so daß die IC zugunsten des Residualvolumens kleiner wird. Frauen haben eine etwa 10% kleinere Lunge als Männer.

Im Gegensatz zu der Lehrmeinung vieler anästhesiologischer Lehrbücher ist deshalb eine Anpassung des Atemzugvolumens an die Körpergröße des Patienten sinnvoller als die allgemein übliche Ausrichtung nach dem Körpergewicht, das die IC völlig unbeeinflußt läßt. Als Faustregel für die Berechnung des erforderlichen Atemzugvolumens läßt sich empfehlen:

Cave:
AZV = Körpergröße (in cm) - 100 x 10

Neuere Untersuchungen haben gezeigt, daß die unkontrollierte Hyperventilation keineswegs unbedenklich für den Patienten ist, vor allem in Hinblick auf die dadurch reduzierte cerebrale

Perfusion. Ein geeignetes Monitoring wäre die Kapnometrie, sofern die Ventilations-Perfusionsverhältnisse annähernd normal sind. Liegt eine Störung einer dieser beiden Parameter vor, kann bei fehlender Blutgasanalyse nur eine grob klinisch-anamnestische Einschätzung durchgeführt werden.

PEEP

PEEP ist die Abkürzung für Positiv End Exspiratoric Pressure. Nach dem Ende der Ausatemphase wird der Beatmungsdruck auf einem erhöhten Niveau gehalten, d. h., er geht nicht auf den Wert 0 (Null) zurück. Dies erfolgt im Regelfall mit einem Ventil, das auf den Ausatmungsteil des Beatmungssystems aufgesetzt wird. Neuere Systeme, bei denen die Ausatmung in das Beatmungsgerät zurückgeführt wird, ermöglichen die Einstellung des PEEP bereits am Gerät.

> **Cave:**
> **Prinzipiell ist jedes Lungenödem eine Indikation zur PEEP-Beatmung.**

Der erhöhte alveoläre Druck behindert das Einströmen von Flüssigkeit in die Alveolen. Dies ist vor allem bei jenen Formen des Lungenödems von Vorteil, die normovolämischer (nicht hypervolämischer) Genese sind. Diese sind:
- Ertrinken
- Surfactant-Mangel
- Höhenkrankheit
- toxisches Lungenödem
- hypertensive Krise

Natürlich kann auch ein cardial bedingtes Lungenödem (siehe *Interne Notfälle – Lungenödem*) mit einer PEEP-Beatmung gebessert werden, sofern auf die Nebenwirkungen Rücksicht genommen wird. Beim spontanatmenden Patienten wird die Applikation eines positiven Drucks am Ende der Exspirationsphase als CPAP (Continous Positive Airway Pressure) bezeichnet. Ein solches System ist derzeit für den präklinischen Gebrauch in Erprobung, es liegen jedoch noch zuwenig exakte Daten vor.

Folgen des PEEP/CPAP:	
intrathorakaler Druck	⇑
diastolische Füllung	⇓
HZV	⇓
venöser Einstrom in den Thorax	⇓
Beatmungsdruck	~ oder ⇑
Residualvolumen	⇑
Nierendurchblutung	⇓
intracerebraler Druck	⇑
arterieller Druck	~ oder ⇓

Tabelle 22: Folgen des PEEP/CPAP

Damit ergeben sich folgende Kontraindikationen:
- Hypovolämie!
- Schädel-Hirn-Trauma
- cardiale Insuffizienz?!
- nicht drainierter Pneumothorax

Einige dieser Nebenwirkungen sind eine Frage der Höhe des PEEP. Es empfiehlt sich bei der Applikation von PEEP folgendes Vorgehen:
Nach der Intubation Kontrolle des systemischen Blutdrucks (Ausgangswert) – Aufsetzen des PEEP-Ventils mit einer Einstellung von 5 cm H_2O – sofortige Blutdruckkontrolle. Danach Anpassung des PEEP je nach Kreislaufverhalten bzw. Oxygenierung des Patienten.
Insgesamt kann gesagt werden, daß prinzipiell bei jeder Beatmung ein PEEP einen Vorteil darstellt. Beim Lungenödem ist es jedoch in vielen Fällen die einzige zielführende Maßnahme.

Zusammenfassung
Die Vitalfunktion Atmung ist in der Notfallmedizin ein sehr komplexer Aufgabenbereich. Im Gegensatz zum Kreislaufsystem stehen uns vielfache therapeutische Anwendungsmöglichkeiten zur Verfügung, die bei richtiger Applikation die Oxygenierung und Ventilation und damit die Überlebenschance des Notfallpatienten wesentlich verbessern können.

Vitalfunktion Kreislauf
Mit Hilfe des Kreislaufs werden alle lebenswichtigen Substrate an die entsprechenden Organsysteme herangeführt. Nach Durchlauf des Stoffwechsels werden die anfallenden Abbauprodukte über die Kreislauffunktion den eliminierenden Organen zugeführt. In der Notfallmedizin steht der Transport von Sauerstoff, Kohlendioxyd und Glucose im Vordergrund.

Die Vitalfunktion Kreislauf läßt sich notfallmedizinisch einteilen:
a) unauffällig
b) Insuffizienz (Schock)
c) Stillstand

Die Kreislaufinsuffizienz kennt zwar, ähnlich der Atmungsfunktion, eine Kompensationsphase (Zentralisation), die allgemein aber bereits als Frühstadium des Schocks angesehen wird.

Erweiterte Diagnostik
Im Gegensatz zu den anderen beiden Vitalfunktionen läßt sich die Kreislauffunktion zumindest teilweise objektivieren. Dies läßt sich grob klinisch durch Tasten der Pulse bzw. mit einfachen ärztlichen Hilfsmitteln, nämlich durch Blutdruckmessung, bewerkstelligen. Der vor Jahrzehnten noch aktuelle sog. Schockindex (RR systolisch/HF) gilt im heutigen Rettungssystem als überholt. Im Frühstadium der Kreislaufinsuffizienz reagiert der menschliche Organismus mit einer verstärkten Adrenalinausschüttung, was mit einer Erhöhung der Herzfrequenz und teilweise auch mit einer Blutdrucksteigerung verbunden sein kann. Bei sehr ausgeprägtem Kreislaufversagen setzt der Blutdruckabfall jedoch bereits am Notfallort ein und muß als Zeichen einer ausgeprägten Kreislaufinsuffizienz angesehen werden. Dies bedeutet, daß beim klinisch manifesten Schock in jedem Fall der Blutdruck gemessen werden sollte, entweder um einen Ausgangswert für laufende Kontrollen zu haben oder zur groben Abschätzung der Schwere der Kreislaufinsuffizienz. Ein Schockparameter, der Aufschluß über das Schockausmaß geben könn-

te, ist das Lactat. Eine derzeit laufende Studie soll die Anwendbarkeit am Notfallort überprüfen.

Im Gegensatz zu den anderen Vitalfunktionen muß bei der Kreislaufdiagnostik genau zwischen Pumpversagen und Volumenmangel unterschieden werden. Es gibt keine für beide Gruppen gültige Therapie, ganz im Gegenteil: die für die eine Gruppe erforderlichen Maßnahmen sind für die andere fraglich bzw. sogar kontraindiziert. Nachdem exakte Messungen der cardialen Füllungsdrücke präklinisch nicht möglich sind, muß mit einfachen klinischen Untersuchungsmethoden festgestellt werden, ob Pumpversagen oder Volumenmangel vorliegt. Die einzige Möglichkeit ist die Beurteilung der Füllung der Hautvenen, insbesondere der herznahen Venae jugulares externae.

Beim liegenden Patienten (Oberkörper leicht erhöht) verschwinden normalerweise deutlich sichtbare Jugularvenen bei Inspiration. Ist dies nicht der Fall, so kann (nach Ausschluß eines Pneumothorax) davon ausgegangen werden, daß die intravasale Blutfüllung ausreichend ist. Es liegt also mit großer Wahrscheinlichkeit kein Volumenmangel, sondern ein Pumpversagen als Schockursache vor. Sind die Venen beim liegenden Patienten leer, besteht dringender Verdacht auf Volumenmangel. Eine ähnliche Untersuchungsmethode ist die Beurteilung der Handrückenvenen beim herabhängenden Arm bzw. beim Anheben über die Horizontalebene.

> **Cave:**
> **Eine Sonderform im Schockgeschehen nimmt der Spannungspneumothorax ein. Es besteht, aus der Sicht des Herzens, durch den massiv erhöhten intrathorakalen Druck und durch das Abknicken der zuführenden Venen ein relativer Volumenmangel. Diagnostisch ergibt sich die Problematik, daß die zur Beurteilung heranzuziehenden Hautvenen präthorakal gestaut sind, obwohl intravasal in Herznähe ein Volumenmangel besteht. Aus diesem Grund ist bei jedem Schockzustand ein Spannungspneumothorax auszuschließen bzw. bei Verdacht eine Thoraxdrainage anzulegen.**

Schock – Schockformen – Therapie

B. Ratzenhofer-Comenda

Definition
Der Schock ist definiert als eine akute, insuffiziente, nutritive Durchblutung lebenswichtiger Organe mit konsekutiver Gewebshypoxie.

Je nach der Art des Schockes werden im Bereich der Makrozirkulation die Regelgrößen Blutvolumen, Herzleistung und Gefäßtonus gestört, so daß letztlich daraus eine Minderperfusion verschiedener Gewebe resultiert.

Der eigentliche Schauplatz des Schockgeschehens ist die Mikrozirkulation, deshalb sollte auch statt vom „Schock" und „Kollaps" vom *„peripheren Kreislaufversagen"* gesprochen werden. Wesentlich für die Auslösung eines peripheren Kreislaufversagens ist eine anhaltende Hypotonie, wodurch in weiterer Folge die verschiedenen Stadien des Schockes auf kapillärer Ebene wie folgt ablaufen (Abb.12).

Schockstadien und Symptomatik

Phase der Zentralisation mit ischämischer Anoxie (Kompensation)

Der arteriellen Hypotonie wirkt der Organismus durch eine Vasokonstriktion mit Erhöhung des prä- und postkapillären Sphinktertonus entgegen. Dadurch werden die nicht lebenswichtigen Organe von der Perfusion weitgehend ausgeschlossen, so daß eine Umverteilung des Blutstromes auf die Vitalorgane Herz, Lunge und Gehirn erfolgt. Im Kapillarbett der nunmehr minderperfundierten Organe (Haut, Niere, Splanchnikusbereich) entsteht eine Stase, so daß der kolloidosmotische Druck der Plasmaproteine einen vermehrten Einstrom von extravaskulärem Wasser triggert, der zur Auffüllung des Volumens beitragen soll.

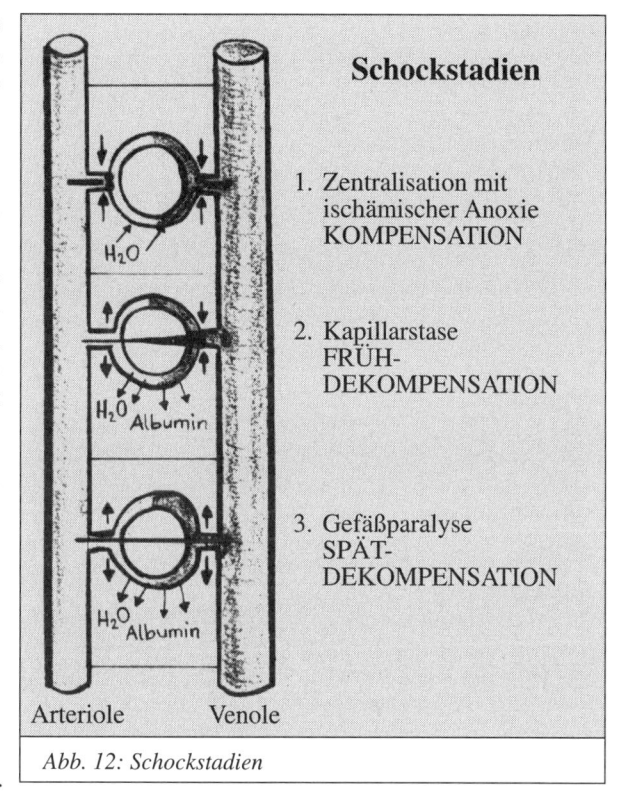

Schockstadien

1. Zentralisation mit ischämischer Anoxie
KOMPENSATION

2. Kapillarstase
FRÜH-
DEKOMPENSATION

3. Gefäßparalyse
SPÄT-
DEKOMPENSATION

Arteriole   Venole

Abb. 12: Schockstadien

Symptomatik:
- Haut blaß, Akren kühl (Zentralisation)
- Blutdruck systolisch normal bis leicht gesenkt, diastolisch meist erhöht
- Herzfrequenz mäßig erhöht
- Atmung leicht tachypnoisch
- Bewußtsein kaum oder gar nicht getrübt
- Gascheck: geringgradige, kompensierte, metabolische Azidose

Phase der Kapillarstase (Frühstadium der Dekompensation)

Wenn die Noxe persistiert, kommt es durch den Anfall saurer Metabolite zur Öffnung des präkapillären Sphinkters, bei weiterbestehender katecholamininduzierter Konstriktion des postkapillären, mit dem Sinn, die Hypotonie nicht durch Freigabe des Einstromes in das venöse Kapazitätssystem zu aggravieren. Diese Konstellation begünstigt die Stagnation der Perfusion mit Sludge-Bildung und deren Folgen für Hämostase und Endothel. Durch den zunehmenden hydrostatischen Druck und die wachsende Kapillarpermeabilität extravasieren Plasmawasser und niedermolekulare Bestandteile. Ein weiterer Volumenverlust protrahiert das nicht mehr reversible Schockgeschehen.

Symptomatik
- Haut blaß, Akren livide
- Blutdruck nieder
- Herzfrequenz tachycard
- Atmung tachypnoisch
- Bewußtsein: gestört, Unruhe
- Gascheck: dekompensierte metabolische Azidose

Phase der Gefäßparalyse (Spätstadium der Dekompensation)
Im Endstadium läßt sich die Dilatation des postkapillären Sphinkters nicht mehr aufhalten, so daß das Blut im venösen Kapazitätssystem versackt. Der Betroffene verblutet gleichsam auch durch das Einsetzen einer disseminierten intravasalen Gerinnung nach innen.

Symptomatik
- Haut: kalt, grau-zyanotisch
- Blutdruck: stark gesenkt
- Herzfrequenz: Tachycardie oder Bradycardie, occulte Rhythmusstörungen
- Bewußtsein: comatös, Krämpfe
- Gascheck: schwere metabolische und resp. Azidose

Schockformen – Übersicht
Die verschiedenen Schockformen leiten sich ätiopathogenetisch von der Art der gestörten Regelgröße ab. Aus der Eigen- oder Fremdanamnese, der Auffindesituation und der Beurteilung des EKG kann der Notarzt auf die Art des Schockes rückschließen.

Regelgröße	Schockform	Manifestation
Blutvolumen	traumatisch hämorrhagisch Volumenmangelschock	Trauma Verbrennung, Aneurysmaruptur Ileus, Peritonitis, endokrines Koma
Herzleistung	cardiogen cardial extracardial	Rhythmusstörung Infarkt Lungenembolie, Pericarderguß
Gefäßtonus	septisch anaphylaktisch neurogen	Infektion Insektenstich, Allergie spinales Trauma

Tabelle 23: Gliederung und klinische Manifestation verschiedener Schockformen

Für die präklinische Beurteilung bewährt sich mit Einschränkung die Einteilung des Schockes in eine „vasokonstriktorische" und eine „vasodilatatorische" Form, die sich besonders auf den Gefäßtonus im Frühstadium bezieht: Im anaphylaktischen, neurogenen, spinalen und septischen Schock entsteht das Mißverhältnis zwischen Blutvolumen und Gefäßkapazität, eine relative Hypovolämie, durch eine primäre Weitstellung der Gefäße; wohingegen der Volumenmangelschock durch eine initiale Vasokonstriktion im Sinne einer beginnenden Zentralisation gekennzeichnet ist. Klinisch imponiert der Patient in der vasodilatatorischen Form an den Akren warm und offen, in der vasokonstriktorischen Form kühl und zentralisiert.

Spezielle Schockformen und Therapiestrategien

Hämorrhagisch – traumatischer Schock (Volumenmangelschock)

Im historischen Rückblick wurde vor mehr als einenviertel Jahrhunderten das Wesen des hämorrhagisch-traumatischen Schockes erkannt: 1862 stellte der schottische Militärarzt Mac Leod bei der Behandlung der Opfer des Krimkrieges fest, daß auch große Aderlässe (!) den Tod nicht aufzuhalten vermögen. Seiner Zeit weit voraus, schrieb Ernst von Bergmann um 1870 in seinen Kriegsbriefen: „Viele Verwundete hätten überlebt, wenn es möglich gewesen wäre, schnell genug den Flüssigkeitsbestand des Körpers aufzufüllen... Es werden aber noch viele Probleme zu lösen sein, ehe sich eine verbindliche Aussage über Zusammensetzung und Dosierung der notwendigen Flüssigkeit machen läßt."

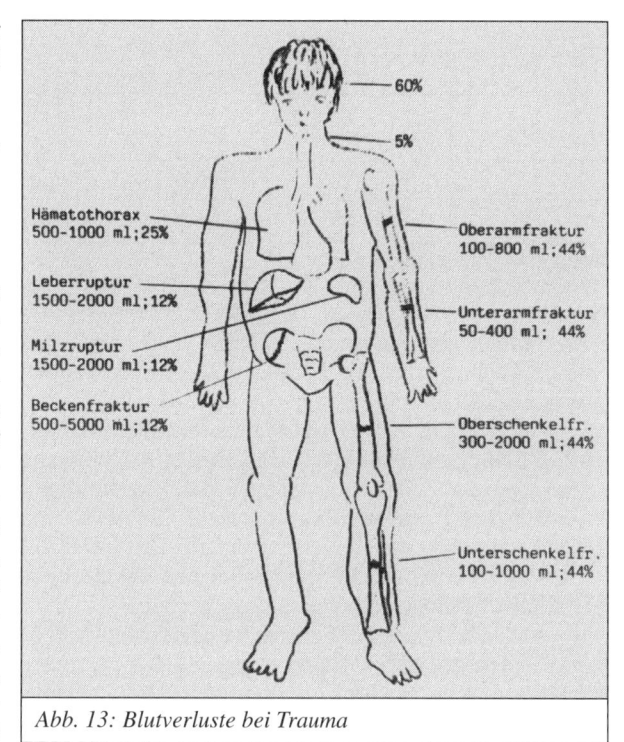

Abb. 13: Blutverluste bei Trauma

Beschaffenheit und Menge des Volumenersatzes sind bis heute Gegenstand heftiger Kontroversen geblieben – unbestritten bleibt die Tatsache, daß eine rasche und effiziente Schockbehandlung über das Schicksal des Patienten entscheiden und ein Multiorganversagen hintanhalten kann.

Für den Notarzt ist die Abschätzung des Blutverlustes bei verschiedenen Verletzungsmustern wichtig, weil der Organismus einen Blutverlust jenseits von 20% seines Blutvolumens nicht ohne Substitution kompensieren kann, jenseits von etwa 30% im allgemeinen nicht ohne zusätzliche Gabe von Blutkonserven (Abb. 13).

Der Normalwert des Blutvolumens beträgt durchschnittlich 70 ml/kg KG für den Erwachsenen und 85 ml/kg KG für das Neugeborene. Eine Vorinformation des Zielspitales, blutgruppengleiche oder bei unbekannter Blutgruppe des Verletzten Erythrozytenkonzentrate der Blutgruppe 0 negativ bereitzustellen, sollte angesichts des Zeitfaktors bei einer brisanten Situation nicht versäumt werden!

Eine Hilfestellung bietet auch die Schweregradeinteilung des hämorrhagischen Schockes nach dem *Advanced Trauma Life Support des American College of Surgeons aus dem Jahr 1989:*

Grad	Blutverlust	Herzfrequenz	Blutdruck	Klinik
I	< 15%	normal		unauffällig
II	15–30%	erhöht	noch normal	verzögerte Kapillarfüllung, Ängstlichkeit
III	30–40%	erhöht	niedrig	Bewußtsein getrübt
IV	< 40 %	erhöht	niedrig	Blässe, Kühle

Tabelle 24: Einteilung des Schocks

Volumenersatz: Kristalloide vs. Kolloide – wieviel?
Der zentrale Diskussionspunkt – „Kristalloide versus Kolloide" – kann bei dem heutigen Wissensstand nicht eindeutig entschieden werden, es ist daher besser, das Wort „versus" durch „und" zu ersetzen. Kristalloide Lösungen eignen sich bei Ersatz eines geringen Volumenverlustes bzw. bei vorwiegendem Verlust von Wasser und Elektrolyten. Bei kurzer intravasaler Verweildauer wird eine Normovolämie erst bei einem vier- bis fünffachen Ersatz des Volumenverlustes erzielt, so daß genügend Zeit und das Anlegen mehrerer großlumiger venöser Zugänge erforderlich sind. Es eignen sich Vollelektrolyt- und nicht Glukoselösungen zu diesem Zwecke, weil sie vornehmlich eine Flüssigkeitsverschiebung in den Intrazellularraum bewirken.
In der klinischen Praxis findet man bei einem protrahierten Schockgeschehen in der Regel mit kristallinen Lösungen allein nicht das Auslangen, um einen adäquaten Perfusionsdruck wieder herzustellen; erst nach zusätzlicher Verabreichung von Kolloiden im Verhältnis 1:2 oder 1:3 zu Kristalloiden gelingt es, durch Erhöhung des intravasalen kolloidosmotischen Druckes, die hämodynamische Situation zu verbessern. Das Therapieziel stellt die sogenannte „Hunderter-Regel" dar:
- Blutdruck > 100 mm Hg systolisch
- Herzfrequenz < 100/Minute
- SaO_2: 100%

Lösungen aus natürlichen Kolloiden gelangen in Europa aus Kosten-, Sicherheits- und Haltbarkeitsgründen in der Primärversorgung nicht zum Einsatz. Als künstliche Plasmaersatzmittel dienen drei Substanzgruppen: Gelatine-, Dextran- und Hydroxyäthylstärke (HÄS)-Präparate.

Charakteristika künstlicher kolloidaler Lösungen
Gelatinelösungen bestehen aus tierischem Kollagen und haben einen eher geringen initialen Volumeneffekt im Ausmaß von 70–80% des infundierten Volumens. Die Lösung kann bei Lagerung in der Nähe der Nullgradgrenze aussülzen.
Dextrane sind hochmolekulare Polysaccharide und erfordern zur Prophylaxe von Unverträglichkeitsreaktionen die Vorgabe von 20 ml Dextran MW 1000, nach dem Prinzip der Haptenhemmung. Die Ursache für Unverträglichkeitsreaktionen sind präexistente kreuzreagierende Antikörper der Immunglobulinklasse IgG_2, die eine Immunkomplexanaphylaxie Typ III nach Coombs auslösen, wenn sie in hohen Titerstufen vorliegen. Die Verabreichung von Dextran 40 führt beim exsikkotischen Patienten zu einer Beeinträchtigung der Nierenfunktion, die bei adäquater zusätzlicher Volumensubstitution mit Kristalloiden reversibel ist.
Hydroxyäthylstärkelösungen (HES) bestehen ebenfalls aus Polysacchariden, die sich durch ihr Molekulargewicht und den Substitutionsgrad (Anteil der durch Hydroxyäthylgruppen ersetzte

Glucoseeinheiten in der Stärkekette) unterscheiden, der seinerseits wiederum die Abbaugeschwindigkeit im Organismus bestimmt.
Seit seiner Einführung in die klinische Praxis findet HES in vielen Notarztsystemen Verwendung.

	Gelatine	Dextran 40	Dextran 60	HES 40	HES 200	HES 450
mittl. Molekülmasse Mw (kD) Substitutionsgrad bei HES	30–35	40	60	0,55	0,5–0,62	450/0,7
Konzentration (g/dl oder %)	3–3,5	10	6	6	3	
kolloidosmotischer Druck	35–39	230	80	85 (10%)	33 (6%)	
Wasserbindung (ml/g)	42–51	26–29	26–29	20	20	20
Volumenwirkung	2–3	2–4	4–6	2–3	4–6	6–8
Verteilungsraum	intra- und extravasal	intravasal	intravasal	intravasal	intravasal	intravasal
Volumenfülleffekt	0,7–0,8 (–1,0)	2,0	1,2	0,8	1,2–1,3	2,0

Tabelle 25: Kolloidale Lösungen

Bei Verabreichung von Kolloiden muß sich der Notarzt der unter Umständen auftretenden Nebenwirkungen bewußt sein, wie z. B. der Manifestation von anaphylaktischen oder anaphylaktoiden Reaktionen, deren Inzidenz auf bis zu 2% geschätzt wird.
Um nicht eine Gerinnungsstörung zu provozieren, sollte man eine Dosis von 1,5 g/kg KG Dextran oder HES nicht überschreiten, bzw. man sollte auf ein anderes Kolloid übergehen, wenn die Infusionsmenge nicht ausreicht. Ätiopathogenetisch liegt der Koagulopathie ein „Coating der Thrombozyten" oder ein Dilutionseffekt oder eine Komplexbildung mit Gerinnungsfaktoren zugrunde. Auf keinen Fall sollte aus Rücksicht auf die etwaige Ausbildung einer Gerinnungsstörung auf die Gabe von Plasmaersatzmitteln verzichtet werden, wenn nur eine Substanz zur Verfügung steht, da der Beherrschung des Schockes absolute Priorität zukommt!

Small volume resuscitation
Hyperton-hyperonkotische Lösungen sind in Österreich seit 1995 registriert und wirken durch ein höheres Ausmaß an Volumenbereitstellung in der Zeiteinheit noch rascher der Hypotonie entgegen. Es handelt sich um ein Gemisch einer 7,2%igen NaCl-Lösung mit 10% HES 200/0,5 in einer Gesamtmenge von 200 ml, die dem Patienten mit größtmöglicher Infusionsgeschwindigkeit in einer Dosierung von 4 ml/kg KG auch über einen peripher-venösen Zugang zugeführt wird.
Durch den hohen osmotischen Gradienten erfolgt eine sofortige Flüssigkeitsumverteilung im Sinne einer Depletion aus dem interstitiellen und intrazellulärem Raum in das Gefäßbett. Um den initialen Volumeneffekt beizubehalten, muß unbedingt die Infusionstherapie auf herkömmlichem Wege fortgesetzt werden.

Allgemeine Überlegungen
Selbstverständlich besteht die Basistherapie aller Schockzustände zunächst in der Sicherung der Atemfunktion und in der Applikation von Sauerstoff, noch vor dem Legen der venösen Zugänge. Gegenstand kontroversieller Diskussionen bleiben bis heute Art und Dosierung der Infusionstherapie beim schockierten Patienten. Beim Protrahieren des Geschehens sind Spätfolgen, wie das posthypoxämische Nierenversagen, das akute Lungenversagen, die DIC oder septische Komplikationen, durch vermehrte Translokation bei zerstörter Darmmucosa-Barriere unvermeidlich. Dennoch stellen manche Autoren die traditionelle Infusionstherapie im hämorrhagischen Schock in Frage, wie beispielsweise die Arbeitsgruppe um Bickell, die eine höhere Überlebensrate bei Patienten mit penetrierenden Verletzungen des Rumpfes festgestellt hatte, wenn die Infusionstherapie bis zur operativen Intervention verzögert wurde. Da auch diese Untersuchung viele Fragen aufwirft und die Todesursache der Patienten ungenügend darlegt, kann dem Patienten am Unfallort eine Volumenzufuhr nicht vorenthalten werden. Allerdings zeitigt eine aggressive Überinfundierung bei Überschätzung des Blutverlustes und unmäßiger Steigerung der Vorlast katastrophale Folgen, so daß die Volumentherapie, besonders bei Übergabe an ein weiteres Team, der quantitativen Kontrolle nicht entgleiten darf!

Anaphylaktischer Schock
Der anaphylaktische Schock (immunologisch bedingt) und die anaphylaktoide Reaktion (nichtimmunologisch bedingt) beruhen auf einer Störung der Regelgröße „Gefäßtonus" durch Freisetzung von vasoaktiven Mediatoren (Histamin, Leukotriene, Prostaglandine), die eine Vasodilatation hervorrufen. Da in der präklinischen Situation eine Klärung nicht möglich ist, ob einer Reaktion eine Allergie, also ein immunologisches Geschehen, zugrunde liegt, spricht man von der „anaphylaktoiden Reaktion" als Überbegriff.

Eine breite Palette an Triggermechismen kann bis zu vier Stunden nach der Exposition eine derartige Reaktion auslösen, wie z. B. Antibiotika, Röntgenkontrastmittel, nichtsteroidale Antirheumatika, Nüsse, Obst, Insektenstiche etc.

Eine anaphylaktoide Reaktion kann in einem frühen Stadium zum Stillstand kommen, aber auch binnen kürzester Zeit eine dramatische Wendung, bis hin zum Kreislauf- und Atemstillstand, nehmen. Vorsorge durch Anlegen eines intravenösen Zuganges ist daher selbst bei harmlos erscheinendem klinischem Bild geboten! In manchen Fällen stellen die Exazerbation eines Glottisödemes – der Patient spricht von einem Kloß im Hals – oder eine nahezu unbeherrschbare Hypotonie eine akute Lebensbedrohung dar. Der therapeutische Ansatz richtet sich nach den unten aufgelisteten Stadien.

1. Hautreaktionen *Allgemeinsymptome*	Flush, Erythem, Urtikaria, Ödem, Juckreiz, Unruhe, Schwindel, Kopfschmerz, Tremor
2. Hämodynamische Reaktionen	Anstieg der Herzfrequenz um mehr als 20/min; Abfall des systolischen Blutdrucks um mehr als 10 mm Hg; Übelkeit, Erbrechen, Leibschmerzen, Durchfall
3. Schocksymptome mit Hypotension	Bewußtseinsstörung, schwerer Bronchospasmus
4. Kreislauf- und Atemstillstand	

Tabelle 26: Stadien der anaphylaktoiden Reaktion

Sofortmaßnahmen
- Gabe von Sauerstoff
- Flachlagerung
- Volumen: Moderates Auffüllen der relativen Hypovolämie durch eine Lösung mit niedriger allergisierender Potenz, also einem Kristalloid.

Die weitere Therapie richtet sich nach dem Stadium:
Stadium I: Antihistaminika
Stadium II-III: Corticosteroide: 0,5–1,0 g parenteral zur Membranstabilisierung und Ödemreduktion, wenngleich der Wirkmechanismus nicht in allen Einzelheiten bekannt ist (kurzfristiger Wirkungseintritt); wohl weiß man um einen binnen Stunden eintretenden Hemmeffekt auf die Freisetzung von Arachidonsäure und Histamin.
Stadium III-IV: Adrenalin 0,25–0,5 mg; bei bekannter Allergie und Exposition empfiehlt sich noch vor dem Erreichen eines höheren Stadiums die prophylaktische subcutane Gabe von Adrenalin, das bereits in einer spritzfertigen Präparation verfügbar ist. Bei ausgeprägter klinischer Symptomatik muß das Katecholamin fraktioniert intravenös oder sogar endotracheal verabreicht werden.

Wenn die Kreislaufsymptomatik, bei fehlendem Bronchospasmus, im Vordergrund steht, bietet sich besonders bei cardial vorerkrankten oder älteren Patienten Dopamin zur Druckstabilisierung als Alternative an (gute Alphawirkung bei geringer Betawirkung). Wenn weder Adrenalin noch Dopamin eine ausreichende Anhebung des Druckes bewirken oder wenn die cardialen Nebenwirkungen von Adrenalin bedrohlich sind, muß zusätzlich Noradrenalin verwendet werden. Seine überragende alphamimetische Wirkung führt in beinahe jedem Fall zum Erfolg und erlaubt eine Reduktion oder das Ausschleichen von Dopamin bzw. Adrenalin. Grundsätzlich sollte Dopamin in der Nierendosis weiterinfundiert werden, wenn es die äußeren Umstände gestatten. Nachfolgende Tabelle gibt eine Übersicht über die wichtigsten Katecholamine, die in der präklinischen Versorgung zum Einsatz kommen, und eine Dosierungsanleitung, wie im Notfall auch ohne technische Hilfsmittel mit diesen Substanzen gearbeitet werden kann.

Substanz	Medikamentendosis pro 70 kg KG	Dosierung	Tropfinfusion mit 500 ml, Dosis pro 70 kg KG
Adrenalin (0,1%)	10–20 µg/min	2 mg = 4 µg/ml = 0,2 µg/gt	50–100 gtt/min
Noradrenalin (0,1%)	2–8 µg/min	2 mg = 4 µg/ml = 0,2 µg/gt	10–40 gtt/min
Dopamin (50 mg/ml)	200–700 µg/min	200 mg = 400 µg/ml = 20 µg/gt	10–50 gtt/min
Dobutamin (250 mg/20 ml)	180–700 µg/min	250 mg = 400 µg/ml = 25 µg/gt	10–30 gtt/min

Tab. 27: Richtlinie für die Dosierung vasoaktiver Substanzen in der präkl. Anwendung ohne Infusionspumpe

Fakultativ Bronchospasmolyse.

Neurogener und spinaler Schock
Im deutschen Sprachraum bezeichnet man als neurogenen Schock die Folge einer Schädigung der vegetativen supraspinalen Zentren, als spinalen Schock die Folge einer Schädigung auf spinaler Ebene, die bei 3% der Patienten mit schwerem Schädel-Hirn-Trauma auftritt und im folgenden kurz abgehandelt werden soll. Die Unterbrechung der sympathischen Innervation im Falle einer hohen Rückenmarksläsion führt zu einem Blutdruckabfall durch Vasodilatation. Somit ist der Patient peripher weitgestellt, meist warm und offen und nicht selten bradycard. Aufgrund des Pathomechanismus liegt auch hier die Therapiestrategie vor allem in der Applikation von Vasopressoren, in Kombination mit einer sich nach dem Verletzungsmuster orientierenden Volumentherapie und in der Anhebung der Herzfrequenz, um ein ausreichendes Herzzeitvolumen zu erzielen.

Septischer Schock
Die Diagnosestellung ergibt sich aus der Anamnese, in Verbindung mit dem klinischen Bild: Der Patient fiebert meist sehr hoch, von wenigen Ausnahmen abgesehen, wie bei einer an- oder hypoergenen Reaktionslage, die man bei Säuglingen oder Greisen beobachtet, oder einem per se afebrilen septischen Zustandsbild, wie sich die Gasbrandinfektion manifestiert. In der hyperdynamen Phase der Sepsis mit hohem Herzzeitvolumen imponiert der Kranke hypoton, aber peripher warm mit weitgestellten Gefäßen (Endotoxinwirkung), in der prognostisch weitaus ungünstigeren hypodynamen Phase, wegen der bereits niedrigen cardialen Auswurfleistung, hypoton und zentralisiert.

Neben einer symptomatischen Therapie (cardiale Entlastung durch Antipyretika, Corticosteroide zur „Membranstabilisierung") steht die Wiederherstellung stabiler Kreislaufverhältnisse im Vordergrund. Eine adäquate Volumengabe, wobei in der Literatur auch der erfolgreiche Einsatz hyperton-hyperonkotischer Lösungen beschrieben ist, vermag in Kombination mit Vasopressoren in vielen Fällen die Hämodynamik zu verbessern. Durch einen langwierigen Krankheitsverlauf ist die Vasodilatation häufig mit einer vorbestehenden Exsikkose vergesellschaftet. Bei frustranen Versuchen, den Druck anzuheben, ist besonders in der hyperdynamen Phase Noradrenalin das Katecholamin der Wahl.

Cardiogener Schock (siehe *Interne Notfälle*)

Schocklagerung
Der hypotone bzw. hypovolämische Patient wird in eine Kopftieflage gebracht, um eine Umverteilung des Blutvolumens in die oberen Körperabschnitte zu begünstigen bzw. Blutvolumen aus den unteren Extremitäten zu rekrutieren und auf diese Weise eine Mindestperfusion aufrechtzuerhalten. Bis eine Trage verfügbar ist, sollten die Beine behelfsmäßig ca. 30 cm hoch gelagert bleiben (Abb.14).

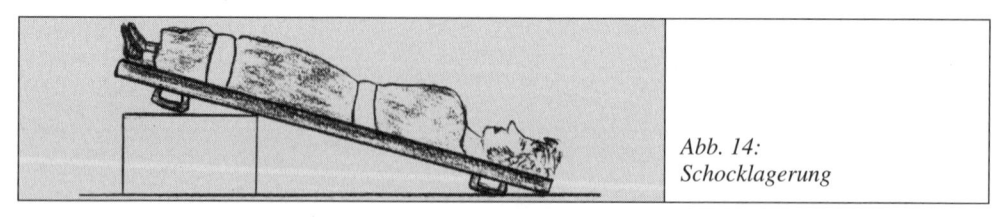

Abb. 14: Schocklagerung

Die Cardio-pulmonale Reanimation

F. Kaltenböck

Geschichte der Reanimation
Wie lange schon die Reanimation des Menschen die Ärzte beschäftigt und wie sehr sie sich im Laufe der Zeit verändert hat, zeigt der folgende kurze Überblick über die Geschichte der Reanimation.
Bereits 1555 hatte *Vesalius* Tiere intermittierend mit Überdruck beatmet. Hebammen haben schon seit dem 16. Jh. bei Neugeborenen eine Mund-zu-Mund-Beatmung durchgeführt, die von den Ärzten als vulgär abgelehnt wurde. Die erste schriftlich festgehaltene erfolgreiche Wiederbelebung durch Mund-zu-Mund-Beatmung wurde 1732 von *Tossach* an einem Bergarbeiter durchgeführt. *Newby* berichtete 1802 von 500 erfolgreichen Wiederbelebungen an Neugeborenen durch Mund-zu-Mund-Beatmung. Die ersten erfolgreichen Herzmassagen am offenen und geschlossenen Thorax führten *Böhm* und *Schiff* an Tieren durch. Die erste erfolgreiche extrathorakale Herzmassage am Menschen führte *Maas* 1892 durch, nachdem bei einer Chloroformnarkose ein Herzstillstand aufgetreten war. 1899 führten *Prevost* und *Battelli* die ersten erfolgreichen Defibrillationsversuche am Tier durch, 1940 *Beck* am Menschen. Dennoch versuchte man bis in die 60iger Jahre durch passive Körperbewegungen eine Reanimation durchzuführen *(Schäffer-Methode, Holger-Nilson-Methode, Silvester-Methode)*. 1954 bewiesen *Elam und Mitarbeiter*, daß durch die Beatmung mit der Ausatemluft – also „Mund-zu-Mund-Beatmung" – normale Blutgaswerte aufrechterhalten werden können. 1960 wiesen *Kouvenhoven* und *Knickerbocker*, zwei Techniker, die an der Entwicklung von Defibrillatoren arbeiteten, Pulswellen nach, die durch Thoraxkompression entstanden waren. 1964 faßte *Safar* all diese Ergebnisse in dem noch heute im großen und ganzen gültigen ABC-Schema zusammen.
Die in diesem Artikel empfohlenen Algorithmen basieren auf den Empfehlungen *der American Heart Association (AHA)* von 1992, des *European Resuscitation Council* von 1993 und der *ILCOR 1997*.

Symptome des Herz-Kreislaufstillstandes
Die Symptome des Herz-Kreislaufstillstandes bei rein cardialer Ursache treten zeitlich gestaffelt auf.
- sofort: Pulslosigkeit
- nach 10–20 Sekunden Bewußtlosigkeit
- nach 15–30 Sekunden Atemstillstand
- nach 60–90 Sekunden weite, reaktionslose Pupillen und aschgraue Farbe der Haut

Cave:
4 Minuten nach Eintreten des Herz-Kreislaufstillstandes beginnt der Zelltod im Gehirn!

Nur ein frühes Einsetzen der Basismaßnahmen kann gewährleisten, daß der Patient ohne bleibende Schäden überlebt.
Ein festes Schema für den Ablauf der Reanimation ist sehr hilfreich.

Die Basismaßnahmen der Reanimation (basic life support = Laienreanimation)
Die Basismaßnahmen umfassen den Notfall-Check, das Herbeiholen des Notarztes – und damit des Defibrillators zur Frühdefibrillation –, das „Atemwegefreimachen und -offenhalten" bzw. die Beatmung und auch die Herzmassage.

Die Beatmung
Jede Cardio-pulmonale Reanimation beginnt mit zwei Atemspenden. Bei der Mund-zu-Mund- bzw. Mund-zu-Nasen-Beatmung empfiehlt sich die Verwendung einer Schutzfolie (z. B. „lifekey®"). Bei der Beatmung mit einer Beatmungsmaske und einem Atembeutel kann man zwar eine sehr hohe inspiratorische Sauerstoffkonzentration erreichen, doch erreicht diese Beatmungsform bekannterweise nie die Effizienz einer Beatmung am intubierten Patienten. Bei allen Beatmungsformen ohne endotrachealen Tubus sollte die Insufflation mindestens 1,5 bis 2 Sekunden dauern und etwa 800 ml betragen. Die lange Insufflationszeit soll einen niedrigen Beatmungsdruck gewährleisten und damit eine Luftinsufflation in den Magen verhindern. Erst nach Zurücksinken des Thorax wird die nächste Beatmung begonnen. Die Beatmungsfrequenz beträgt etwa 12 Beatmungen pro Minute. Das Verhältnis zur Herzmassage bei der Ein-Helfer-Methode ist 2 Insufflationen zu 15 Herzmassagen und bei der Zwei-Helfer-Methode 1 zu 5. Nach der endotrachealen Intubation können die Herzmassage und die Beatmung unabhängig voneinander durchgeführt werden.

Die Herzmassage
Der Patient muß für die Herzmassage auf eine harte Unterlage gelegt werden. Der Helfer kniet neben dem Patienten und legt einen Handballen auf den optimalen Druckpunkt, der drei Querfinger oberhalb des Xiphoids liegt. Die zweite Hand wird auf die erste gelegt, und mit durchgestreckten Armen wird der Thorax mindesten 5 cm tief komprimiert. Die Anzahl der Thoraxkompressionen beträgt 80 bis 100 pro Minute. Der optimale Beginn der Herzmassagen ist am Ende der *Inspiration*.

Der Kreislauf kommt wahrscheinlich durch zwei Mechanismen zustande.

a) Das Herzdruckmodell
   Dabei stellt man sich vor, daß das Herz zwischen Sternum und Wirbelsäule zusammengedrückt und so ausgepreßt wird. Echocardiographische Untersuchungen zeigen jedoch, daß es dabei zu keinem vollständigen Schluß der Herzklappen kommt.

b) Das Thoraxdruckmodell
   Durch die Herzmassage wird der gesamte Thorax komprimiert, und es entsteht intrathorakal eine Druckerhöhung, die zu einer Kompression aller intrathorakalen Gefäße führt. Die dünnwandigen Venen an der oberen und unteren Thoraxapertur werden dabei abgedrückt und verhindern zusammen mit den anatomischen Venenklappen einen retrograden Blutfluß. Je nach anatomischen Gegebenheiten und der Eindrücktiefe sind beide Methoden unterschiedlich wirksam.

Das Thoraxdruckmodell wurde in unzähligen Tierversuchen noch ausgeweitet (kontinuierlicher intrathorakaler Überdruck; simultane Kompression und Ventilation mit 40/min; abdominelle Gegenkompression, synchron oder alternierend usw.). Alle Versuche bestätigten die Verbesserung der coronaren Perfusion durch den erhöhten intrathorakalen Druck. Die Folge dieser Metho-

de, nämlich der Rückstau des anströmenden Bluts, führt jedoch zu einer deletären Hirndrucksteigerung, die die cerebrale Perfusion verhindert. Deshalb ist nach AHA die konventionelle extrathorakale Herzmassage noch die Methode der Wahl. Sehr vielversprechend scheint derzeit die aktive Kompression und Dekompression mit der „CardioPump™" zu sein. Dabei bleibt die Kompression durch den Stempel der CardioPump™ unverändert. In der zweiten Phase wird jedoch die CardioPump™ hochgezogen, und die Saugglocke zieht die Thoraxwand mit. Dabei entsteht im Thorax ein Unterdruck, der zu einem verstärkten Blutstrom in den Thorax führt. Bei der anschließenden Kompression kann dann ein größeres Volumen ausgepumpt werden. Ob sich dieses Hilfsmittel bei der Reanimation durchsetzen wird, muß noch abgewartet werden.
Der Ablauf des Notfall-Checks und der Basisreanimation wurden im Kapitel *Grundlagen der Notfallmedizin – Notfallcheck* behandelt.

Erweiterte Reanimation (advanced cardiac life support)
Die erweiterte Erste Hilfe enthält folgende Elemente:
- Basismaßnahmen, die auch während der erweiterten Reanimation nicht unterbrochen bzw. vernachlässigt werden dürfen!
- Sauerstoffgabe
- Ausrüstung zur Beatmung und zum Offenhalten der Atemwege
- EKG
- Defibrillator
- Ausrüstung für den parenteralen Zugang (i. v., intraossär)
- Medikamente

Die Behandlungsmöglichkeiten der Reanimation wurden von der AHA (American Heart Association) in vier Gruppen eingeteilt:
I   empfehlenswert
IIa   sinnvoll
IIb   möglicher Nutzen
III   abzulehnen

Die EKG-Diagnostik
Da die Frühdefibrillation bei Kammertachycardie und Kammerflimmern die Therapie der Wahl und damit in diesen Fällen die erste Therapie des Notarztes ist, muß eine sofortige EKG-Diagnostik durchgeführt werden (evtl. mit den Schockerelektroden). Folgende EKG-Bilder können einen funktionellen Herz-Kreislaufstillstand herbeiführen:
1. Tachycarde Rhythmusstörungen:
   - Kammertachycardie
   - Kammerflattern
   - Kammerflimmern
2. „Pulseless Electrical Activity" (PEA)
   - extreme Bradycardie
   - idioventrikulärer Rhythmus
   - Weak action
   - elektromechanische Entkoppelung
3. Asystolie

Die Defibrillation
Der Erfolg einer Defibrillation hängt von der optimal durchgeführten Technik ab. So ist es wichtig, die thorakale Impedanz (Widerstand) niedrig zu halten. Die thorakale Impedanz hängt ab von:
- Größe der Elektroden (Durchmesser von etwa 12 cm oder Verwendung von Klebeelektroden)
- Vergrößerung der Grenzfläche (Elektrodengel bei Verwendung von „Paddels")
- Energiemenge (größtmögliche)
- Elektrodenabstand (weit auseinander)
- Aufpreßdruck (mindestens 5 kp)
- Anzahl und Dauer der Defibrillationen (je mehr, desto geringer die Impedanz)
- Thoraxdurchmesser (Defibrillation in Exspiration)

Die Durchführung der Defibrillation
Die Elektroden werden unterhalb der Mitte der rechten Clavikula bzw. im Bereich der Herzspitze (5. ICR in der Höhe der mittleren Axillarlinie) aufgesetzt. Klebeelektroden werden vorne, im Bereich des 5. ICR, und hinten, unterhalb des rechten Schulterblattes, aufgeklebt.

Die Defibrillation wird in „Dreierserien" durchgeführt. Das bedeutet, daß immer drei kurz aufeinanderfolgende Defibrillationen angewandt werden, bevor weitere Maßnahmen gesetzt werden (ausgenommen natürlich, die Rhythmusstörung konnte vorher behoben werden). Bei der ersten Serie beträgt die einzustellende Energiemenge:
1. Defibrillation: 200 Joule
2. Defibrillation 200–300 Joule
3. Defibrillation 360 Joule

Alle weiteren Defibrillationen werden mit der Höchstleistung von 360 Joule durchgeführt.

Besondere Situationen

Das therapieresistente Kammerflimmern
Ein therapieresistentes Kammerflimmern findet man vor allem bei Hypoxie, Azidose und Hypothermie. Die Hypoxie kann durch Verbesserung der Basismaßnahmen behoben werden. Besteht der Herz-Kreislaufstillstand schon längere Zeit, kann man eine vorsichtige Azidosekorrektur durchführen. Bei einer Kerntempertaur unter 30 °C ist eine Defibrillation meist erfolglos. Daher sollte man nach drei Defibrillationsversuchen auf weitere verzichten und unter Reanimationsbedingungen den Transport ins Krankenhaus vornehmen, um unter kontrollierten Bedingungen eine Wiedererwärmung durchführen zu können.

Die Asystolie
Prinzipiell hat die Defibrillation bei Asystolie keinen Erfolg. Ist sich der Notarzt nicht sicher, ob nicht dennoch ein Flimmern vorliegt (Niedervoltage), so kann er eine Defibrillation versuchen.

Der Patient mit Schrittmacher
Wenn möglich, ist die Schockerelektrode nicht direkt auf den Schrittmacher zu halten. Eine baldige Kontrolle der Schrittmacherfunktion ist zu empfehlen.

Der präkordiale Schlag
Der präkordiale Schlag hat bei der Therapie der ventrikulären Tachycardie in 11 bis 25% der Fälle Erfolg; bei Kammerflimmern nur vereinzelt. Daher ist er nur dann zu empfehlen, wenn man beim Auftreten der tachycarden Rhythmusstörung anwesend ist (z. B. im Operationssaal, bei einer Ergometrie etc.).

Die Medikamente
Es gibt mehrere Möglichkeiten, Medikamente zu verabreichen (siehe *Notfallmedikamente*)

Die Punktion peripherer Venen
Den Zugang der ersten Wahl stellt die Punktion einer peripheren Vene dar. Die Punktion einer peripheren Vene braucht wenig Zeit, ist leicht zu erlernen und vor allem werden dabei die Basismaßnahmen (Beatmung und Herzmassage) nicht unterbrochen. Zu bevorzugen sind die Venen in der Armbeuge, da bei distal gelegenen Venen der Weg zum „zentralen Kreislauf" länger ist. Ebenso bietet sich die Vena jugularis externa an, da sie leicht zu punktieren ist und quasi einen zentralen Zugang darstellt. Die Venenverweilkanüle sollte einen Durchmesser von mindestens 1,2 mm haben. Zum Offenhalten des Zugangs empfiehlt sich eine sehr langsam tropfende kristalline Lösung (z. B. Ringer).

Der zentralvenöse Zugang
Beim Setzen eines zentralen Cavakatheters müssen nicht nur die Basismaßnahmen unterbrochen werden, sondern es erfordert auch einen darin geübten Arzt. Wegen der möglichen Komplikationen, wie Blutungen nach arterieller Punktion, falsche Katheterlagen, Pneumothorax, Rhythmusstörungen (bei schlagendem Herzen) und Infektionen, ist der zentrale Venenzugang im präklinischen Bereich nur in Ausnahmesituationen zu empfehlen.

Der endobronchiale Zugang
Die Verabreichung von Medikamenten durch den endobronchialen Tubus ist sehr einfach und rasch durchzuführen. Man muß jedoch beachten, daß man die zwei- bis dreifache Dosierung des Medikamentes (z. B. 3 mg Adrenalin) gegenüber der intravenösen Gabe benötigt. Außerdem muß man das Medikament auf mindestens 10 ml Gesamtvolumen verdünnen. Nach dem Einspritzen werden fünf rasche Beatmungen mit dem Beatmungsbeutel durchgeführt. Die Herzmassage muß für diese Zeit unterbrochen werden. Bei Verdünnung mit destilliertem Wasser kommt es zwar zu einer rascheren Resorption, jedoch kann es nach wiederholter Gabe zu einem negativen Effekt auf den PaO_2 kommen.
Natriumbikarbonat darf endobronchial nicht verabreicht werden!

Der intraossäre Zugang
Der intraossäre Zugang ist eine gute Alternative, vor allem im pädiatrischen Bereich. Die Resorption geschieht ähnlich rasch wie bei der intravenösen Gabe. Prinzipiell ist die Dosierung gleich wie bei der intravenösen Gabe, es gibt jedoch Meinungen, daß man die Dosierung, speziell beim Adrenalin, etwas höher ansetzen sollte. Prinzipiell können alle intravenös applizierbaren Medikamente auch intraossär verabreicht werden.

Medikamente in der Cardio-pulmonalen Reanimation
Einleitend ist zu bemerken, daß die hier erwähnte medikamentöse Therapie sich ausschließlich

auf den Bereich der Cardio-pulmonalen Reanimation beschränkt. Genauere Beschreibungen der Stoffgruppen und Medikamente finden Sie im Kapitel *Notfallmedikamente*.

Sauerstoff
Er ist das wichtigste Medikament im Rahmen der Cardio-pulmonalen Reanimation.
Es soll die höchstmögliche Dosierung (100%) verwendet werden, um durch einen hohen Sauerstoffpartialdruck eine gute Sauerstoffsättigung der Erythrozyten zu erreichen und so die Gewebsperfusion zu optimieren. Natürlich ist der optimale „Zugangsweg" über den Endobronchialtubus.

Infusionslösungen
Als Infusionslösungen sind kristalline Lösungen zu verwenden. Sowohl klinische Untersuchungen als auch tierexperimentelle Studien zeigen, daß eine Hyperglykämie zu einem schlechteren neurologischen Ergebnis führt. Daher sollten Glucoselösungen nur bei nachgewiesener Hypoglykämie eingesetzt werden. Alle Medikamente werden mit einem 50 mal Bolus „nachgespült", um sie rasch in den „zentralen" Kreislauf zu bringen.

Katecholamine (Adrenalin, Noradrenalin)
Bei der Cardio-pulmonalen Reanimation ist die α-mimetische Wirkung der Sympatomimetika erwünscht. Sie bewirkt:
- eine Steigerung des myocardialen und des cerebralen Blutflusses,
- eine Erhöhung des systemvaskulären Widerstandes,
- eine Erhöhung des mittleren arteriellen Blutdruckes.

Die β-mimetische Wirkung von Katecholaminen führt über eine Herzfrequenzsteigerung zu einem erhöhten myocardialen Sauerstoffverbrauch. Obwohl das Adrenalin eine stärkere β-mimetische Wirkung hat, ist es das Mittel der Wahl. Die Dosierung wird von der American Heart Association mit 1 mg als Bolusgabe empfohlen. Nach längerer erfolgloser Reanimation kann man einen einmaligen 5 mg-Bolus versuchen. Die oft diskutierten höher dosierten Einzelgaben von Adrenalin (bis 0,2 mg/kg) brachten bisher keine besseren Langzeitergebnisse. Das Noradrenalin, ein potenter Vasokonstriktor, hat derzeit keine besseren Reanimationsergebnisse gebracht, kann jedoch bei Patienten mit einem niedrigen peripheren Widerstand (z. B. Sepsis) eingesetzt werden. Die Dosierung beträgt 0,5 bis 1µg/Minute.
Nach erfolgreicher Reanimation kommen weitere Katecholamine, wie Dopamin und Dobutamin, zur Behandlung des cardiogenen Schocks zum Einsatz (siehe *Interne Notfälle – Cardiogener Schock*).

Antiarrhythmika
Die medikamentöse Behandlung von tachycarden Rhythmusstörungen im Rahmen der Cardio-pulmonalen Reanimation wird in den Richtlinien der AHA als IIb eingestuft. Das heißt, sie sollte erst dann zum Einsatz kommen, wenn die Defibrillation mehrmals versagt hat. Das Medikament der Wahl ist das Lidocain, das mit einer Dosierung von 1 bis 1,5 mg/kg Körpergewicht als Bolus verabreicht wird. Weitere Gaben können in einer Dosierung von 0,5 bis 1,5 mg/kg bis zu einer Gesamtdosis von 3 mg/kg gegeben werden.

Atropin
Als Anticholinergikum kann es bei einer vagusstimulierten Bradycardie mit Pulslosigkeit bzw.

Asystolie eingesetzt werden. Je nach Körpergröße und Gewicht beträgt die Dosierung 1 bis 3 mg, als Bolus verabreicht.

Die Azidosebehandlung
Beim Patienten mit einem Herz-Kreislaufstillstand kommt es durch den geringen Blutfluß im Gewebe zu einem schlechten Abtransport des anfallenden CO_2 und durch die fehlende Atmung anfangs zu einer überwiegend respiratorischen Azidose. Diese kann durch gut durchgeführte Basismaßnahmen mit einer adäquaten alveolären Ventilation gut behandelt werden. Die medikamentöse Therapie der Azidose ist nach wie vor umstritten. Bisher gibt es noch keine klinischen Studien, die eindeutige klinische Ergebnisse liefern. Neben den möglichen Vorteilen der Azidosekorrektur gibt es einige Gefahren, die vor allem bei einer überschießenden Therapie auftreten können:

- Verschiebung der Sauerstoffdissoziationskurve nach links und damit zu einer schlechteren Sauerstoffabgabe ins Gewebe.
- Das bei der Gabe von Natriumbikarbonat entstehende CO_2 dringt in die Zelle ein und führt zu einer „paradoxen intrazellulären Azidose" und damit zu einer Verschlechterung der Myocardkontraktilität, speziell bei einer Ischämie des Myocards.
- Hypernatriämie und Hyperosmolarität. Dies korreliert mit einem Abfall des diastolischen Druckes und damit der Coronarperfusion.
- Keine Verbesserung der Defibrillationsergebnisse im Tierversuch.

Dennoch kann bei Hyperkaliämie (Klasse I: empfehlenswert), einer vorbestehenden metabolischen Azidose, einer Vergiftung mit trizyklischen Antidepressiva (Klasse IIa: sinnvoll) eine Gabe von Natriumbikarbonat indiziert sein. Auch bei einer längerdauernden Reanimation (über 15 Minuten) mit mehreren erfolglosen Defibrillationsserien ist die Pufferung zu überlegen. Die Dosierung beträgt 1 mmol/kg Körpergewicht. Nach 10 Minuten kann die halbe Dosierung, 0,5 mmol/kg, gegeben werden.

Algorithmen zur Erweiterten Ersten Hilfe (Abb. 15–17)
Bei den folgenden Algorithmen sollten folgende Punkte beachtet werden:
- Den Patienten und nicht den Monitor behandeln.
- Die Basismaßnahmen (Beatmung, Herzdruckmassage, Defibrillation) sind wichtiger als die Verabreichung von Medikamenten.
- Mit wenigen Ausnahmen werden die Medikamente als Bolus verabreicht.
- Die Medikamente mit mindestens 50 ml kristalliner Lösung und ein- bis

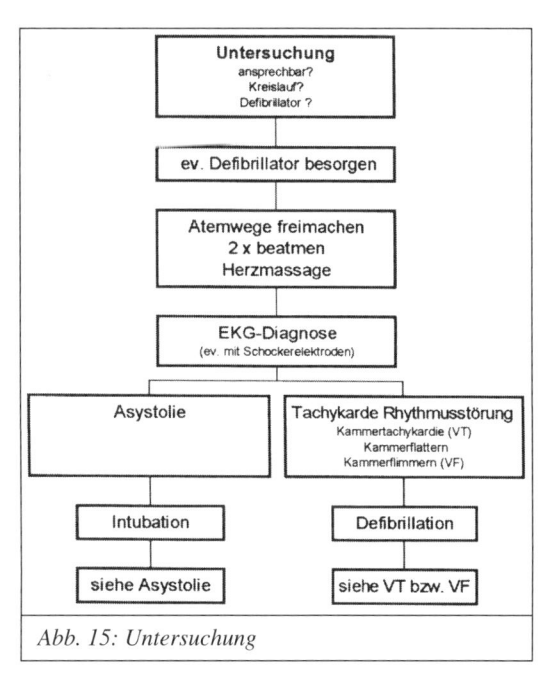

Abb. 15: Untersuchung

```
┌─────────────────────────┐
│       Asystolie         │
└─────────────────────────┘
             │
┌─────────────────────────┐
│ nach ausreichender      │
│ Oxygenierung durch die  │
│ Basismaßnahmen          │
│     Intubation          │
└─────────────────────────┘
             │
┌─────────────────────────┐
│      Venenzugang        │
└─────────────────────────┘
             │
┌─────────────────────────┐
│    1mg Adrenalin i.v.   │
└─────────────────────────┘
             │
┌─────────────────────────┐
│      10 Sequenzen       │
│  (5 Massagen : 1 Beatmung) │
└─────────────────────────┘
             │
┌─────────────────────────┐
│   (ev. 3mg Atropin)     │
│      ein Versuch        │
└─────────────────────────┘
             │
┌─────────────────────────┐
│     EKG - Diagnose      │
└─────────────────────────┘
       │           │
┌────────────┐  ┌────────────┐
│  Asystolie │  │ VT bzw. VF │
└────────────┘  └────────────┘
       │              │
┌────────────────┐ ┌──────────┐
│ nach drei oder │ │ Siehe dort│
│ mehr Versuchen │ └──────────┘
└────────────────┘
       │
┌─────────────────────┐
│ Adrenalin 5mg - Bolus│
└─────────────────────┘
```

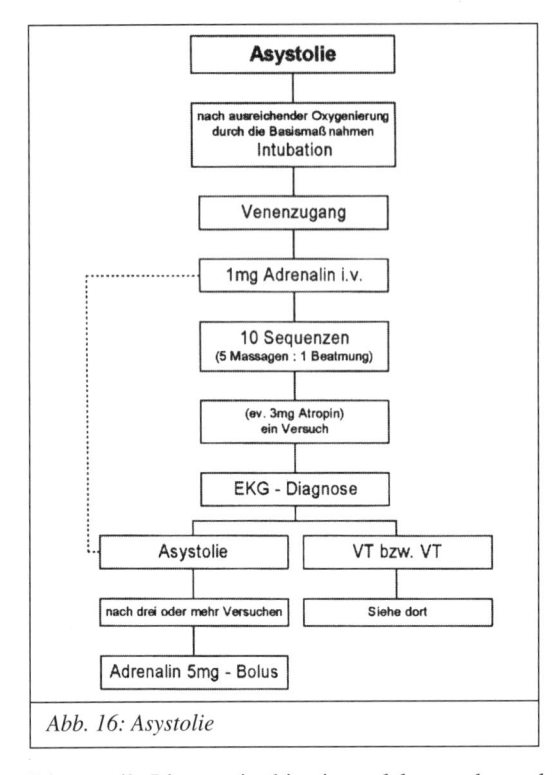

Abb. 16: Asystolie

zweiminütiger Herzmassage (und Beatmung) in den zentralen Kreislauf bringen.

Kreislaufstillstand mit tachycarden Rhythmusstörungen
Der eintreffende Notarzt sollte sofort mit den Defibrillatorelektroden eine EKG-Diagnose durchführen. Liegt eine Kammertachycardie, ein Kammerflattern bzw. ein Kammerflimmern vor, wird der Defibrillator auf 200 Joule geladen, und es wird defibrilliert. Bei Erfolglosigkeit wird der Defibrillator sofort auf 200 bis 300 Joule geladen, und es wird neuerlich defibrilliert. Bei neuerlicher Erfolglosigkeit erfolgt die dritte Defibrillation mit 360 Joule. Während der Ladezeiten des Defibrillators können die Basismaßnahmen durchgeführt werden. Jedoch dürfen keine Maßnahmen gesetzt werden, die eine Defibrillation verzögern. Erst danach erfolgen, nach ausreichender Oxygenierung durch die Basismaßnahmen, die Intubation, das Legen eines venösen Zugangs und die Gabe von 1 mg Adrenalin. Nach 10 Sequenzen Herzdruckmassage und Beatmung erfolgt eine neuerliche EKG-Diagnostik. Liegt weiterhin eine pulslose tachycarde Rhythmusstörung vor, wird mit einer neuen „Dreierserie" von Defibrillationen begonnen. Die Energie beträgt ab jetzt immer 360 Joule. Nach drei bis vier erfolglosen Defibrillationsserien kann man eine medikamentöse Therapie mit Natriumbikarbonat oder Lidocain versuchen. Ist die Reanimation erfolgreich, erfolgt die weitere Therapie im Sinne einer hämodynamischen Stabilisierung und eines intensiven Monitorings.

Asystolie
Nach der raschen EKG-Diagnose erfolgt, nach ausreichender Oxygenierung durch die Basismaßnahmen, die Intubation. Anschließend werden ein venöser Zugang gelegt und 1 mg Adrenalin verabreicht. Durch Nachspülen mit 20 bis 50 ml einer salinen Lösung und mindestens 10 Sequenzen Beatmung und Herzdruckmassage wird es in den Kreislauf gebracht und danach eine neuerliche EKG-Diagnose durchgeführt. Nach den Empfehlungen des European Resuscitation Council kann man danach eine totale Vagolyse mit einem einmaligen 3 mg Atropin-Bolus versuchen. Bleiben auch die weiteren Adrenalingaben erfolglos, sind eine Azidosekorrektur und ein 5 mg Adrenalinbolus zu erwägen.

Besondere Situationen

Schrittmachertherapie
Die Therapie der Asystolie mit einem transvenösen, transösophagealen bzw. transthorakalen

Schrittmacher ist meist erfolglos und daher abzulehnen, da die sicheren Maßnahmen, wie die Herzdruckmassage, vernachlässigt werden. Die Indikation zur Schrittmachertherapie liegt bei den bradycarden Rhythmusstörungen mit klinisch wirksamer Hypotonie.

PEA (Pulseless elctrical activity)
Sie umfaßt die elektromechanische Entkoppelung, idioventrikuläre Rhythmusstörungen, bradysystolische Rhythmusstörungen. Das Vorgehen entspricht dem Asystolie-Algorithmus. Nebenbei sollten jedoch die eventuellen Ursachen berücksichtigt und wenn möglich behoben werden.
Mögliche Ursachen sind:
- Hypovolämie
- Hypoxie
- Pericardtamponade
- Spannungspneumothorax
- Hypothermie
- Pulmonalarterienembolie
- Vergiftungen
- Hyperkaliämie
- Azidose
- Myocardinfarkt

Komplikationen bei der Reanimation

Komplikationen treten in erster Linie durch eine unsachgemäß durchgeführte extrathorakale Herzmassage auf. So können Sternumfrakturen, Rippenfrakturen, Pneumothorax, Lungenkontusionen bzw. Leber- und Milzrupturen auftreten.

Die Postreanimationsphase
Nach erfolgreicher Reanimation gilt es, die Oxygenierung und den Kreislauf aufrechtzuerhalten (siehe die entsprechenden Kapitel zur Beatmung und zur Therapie cardiogenen Schocks bzw. der Rhythmusstörungen).
Der Transport umfaßt das größtmögliche Monitoring bis zur Übergabe im Krankenhaus.

Abbruch der Reanimation
Grundsätzlich kann man sagen, daß nach 30minütiger erfolgloser Reanimation unter optimalen Bedingungen nur mehr sehr geringe Chancen auf Erfolg bestehen. Man kann jedoch keine

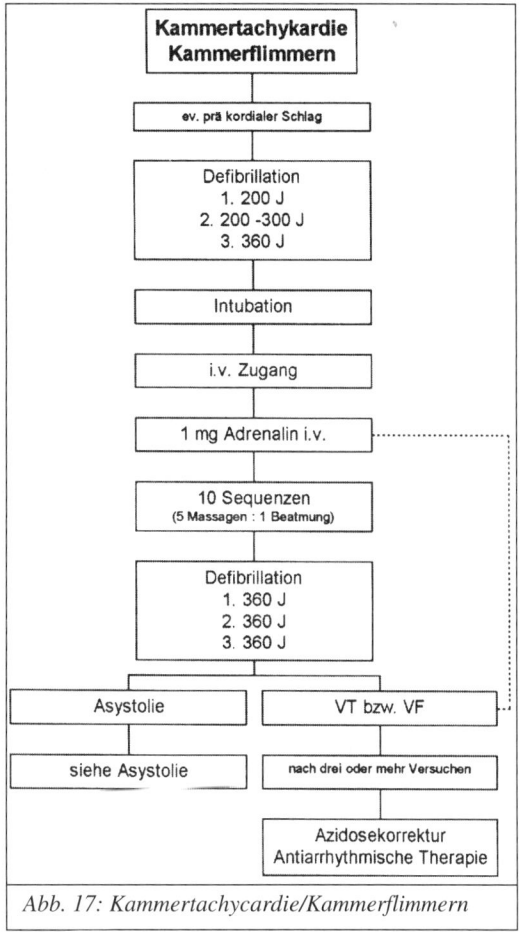

Abb. 17: Kammertachycardie/Kammerflimmern

festen Richtlinien vorgeben, da bestimmte Umstände, wie Alter, Grunderkrankungen des Patienten, sowie alle Begleitumstände, wie eine gute und sofort eingesetzte Laienreanimation, persistierende cerebrale Funktionen (enge Pupillen, Hustenreflex, Eigenatmung), Unterkühlung, Vergiftung mit Sedativa, berücksichtigt werden müssen.

Literatur:
Ahnefeld F. W., Dick W., Kilian J., Schuster H. P. (Hrsg.): Notfallmedizin. Springer-Verlag, Berlin–Heidelberg–New York–London–Paris–Tokyo–Hongkong, 2 Aufl. 1990
Aitkenhead A. R.: Drug administration during CPR: What route? Resuscitation 1991; 22: 191–196
American Heart Association: Guidelines for cardiopulmonary resuscitation and emergency cardiac care: recommendations of the 1992 National Conference. J. Amer. med. Ass. 1992; 268: 2171–2302
Bickell, Wall M. J., Pepe P. E. et al.: Immediate versus delayed fluid resuscitation for hypotensive patients with penetrating torso injuries. New Engl. J. of Medicine 331 (1994):1105–1109
Brown D. C., Lewis A. J., Criley J. M.: Asystole and its treatment: the possible role of the parasympathetic nervous system in cardiac arest. JACEP. 1979; 8: 48–452
Cohen T. J., Goldner B. G., Maccaro O. C. et al.: A comparision of active compression-decompression cardiopulmonary resuscitation with standard cardiopulmonary resuscitation for cardiac arrest in the hospital. New Engl. J. Med. 1993; 329: 1918–1921
European Resuscitation Council: Guidelines for basic life support. Brit. med. J. 1993; 306: 1587–1589
Evans T. R., Morgensen J.: Pharmacological treatment of asystole and electromechanical dissociation. Resuscitation 1991; 22: 167–172
Juchems R.: Guidelines des European Resuscitation Council für die Basismaßnahmen der Herz-Lungen-Wiederbelebung (BLS) und die erweiterten notfallmedizinischen Maßnahmen (ACLS). Intensivmedizin 1993; 30: 181–187
Koster R., Carli P.: Acid base management. Resuscitation 1992; 24: 143–146
Kreimeier U., Meßmer K.: Hyperton-hyperonkotische Lösungen zur Therapie der Mikrozirkulationsstörung im septischen Schock. Akt. Ernähr.-Med.18 (1993): 226–232
Krischer J. P., Fine E. G., Davis J. H., Nagel E. L.: Complications of cardiac resuscitation. Chest 1992; 101: 287
Madler C., Jauch K. W., Werden K. (Hrsg.): Das NAW-Buch. Urban & Schwarzenberg. München- Wien- Baltimore 1994
Miller J., Tresh D., Horwitz L. et al.: The precordial thump. Ann. Emerg. Med. 1984; 13: 791–794
Minuck M., Sharma G. P.: Comparision of THAM and sodium bicarbonate in Resuscitation of the heart after ventricular fibrillation in dogs. Anesth. Analg. 1977; 56: 38–45
Niemer M-Nemes C., Lundsgaard-Hansen P., Blauhut B.: Datenbuch Intensivmedizin. Gustav Fischer Verlag 1992
Orant J. P.: Use of adrenergic agonists during CPR in adults. Ann. Emerg. Med. 1993; 22: 411–416

Powner D. J., Holcomb P. A., Mello L. A.: Cardiopulmonary resuscitation related injuries. Crit. Care Med. 1984; 12: 54

Prengel A. W., Linder K. H., Brenner G., Georgieff M.: Technik und Pharmakokinetik der endotrachealen und tief endobronchialen Medikamentengabe. Anaesthesist 1993; 42: S1: 222

Stueven H. A., Tonsfeldt D. J., Thompson B. M. et al.: Atropine in asystole: human studies. Ann. Emerg. Med. 1984; 13(pt2): 815–817

von Planta M., Bar-Josef G., Wiklund L., Bicher N. G., Falk J. L., Abranson N. S.: Pathophysiological and therapeutic implications of acid-base changes during CPR. Ann. Emerg. Med. 1993; 22: 404–410

Waller D. G., Robertson C. E.: Role of sympathomimetic amines during cardiopulmonary resuscitation. Resuscitation 1991; 22: 181–190

Waller D. G.: Treatment and prevention of ventricular fibrillation: Are there better agents? Resuscitation 1991; 22: 159–166

Autoren:
Univ.-Prof. Dr. G. Prause
OA Dr. B. Ratzenhofer-Comenda
OA Dr. F. Kaltenböck
Univ. Klinik f. Anästhesiologie und Intensivmedizin
Karl-Franzens-Universität Graz/LKH Graz
Auenbruggerplatz 1
A-8036 Graz

Analgosedierung in der Notfallmedizin

G. Ranftl

Schmerz: Definition, Grundlagen
Schmerz ist dadurch definiert, daß dem Ereignis der Beschädigung des Körpers eine Kaskade an Übermittlungsschritten bis zur Bewußtwerdung des Schadens und einer entsprechenden Antwort folgen muß: die Zwangsläufigkeit dieses Prozesses ergibt sich ab dem Überschreiten einer Schmerzschwelle. Schmerzen entstehen nicht sui generis durch die Zerstörung von Körpergewebe, sondern durch Freisetzung sogenannter Mediatoren und deren Folgewirkungen an geeigneten Rezeptoren, den sogenannten Nozizeptoren. Der gesamte Übermittlungsweg eines lokalen Schmerzgeschehens, von der Peripherie ins ZNS und wieder zurück, erfolgt über Reflexe, bewußte oder unwillkürliche Abwehrmaßnahmen und psychovegetative Reaktionen; er ist gekennzeichnet von hemmenden und bahnenden Einflüssen, die auf jeder Ebene des Übertragungsweges erfolgen können.

Schmerzen in der Notfallmedizin nach Ätiologie, Verlauf und Pathogenese einteilen zu wollen, scheitert in erster Linie am Zeit- und Entscheidungsdruck, dem der behandelnde Arzt am Ort des Geschehens ausgesetzt ist. Auch das klassische WHO-Stufenschema zu den therapeutischen Konsequenzen eines akut oder chronisch auftretenden Schmerzes verlangt nach einer individuellen, zeitintensiven Vorgangsweise, die im Notfall nur ansatzweise praktikabel ist. Entscheidend für den Therapeuten ist, daß er Bescheid weiß über

- die Gesamtsituation des Patienten: Vitalparameter, Unfallhergang, Verletzungsmuster und sonstige Erkrankungssymptome – vor der eigentlichen Schmerztherapie muß zumindest eine „Arbeitsdiagnose" stehen; und über
- das Verletzungs- und Erkrankungsausmaß und die davon ausgehende Stimulation der Schmerzrezeptoren, die nicht über den ganzen Körper gleichmäßig verteilt sind.

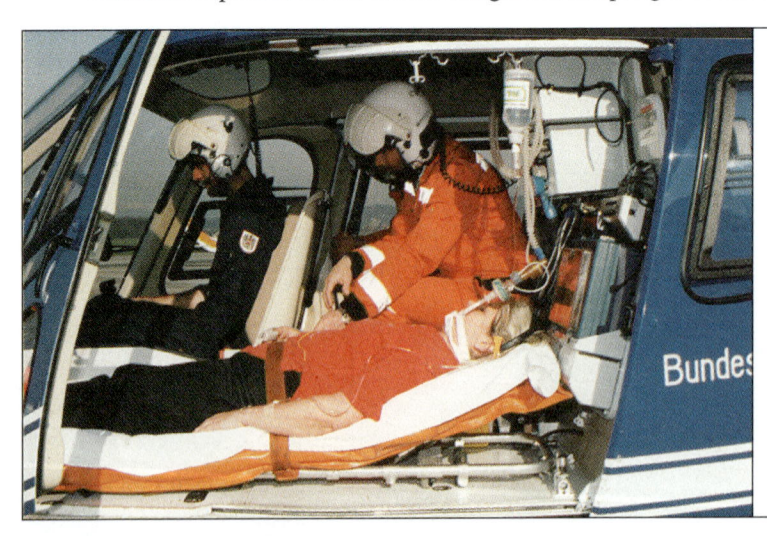

Abb. 18: Präklinische Anästhesie zur Transportsicherung. Monitoring, Beatmung, Perfusor, Sauger am Kopfende des Patienten, in Griff- und Sichtweite des Notarztes

Eine erhebliche Stimulation der Nozizeptoren ist zu erwarten bei:
- Erkrankung und Verletzung der Knochen: bei Brüchen oder Tumordestruktion werden die Nozizeptoren des Periosts angesprochen;
- Erkrankung und Verletzung der serösen Häute: Risse, Entzündungen, Hämatome verursachen Schmerzen an der Pleura, am Peritoneum;
- Dehnung, Irritation, Entzündung oder Trauma von: Larynx, Oesophagus, Cervix uteri, Analring, Vulva, Vagina, Urethra, Pharynx, Mundschleimhaut, äußerem Gehörgang und Trommelfell, Nasenschleimhaut, Cornea und Conjunctiva sowie alle Orifizien des menschlichen Körpers;
- der Dura und den Nervenscheiden: Hämatomdruck, Risse;
- der Haut: die Nozizeptoren des Integuments erfassen jede thermische, mechanische, chemische oder durch Licht- oder Strahlenenergie verursachte Schädigung der äußeren Körperhülle;
- den Muskeln und Gelenken: auch hier führen Fehlbelastung, Druck und Dehnung sowie Entzündung und Riß zur Reizung der Nozizeptoren.

Diagnostik

Die üblichen Verfahren einer Schmerzdiagnostik, wie die Schmerzmessung mit Hilfe der Visuellen oder der Smiley-Analog-Skala, sind unter dem Druck der Ereignisse am Notfallort nicht anwendbar. Folgende Faktoren beeinträchtigen zusätzlich die Befunderhebung:
- Bewußtseinseinschränkung bis Koma
- vitale Beeinträchtigung durch lebensgefährliche Verletzung oder Erkrankung
- psychische Alteration durch das akute Geschehen
- Beeinträchtigung der Notarzttätigkeit durch Umgebungsbedingungen
- Alter des Patienten und mentaler Status: Kindes- bzw. Säuglingsalter, Alkoholisierung und Drogenmißbrauch

Die Frage nach Schmerzen und damit die diagnostische Erfassung des Schmerzes hat sich daher aus dem Ablauf der Notfalldiagnostik zu entwickeln und erfolgt sinnvollerweise nach der Erhebung der vitalen Parameter und parallel zu den lebenserhaltenden Maßnahmen. Die Therapie des Schmerzes muß zeitgerecht vor Maßnahmen, wie z.B. dem Transport des Notfallpatienten, erfolgreich eingeleitet sein.

Anhand von Flußdiagrammen zum Behandlungsablauf lassen sich die Maßnahmen zu Schmerzdiagnostik und Therapie zeitlich zuordnen (**A**dvanced **T**rauma **L**ife **S**upport -Algorithmus):

Basisbehandlung

Neben lebensbedrohlichen Zustandsbildern sind es in erster Linie traumatisch bedingte oder krankheitsassoziierte Schmerzen, die den Notfallpatienten und seine Ersthelfer dazu veranlassen, einen Notarzt beizuziehen. Aus der Sicht des Patienten ist es daher auch unerläßlich, diese Schmerzen, die akut aufgetreten sind, von Anfang an ausreichend zu behandeln, um
1. das subjektive Wohlbefinden wiederzuerlangen;
2. als Notarzt schmerzhafte therapeutische Maßnahmen, wie Intubation, Beatmung, oder den Transport des Notfallpatienten vornehmen zu können und
3. den pathologischen Zyklus Schmerz – Angst zu durchbrechen und die vegetativen, hormo-

nellen, metabolischen und hämodynamischen Konsequenzen für den Körper des Patienten in den Griff zu bekommen.

Interner Notfall	Trauma
Phase 1 Notfallmeldung – Eintreffen vor Ort, Organisation der Hilfsmittel	*Phase 1* Notfallmeldung – Überblick verschaffen, Hilfsmittel und zusätzliche Hilfe organisieren
Phase 2 Elementarer Basischeck: Bewußtsein, Atemwege, Beatmung, Hämodynamik, Monitorisierung, Leitung, Sauerstoffabgabe, Reanimationsmaßnahmen	*Phase 2* Überblick: Bewußtsein, Atemwege, Beatmung, Hämodynamik. Maßnahmen: Sauerstoffabgabe, Monitoring, venöser Zugang (peripher oder zentral), Reanimation
Phase 3 Stabilisierungsphase: Infusion, Medikamente, Titrieren der Analgetika und anschließend der Sedativa bis zur Transportfähigkeit. Bei Indikation (z. B. Koma, schmerzhafte therapeutische Schritte, wie Kardioversion, transkutaner Schrittmacher) präklinische Anästhesie, Intubation, Beatmung	*Phase 3* Stabilisierung: Volumenabgabe, weitere venöse Zugänge, Analgosedierung bis Schmerzfreiheit oder präklinische Narkose. Bei Indikation: Intubation, Beatmung, Drainage zur Sicherung der Atemwege und der Gewährleistung einer suffizienten O_2-Versorgung.
Phase 4 Zweiter Rundblick und eingehende Untersuchung, Labor, EKG-Diagnostik. Behandlungsziel: stabiler, transportfähiger, einigermaßen schmerzfreier Patient, Zielkrankenhaus verständigen.	*Phase 4* Zweiter Überblick z. B. vor Transport. Kopf-, Fußuntersuchung mit eingehender Beobachtung von Schmerzreaktionen bzw. vegetativer Schmerzantwort (Puls- und Blutdruckvariabilität) und reflektorischer Schmerzreaktion (gezielte oder ungezielte Abwehrbewegung). Blutstillung, Drainage, Schienung, Verband, Ruhigstellung für den Transport sind ohne Analgosedierung nicht möglich.

Cave:
Der vital bedrohte, angsterfüllte Mensch wie auch der von einer schmerzhaften Erkrankung oder Verletzung gequälte Patient erwarten sich vom Notarzt Hilfe und Erleichterung. Daher ist es für Sie als behandelnden Arzt unerläßlich, sich unverzüglich an die Seite des Patienten zu begeben und diese Position bis zur Behebung des Problems nicht mehr zu verlassen. Nur so können Sie (abseits der Placebowirkung des weißen Kittels):

> dem Patienten die notwendige Sicherheit zur Überwindung von Schmerz und Angst vermitteln (denken Sie zurück an die eigene Kindheit und Ihre Verhaltensweisen im Falle von Krankheit, Schmerz und Angst!);
> die ausreichende Wirkung der von Ihnen verabreichten Medikamente und der von Ihnen gesetzten Maßnahmen unmittelbar beurteilen und Nebenwirkungen, wie Kreislaufdepression und Ateminsuffizienz, frühzeitig erfassen und entsprechend behandeln.

Die Basismaßnahmen zur Durchführung einer Analgosedierung sind:
- das Erfassen der vitalen Gefährdung des Patienten und das Stellen einer globalen „Arbeitsdiagnose";
- die Sauerstoffgabe, das Monitieren des Patienten und das Legen eines Venenzuganges;
- das Lagern des Patienten in einer möglichst schmerzarmen Position: meist ist dies die Stellung, in der ein nichtbewußtseinsgetrübter Notfallpatient aufgefunden wird.

> **Cave:**
> In diesem Zusammenhang sei festgehalten, daß eine sehr schmerzhafte Erkrankung oder Verletzung, vor allem bei Kindern, nie mit lautem Jammern oder Klagen angezeigt wird. Das heftige Durchatmen beim lauten Schreien verschlimmert bei großflächigen Verletzungen oder erheblichen Erkrankungen die Beschwerden und kostet zusätzlich Energie, die für die Überwindung des lebensbedrohlichen Zustandes gebraucht wird.

Andere Maßnahmen der Schmerzbekämpfung, wie sie aus einer Schmerzambulanz bekannt sind, sind zugunsten der Behandlung mit Medikamenten (i. v.) zurückzustellen. Akupunktur, transkutane Nervenstimulation, Methoden, wie Nervenblockaden, Lokal- und Regionalanästhesie, verlangen ausreichende Routine und sind außerhalb der Strukturen einer entsprechend eingerichteten Ambulanz oder Ordination nicht durchführbar.

Medikamentöse Schmerzbehandlung
Das Symptom Schmerz verlangt primär nach einer Gabe analgetisch wirksamer Substanzen. Sedativa und Hypnotika wirken, wenn überhaupt, nur in ultrahohen Dosen analgetisch und sollten in der Therapie als Begleitmedikation hintangestellt werden. Mehrere Pharmakagruppen eignen sich zur Behandlung akuter und chronischer Schmerzen:

NSAIDs	Dosis /kg KG	Wirkungseintritt	Wirkungsdauer
ASS	10–20 mg	ca. 5 min	1–4 h
Metamizol	10–30 mg	ca. 5 min	1–4 h
Diclofenac	1 mg	ca. 10 min	6–8 h
Paracetamol	7–14 mg rektal	ca. 15 min	4–6 h
Spasmolytika			
Butylscopolamin	0,3–1,0 mg	2–4 min	20–30 min

Tabelle 28: „Peripher" wirksame Analgetika

Nichtsteroidale Antirheumatika, Scopolamin

NSAIDs wirken, einmalig gegeben, vor allem bei entzündlich bedingten Schmerzen und fieberhaften Erkrankungen, die Analgesie ist bei wiederholten Gaben nicht mehr ausreichend. Als Basis sind diese Medikamente in Kombination mit „zentral" wirksamen Analgetika und bei Koliken zusammen mit Butylscopolamin gut geeignet. An Nebenwirkungen sind vor allem die allergischen Erscheinungen und die blutdrucksenkend-vasodilatatierenden Eigenschaften des Butylscopolamins zu beachten: grundsätzlich ist daher, sowohl bei der Einleitung einer Schmerzbekämpfung (der schmerzbedingte Sympathikotonus fällt ab) wie auch bei sedierenden Maßnahmen, mit einem erheblichen Abfall des systolischen Blutdruckes zu rechnen. Die zwangsläufige Abfolge der Maßnahmen minimiert das Risiko therapiebedingter Folgen signifikant:
1. Sauerstoffgabe
2. Monitorisierung
3. i. v. Leitung
4. Volumengabe
5. Analgosedierung

Neben diesen „Basismedikamenten" verlangt die akute Schmerzsituation am Notfallort nach Pharmaka, die unmittelbar nach der Gabe eine zuverlässig absehbare starke Wirkung am Patienten erzielen und das Behandlungsziel, einen ruhigen, schmerzarmen Zustand des Patienten und stabile Transportbedingungen, in absehbarer Zeit erreichen können:

Psychodissoziativ wirksame Substanzen	Dosis /kg KG	Wirkungseintritt	Wirkungsdauer
Ketamin (Analgesie)	0,25 mg i. v. 0,5 mg i. m.	2 min 10 min	10–20 min 20–40 min
Ketamin (Narkose)	1–2 mg i. v.	1 min	10–20 min
Opiate			
Fentanyl	1–5 mcg	2–3 min	20 min
Sufentanil	0,1–1 mcg	2–3 min	20–100 min
Alfentanil	10–50 mcg	1–2 min	15 min
Remifentanil	0,1–0,5 mcg	$^{1}/_{2}$–1 min	8 min
Morphium	0,1–0,2 mg	5–15 min	3–5 h
Piritramid	0,1–0,2 mg	5–15 min	4–6 h
Tramadol	1–1,5 mg	5–10 min	2–4 h
Nalbuphin	0,2–0,3 mg	5–15 min	2–4 h

Tabelle 29: „Zentral" wirksame Substanzen

Ketamin, S-Ketamin

Ketamin führt als einzige Substanz mit zentralem Angriffspunkt zur sympathomimetischen Stimulation: es steigen Pulsfrequenz und Blutdruck, der myokardiale Sauerstoffverbrauch wird um bis zu 70% gesteigert. Atemfrequenz und Atemtiefe nehmen zu, die Kontrolle über die bulbären Reflexe geht nicht verloren. Im Schock gegeben, kann vor allem der blutdrucksteigernde Effekt genützt werden. Ohne gleichzeitige Volumensubstitution kann die ketaminbedingte Erhöhung

des Sauerstoffverbrauchs der Gewebe zu einer ungünstigen Situation für den Herzmuskel führen; es können Myokardnekrosen auftreten.
Die exzitatorische Wirkung auf das ZNS manifestiert sich sichtbar in Grimassieren und erhöhter Muskelaktivität, in Speichelfluß und Masseterkontraktionen, die in Verbindung mit dem Hypnotikum Etomidate eine Intubation ohne zusätzliche Relaxation erheblich erschweren können. Die vielfach beschriebenen lebhaften Träume sind im Notfall irrelevant, der bewußt erlebte Schmerz eines Rettungstransportes ohne schmerzstillende Maßnahmen dürfte psychisch schwerer zu ertragen sein. Die Unruhe des Patienten unter Monotherapie mit Ketamin erfordert eine sedierende Begleitmedikation (RTH Flug!). Kein Ketamin bei psychischen Erkrankungen.
Ketamin führt ab 0,4 mg/kg zur Steigerung des Hirndrucks, dieser Effekt ist bei Hyperkapnie besonders deutlich. Die Aspirationsgefahr ist trotz Erhalt der bulbären Reflexe gegeben, daher ist ein längerer Transport unter Ketamin unter Intubationsbedingungen durchzuführen. Bei rascher Bolusinjektion kann ein Atemstillstand provoziert werden. Ideal ist Ketamin in folgenden Situationen:
- Analgesie bei mehreren Verletzten, Großschadens-/Katastrophenbedingungen
- Bergen eines Verletzten aus unzugänglicher Position: im LKW eingeklemmt, aus Röhren, Tunneln, teileingestürzten Gebäuden, bei Forstunfällen, bei Unfällen in unwegsamem Gelände (Seilbergung)
- Behandlung des Status asthmaticus, Schmerzbehandlung bei respiratorisch kompromittierten Patienten

Opiate
Der Zeitdruck als Prämisse einer geeigneten Schmerzbehandlung engt die Auswahl der Medikamente ein. Folgende Aspekte sind bei der Auswahl des richtigen Opiates ausschlaggebend:
1. Das Opiat soll in absehbarer Zeit zuverlässig wirken. Diese Wirkung ist von µ-Rezeptoren-Agonisten und in geringerem Ausmaß von κ-Rezeptoren-Agonisten zu erwarten. Die i. v. Gabe ist zu bevorzugen: Piritramid wirkt i.v. nach 10 min, i. m., bei unsicheren Resorptionsverhältnissen, frühestens nach 30 min und s. c. erst nach 90 min.
2. Nebenwirkungen sollten im Beobachtungsintervall erkannt und behandelt werden. Atemdepression und Thoraxwandrigidität erreichen bei Morphin und Piritramid erst nach 30 min ihr Maximum, bei Fentanyl und Sufentanil bereits nach 5–8 min. Adäquate Maßnahmen können bei diesen Opiaten am Notfallort eingeleitet werden, der Transport verläuft unbehelligt. Titrieren bis zur Schmerzfreiheit ist mit Morphin und Piritramid mit einem lege artis Zeitaufwand von 30 min anzusetzen, eine gute Analgesie mit Medikamenten der Fentanylgruppe benötigt wesentlich weniger Zeit, 10 min lassen sich in einer gut organisierten Notfallsversorgung eher unterbringen.
3. Nebenwirkungen sollten nicht die Therapieziele unterlaufen: die Hirndrucksteigerung engt den Anwendungsbereich des Ketamins bei hirnorganischen Notfallsituationen ein. Die Histaminfreisetzung durch Morphium und Pethidin schränkt die Verwendbarkeit dieser Opiate im Schock ein. Die pulmonale Druckerhöhung limitiert die Verwendbarkeit von Tramadol und Pentazocin bei kardialen Problemen; die Erhöhung des myocardialen Sauerstoffverbrauches und die periphere Widerstandserhöhung grenzen den Gebrauch von Ketamin ein.
4. Die korrekte Dosierung der analgetisch wirksamen Substanzen unterliegt gerade in der Notfallmedizin einer großen Streubreite. Die Gründe für eine unterschiedliche Ansprechbarkeit des Körpers auf Analgetika und Sedativa können sein:
   - Schädel-Hirn-Trauma

- Medikamentenintoxikation
- Alkoholisierung
- Schock
- Hypothermie, hormonelle Dysfunktionen (Schilddrüse, NNR)
- chronisch obstruktive Lungenerkrankung
- Schlafapnoesyndrom
- Adipositas permagna
- extreme Altersgruppen
- Stenosen der oberen Atemwege

Störungen des Säure-Basen-Haushaltes sowie der Atmung modulieren Wirkungseintritt und Eintritt der Atem- und Kreislaufdepression bei Opiatgabe.

Die Begleitmedikation mit Sedativa und Hypnotika verringert die notwendige Antwort der Chemorezeptoren auf hohe CO_2-Spiegel im Liquor, der Anstieg der CO_2-Antwortkurve wird um 60% verringert, wenn zusätzlich 0,1 mg/kg KG Midazolam verabreicht wird, zusätzlich zur opiatinduzierten Verringerung der Atemfrequenz werden auch das Tidalvolumen reduziert und die Reaktion der Herzkranzgefäße auf O_2-Mangel vermindert.

Präklinische Anästhesie als Erweiterung der therapeutischen Möglichkeiten – Sedierung, Hypnose, Relaxation

Folgende Indikationen zwingen den Notarzt zu einer Erweiterung des therapeutischen Procederes in Form einer präklinischen Anästhesie:

Indikation	Behandlungsziel	Therapiemaßnahmen
Schock	Gewährleistung einer ausreichenden Oxygenierung der Gewebe	Blutstillung, Drainage, Intubation, Beatmung, Analgesie, Sedierung
Polytrauma	Stabilisierung von Perfusions- und Oxygenierungsverhältnissen	Blutstillung, Drainage, Intubation, Beatmung, Analgesie, Sedierung
Thoraxtrauma	Oxygenierung	Intubation, Drainage, Stabilisierung der Atemwege, Analgesie, Sedierung
Gesichtsschädel- und Larynxtrauma, SHT	Oxygenierung, Aspirationsschutz	Intubation, Hyper- und Normoventilation, Stabilisierung der Atemwege, Analgesie und Sedierung
Larynxödem, Epiglottitis, Krupp, Pseudokrupp	Oxygenierung	Stabilisierung der Atemwege durch Intubation, Beatmung und transtracheale Ventilation
Inhalationstrauma, Verbrennung	Oxygenierung	Stabilisierung der Atemwege, Intubation, Analgesie und Sedierung

Indikation	Behandlungsziel	Therapiemaßnahmen
Abdominaltrauma	Sicherung der Oxygenierung	Sedierung, Analgesie, Intubation, Beatmung
Lungenödem	Sicherung der Oxygenierung, Reduktion der Atemarbeit	Intubation, Beatmung, PEEP-Ventilation
Tauchunfall, Caisson-Erkrankung	Sicherung der Oxygenierung, N_2-Auswaschung	IPPV-Beatmung, PEEP, Intubation, Analgesie und Sedierung
Status epilepticus	Sicherung der Oxygenierung, Coupieren des Anfallgeschehens	Narkose als ultima ratio
Status asthmaticus	Sicherung der Oxygenierung	Intubation und Beatmung als ultima ratio
tachycarde und bradycarde Rhythmusstörungen	Sicherung der Herzleistung	Defibrillation, Kardioversion, transkutaner Schrittmacher
Knochenbrüche, v. a. Becken, Femur, Luxationen	Vermeidung von Folgeschäden	Analgesie, Sedierung und Relaxation zum Einrichten, Schienen und Transport
Fremdkörperaspiration	Sicherung der Oxygenierung	Intubation, Beatmung, Analgesie, Sedierung

Tabelle 30: Indikationen zur präklinischen Anästhesie

Das Sedieren von Patienten für therapeutische Maßnahmen kann weitreichende Folgen haben: allein 1989 starben in den USA 86 Patienten an den Folgen einer Benzodiazepinüberdosierung bei scheinbar harmlosen Sedierungen, die zu diagnostischen Eingriffen außerhalb regulärer OP-, Anästhesie- und Intensiveinheiten erfolgten. 99% dieser Todesfälle ereigneten sich außerhalb anästhesiologisch betreuter und/oder entsprechend monitierter Bereiche. 78% dieser Todesfälle beruhten auf Hypoxie, und 57% dieser Patienten bekamen eine Kombination aus Opiaten und Benzodiazepinen. In einer weiteren Studie über Endoskopie-Zwischenfälle wurde festgestellt, daß bei 94% aller kardiorespiratorischen Ereignisse ein Benzodiazepin mit einem Opiat und/oder einem Hypnotikum verabreicht wurde.

1994 entwarf die ASA (American Society of Anesthesiologists) daher Richtlinien für die Patientenbetreuung außerhalb anästhesiologisch betreuter und/oder entsprechend erweiterter Bereiche. Im weitesten Sinne sollte man diese Behandlungsrichtlinien und die Empfehlungen für die Ausstattung dieser Bereiche auch auf den Notfallort beziehen:
1. Ein Benzodiazepin, ein Hypnotikum oder ein Opiatanalgetikum sollten vorerst getrennt und unabhängig voneinander bis zum Eintreten des gewünschten Effektes verabreicht werden.
2. Benzodiazepine und Opiate haben über den normalen atemdepressiven Effekt hinaus eine synergistische superadditive Wirkung.
3. Wenn Sie einen unruhigen, ängstlichen Patienten nur sedieren wollen, sollten Sie dessen Ein-

schlafen verhindern: Sie müssen dafür sorgen, daß Ansprechbarkeit und Kooperation des Patienten erhalten bleiben.
4. Reduzieren Sie die Dosis von Opiaten, Benzodiazepinen und Hypnotika, wenn Gründe für eine unterschiedliche Ansprechbarkeit, wie COPD, Adipositas, Verlegung der Atemwege etc., vorliegen (siehe Seite 188 und 189 – Opiate).
5. Monitieren Sie den Patienten zumindest mit Pulsoxymeter und EKG.
6. Versorgen Sie den Patienten auf jeden Fall mit zusätzlichem Sauerstoff. Bedingt durch das Notfallszenario und die zusätzliche Medikation können Sie keinesfalls auf die kardiorespiratorischen Kompensationsmechanismen bei Hypoxie und Hyperkarbie vertrauen.
7. Der Gebrauch von Antagonisten, wie Naloxon und Flumazenil, ist zwar höchst effektiv, birgt aber gewisse Risiken:
   a) Schlagartige Freisetzung von Katecholaminen durch Antagonisierung der Analgesie sowie erhebliche Druckerhöhung im Pulmonalkreislauf durch Naloxon führen zu RR-Krisen, Lungenödemen, Arrhythmien und im Extremfall zum Tode. Man kann auch die Heroin-Überdosis bei vorliegender Opiatabhängigkeit antagonisieren: in diesem Fall empfiehlt sich zur Vermeidung einer Entzugssymptomatik mit vitaler Bedrohung eine sorgfältige Titration dieses Medikamentes (Narcanti auf 10 ml NaCl 0,9% verdünnen und fraktioniert geben).
   b) Die extrem kurze von Halbwertzeit Flumazenil kann bei Diazepam, Flunitrazepam, aber auch bei Midazolam und Triazolam in höheren Dosen zum Wiederauftreten der Atemdepression nach ca. 2 h führen. Die arousal-reaction führt zur starken Zunahme des cerebralen Blutflusses und eventuell zu erheblichen Hirndruckerhöhungen. Die Benzodiazepin-Sedierung eines Patienten nach Krampfanfällen oder nach SHT sollte daher nicht antagonisiert werden.

> **Cave:**
> **Sobald Hypnotika und Benzodiazepine am Notfallsort mit Opiaten kombiniert angewendet werden, sollten die Monitorisierung des Patienten und seine Sauerstoffversorgung (evtl. durch Intubation und Beatmung) vorangestellt werden. Nur so ist gewährleistet, daß der Patient, bei ausreichender Analgesie, diese kritische Situation vor Ort und während des Transportes ohne das Risiko eines hypoxischen therapiebedingten Schadens übersteht.**

Sedativa/Hypnotika und Muskelrelaxantien in der präklinischen Anästhesie
Sowohl in der präklinischen Anästhesie wie auch zur Sedierung und zur Analgesie empfiehlt sich die Einengung der Therapieschemata auf wenige, gut bekannte Substanzen. Ziel dieses Verhaltens ist es, eine größtmögliche Sicherheit in der Anwendung zu erreichen.
In der Notfallmedizin wird das definierte Therapieziel einer präklinischen Anästhesie, das Analgesie, Bewußtlosigkeit und Ausschaltung reflektorischer und willkürlicher Muskelbewegungen umfaßt, durch die variable Kombination von Hypnotika/Sedativa mit analgetischen Substanzen der Opiatgruppe sowie, speziell bei längeren Transporten, durch den Einsatz eines Muskelrelaxans bewerkstelligt. Dieses Verfahren wird als **totale intravenöse Anästhesie** oder **TIVA** bezeichnet.

Hypnotika/Sedativa	Dosis/kg KG Einleitung	Wirkdauer	Repetition bei Erhaltung
Etomidate	0,15–0,3 mg	5–10 min	nur zur Einleitung
Diazepam	0,1–0,2 mg	40–60 min	0,05–0,1 mg/kg
Propofol	1,5–2,5 mg	10 min	0,25–0,5 mg/kg
Midazolam	0,05–0,1 mg	20–30 min	0,025 mg/kg
Thiopental	3,0–5,0 mg	10–13 min	nur zur Einleitung

Tabelle 31: Hypnotika/Sedativa

Muskelrelaxantien	Dosis/kg KG Intubation	Wirkdauer	Repetition bei Erhaltung	Besonderheiten
Atracurium	0,6 mg	20 min	0,1–0,2 mg/kg	Histaminfreisetzung
Rocuronium	0,6 mg	20 min	0,1–0,2 mg/kg	
Pancuronium	0,1 mg	45 min	0,025 mg/kg	Vagolyse
Succinylcholin	1,0–1,5 mg	ca. 5–8 min	nur zur Einleitung, ideal bei vollem Magen	MH, K+-Freisetzung

Tabelle 32: Muskelrelaxantien

Pharmakologische Nebenwirkungen und Risiken von Hypnotika und Sedativa

Thiopental

Bis auf **Thiopental** in hohen Dosen besitzen die Pharmaka keine analgetischen Eigenschaften. Das Einschlafen, die Apnoe und der Atemstillstand nach der Gabe von Hypnotika und Sedativa erlauben noch keine schmerzhaften therapeutischen Maßnahmen, wie Intubation oder das Einrichten von Knochenbrüchen. Es ist mit Laryngospasmus, bulbären Reflexen, Erbrechen und gezielter oder ungezielter Abwehr, wie bei einer Alkoholintoxikation, zu rechnen.

Thiopental führt in verzettelter, niedriger Dosis zu einer Hyperalgesie. Die Substanz ist stark alkalisch, reizt die Venenwand und muß getrennt verabreicht werden, da sehr viele Pharmaka bei Kontakt mit diesem Barbiturat ausfallen. Thiopental führt rasch zur Atemdepression; die substanzeigene Umverteilung aus dem Gehirn in andere Körpergewebe führt innerhalb weniger Minuten zum Erwachen des Patienten. Das Umverteilungsphänomen darf nicht darüber hinwegtäuschen, daß Thiopental ca. 8–12 h benötigt, um renal eliminiert zu werden. Bei wiederholter Gabe kumuliert die Substanz, bei ehemaligen Frühgeborenen kann Thiopental, wie alle anderen Barbiturate, zu einer späten Atemdepression nach 2–6 h führen. Absolute Kontraindikationen sind weiters der Status asthmaticus, jede Form von Herzinsuffizienz, der Myocardinfarkt sowie alle Schockformen und die in unseren Breiten seltene akute, intermittierende Porphyrie. Die klassische Notfallindikation ist die Einleitung einer Narkose beim Status epilepticus. Thiopental unterdrückt alle zerebralen Krampfpotentiale, die Überdosierung führt zu einer 0-Linie im EEG. Die klassische innerklinische Notfallindikation ist die Behandlung von Hirndruck, die Barbiturate senken den pathologisch erhöhten intrazerebralen Druck.

Etomidate
Etomidate führt zu Muskelrigidität und Kontraktionen, die tonisch-klonischen Krämpfen ähneln. Die Vorgabe von Fentanyl mitigiert diese Erscheinungen, die Gabe von Ketamin verstärkt diese bis zu Masseterkrämpfen, die die Intubation des Notfallpatienten erschweren können. Die kreislaufdepressive Wirkung ist bei Etomidate am geringsten ausgeprägt. Die Substanz ist als Hypnomidate venenreizend und daher langsam zu injizieren, die lipidgelöste Zubereitung (Etomidate lipuro) ist isoosmolar und besser verträglich. Die NNR-Suppression ist bei der im Notfall üblichen einmaligen Verabreichung irrelevant.

Propofol
Das gut steuerbare Hypnotikum **Propofol** hat in der Notfallmedizin Verbreitung gefunden; es ist seit ca. 8 Jahren in der Anästhesie, der Intensivmedizin und der Sedierung bei diagnostischen und therapeutischen Interventionen, wie Endoskopien, und in der interventionellen Radiologie bekannt. Ausgeprägte Kreislaufwirkungen, in Form von Hypotonie und Bradycardie, lassen die Anwendung von Propofol bei allen Schockformen und bei manifester Herzinsuffizienz allerdings nur unter größtmöglicher Zurückhaltung zu. Aus der Praxis der Anwendung ist Propofol am Notfallort bei stabilen hämodynamischen Voraussetzungen zur Kurznarkose beim Einrichten und Schienen von peripheren Frakturen indiziert: ein Analgetikum muß vorinjiziert werden. Die Bolusinjektion ist schmerzhaft. Weiters eignet sich Propofol zur Aufrechterhaltung einer präklinischen Anästhesie: die Gabe von Repetitionsdosen alle 3–8 min oder die Verabreichung mittels Motorspritzen sorgt für eine gut steuerbare Narkosetiefe. Ein Ausbeatmen des Patienten nach Notfalltransport und diagnostischen Eingriffen, wie CT-Scans, ist nicht notwendig, da die Substanz sehr schnell umverteilt wird und nicht kumuliert. Der Patient erwacht im Schnitt nach ca. 10 min nach Abstellen einer kontinuierlichen Infusion von 8–10 mg/kg/min, das entspricht einer Infusionsrate von 1 ml/kg KG/h einer 1%igen Lösung.

Midazolam
Midazolam hat eine ausgeprägt gute anxiolytische und sedierende Wirkung. Eine sichere hypnotische Wirkung ist auch mit 0,2 mg/kg KG nicht zu erreichen. Die additive atemdepressive Wirkung wurde eingangs erwähnt. Blutdrucksenkende und vasodilatierende Wirkung sind bei gleichzeitiger Opiatgabe zu erwarten, daher ist Midazolam besser nach einer kreislaufstabilisierenden Behandlung für die Aufrechterhaltung einer mit Etomidate und Fentanyl eingeleiteten präklinischen Anästhesie geeignet. Anxiolyse und Sedierung lassen sich mit kleinen Dosen titrieren (Beispiel: Hyperventilationssyndrom). Produktiv psychotische Symptome, wie sie bei psychiatrischen Notfällen auftreten, kann man mit Benzodiazepinen allein nicht behandeln. Generalisierte Krämpfe (SHT, genuine Epilepsie, komplizierte Fieberkrämpfe, Status epilepticus) sind mit Midazolam, Diazepam oder Clonazepam behandelbar, eine Rezidivprophylaxe, in Form einer Infusion 20%igen Mannitols, muß angeschlossen werden.

Diazepam
Die lange Wirkung von **Diazepam** hat diese Substanz aus der Reihe der Notfallmedikamente nahezu verdrängt. Diazepam wirkt bei fast demselben Wirkungs- und Nebenwirkungsprofil wie Midazolam unplanbar lang und unterläuft somit die meisten therapeutischen Intentionen einer idealen Notfallmedikation. Anxiolyse, Sedierung und auch Atemdepression, Dösigkeit und mangelnde Ansprechbarkeit noch Stunden nach Einzelgaben verschleiern die diagnostische Zugäng-

lichkeit des Notfallpatienten auf dem Transport sowie bei der Aufnahme im Zielkrankenhaus. Daher sollten auch bei der Aufrechterhaltung einer präklinischen Anästhesie kürzer wirksame Substanzen ohne wesentlich pharmakologisch wirksame Abbauprodukte verwendet werden. Ein Extrembeispiel: die Abbauprodukte von peripartal der Mutter injiziertem Diazepam sind im Blut des Neugeborenen nach einer Woche nachweisbar.

Praxis der präklinischen Anästhesie
Eine Risikominderung in der Anästhesie läßt sich in erster Linie durch zwei Faktoren erreichen:
1. Die konsequente Schulung und Übung des in der Notfallversorgung tätigen Personenkreises. In den meisten Notarztsystemen wird daher eine mindestens 3 Monate dauernde Tätigkeit in den Bereichen Anästhesiologie, Intensivmedizin oder in der Notfallaufnahme eines Zentralkrankenhauses vorausgesetzt. Gleichermaßen wichtig ist das kontinuierliche Wiederauffrischen dieser Kenntnisse. Ein Beispiel in diesem Sinne ist das Ausbildungsziel Feldanästhesie des Bundesministeriums für Landesverteidigung: einer chirurgischen und internistischen Grundausbildung an einem peripheren Spital folgt eine sechsmonatige Anästhesieeinschulung in den Akut-Operationssälen des AKH Wien. Alle 2 Jahre folgt ein zweiwöchiger Turnus am AKH zur Wiederauffrischung in der Praxis.
2. Die methodisch gleichförmige Durchführung von Vorbereitung, Einleitung und Aufrechterhaltung von Analgesie, Sedierung und präklinischer Anästhesie und allen anderen Vorgängen am Notfallort: nur eingeübte, immer gleiche Handlungsabläufe erzielen höchstmögliche Sicherheit in sonst selten geübten therapeutischen Bereichen und medizinischen und psychischen Ausnahmesituationen. Das vielgeschmähte Kochrezept, die Regieanweisung des „Katastrophenfilmes", die Mega-Code-Simulation sind der einzig mögliche rote Faden, an dem sich Notarzt und Helfer durch die Misere des Notfallgeschehens hanteln können. Gemeinsames Training, gemeinsame Ausbildung, geringe Fluktuation in einem motivierten, eingespielten Team sind weitere Faktoren, die das erfolgreiche Handeln am Notfallort begünstigen. Ein allgemein vorhandenes, gemeinsam erworbenes und miteinander abgesprochenes Wissen um eine State-of-the-art-Behandlung ist ungleich nützlicher und rechtzeitiger verfügbar für den Patienten als „in die Landschaft gebrüllte", einander widersprechende Befehle eines einzelnen „Machers".

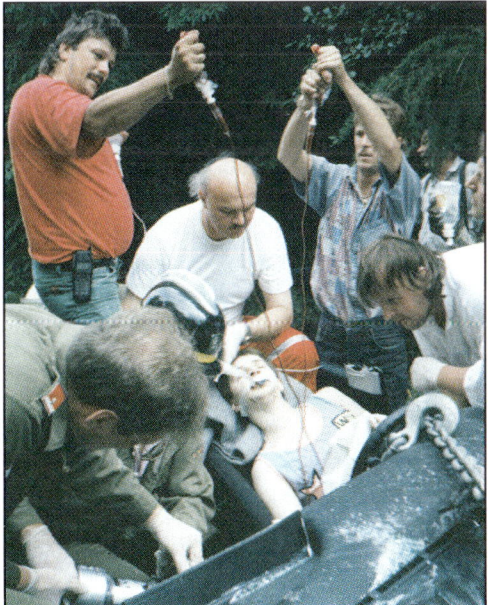

Abb. 19: Präklinische Anästhesie, Analgosedierung bei der Bergung des verletzten Patienten. Der Notarzt sichert die Beatmung vom Kopfende des Patienten aus, die Kreislaufkontrolle erfolgt intermittierend durch Palpation des Carotispulses. Schmerzfreier Einsatz der Bergeinstrumente, Bergespreizer und Kettensicherung zur Hebung des Pkw-Armaturenbereiches.

Vorbereitung und Einleitung
Aufklärung und Einwilligung des Patienten sind der Situation anzupassen. Die Aufklärung ist im Notfall nicht verbindlich vorgeschrieben, und die Einwilligung in eine Heilbehandlung ist unter dem Eindruck der Gefährdung des Lebens des Patienten aus rechtlicher Sicht belanglos. Es ist jedoch als vertrauensbildende Maßnahme anzusehen, dem bewußtseinsklaren Patienten oder den besorgten Angehörigen wenigstens die Grundzüge des weiteren Vorgehens zu erläutern.

In den vorausgegangenen Abschnitten wurden die vorbereitenden Maßnahmen für Analgesie, Sedierung und präklinische Anästhesie bereits angeführt.

Im Rettungsdienst sollten daher folgende Einrichtungen griffbereit sein:
1. Notfallkoffer Beatmung-Kreislauf mit Intubationsbesteck und Medikamenten, Beatmungsbeuteln, Masken, Schläuchen;
2. Monitoring, eventuell Kapnometrie, Stethoskop;
3. Sauerstoffversorgung zur Präoxygenierung des Patienten;
4. i. v.-Leitung zur hämodynamischen Stabilisierung des Patienten mit Infusionen und Medikamenten.

Ein kontrollierender Rundblick sollte folgende Aspekte erfassen:
1. Ausreichender Sauerstoffvorrat, gute SpO_2-Sättigung des Patienten.
2. Blutdruck und Puls des Patienten sind meßbar und stabil.
3. i. v.-Leitung sicher durchgängig, Infusion läuft.
4. Intubationsgerät funktionstüchtig; Masken, Tuben, Mandrins, Magillzangen, Pflaster, Scheren, Cuffspritzen vorhanden; Sauger durchgängig und getestet; Beatmungsbeutel und -gerät an O_2-Quelle angeschlossen und funktionsfähig.
5. Kiefergelenk und Mundhöhle inspiziert: Mundöffnung und Beweglichkeit des Unterkiefers ausreichend. Gebißteile, grobes Erbrochenes, Blutkoagel sind aus dem Mundhöhlenbereich zu entfernen.
6. Medikamente aufgezogen und gekennzeichnet.

Anschließend erfolgt der Beginn der Medikation:

Narkoseeinleitung	Universell anwendbares Standardschema		
Fentanyl	1–10 mcg/kg KG	70 kg-Dosis:	2–10–20! ml
Etomidate	0,15–0,3 mg/ kg KG	70 kg-Dosis:	5–10–15 ml
Relaxation	(nach erfolgreicher Intubation)		
Succinylcholin	1 mg/kg KG (zur Intubation)		
Atracurium	0,6 mg/kg KG (nach Intubation)	70 kg-Dosis:	5 ml
Rocuronium	0,6 mg/kg KG (nach Intubation)	70 kg-Dosis:	5 ml

Tabelle 33: Narkoseeinleitung

1. Titrieren des Opiates. Solange der Patient bei Bewußtsein ist, wird er aufgefordert zu atmen. Eine ca. dreiminütige Verabreichung von 100% Sauerstoff verschafft ca. 10 Minuten Intu-

bationszeit. Die funktionelle Residualkapazität der Lunge wird mit Sauerstoff gefüllt, der Luftstickstoff verdrängt.
2. Beim „Wegschlafen" des Patienten (bei Fentanyl, je nach Grunderkrankung des Patienten, nach 1½–2½ min) wird das Einleitungshypnotikum verabreicht: das nahezu kreislauf-„inerte" Etomidate wird langsam injiziert. Wenn bereits die Apnoe erreicht ist, wird der Patientenkopf in Schnüffelstellung gebracht und bei aufgesetzter O_2-Maske gehalten. Die sogenannte apnoische Oxygenierung verschafft zusätzliche Reservezeit.
3. Die Anwendung des Sellick-Handgriffs, des Krikoiddrucks durch den Helfer verhindern weitgehend das Regurgitieren von Mageninhalt und damit dessen pulmonale Aspiration.

Nach Eintritt der Apnoe und Abschwächung der Reflexe kann – mit oder ohne Verabreichung eines Muskelrelaxans – die Intubation versucht werden.

Die schwierige Intubation
Auf Routinenarkosen bezogen, treten Intubationsprobleme, je nach Anteil der Noteingriffe und dem Prozentsatz der speziellen Chirurgie des HNO- und Kiefer-Gesichtsbereiches, bei 1%–18% der Anästhesien auf. Mit bleibenden Gehirnschäden oder tödlichem Ausgang ist in 0,0001–0,02% der Gesamtzahl zu rechnen. Der Großteil der Komplikationen entstand unvorhergesehen: meist lagen keine groben Mißbildungen oder große Veränderungen der Anatomie des betroffenen Bereiches vor bzw. waren in der präoperativen Beurteilung des Patienten nicht aufgefallen. Man sollte sich jedoch nicht davon abhalten lassen, das Kiefergelenk, die oralen Strukturen sowie die Anatomie des Kopf-Hals-Bereiches zu inspizieren.

In Abwandlung der ASA-Richtlinien zur schwierigen Intubation wird daher folgendes Procedere vorgeschlagen:
1. Die Indikation zur Intubation muß vorerst gestellt sein: die Liste am Beginn des Kapitels erhebt weder den Anspruch, vollständig zu sein, noch soll die Intubation eine Conditio sine qua non für die Ventilation darstellen. Vorrangiges Behandlungsziel ist immer die Sauerstoffversorgung des Organismus, die Intubation ist lediglich eine Möglichkeit, diese zu gewährleisten – verwechseln Sie niemals den Weg mit dem Ziel.
2. In folgenden Situationen ist mit Schwierigkeiten zu rechnen:
   a) Anatomisch sind Voraussetzungen ungünstig bei:
   Makroglossie
   Mißbildungssyndromen, wie dem Pierre-Robin-Syndrom
   über drei QF Abstand zwischen Zungenbein und Kinnspitze
   Uvula nicht sichtbar
   Struma
   kurze, kaum bewegliche Hals- und Nackenpartie
   Frühgeborene, Neugeborene, Säuglinge, Kleinkinder
   b) Entzündliche Veränderungen, degenerative Veränderungen:
   Kiefersperre
   Morbus Bechterew
   Tonsillitis, peritonsilläre Abszesse
   Mundboden- und Halsphlegmone
   Epiglottitis, C1-Esterase-Inhibitormangel, allergische und entzündliche Schwellungen im Bereich der oberen Atemwege

Inhalationstrauma, Gesichtsverbrennung
Aspiration und Ingestion von ätzenden Chemikalien
Schäden durch ionisierende Strahlen
  c) Traumen und Blutungen:
HWS-Verletzung
Gesichtsschädeltrauma
Trachealverletzung, Thoraxtrauma
Larynxtrauma
Oesophagusvarizenblutung, Speiseröhren- und Trachealfremdkörper
Tonsillennachblutung, Schädelbasisfrakturen, Tumore und Tumorblutungen
3. Bei zwingender Indikation ist eine sorgfältige Vorbereitung durchzuführen. Eine Apnoe, bei Verlegung der Atemwege, zwingt zu folgenden Maßnahmen:
  a) verschiedene Spatel
  b) kleinere Tuben, Microlarynxtuben der Größe 4,0–6,0 („Kindertuben in Erwachsenenlänge"), passende Mandrins, Gleitmittel, Magillzangen, Lokalanästhetika für transtracheale und SH-Oberflächenanästhesie
  c) Alarm geben und Hilfe holen lassen
  d) Sauger, Medikamente, Sauerstoff (CPAP), Monitor, i. v.-Leitung
  e) präoxygenieren, um Zeit zu gewinnen
4. Beim kooperativen Patienten sollte man die Wachintubation erwägen, bzw. bei erhaltener Spontanatmung mit O_2-Masken-CPAP sollte man ohne weitere Stimulation der Atemwege den Transport in das Zielkrankenhaus vornehmen. Bei bereits analgosediertem Patienten können, unter der Voraussetzung einer suffizienten Maskenbeatmung, mehrere Intubationsversuche unternommen werden, es empfiehlt sich eine Relaxation des Patienten in dieser Situation. Bei nicht suffizienter Maskenbeatmung sollte man nach einem nochmaligen Intubationsversuch den transtrachealen Notfallszugang erzwingen (QuickTrach®).
5. Der nicht kooperative Patient muß analgosediert werden. Die Relaxation erleichtert in diesem Fall eher die Notfalltherapie. Bei frustranem Intubationsversuch strebt man den Transport unter Maskenbeatmung an. Bei frustraner Maskenbeatmung muß nach einem einzigen weiteren Intubationsversuch der transtracheale Beatmungszugang erzwungen werden.

Troubleshooting

Problem	Lösung
Mund geht nicht auf	● Maskenbeatmung unter Sellick-Handgriff, bis die Pharmaka wirken bzw. Myoklonien durch Etomidate oder Fibrillieren durch Succinylcholin abebben. ● Spatel rechts seitlich schräg einsetzen und langsam vorschieben. ● Relaxieren, wenn Maskenbeatmung möglich ist.
Zunge ist im Weg	● Spatel rechts seitlich einsetzen und die Zunge mit der Führungsschiene des

Problem	Lösung
	Spatels nach links verdrängen. ● Größeren Laryngoskopspatel verwenden.
Licht ungenügend, flackert, geht aus	● Blut, Speichel, Erbrochenes absaugen, Mundhöhle reinigen. ● Spatel, Laryngoskop wechseln oder mit Augenlampe den Pharynx ausleuchten. ● Beim Check: Spatelhalterung und Birnensitz überprüfen, festschrauben, Birne wechseln, Funktion nach Schütteln überprüfen.
Kehlkopf nicht sichtbar	● Spatel langsam zurückziehen, bis Epiglottis „herabfällt".
Kehlkopfdeckel sichtbar, Kehlkopfeingang nicht darstellbar	● Kopfposition revidieren: Kopf anheben, reklinieren ● Kehlkopf nach hinten/rechts/links seitlich drücken (Technik wie Sellick-Handgriff, durch Helfer). ● Wenn die Epiglottis in der Tiefe sichtbar ist und sich nicht aufrichten läßt, nehmen Sie einen größeren Spatel.
Stimmbänder kaum/nicht sichtbar	● Tubus mit eingesprühtem Mandrin bestücken, der an der Spitze nicht herausragen darf. ● Tubus und Mandrin in der Tubenverpackung an der Spitze stärker krümmen, fast knicken. ● Tubenspitze unter der Epiglottis plazieren. Der Helfer hält den Mandrin fest, während Sie den Tubus vorschieben.
Intubation fehlgeschlagen, Maskenbeatmung möglich	● Mit der Maske weiter beatmen: Sauger einsetzen, Sellick- Handgriff anwenden. ● alarmieren, Hilfe holen ● weiterer Versuch mit kleinerem, mandrinbestücktem Tubus
Intubation fehlgeschlagen, Maskenbeatmung insuffizient	● Mundhöhle reinigen, erneuter Maskenbeatmungsversuch ● ein einziger erneuter Intubationsversuch, anschließend ● transtrachealer Notfallzugang

Problem	Lösung
Intubation abgeschlossen, keine Atemgeräusche auskultierbar, endexspiratorisches CO_2 nicht nachweisbar, Rülpsgeräusche, Mageninhalt im Tubus.	● Tubus belassen, falls der Platz ausreicht. Er dient als Orientierungshilfe. ● Neuer Versuch, wenn die Sättigung noch nicht abgefallen ist (unter 90%).
Atemgeräusche einseitig, am ehesten rechts. Anfangs gute Sättigung, endexspiratorisches CO_2 trotz Adaptieren der Beatmung niedrig.	● Tubustiefe (19–21 cm oder bis zum Abgang des Cuffschlauches) kontrollieren, Cuff entblocken und den Tubus unter Auskultationskontrolle neu positionieren und wieder blocken und fixieren. ● Bei Thoraxtrauma Pneumothorax ausschließen: Perkussion, Inspektion. Die Mediastinalverschiebung durch einen Spannungspneu führt zu rapidem kardiorespiratorischem Verfall des Patienten nach Beginn der Beatmung.

Tabelle 34: Troubleshooting

Cave:
Bei abzusehenden ernsten Intubationsproblemen, vor allem bei Kehlkopfverletzungen und der kindlichen Epiglottitis, sei es empfohlen, einmal nicht mutig zu sein und bei der Diagnose erheblicher Atemwegshindernisse im Bereich des Kehlkopfeinganges *keine Sedativa und Analgetika* zu geben, bestenfalls Atropin, Adrenalin und vielleicht ein Kortikoid oder ein peripher wirksames Analgetikum bereitzuhalten. Versuchen Sie mit der Sauerstoffmaske (Beatmungsbeutel, CPAP-Ventil, O_2 angeschlossen, Maske dicht aufgesetzt und inspiratorische Atemhilfe durch atemsynchrones Mitbeatmen) und dem Sauger in der Hand und dem lebenden Patienten im RTW, RTH oder NAW das entsprechende Zielkrankenhaus und erfahrene und fachkundige Hilfe zu erreichen.

Die Aufrechterhaltung der präklinischen Anästhesie
Entsprechend ihrer Wirkungsdauer müssen Analgetika, Hypnotika und Relaxantien im Verlauf einer präklinischen Anästhesie nachinjiziert oder, falls ausreichend Motorspritzen vorhanden sind, kontinuierlich weiter verabreicht werden.

Der Herzfrequenzanstieg kann verursacht sein durch:
● terminales Pumpversagen des Herzens, Myokardkontusion
● Volumenmangel
● Allergie, Anaphylaxie
● Elektrolytmangel: K^+, Mg^{2+}
● Kortison, Katecholamine, Atropin, Betamimetika, Prostaglandine, Kalzium
● Rhythmusstörungen, Präexzitationssyndrome
● beginnende Hypoxie, thrombembolisches Geschehen, Luftembolie

Dosierungsschemata			
Medikament	Repetitionsdosis	Dosis/70 kg KG	Wirkungsdauer
Atracurium oder Rocuronium	0,1–0,3 mg/kg KG	1–2 ml (10–20 mg)	10–20 min
Fentanyl	1–3 mcg/kg KG	2–4 ml (100–200 mcg)	20–30 min
Ketamin	0,25–0,5 mg/kg KG	0,5–1,0 ml (25–50 mg)	ca. 10 min
Propofol	0,25–0,5 mg/kg KG	2–4 ml (20–40 mg)	ca. 10 min
Midazolam	0,05–0,1 mg/kg KG	1–2 ml (5–10 mg)	20–30 min

Tabelle 35: Dosierungsschemata

Kennzeichen einer ungenügenden Narkosetiefe	
Nachlassen der Hypnotikawirkung	Ansteigen von Herzfrequenz und Blutdruck, Tränenfluß und konjunktive Rötung
Nachlassen der Relaxation	Beatmung: Druckalarm, Pressen, Husten, Abwehrbewegungen
Nachlassen der Analgesie	Ansteigen von Herzfrequenz und Blutdruck bei Manipulation, Lagerung, Schienung; Abwehr, Pressen, Husten

Tabelle 36: Kennzeichen einer ungenügenden Narkosetiefe

Ein Frequenzabfall entsteht nicht nur durch tiefe Narkose, verursacht durch Opiate und Hypnotika, wie Propofol, sondern auch durch:
- Terminal bei Hypovolämie, Cava-Kompression
- Mediastinalshift bei Spannungspneu
- schwere Hypoxie, Azidose und Hypothermie
- Einklemmung bei Hirndruck
- Reflex bei Bulbusdruck und Karotisdruck (Hämatom in diesem Bereich)

Epilog
Versuchen Sie, in regelmäßigen Abständen auf einer Anästhesie, einer zentralen Notfallaufnahme oder einer Intensivstation zu hospitieren, um eine gewisse Routine aufrechtzuerhalten. Präklinische Anästhesien allein sind zuwenig, um Sicherheit für den Ernstfall zu erlangen. Learning by doing soll durch angeleitetes Lernen unter sicheren Bedingungen ersetzt werden, Arbeiten am und im „freien Fall" durch Arbeiten mit einem Netz aus Wissen und Können: zur Sicherheit Ihrer Patienten und zu Ihrer fachlichen Sicherheit und Kompetenz im Notfall.

Literatur:
Osswald P. M., List W. F.: Anästhesiologie. Springer Verlag
Benumof J. L.: Clinical Procedures in Anesthesia and Intensive Care. J. B. Lippincott Company
Holas A.: Intravenöse und totale intravenöse Anästhesie (TIVA). G. Fischer Verlag
Benumof J. L.: Management of the Difficult Airway: the ASA Algorithm, ASA Refresher Course. Vol. 22 Ch. 4 1994, Lippincott-Raven Publishers
Gross J. et. al.: Practice Guidelines for Sedation and Analgesia by Non-Anesthesiologists. Anesthesiology 1996; 84: 459–471
Caplan R. A. et al.: Practice Guidelines for Management of the Difficult Airway. Anesthesiology 1993;78: 597–602
Borsook D. et al.: The Massachusetts General Hospital Handbook of Pain Management. Little Brown and Company
List W. F., Kröll W.: Langzeitsedierung in der Aufwach- und Intensivstation. Beiträge zur Anästhesiologie, Intensiv- und Notfallmedizin 32; Verlag Wilhelm Maudrich, 1990

Autor:
OA Dr. Günter Ranftl
Institut für Anästhesiologie und Intensivmedizin
Karl-Franzens-Universität Graz/LKH Graz
Auenbruggerplatz 1
A-8036 Graz

Internistische Notfälle

V. Weinrauch, H. Brussee, B. Rotmann, R. Zweiker, M. Flicker, G. Zach, G. Brunner

Der kardiale Notfall

V. Weinrauch

Geschichtliche Entwicklung der Herzinfarkttherapie
Obwohl die Symptome des Herzinfarktes bzw. der Angina pectoris (AP) bereits vor über 3600 Jahren im Papyrus Ebers beschrieben wurden, haben sich wesentliche Therapiefortschritte eigentlich erst in unserem Jahrhundert ergeben.
Die geschichtliche Entwicklung der neuzeitlichen Herzinfarkttherapie hat sich in 4 großen Phasen vollzogen:

Phase I:
Am Beginn dieses Jahrhunderts ergab sich die Möglichkeit, mittels des neu erfundenen EKGs zu erkennen, daß Patienten mit Teilnekrosen des Myokards ohne weiteres überlebensfähig waren (ca. 1910).
In den folgenden Jahren wurden das EKG und seine Technologie verfeinert, wobei die Therapie damals hauptsächlich aus *„watchful waiting"* bestand. Die hohe Letalität war einerseits durch das eigentliche Infarktgeschehen, andererseits auch durch Pulmonalarterienembolien (PAE) verursacht.

Phase II:
Phase II wurde von Samuel Levine eingeleitet, der um 1950 die *„armchair therapy"* zu propagieren begann. Dadurch und durch intensive Venenpflege sank die durch PAE verursachte Letalität wesentlich.

Phase III:
Diese begann Anfang der sechziger Jahre, als die **Herzüberwachungsstationen** (CCU = Coronary-Care-Units) in Mode kamen. Dadurch, daß Störungen des Herzrhythmus und der Auswurfleistung monitorisiert und auch sofort therapiert werden konnten, gelang ein Riesenschritt vorwärts in der optimalen Versorgung des Herzinfarktpatienten. Eine deutliche Senkung der Letalitätsrate war die Folge.

Phase IV:
In den frühen siebziger Jahren machte sich der Gedanke breit, daß der Myokardinfarkt (MI) durch den vorwiegend thrombotischen Verschluß eines Koronargefäßes ein dynamisches Geschehen darstellt.
Durch aggressive Intervention mittels thrombolytischer Substanzen wurde und wird das Ausbreiten des Infarktgeschehens hintangehalten bzw. verhindert. Der Einfluß auf Morbidität und Mortalität ist überzeugend!
Das war die Geburtsstunde der *Thrombolyse.*
Diese Entwicklung in den CCUs der kardiologischen Zentren hat auch die präklinische Versorgung von Herzinfarktpatienten beeinflußt. Zahlreiche Schulungen, Seminare und Kurse haben in den letzten Jahren zu einer Verbesserung der Primärversorgung der kardialen Notfälle, bis hin zur präklinischen Lyse, geführt.

Schmerzen im Thoraxbereich sind eine der häufigsten Ursachen von Einsätzen im Notarztsystem wie auch in der täglichen Praxis des niedergelassenen Arztes.

Hinter **thorakalen Schmerzsymptomen** können sich die unterschiedlichsten Erkrankungen verbergen. Das Spektrum reicht von Dyskardie und auch psychogen bedingten Schmerzsymptomen bis zum akuten Myokardinfarkt, der mit einer Mortalität von ca. 30% in der ersten Stunde nach Schmerzbeginn imponiert!

Im Notarztdienst liegt bei ca. einem Drittel der Patienten mit akuten thorakalen Schmerzen ein **akutes koronares Syndrom** vor.

Der pragmatische Begriff des akuten Koronarsyndroms ist relativ neu und faßt unter symptomatischen Gesichtspunkten die instabile Angina pectoris, den intra- und transmuralen Myokardinfarkt zusammen.

Aufgrund der relativ hohen Mortalität, insbesondere in der ersten Stunde des akuten Syndroms, kommt der präklinischen Behandlung besondere Bedeutung zu.

Daher sind auch für diesen Bereich der Notfallmedizin besonders erfahrene Kolleginnen und Kollegen notwendig, da sie:

- die **diagnostische Abgrenzung** der verschiedenen Ursachen der thorakalen Schmerzen schnell erfassen müssen;
- die sofort notwendige **Therapie** einleiten müssen;
- einen sicheren **Transport** des Patienten in die weiterbehandelnde aufnehmende Abteilung bewerkstelligen müssen;
- vorbereitende Maßnahmen für eine eventuell durchzuführende Revaskularisation veranlassen sollen
- und nicht zuletzt eventuell eine präklinische Lyse im präklinischen Bereich durchführen müssen.

Klare Vorstellungen von der Pathogenese, der klinischen Symptomatik, der Diagnostik und der therapeutischen Optionen sind für diese Tätigkeit daher unabdingbares „Muß".

Pathogenese akuter Koronarsyndrome

Die Läsionen werden in 6 Grade eingeteilt. Läsionen vom Typ IV und Va führen meistens langsam zu einer Lumenstenosierung, die sich weiter bindegewebig umwandelt (Typ Vb und Vc). Diesem Stadium entspricht meist ein stabiler klinischer Verlauf (mit oder ohne Myokardischämie).

Bei Ruptur einer arteriosklerotischen Läsion, insbesondere Typ IV und Va (begünstigt von Makrophagen oder entzündlichen Veränderungen), wird extrazelluläres Lipid freigesetzt, das zu einer lokalen Thrombose führt. Der Thrombus kann zur plötzlichen Zunahme des Stenosegrades oder zum Gefäßverschluß führen (Typ VI), aber auch spontan aufgelöst werden.

Diese rasch progredienten Verläufe entsprechen dem akuten koronaren Syndrom, worunter eine instabile Angina pectoris oder auch ein Myokardinfarkt verstanden wird. In den seltensten Fällen gelingt präklinisch die Unterscheidung zwischen Myokardinfarkt und instabiler Angina pectoris, da dieser Verlauf sehr fließend erscheint.

Es muß betont werden, daß etwa 2/3 aller Läsionen, die zum akuten Verschluß führen, vor dem akuten Ereignis einen Stenosegrad von weniger als 70% haben und daher oft eine Myokardischämie bzw. eine dementsprechende klinische Symptomatik vor der Plaqueruptur fehlt.

Pathophysiologisch muß auch betont werden, daß der myokardiale Sauerstoffbedarf von der Herzfrequenz, der Kontraktilität und der myokardialen Wandspannung abhängt.
Daher ist die Senkung der Herzfrequenz (z. B. durch Beta-Blocker) bzw. die Senkung des Blutdruckes (z. B. durch Alpha-Blocker) ein wesentlicher Therapieteil.
Erhöhter Sauerstoffbedarf beschleunigt und verschärft die Ischämie und schlußendlich auch die Infarktgröße.

Klinische Formen des akuten Koronarsyndroms

Instabile Angina pectoris
Es liegt eine hämodynamisch relevante Gefäßstenose vor, und oft besteht auch ein Wechselspiel von Thrombusbildung und endogener Thrombolyse. Zusätzliche entzündliche Vorgänge im instabilen Plaque (z. B. erhöhtes C-reaktives Protein, Fibrinogenerhöhung, Interleuking 6) begünstigen die Stenosebildung.
Außerdem verändern lokal vasokonstriktorische Substanzen, wie Serotonin, Thromboxan oder Endothelin, den myokardialen Blutfluß.
Die instabile Angina pectoris als Zwischenstellung kann einerseits in ein klinisch stabiles Syndrom übergehen, andererseits in einen akuten Myokardinfarkt führen.

Akuter Myokardinfarkt
Meist liegt eine Plaqueruptur mit komplettem Gefäßverschluß vor. Ca. 30 Minuten nach dem Gefäßverschluß tritt eine Ischämie mit irreparablen Nekrosen im Versorgungsgebiet auf. Diese beginnen zunächst in den subendokardialen Schichten.
Erreicht man durch entsprechende Maßnahmen eine relativ rasche Reperfusion, tritt ein geringer Zellschaden auf, und das Ischämieareal zeigt oft nur bestimmte Zeit eine Kontraktionsstörung („myocardial stunning").
Kann eine Reperfusion nicht erreicht werden, entsteht bei fortgesetzter Okklusion bis 4–5 Stunden danach auch ein transmuraler Infarkt.

Präklinische Diagnostik akuter Koronarsyndrome
Das sofortige Erkennen eines akuten koronaren Syndroms mit entsprechender Differentialdiagnose und das richtige therapeutische Handeln in der präklinischen Notfallsituation sind unabdingbar für die optimale Versorgung des Notfallpatienten.
Diese Akutdiagnostik und Therapie haben auch weitreichende Konsequenzen für den weiteren Verlauf der Erkrankung, für die langfristige Prognose und zukünftige Lebensqualität des Patienten.
Es darf bei dieser Gelegenheit z. B. an die hohe Einjahresmortalitätsrate der ischämischen Kardiomyopathien bei einer eingeschränkten Auswurfleistung unter 35% erinnert werden (ca. 50%).
Ein optimiertes Management des Myokardinfarktes soll nicht nur die Akutmortalität senken, sondern auch die Infarktgröße möglichst gering halten bzw. einen drohenden Infarkt überhaupt verhindern.
Die klassische Symptomatik des stenokardischen Anfalls darf als bekannt vorausgesetzt werden.
Klassische Infarktsymptome:
- Symptome verstärkt bei Belastung
  Besserung durch Nitrolingual

- linksthorakale Schmerzen, Druckgefühl, Kompressionsgefühl mit Ausstrahlungen in den linken Arm, den Hals, das Epigastrium
- vegetative Symptomatik, wie Übelkeit, Erbrechen, Schweißausbruch, Harn- oder Stuhldrang

Bitte, denken Sie jedoch auch an *atypische Symptome.*

Atypische Infarktsymptome:
- ausstrahlende Schmerzen in den Oberbauch, Unterkiefer, Hals, Rücken etc.
- plötzliche, unerklärliche Müdigkeit (oft 2–3 Tage vor dem Myokardinfarkt)
- plötzlich auftretendes Lungenödem
- eventuell periphere Embolien und/oder Insult
- neurologische Symptome sind oft primär kardial bedingt!

Die am häufigsten auftretenden *Fehler in der Praxis* sind:
- Nichterkennen einer instabilen AP
- falsche Einschätzung der Symptome
- Fehlinterpretation von EKG-Veränderungen
- lange Latenzzeit bis zur Krankenhauseinweisung
- keine Transportbegleitung
- ungenügende Versorgung während des Transportes (z. B. kein i.v.-Zugang, nicht monitorisiert etc.)
- i. m.-Injektion oder Versuch von zentraler Venenpunktion, trotz vorgesehener Lyse

In diesem Zusammenhang darf nicht unerwähnt bleiben, daß es immer wieder auch *stumme Myokardinfarkte* gibt, die notfallmedizinisch deswegen interessant sind, da sie eher durch die vegetative Begleitsymptomatik, wie Blutdruckabfall, Schwindel, zerebrale Symptomatik etc., primär in Erscheinung treten und bei diesen Patienten (siehe auch *atypische Symptomatik*) das differentialdiagnostische Spektrum eine eventuelle kardiale Grundkrankheit miteinschließen muß.

Die klassischen Schmerzen beim Myokardinfarkt sind retrosternal (70%), linksthorakal (40%), epigastrisch (20%–30%), in der linken Schulter oder im Rücken lokalisiert.

Die Ausstrahlung geht in den linken Arm (30%), linke Schulter (20%), Rücken, Hals oder Unterkiefer (je 10%).

Die Schmerzen sind sehr heftig und dauern meist länger als 20 Minuten an. Die Schmerzintensität kann zu- und abnehmen, auch wellenförmig verlaufen, eventuell vorübergehend ganz verschwinden.

Auf Nitrolingual verschwinden die Infarktschmerzen, im Unterschied zum Angina pectoris-Anfall, meist nicht vollständig. Ca. 50% aller Patienten leiden an Luftnot. Bei größeren Infarkten können Schocksymptome mit Hypotonie, Tachykardie und Blässe auftreten.

Ca. 30% der Patienten haben beim akuten Myokardinfarkt gastro- und intestinale Symptome, wie Übelkeit, Erbrechen, Stuhldrang, unwillkürlichen Stuhl oder Harnabgang. Bei älteren Patienten können (insbesondere bei stummen Infarkten) extrakardiale Symptome ganz in den Vordergrund rücken, bzw. der Brustschmerz kann ganz fehlen.

Diese stummen Myokardinfarkte sind nicht nur im Rahmen einer diabetischen Polyneuropathie oder ähnlichem anzutreffen.

Die zusätzliche Diagnosehilfe mittels Enzymschnelltest (z. B. Troponin T oder I) hat erwartungsgemäß für den Notfall keine signifikanten Änderungen gebracht, da das präklinische Management sowohl bei positivem als auch negativem Troponin-Test bis auf die präklinische Lyse identisch ablaufen sollte und die entsprechenden Komplikationen ohnehin individuell betreut bzw. versorgt werden müssen.

Im Klartext heißt dies, daß durch einen negativen Troponin-Test der Patient nicht weniger intensiv betreut werden darf.

Wichtig ist notärztlicherseits die Unterscheidung einer stabilen Angina pectoris (stabiler Plaque) von einer instabilen Angina pectoris.

Die *stabile* Angina pectoris ist konstant in Schmerzintensität, Schmerzfrequenz und tritt bei bestimmter Belastung auf.

Die *instabile* Angina pectoris (neuerdings als akutes koronares Syndrom bezeichnet) hat ein sehr heterogenes Krankheitsbild und kann auftreten als:

Akutes koronares Syndrom
- **Ruheangina** (früher auch **Dekubitusangina** genannt)
- **DeNovo Angina pectoris:** neu aufgetretene Angina pectoris innerhalb von 2 Monaten, mind. Stadium 3 der **CCS** (Canadian Cardiovascular Society)
- **Crescendo Angina**
    - ⇨ an Intensität, Frequenz zunehmend oder bei geringerer Belastung als sonst auftretend
    - ⇨ neuerliche Zunahme der Angina pectoris (innerhalb von 2 Monaten) um mindestens ein Stadium der CCS nach mind. Stadium 3 der CCS
    - ⇨ Angina pectoris nach Myokardinfarkt (später als 24 Stunden – sogenannte Postinfarktangina)

Aufgrund der Heterogenität dieses Krankheitsbildes versucht Braunwald (siehe Tabelle 37) eine klinisch und prognostisch relevante Einteilung zu erreichen.

Schweregrad	Sekundäre AP (extrakardiale Faktoren, die eine Myokardischämie verstärken)	Primäre AP	< 2 Wochen nach Myokardinfarkt (keine extrakardialen Faktoren)
neu aufgetretene, schwere AP, Crescendo AP	IA	IB	IC
AP in Ruhe im letzten Monat (nicht < 48 h)	IIA	IIB	IIC
AP in Ruhe innerhalb der letzten 48 h	IIIA	IIIB	IIIC

Tabelle 37: Klassifikation der instabilen Angina pectoris (nach Braunwald)

Die Kriterien für diese Einteilung in Schweregrade sind Beschwerden, klinischer Zustand, Vorhandensein von ST- oder T-Veränderungen im Ruhe-EKG und die Therapie, unter der die

Beschwerden aufgetreten sind (ohne Therapie, trotz Therapie gegen stabile Angina pectoris, trotz maximaler antiischämischer Therapie).
Die Prognose der instabilen Angina pectoris ist deutlich zeitabhängig!
Das Risiko für den Übergang einer instabilen Angina pectoris in einen akuten Myokardinfarkt ist in der akuten Phase der instabilen Angina pectoris am höchsten (ca. 20%), ein bis zwei Monate nach einer medikamentösen Stabilisierung ist das Risiko nur noch ca. 1–2% und damit nicht mehr different von einer stabilen Angina pectoris.

Sonderformen

Vasospastische Angina pectoris
Durch spontane Plättchenaggregation und Freisetzung vasokonstriktorischer Substanzen wird eine vasospastische Angina pectoris entitätsmäßig abgegrenzt.
Die immer wieder beschriebene fehlende therapeutische Wirkung von Heparin oder Acetylsalicylsäure fällt dabei auf.
Männer und Frauen sind gleich häufig betroffen, die Patienten meist jüngeren Alters, oft Raucher oder mit anderen vaskulären zusätzlichen Phänomenen behaftet, wie z. B. Migräne oder Morbus Raynaud.
Die Anfälle treten eher nachts auf, wobei die Patienten am Tag oft gut belastbar sind. Diese Koronarspasmen können in sehr seltenen Fällen auch zu Myokardinfarkten führen, die genaue Inzidenz ist jedoch unbekannt.
Im EKG findet sich im Anfall oft eine typische ST-Streckenhebung, gelegentlich auch andere EKG-Veränderungen. Im Notarztdienst ist eine sichere Abgrenzung der vasospastischen Angina pectoris von einer instabilen Angina pectoris durch z. B. Plaqueruptur kaum möglich – klassisch wäre eine entsprechende AP-Symptomatik mit ST-Hebung und raschem Rückgang dieser ST-Hebung und der Symptomatik unter Nitroglyzerin.

Nichttransmuraler Infarkt
Ca. 50% der gesamten Infarkte sind nichttransmurale Infarkte (fehlende Veränderungen der QRS-Komplexe im EKG).
Pathophysiologisch wird von einer nur vorübergehenden thrombotischen Koronarokklusion ausgegangen. Initial können ST-Hebungen (=Zeichen einer transmuralen Ischämie) im EKG auftreten. Bei Durchführung einer Koronarangiographie ist das Infarktgefäß meist offen. Relativ oft werden terminal negative T-Wellen beobachtet. Die Infarktareale sind meist kleiner, der Anstieg der Serumparameter nur marginal, tritt jedoch häufig früher auf als beim transmuralen Infarkt.
Die Akutmortalität ist aufgrund der geringeren Infarktausdehnung geringer, die Einjahresmortalitätsrate jedoch ähnlich dem transmuralen Infarkt.
Reinfarkte sind häufiger als bei transmuralen Infarkten und betreffen oft dasselbe Myokardareal. Der nicht transmurale Infarkt ist daher ebenfalls als akutes Koronarsyndrom bzw. instabiles Syndrom anzusehen.

Rechtsventrikulärer Infarkt
Die Ursachen dieser Infarkte sind meist proximale Verschlüsse der rechten Kranzarterie. Das Ausmaß der linksventrikulären Beteiligung hängt von der Koronarmorphologie ab.
Klinische Zeichen des rechtsventrikulären Infarktes sind Hypotension, Bradykardie, Halsvenenstau bei fehlender Lungenstauung (durch Anstieg des rechtsatrialen Drucks).

Präklinische Therapie akuter Koronarsyndrome
Die Gefährdung des Patienten ist in den ersten Infarktstunden und damit im präklinischen Betreuungsbereich am größten.
Ca. 20–30% aller Infarktpatienten sterben in der ersten Stunde, die Letalitätsrate der Infarkte beträgt bis zu 60% in den ersten 4 Stunden.
Etwa 80% aller Infarkttodesfälle fallen in die prähospitale Phase! Von den Patienten, die das Krankenhaus erreichen, sterben ca. 10% im Krankenhaus, weitere 5–10% im ersten Jahr nach der Entlassung (insbesondere durch Entwicklung einer ischämischen Kardiomyopathie und sekundäres Kammerflimmern).
Aus dieser Tatsache heraus ist eine optimale und intensivierte Betreuung des kardialen Patienten durch den Notarztdienst oder niedergelassenen Arzt absolut zu fördern.
Neben einer entsprechenden Ausbildung in Erkennung, Differentialdiagnostik und Therapie ist gleichzeitig auch eine adäquate Ausrüstung, besonders im niedergelassenen Bereich, zu fordern. Sieht man die beeindruckenden Erfolge der Frühdefibrillationsprojekte, ist es praktisch nicht mehr zu verantworten, daß Wochenendbereitschaftsdienste etc. ohne entsprechender EKG-Diagnostik und Defibrillationsmöglichkeit durchgeführt werden.

Die notwendigen Sofortmaßnahmen werden in 4 große Phasen eingeteilt:

Präklinische Therapie des akuten Myokardinfarktes

Phase I:
- ruhiges Umfeld schaffen – körperliche Belastung vermeiden!
- Oberkörper hoch lagern
- Gabe eines rasch wirksamen Nitrates (sublingual) – 1 bis 3 Hübe (je nach Blutdruckverhalten)
- Schaffung eines i.v.-Zuganges (flexible Kanüle!)
- frühe Sedierung und Analgesie
- Sauerstoffgabe 4–6 l/min

Zur Sedierung gehört unbedingt auch, daß der behandelnde Arzt ein entsprechend ruhiges Umfeld schafft und dem Patienten Wärme und Geborgenheit (und damit Sicherheit) vermittelt.

Phase II
- Sedierung, z. B. mit Diazepam 5–10 mg i. v. oder Dormicum
- Analgesierung, z. B. mit:
  - ⇨ Morphium hydrochloricum 3–10mg i. v.
  - ⇨ Alodan (Pethidin) 1–2ml i. v.
  - ⇨ Fentanyl 1–2 ml i. v.
  - ⇨ Tramal 50–100 mg i. v.
- Nitroglyzerin i. v. 0,05–0,2 mg
- Acetylsalicylsäure (i. v. oder oral als Brausetablette)
- evtl. Heparin 5.000 I. E. Bolus i. v.
- evtl. Betablocker (z. B. Brevibloc – Esmolol $^1/_2$-1 Amp. i. v.)

Anmerkungen:
Die i. v.-Gabe der Medikamente ist immer individuell auf den Patienten abzustimmen. (Nach

dem Motto: Nachspritzen kann man immer, herausnehmen kann man nichts mehr.) Alle Sedativa und Analgetika können als Nebenwirkungen Hypotension und/oder Erbrechen auslösen, daher sollten diese Medikamente möglichst verdünnt und langsam injiziert werden!
ASS sollte immer mit Heparin verabreicht werden (bei vorgesehener Lyse mit 5.000 I. E., ohne vorgesehene Lyse auch mit 10.000 I. E).

Cave:
Antikoagulation

Neuere Studien empfehlen sogar niedermolekulare Heparinoide, so daß Fragmin, Lovenox o.ä. auch subcutan als Alternative verabreicht werden können.
Von einer Betablockergabe profitieren vor allem jüngere Patienten (< 65 a.), Patienten mit Vorderwandinfarkt und adrenerg stimulierte Patienten.

Cave:
Vorsicht bei Herzinsuffizienz, älteren Patienten (> 65 a.) und bradykarden Rhythmen bzw. Überleitungsstörungen!

Vorteil bei	Vorsicht bei
jüngeren Patienten (< 65 Jahren)	älteren Patienten (> 65 Jahren)
Vorderwandinfarkten	bei klinischen Zeichen eines beginnenden Pumpversagens (nicht tachykardiebedingt)
adrenerg stimulierten Patienten	bei bradykarden Rhythmus- oder Überleitungsstörungen

Tabelle 38: Betablockergabe

Phase III (Rhythmusstörungen)
Bei der Diagnostik von Rhythmusstörungen im Notfall sollten allgemein drei Fragen gestellt werden:
- klinischer Zustand?
- Begleitsymptome?
- Arrhythmietyp?

Diagnostik von Rhythmusstörungen
Klinischer Befund:
- Lungenödem
- kardiogener Schock
- dritter Herzton
- Zyanose
- Hypotension
- Beinödeme
- Pulslosigkeit etc.

Begleitsymptome:
- Thoraxschmerz
- Synkopen, Kollapsneigungen
- Bewußtlosigkeit, Somnolenz
- Dyspnoe

Arrhythmietyp:
- supraventrikulär oder ventrikulär
- Extrasystolen, polytop-monotop
- Tachykardien, Tachyarrhythmien
- Bradykardien, Bradyarrhythmien

Rhythmusstörungen sind besonders in den ersten Stunden des Infarktgeschehens relevant. So konnte nachgewiesen werden, daß ein im Infarktgeschehen auftretendes Kammerflimmern (d. h. im Infarktgeschehen in den ersten Stunden auftretend) keine schlechtere Prognose besitzt als ein Infarktpatient ohne Kammerflimmern (natürlich unter der Voraussetzung, daß sofort defibrilliert wird). Hier ist vielleicht auch anzumerken, daß Patienten mit sekundärem Kammerflimmern eine äußerst hohe Mortalität aufweisen (Zeichen einer sich entwickelnden CMP).

Supraventrikulär		
Art	Inzidenz	1-Jahres-Mortalität
ST	ca. 33%	erhöht (40%)
SVES	ca. 15-40%	kein Einfluß
PSVT	ca. 2–7%	kein Einfluß
Knoten Tc	ca. 40%	kein Einfluß
Vorhofflimmern	ca. 15%	erhöht (25–80%)

Ventrikulär		
benigne VES	100%	kein Einfluß
nicht anhaltende Kammertachykardie		kein Einfluß
anhaltende Kammertachykardie		erhöht (bis 53%)
primäres Kammerflimmern		kein Einfluß
sekundäres Kammerflimmern	1–11%	erhöht (bis 80%)

Tabelle 39: Relevanz von Rhythmusstörungen

Aus der Tabelle geht hervor, daß z. B. ein im akuten Anfall auftretendes Vorhofflimmern eine deutliche Prognoseverschlechterung bewirkt, da durch die fehlende Vorhofkontraktion die Vordehnung des Myokards wegfällt.
Eine prophylaktische Gabe von Lidocain kann nach dzt. Wissen nicht mehr empfohlen werden. Diese Therapie sollte nur bei repetitiven Arrhythmien (ab Lown IV) durchgeführt werden.
Bradykarde Rhythmusstörungen werden nur bei entsprechender Klinik medikamentös behandelt (siehe Tabelle 38).

Bei **Tachykardien mit breitem Kammerkomplex** sollte man sich ebenfalls nach der Klinik richten: Ist der Patient **kreislaufinstabil** und/oder bewußtlos, dann ist die **Kardioversion** das Mittel der ersten Wahl (25 bis 100 Joule, getriggert, Prämedikation mit z. B. Hypnomidate® o. ä.). Ist der Patient ansprechbar und **kreislaufstabil,** kann fürs erste auch eine strenge Observanz erfolgen.
Dazu ist zu bemerken, daß man im Monitor nur eine sog. Tachykardie mit breiten Kammerkomplexen diagnostizieren kann und erst durch ein 12-Ableitungs-EKG in der Regel die Unterscheidung (1. Kammertachykardie, 2. WPW oder 3. VHTc mit Schenkelblockbild) gelingt (siehe *EKG-Beispiele*).
Bei Kammerflimmern sollte so rasch wie möglich defibrilliert (200–300 Ws, das dritte Mal Maximalstufe 360 Joule) und primär kein Lidocain gegeben werden! Es hat sich gezeigt, daß durch Lidocain die Defibrillationsergebnisse negativ beeinflußt werden können.

Phase IV (Rhythmusstörungen)
- Kammerflimmern: sofortige Defibrillation
- Kammertachykardie: Tachykardie mit breiten Kammerkomplexen
    - ⇨ kreislaufstabil: Xylocain 100 mg Bolus oder Gilurytmal® 1A
    - ⇨ kreislaufinstabil: Kardioversion 50–100 Ws
- Supraventrikuläre Tachykardie: Tachykardie mit schmalen Kammerkomplexen; Adenosin 6–18 mg i. v.; alternativ: Verapamil (Isoptin®) 10 mg langsam i. v. unter Monitorkontrolle, Betablocker; Magnesium, evtl. Volumengabe
- Vorhofflimmern mit schneller Überleitung (> 130/min): Digitalis und/oder Verapamil
- Bradykardien: Atropin® 0,5–2 mg i. v.
- AV-Überleitungsstörungen: Orciprenalin (Alupent®) 0,5/1 mg i. v. oder Atropin®/Itrop®

Bei der Gabe eines Antiarrhythmikums sollte man sich immer vor Augen halten, daß diese Substanzen aufgrund ihrer Wirkungsmechanismen selbst **pro-arrhythmogen** wirken können! Das heißt, es kann in bis zu 20% der Fälle durch die Gabe eines Antiarrhythmikums erst recht eine Rhythmusstörung ausgelöst werden (sogenannte „proarrhythmische Wirkung")!
Eine Sedierung zur Beherrschung der fast immer vorhandenen adrenergen Stimulation kann oft von Vorteil sein. Vorsicht mit Isoptin® bei Insuffizienztachykardien!

Kardiogener Schock (siehe auch *Grundlagen der Notfallmedizin – Schock*)

Die Letalität des ausgeprägten kardiogenen Schocks ist mit 60 bis 85% nach wie vor sehr hoch. Die Domäne des präklinischen Procedere besteht daher hauptsächlich in der Kreislaufstabilisierung.

Definition
- RR systolisch < 90 mm Hg
- periphere Vasokonstriktion
- Bewußtseinsstörung
- Herzindex < 2 l/min/m²
- pulmonaler Kapillardruck > 15–20 mm Hg
- Urin < 20 ml/h

Ursachen
Akute Beeinträchtigung der Förderleistung des Herzens
- Myokardinfarkt

- Rhythmusstörungen
- Klappenfehler
- Ventrikelseptumdefekt
- Entzündung
- Kardiomyopathie

Akute Beeinträchtigung der Füllung des Herzens
- Pulmonalembolie
- Herzbeuteltamponade
- Rechtsherzinfarkt

Therapieziele
- mittlerer arterieller Druck 70–80 mm Hg
- optimaler Füllungsdruck (PAEDP ca. 20 mm Hg)
- optimale Herzfrequenz (70–90/min)
- optimale Herzarbeit (soll möglichst reduziert werden)

Schockzeichen
- blasse, zyanotische, feucht-kühle Haut
- arterielle Hypotonie mit kleiner Blutdruckamplitude
- Dyspnoe
- Unruhe, Bewußtseinstrübung
- Hypoxämie
- Oligurie u. a. m.

Abb. 20: Schockstadien

Unterschieden wird klinisch zwischen Stauung („backward failure") mit Lungenödem und der Schlagvolumenabnahme („forward failure") mit arterieller Hypotension.
Vorwärtsversagen (forward failure): fehlender Blutdruck **ohne** *Lungenödem*, d. h., das gepumpte Blut verliert sich in der Peripherie (z. B. bei spinalem Schock mit Vasodilatation)
Rückwärtsversagen (backward failure): Lungenstauung/Lungenödem bei relativ stabilem Blutdruck
Kombiniertes Herzversagen: Lungenödem und Hypotension

Die Klinik der Herzinsuffizienz kann somit durch mehrere Mechanismen bedingt sein: erhöhte Vorlast, erhöhte Nachlast, verminderte Kontraktilität, Rhythmusstörungen, Vitien, Shunts u. a. m.

Determinanten des Herzminutenvolumens

Dementsprechend sollte auch die Therapie der Herzinsuffizienz individuell und situationsbezogen durchgeführt werden!
Von den einzelnen Substanzgruppen werden verschiedene Prioritäten erwartet:
Nitro-Präparate: vorwiegend Vorlast (auch ein wenig Nachlast) vermindernd, Koronardilatation etc.
(Schleifen-)Diuretika: wenig Akutwirkung (Effekt durch Diurese setzt erst nach 15–20 min

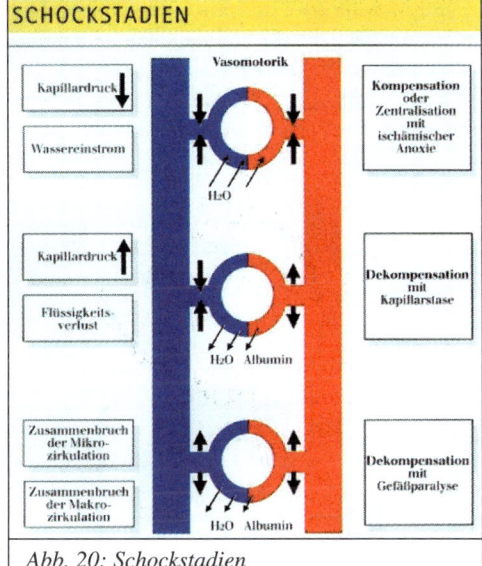

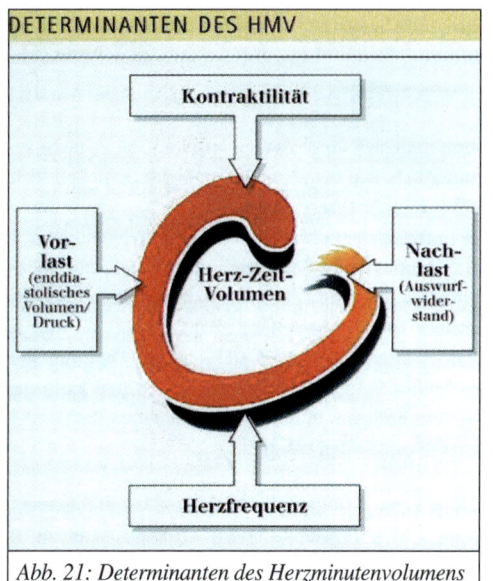

Abb. 21: Determinanten des Herzminutenvolumens

ein), wenig Wirkung bei Hypotension (fehlende Nierenperfusion), bei einsetzender Diurese Gefahr der Hypotension

Dopamin: gut bei Hypotension, aber Gefahr der Herzbelastung und Flimmerneigung

Dobutrex®: gut für positive Inotropie, bei wesentlich weniger Belastung im Sinne von Nachlaststeigerung und/oder Flimmerneigung

Kalium- und/oder Magnesium-Gabe: wirkt rhythmusstabilisierend; sie hemmen u. a. im AV-Knoten, Mg wirkt zusätzlich sehr gut bei einer Sonderform der SVTc – nämlich der multifokalen atrialen Tachykardie

Digitalis- und Strophanthinpräparate: werden in der Akutmedizin dzt. zur Verbesserung der Kontraktilität **nicht** mehr verwendet (schlecht steuerbar, schmale therapeutische Breite, keine Wirkung auf Vor- und Nachlast etc.)

Digitalispräparate haben in der Akutmedizin nur mehr bei Vorhofflimmern mit schneller Überleitung auf die Kammer eine Indikation. Bei manifestem kardiogenem Schock sind primär die Katecholamine Mittel der ersten Wahl (Dobutrex®, Dopamin®, L-Adrenalin).

Linksventrikuläre Funktionskurve

Anmerkung:
Bei der Auskultation finden sich oft neben einem dritten Herzton, Galopprhythmus, Arrhythmien und den bekannt feuchten, feinblasigen Rasselgeräuschen über beiden Lungen auch spastische Rasselgeräusche als Ausdruck eines begleitenden Bronchospasmus. Sie verleiten gar nicht selten zur Gabe eines Beta-Mimetikums (z. B. Aminophyllin), das durch seine frequenzsteigernde Wirkung den Teufelskreis der Koronarinsuffizienz noch antreibt!

Cave:
Bei vorhandenen feuchten Rasselgeräuschen keine Beta$_2$-Mimetika!

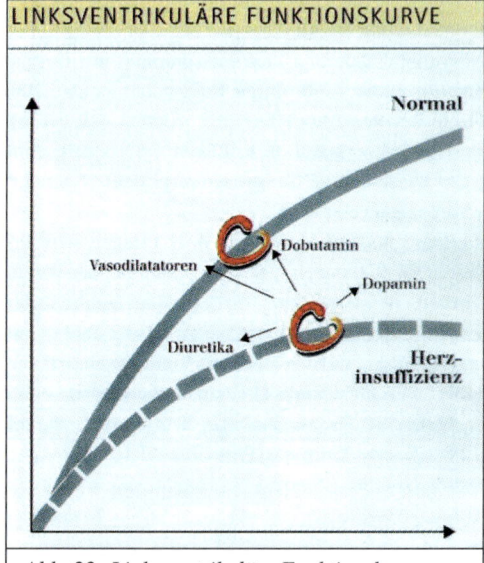

Abb. 22: Linksventrikuläre Funktionskurve

Phase V (Pumpversagen)
- mit Linksherzversagen: Furosemid (Lasix®) i. v., Dobutamin
- kardiogener Schock: Katecholamine – Dopamin® 200 mg per Inf. ad 250 ml, NaCl 0,9%, evtl. L-Adrenalin® verdünnt
- frühzeitige Intubation, Sauerstoff 100%
- präklinische Lyse nur im organisierten Notarztsystem
- evtl. Pacemaker (auch transcutan möglich)
- evtl. Reanimation

Die Behandlung des kardiogenen Schocks erfolgt, neben Rhythmusstabilisierung und Basistherapie des Herzinfarktes, in erster Linie durch Katecholamingabe. Hier sollte in der Regel berücksichtigt werden, daß bei *reinem Vorwärtsversagen,* d.h., RR syst.< 80 mm Hg ohne stärker ausgeprägter Lungenstauung, dem Dopamin® der Vorzug gegeben wird.
Bei *reinem Rückwärtsversagen,* d. h. Lungenödem mit stabilem RR (> 90 mmHg), ist dem Dobutrex® der Vorzug zu geben. Beim meistens vorliegenden *kombinierten Vorwärts- und Rückwärtsversagen,* also Schock und Lungenstauung, werden Dobutrex® und Dopamin® verwendet. Bei therapieresistentem Lungenödem sollen eine frühzeitige Intubation und Beatmung (evtl. mit PEEP – **P**ositive **E**nd **E**xpiratory **P**ressure 5–10 mm Hg) erfolgen.

Cave:
Kontraindikation für Katecholamine ist unter anderem Hypovolämie,
d. h. bei Schockierten
mit deutlicher Exsiccose evtl. Flüssigkeitsgabe trotz Lungenödem
(z. B. Patient mit langer Diuresetherapie).

Das Notfall-EKG

V. Weinrauch

Die im folgenden ausgeführten EKG-Beispiele ersetzen kein EKG-Lehrbuch. Sie zeigen nur die im Notfall relevanten Rhythmusstörungen und EKG-Bilder.
Durch die Einführung der präklinischen Lyse hat das 12-Ableitungs-EKG auch im Notarztdienst mehr Relevanz bekommen.

Bei einem Großteil der Notfälle findet man jedoch mit dem Monitor-EKG (1 Kanal – 1 Ableitungsmodus) das Auslangen. Für das Monitorbild ist die Reihenfolge der Elektrodenanlegung (rechter Arm – rot, linker Arm – gelb, linkes Bein – grün, rechtes Bein – evtl. schwarze Elektrode) nicht zwingend. Wichtig erscheint hier nur ein deutlich sichtbares EKG-Bild.
Dafür sollten die Elektroden möglichst weit auseinander liegen (große Summationsvektoren), um im Falle einer notwendigen Defibrillation nicht zu sehr im Wege zu sein.

Die genaue EKG-Diagnose eines Herzinfarktes (insbesonders für die Indikationsstellung einer durchzuführenden Thrombolyse) bedarf obligat eines 12-Ableitung-Standard-EKGs!

(In den folgenden Ausführungen sind zwar alle Medikamente angeführt, die genauen Dosierungen findet man aber im Kapitel *Notfallmedikamente*)

Parameter zur Beurteilung des Monitor-EKG
- Frequenz (tachykard oder bradykard)

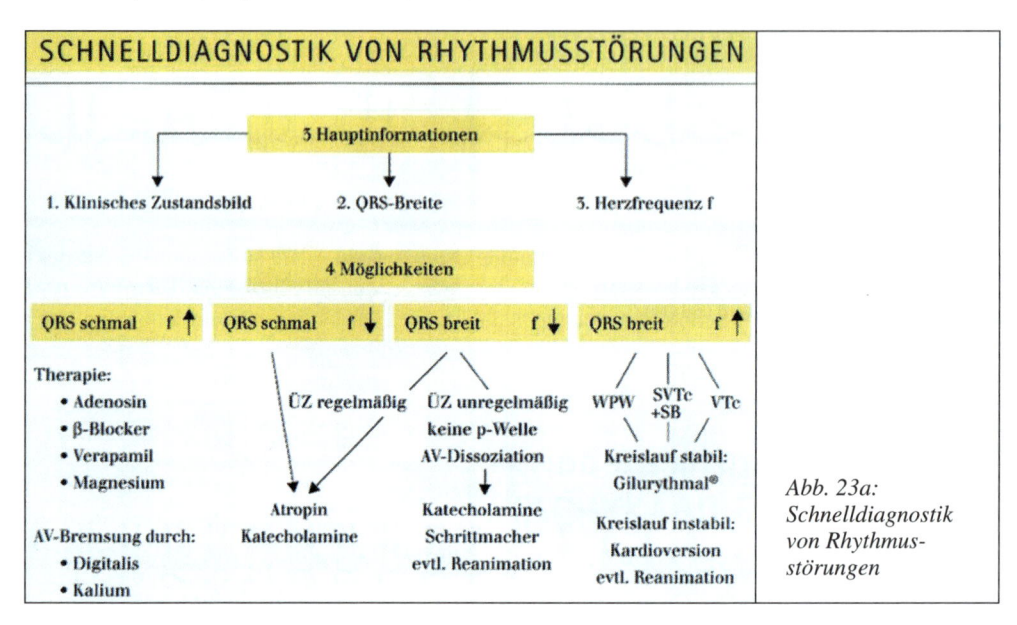

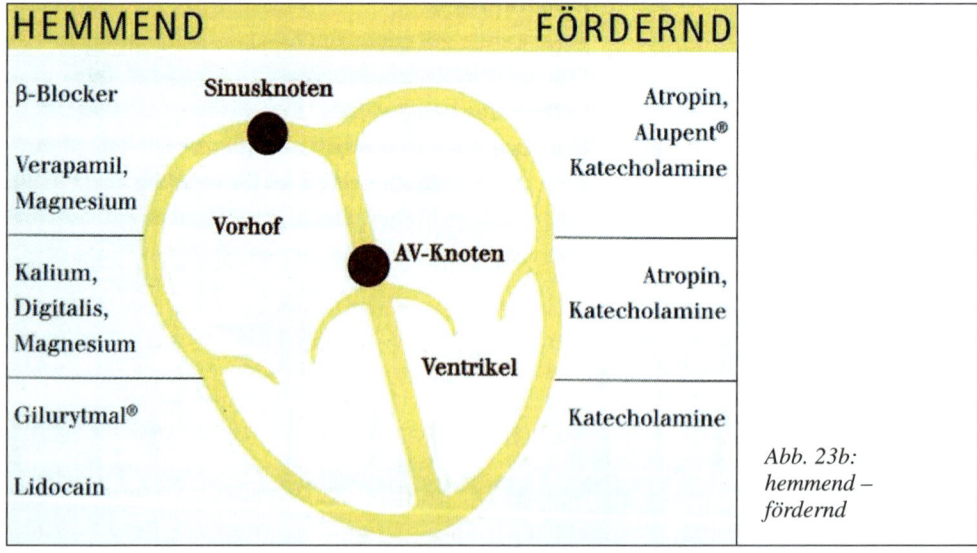

SCHNELLDIAGNOSTIK VON RHYTHMUSSTÖRUNGEN

3 Hauptinformationen
1. Klinisches Zustandsbild
2. QRS-Breite
3. Herzfrequenz f

4 Möglichkeiten

QRS schmal f ↑
Therapie:
- Adenosin
- β-Blocker
- Verapamil
- Magnesium

AV-Bremsung durch:
- Digitalis
- Kalium

QRS schmal f ↓
ÜZ regelmäßig → Atropin Katecholamine
ÜZ unregelmäßig keine p-Welle AV-Dissoziation → Katecholamine Schrittmacher evtl. Reanimation

QRS breit f ↓

QRS breit f ↑
WPW / SVTc +SB / VTc
Kreislauf stabil: Gilurythmal®
Kreislauf instabil: Kardioversion evtl. Reanimation

Abb. 23a: Schnelldiagnostik von Rhythmusstörungen

HEMMEND — FÖRDERND

HEMMEND:
β-Blocker — Sinusknoten
Verapamil, Magnesium — Vorhof
Kalium, Digitalis, Magnesium — AV-Knoten
Gilurytmal®
Lidocain — Ventrikel

FÖRDERND:
Atropin, Alupent® Katecholamine (Sinusknoten)
Atropin, Katecholamine (AV-Knoten)
Katecholamine (Ventrikel)

Abb. 23b: hemmend – fördernd

- regelmäßiger oder unregelmäßiger Rhythmus
- Form der QRS-Komplexe (schmal – eher supraventrikulär; breit – eher ventrikulär oder Schenkelblock)
- Abstände der Komplexe (gleich oder unregelmäßig)
- P-Wellen vorhanden
- Verhältnis der P-Wellen zu QRS-Komplexen

Artefaktmöglichkeiten: Muskelzittern, Wechselstromüberlagerung, lose Elektroden

Sinusrhythmus

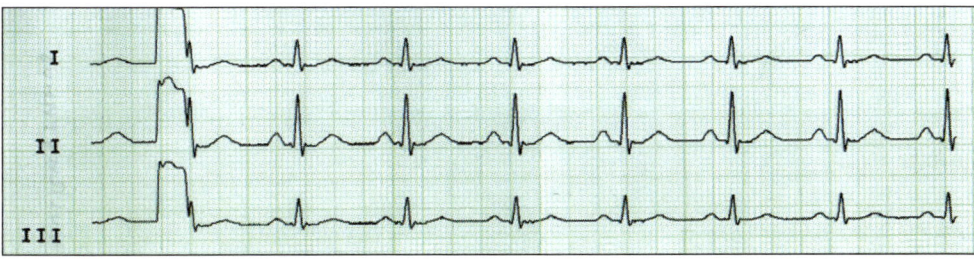

Abb. 24: EKG-Streifen mit Sinusrhythmus

Kennzeichen
- regelrechte P-Wellen und QRS-Komplexe
- regelrechter Abstand zwischen P und QRS
- Frequenz 60–100/min

Supraventrikuläre Tachykardie (SVT)

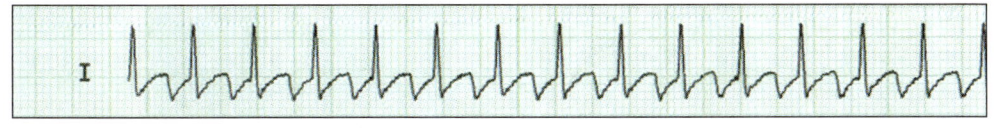

Abb. 25: Supraventrikuläre Tachykardie

Kennzeichen
- QRS-Komplexe schlank und regelmäßig
- P-Wellen gehen meist in T-Wellen unter
- Frequenz > 100/min

Bemerkungen
Eine Tachykardie mit schmalen Kammerkomplexen ist prinzipiell nicht lebensbedrohlich. Der Grad der Gefährdung hängt von der myokardialen Grundkrankheit ab: höhere Herzarbeit und kürzere Diastole, d. h. schlechtere Koronarperfusion! Oft wird dies auch vegetativ verursacht (evtl. durch Fieber, Entzündung, Schock etc.)

Therapie
Die beste Therapie ist Beruhigung mit evtl. begleitender Sedierung und Analgesierung. Manch-

mal können auch das Valsalva-Manöver oder der Karotisdruckversuch die Tachykardie durchbrechen.

Medikamentös empfiehlt sich Adenosin (6–12 mg i. v.), Verapamil ($^1/_2$ bis 1 Ampulle), evtl. Betablocker, evtl. Digitalis, evtl. Kardioversion bei Kreislaufrelevanz, Magnesium.

> **Cave:**
> **Vordigitalisierung, Hypokaliämie, Insuffizienztachykardie**
> **(meist Sinustachykardie)**

Vorhofflattern

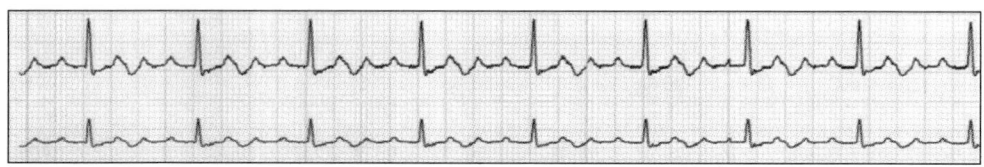

Abb. 26: Vorhofflattern

Kennzeichen
- QRS-Komplexe schlank und regelmäßig
- P-Wellen nicht vorhanden, dafür ein Sägezahnmuster, oft 2:1 oder 3:1 Überleitung

Bemerkungen
Es besteht die Gefahr der 1:1-Überleitung bei Chinidin- oder Betamimetikaeinnahme.

Therapie
Verapamil, Digitalis, Valsalva- oder Carotisdruckversuch

Vorhofflimmern

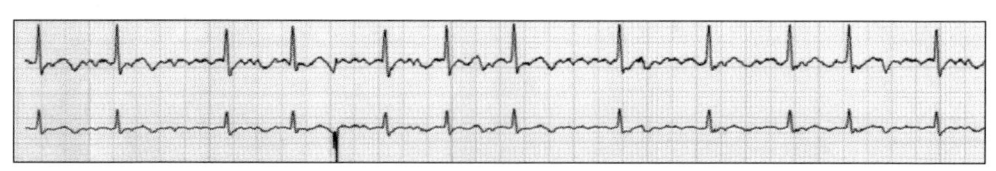

Abb. 27: Vorhofflimmern

Kennzeichen
- QRS-Komplexe gleichförmig und schlank
- QRS-Komplexe meist unregelmäßig
- P-Wellen nicht erkennbar

Bemerkungen
Das Vorhofflimmern kann man oft bei Vitien beobachten, z. B. bei Mitralstenosen oder -insuffizienz. Manchmal tritt es auch bei hypertensiver Krise auf, wobei eine erhöhte Emboliegefahr besteht.

Therapie
selten erforderlich, evtl. Betablockergabe, evtl. Sedierung, Monitoring.

Vorhofextrasystolen

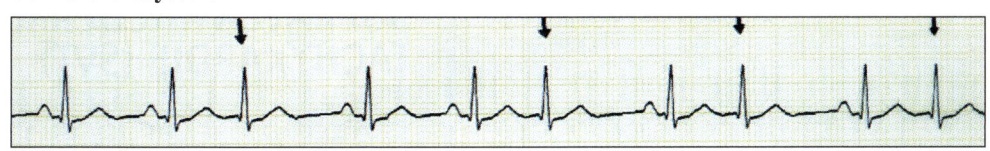

Abb. 28: Vorhofextrasystolen

Kennzeichen
- Grundrhythmus (SR) wird von schlanken, vorzeitig einfallenden VH-Erregungen unterbrochen
- hier z. B. supraventrikulärer Bigeminus

Bemerkungen
Extrasystolen sind prinzipiell nicht bedrohlich, oft aber Hinweis für eine elektrische Instabilität (z. B. vegetativ, Ischämie, Entzündung etc.)

Therapie
Eine Therapie ist selten erforderlich, evtl. Betablockergabe, Sedierung und Monitoring.

Ventrikuläre Ektopien

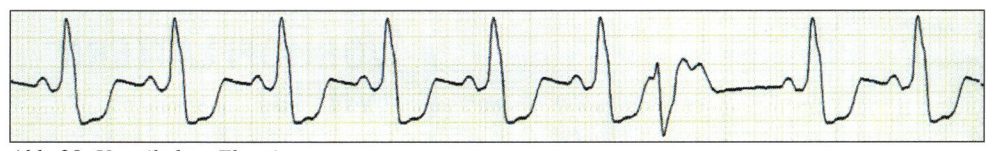

Abb. 29: Ventrikuläre Ektopien

Kennzeichen
- zwischendurch verbreiterte QRS-Komplexe
- monotop oder polytop
- Bigeminus, Trigeminus, Couplets, Triplets etc.

Bemerkungen
Wichtig ist, daß keine Rhythmuskosmetik betrieben wird. Eine antiarrhythmische Therapie sollte nur symptomatisch und nicht prophylaktisch erfolgen (patientenrelevant!).

> **Cave:**
> **Sogenannte Ersatzextrasystolie**

Beim akuten Infarkt sind ventrikuläre Ektopien oft Vorläufer von malignen Arrhythmien (Kammertachykardie, Kammerflimmern). Daher sind strenge Observanz und Monitorisierung erforderlich.

Therapie
Lidocain® (100 mg Bolus)

> **Cave:**
> **Kurze Halbwertszeit!**

Gilurytmal®, Mexitil®, Sedacoron®. Eventuell zeitigen auch Betablocker guten Erfolg (z. B. Brevibloc ½ bis 1 Amp.)

Asystolie

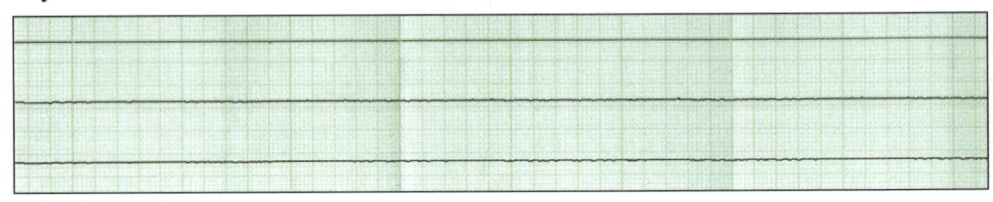

Abb. 30: Asystolie

Kennzeichen
- isoelektrische Nullinie ohne Aktivität

Bemerkungen
Nicht selten treten, vor allem nach intensiver Adrenalingabe, bizarre, unförmige Komplexe in irregulären Abständen auf (fließender Übergang zur Weak action, die auch bizarre, breite, deformierte, QRS-ähnliche Komplexe aufweist). Der Puls ist nicht tastbar!

Therapie
Reanimation, Adrenalin 1 mg Bolus alle 2–3 Minuten

Weak action

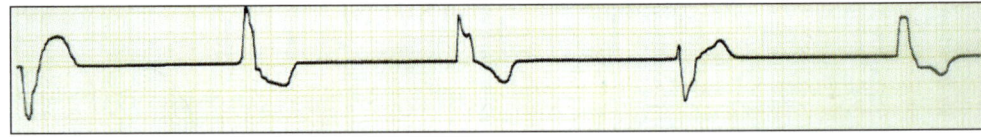

Abb. 31: Weak action

Kennzeichen
- kein Puls
- bizarre, deformierte, sehr breite QRS-Komplexe

Bemerkungen
Keine Zeit am Monitor verlieren!
Herzfrequenz meist < 40/min

Therapie
Sofortige Reanimation, Adrenalin wie bei Asystolie (Adrenalin 1 mg).

Internistische Notfälle

Idioventrikulärer Rhythmus (IVR) (Kammereigenrhythmus)

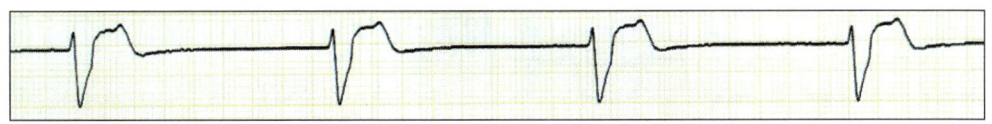

Abb. 32: Idioventrikulärer Rhythmus

Kennzeichen
- Frequenz ca. um 40/min (auch höher möglich)
- breite, gleichförmige QRS-Komplexe
- keine P-Wellen sichtbar
- Puls tastbar

Bemerkungen
Klinik kann sehr variabel sein (!) – symptomlos bis Bewußtlosigkeit – evtl. durch Synkope auffallend.

Therapie
Anhebung der Grundfrequenz durch Katecholamine (auch mit Orciprenalin). Atropin/Itrop® möglich, aber selten effektiv, Therapie der Grundkrankheit.

Tachykardie mit breiten QRS-Komplexen

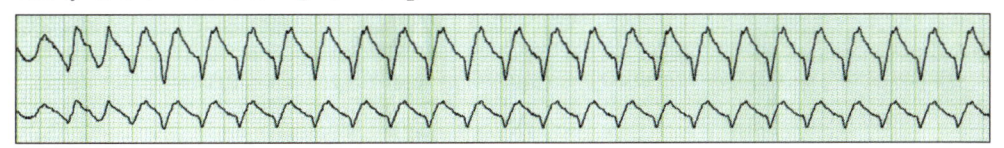

Abb. 33: Tachykardie mit breiten QRS-Komplexen

Kennzeichen
- breite, meist regelmäßige QRS-Komplexe
- P-Wellen und isoelektrische Linie nicht erkennbar
- Puls variabel – je nach Situation

Bemerkungen
Die Differentialdiagnose der 3 Möglichkeiten:
- Kammertachykardie
- Vorhoftachykardie mit Schenkelblock
- aberrierende Leitung bei WPW-Syndrom

Ist meist nur mittels 12-Ableitung-EKG möglich. Jüngere, kreislaufstabile Patienten eher WPW. Ältere, kreislaufinstabile Patienten – eher Kammertachykardie.

Therapie
Abhängig vom Zustand des Patienten
Patient bewußtlos:
RR syst. < 80 mm Hg (eher Kammertachykardie): sofortige Kardioversion mit 50–100 Ws
Patient ansprechbar:
Kreislaufinstabil (RR syst. > 100 mm Hg): Gilurytmal®, Lidocain®, Sedacoron®, Observanz, evtl. Kardioversion

> **Cave:**
> **Bei digitalisinduzierten Tachykardien kann die Kardioversion zu irreversiblem Kammerflimmern führen.**

Evtl. Propafenon sinnvoll

Sonderform: Torsade de pointes (Spindeltachykardie)

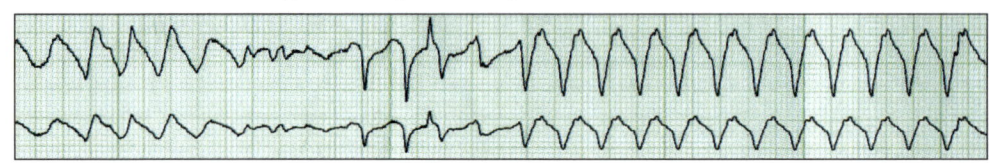

Abb. 34: Torsade de pointes

Kennzeichen
- QRS-Komplexe wechseln Achse und sind polymorph
- hören oft spontan auf und kommen wieder
- spindelförmige Amplitude

Bemerkungen
Oft durch Medikamente (Chinidin, Antidepressiva, Sotalol etc.) und/oder Elektrolytstörungen (K-Mg-Mangel) ausgelöst; mit QT-Verlängerung oft Übergang in Kammerflimmern! Oft mit einer Synkope verbunden.

Therapie
Magnesium i. v. (16–40 mval als Bolus bei Bradykardieneigung)
Anhebung der Grundfrequenz mit Atropin (evtl. Schrittmacher sinnvoll)

Kammerflattern – Kammerflimmern

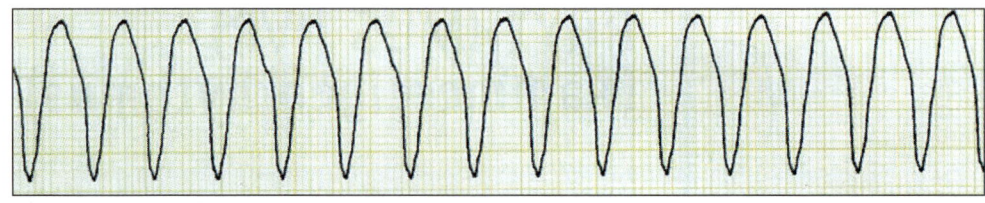

Abb. 35a: Kammerflattern

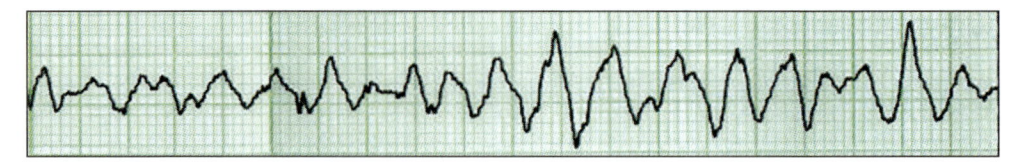

Abb. 35b: Kammerflimmern

Kennzeichen Kammerflattern
- regelmäßige, sinusoide Wellen
- keine P-Wellen sichtbar
- oft fließender Übergang von Kammertachykardie über Kammerflattern zu Kammerflimmern

Bemerkungen
Meist kein Puls mehr tastbar, Patient bewußtlos.

Therapie
Präkordialer Faustschlag, Kardioversion/Defibrillation, evtl. Lidocain® (wenn kein Defibrillator vorhanden ist).

Kennzeichen Kammerflimmern
- ungeordnete Flimmerwellen
- kein QRS-Komplex oder P-Welle vorhanden
- kein Puls tastbar

Bemerkungen
de facto Herz-Kreislauf-Stillstand

Therapie
Ehestmögliche Defibrillation (200–300–360 Ws), Reanimation (siehe Algorithmus *Grundlagen der Notfallmedizin*).

AV-Block 1. Grades

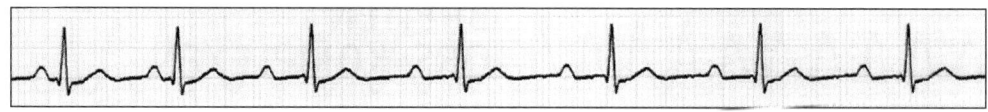

Abb. 36: AV-Block 1. Grades

Kennzeichen
- regelmäßige Vorhof- und Kammeraktionen
- PQ-Zeit über 0,20 sec verlängert

Bemerkungen
Oft irrelevant, bei KHK oder Myokardinfarkt oft Vorläufer für andere Rhythmusstörungen.

Therapie
Monitoring, evtl. Atropin oder Itrop® (1–2 Amp.); kontraindiziert: Digitalis, Verapamil!

AV-Block 2. Grades

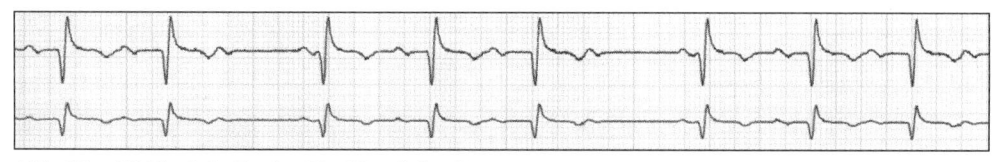

Abb. 37a: AV-Block 2. Grades (Typ Wenckebach)

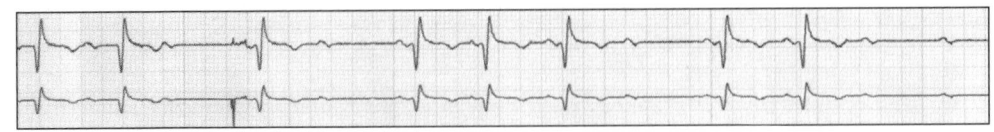

Abb. 37b: AV-Block 2. Grades (Typ Mobitz)

Kennzeichen
- mehr P-Wellen als QRS-Komplexe!
- Typ Wenckebach: PQ verlängert sich und fällt dann aus
- Typ Mobitz: nur jeder 2. oder 3. P-Welle folgt ein QRS-Komplex

Bemerkungen
Klinisch oft durch Synkope (MAS-Anfall) evident.

Therapie
Evtl. Atropin (selten wirksam), evtl. Orciprenalin (Alupent®), evtl. Schrittmacher notwendig.

AV-Block 3. Grades (totale AV-Dissoziation)

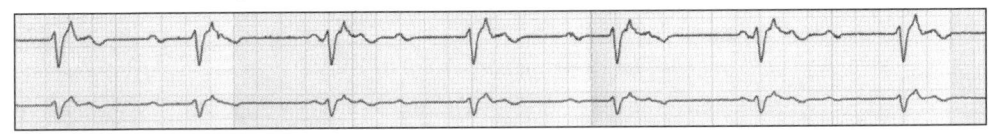

Abb. 38: AV-Block 3. Grades

Kennzeichen
- P-Wellen völlig unabhängig von QRS-Komplexen
- QRS-Komplexe meist schenkelblockartig breit

Bemerkungen
Die Klinik ist variabel, oft treten Synkopen auf, die passager im Rahmen eines Hinterwandinfarktes vorkommen können.

Therapie
Orciprenalin (Alupent®-Bolus und/oder Infusion), evtl. andere Katecholamine.

**Cave:
Kammerflimmern**

Meist ist ein Schrittmacher erforderlich!

Regelrechter Schrittmacherrhythmus (SM/PM)

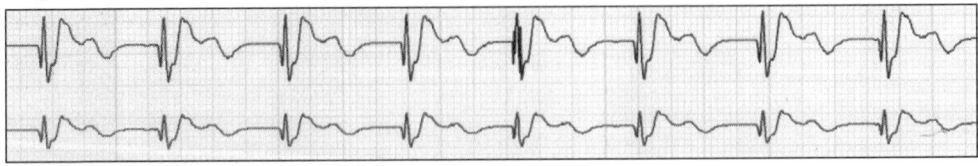

Abb. 39: Schrittmacherrhythmus

Kennzeichen
- Spikes (schmale, scharfe Ausschläge) vor QRS-Komplexen
- QRS-Komplexe schenkelblockartig verbreitert
- Evtl. 2. Spike sichtbar

Bemerkungen
Ein Eigenrhythmus ist ohne weiteres möglich, wobei dieser aber höher als die Schrittmacherfrequenz ist. Man sollte in diesen Fällen den mitgeführten Schrittmacherausweis kontrollieren.

Cave:
Loss of pacing, Exit-Block, Sensingdefekt

Therapie
keine

Artefakte – Muskelzittern

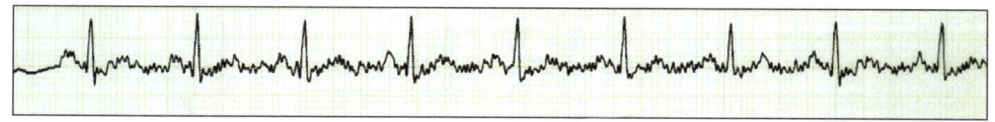

Abb. 40: *Artefakte – Muskelzittern*

Kennzeichen
- QRS-Komplexe regelmäßig
- P-Wellen schwer erkennbar
- unregelmäßige Zacken um die isoelektrische Linie

Bemerkungen
Artefakte treten oft bei Morbus Parkinson, Kälte, Unruhe auf, differentialdiagnostisch ist aber auch immer an ein Vorhofflimmern zu denken.

Therapie
nicht erforderlich

Wechselstromüberlagerung

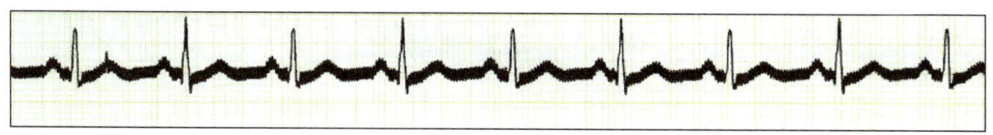

Abb. 41: *Wechselstromüberlagerung*

Kennzeichen
- gleichmäßiges 50 Hz-Band um die isoelektrische Linie, in der P-Wellen und QRS-Komplexe sichtbar sind

Bemerkungen
Wechselstromüberlagerungen entstehen oft durch fehlende Erdung, Kabelbruch, lose Elektroden oder die Nähe zu elektrischen Geräten (Heizdecke, Strahler etc.).

Therapie
Erdung, evtl. Netzstecker umdrehen.

Literatur:
Adamopoulos S., Piepoli M., Qiang F., Pissimissis E., Davies M., Bernardi L., Forfar C., Sleight P., Coats A.: Effects of pulsed ß-stimulant therapy on ß-adrenoceptors and chronotropic responsiveness in chronic heart failure. Lancet 345 (1995), 344–348
Anderson F. L., Port J. D., Reid B. B., Larabee P., Hanson G., Bristow M. R.: Myocardial catecholamine and neuropeptide Y depletion in failing ventricles of patients with idiopathic dilated cardiomyopathie: Correlation with ß-adrenergic receptor downregulation. Circulation 85 (1992), 46–53
Barthels M., Gulba D., Engel M.J.: Systemic fibrinolysis as an effect of intracoronary thrombolysis. In: Davidson, Donati, Cocchieri (eds), Progress in fibrinolysis VII Churchill Livingston Edinburgh (1985), pp 49–51
Bär F. W., Verheugt F. W., Col J., Matere P., Maonassier J. P., Gesslin P. G., Metzger J., Raynaud P., Foucault J., De Zwaan C., Vermeer F.: Thrombolysis in patients with unstable angina improves angiographic but not clinical outcome. Results of UNASEM, a multicenter, randomized, placebo-controlled, clinical trial with anistreplase. Circulation 86 (1992), 131–137
Bodemann T., Nunberger D., Hochrain H.: Mehrfache systemische Frühlyse bei akutem Myokardinfarkt mit rezidivierendem Kammerflimmern. Dtsch. Med. Wochenschr. 113 (1988) 467–469
Bosch X., Theroux P., Pelletier G. B., Sanz G., Roy D., Waters D.: Clinical and angiographic features and prognostic significancy of early postinfarction angina with and without electrocardiographic signs of transient ischemia. Amer. J. Med. 91 (1991), 493–501
Braunwald E.: Unstable angina. A classification. Circulation 80 (1989), 410–414
Braunwald E., Mark D. B., Jones R. H., Cheitlin M. D., Fuster V., McCauley K. M., Edwards C., Green L. A., Mushlin A. I., Swain J. A., Smith III E. E., Cowan M., Rose G. C., Concannon C. A., Grines C. L., Brown L., Lytle B. W., Goldman L., Topol E. J., Willerson J. T., Brown J., Archibald N.: Unstable angina. Diagnosis and management. Clinical practice guideline 10 – AHCPR – publication No. 94-0602 (U.S. Department of Health and Human Services: Rockville 1994)
Braunwald E.: Myocardial reperfusion, limitation of infarct size, reduction of left ventricular dysfunction, and improved survival. Should the paradigm be expanded? Circulation 79 (1989): 441–444
Bristow M. R., Ginsburg R., Minobe W., Cubiciotti R. S., Sageman W. S., Lurie K., Billingham M. E., Harrison D. E., Stinson E. B.: Decreased catecholamine sensitivity and beta-adrenergic receptor density in failing human hearts. New Engl. J. Med. 307 (1982), 205–211
Bristow M. R., Hershberger R. E., Port J. D., Minobe W., Rasmussen R.: ß1- and ß2-adrenergic receptor-mediated adenylate cyclase stimulation in nonfailing and failing human ventricular myocardium. Molec. Pharmacol. 35 (1989), 295–303

Cairns J. A., Gent M., Singer J., Finnis K. J., Frogatt G. M., Holder D. A., Jablonsky G., Kostok W. J., Melendez L. J., Myers M. G.: Aspirin, sulfinpyrazone, or both in unstable angina. New Engl. J. Med. 313 (1985), 1369–1375
CIBIS Investigators and Commitees: A randomized trial of ß-blockade in heart failure. The cardiac insufficiency bisoprolol study. Circulation 90 (1994), 1765–1773
Cleland, J. G. F., Dargie H. J.: Arrhythmias, catecholamines and electrolytes. Amer. J. Cardiol. 62 (1988), 55–59.
Cohen M., Adams P. C., Parry K., Xiong J., Chamberlain D., Wieczorek I., Fox K. A., Chesebro J. H., Strain J., Keller C., Kelly A., Lancaster G., Ali Kronmal J., Fuster V.: Antithrombotic Therapy in Acute Coronary Syndromes Research Group: Combination antithrombotic Therapy in unstable rest angina and non-Q-wave infarction in nonprior aspirin users. Primary end points analysis from the ATACS trial. Circulation 89 (1994), 81–88
Duncan B., Fulton M., Morrison S. L., Lutz W., Donald K. W., Kerr F., Kirby B. J., Julian D. G., Oliver M. F.: Prognosis of new an worsening angina pectoris. Brit. med. J. 1976/I, 981–985
Falk E.: Unstable angina with fatal outcome, Dynamic coronary thrombosis leading to infarction and/or sudden death. Autopsy evidence of recurrent mural thrombosis with peripheral embolization culminating in total vascular occulsion. Circulation 71 (1985), 699–708
Francis G. S., Benedict C., Johnstone D. E., Kirlin P. C., Nicklas J., Liang C., Kubo S. H., Rudin-Toretski E., Yusef S.: Comparsion of neuroendocrine activation in patients with left ventricular dysfunktion with and without congestive heart failure. A substudy of the studies of left ventricular dysfunction (SOLVD). Circulation 82 (1990), 1724–1730
Freeman M. R., Langer A., Wilson R. F., Morgan C. D., Armstrong P. W.: Thrombolysis in unstable angina. A randomized doubleblind trial of t-PA an placebo. Circulation 85 (1992), 150–157
Fuster V., Badimon L., Chesebro J.: The pathogenesis of coronary artery disease and the acute coronary syndromes. First of two parts. New Engl. J. Med. 326 (1992), 242–250
Fuster V., Badimon L., Badimon J., Chesebro J.: The pathogenesis of coronary artery disease and the acute coronary syndromes. Second of two parts. New Engl. J. Med. 326 (1992), 242–250
Goldstein D. S.: Plasma norepinephrine as an indicator of sympathetic neural activity in clinical cardiology. Amer. J. Cardiol. 48 (1981), 1147–1154
Görge G., Haude M., von Birgelen C., Caspari G., Erbel R.: Reperfusionstherapie bei akutem Myocardinfarkt. Dtsch. med. Wschr. 120 (1995), 375–382
Heintzen M. P., Strauer B. E.: Interventionelle Strategien bei kritischen Situationen der koronaren Herzkrankheit. Intensivmed. 31 (1994), 277–287
Heart and Stroke Facts:1996 Statistical Supplement. Dallas,Tex: American Heart Association, 1995
Hochrain H.: Streptokinase (Fibrinolyse) im Notarztwagen. In: Notfallmed 15 (1985): 1434–1435
Jollins J. G., DeLong E. R., Peterson E. D. et al.: Outcome of acute myocardial infarction according to the speciality of the admitting physician. N. Engl. J. Med. (1996); 335:1880–1887
Karlson, B. W., Herlitz J., Petterson P., Hallgren P., Stromborn U., Hjalmarson A.: One-year prognosis in patients hospitalized with a history of unstable angina pectoris. Clin. Cardiol. 16 (1993), 397–402
Klein W., Eber B., Dusleag J. , Rotman B., Gasser R., Weinrauch V., Brussee H.: New concepts in ischemia prevention. J. cardiovasc. Pharmac. 18 (Suppl. 9)

Kurz T., Rauch B., Kübler W.: Antianginöse Therapie der koronaren Herzerkrankung. Mono- und Kombinationsbehandlung. Z. Kardiol. 80 (1991), 305–316

Lee H. L., Juarez G., Cook E. F., Weisberg M. C., Rouan G. W., Brand D. A., Goldman L.: Ruling out myocardial infarction. A prospective multicenter validation of a 12-hour strategy for patients at low risk. New Engl. J. Med. 324 (1991), 1239–1246

Leschke M., Blanke H., Stellwaag M., Motz W., Strauer B. E.: Hyperfibrinogenämie und pathologische Plasmaviskosität. Pathogenetische Faktoren bei der instabilen Angina pectoris? Dtsch. med. Wschr. 113 (1988), 1175–1181

Lewis H. D., Davies J. W., Archibald D. G., Steinke W. E., Smitherman T. C., Doherty J. E., Schnaper H. M., Lewinter M. M., Lineres E., Pouget J. M., Sabharwal S. C., Chesler E., DeMots: Protective effekts of aspirin against acute myocardial infarction and death in men with unstable angina. Results of a Veterans Administration Cooperative Study. New. Engl. J. Med. 309 (1983), 396–403

Lijnen H. R., Collen D.: Strategies for the improvement of thrombolytic agents. Thromb Haemost. 66 (1991): 88–110

Marder V. J., Sherry S.: Thrombolytic therapie: current status (first of two parts). N. Engl. J. Med. 318 (1988): 1512–1520

Maseri A., Abbate A. L., Baroldi G., Chierchia S., Marzilli M., Ballestra M., Severi S., Parodi O., Biagini A., Distante A., Pesola A.: Coronary vasospasm as a possible cause of myocardial infarction. A conclusion derived from „preinfarction" angina. New Engl. J. Med. 299 (1978): 1271–1277

Morgan H. E., Baker K. M.: Cardiac hypertrophy. Mechanical, neural and endocrine dependence. Circulation 83 (1991), 13–25

Motz W., Kelm M., Schwartzkopff B., Strauer B. E.: Angina pectoris bei arterieller Hypertonie und normalem Koronarangiogramm. Dtsch. med. Wschr. 119 (1994), 593–595.

Muller J. E., Tofler G. H., Stone P. H.: Circadian triggers of onset of acute cardiovascular disease, Circulation 79 (1989), 733–743

Nattel S., Warnica W., Ogilvie R. I.: Indications for admission to a coronary care unit in patients with unstable angina. Canad. med. Ass. J. 122 (1980), 180–184

Olsen S. L., Gilbert E. M., Renlund D. G., Taylor D. O., Yanowitz F. D., Bristow M. R.: Carvediol improves left ventricular function and symptoms in chronic heart failure. A double-blind randomized study. J. Amer. Coll. Cardiol. 25 (1995), 1225–1231

Packer M.: Neurohormonal interactions and adaptations in congestive heart failure. Circulation 77 (1988), 721–730

Pamley W. W.: Factors causing arrhythmias in chronic congestive heart failure. Amer. Heart J. 5 (1987), 1267–1272

Ryan T. J., Anderson J. L., Antman E. M., et al. ACC/AHA guidelines for the management of patients with acute myocardial infarction: J AM Coll. cardiol. 1996; 28: 1328–1428

Rupprecht H. J., Brennecke R., Kottmeyer M., Bernhard G., Erbel R., Pop T., Meyer J.: Short- and long-term outcome after PTCA in patients with stable and unstable angina pectoris. Europ. Heart J. 11 (1990), 964–973

Safar P. (ed.): Brain resuscitation, Special Issue. Crit. Care med. 6 (1978): 199–291

Safar P., Brown T. C., Holtey W. H. et. al.: Ventilation and circulation with closed chest cardiac massage in man. J. Am. Med. Assoc. 176 (1961): 574

Scheffold T., Zehelein J., Müller-Bardorf M., Katus H. A.: Ischämiemonitoring mit neuen Markern. Z. Kardiol. 83, Suppl. 6 (1994), 74–82
Schoebel F. C., Leschke M., Strauer B. E.: Therapiefraktäre Angina pectoris. Pathophysiologische Grundlagen und alternative Therapieansätze. Dtsch. med. Wschr. 120 (1995), 301–307
Schoebel, F. C., Jax T. W., Leschke M., Strauer B. E.: Therapiefraktäre Angina pectoris bei koronarer Herzkrankheit. Ein Koronarsyndrom mit intensivmedizinischer Bedeutung. Intensivmed. 32 (1995), 552–559
Schoebel F. C., Stein D., Heins M., Heintzen M. P., Leschke M., Strauer B. E.: Systemische Thrombolyse bei instabiler Angina pectoris. Neue Aspekte bei therapiefraktären Patienten. Perfusion 8 (1995), 324–330
Schreiber T. L., Rizik D., White C., Sharma G. V. R., Cowley M., Macina G., Reddy P. S., Kantounis L., Timmis G. C., Margulis A., Bunnell P., Barker W., Sasahara A.: Randomized trial of thrombolysis versus heparin in unstable angina. Circulation 86 (1992), 1642–1644
Schröder R.: Thrombolyse bei akutem Myocardinfarkt: Eine Standortbestimmung. Z. Kardiol. 78 (1989): 41–62
Swedberg K., Hjalmarson A., Waagstein F., Wallentin I.: Prolongation of survival in congestive cardiomyopathy by beta-receptor blockade. Lancet 1979/I, 1374–1376
The RISC Group: Risk of myocardial infarction and death during treatment with low dose aspirin and intravenous heparin in men with unstable coronary artery disease. Lancet 336 (1990), 827–830
Theroux P., Quimet H., McCans J., Latour J. G., Joly P., Levy G., Pelletier E., Juneau M., Stasiak J., de Guise P., Pelletier G. B., Rinzler D., Waters D. D.: Aspirin, heparin, or both to treat acute unstable angina. New Engl. J. Med. 319 (1988), 1105–1111
Theroux P., Waters D., Qiu S., McCans J., de Guise P., Juneau M.: Aspirin versus heparin to prevent myocardial infarction during the acute phase of unstable angina. Circulation 88 (1993), 2045–2048
Tiefenbrunn A. J., Sobel B. E.: The impact of coronary thrombolysis on myocardial infarction. Fibrinolysis 3 (1989): 1–15
Tisherman S., Safar P., Sterz F., Weinrauch V., Kuboyama K., Leonov Y., Stezoski S. W.: Methods for rapid induction of resuscitative cerebral hypothermia. Prehosp Disaster Med 1991; 6: 207
Waagstein F. A. Hjalmarson K., Swedberg I., Wallentin I.: Betablockers in dilated cardiomyopathy. They work. Europ. Heart J. 4, Suppl. A (1983), 173–177
Weinrauch V., Brussee H., Sterz F., Silly H., Die Therapie des Herzinfarktes in der Prähospitalphase.Therapiewoche Österreich 6, 7: 457–462
Weinrauch V., Eber B., Brussee H., Farkas A.: Kardiologische Notfälle in der Praxis. Verlag Krause und Pachernegg
Weinrauch V., Prause G., Brussee H., Dusleag H., Eber B. et. al.: Relevanz der Pupillengröße und Lichtreaktion im Rahmen der kardiopulmonalen Reanimation. Acta Medica Austriaca 15: 60 (1988)
Weinrauch V., Safar P., Tisherman, Kuboyama K., Radovsky A.: Beneficial effect of mild hypothermia and detremental effekt of deep hypothermia after cardiac arrest. Stroke 23 (1992), 1454–1462
Westhoff-Bleck M.,Gulba D. C., Claus G., Rafflenbleul W., Lichtlen P. R.: Lysetherapie bei protrahierter kardiopulmonaler Reanimation: Nutzen und Komplikationen. Z. Kardiol. 80 (Suppl 3: 139) (1991)

White L. D., Lee T. H., Cook E. F., Weisberg M. C., Rouan G. W., Brand D. A., Goldman L.: Chest paint Study Group: Comparison of the natural history of new onset and exacerbated chronic ischemic heart disease. J. Amer. Coll. Cardiol. 16 (1990), 304–310

Weisfeldt M. L., Kerber R. E., Mc Goldrick R. P. et. al.: American Heart Association report on the public access Defibrillation Conference, December 1994, 8–10

Automatic External defibrillation Task Force. Circulation 1995; 92: 2740–2747

Autor:
Prim. Dr. Viktor Weinrauch
Merkursanatorium St. Radegund
Diepoldsbergerstraße 40
A-8061 St. Radegund

Der Schrittmacher-Patient in der Notfallsituation

B. Rotmann

Man unterscheidet grundsätzlich zwei Situationen:
1. den Schrittmacher-Patienten im Notfall und
2. den Schrittmacher-Patienten, der durch eine Schrittmacherfehlfunktion in eine Notfallsituation gerät.

Der Schrittmacher-Patient in einer nicht durch den Schrittmacher bedingten Notfallsituation
Dieser ist grundsätzlich wie ein Patient ohne Schrittmacher (SM) zu behandeln. Zu beachten wäre nur die Auflage der Elektroden bei einer etwaig notwendigen Defibrillation.
1. Es sollte niemals die Elektrode über dem Schrittmachergehäuse plaziert werden.
2. Die beste Elektrodenauflage zur effektiven Defibrillation ist die anterior-posteriore Positionierung.

Der Schrittmacher-Patient, der durch eine Schrittmacherfehlfunktion in eine Notfallsituation gerät
Eine Schrittmacherfehlfunktion kann zum Ausfall des Schrittmachers bzw. zu einem Fehlverhalten des Aggregats führen, das aggregatbedingt, elektrodenbedingt, aufgrund myokardialer Veränderungen oder durch eine Fehlprogrammierung verursacht sein kann.

Aggregatbedingt
Die häufigste aggregatbedingte Fehlfunktion ist die Batterieerschöpfung. Es kann dadurch zu einem Ausfall des Schrittmachers bzw. zu einer Unterschreitung der programmierten Frequenz kommen. Die Folge ist eine bradykarde Schrittmacheraktion.

- EKG:
  bradykarder Schrittmacherrhythmus oder bradykarder Grundrhythmus ohne SM-Aktion (loss of pacing)
- Therapie:
  Atropin, Itrop, externer Schrittmacher, CPR

Sondenbedingt
Sondenprobleme können als Früh- und Spätkomplikation nach SM-Implantation auftreten. Ursachen sind Sondenbruch, Sondendislokation, Konnektorfehler und Perforation.

- EKG:
  1. Stimulationsfehler
     loss of Pacing (siehe aggregatbedingt)
     Exitblock: Stimulus ohne Impulsbeantwortung.
  2. Sensingfehler
     Oversensing: Störsignale ohne Schrittmacher oder
     Undersensing: fixfrequente Stimulation des SM, z. T. Einfall des SM in die vulnerable Phase, mit potentieller Möglichkeit der Induktion von Kammerflimmern

- Therapie:
  ad 1: Atropin, Itrop, externer SM, CPR
  ad 2: Observanz, ggf. Defibrillation

Myokardial bedingt
Durch myokardiale Veränderungen, wie z. B. Ischämie oder Fibrosen, kann es zum Reizschwellenanstieg und somit zum Exit-Block kommen.

- EKG:
  Exit-Block: Stimulus ohne Impulsbeantwortung
- Therapie:
  Atropin, Itrop, externer SM, CPR

Programmierungsbedingt
Aufgrund von fehlerhaften Programmierungen können bradykarde und tachykarde Grundrhythmen auftreten, die den Patienten nur bei gleichzeitig schwerer kardialer Grundkrankheit in eine Notfallsituation bringen können. Aus einem sogenannten T-Wellensensing kann ein bradykarder SM-Rhythmus resultieren. Bei Zweikammersystemen kann beim Wechsel vom Sinusrhythmus zum Vorhofflimmern-flattern eine rasche Überleitung zu einer SM-Tachykardie mit der im oberen Frequenzbereich (max. 160/min) programmierten Frequenz führen. Weiters kann die Erkennung einer retrograd geleiteten Vorhofaktion zu einer schrittmachermediierten Tachykardie (PMT, Endless loop Tc), ebenfalls im programmierten oberen Frequenzbereich, führen. Diese Situation ist für Patienten mit akuter Ischämie oder Herzinsuffizienz nicht lange tolerabel.

- EKG:
  bradykarder SM-Rhythmus
  Tachykardie mit vorangehendem Spike im oberen, programmierten Frequenzbereich
- Therapie:
  Magnetauflage beendet Tachykardie und Bradykardie

Zusammenfassung:

Der SM-Patient im Notfall:
- Therapie wie Patient ohne SM
- Bei notwendiger Defibrillation:
  nie über Gehäuse defibrillieren
  Position: anterior-posterior

Bei SM-Fehlfunktionen:
- Therapie bei resultierend bradykardem Grundrhythmus/Asystolie:
  Atropin, Itrop, externer SM, CPR
- Therapie bei resultierendem tachykardem Grundrhythmus:
  Magnetauflage

**Cave:
Jeden SM-Patienten nach Notfall/ Defibrillation in die SM-Ambulanz zuweisen!**

Nachtrag: SM-Code

Ort der Stimulation	Ort der Wahrnehmung	Modus	Zusatzfunktion
V	V	I	R
A	A	T	
D	D	D	

Tabelle 40: Schrittmachercode

A = Atrium
V = Ventrikel
D = Atrium und Ventrikel

I = inhibiert
T = getriggert
D = inhibiert und getriggert

R = frequenzadaptiv

Häufigste SM: 1-Kammer: VVI (R)
                2-Kammer   DDD (R)

Autor:
OA Dr. Brigitte Rotmann
Department für Kardiologie der Medizinischen Univ. Klinik Graz
Auenbruggerplatz 4
A-8036 Graz

Die präklinische Thrombolyse

R. Zweiker, H. Brussee, G. Brunner

Einleitung
Die thrombolytische Therapie stellt mittlerweile eine etablierte und effektive Behandlungsform verschiedener Krankheitsbilder, die durch thrombembolische Gefäßverschlüsse bedingt sind, dar. So werden der akute Myokardinfarkt, die Pulmonalarterienembolie, Verschlüsse peripherer Gefäße und, im Rahmen von Studien, der akute thrombembolisch bedingte Schlaganfall mit dieser Therapieform behandelt. Da vor allem für den akuten Myokardinfarkt sowie für die Pulmonalarterienembolie der Zeitfaktor aufgrund der nur kurzen Ischämietoleranz der betroffenen Organe bzw. der durch diese Krankheitsbilder verursachten konsekutiven Ausfälle anderer Organsysteme von extremer Wichtigkeit ist, gewinnt der möglichst frühzeitige Einsatz von Thrombolytika schon in der präklinischen Phase immer mehr an Bedeutung. Im folgenden wird auf die präklinische Lysetherapie des akuten Myokardinfarktes eingegangen.

Thrombolyse – Hintergrund
In den westlichen Ländern stehen cardiovaskuläre Erkrankungen als Folge der Arteriosklerose immer noch an erster Stelle der Todesursachen im Erwachsenenalter. Es sind, nach den Daten des Österreichischen Statistischen Zentralamtes, von den 83.162 Todesfällen in Österreich im Jahre 1992 43.781 (53%) auf cardiovaskuläre Erkrankungen zurückzuführen. Den größten Teil zur cardiovaskulären Mortalität trägt der akute Myokardinfarkt bei. So stirbt in Österreich alle 12 Minuten ein Mensch den Herztod.

Zahlreiche in den letzten Jahren durchgeführte Studien, die erste bereits 1971, bewiesen den günstigen Effekt der thrombolytischen Therapie, wobei die 1-Monats-Mortalität um 25% gesenkt werden konnte. Diese Therapieform findet daher seit Jahren breite Anwendung. Die 1-Monats-Mortalität bei Patienten mit akutem Myokardinfarkt liegt ohne Lyse zwischen 20 und 30% (Altersgruppe > 65 Jahre) beziehungsweise 15% (Altersgruppe < 65 Jahre). Diese hohe Mortalität konnte durch die Fibrinolyse und die Gabe von Aspirin um 30–40% gesenkt werden. Ebenso werden durch die Wiedereröffnung des infarktbezogenen Gefäßes die Häufigkeit maligner Arrhythmien und das Auftreten einer Postinfarkt-Angina-Pectoris-Symptomatik sowie einer Herzinsuffizienz vermindert. Der Benefit, der durch die präklinische Lyse erzielt werden kann, ist um so größer, je früher eine suffiziente Reperfusion im verschlossenen Koronargefäß erreicht wird. So konnte der positive Effekt vor allem in den ersten 6 Stunden, in abgeschwächter Form innerhalb der ersten 12 Stunden nach dem Beginn der Symptomatik nachgewiesen werden. Es besteht somit ein linearer Zusammenhang zwischen der Zeit, die von Symptombeginn bis zur erfolgreichen Reperfusion und dem Mortalitäts-/Morbiditätsgewinn vergeht. Dieses Faktum ist aus mehreren Gründen relevant. Zum einen harren die Patienten eine beträchtliche Zeitspanne, trotz der Beschwerden, zu Hause aus und versuchen eine Besserung mit sublingual applizierten Nitraten zu erreichen, zum anderen entstehen Verzögerungen durch die oft nicht sofort verständigten adäquaten Rettungsmittel (NAW), die häufig erst durch den zuvor herbeigeholten Hausarzt oder durch einen RTW angefordert werden. Wenn nun auch der Anfahrtsweg lange dauert (Entfernung, Verkehrssituation) und die „door-to-needle time" im Krankenhaus berücksichtigt wird, wird die Zeitverzögerung bis zum Beginn der Lysebehandlung evident. Gerade die präklinische Thrombolyse kann diese Zeitspanne wesentlich verkürzen. In den letzten Jahren sind einige wissenschaftliche Untersuchungen publiziert worden, die diesen Benefit auch belegen.

Indikationen zur Thrombolyse
Die Indikation zur Thrombolyse des Myokardinfarktes im allgemeinen und auch in der Präklinik stellt der akute transmurale Infarkt mit seinen typischen Zeichen im 12-Ableitungs-EKG dar. So müssen beim akuten Hinterwandinfarkt die typischen monophasischen ST-Hebungen von 1 mV in den Extremitätenableitungen (II, III, aVF) bzw. beim akuten Vorderwandinfarkt 2 mV in den Brustwandableitungen (V1–V6) nachweisbar sein. Auch bei Vorliegen eines Linksschenkelblockbildes im EKG besteht bei typischer Symptomatik eine Lyseindikation. Da in diesem Fall aber die Interpretation des EKGs erschwert ist und besonders wenn die typischen Infarktzeichen nicht zum Tragen kommen, sollten diese Patienten eher intrahospital oder prähospital nur von einem erfahrenen Arzt lysiert werden.

Vor allem Patienten mit einem kurzen Zeitabstand vom Schmerzbeginn bis zur Einleitung der Behandlung profitieren von einer frühzeitigen Lyse. Bei längerer Verzögerung ist der Benefit schon deutlich geringer, so daß aufgrund des Risikos, das mit einer solchen Therapie ebenso eingegangen wird, vor allem Patienten mit einem Delay < 6 Stunden präklinisch lysiert werden sollten. Ebenso müssen die Beschwerden infarkttypisch sein und seit mindestens 20 Minuten bestehen. Als infarkttypisch gilt eine akute thorakale Schmerzsymptomatik von dumpfem, drückendem Charakter, eventuell ausstrahlend in den linken Arm, in den Oberbauch oder in die Halsregion. Zumeist gibt der Patient auch eine kardiale Vorgeschichte im Sinne von belastungsabhängiger Angina pectoris sowie Dyspnoe an. Bei längerer Zeitverzögerung sollte dem Arzt des aufnehmenden Krankenhauses die Entscheidung bezüglich der Lysetherapie vorbehalten bleiben, da intrahospital mehr diagnostische Möglichkeiten zur Risikoevaluierung zur Verfügung stehen als in der Präklinik.

Thrombolyse – Indikationen		
EKG	akuter transmuraler Infarkt	Vorderwandinfarkt / Hinterwandinfarkt
	neu aufgetretener Linksschenkelblock	
	symptomtypisch bei < 6 Stunden Delay	

Tabelle 41: Indikationen zur Thrombolyse

Kontraindikationen zur Thrombolyse
Die Kontraindikationen zur Thrombolyse werden mit zunehmendem Erfahrungsgewinn, den man mit dieser Therapieform erzielt hat, immer weniger. Da der Myokardinfarkt ein potentiell lebensbedrohliches Zustandsbild darstellt, sind die durch die Lyse in Kauf zu nehmenden Risiken mit dem Grundleiden abzuwägen. Es ist jedoch auch festzuhalten, daß das Risiko für einen Patienten, bei Vorliegen eines Infarktes, durchaus unterschiedlich sein kann. So birgt ein kleiner diaphragmaler Infarkt wesentlich geringere Gefahren für das Leben eines Patienten, wenn man von malignen Arrhythmien einmal absieht, als ein großer Vorderwandspitzeninfarkt mit einhergehendem myokardialem Pumpversagen (Lungenödem und/oder kardiogener Schock).

Entsprechend der Risikokonstellation ist dann auch das Blutungsrisiko, dem der Patient durch die Thrombolyse ausgesetzt wird, zu bewerten. Das Blutungsrisiko steigt im allgemeinen mit zunehmendem Alter, höherem Blutdruck und vorbestehender Gefäßschädigung (Extrembeispiel ist der durchgemachte apoplektische Insult). Aus diesen Überlegungen ergibt sich, daß die nachfolgend angeführten Kontraindikationen jeweils in Abhängigkeit von der Ausdehnung des Infarktes und seinen vor allem hämodynamischen und rhythmologischen Auswirkungen zu sehen sind.

Thrombolyse – Kontraindikationen:
Insult/TIA < 6 Monate
Schädel-Hirn-Trauma < 6 Monate
cerebrale Operationen < 6 Monate
gastrointestinale Blutung/akutes Abdomen < 1 Monat
hämorrhagische Diathese/orale Antikoagulation
therapierefraktäre Hypertonie > 200/120 mm Hg
frische Blutung
fortgeschrittene maligne Erkrankung
Schwangerschaft

Tabelle 42: Kontraindikationen der Lyse

Thrombolytika
Zur Durchführung der Thrombolyse sind verschiedene Substanzen in Gebrauch. So gibt es Erfahrungen an großen Patientenzahlen mit der Streptokinase, die allerdings verschiedene Nachteile aufweist, wie eine lange Halbwertzeit, häufig auftretende allergische Reaktionen und eine geringere Fibrinspezifität im Vergleich zu den neueren Thrombolytika. Die weniger oft im Rahmen von Studien verwendete Urokinase ist ebenso wie die Streptokinase zu den älteren Thrombolytika zu zählen. Neuere Substanzen sind der rekombinante tissue-type plasminogen-Aktivator (rt-PA) sowie Abkömmlinge. Diese Substanzen sind durch eine höhere Fibrinspezifität mit höherer fibrinolytischer Aktivität, aber auch durch etwas höhere Blutungsrisiken gekennzeichnet. Die Verabreichung dieser Substanzen erfolgt entweder als Bolus oder als kontinuierliche Infusion oder aus einer Kombination von beidem. So wird die rt-PA vor allem nach dem sogenannten Neuhaus-Schema („front-loaded") angewandt, gefolgt in dem ein Bolus von 15 mg, von einer kontinuierlichen Infusion von 50 mg über 30 Minuten und 35 mg über 60 Minuten, verabreicht wird. Da im Notarztdienst kontinuierliche Infusionen weniger praktikabel als Bolusgaben sind, stellt die Reteplase, die eine Fortentwicklung der rt-PA darstellt und in 2 Bolusgaben verabreicht wird, eine gut gangbare Alternative in der Preklinik dar. Wichtig zu erwähnen ist jedoch, daß in allen Studien, die Thrombolyse mit rt-PA oder Abkömmlingen betreffend, adjuvant Heparin und Aspirin verabreicht wurden. Daher sollten beim Einleiten einer solchen Behandlung in der Preklinik ebenfalls Heparin und Aspirin gegeben werden.

Nebenwirkungen der Thrombolyse
Die Hauptnebenwirkung der Thrombolytika besteht in ihrer eigentlichen Wirkung, nämlich der Gerinnselauflösung und der damit einhergehenden Blutungsneigung. Am gefürchtetsten sind

intracerebrale Blutungen, die bei 1–4% der Patienten auftreten. So haben vor allem Patienten >75 Jahre gegenüber jüngeren Patienten ein deutlich erhöhtes Blutungsrisiko. Auch bestehen Unterschiede in Abhängigkeit von der verwendeten Substanz. So sind bei Streptokinase-Lysen Blutungen wesentlich seltener als bei neueren Thrombolytika. Die Streptase ist allerdings durch eine geringere Effektivität sowie mehr allergische Reaktionen und eine längere Halbwertzeit gekennzeichnet.

Adjuvante Therapie des Myokardinfarktes
Neben der Lysetherapie ist vor allem die adjuvante Therapie des akuten Myokardinfarktes eine Domäne der Präklinik. So sind Allgemeinmaßnahmen, wie Lagerung mit erhöhtem Oberkörper, Sauerstoffgabe, beruhigendes Einwirken, Analgosedierung mit Benzodiazepinen und Morphinderivaten sowie die sublinguale Nitratverabreichung, bei ausreichendem systolischen Blutdruck, sehr wirkungsvolle Maßnahmen. Als absolut lebensverlängernd hat sich in großen Studien die Gabe von Acetylsalicylsäure erwiesen. Sie sollte daher möglichst frühzeitig verabreicht werden. Ebenso konnte der günstige Einfluß von Heparin, vor allem in Kombination mit rt-PA, gezeigt werden. Eine möglichst frühzeitige i. v. oder s. c.-Heparinisierung ist daher ebenfalls anzustreben. Als Ausnahme hierfür gilt lediglich die Lysetherapie mit Streptokinase, bei der erst nach 4–6 Stunden auch Heparin verabreicht werden darf. Betablocker zeigten ebenfalls einen deutlichen Benefit für den Patienten mit einem akuten Koronarsyndrom. Sie sollten daher nach Ausschluß von Kontraindikationen (höhergradige AV-Blockierungen, hämodynamische Instabilität, Katecholamintherapie, schwere obstruktive Lungenerkrankungen) auch in der präklinischen Therapie ihren Platz finden, vor allem auch zur Behandlung von Komplikationen, wie Arrhythmien, supraventrikulären Tachykardien etc. An fallweise benötigten Medikamenten sind Katecholamine, wie Dobutamin (Rückwärtsversagen), Dopamin (Vorwärtsversagen) oder Adrenalin, sowie zur Therapie durch akute Ischämie hervorgerufener Arrhythmien das Xylocain zu erwähnen. Die Differentialtherapie der Komplikationen des akuten Infarktes sowie der adjuvanten Therapie im speziellen ist Inhalt anderer Kapitel dieses Buches.

Adjuvante Therapie
Bettruhe mit erhöhter Oberkörperlagerung
Monitorisierung (EKG/Pulsoxymetrie/RR-Messung)
Analgosedierung
Sauerstoff
Nitrate sublingual/i. v.
Aspirin 100–250 mg i. v./p. o./sublingual
5.000 I. E. Heparin i. v./s. c.
Betablocker
fakultativ: Katecholamine (Dopamin/Dobutamin/Adrenalin)
Atropin
Xylocain

Tabelle 43: Adjuvante Therapie

EKG-Beispiele

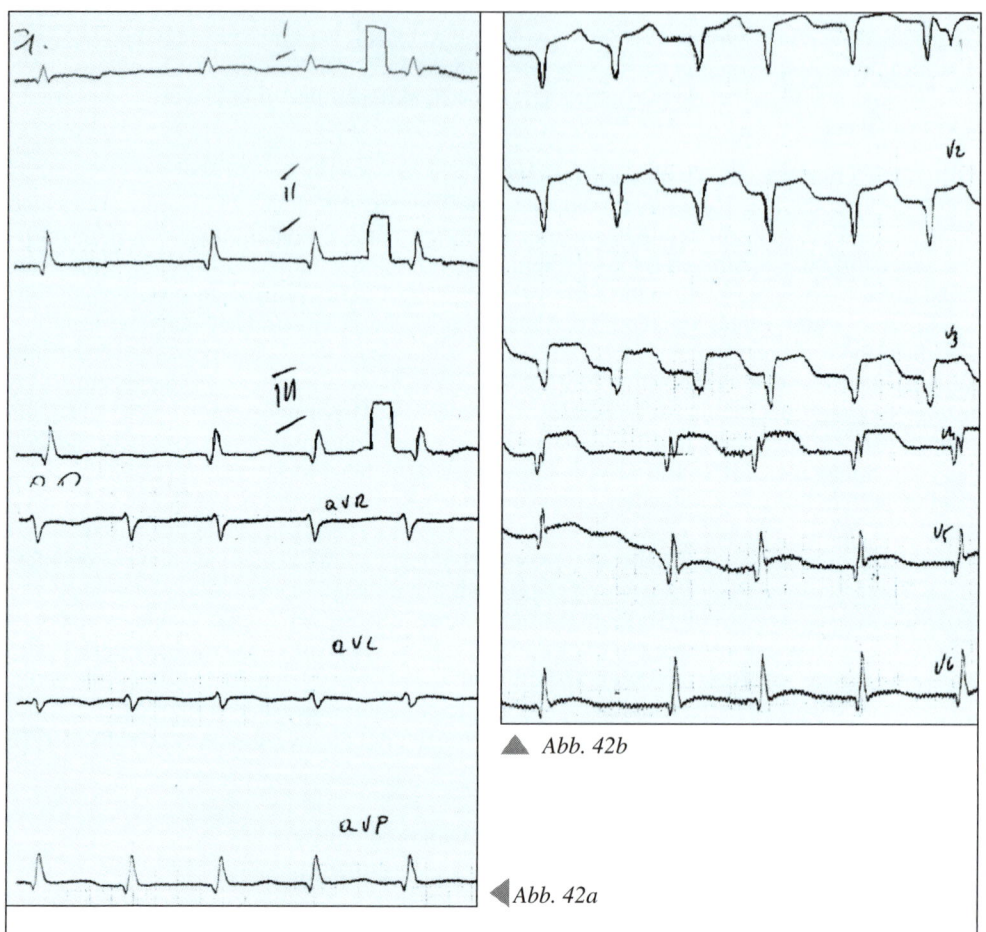

Abb. 42b

Abb. 42a

Abb. 42a + b: *Vorhofflimmern, gut regularisiert, Indifferenztyp, Q in II, II, aVF, entsprechend einer Hinterwandmyocardinfarktnarbe, BWA: QS-Komplex mit ST-Hebung V1–6, entsprechend einem akuten großen Vorderwandspitzeninfarkt im Stadium I*

Internistische Notfälle

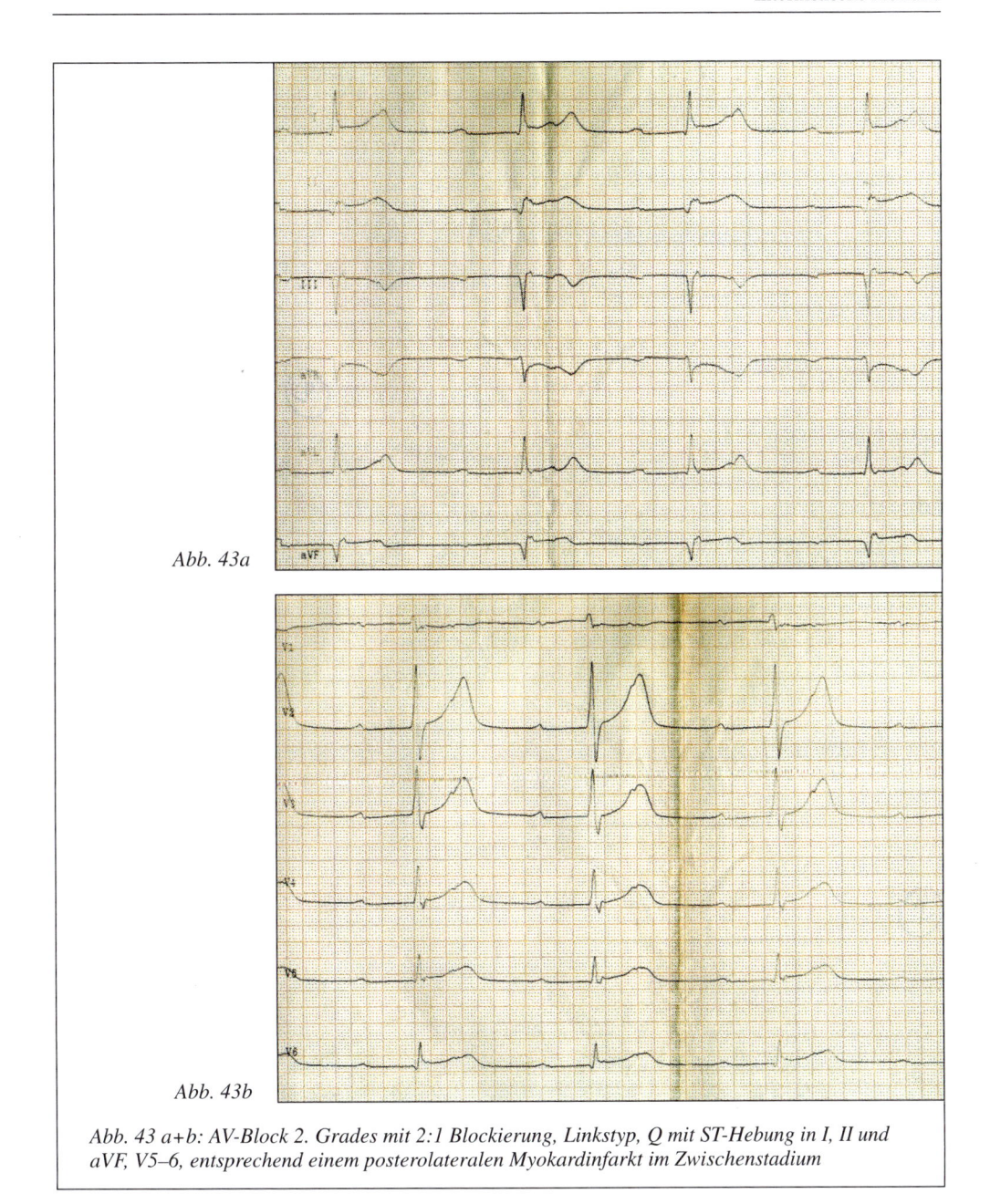

Abb. 43a

Abb. 43b

Abb. 43 a+b: AV-Block 2. Grades mit 2:1 Blockierung, Linkstyp, Q mit ST-Hebung in I, II und aVF, V5–6, entsprechend einem posterolateralen Myokardinfarkt im Zwischenstadium

Abb. 44a

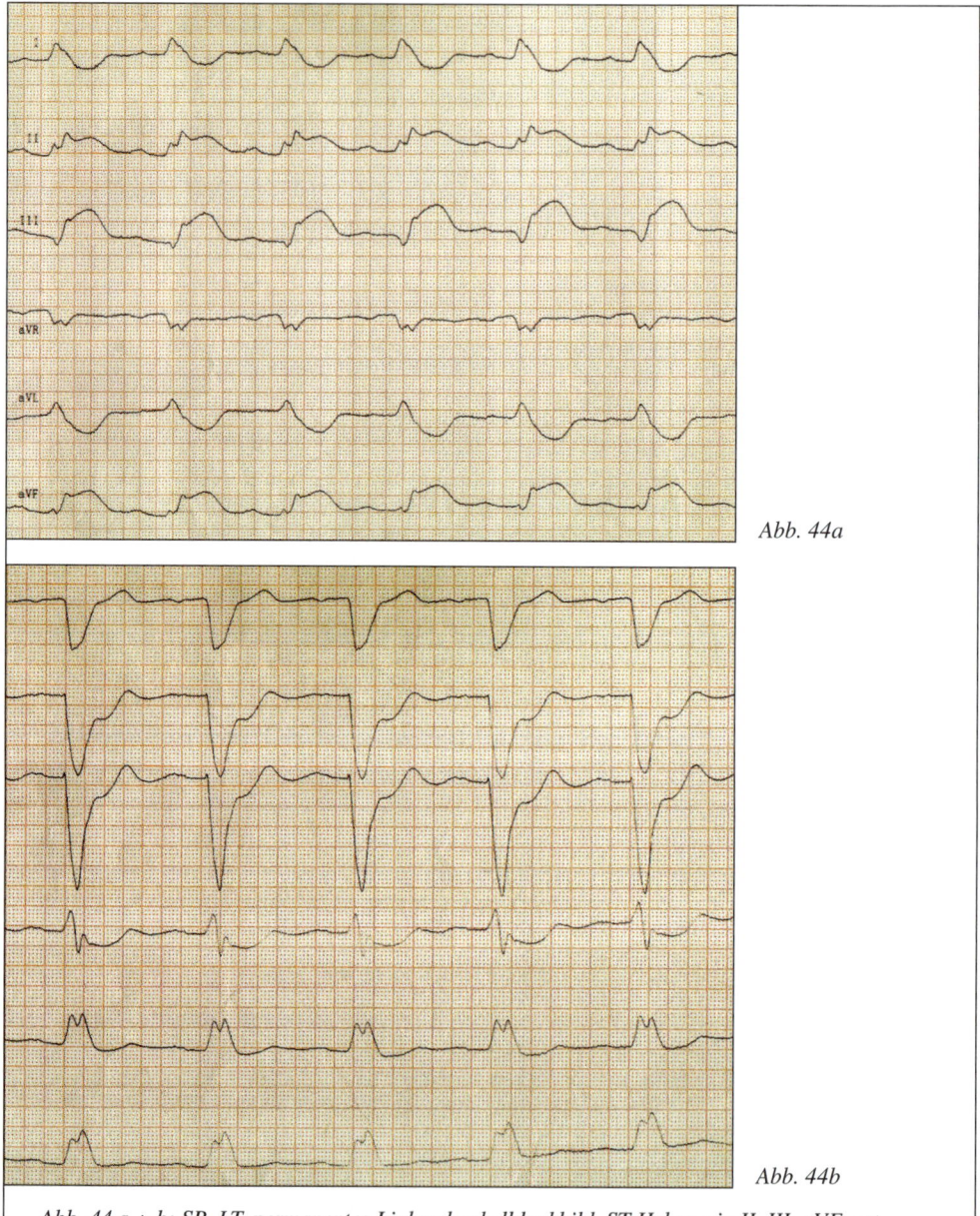

Abb. 44b

Abb. 44 a + b: SR, LT, permanentes Linksschenkelblockbild, ST-Hebung in II, III, aVF, entsprechend einem akuten Hinterwandmyokardinfarkt im Stadium I, der trotz Linksschenkelblocks erkennbar ist

Literatur:
AIMS Trial Study Group: Effect of intravenous APSAC on mortality after acute myokardial infarction: final report of the AIMS-study. Lancet 1990; 335: 427–431
Anderson H. V., Willerson J. T.: Thrombolysis in acute myokardial infarction. New Engl. J. Med. 1993; 328: 703–709
Aynian J. Z., Epstein A. M.: Differences in the use of procedures between women and men hospitalized for coronary artery disease. New Engl. J. Med. 1991; 325: 221–225
Boersma E., Maas A. C. P., Deckers J. W., Simoons M. L.: Early thrombolytic treatment in acute myokardial infarction: reappraisel of the golden hour. Lancet 1996; 348: 771–775
Eber B.: Adjuvante Therapie zur Thrombolyse beim akuten Myokardinfarkt. Intensivmed. 1993; 30: 130–137
European Working Party: Streptokinase in recent myokardial infarction: A controlled multicentric trial., Brit. Med. J. 1971; 3: 325–31
Grijseels E. M. W., Deckers J. W., Hoes A. W., Boersma E., Hartman J. A. M., Does E., Simoons M. L.: Implementation of a prehospital decision rule in general practice – triage of patients with suspected myokardial infarction. Eur. Heart. J. 1996; 17: 89–95
Grijseels E. M. W., Deckers J. W., Hoes A. W., Hartman J. A. M., Does E., Loenen E., Simoons M. L.: Prehospital triage of patients with suspected myokardial infarction – Evaluation of previous developed algorithms and new proposals. Eur. Heart. J. 1995; 16: 325–332
Gruppo Italiano per lo Studio della Sopravvivenza nell Infarto Miocardico (GISSI 2): A factorial randomized trial of alteplase versus streptase and heparin versus no heparin among 12490 patients with acute myokardial infarction. Lancet 1990; 336: 65–71
ISIS-2 (Second International Study of Infarct Survival) Collaborative Group.: Randomized trial of intravenous streptokinase, oral aspirin, both, or neither among 17.187 cases of suspected acute myokardial infarction: ISIS 2. Lancet 1988; 333: 349–360
ISIS-3 (Third International Study of Infarct Survival) Collaborative Group.: ISIS-3: a randomized comparison of streptokinase vs tissue plasminogen activator vs anistreplase and of aspirin plus heparin vs aspirin alone among 41299 cases of suspected acute myokardial infarction. Lancet 1992; 339: 753–770
Neuhaus K. L., Feuerer W., Jeep-Tebbe S., Niederer W., Vogt A., Tebbe U.: Improved thrombolysis with a modified dose regimen of recombinant tissue-type plasminogen activator. JACC 1989; 14: 1566–1569
Raitt M. H., Maynard C., Wagner G. S., Cerqueira M. D., Selvester R. H., Weaver D.: Relation between symptom duration before thrombolytic therapy and final myokardial infarct size. Circulation 1996; 93: 48–53
Ridker P. M., O'Donnell C., Marder V. J., Hennekens C. H.: Large-scale trials of thrombolytic therapy for acute myokardial infarction: GISSI-2, ISIS-3 and GUSTO-1. Ann. Intern. Med. 1993; 119: 530–532
Simoons L. S., Maggioni A. P., Knatterud G., Leimberger J. D., de Jaegere P., Van Domburg R., Boersma E., Franzosi M. G., Califf R., Schröder R., Braunwald E..: Individual risk assessment for intracranial hemorrhage during thrombolytic therapy. Lancet 1993; 342: 1523–1528
Sleight P.: Is there an age limit for thrombolytic therapy? Am. J. Cardiol. 1993; 72: 30G–33G
The GUSTO angiographic investigators.: The effects of tissue-plasminogen activator, strepto-

kinase, or both on patency of the coronary-artery, ventricular function and survival after acute myokardial infarction. New Engl. J. Med. 1993; 329: 1615–1622

The GUSTO Investigators: An international randomized trial comparing fourth rombolytic strategies for acute myokardial infarction. New Engl. J. Med. 1993; 329: 673–682

The I.S.A.M. Study Group: A prospective trial of intravenous streptokinase in acute myokardial infarction (ISAM): mortality, morbidity and infarct size at 21 days. New Engl. J. Med. 1986; 314: 1465–1471

The Task force on the management of acute myokardial infarction of the European Society of Cardiology: Acute myokardial infarction: pre-hospital and in-hospital management. Eur. Heart. J. 1996; 17: 43–63

Weaver W. D., Cerquera M., Hallstrom A. P., Litwin P. E., Martin J. S., Kudenchuk P. J., Eisenberg M.: Prehospital-initiated vs hospital-initiated thrombolytic therapy. JAMA 1993; 270: 1211–1216

Wellens H. J. J.: Characteristics of reperfusion arrhythmia. In: Wellens H. J. J and Conover M. B. (editors): The ECG in emergency decision making. WB Saunders Company; Philadelphia 992: 10–11

Yusuf S., Collins R., Peto R., Furberg C., Stampfer M. J., Goldhaber S. Z., Hennekens C. H.: Intravenous and intracoronary fibrinolytic therapy in acute myokardial infarction: overview of results on mortality, reinfarction and side-effects from 33 randomized controlled trials. Eur. Heart. J. 1985; 6: 556–585

Zweiker R., Eber B., Schumacher M., Fruhwald F. M., Pokan R., Klein W.: Thrombolytische Therapie des Myokardinfarktes im hohen Alter. Wien. Klin. Wochenschr. 1995; 107: 202–205

Autoren:
Univ.-Prof. Dr. Robert Zweiker
OA Dr. Helmut Brussee
Intensivstation
OA Dr. Gerd Brunner
Med. Univ. Klinik Graz
Abteilung für Kardiologie
Karl-Franzens-Universität Graz/LKH Graz
Auenbruggerplatz 15
A-8036 Graz

Pulmonale Notfälle (Akute Respiratorische Insuffizienz)

M. Flicker

Um die Homoiostase von Sauerstoff, Kohlendioxid und pH-Wert im Blut und damit auch im Gewebe aufrechtzuerhalten, ist das Zusammenspiel mehrerer Teilfunktionen erforderlich. Diese Teilfunktionen sind:
- die Aufnahme von Sauerstoff in den Organismus bzw. die Abgabe von Kohlendioxid aus dem Organismus – **äußere Atmung**
- der Transport der Gase in den Erythrozyten durch das Herz-Kreislaufsystem
- die Verwertung von Sauerstoff in der Zelle bzw. die Abgabe von Kohlendioxid aus der Zelle – **innere Atmung**

Unter akuter respiratorischer Insuffizienz versteht man die akute Beeinträchtigung der äußeren Atmung.
Einen Überblick über mögliche Ursachen gibt die Tabelle 44.

	Ort der Läsion	**Ursache**
Lunge	große Luftwege	Einengung der oberen Luftwege (Larynx, Trachea), Fremdkörper, Entzündungen – Narben, Tumore, Hämoptoe
	kleine und mittlere Bronchien (ventilatorische Verteilungsstörung)	Status asthmaticus, exazerbierte chronisch obstruktive Lungenerkrankung, Reizgasexposition
	Aa. pulmonales (Perfusionsstörung)	Pulmonalarterienembolie
	Alveolen (Diffusionsstörung)	Lungenödem, Pneumonie, Sauerstoffmangel/Kohlendioxidüberschuß in der Einatemluft
Atempumpe	zentrales und peripheres Nervensystem	neurologische Erkrankungen, obstruktives Schlafapnoesyndrom, Vergiftungen, iatrogen (Sedierung)
	Muskulatur	neurologische Erkrankungen, Erschöpfung (Status asthmaticus)
	Rippen, Wirbelsäule	Frakturen
Koppelung	Pleura	Pneumothorax, Pleuraerguß

Tabelle 44: Ursachen der respiratorischen Insuffizienz

Die Ateminsuffizienz führt zuerst zu einer Verminderung der Sauerstoffaufnahme und damit des arteriellen Sauerstoffpartialdrucks. Die Folge ist eine Erhöhung des Atemminutenvolumens, wodurch dieser Mangel (zumindest teilweise) ausgeglichen werden kann. Es kommt zur respiratorischen Partialinsuffizienz. Erst bei Weiterbestehen der Störung, insbesondere bei Erschöpfung der Atemmuskulatur, kann das notwendige Atemminutenvolumen nicht mehr aufrechterhalten werden, und zusätzlich zum Abfall des arteriellen Sauerstoffpartialdrucks steigt der Kohlendioxidpartialdruck im arteriellen Blut an. Es kommt zur respiratorischen Azidose (akute respiratorische Globalinsuffizienz). Bei der chronischen respiratorischen Globalinsuffizienz gelingt die Kompensation der Azidose durch renale Retention von Bikarbonat. In diesem Fall liegt der pH-Wert im arteriellen Blut, bei vermindertem Sauerstoff- und erhöhtem Kohlendioxidpartialdruck, im Normbereich.

Begriffsdefinitionen

Ventilation

Normoventilation
Unter Normoventilation versteht man die Atmung mit einem Atemminutenvolumen, das ausreicht, im arteriellen Blut den Sauerstoffpartialdruck auf 70–80 mm Hg, den Kohlendioxidpartialdruck auf 40 mm Hg und den pH-Wert auf 7,4 einzustellen. Die alveoloarterielle Sauerstoffdifferenz (AaDO$_2$) ist mit unter 20 mm Hg normal.

Hypoventilation
Bei der Hypoventilation ist das Atemminutenvolumen zu gering, um obige Homoiostasewerte aufrechtzuerhalten. Ohne Sauerstoffzufuhr ist der pO$_2$ erniedrigt, der charakteristische Befund ist aber der Anstieg des pCO$_2$ über 45 mm Hg. Tritt die Hypoventilation akut auf, kommt es zur (respiratorischen) Azidose, bei chronischer Hypoventilation (chronische Atemmuskelschwäche, z. B. bei COPD, obstruktiver Schlafapnoe) wird die Azidose durch renale Bikarbonatretention kompensiert. Die AaDO$_2$ ist normal!

Hyperventilation
Über den Sauerstoffbedarf hinausgehendes Atemminutenvolumen führt zu erhöhtem pO$_2$ im arteriellen Blut und zu einem Absinken des pCO$_2$. Die AaDO$_2$ ist normal (typischer Befund der Hyperventilationstetanie)! Bei Erkrankungen, die zu einer Einschränkung der Sauerstoffaufnahme führen, ist das Atemminutenvolumen ebenfalls erhöht, unter Umständen auch mit arterieller Hypokapnie. Der pO$_2$ ist normal bis erniedrigt und die AaDO$_2$ immer erhöht. Es handelt sich nicht um eine Hyperventilation, sondern um vertiefte, dem Sauerstoffbedarf angepaßte Atmung!

	pO$_2$	pCO$_2$	AaDO$_2$	pH
Normoventilation	⊥ (↓)	⊥	⊥	⊥
Hypoventilation (chron.)	↓	↑	⊥	↓
Hyperventilation (metabole Azidose)	⊥ (↑)	↓	⊥	⊥(↑)

Tabelle 45: Blutgase bei verschiedenen Atemzuständen

Dyspnoe
Unter Dyspnoe versteht man das subjektive Gefühl, zuwenig Luft zu haben. Die auslösenden Ursachen sind noch unbekannt; diskutiert werden Rezeptoren in der Atemmuskulatur und in der Lunge. Dyspnoe kann auch bei völlig normalen Sauerstoffwerten auftreten, z. B. beim Hyperventilationssyndrom.

Apnoe
Unter Apnoe versteht man einen Atemstillstand, der länger als 10 Sekunden dauert, z. B. bei obstruktiver Schlafapnoe.

Blutgase

Respiratorische Partialinsuffizienz
Verminderte Sauerstoffaufnahme des Körpers führt zu vertiefter Atmung, wodurch der Sauerstoffpartialdruck im arteriellen Blut bei gering ausgeprägter Störung noch normal gehalten wird (erhöhte $AaDO_2$), bei schwerer Sauerstoffaufnahmestörung aber erniedrigt ist. Der Kohlendioxidpartialdruck ist erniedrigt, im Übergang zur respiratorischen Globalinsuffizienz normal! Die respiratorische Partialinsuffizienz tritt bei Diffusionsstörungen, Rechts-Links-Shunts und bei ventilatorischer Verteilungsstörung (funktioneller Shunt bei Perfusion schlecht ventilierter Lungenareale) auf. Eine Unterscheidung ist möglich:
1. durch Atmung von Sauerstoff mit 760 mm Hg, was bei der Diffusionsstörung und bei der Verteilungsstörung zu einem Anstieg des arteriellen pO_2 über 400 mm Hg führt, während beim Shunt der arterielle pO_2 unter 400 mm Hg bleibt, und
2. durch Belastung (z. B. am Fahrradergometer), was bei Diffusionsstörungen und Shunts zu einem weiteren Absinken des arteriellen pO_2 führt, bei ventilatorischer Verteilungsstörung aber durch Verbesserung der Ventilation in den bisher schlecht belüfteten Arealen zu einem Anstieg des arteriellen pO_2.

Respiratorische Globalinsuffizienz
CO_2 ist gut wasserlöslich, weshalb die im Körper vorkommenden Membranen kein Diffusionshindernis darstellen. Die Diffusionskapazität für CO_2 ist deshalb in erster Linie vom Partialdruck des CO_2 in der Alveole abhängig und dieser von der Belüftung der Alveole. Erst bei Absinken des Atemminutenvolumens (alveoläre Hypoventilation) ist deshalb die CO_2-Abatmung beeinträchtigt, es kommt zur respiratorischen Globalinsuffizienz: d. h. niedriger arterieller $pO2$, hoher arterieller pCO_2, je nach Akuität mit niedrigem pH-Wert (akute respiratorische Globalinsuffizienz) oder normalem pH-Wert (chronische respiratorische Globalinsuffizienz). Die chronische respiratorische Globalinsuffizienz ist ein sinnvoller Anpassungsvorgang an chronische Erkrankungen, bei denen ein für normale CO_2-Werte ausreichendes Atemminutenvolumen nicht aufrechterhalten werden kann, wie z. B. Atemmuskelschwäche bei COPD, Skelettdeformitäten, Pleuraschwarten etc.

Diverse

Partialdruck

Der Partialdruck ist der Gasdruck einer Komponente eines Gasgemisches. Die Summe aller Partialdrucke ist gleich dem Gesamtdruck des Gasgemisches, in bezug auf die Atemgase entspricht dieser dem Luftdruck. Der Partialdruck wird in mmHg angegeben. Der Anteil des Partialdrucks einer Komponente am Gesamt(luft)druck ist so groß wie der Anteil dieses Gases am Gesamtvolumen des Gemisches. In der Atemphysiologie unterscheidet man nach den Bedingungen, unter denen gemessen wird:
1. Atmosphärischer Gasdruck: Zusammensetzung der Außenluft mit Stickstoff, Sauerstoff, wenig Wasserdampf, minimale Mengen von Kohlendioxid und Edelgasen.
2. Alveolärer Gasdruck (pA): Zusammensetzung der Luft in der Alveole, gesättigt mit Wasserdampf, viel Kohlendioxid.
3. Arterieller Gasdruck (pa): Der Gasdruck der in Plasma gelösten Gase (unabhängig vom

Hämoglobingehalt des Blutes!). Der paO_2 ist etwas niedriger als der pAO_2 (physiologischer Shunt, Diffusionsschwierigkeiten für den Sauerstoff – $AaDO_2$), der $paCO_2$ ist gleich dem $pACO_2$.
4. Zentralvenöser Gasdruck: Entspricht dem der arteriellen Gase, entsprechend dem Stoffwechsel mit niedrigem Sauerstoff- und hohem Kohlendioxidanteil.

Sauerstoffsättigung
Die Sauerstoffsättigung gibt an, wieviel Prozent des Hämoglobins mit Sauerstoff beladen (gesättigt) sind. Normal ist eine Sättigung von 94–96%, sie kann sich unter O_2-Applikation auf 98 bis 100% erhöhen, aber niemals 100% übersteigen.

Restriktion
Unter Restriktion versteht man die Verminderung des Gesamtlungenvolumens (totale Lungenkapazität) auf weniger als 80% der österreichischen Sollwerte (siehe entsprechende Sollwertetabelle nach Forche, Literaturverzeichnis). Eine Restriktion ist nur durch Messung des Residualvolumens nachweisbar.

Obstruktion
Obstruktion bedeutet eine Einschränkung des Atemstroms durch Verengung der Bronchien (Spasmus, Schleimhautödem, Dyskrinie) oder durch Zerstörung ihrer Aufhängung (Emphysem). Die totale Lungenkapazität ist erhöht, das verfügbare Volumen (Vitalkapazität) kann vermindert sein.

Nicht-invasive Beatmung
Bei der nichtinvasiven Beatmung wird die Atemmuskulatur durch Beatmung über Nasenmasken (üblicher Weg), Mund-Nasen-Masken oder Mundstücke unterstützt. Dies reicht oft aus, um in Phasen akuter Ateminsuffizienz (z. B. COPD, Kyphoskoliose, neurologische Erkrankungen) ein zur Überwindung der Krise ausreichendes Atemminutenvolumen zu gewährleisten und kann bei chronischer Atemmuskelinsuffizienz ohne großen Aufwand auch zu Hause fortgesetzt werden.

Spezielle Notfälle

Die häufigste Ursache ist die obstruktive Ventilationsstörung (Asthma bronchiale, COPD), gefolgt von Lungenödem und Pulmonalarterienembolie (PAE). Fremdkörperaspiration, Hämoptoe und Pneumothorax sind wesentlich seltener, stellen aber für den im Notarztdienst tätigen Arzt eine besondere Herausforderung dar.

Asthma bronchiale
Asthma bronchiale ist eine entzündliche Erkrankung auf der Grundlage des hyperreagiblen Bronchialsystems (das ist die Bereitschaft des Bronchialsystems zur Freisetzung von Mediatoren, die zu anhaltender Entzündung mit Dyskrinie, Schleimhautödem und Spasmus der Bronchialmuskulatur führen).

COPD (Chronic obstructive pulmonary disease)
COPD ist eine entzündliche und degenerative Erkrankung, wobei die beiden Komponenten in unterschiedlichem Verhältnis vorliegen können. Die Entzündung tritt meist ohne Hyperreagibilität auf, aber auch mit Dyskrinie, Ödem und Spasmus. Degenerative Veränderungen führen zum

Abbau elastischer Fasern und damit zum Kollaps der kleinen Bronchien während der Exspiration.

Die Unterscheidung zwischen Asthma bronchiale und COPD (Alter des Beginns, Rauchgewohnheiten, Anfallscharakter) ist schwierig, hat für die Dauertherapie aber große Bedeutung, da bei Zunahme der degenerativen Veränderungen die Behandlung mit Kortison weniger bedeutsam ist. Im Notfall aber muß man mit einer starken entzündlichen Komponente rechnen, so daß systemisches Kortison in jedem Fall gegeben wird, die Unterscheidung ist dann von geringerer Bedeutung.

Pathomechanismus
Es kommt zu einem Verschluß bzw. einer Einengung kleiner und mittlerer Bronchien durch Schleim, Schleimhautödem, Spasmus der Bronchialmuskulatur oder extrabronchialen Kollaps. Dadurch kommt es:
1. Zur Widerstandserhöhung für den Atemstrom – zur Aufrechterhaltung des erforderlichen Atemminutenvolumens muß die Atemarbeit erhöht werden. Dies hat einen erhöhten Sauerstoffbedarf zur Folge.
2. Zu ventilatorischer Verteilungsstörung, da die Verengung ungleichmäßig über die Lungen verteilt ist. Es gibt Areale mit geringer Ventilation und großer Perfusion (funktioneller Shunt), was zur Hypoxie führt, neben Arealen mit guter Ventilation und geringer Perfusion (Totraumventilation), was unnötige Atemarbeit und damit eine Erhöhung des Sauerstoffbedarfs der Muskulatur zur Folge hat.
3. Die Verengung der Bronchien wirkt sich inspiratorisch weniger stark aus als bei der Ausatmung. Dadurch kommt es zu einer Überblähung der Lunge mit Abflachung des Zwerchfells. Aufgrund der geringeren Vorspannung nimmt die Kraft des Zwerchfells trotz erhöhten Bedarfs ab.

In Summe kommt es zur respiratorischen Partialinsuffizienz und damit zu einem verminderten Sauerstoffangebot an die Atemmuskeln, die erhöhte Atemarbeit mit erhöhtem Sauerstoffbedarf verrichten. Bei Verstärkung dieses Mißverhältnisses erschöpft sich die Atemmuskulatur, was zu respiratorischer Globalinsuffizienz führen kann. Unbehandelt endet diese Globalinsuffizienz im CO_2-Koma und im Tod.

Diagnostik
Der Patient leidet an Atemnot, Husten und Expektoration wechselnder Menge schleimigen oder eitrigen Sputums. Meist ist die Erkrankung schon länger bekannt, wobei als Auslöser eines akuten Anfalls Infektionen der oberen und unteren Luftwege, Allergenkontakt und Unverträglichkeitsreaktionen (z. B. auf Aminosalizylsäure), Schadstoffinhalation oder psychisch belastende (ambivalente) Situationen ermittelt werden können.

Klinik
Der Patient ist üblicherweise bei Bewußtsein, bei zunehmender Atemmuskelschwäche und Erschöpfung kommt es jedoch zu einer Eintrübung des Bewußtseins bis zur Bewußtlosigkeit im CO_2-Koma. Es besteht eine Zyanose von Akren und Lippen; der Blutdruck kann im CO_2-Koma erhöht sein, bei Rechtsherzinsuffizienz und pulmonalarterieller Hypertension (langer chronischer Verlauf) ist er oft niedrig. Entsprechend der Hypoxie besteht üblicherweise eine Tachykardie, im Rahmen der Dilatation des rechten Vorhofs und medikamentös bedingt (Betaagoni-

sten, Theophyllin) können verschiedenste Rhythmusstörungen auftreten. Bei der Perkussion zeigt sich ein hypersonorer Klopfschall, das Atemgeräusch ist leiser als üblich bis aufgehoben, sehr oft bestehen trockene und feuchte Rasselgeräusche. Diese können gerade bei bedrohlichen Situationen – ganz leises Atemgeräusch – auch fehlen. Zeichen der Rechtsherzinsuffizienz sind die gestauten Halsvenen und bei chronischem Verlauf Unterschenkelödeme.

Im EKG finden sich untypische Veränderungen. Es können Zeichen der Rechtsherzbelastung auftreten, verschiedenste Rhythmusstörungen und Zeichen der Koronarinsuffizienz.

Asthma, COPD: Anamnese	
subjektive Symptome	Atemnot
objektive Symptome	Husten, Expektoration
Krankheitsgeschichte	evtl. ist die Erkrankung schon länger bekannt
auslösende Ursache	Infekt, Allergenkontakt und Unverträglichkeitsreaktion (ASS), Schadstoffinhalation, psychisch belastende (ambivalente) Situation, Inhalation toxischer Gase und Aerosole
bisherige Therapie	Medikamente, die als Dauertherapie genommen werden (diagnostische Hilfe!) und im Anfall genommen wurden (Therapieentscheidung!)

Tabelle 46: Asthma, COPD: Anamnese

Asthma, COPD: Klinik	
Bewußtseinslage	klar bis bewußtlos
Hautfarbe	Zyanose
Blutdruck	evtl. arterielle Hypertonie im CO_2-Koma
Herzfrequenz	Tachykardie und andere Rhythmusstörungen
Perkussion	hypersonorer Klopfschall
Auskultation	normales bis aufgehobenes Atemgeräusch, trockene und feuchte Rasselgeräusche können gerade bei bedrohlichen Situationen – ganz leises Atemgeräusch – auch fehlen
Inspektion	evtl. Zeichen der Rechtsherzinsuffizienz, gestaute Halsvenen, bei chronischem Verlauf mit Exazerbation Unterschenkelödeme
EKG	alle möglichen Rhythmen, Zeichen der Rechtsherzbelastung
O_2-Sättigung	normal bis nieder
pCO_2	normal, nieder (Kompensation durch erhöhte Atemarbeit), erhöht (ob akut oder chronisch, ist nur durch Messung des pH-Wertes zu entscheiden)

Tabelle 47: Symptome und Klinik von Asthma und COPD

Die Sauerstoffsättigung kann normal oder niedrig sein, im Koma ist sie sicher niedrig. $paCO_2$ im Blut kann normal, niedrig (Kompensation durch erhöhte Atemarbeit) oder erhöht sein (ob akut oder chronisch, ist nur durch Messung des pH-Wertes zu entscheiden), im Koma ist $paCO_2$ aber sicher erhöht.

Differentialdiagnose
Differentialdiagnostisch müssen eine Pulmonalarterienembolie, das Lungenödem, der Pneumothorax sowie Panikattacken und die Hyperventilation ausgeschlossen werden.
Bei somnolenten Patienten sollte man auch an die Möglichkeit denken, daß eine schwerste Form eines obstruktiven Schlafapnoesyndroms vorliegen kann. Dabei handelt es sich um eine Koordinationsstörung der Atemmuskulatur, die zu einem Verschluß des Pharynx im Schlaf führt. Diese Episoden können über 1 Minute dauern und mehrere hundertmal in einer Nacht auftreten. Dadurch wird die Schlafarchitektur zerstört, mit der Folge exzessiver Tagesmüdigkeit (in Extremformen bis zur Somnolenz), andererseits kommt es zu organischen Veränderungen, wie respiratorischer Globalinsuffizienz, Herzinsuffizienz, pulmonalarterieller und systemarterieller Hypertonie. Die Krankheit ist sehr häufig, die extremen Formen allerdings selten. Bei den schwerstkranken Patienten handelt es sich meist um übergewichtige Männer, typisch ist das Auftreten von langen Atempausen während des Schlafs; diese Patienten schlafen auch während des Tages und sind kaum weckbar bzw. schlafen während des Gesprächs immer wieder ein. Die Atempausen werden mit Phasen unregelmäßigen, lauten Schnarchens beendet. Die optimale Therapie der Schlafapnoe ist die nasale CPAP-Therapie, also eine nichtinvasive Beatmungsform. Bei Verdacht auf das Vorliegen einer solchen Störung ist deshalb die Kontaktaufnahme mit einem (pulmonologisch orientierten) Schlaflabor sinnvoll.

Asthma, COPD: Differentialdiagnose
PAE
Lungenödem
Pneumothorax
Panikattacken, Hyperventilation
schwerste Formen obstruktiver Schlafapnoe

Tabelle 48: Asthma, COPD: Differentialdiagnose

Therapie
Ist der Patient bei Bewußtsein, bringen Sie ihn dazu (auch bei Ruhedyspnoe) über seine Beschwerden und seine Situation zum Reden. Der Patient soll jene Körperlage einnehmen, die ihm angenehm ist, im allgemeinen wird er sitzen, da die Atemhilfsmuskeln nur im Sitzen eingesetzt werden können. Eine wesentliche Erleichterung der Atemnot gelingt durch die Gabe von Sauerstoff, wobei man den Patienten fragen sollte, ob er eine Nasensonde oder eine Maske verwenden möchte. Verwendet er die Maske, soll er sie selbst halten, da die fest an den Kopf geschnallte Maske bei vielen Patienten Angstzustände auslöst.
Basis der medikamentösen Therapie ist Kortison (z. B. Solu Dacortin® 250 mg–1.000 mg i. v.). Aus dem Verständnis von Asthma als entzündliche Erkrankung unterscheidet man zwischen Medikamenten, die die Entzündung beeinflussen, sogenannten Controllern (z. B. Kortison, Theophyllin, Leukotrienantagonisten), und Bronchodilatatoren, sogenannten Relievern (z. B. Beta-

agonisten und Theophyllin, aber auch Kortison i. v.). Warum Kortison i. v. auch als Reliever und nicht nur als Controller wirkt und damit viel rascher als aus dem bisherigen Wirkungsmechanismus zu schließen wäre, ist unklar.

Bei Inhalation toxischer Gase und Dämpfe sollte Kortison zuerst als Dosieraerosol (Flixotide®, Pulmicort®, Pulmilide®) über einen Spacer verabreicht werden, wobei hohe Dosen von 10 Hub und mehr empfohlen werden.

Kurzwirksame Betaagonisten (Berotec®, Bricanyl®, Sultanol®) sind dann mit gutem Erfolg einzusetzen, wenn der Patient sie nicht schon vor dem Arztkontakt reichlich inhaliert hat. Die Höchstdosen liegen bei 2 Hub eines Dosieraerosols über den Spacer alle 15 bis 30 Minuten. Bricanyl® kann auch i. v. verabreicht werden.

Sofern der Patient nicht schon Theophyllin-Tabletten eingenommen hat oder Theophyllinampullen getrunken hat, kann Theophyllin als Kurzinfusion zusätzlich verabreicht werden. Das Risiko von (im allgemeinen allerdings harmlosen) Herzrhythmusstörungen steigt bei Kombination von Theophyllin mit Betaagonisten, so daß es bei unklarer Medikamenteneinnahme sinnvoll ist, die Therapie auf Kortison und Betaagonisten zu beschränken. Langwirksame Betaagonisten (Foradil®, Oxis®, Serevent®) sind im Anfall nicht indiziert.

Aufgrund erhöhten Atemminutenvolumens verliert der Patient reichlich Flüssigkeit über die Luftwege, weitere Flüssigkeit verliert er durch starkes Schwitzen. Zum Ausgleich dieser Verluste und zur Verbesserung des Herzminutenvolumens ist reichliche Flüssigkeitszufuhr sinnvoll.

Asthma, COPD: Patient bei Bewußtsein	
Patient soll über Beschwerden reden	
sitzen lassen – Atemhilfsmuskeln können nur im Sitzen eingesetzt werden	
Sauerstoff	3–10 l/min
Solu Dacortin®	250 mg bis 1.000 mg i. v.
Dosieraerosol (Flixotide®, Pulmicort®, Pulmilide®)	über Spacer 10 Hub und mehr, nur bei Inhalation toxischer Gase und Aerosole
kurzwirksame Betaagonisten (Berotec®, Bricanyl®, Sultanol®)	2 Hub alle 30 Minuten mit Spacer
Bricanyl® 0,5 mg	1 A als i. v.-Infusion in 100 ml NaCl 0,9%, davon bis zu 20 ml in 10 Minuten, höchstens 4 Ampullen in 24 Stunden
Theophyllin	Kurzinfusion mit 400 mg über 20 bis 30 Minuten, fortsetzen mit 10 mg/kg über 24 Stunden (nicht sinnvoll, wenn der Patient schon viel Euphyllin zu sich genommen hat oder komplexe Rhythmusstörungen vorliegen)
Patient bewußtlos	
Invasive Beatmung	

Tabelle 49: Asthma, COPD: Therapie

Eine Sedierung des Patienten ist nicht erforderlich, außer man möchte ihn intubieren. Man muß damit rechnen, daß schon geringe Mengen von Tranquilizern oder Barbituraten den Atemantrieb soweit hemmen, daß eine Ateminsuffizienz ausgelöst werden kann.

In der Akutsituation ist es unmöglich, zu unterscheiden, ob es sich um eine reversible Exazerbation oder um den irreversiblen Endzustand einer obstruktiven Ventilationsstörung handelt. Da bei der Beatmung von Patienten mit schweren chronischen Verläufen mit Sicherheit Schwierigkeiten bei der Entwöhnung auftreten und man sich bei zu früher Intubation die Chance auf eine nichtinvasive Beatmung zur Beherrschung der Akutsituation nimmt, empfiehlt es sich, mit Intubation und maschineller Beatmung am Notfallort zurückhaltend zu sein.

Kommt es trotz nichtinvasiver Unterstützung der Atmung (z. B. mit nasalem BIPAP) zu einer Verschlechterung der Bewußtseinslage, oder ist der Patient von vornherein bewußtlos, so ist die invasive Beatmung unumgänglich. In Hinsicht auf das Risiko eines Barotraumas ist es sinnvoll, druckgesteuert, z. B. mit BIPAP, zu beatmen und erhöhte CO_2-Werte in Kauf zu nehmen.

Lungenödem

Pathomechanismus
Es tritt mehr Blutflüssigkeit aus den Lungengefäßen aus als über die Lymphbahnen aus der Lunge entfernt werden kann.

Erhöhter kapillarer Druck
kardial (häufigste Ursache für ein Lungenödem), Hypervolämie, Niereninsuffizienz, Erkrankungen der Lungenvenen, neurogen (SHT, Hirndrucksteigerung, postiktal)
Erhöhte kapillare Permeabilität
Inhalation toxischer Gase und Aerosole, Aspiration toxischer Flüssigkeit (Magensaft), Höhenkrankheit, Lungenkontusion, Fettembolie, Schlangengift etc.
Kombinierte Ursachen
Rauschgiftintoxikation (Heroin), ARDS

Tabelle 50: Ursachen des Lungenödems

Das Lungenödem entwickelt sich zuerst im Interstitium, dehnt sich dann in die Alveolarwände aus und füllt zuletzt die Alveolen. Abhängig vom Stadium treten unterschiedliche Symptome und klinische Untersuchungsbefunde auf.

Diagnostik
Während der interstitiellen Phase besteht noch erträgliche Atemnot, diese steigert sich jedoch mit der Zunahme des alveolären Ödems. Der Patient hustet und expektoriert schaumige Flüssigkeit. Diese kann mehr oder weniger blutig verfärbt sein, sofern das Ödem durch erhöhten kapillaren Druck ausgelöst wird (nicht jedoch beim Permeabilitätsödem). Zur Differentialdiagnose ist das Erheben eventueller Vorerkrankungen wesentlich, wie arterieller Hypertonus,

koronare Herzkrankheit und Herzinsuffizienz, ebenso das Feststellen eventueller auslösender Ereignisse (z. B. Vernichtungsschmerz beim Myokardinfarkt, Inhalation toxischer Substanzen, Verletzungen, epileptische Anfälle etc.).

Lungenödem: Anamnese	
subjektive Symptome	Atemnot
objektive Symptome	evtl. Husten, schaumig blutige Expektoration bei Ödem durch erhöhten kapillaren Druck
Vorerkrankung	arterieller Hypertonus, KHK, Herzinsuffizienz
auslösendes Ereignis	Inhalation von toxischen Substanzen, Trauma, Myokardinfarkt, usw.

Tabelle 51: Lungenödem: Anamnese

Klinik
Abhängig von den Grundkrankheiten und dem Ausmaß des Lungenödems ist das Bewußtsein klar bis getrübt. Als Endzustand des Lungenödems tritt aufgrund der zunehmenden Hypoxie Bewußtlosigkeit auf. Es bestehen Lippen- und Akrozyanose. Der Blutdruck variiert je nach Grundkrankheit und Schwere des Ödems zwischen stark erhöhten Werten im Rahmen einer hypertensiven Krise bis zu nicht meßbaren Werten. Ebenfalls im Rahmen der Grundkrankheit können verschiedene Herzrhythmusstörungen auftreten, wenngleich durch die Hypoxie eine Tachykardie zu erwarten wäre. Bei der Untersuchung der Lunge wird nur dann eine Dämpfung perkutierbar sein, wenn zusätzlich ein Erguß, wie z. B. im Rahmen einer chronischen Herzinsuffizienz, besteht oder eine andere pulmonale Erkrankung. Typisch sind Vesikuläratmen mit Giemen bei interstitiellem Ödem und das Auftreten feinblasiger, ohrferner Rasselgeräusche bei alveolärem Ödem.
Im EKG finden sich Veränderungen entsprechend der Grundkrankheit. Die Sauerstoffsättigung ist niedrig, bessert sich jedoch gut auf die Inhalation von Sauerstoff. Der Kohlendioxidpartial-

Lungenödem: Klinik	
Bewußtsein	abhängig von Grundkrankheit und Stadium des Ödems
Hautfarbe	Zyanose
Blutdruck	evtl. stark erhöht bis nicht meßbar
Herzfrequenz	verschiedenste Rhythmusstörungen (im Rahmen der Grundkrankheit)
Atmung	VA, Giemen bei interstitiellem Ödem, feinblasige, ohrferne Rasselgeräusche bei alveolärem Ödem
EKG	entsprechend der Grundkrankheit
Sauerstoffsättigung	niedrig
CO_2	zuerst niedrig, dann aufgrund der Atemmuskelinsuffizienz erhöht

Tabelle 52: Klinik des Lungenödems

druck ist aufgrund der erhöhten Atemarbeit zuerst niedrig, im terminalen Stadium aufgrund der Atemmuskelinsuffizienz erhöht.

Differentialdiagnose
Differentialdiagnostisch ist das Lungenödem schwer abgrenzbar von Asthma bronchiale und exazerbierter COPD, gelegentlich treten auch differentialdiagnostische Probleme bei PAE oder Pneumonien in den Unterlappen auf. Denken sollte man auch an schwerste Verlaufsformen der obstruktiven Schlafapnoe (siehe auch unter Differentialdiagnose COPD).

Lungenödem: Differentialdiagnose
Asthma bronchiale, COPD
PAE
obstruktive Schlafapnoe
Pneumonie (tritt evtl. auch gemeinsam auf!)

Tabelle 53: Lungenödem: Differentialdiagnose

Therapie vor Ort
Rasche Besserung der Atemnot bringt Sauerstoff. An nichtinvasiven Beatmungsformen kommt BIPAP oder CPAP in Frage, eine Verschlechterung der Bewußtseinslage ist jedoch die Indikation zur invasiven Beatmung.
Eine Reduktion der zirkulierenden Flüssigkeit kann mit Schleifendiuretika versucht werden, bei Inhalation toxischer Gase oder Aerosole ist eine Therapie mit inhalativen Glucokortikoiden sinnvoll, wobei hohe Dosen (10 Hub und mehr eines Dosieraerosols über den Spacer) verwendet werden. Diese Behandlung wirkt sich aber eher auf die begleitende bronchiale Läsion aus als auf das Ödem.
Entscheidend für den Verlauf ist die Behandlung der Grundkrankheit, insbesondere die Behandlung der Linksherzinsuffizienz, der arteriellen Hypertonie, der Niereninsuffizienz mittels Dialyse oder des erhöhten Hirndrucks.

Pulmonalarterienembolie

Pathomechanismus
Der Verschluß von Pulmonalarterien führt, abhängig vom verschlossenen Gefäßquerschnitt, über die in Tabelle 54 angegebenen Wege zu pulmonalarterieller Drucksteigerung, Hypoxämie und letztlich zum Tod durch Rechtsherzversagen. Die Thromben stammen zu über 75% aus den unteren Extremitäten.

- Verkleinerung des Querschnitts der Strombahn mit entsprechender pulmonalarterieller Widerstandserhöhung (Rechtsherzbelastung) und Verkürzung der Kontaktzeit zwischen Alveolarluft und Blut (Diffusionsstörung)
- Freisetzung von Mediatoren mit bronchialer Obstruktion, auch in benachbarten Arealen (ventilatorische Verteilungsstörung)
- Hypokapnie im nicht perfundierten Areal, was zu bronchialer Obstruktion führt (Atelektasen)

- Verlust von Surfactant, was in weiterer Folge zum Kollaps der Alveolen und zum (evtl. hämorrhagischen) Lungenödem führt (Diffusionsstörung und Shunt)

Tabelle 54: Pathomechanismen der PAE

Diagnostik
Charakteristisch ist der plötzliche Beginn der Atemnot, eventuell verbunden mit Husten, Hämoptysen und Thoraxschmerz, insbesondere bei der Einatmung. Oft gehen den zur ärztlichen Konsultation führenden Ereignissen mehrere ähnliche, aber weniger intensive Episoden (rezidivierende Pulmonalarterienembolien!) voraus. Entscheidende Hinweise liefern Fragen nach Risikofaktoren, Unfälle mit Ruhigstellung von Gliedmaßen, Operationen, orale Antikonzeption, Übergewicht, Rauchen und langen Reisen, insbesondere Flugreisen. Möglicherweise bestehen auch Schmerzen in den Extremitäten, als Folge einer tiefen Venenthrombose.

PAE: Anamnese	
plötzliche Atemnot, Husten, Blutspucken, Thoraxschmerz, bei vorangegangenen rezidivierenden PAE evtl. mehrere ähnliche, aber weniger intensive Ereignisse	
Quelle, Risikofaktoren	
tiefe Beinvenenthrombose, Unfall mit Ruhigstellung von Extremitäten, Operation, Krebserkrankung, Pille, Übergewicht, Rauchen, lange Flugreisen	
Klinik	
niedriger Blutdruck, Tachykardie, evtl. Zyanose	
Auskultation	
Bei Embolie:	Vesikuläratmen evtl. Giemen an umschriebener Stelle
Bei Infarzierung:	Bronchialatmen feinblasige Rasselgeräusche Dämpfung
EKG	
evtl. Rechtsbelastung	
Sauerstoffsättigung	
normal, niedrig	
CO_2	
normal, niedrig	

Tabelle 55: Diagnostik bei PAE

Untersuchungsbefunde
Der Blutdruck ist im allgemeinen niedrig bei Tachykardie. Häufig besteht eine Zyanose, sowohl der Lippen als auch der Akren. Der Untersuchungsbefund der Lunge ist abhängig davon, ob eine

Embolie vorliegt oder ob es zu einer Infarzierung gekommen ist. Bei der Embolie besteht auch über den betroffenen Lungenarealen Vesikuläratmen, eventuell Giemen, wie bei einer obstruktiven Ventilationsstörung. Bei der Infarzierung hört man Bronchialatmen, feinblasige Rasselgeräusche, und man perkutiert eine Dämpfung. Wesentlich ist die Suche nach einer peripheren Thrombose, insbesondere einer tiefen Beinvenenthrombose. Viele tiefe Beinvenenthrombosen lassen sich allerdings bei guter Kollateralisation klinisch nicht diagnostizieren.

Das EKG zeigt eventuell Zeichen einer Rechtsherzbelastung. Die Sauerstoffsättigung ist sehr oft unauffällig. Sie ist dann niedrig, wenn eine ventilatorische Verteilungsstörung oder ein Shunt, bedingt durch Atelektasen oder Ödem, im Vordergrund steht. Bei schweren Lungenembolien besteht aufgrund der verkürzten Kontaktzeit eine Diffusionsstörung und damit eine Hypoxie. Da keine Abatmungsstörung für das Kohlendioxid besteht, ist der $paCO_2$ normal oder niedrig.

Differentialdiagnosen
Vom Auskultationsbefund her könnten Schwierigkeiten in der Abgrenzung zu obstruktiven Ventilationsstörungen, zur Herzinsuffizienz oder Pneumonie auftreten, insbesondere, wenn die Embolie in den basalen Lungenabschnitten erfolgt. Zu bedenken ist auch, daß die Lungenembolie als Komplikation bestehender Erkrankungen, insbesondere einer Herzinsuffizienz oder einer chronisch obstruktiven Lungenerkrankung, auftreten kann.

PAE: Differentialdiagnose
● Asthma, COPD (evtl. gemeinsam)
● Herzinsuffizienz (oft gemeinsam)
● Pneumonie

Tabelle 56: Differentialdiagnose der PAE

Therapie
Die bei der Pulmonalarterienembolie auftretende Hypoxie kann mit Sauerstoff gut beherrscht werden, im übrigen besteht die Standardtherapie in der Gabe von Heparin i. v.; der Einsatz niedermolekularer Heparine wird derzeit diskutiert. Beim schockierten Patienten steht die Stabilisierung des Kreislaufs mit Volumenersatz und Katecholaminen im Vordergrund.

In der Lunge besteht eine hohe Aktivität thrombolytischer Substanzen, im allgemeinen lösen sich Embolien selbst wieder gut auf. Eine Lysetherapie ist deshalb nur dann sinnvoll, wenn eine Verschlechterung des Allgemeinzustands des Patienten durch die Rechtsherzbelastung bei Verschluß eines großen Gefäßquerschnitts bedingt ist. Das muß aber mit Sicherheit vor einer Lyse festgestellt werden, es ist deshalb die Durchführung eines Spiral-CT's und einer Pulmonalisangiographie vor Lyse unbedingt erforderlich. Dies bedingt den Transport eines solchen Patienten an ein Krankenhaus, wo die Möglichkeiten zu diesen Untersuchungen bestehen.

Therapie vor Ort	Therapie im Krankenhaus
Sauerstoff	Fortführen der laufenden Behandlung.
Evtl. Heparin 10.000 I. E. i. v., 1.000/h danach Der Einsatz niedermolekularer Heparine wird diskutiert.	Evtl. Lyse nach sicherer Diagnostik (Spiral-CT, Pulmonalisangiographie).

Tabelle 57: Therapie der PAE

Fremdkörperaspiration

Die Fremdkörperaspiration kommt vorzugsweise bei Kindern unter 4 Jahren vor (siehe auch *Pädiatrische Notfälle*). Aufgrund des kleinen Querschnitts von Trachea und großen Bronchien können schon kleine Fremdkörper (z. B. Erdnußteile) zur Erstickung führen.

Diagnostik
Die Aspiration ist ein charakteristisches, sehr auffälliges Ereignis, das die Pflegepersonen der betreffenden Kinder im allgemeinen sehr eindrucksvoll schildern: aus Wohlbefinden heraus ist es während des Essens oder des Spielens mit kleinen Gegenständen plötzlich zu starkem Husten gekommen, ziehenden Geräuschen bei der Atmung und eventuell auch Zyanose. Die weitere Untersuchung klärt weniger das stattgehabte Ereignis als vielmehr das Ausmaß des Verschlusses der Atemwege:
Liegt der Fremdkörper vor der Glottis oder in der Trachea, besteht inspiratorischer Stridor, das Atemgeräusch ist beidseits leise. Liegt der Fremdkörper im Haupt- oder Lappenbronchus, so findet sich ein inspiratorischer und eventuell auch ein exspiratorischer Stridor auf der betroffenen Seite, bei vollständigem Verschluß ist das Atemgeräusch auf der betroffenen Seite sehr leise bis aufgehoben. Für eine lebenserhaltende Atmung reicht ein erstaunlich kleines Kaliber der Luftwege, so daß übereilte Aktionen mit Inspektion über ein Laryngoskop oder Intubationsversuche nicht erforderlich sind, solange der Patient bei klarem Bewußtsein ist. Es besteht bei all diesen Interventionen ein hohes Risiko, daß das Lumen ganz verschlossen wird, z. B. durch Lageveränderung asymmetrischer Fremdkörper oder durch zusätzliche Verletzungen, die bei Bergungsversuchen gesetzt werden (Blutung, Ödem). Darüber hinaus wird durch Distaldrücken des Fremdkörpers die bronchoskopische Bergung durch Verkeilen erschwert.

Fremdkörperaspiration: Anamnese – Klinische Untersuchung	
Fremdkörper vor Glottis gelegen oder in der Trachea	Stridor, beidseits leises Atemgeräusch
im Lappenbronchus oder Hauptbronchus gelegen	einseitig inspiratorisch und exspiratorisch trockene Geräusche, einseitig abgeschwächtes Atemgeräusch

Tabelle 58: Fremdkörperaspiration: Diagnostik

Differentialdiagnose
Differentialdiagnostisch sind Asthma bronchiale und unter Umständen auch ein Pneumothorax in Erwägung zu ziehen.

Therapie vor Ort
Es sind Maßnahmen zu setzen, die dem Patienten helfen, mit dem noch zur Verfügung stehenden geringen Kaliber der Luftwege genug Sauerstoff aufzunehmen: das Atemminutenvolumen soll bei gleicher Sauerstoffaufnahme reduziert werden. Maßnahmen dazu sind die Gabe von Sauerstoff und die Beruhigung des Patienten, insbesondere auch der Angehörigen. Unter Umständen ist auch eine medikamentöse Sedierung sinnvoll. Im Krankenhaus wird der Fremdkörper mit dem Bronchoskop entfernt bei Kindern in Allgemeinanästhesie, bei Erwachsenen auch in Lokalanästhesie.

Fremdkörperaspiration: Therapie
Sauerstoff
Lagerung, wie der Patient es als angenehm empfindet
Beruhigen (der Angehörigen)

Tabelle 59: Fremdkörperaspiration: Therapie

Hämoptoe
Bluthusten ist ein Symptom einer zugrunde liegenden Erkrankung. Bedrohlich ist die Hämoptoe dann, wenn so große Blutmengen sich im Bronchialsystem befinden, daß Blut aspiriert wird und damit die betroffenen Lungenabschnitte für den Gasaustausch nicht mehr zur Verfügung stehen. Die Tabelle 60 gibt einen Überblick über mögliche zugrunde liegende Krankheiten und die bei diesen Krankheiten zu erwartenden Blutmengen. So bedrohlich Bluthusten auf den Patienten, seine Familie und den Arzt wirkt, der Patient ist aber erst bei Mengen über 500 ml Blut, im Hinblick auf die Aspiration, ernsthaft gefährdet.

1. geringe Blutmenge (unter löffelvoll): Symptom von Lungeninfarkt, Pneumonie, Bronchuskarzinom oder Tbc
2. mittlere Blutmenge ($1/8$ bis $1/2$ Liter): im allgemeinen eine Blutung aus der Arteria bronchialis oder aus Venen, z. B. bei Bronchiektasien, Aspergillom, Bronchuskarzinom, Tbc
3. große Blutmengen – über $1/2$ Liter (suffukatorische Blutung): i. A. aus der Arteria pulmonalis, selten aus der Arteria carotis oder Vena cava superior, bei Arrosion durch Tumor, Tbc, Aspergillom, Tubus, Trachealkanüle

Tabelle 60: In einer Episode ausgehustete Blutmengen bei verschiedenen Erkrankungen

Pathomechanismus der tödlichen Blutung
Der Patient kann das Blut nicht aushusten, es kommt zur Aspiration, wodurch die Luftwege bis in die Alveolen von Blut erfüllt werden. Der Patient erstickt daran.

Diagnose
Die Anamnese ist eindeutig, bei der klinischen Untersuchung findet sich im allgemeinen Blut in den oberen Luftwegen.

Hämaptoe: Anamnese – Klinische Untersuchung
eventuell bekannte Grunderkrankung
Blut in den oberen Luftwegen

Tabelle 61: Hämaptoe: Diagnostik

Differentialdiagnostik
Differentialdiagnostisch ist eine Ösophagusvarizenblutung in Erwägung zu ziehen; auch bei dieser kann der Patient Blut aushusten, das er zuvor aspiriert hat.

Therapie vor Ort
Der Patient nimmt die Körperhaltung ein, die es ihm ermöglicht, das Blut gut auszuhusten. Bei

Bewußtseinstrübungen sollte der Kopf tiefgelagert werden, damit das Blut der Schwerkraft gemäß aus den Luftwegen fließen kann. Sollte eine Seitendifferenz diagnostizierbar sein, sollte der Patient auf der verletzten oder nicht belüfteten Seite gelagert werden (in Kopftieflage), so daß das Blut nicht in die gesunde Lunge fließen kann. Sauerstoffgabe, keine Hämostyptika, keine Intubation. Der Patient kann mehr Volumen aushusten, als der Arzt absaugen kann. Bei pulmonalarterieller suffukatorischer Blutung hat der Patient keine Überlebenschance.

Lagerung, wie es der Patient möchte keine Hämostyptika keine Intubation	Bewußtseinstrübung – Kopf tief Patient kann mehr Volumen aushusten, als Arzt absaugen kann, bei suffukatorischer Blutung infauste Prognose

Tabelle 62: Therapie am Notfallort

Therapie im Krankenhaus
Im Krankenhaus ist das bronchoskopische Abblocken des blutenden Bronchus ebenso möglich wie das Absaugen des Blutes aus den übrigen Atemwegen.

Pneumothorax (siehe auch *Chirurgische Notfälle*)

Pathomechanismus
Durch eine Läsion der Pleura viszeralis (spontan, Zysten, Tumor, Tbc oder Abszesse, Verletzungen, iatrogen usw.) tritt Luft in den Pleuraraum aus. Dadurch folgt die Lunge der Ausdehnung des Brustkorbs weniger gut, die Ventilation ist beeinträchtigt. Bei einseitigem Pneumothorax besteht erst dann Gefahr, wenn soviel Luft austritt, daß die gesunde Seite komprimiert wird (Spannungspneumothorax).

Anamnese
Atemnot, Schmerz, Beklemmung, Druckgefühl über der Brust
Klinik
einseitig hypersonorer Klopfschall; einseitig abgeschwächtes bis aufgehobenes Atemgeräusch; evtl. Hautemphysem
Sauerstoffsättigung
normal bis gesenkt
CO_2
nur bei Ateminsuffizienz (Spannungspneumothorax oder Zweiterkrankung, wie COPD) erhöht
EKG
evtl. Verlagerung der Herzachse

Tabelle 63: Pneumothorax: Diagnostik

Diagnose
Der Pneumothorax tritt aus Wohlbefinden heraus auf und äußert sich mit Schmerzen auf der betroffenen Seite, Beklemmungs- und Druckgefühl sowie Atemnot. Klassischerweise (bei großem Luftaustritt in den Pleuraraum) besteht einseitiger, hypersonorer Klopfschall, und es ist das Atemgeräusch auf der betroffenen Seite abgeschwächt bis aufgehoben. Bei Verletzung der Pleura parietalis kann zusätzlich ein Hautemphysem auftreten. Die Sauerstoffsättigung ist normal bis gesenkt, CO_2 ist nur dann erhöht, wenn eine Ateminsuffizienz besteht, z. B. beim Spannungspneumothorax, oder wenn eine Zweiterkrankung – COPD! – besteht. Im EKG zeigen sich unspezifische Veränderungen, eventuell kann man eine Verlagerung der Herzachse erkennen.

Differentialdiagnostik
Differentialdiagnostisch kommen große Lungenzysten oder eine schwere obstruktive Ventilationsstörung in Frage (sehr leises Atemgeräusch bei hochgradiger Obstruktion!).

Therapie vor Ort
Die Atemnot bessert sich durch die Gabe von Sauerstoff. Sollte der Spannungspneumothorax ein solches Ausmaß annehmen, daß eine Ateminsuffizienz besteht, so ist nach digitaler Thorakozentese eine Pleuradrainage zu legen (siehe auch *Chirurgische Notfälle – Thoraxchirurgie*). Im Krankenhaus wird nach sicherer Diagnostik (Thoraxröntgen) pleuroskopisch das Leck identifiziert, eventuell geschlossen und eine Thoraxdrainage gelegt.

Literatur:
Sybrecht G. W. u. Nolte D., (Hrsg.): Akutes und chronisches respiratorisches Versagen. Dustri Verlag, 1988
Seaton A., Seaten D., Leitch A. G.; Respiratory Diseases. Blackwell Scientific Publications, 1989
Forche et al.: Österreichische Sollwerte der Lungenfunktion. 1997

Autor:
Prim. Dr. Martin Flicker
Lungenabteilung
LKH Leoben/Eisenerz
Vordernbergerstraße 42
A-8700 Leoben

Kreislaufregulationsstörungen

G. Zach

Orthostatischer Kollaps

Definition
Die akute hypotone Kreislaufdysregulation ist ein recht häufig auftretender, im allgemeinen jedoch leicht zu beherrschender Notfall. Zum Beispiel durch Schreck, langes Stehen, vor allem in Wärme, verminderte Flüssigkeitsaufnahme, zu raschem Aufstehen nach längerem Sitzen oder Liegen kommt es zur Gefäßweitstellung und zum Versacken des Blutes in die Beine. Der dadurch entstehende Blutdruckabfall führt zu einem akuten Sauerstoffmangel des Gehirns mit kurzzeitiger Bewußtlosigkeit. Differentialdiagnostisch sind an MAS-Anfälle, PAE, Insult, Schock, Herz-Kreislaufstillstand und Comata anderer Genese zu denken. Allerdings ist der Kollaps meist an der typischen Anamnese zu erkennen und auch daran, daß sich der Patient durch das Liegen bereits selbst therapiert hat und wieder bei Bewußtsein ist. Eine längerdauernde Bewußtseinsstörung ist für einen Kollaps untypisch und muß die besondere Aufmerksamkeit des Notarztes wecken.

Diagnose
- Eigen- (Schwindel, Schwarzwerden vor Augen) oder Fremdanamnese
- Patient blaß, schweißig, zittrig, evtl. tachycard
- Puls- und Atmungskontrolle
- RR-Kontrolle

Cave:
Der Blutdruck kann beim kollabierten Patienten nach dem Kollaps durch Gegenregulationsvorgänge normal bis eventuell etwas erhöht sein. Traumacheck!

Bei Unklarheiten:
Blutzuckermessung, EKG, ausführliche körperliche Untersuchung, Umgebungsuntersuchung auf Medikamente, Drogen, Abschiedsbrief etc.

Therapie
Wenn noch bewußtlos: Seitenlage mit Beinhochlagerung, mit regelmäßiger Überprüfung der Vitalfunktionen.
Wenn wieder bei Bewußtsein: Beinhochlagerung.

Cave:
Bei zu frühem Aufstehen besteht die Gefahr des Rekollabierens.

Zur Therapie und auch zur Prophylaxe eines neuerlichen Kollapses kann Effortil® oder ähnliches, sowohl per os als auch parenteral, verabreicht werden. Ebenso ist gelegentlich eine Flüssigkeitsgabe parenteral oder – besonders bei Konzerten und anderen Großveranstaltungen – facial möglich.

Hypertone Krise

Definition
Unter hypertoner Krise versteht man das plötzliche Ansteigen des Blutdruckes auf Werte über 200 mm Hg systolisch und 100 mm Hg diastolisch mit klinischen Symptomen.
Zu unterscheiden ist der akut behandlungsbedürftige arterielle Hypertonus ohne besondere klinische Zeichen von der hypertonen Krise mit zusätzlicher Funktionsstörung von Organen, wobei im Notarztdienst hauptsächlich die Störungen der Herz- und Gehirnfunktionen bedeutsam sind. Nur die hypertone Krise erfordert notfallmedizinisches Management. Anamnestisch sind oft ein bekannter arterieller Hypertonus, eine Niereninsuffizienz oder eine Gravidität (Eklampsie) erhebbar.

Klinik
Zentralnervöse Symptome sind häufig Übelkeit, Erbrechen, Kopfschmerz, Sehstörungen, Verwirrtheit, Krampfanfälle, Lähmungen, Coma; als kardiale Probleme finden sich Lungenödem, Herzrhythmusstörungen, Stenocardien oder Myocardinfarkt.

Diagnostik
- Anamnese
- RR-Messung
- EKG bei kardialen Symptomen
- Blutzucker und cerebraler Checkup bei zentralnervöser Symptomatik

Therapie
Die wichtigste Erstmaßnahme ist, den Patienten hinzusetzen, besser mit erhöhtem Oberkörper hinzulegen und Bewußtlose in die stabile Seitenlage zu bringen.
Primär wird Adalat® sublingual (rascher Effekt) oder peroral (wenn verzögerter Effekt gewünscht) oder Buconif®-Spray sublingual (2 Hübe entsprechen 1 Kapsel Adalat®) verabreicht, Nitrolingual®-Spray oder -Kapseln können besonders bei kardialen Beschwerden gute Wirksamkeit erwarten lassen. Bei allen sublingualen Gaben ist eine Wiederholung nach 10 Minuten möglich. Auch kann ein Betablocker, z. B.: $^1/_2$ Ampulle Brevibloc® i. v. gegeben werden.
Gewacalm® 5–10 mg i. v. führt zur psychovegetativen Entkopplung und dadurch zur Blutdrucksenkung.
Bei Therapieresistenz ist Ebrantil® (Urapidil) 25 i. v. auch als Dauerinfusion, unter kurzfristiger RR-Kontrolle, möglich. Sollte auch damit nach Wiederholung keine ausreichende Drucksenkung erreicht werden können, ist schließlich noch Catapresan® (0,15 mg) i. v. möglich. Bei EPH-Gestose kann ein Betablocker, Ebrantil®, alternativ aber auch Magnesium i. v. verabreicht werden. Lasix® i. v. senkt verzögert den Blutdruck, kann bei bestehendem Lungenödem hilfreich sein.
Die Dosierung der Medikamente ist auf jeden Fall, je nach Blutdruckabfall, zu adaptieren, insgesamt sollte eine Senkung schonend und je nach Ausgangswerten nicht unter 200 mm Hg bzw. 180 mm Hg erfolgen. Besonders deletär wäre eine zu starke Blutdrucksenkung bei Patienten, bei denen ein Erfordernishochdruck infolge eines – klinisch vielleicht nicht sehr eindrucksvollen – Insults besteht.

> **Cave:**
> **Kombination von Nitroglycerin und Nifedipin kann zu unkontrollierbaren Blutdruckabfällen führen.**

Pericardtamponade

Definition
Unter einer Pericardtamponade versteht man die Ansammlung von Flüssigkeit im Herzbeutel, meist aufgrund traumatischer Genese (Stich- oder Schußwunden) oder Spontanruptur beim Myocardinfarkt. Die Flüssigkeit im Herzbeutel führt zu einer Beeinträchtigung der diastolischen Erschlaffung des Herzmuskels und zu einer Einströmungsbehinderung mit konsekutiv vermindertem Herzminutenvolumen.

Klinik
Typische Symptome sind arterielle Hypotension, Halsvenenstauung, Pulsus paradoxus mit Abfall des systolischen Blutdrucks bei Inspiration von mehr als 10 mm Hg, retrosternaler Schmerz, Atemnot.
Bei massiver Tamponade ist der Patient bei Eintreffen des Notarztes meistens bereits klinisch tot. Ein fehlender Carotispuls, trotz suffizienter Herzmassage, kann auf eine Herzwandruptur hinweisen.

Therapie
Wichtigste Erstmaßnahme ist die Lagerung mit erhöhtem Oberkörper, Sauerstoffinsufflation über Maske mit 6–8 l/min. Eine Pericardpunktion sollte in halbsitzender Lage des Patienten durchgeführt werden. Die Punktion erfolgt im Winkel zwischen Xiphoid und linkem Rippenbogen in Richtung rechte Schulter unter laufender Aspiration (das allgemein empfohlene Anklemmen einer EKG-Ableitung mit einer Krokodilklemme wird meist mangels Material nicht möglich sein), bei Herzkreislaufstillstand folgt die Reanimation.
Die Behandlung des akuten Schockgeschehens erfolgt nach den Richtlinien beim Schock (siehe *Grundlagen der Notfallmedizin – Schock*) durch Katecholamingabe und Volumenapplikation.

Autor:
OA Dr. Göran Zach
Medizinische Abteilung
LKH Bruck/Mur
Tragösserstraße 1
A-8600 Bruck/Mur

Differentialdiagnose Thoraxschmerz

G. Zach

Die folgende Liste gibt einen – sicher nicht vollständigen – Überblick, an welche Krankheiten unter anderem beim klinischen Bild eines akuten Schmerzes im Bereich des Brustkorbs zu denken ist. Genauere Beschreibungen, diagnostische Kriterien und Therapieansätze sind in den jeweiligen Kapiteln nachzulesen.

Erkrankung	typische Klinik
Angina pectoris	dumpfer, drückender Schmerz retrosternal, Ausstrahlung in linken Arm, jedoch auch in Oberbauch, Hals, Rücken oder rechten Arm; Todesangst; Atemnot
Aortenaneurysma	massiver retrosternaler Schmerz, an Intensität zunehmend, in Rücken oder Abdomen ausstrahlend, gelegentlich wellenförmig; Erbrechen; Blutdruckdifferenz zwischen rechtem und linkem Arm, evtl. posttraumatisch
Carditis	Fieber; Reibegeräusche; Rhythmusstörungen; Schmerzverstärkung im Liegen; Schmerz eher linksseitig
Dekompressionstrauma	Tauchanamnese; Hautjucken; Muskel und Gelenksschmerzen; retrosternaler Schmerz mit Atemnot; blutiger Auswurf; zerebrale Symptomatik
Dyscardie	lokaler, punktförmiger präcordialer Schmerz, eher lästig, evtl. Besserung auf Belastung
Dysphagie	schluckabhängige, retrosternale Schmerzen
Fremdkörperaspiration	Anamnese; meist Kinder; Stridor; inverse Atmung
Gallenkolik	krampfartiger Schmerz im Mittel- oder rechten Oberbauch mit Ausstrahlung in Thorax; Steinanamnese
Glaukom, akutes	Übelkeit; Erbrechen; Kopfschmerz; Schmerzen im Oberbauch und Thorax möglich
Herzbeuteltamponade	evtl. posttraumatisch; obere Einflußstauung; niedriger Blutdruck; pulsus paradoxus; abgeschwächte Herztöne; Dyspnoe
Hypertone Krise	zusätzlich Kopfschmerz; zerebrale Symptomatik; Herzinsuffizienz; RR-Messung
Hysterie	theatralisches Verhalten; Beschwerdefreiheit, wenn Patient allein gelassen wird
Knochenmetastasen	Anamnese; Allgemeinzustand
Mediastinalemphysem	posttraumatisch oder Carcinomanamnese; Thorax- und Halsschmerzen; pulssynchrones Knistern; obere Einflußstauung; Hautemphysem am Hals oder Jugulum
Mediastinitis	Fieber; reduzierter Allgemeinzustand; evtl. Schluckbeschwerden
Myocardinfarkt	wie Angina pectoris; Schweißausbruch; Übelkeit; evtl. Angina pectoris-Anamnese

Neuralgie	bewegungsabhängiger Schmerz, evtl. vor oder nach Herpes Zoster, nach Hebetrauma
Nierenkolik	krampfartiger Schmerz im Nierenlager, mit Ausstrahlung in Thorax, Unterbauch und Genitale; Steinanamnese; Erbrechen
Osteoporose	Ganzkörperschmerz; Klopf- oder Wirbelsäulenkompressionsschmerz
Pankreatitis	gürtelförmiger epigastrischer, oft kolikartiger Schmerz, mit Ausstrahlung in Thorax; Erbrechen
Paraneoplasie	Anamnese; Allgemeinzustand; oft wandernder, nicht zuordenbarer Schmerz
Pleuritis	atemabhängiger Schmerz, meist in Rücken oder Flanke; Reibegeräusche; Husten; Tachypnoe; Fieber
Pneumonie	diffuser myalgiformer Schmerz; Dyspnoe; Fieber; Husten; Auswurf
Pneumothorax	oft kurzzeitiger, stechender unilateraler, Schmerz, evtl. nach Husten, Spielen von Blasinstrumenten, Trauma oder bei COPD; konsekutive Dyspnoe bei Spannungspneu; Schachtelton; unilateral fehlendes Atemgeräusch
Pulmonalarterienembolie	nach Immobilisation (auch längeres Sitzen – Reise); bestehende tiefe Phlebothrombose, liegender Gips; akute Tachycardie; akuter diffuser, evtl. passagerer Schmerz; evtl. Kollaps; konsekutive Dyspnoe; blutiger Auswurf; evtl. Reibegeräusche; Todesangst; evtl. Einflußstauung
Roemheldsyndrom	Meteorismus; Rhythmusstörungen; Nausea
Trauma	Anamnese; Thoraxkompressionsschmerz; Thoraxinstabilität
Ulcus duodeni	Nüchternschmerz; bei Penetration Schmerzausstrahlung in Rücken
Ulcus ventriculi	postprandialer Schmerz; epigastrischer Druckschmerz
Zwerchfellhernie	intermittierender epigastrischer Schmerz, Ausstrahlung wie bei Angina pectoris möglich, Besserung im Stehen

Endokrine Notfälle

G. Brunner

Endokrinologische Notfälle sind, bis auf einige Ausnahmen (schwere Hypoglykämie, Coma diabeticum), eher selten. Es scheint auch die Diagnose von einigen Krankheitsbildern (z. B. Addison Krise, hyperkalzämische Krise) im präklinischen Bereich schier unmöglich zu sein, da dem Notarzt kein Hormonlabor zur Verfügung steht und er auf seine fünf Sinne und einige wenige diagnostische Hilfsmittel angewiesen ist.
Von entscheidender Bedeutung ist, neben der Untersuchung des Patienten, die Erhebung einer ausreichenden Eigen- oder Fremdanamnese und die schriftliche Dokumentation aller erhobenen Informationen.
Selbst im Krankenhaus ist die Anamneseerhebung oft schwierig. Der bewußtseinsgetrübte Patient kann keine Eigenanamnese geben, und eine Fremdanamnese ist kaum einzuholen – die Anamneseerhebung ist daher bei unklaren Bewußtseinsstörungen eine wichtige und entscheidende Aufgabe des Notarztes vor Ort.
Im folgenden eine kurze Zusammenfassung der wichtigsten endokrinologischen Notfälle:

Coma diabeticum

Formen
Prinzipiell müssen zwei Formen unterschieden werden:
Das *ketoazidotische Coma diabeticum* tritt meist bei juvenilen (Typ I) Diabetikern auf: Durch absoluten Insulinmangel kommt es zu ungehemmter Lipolyse und Freisetzung von freien Fettsäuren, die über Acetyl-Co-A zu Ketonkörpern umgebaut werden (metabolische Azidose).
Das *hyperosmolare Coma diabeticum* tritt meist bei älteren (Typ II) Diabetikern auf, bei denen noch eine geringe Insulinrestproduktion vorhanden ist, dadurch bleibt die Ketogenese ausreichend supprimiert.
Bei beiden Formen kommt es zu schwerer Dehydratation der Patienten.

Ursachen
Als ursächliche Faktoren für ein Coma diabeticum kommen die Neumanifestation eines Diabetikers, aber auch Infektionen und Therapiefehler des Patienten (Insulin vergessen) in Frage.

Klinische Symptomatik
Die Patienten sind somnolent – im allgemeinen jedoch nicht bewußtlos. Typisch sind die bestehende Dehydration und Exsikkose (Durst, trockene Zunge, stehende Hautfalten am Abdomen) und die bei der ketoazidotischen Form bestehende Kussmaul'sche Atmung und der Azetongeruch. Eventuell kann es zu einer Pseudomeningitis oder Pseudoperitonitis kommen.

Diagnose
Die Diagnose ist sehr einfach aus Anamnese, klinischem Bild und Blutzucker-Schnelltest zu stellen.

Therapie
Therapeutisch steht die Rehydrierung des Patienten im Vordergrund (1.000–2.000 ml Kristal-

loide). Von einer präklinischen Gabe von Insulin ist eher abzuraten, da präklinisch der Kaliumspiegel nicht bestimmt werden kann und bei Insulingabe eine Hypokaliämie droht. Ebenso abzuraten ist von einer präklinischen Bicarbonatgabe. Diese ist bei isolierter Ketoazidose nicht mehr indiziert. Die Gabe von kolloiden Volumenersatzmitteln ist bei manifestem Zirkulationsversagen durchaus angezeigt.

Hypoglykämisches Coma

Ursachen
Zu schweren Hypoglykämien kommt es bei Diabetikern meist durch Therapiefehler (Insulinüberdosierung, falsche Berechnung von Broteinheiten, körperliche Überanstrengung). Auch Alkoholexzesse können bei Diabetikern zu schweren Hypoglykämien führen. Nicht vergessen werden darf die Gabe einer Insulin-Überdosis in suizidaler Absicht (auch bei Nichtdiabetikern!).

Klinische Symptomatik
Klinisch steht neben der kalten, schweißigen Haut des Patienten das neurologische Erscheinungsbild im Vordergrund: beim hypoglykämischen Coma ist eine bunte Palette von neurologischen Symptomen möglich: Krämpfe, Hemiparesen, Facialisparese, Auftreten eines positiven Babinski-Reflexes. Aufgrund der Vielfalt dieser möglichen, neurologischen Symptomatik ist zu fordern, daß bei allen bewußtlosen oder neurologisch auffälligen Patienten eine Hypoglykämie ausgeschlossen werden muß.

> **Cave:**
> **Bei jedem bewußtlosen oder neurologisch auffälligen Patienten muß eine Unterzuckerung ausgeschlossen werden.**

Diagnose
Die Diagnose ist mittels Blutzucker-Schnelltest sehr einfach zu stellen.

Therapie
Therapeutisch ist die intravenöse Glucosegabe bis zum Aufwachen des Patienten Mittel der Wahl. Zur Schonung der Venen des Patienten empfiehlt sich die Verabreichung von Glucose 20% oder die Kombination von Glucose 33% mit Glucose 5%. Im allgemeinen ist es nicht nötig, mehr als 100 ml Glucose 33% zu infundieren.
Selbstverständlich kann eine Hypoglykämie auch durch die i. v. oder s. c. Gabe von Glucagon (z. B. durch Angehörige) durchbrochen werden – in diesem Fall muß der Patient nach dem Erwachen unbedingt etwas essen, um die Glykogenspeicher in der Leber wieder aufzufüllen.

> **Cave:**
> **Bei fehlendem Therapieerfolg auf eine adäquate Menge infundierter Glucose ist die Wiederholung der Blutzuckermessung unbedingt angezeigt (Suizidversuch mit hoher Insulindosis? Andere Ursache einer Bewußtseinsstörung?).**

Hepatisches Coma

Formen und Ursache
Hier müssen wieder zwei Formen unterschieden werden:
Das *Leberausfallscoma* (vorgeschädigte Leber, gastrointestinale Blutung, Alkohol- oder alimentärer Eiweißexzeß) und das *Leberzerfallscoma* (fulminante Hepatitis, Vergiftungen).

Klinische Symptomatik
An klinischen Zeichen sind meist Zeichen einer chronischen Lebererkrankung vorhanden: Ikterus, Aszites, spider naevi, Lacklippen, Lackzunge, Palmar- und Plantarerythem. Die Patienten können den typischen Foetor hepaticus (erdiger Geruch) aufweisen und sind meist somnolent oder bewußtlos.

Diagnose
Die Diagnose läßt sich durch Anamnese und klinisches Zustandsbild stellen.

Therapie
Die Therapie ist rein symptomatisch: Sauerstoffgabe, Gabe von Glucose i. v. bei Hypoglykämie, Diazepam bei Krämpfen, evtl. Intubation und Beatmung.

Prognose
Die Letalität des Leberausfallscoma beträgt trotz intensivmedizinischer Behandlung 30%, die des Leberzerfallscoma 80%. Vor allem beim Leberzerfallscoma muß man an eine mögliche Lebertransplantation denken (Kontaktaufnahme mit Spezialzentrum!).

Urämisches Coma

Ursachen
Zu bedrohlichen Stoffwechselstörungen durch Störungen der Nierenfunktion kommt es einerseits als Endstadium einer chronischen Nierenerkrankung (terminale Niereninsuffizienz) und andererseits als akutes Nierenversagen (z. B. akute Glomerulonephritis).

Klinische Symptomatik
Als Zeichen einer chronischen Nierenerkrankung weisen die Patienten meist das typische schmutzig graugelbliche Hautkolorit auf. Patienten mit Nierenversagen können dehydriert und exsikkotisch, aber auch überwässert sein. So kommt es nicht selten zu hypertensiven Krisen und Lungenödem. An gastrointestinalen Symptomen kann es zu urämischer Gastroenteritis mit Übelkeit, Erbrechen und Durchfällen kommen. Typisch sind der Uringeruch der Patienten (Foetor uraemicus); liegt eine schwere metabolische Azidose vor, kommt es zur Kussmaul'schen Atmung. Vom Bewußtseinszustand her sind die Patienten meist somnolent oder bewußtlos – generalisierte Krämpfe können vorkommen.

Diagnose
Die Diagnose läßt sich aus Anamnese und klinischer Symptomatik stellen.

Therapie
Präklinisch ist die Therapie wieder rein symptomatisch: Sauerstoffgabe, Kristalloide bei Dehydratation, Nitroglycerin bei Überwässerung, Nifedipin oder Urapidil bei hypertensiven Krisen, Diazepam bei Krämpfen, evtl. Intubation und Beatmung. Bei gemessenen oder eindeutigen

Hyperkaliämiezeichen im EKG (hohe, spitze T-Wellen) wird die i. v. Gabe von Bicarbonat oder Calciumgluconat empfohlen. Als Zielort ist ein Krankenhaus mit Möglichkeit zur Dialyse oder Hämofiltration zu wählen.

Thyreotoxische Krise

Ursachen
Typischer Auslösefaktor einer thyreotoxischen Krise ist der Zustand nach Kontrastmittelgabe bei latenter Hyperthyreose. Es können natürlich aber auch ein Schilddrüsenadenom oder ein Morbus Basedow vorliegen.

Klinische Symptomatik
Die Patienten zeigen hochgradige Erregung, psychotische Erscheinungen können vorkommen. Letztendlich kann die thyreotoxische Krise zu Bewußtlosigkeit und Coma führen. Häufig bestehen vital bedrohende Tachykardien und Arrhythmien; maligne hypertensive Krisen kommen vor. Es kann auch zum Auftreten von Fieber (eigentlich Hyperthermie) bis über 41 °C kommen.

Diagnose
Liegen die typischen Zeichen eines Morbus Basedow vor (Struma, Exophthalmus), kann die Diagnosestellung einfach sein.

Therapie
Bei starker Erregung des Patienten empfiehlt es sich, für ein ruhiges Umfeld zu sorgen und den Patienten gegebenenfalls zu sedieren. Bei bedrohlichen Tachyarrhythmien und hypertensiven Krisen ist die Gabe eines Betablockers Mittel der Wahl. Weiters empfiehlt sich die Gabe von 250 mg Solu Dacortin, da aufgrund des hochgradigen Katabolismus häufig eine begleitende NNR-Insuffizienz vorliegt. Bei bedrohlicher Hyperthermie sind kalte Wickel angezeigt, bei respiratorischer Insuffizienz sind Intubation und Beatmung Mittel der Wahl.
Die thyreotoxische Krise ist eine absolut lebensbedrohende Erkrankung. Es empfiehlt sich, ein Zielkrankenhaus mit der Möglichkeit zur Plasmapherese oder Hämoperfusion (Eliminierung von Schilddrüsenhormonen aus dem strömenden Blut) auszuwählen.

Myxödem Coma

Häufigkeit und Ursache
Das Myxödem Coma ist selten. Ursache der Schilddrüsenunterfunktion kann eine Entzündung (Hashimoto Thyreoiditis) sein – nicht selten ist sie aber iatrogen bedingt (Strumektomie, Radiojodtherapie, thyreostatische Therapie).

Klinische Symptomatik
Das klinische Bild des Myxödem Coma ergibt sich aus einer fatalen Steigerung des hypothyreoten Zustandsbildes: Müdigkeit, Apathie bis zum Coma können auftreten. Typischerweise bestehen Bradykardie und Hypotonie – Hypoventilation kann zur respiratorischen Insuffizienz führen. Die Haut des Patienten ist trocken und teigig kühl. Eventuell besteht ein Ileus.

Diagnose
Die Diagnose läßt sich aus Anamnese und klinischem Zustandsbild stellen.

Therapie
Bei Hypoventilation stehen die frühzeitige Intubation und Beatmung im Vordergrund, wobei eine eventuelle Sedierung mit möglichst geringen Dosen durchgeführt werden sollte. Bei Bradykardien sind Atropin oder Katecholamine Mittel der Wahl.

Addison Krise

Häufigkeit und Ursachen
Der kritische Mangel an NNR-Hormonen im Rahmen einer Addison Krise zählt zu den Exoten der endokrinologischen Comata.
Ursächlich kommen eine idiopathische NNR-Atrophie durch ein autoimmunologisches Geschehen oder das abrupte Absetzen einer höherdosierten Glukokortikoidtherapie in Frage. Latente NNR-Insuffizienzen können durch außergewöhnliche Belastungen (Infektion, Operation) exazerbieren.

Klinische Symptomatik
An klinischen Symptomen bestehen Schwäche, Adynamie bis zum Coma. Weiters bestehen Dehydratation, Exsikkose und Schock. Eventuell kann es zum Auftreten eine Pseudoperitonitis kommen. Bei chronischer NNR-Insuffizienz sehen die Patienten tiefgebräunt aus (MSH-Aktivität von ACTH). Pathognomonisch sind hyperpigmentierte Handlinien und Mundschleimhäute.

Diagnose
Präklinisch sehr schwierig zu stellen.

Therapie
Therapeutisch ist die Gabe von 250 mg Solu Dacortin und eventuell von Kristalloiden angezeigt. Bei Verdacht auf Addison Krise sollten dem Patienten auf jeden Fall Glucocorticoide zugeführt werden – sie können in diesem Fall lebensrettend sein und im eventuellen Fall einer Fehldiagnose dem Patienten nicht schaden.

Hyperkalzämische Krise

Ursachen
Die hyperkalzämische Krise ist ein typisch onkologischer Notfall (osteoklastische Metastasen bei Bronchus- oder Mammacarcinom, Plasmocytom). Natürlich können hyperkalzämischen Krisen auch ein primärer Hyperparathyreidismus oder seltener eine Vitamin D Intoxikation zugrunde liegen.

Klinische Symptomatik
An klinischen Symptomen kann es zu Erbrechen, Polyurie, Polydipsie und nachfolgender Dehydratation und Exsikkose kommen. Häufig kommt es zu psychotischen Erscheinungen. Maligne Herzrhythmusstörungen können auftreten.

Diagnose
Präklinisch sehr schwierig zu stellen.

Therapie
Zur präklinischen Therapie ist folgendes zu sagen: Bei Dehydratation und Exsikkose (Flüssig-

keitsdefizit meist 4–10 Liter) steht natürlich die Gabe von Kristalloiden (1.000–2.000 ml) im Vordergrund. Eine frühzeitige, forcierte Diurese mit 20–40 mg Furosemid wäre wünschenswert, ist jedoch bei der schon bestehenden Dehydratation nicht unproblematisch. Bei bedrohlichen Tachyarrhythmien ist die Gabe von Verapamil Mittel der Wahl.

Im Zielkrankenhaus sollte die Möglichkeit zur Hämodialyse bestehen, da fulminante Verläufe sehr schnell zum akuten Nierenversagen führen können.

Tetanischer Anfall

Ursachen
Die echte hypocalcämische Tetanie ist sehr selten. Ursache dafür ist meist Parathormonmangel (Paratheroidektomie bei Strumaresektion). Viel häufiger findet sich eine Hyperventilationstetanie. Dabei führt die übermäßige Steigerung des Atemminutenvolumens zu einer ausgeprägten Abatmung von CO_2 mit nachfolgender respiratorischer Alkalose. Dadurch werden an im Blut zirkulierenden Proteinen freie Bindungsstellen geschaffen, die von Calcium besetzt werden. Es kommt zu einer relativen Hypocalcämie.

Diagnose
Die Diagnose einer Hyperventilationstetanie ist sehr einfach zu stellen. Man findet Tachypnoe mit subjektiver Atemnot, Globusgefühl und Erstickungsangst. Objektiv faßbare Parameter für die bestehende Atemnot, wie Zyanose oder pathologischer Lungenauskultationsbefund, fehlen. Der üblicherweise sehr agitierte Patient klagt über Schwindel, ist aber klar orientiert. Pathognomonisch sind perorale Parästhesien, und Parästhesien in den Fingern (Ameisenlaufen). Tonische Krämpfe können zu Geburtshelfer- oder Pfötchenstellung der Hände, Spitzfußstellung und Karpfenmaul führen.

Therapie
Bei hyperventilierenden Patienten erreicht man durch beruhigenden Zuspruch und Aufklärung des Patienten über die Ursachen seiner Beschwerden am meisten. Man läßt den Patienten nach kurzer Anleitung am besten selbst rückatmen. Medikamentöse Sedierung (z. B. Gewacalm® i. v.) ist nur selten nötig.
Die Gabe von Calcium i. v. ist nur bei echter Hypocalcämie angezeigt, bei der Hyperventilationstetanie ist sie aufgrund der potentiellen Nebenwirkungen (Herzrhythmusstörungen) kontraindiziert.

Autor:
OA Dr. Gernot Brunner
Medizinische Universitätsklinik
Intensivstation
Karl-Franzens-Universität Graz/LKH Graz
Auenbruggerplatz 15
A-8036 Graz

Differentialdiagnose der Bewußtlosigkeit aus internistischer Sicht – Untersuchungsgang beim nichttraumatisierten Patienten

G. Brunner

Im folgenden soll auf die wichtigsten differentialdiagnostischen Überlegungen bei bewußtseinsgestörten Patienten, auf den Untersuchungsablauf und die wichtigsten diagnostischen Hilfsmittel eingegangen werden.

Ätiologie von Bewußtseinsstörungen
Der wichtigste differentialdiagnostische Punkt ist die Unterscheidung zwischen Bewußtseinsstörung traumatischer oder nichttraumatischer Genese: dies wird vor allem durch Inspektion (Zeichen einer Verletzung – vor allem am Kopf) und durch Fremdanamnese erreicht. Nicht zu vergessen ist hier das sogenannte „luzide Intervall" einer intracerebralen Blutung bei (nicht selten) Bagatelltraumata des Kopfes.

Nach Ausschluß eines Traumas ist vor allem an folgende Ursachen zu denken:
- Intoxikationen
- Störungen des ZNS durch Ischämie, Hämorrhagie oder Entzündung
- metabolisch-endokrinologisch bedingte Bewußtseinsstörungen
- diverse andere (z. B. psychogenes Coma)

Intoxikationen
Vergiftungen stehen bei Bewußtseinsstörungen nichttraumatischer Genese der Häufigkeit nach an erster Stelle: Zu denken ist vor allem an Alkohol, Benzodiazepine und trizyklische Antidepressiva. Nicht selten muß sich der Notarzt bei Vergiftungsnotfällen als Kriminalist erweisen – folgende Fragen sollten unbedingt beantwortet (und dokumentiert!) werden: WER – WAS – WANN – WO – WIE – WIEVIEL – WARUM.

Störungen des ZNS durch Ischämie, Hämorrhagie oder Entzündung
Neben der neurologischen Untersuchung kann hier oft die meiste Information aus der Fremdanamnese gewonnen werden: zum Beispiel plötzlich auftretende Kopfschmerzen, Seh-, Hör- und Gleichgewichtsstörungen und zunehmender Bewußtseinsverlust bei einer Subarachnoidalblutung. Bei apoplektischen Insulten ist eine cerebrovaskuläre Insuffizienz oder ein arterieller Hypertonus meist bekannt – nicht selten wird bei genauer Fremdanamnese über aufgetretene Amaurosis fugax oder ähnliche Vorwarnsymptome berichtet.

Metabolisch-endokrinologisch bedingte Bewußtseinsstörungen
Hier sollte vor allem die schwere Unterzuckerung ins Auge gefaßt und ausgeschlossen werden. Immer wieder werden krampfende Patienten in eine neurologische Klinik eingeliefert, und erst dort wird die schwere Unterzuckerung diagnostiziert.
Der Ausschluß einer Unterzuckerung ist ein absolutes sine qua non in der Betreuung von bewußtseinsgestörten Notfallpatienten – dies sollte auch für traumatisierte Patienten gelten (Beispiel: insulinpflichtiger Diabetiker erleidet bei körperlicher Arbeit als Bauarbeiter eine Unterzuckerung, fällt vom Baugerüst und ist erst sekundär ein polytraumatisierter Patient).

Psychogenes Coma
Tritt in der Notfallmedizin nicht selten und meist bei jungen Frauen auf. Die typische Vorgeschichte besteht aus Aufregungen oder einem Streit in der Familie. Neben dem Ausschluß anderer Ursachen gilt hier vor allem die Devise: Daran denken! Meist beendet ein Intubationsversuch das psychogene Coma.

Untersuchungsablauf bei bewußtseinsgestörten Patienten
Nach dem Ausschluß oder der primären Behandlung einer Vitalbedrohung führen vor allem drei Parameter zur Verdachtsdiagnose: die Umstände am Notfallort (Orientierung), die körperliche Untersuchung des Patienten (Check) und vor allem die Erhebung einer ausreichenden Fremdanamnese. Vor allem auf die Bedeutung der Erhebung und Dokumentation der Fremdanamnese soll hier hingewiesen werden, eine – vor allem bei unklaren Bewußtseinsstörungen – nicht selten unterschätzte wichtige Aufgabe des Notarztes vor Ort.
Orientierung, Fremdanamnese und physikalischer Check des Patienten laufen üblicherweise parallel ab, sind jedoch hier der Übersichtlichkeit halber systematisch angeführt (Abb. 45).

Orientierung
Hierzu zählen vor allem Auffindungsort und -zeit des Notfallpatienten sowie sein eventuelles soziales Umfeld.
Oft können schon durch die äußeren begleitenden Umstände eines Notfallpatienten Rückschlüsse auf die Erkrankung gezogen werden. (Typisches Beispiel: Bewußtloser Patient im Bett liegend, auf dem Nachtkästchen liegen ein Abschiedsbrief und eine leere Schachtel Tabletten.)

Anamnese
Der wichtigste Punkt zum Erstellen einer Diagnose ist die Erhebung einer ausreichenden Fremdanamnese:
- Handelt es sich um die Erstmanifestation einer Bewußtseinsstörung?
- Sind Vorerkrankungen bekannt?
- Ist das Ereignis akut oder eher schleichend eingetreten?
- Klagte der Patient vor dem Ereignis über Symptome?
- Hat der Patient gekrampft?
- Nimmt der Patient Medikamente bzw. sind welche im Haushalt vorhanden, die der Patient genommen haben könnte?

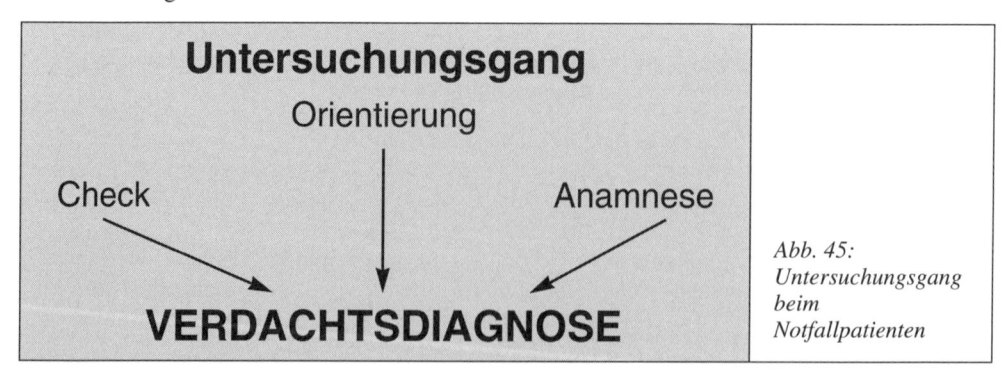

Untersuchungsgang
Orientierung
Check   Anamnese
→ **VERDACHTSDIAGNOSE** ←

Abb. 45: Untersuchungsgang beim Notfallpatienten

Physikalischer Check

Bewußtsein
- Ansprechbarkeit (Kontaktaufnahme möglich?)
- Schmerzreaktion (vorhanden/nicht vorhanden? seitengleich?)

Als bewußtlos gilt, wer auf forcierten Schmerzreiz und auf Ansprache die Augen nicht öffnet, eine genauere Graduierung ist durch die Glasgow Coma Score möglich.

Atmung
- vorhanden/nicht vorhanden?
- flach/vertieft?
- Bradypnoe/Tachypnoe?
- Pathologische Atemtypen?
- Auskultation der Lunge!

Kreislauf
- Zentrale Pulse vorhanden?
- Periphere Pulse vorhanden?
- Halsvenen gestaut/gefüllt/leer?
- Rekapillarisierungszeit der Fingernägel?
- Auskultation des Herzens!

Haut
- rosig/blaß/zyanotisch?
- kalt/warm/heiß?
- trocken/feucht/schweißig?
- Turgor?
- Spider naevi?
- Decubitus?
- Schlafmittelblasen?
- Einstichstellen?

Kopf und Hals
- Gesichtsfarbe?
- Symmetrie/Facialisparese?
- Herdblick/Nystagmus?
- Isocorie/Anisocorie?
- Strumektomienarbe?

ZNS
- Antrieb?
- Schmerzreaktion (vorhanden/symmetrisch?)
- Pupillen (weit/stecknadelkopfgroß/Anisocorie?)
- Bulbus (Herdblick/Nystagmus?)
- Meningismus (vorhanden/nicht vorhanden?)
- Muskeltonus (schlaff/normal/spastisch?)

Abdomen
- Form (aufgetrieben/eingesunken?)
- Vorhandene Narben (Tu?)
- Peritoneale Reizzeichen?
- Darmgeräusche (fehlend/normal/gesteigert?)

Extremitäten
- Symmetrische Abwehrbewegung?
- Trommelschlegelfinger?
- Uhrglasnägel?
- Rekapillarisierungszeit der Fingernägel?
- Zeichen einer Phlebothrombose?
- Periphere Ödeme?

Diagnostische Hilfsmittel
Hierzu zählen vor allem die fünf Sinne des Notarztes und nicht selten auch der sechste Sinn („Daran Denken!").
An „technische" diagnostische Hilfsmittel, vor allem an Blutzucker-Teststreifen, Blutdruckmessung, EKG und Pulsoxymetrie, ist zu denken, sie entsprechen einer einfachen Labordiagnostik.

Zusammenfassung
Kausale Therapien bei Bewußtseinsstörungen nichttraumatischer Genese sind nur selten möglich (intravenöse Glucosegabe bei Hypoglykämie, Antidotgabe bei Intoxikationen mit Benzodiazepinen oder Opiaten). In allen anderen Fällen besteht die Therapie vor allem in symptomatischen Maßnahmen zur Sicherung und Stabilisierung der Vitalfunktionen, wobei hier nochmals die Bedeutung der Intubation als Aspirationsschutz bei bewußtseinsgestörten Patienten hervorgehoben werden soll. Schließlich soll bei der Betreuung bewußtseinsgestörter Patienten die Bedeutung des Notarztes vor Ort als Informationsübermittler zwischen Präklinik und Klinik betont werden. Nicht zuletzt deswegen wird im organisierten Notarztdienst schriftliche Dokumentation gefordert.

Autor:
OA Dr. Gernot Brunner
Medizinische Universitätsklinik
Intensivstation
Karl-Franzens-Universität Graz/LKH Graz
Auenbruggerplatz 15
A-8036 Graz

Chirurgische Notfälle

M. Mähring, H. Tritthart, F.-M. Smolle-Jüttner, H. Mischinger, J. Passler, P. Rettl, G. Peicha, G. Kohrgruber

Untersuchungsgang beim traumatisierten Patienten

G. Kohrgruber

Wie bei jedem Notfallpatienten, ist auch beim traumatisierten Patienten die Beurteilung, Wiederherstellung und Aufrechterhaltung der vitalen Funktionen oberstes Ziel.
Nach einer orientierenden Elementaruntersuchung von Bewußtsein, Atmung und Kreislauf müssen bei Vorliegen einer vitalen Bedrohung unverzüglich elementartherapeutische Maßnahmen ergriffen werden (Freimachen und Freihalten der Atemwege, Intubation, Beatmung, Herzmassage, Blutstillung, Schockbekämpfung).
Erst im Anschluß an diese Primärphase erfolgt die differenzierte Diagnostik, wobei Art und Umfang der chirurgischen Notfalluntersuchung sich nach der Schwere der Verletzung richten. Je weniger vital bedroht ein Patient ist, um so mehr Zeit steht für die Untersuchung zur Verfügung – und umgekehrt.
Ein chirurgischer Notfallcheck muß Qualität haben. Er sollte einfach und systematisch aufgebaut sein, sich auf das Wesentliche beschränken und dabei trotzdem suffizient und zielorientiert bleiben.
Nur das ständige Training am Patienten bringt die nötige Erfahrung. Die Untersuchungstechnik muß so geübt und eingespeichert werden, daß sie immer und überall beherrscht wird. Bewährt hat sich der cranio-caudale Untersuchungsgang von oben nach unten („von Kopf bis Fuß").
Als Hilfsmittel dienen in erster Linie die eigenen fünf Sinne, in zweiter Linie technische Hilfsmittel, wie Stethoskop, EKG und Blutdruckmeßgerät, Taschenlampe und Reflexhammer.

Schädel (Schädel-Hirn-Trauma)

Leitsymptome
- Bewußtseinsstörung
- Pupillenfunktionsstörung
- Störung der Motorik/Tonusregulation/vegetativen Funktionen

Störung des Bewußtseins
- Feststellung des GCS (sollte im Sinne der Verlaufskontrolle zumindest zweimal dokumentiert werden: einmal bei der Erstuntersuchung und dann vor der Übergabe im Zielkrankenhaus)
- ante- oder retrograde Amnesie, commotionale Zeichen, wie Erbrechen, Übelkeit, Kopfschmerz, Schwindel (Commotio labyrinthi)

Störung der Pupillenfunktion
- Bulbusstellung: meist Divergenz bei Schädigungen im Mittelhirn/Bulbärhirn, ca. bei 7% aller SHTs Auftreten eines Nystagmus ohne diagnostische Bedeutung durch Störungen in der Formatio reticularis.

- Form und Weite: die Einteilung erfolgt in eng, mittelweit und weit. Die Anisokorie ist meist durch eine Weitstellung jener Pupille verursacht, auf deren Seite sich die Hirnraumforderung befindet (ipsilaterale Mydriasis). Beidseitige Weitstellung der Pupillen mit deutlich reduzierter Lichtreaktion kann den Übergang in ein Bulbärhirnsyndrom anzeigen. Pupillenentrundungen können auch Folge einer abgelaufenen Iritis sein. Als Differentialdiagnose zur Anisokorie sind aber immer in Betracht zu ziehen: Glasauge (!), direkte Traumafolge oder die physiologische Anisokorie, als Zeichen einer leichten Seitendifferenz des vegetativen Tonus.

Motorik- und Tonusregulation
Es ist auf Lähmungen oder Halbseitenzeichen zu achten (Schmerzreize daher immer auf beiden Körperseiten setzen!). Das Auftreten von Beuge- oder Strecksynergismen ist als prognostisch schlechtes Zeichen zu werten. Spastik und Klonismen gehören zur Extrapyramidalmotorik und sind Ausdruck einer ununterbrochenen Folge von Eigenreflexen.
Der wichtigste pathologische Reflex ist präklinisch das Babinski-Zeichen als Ausdruck einer Pyramidenbahnläsion. Dieser wird durch das Bestreichen des lateralen Fußsohlenrandes untersucht. Pathologisch kommt es zu einer trägen Dorsalextension der Großzehe.

Vegetative Funktionen
Das Auftreten eines sogenannten „Druckpulses" (Herzfrequenz fällt und der Blutdruck steigt) ist Zeichen einer zentralen Kreislaufregulationsstörung.
Zudem können sich pathologische Atmungstypen zeigen: Cheyne-Stokes-Atmung bei doppelter Hemisphärenschädigung (zuerst zunehmende, dann abnehmende Atmungsamplitude, von apnoischer Phase unterbrochen), neurogene zentrale Hyperventilation bei pontinen Läsionen (beschleunigte, regelmäßige, große Amplitude), oder ataktische Atmungsformen (völlig unregelmäßig) bei Schädigungen im Bulbärhirnbereich.

Anamnese
Die Erhebung des Unfallherganges sollte entweder fremd- oder eigenanamnestisch exakt erfolgen. Aus dem Unfallmechanismus lassen sich bereits viele typische Verletzungsmuster ableiten. Beim nicht bewußtlosen SHT-Patienten ist die Frage nach den vorhin erwähnten commotionalen Zeichen unumgänglich.

Inspektion
Es wird nach Hämatomen im Gesichts- und Schädelbereich gesucht. Lidhämatome durch direktes Trauma (z. B. Stirnplatzwunde, Nasenwurzelfraktur, Prellungen im Gesichtsbereich) entstehen früher als solche durch eine Schädelbasisfraktur und zeigen auch eine deutlich schärfere Begrenzung.
Bei Schädelbasisfrakturen können ab und zu Hämatome hinter dem Ohr über dem Warzenzellfortsatz gesehen werden (sogenanntes „battle-sign").
Rißquetschwunden an der Kopfhaut verursachen mitunter einen deutlichen Blutverlust und dürfen nicht unterschätzt werden. Entsprechende Maßnahmen zur Blutstillung müssen durchgeführt werden.
Austritt von Blut oder Liquor aus Ohr, Nase oder Mund ist Hinweis auf eine Schädelbasisfraktur. Liquor läßt sich nachweisen, wenn sich, indem man eine Kompresse an Ohr oder Nase hält, um den zentralen Blutbezirk ein wäßriger Hof bildet. Der Austritt von Hirnmasse weist auf

eine offene Schädelfraktur hin. Die Wunde sollte dann nur mit sterilem Verbandsmaterial bedeckt werden.

Palpation
Die Schädelkalotte wird mit beiden Händen abgetastet. Auf diese Weise können Impressionen oder Stufenbildungen entdeckt werden. Gerade bei Frakturen des Schläfenbeines ist die Gefahr einer Verletzung der Arteria meningea media und damit das Vorliegen eines Epiduralhämatoms sehr groß. Desgleichen sollte der Gesichtsschädel manuell auf falsche Beweglichkeit des Ober- und Unterkiefers oder Kontinuitätsunterbrechung der Orbitabegrenzung untersucht werden. Der bewußtseinsklare Patient kann nach Okklusionsstörungen befragt werden, die ebenfalls Hinweise auf Kieferfrakturen geben würden.
Prothesenteile, die sich leicht entfernen lassen, werden entfernt.

Thorax

Leitsymptome
respiratorische Insuffizienz
- Dyspnoe
- Schmerzen
- Prellmarken

Anamnese
Wenn der thoraxtraumatisierte Patient bewußtseinsklar ist, wird er aufgefordert, tief einzuatmen. Gibt er keine Schmerzen an, können mit großer Wahrscheinlichkeit Rippenserienfrakturen (mehr als drei Rippen gebrochen) oder schwere intrathorakale Verletzungen ausgeschlossen werden. Eigen- oder fremdanamnestisch ist der Unfallhergang zu erfragen. Einerseits können daraus Rückschlüsse auf mögliche Verletzungsmuster, andererseits auch auf hohe kinetische Energieeinwirkung gezogen werden.

> **Cave:**
> **Kollisionsgeschwindigkeiten über 35 km/h, Intrusion der Fahrgastzelle,**
> **tödliche Verletzung eines anderen Fahrzeuginsassen oder Herausschleudern**
> **aus dem Fahrzeug, Seitenanpralltrauma!**

Inspektion
Der Patient sollte, wenn es die Umstände zulassen, im entkleideten Zustand untersucht werden. Abschürfungen, Prellmarken und Hämatome sind so u. a. auch am Rücken viel weniger leicht zu übersehen. Bei penetrierenden oder perforierenden Verletzungen sind eingedrungene Gegenstände zu belassen.
Bei Auftreten von schweren Rippenserienfrakturen (vor allem dann, wenn Stückbrüche vorliegen) liegt eine instabile Thoraxverletzung vor. Es kommt zur sogenannten paradoxen Atmung, d. h., beim Einatmen wird der verletzte Abschnitt muldenförmig eingezogen. Es kann zur lebensbedrohlichen Ateminsuffizienz kommen. Dieses „Nachhinken" der betroffenen Brustwand kann allerdings besser getastet als gesehen werden, daher sollten die Hände sacht aufgelegt werden.
Beim Auftreten eines Pneumothorax kann es aufgrund eines Ventilmechanismus zu immer größe-

rer Luftansammlung im Pleuraspalt kommen. Dem zentralen Mediastinum droht eine Verschiebung zur Gegenseite. Man spricht vom Spannungspneumothorax. Es kommt zu den Symptomen der Einflußstauung im Bereich der Halsvenen, zu zunehmender respiratorischer Insuffizienz, Zyanose und überblähten Supraclaviculargruben. Ein lebensbedrohliches Zustandsbild hat sich entwickelt.

Palpation
Die palpatorische Untersuchung ist beim bewußtseinsklaren Patienten aufgrund der Schmerzhaftigkeit mit größter Vorsicht durchzuführen (seitlicher und frontaler Kompressionsschmerz). Eine Krepitation bei Rippenfrakturen gilt als sicheres Frakturzeichen, sollte aber beim wachen Patienten nicht provoziert werden.
Das „Handauflegen" zeigt ein Nachhinken einer Brustkorbhälfte während der Atemexkursionen oft besser an als die Inspektion.
Unter einem Hautemphysem versteht man die Luftansammlung im Unterhautgewebe. Es fühlt sich wie „Waschmittelknistern" an und kann folgende Ursachen haben:
1. Pneumothorax
2. Verletzung des Tracheobronchialsystems

Auskultation und Perkussion
Beide sind vor Ort wegen der oft erhöhten Umgebungsgeräusche erschwert durchführbar und interpretierbar.
Beim Pneumothorax ist das klassische Auskultationsergebnis ein abgeschwächtes oder fehlendes Atemgeräusch (DD: einseitig – meist rechts – liegender Tubus) und perkutorisch ein hypersonorer Klopfschall („Schachtelton").

Bei allen schweren Thoraxtraumen sollte man bedenken, daß in ca. 30% der Fälle auch intraabdominelle Begleitverletzungen vorliegen!

Abdomen

Leitsymptome
- Schmerz
- Abwehrspannung
- Prellmarken
- Schockzeichen

Das Erkennen einer intraabdominellen Organverletzung stellt gerade bei stumpfen Bauchtraumen und polytraumatisierten, bewußtlosen Patienten eine hohe Anforderung an den Erstuntersucher. Zumeist fehlen eindeutige klinische Zeichen. Gerade deswegen ist eine genaue Anamnese und Klärung des Unfallherganges wichtig (Lenkstangenverletzung bei Kindern, Dezelerationstrauma bei Sturz aus großer Höhe).
Bei stumpfen Traumen sind v.a. die soliden parenchymatösen Oberbauchorgane, wie Milz, Leber, Pankreas und Niere, gefährdet. Selten kommt es dabei zu Hohlorganverletzungen.
Bei penetrierenden Traumen können alle Organe betroffen sein, am häufigsten jedoch der Magen-Darm-Trakt, weil er im Abdominalraum das größte Volumen einnimmt.
Bei Stich-, Schuß- oder Pfählungsverletzungen bedeutet die Verletzung von größeren Gefäßen eine unmittelbare vitale Bedrohung.

Anamnese
Die Voraussetzung für eine differenzierte klinische Untersuchung ist ein bewußtseinsklarer Patient, der Auskunft über Unfallhergang und lokale, abdominelle Druckschmerzen geben kann. Aber selbst dann gibt es keine sicheren Hinweise für eine intraabdominelle Organverletzung.
Eine Schmerzlokalisation in Höhe der Schulterblätter kann Ausdruck einer peritonealen Reizung aufgrund einer intraabdominellen Blutansammlung sein *(Kehr-Zeichen)*.

Inspektion
Kontusionsmarken, Hautabschürfungen an Bauchwand, Rücken (Patient entkleiden!) oder Flanke geben nicht nur die Richtung der Gewalteinwirkung an, sondern sind bis zum Beweis des Gegenteils als Zeichen einer intraabdominellen Verletzung zu werten.

Palpation
Bei der manuellen Untersuchung des Abdomens wird nach lokalem Druckschmerz gesucht und dabei gleichzeitig auf das Gesicht des Patienten geachtet. So können oft subtile Schmerzreaktionen („Zusammenzucken") erkannt werden und Hinweise auf die lokale Zuordnung geben.
Eine zunächst lokale, später diffuse Abwehrspannung, als Zeichen eines peritonealen Reizzustandes, wird durch Blutansammlung oder Austritt von Darminhalt verursacht.
Bei Frakturen im LWS-Bereich kann es zum Auftreten eines sogenannten „extraperitonealen Pseudoperitonismus" durch das entstandene Frakturhämatom kommen, und damit kann eine intraabdominelle Verletzung vorgetäuscht werden.

Becken
Beckenfrakturen entstehen fast ausschließlich durch enorme Gewalteinwirkungen, wobei die häufigsten Ursachen Verkehrsunfälle, Sturz aus großer Höhe und Quetschtraumen sind. Naturgemäß finden sich solche Verletzungen vorwiegend bei Polytraumatisierten.
Wegen der zu erwartenden massiven Blutverluste (durch fehlende Tamponademöglichkeiten bis zu 6 Liter) ist der Patient akut vital gefährdet. Blutungsquellen sind v. a. der frakturierte spongiöse Knochen, der präsakrale und prävesikale Venenplexus sowie Abschnitte aus dem Stromgebiet der Arteria iliaca interna.
Begleitverletzungen im kleinen Becken an Harnblase und Urethra sind häufig, ebenso Läsionen des Plexus lumbosacralis, wobei diese die wahrscheinlich am häufigsten übersehenen Zusatzverletzungen sind.

Inspektion
Zu achten ist auf Prellmarken, Quetschspuren, Hämatome oder Blutaustritte aus Anus, Damm und Harnröhre beim zur Gänze entkleideten Patienten. Die Fehlstellung oder Verkürzung eines Beines kann ein Hinweis auf eine Beckenringverletzung sein (Bein kann nicht gestreckt hochgehoben werden!).

Palpation
Diese sollte immer, v. a. beim wachen Patienten, vorsichtig durchgeführt werden, und zwar im Sinne einer bimanuellen seitlichen Kompression der Beckenschaufeln sowie einer Stauchung in ventrodorsaler Richtung.
Eine abnorme Beweglichkeit der Beckenhälften kann damit beeindruckend nachgewiesen wer-

den („floating pelvis"). Eventuell lassen sich bei den Symphysensprengungen Lücken im Symphysenspalt ertasten.
Eine rektale oder vaginale Untersuchung deckt unter Umständen eine Durchspießung des Mastdarms oder der Scheide auf (Blut am Finger!) und führt ab dann zur Diagnose der offenen Beckenfraktur. Allerdings ist die rektal-digitale Untersuchung aufgrund der Lagerung des Patienten nicht immer möglich und präklinisch nicht zu erzwingen.
Auf jeden Fall erforderlich ist die periphere Pulspalpation. Fehlt sie, können Gefäßläsionen der Arteria iliaca oder der Arteria femoralis vorliegen.

Wirbelsäule

Wirbelsäulenverletzungen zählen zu den am häufigsten präklinisch übersehenen Verletzungen. Auch hier machen sich eine genaue Fremd- oder Eigenanamnese und die Erhebung des Unfallherganges bezahlt.
Bewußtseinsklare traumatisierte Patienten klagen über heftige Nacken- oder Kopfschmerzen oder zeigen peripher-neurologische Auffälligkeiten. Zur Überprüfung der Motorik wird der Patient zur aktiven Bewegung der Arme und Beine aufgefordert und die grobe Kraft im Seitenvergleich beurteilt. Ein wichtiges Indiz kann auch das aktive Abheben des Kopfes von der Unterlage sein, da bei Verletzungen der HWS eine Schmerzhemmung das aktive Abheben des Kopfes verhindert.
Durch das im Rahmen der Fraktur auftretende retropharyngeale Hämatom kann es zu Schluckstörungen kommen. Bei bewußtlosen Patienten, v. a. bei solchen mit einem SHT, muß solange von einer HWS-Verletzung ausgegangen werden, bis das Gegenteil bewiesen ist.
Als Grundsatz gilt, daß bei allen Verletzungen des Schädels, Thorax und Abdomens immer auch an Verletzungen der Wirbelsäule auf gleicher Höhe gedacht werden muß!

Zur Beurteilung der Höhe einer Querschnittsläsion hat sich folgendes grob-neurologische Richtschema bewährt:
- C_4 Zwerchfell
- C_{6-8} Hand
- Th_4 Brustwarze
- Th_{10} Bauchnabel
- L_1 Leiste
- L_4 Innenknöchel
- S_1 Fußaußenkante

Inspektion
Zu achten ist auf Prellmarken, Hautabschürfungen, Hämatome oder subcutane Ablederungen, die in vielen Fällen hinweisend auf schwere Wirbelsäulenverletzungen sein können.

Palpation
Der bewußtseinsklare Patient gibt Druck-, Klopf- und Stauchungsschmerzen über den verletzten Segmenten an. Ein paravertebraler Hartspann läßt sich meist gut tasten und ist Folge einer reflektorischen, schmerzbedingten Tonuserhöhung der Muskulatur.
Eine Gibbusbildung kann als Zeichen einer Kompressionsfraktur gewertet werden, vergrößerte Abstände zwischen den Dornfortsätzen sind bedingt durch einen Riß des Ligamentum supraspinosum und weisen auf eine Instabilität hin.

Auch bei der Sensibilitätsüberprüfung hat sich eine präklinische Verlaufskontrolle bewährt. Die Höhe des Sensibilitätsausfalles kann mit einem wasserfesten Stift auf der Haut des Patienten dokumentiert werden.

Auf das Auftreten eines sogenannten retroperitonealen Pseudoperitonismus mit sekundärem, paralytischem Ileus wurde bereits hingewiesen.

Beim bewußtlosen Patienten sollten die Schmerzreize immer bilateral gesetzt und auf das Vorhandensein eines Priapismus sollte geachtet werden – als weiterer Anhaltspunkt für eine Rückenmarksschädigung. Ein kurzer Reflexstatus schließt die Untersuchung ab.

Extremitäten

Leitsymptome
- Schmerz
- Fehlstellung

Die Versorgung von Extremitätenfrakturen steht gerade beim schwer polytraumatisierten Patienten nicht an oberster Stelle der Behandlungsdringlichkeit. Die Erhaltung der vitalen Funktionen hat hier absolute Priorität.

Trotzdem ist bereits präklinisch eine sachgerechte Erstversorgung der Extremitätenfraktur von enormer Wichtigkeit. Nicht reponierte (offene) Frakturen führen durch die Kompression der Weichteile zu einer prekären Durchblutungssituation. Studien haben eindeutig bewiesen, daß gerade solche Brüche zu einer wesentlich erhöhten Infektionsrate, mit allen daraus erwachsenden Komplikationen, für den Patienten geführt haben. Die Angst des Erstversorgers vor Verschleppen von Schmutzpartikeln oder Keimen durch die Reposition muß als unbegründet angesehen werden. Der günstige Effekt der Reposition auf die Weichteile ist auf jeden Fall höher einzustufen.

Anamnese
Der bewußtseinsklare Patient wird nach Ruhe- oder Bewegungsschmerzen befragt. Die betroffene Extremität befindet sich in einer dem Patienten noch weitgehend angenehmen Schonhaltung.

Beim bewußtlosen Patienten können Unfallhergang und/oder Deformierung des Fahrzeuges Hinweise auf mögliche Extremitätenbeteiligung geben.

Inspektion
Sichere Frakturzeichen sind Fehlstellungen, abnorme Beweglichkeit, Knochenreiben (Crepitatio) und Sichtbarwerden von Knochenteilen bei offenen Frakturen. Unsichere Frakturzeichen sind Schmerzen, Schwellung, Hämatome sowie eingeschränkte Funktion.

Auf offene Verletzungszeichen und Blutungen nach außen sollte geachtet werden. Erfahrungsgemäß werden gerade Blutungen nach außen eher überschätzt, Blutungen nach innen oder in die Weichteile aber oftmals unterschätzt. Die Volumentherapie hat sich daher nach Verletzungsmuster und zu erwartendem Blutverlust zu richten.

Palpation
Bei Vorliegen von sicheren Frakturzeichen kann beim bewußtseinsklaren Patienten auf die Palpation der Bruchstelle und den Nachweis einer Krepitation verzichtet werden. Auf keinen Fall aber darf die Untersuchung der peripheren **M**otorik, **D**urchblutung und **S**ensibilität (**MDS-**

Schema!), sowohl vor als auch nach der Reposition, unterlassen werden. Der Befund muß, auch wenn er o. B. (ohne Befund) ist, dokumentiert werden!

Bei unsicheren Frakturzeichen werden die Extremitäten von oben nach unten durchgetastet. Bisweilen finden sich Stufen und Lücken in der Knochenkontinuität.

Eine passive Beweglichkeitsüberprüfung kann zur Diagnosefindung beitragen, ist aber gerade in der präklinischen Untersuchung nicht zwingend.

Autor:
Ass. Dr. Günther Kohrgruber
Unfallchirurgische Abteilung
LKH Bruck/Mur
Tragösserstraße 1
A-8600 Bruck/Mur

Präklinische Versorgung des Schädelhirntraumas

H. Tritthart

Das Schädelhirntrauma ist in unserer Gesellschaft eine häufige Todesursache, vor allem im jugendlichen Alter. Die vor Jahren noch sehr hohe Mortalität und Morbidität haben durch aggressive und intensive Behandlung deutlich abgenommen. Die Therapie des Schädelhirntraumas ist auf pathophysiologisches Wissen des traumatischen Hirnschadens gestützt, wenn auch noch große Wissenslücken in der Kaskade pathologischer Ereignisse nach dem Trauma bestehen. Das Schädelhirntrauma als sehr häufige Verletzungsart kann isoliert, aber auch im Rahmen des Polytraumas auftreten. Beim Polytrauma entscheidet das begleitende Schädelhirntrauma wesentlich die Prognose des Verletzten.
Die traumatische Schädigung des Gehirns läuft in zwei Phasen ab. Die primäre Schädigung erfolgt unmittelbar mit dem Trauma und ist von der Verletzungsart und -schwere abhängig. Sie ist derzeit therapeutisch nicht zu beeinflussen und enthält Kontusionen, Gefäßläsionen und primär neurale Schäden. Sekundäre traumatische Veränderungen treten innerhalb einer gewissen Latenz auf und führen mit Erhöhung des intrakraniellen Drucks und mit cerebraler Ischämie zu zusätzlichem Zelluntergang und somit zu einer Zunahme des neurologischen Defizits. Sekundäre traumatische Hirnschäden entscheiden in großem Maße über das Überleben und über die Überlebensqualität des Verletzten. Vorrangiges Ziel der präklinischen und klinischen Versorgung des Schädelhirnverletzten ist die Vermeidung sekundärer Schädigungen des Gehirns.
In der Erstversorgung des Schädelhirntraumas bestimmt der Schweregrad der Verletzung die Therapie und die Organisation des Transportes in das für die Verletzung geeignete Krankenhaus. In der Notfalluntersuchung wird das Augenmerk auf Bewußtseinslage, Pupillenreaktion und Halbseitenzeichen gerichtet sein. Zur groben Beurteilung des neurologischen Zustandes hat sich durchwegs das Glasgow Coma Score (GCS) durchgesetzt. Dabei werden die verbale und die motorische Reaktion sowie die Fähigkeit, die Augen zu öffnen, untersucht. Die maximale Punktezahl ist 15, die geringste 3, und anhand der erreichten Punktezahl läßt sich die Schwere der Verletzung abschätzen.
Neben der Bewußtseinslage geben Pupillenweite und -reaktion sowie Halbseitenzeichen wichtige Hinweise auf die Ausdehnung der Hirnverletzung.
Die Tiefe der Bewußtseinstrübung entscheidet das weitere Vorgehen. Priorität haben auch beim Schädelhirntrauma die Wiederherstellung und Stabilisierung vitaler Funktionen.

Pathophysiologie des schweren Schädelhirntraumas

Das Schädelinnere, von einer starren Kapsel umgeben, kann als Raum verstanden werden, in dem sich Hirnmasse, intracerebrales Blutvolumen und Liquor cerebrospinalis in einem pulsatilen Gleichgewicht befinden. Nimmt eine dieser drei Komponenten an Volumen zu oder kommt eine zusätzliche Raumforderung hinzu, bewirkt dies die Abnahme von wenigstens einer der drei Komponenten. Das Hirn besitzt zu Beginn einer Raumforderung Kompensationsmöglichkeiten, die im Sinne der Verdrängung von Flüssigkeitsanteilen (in Hauptsache Liquor) aus dem intrakraniellen Raum wirken. Dieses Reservevolumen ist für sich langsam entwickelnde Raumforderungen größer als für rasch entwickelnde. Nach Ausschöpfung des Reservevolumens erhöht sich der intrakranielle Druck in exponentieller Form. Durch Hirndruckanstieg kommt es zum Vordrängen der mediobasalen Anteile des Schläfenlappens am Tentoriumschlitz und zur Einklemmung des Hirnstammes und, je nach Dauer und Höhe des Hirndruckanstieges, zu reversiblen oder irreversiblen strukturellen Schädigungen durch Einklemmung der betroffenen Hirnstrukturen. Die häufigste Form der traumatischen Hirndruckzunahme ist in der Akutphase die raumfordernde Hirnschwellung, wobei hier die Volumenzunahme nicht als Hirnödem verstanden werden darf, sondern als lokale oder generalisierte Blutvolumenzunahme. Unter physiologischen Bedingungen ist die Durchblutung des Gehirns eng an seinen metabolischen Bedarf angepaßt. Durch Autoregulation wird die Hirndurchblutung blutdruckunabhängig geregelt. Durch das Trauma kommt es zur Störung dieser Autoregulation, und somit wird die Hirndurchblutung nicht mehr konstant gehalten, sondern folgt passiv den Blutdruckänderungen. Gestörte Regulationsmechanismen können die cerebrale Durchblutung drastisch verändern. Es werden nach dem Trauma sowohl Abnahme als auch Zunahme der Hirndurchblutung beschrieben, wobei der cerebrale Perfusionsdruck, errechnet aus der Differenz zwischen mittlerem arteriellem Druck und intrakraniellem Druck, die treibende Kraft für die cerebrale Durchblutung darstellt. Neben dem intrakraniellen Druck und dem cerebralen Perfusionsdruck beeinflußt vor allem die arterielle Kohlendioxidspannung die Gehirndurchblutung. Hyperkapnie steigert, Hypokapnie senkt die Durchblutung des Gehirns. Mit der Hyperkapnie und der konsekutiven Vasodilatation der cerebralen Gefäße kommt es im Sinne einer cerebralen Hyperämie zur Anschoppung und damit zu einer Hirndrucksteigerung. Die Hypokapnie führt zur Vasokonstriktion und damit zur Abnahme des intrakraniellen Blutvolumens und zur Abnahme des Hirndrucks. Unter extremer Hypokapnie (Werte unterhalb 25 mm Hg pCO_2) kann die cerebrale Durchblutung kritisch, im Sinne der cerebralen Hypoxie, reduziert werden. Ein Abfall des arteriellen Blutdrucks kann aufgrund des Ausfalls der cerebralen Kreislaufregulationen nicht kompensiert werden, so daß ein hypovolämischer Schock zu irreversiblen hypoxämischen Schäden führt und somit auch ein leichtes oder mittelschweres Schädelhirntrauma sekundär in ein schweres verwandelt.

Die Pathophysiologie des traumatischen Hirnschadens bestimmt das therapeutische Vorgehen. Wir unterscheiden Basismaßnahmen und spezifische Maßnahmen.

Therapieplanung

Priorität hat die Wiederherstellung und Stabilisierung der vitalen Funktionen. Die Versorgung einer blutenden Kopfverletzung, die bei einem bewußtlosen Verletzten oft ins Auge fällt, steht somit nicht im Vordergrund. Freie Luftwege und Atmung müssen vom ersten Moment der präklinischen Versorgung an gewährleistet werden. Bewußtlose Verletzte mit Glasgow Coma Score unter 8 sollten intubiert werden. Es ist aber nicht sinnvoll, bei einem bewußtseinsgetrübten Verletzten die Intubation zu erzwingen, man kann sich jedoch nach der Faustregel richten: „Toleriert ein Verletzter den Tubus, so braucht er ihn". Bei bewußtlosen Motorradfahrern muß vor der Intubation der Sturzhelm sachgerecht und, wegen der Häufigkeit begleitender Halswirbelsäulenverletzungen, behutsam abgenommen werden. Diese Maßnahme darf aber aus Angst vor einer eventuellen Rückenmarksschädigung bei drohender Asphyxie nicht verzögert werden, da die Gefahr der cerebralen Hypoxie wesentlich größer ist als die Gefahr der Schädigung des Rückenmarks durch die richtige Abnahme des Sturzhelmes.

Die Wiederherstellung und Aufrechterhaltung normaler Kreislaufverhältnisse gehört zu den primären Aufgaben bei der Versorgung von Schädelhirnverletzten. Ein solitäres Schädelhirntrauma verursacht nur ausnahmsweise eine Hypotension, vielmehr muß bei anhaltender Hypotension eine extracerebrale Verletzung angenommen werden. Mit der Aufrechterhaltung einer regelrechten Kreislaufsituation wird auch der cerebrale Perfusionsdruck in gewünschten Bereichen gehalten und verhindert somit die Sekundärschädigung des Gehirns. Mit der Intubation und ausreichender Oxygenierung sowie Aufrechterhalten des Kreislaufes sind die häufigsten Ursachen der sekundären Hirnschädigung, wie Hyperkapnie, Hypoxie und Hypotonie, beseitigt. Die Frage des idealen Volumenersatzmittels wird seit Jahren diskutiert und ist letztendlich nicht absolut geklärt. Es ist darauf zu achten, daß nicht zu große Flüssigkeitsmengen (Kristalloide und Kolloide) infundiert werden, da mit extremer Überwässerung bei Erwachsenen die Ausbildung einer Schocklunge begünstigt werden kann und bei Kindern die Entwicklung eines späteren Hirnödems. Die Sicherung einer ausreichenden Ventilation ist oberstes Behandlungsprinzip in der Versorgung des schweren Schädelhirntraumas, wobei die Hyperventilation als „spezifisch hirndrucksenkende Maßnahme" weiterhin genügend Diskussionsstoff bietet. Es ist eine normokapnive Ventilation anzustreben, und spezielle Beatmungstechniken sind der klinischen Versorgung vorbehalten. Bei der Intubation sind die Richtlinien der Notfallmedizin zu beachten, wobei mögliche begleitende Halswirbelsäulenverletzungen immer berücksichtigt werden müssen. Die Sedierung des Schädelhirnverletzten ist sehr kritisch zu wählen und sollte nicht sinnlos erfolgen. Sie ist bei extrem motorisch unruhigen Patienten indiziert oder bei cerebralen Anfällen und bewirkt immer eine Verfälschung der Bewußtseinslage und einen Blutdruckabfall.

In der Initialbehandlung des Schädelhirntraumas sind hyperosmolare Lösungen nicht indiziert und für die Prophylaxe eines möglichen Hirnödems ungeeignet. Die immer wieder geforderte Steroidtherapie hat in den letzten Jahren weiterhin Diskussionsstoff geliefert, doch ist weder die Wirksamkeit noch die Unwirksamkeit statistisch ausreichend dokumentiert, so daß unter dem jetzigen medizinischen Wissen die Gabe von Steroiden beim schweren Schädelhirntrauma nicht sinnvoll erscheint. Diuretika haben ebenfalls in der Primärversorgung des schweren Schädelhirntraumas keinen Platz.

Eine wesentlich wirkungsvoller hirndrucksenkende Maßnahme als eine versuchte medikamentöse Therapie ist die Oberkörperhochlagerung, wobei mit verbessertem venösem Abstrom und Verschiebung von intrakraniellem Liquor in den Spinalkanal Raum im Endocranium gewonnen wird. Das Optimum der Oberkörperhochlagerung liegt zwischen 15 und 30 Grad, wobei der Kopf nicht isoliert angehoben und auch nicht gedreht werden sollte, da damit der venöse Abstrom nicht mehr gewährleistet ist. Mit der Oberkörperhochlagerung kann es zu einer geringgradigen Abnahme des cerebralen Perfusionsdrucks kommen, doch ist mit der Abnahme des intrakraniellen Drucks die cerebrale Perfusion wesentlich verbessert. Somit ist die Oberkörperhochlagerung, bei stabilen Kreislaufverhältnissen, nach wie vor anzuraten. Die medikamentöse Behandlung von „Radikalenfängern" und Glutamat-Aspartat Rezeptorenblockern ist noch im klinischen Untersuchungsstadium und derzeit nicht für die Notfallversorgung geeignet.

Offene Hirnverletzungen sind steril zu verbinden, lebensbedrohliche Blutungen aus Skalpartien durch Kompression zu stillen. In das Schädelinnere eingedrungene Fremdkörper sind in situ zu belassen, und die Entfernung darf erst bei definitiver Versorgung in der versorgenden Institution erfolgen. Bei Schußverletzungen siehe die vorhin erwähnten Behandlungsprinzipien.

Der erstversorgende Arzt muß am Unfallort entscheiden, wo die definitive Versorgung des Verunfallten erfolgen soll, ob ein direkter Transport an ein übergeordnetes Zentrum notwendig ist oder das nächstgelegene Krankenhaus für diese Verletzungsart ausreicht.

Autor:
Univ. Prof. Dr. Hans Tritthart
Universitätsklinik für Neurochirurgie
Karl-Franzens-Universität Graz/LKH Graz
Auenbruggerplatz 1–4
A-8036 Graz

Behandlungsprinzipien beim Thoraxtrauma

F.-M. Smolle-Jüttner

Einleitung

Der Einsatz von Notarztwagen und -hubschrauber in der Primärversorgung hat das Spektrum des Thoraxtraumas in Erstversorgung und Klinik entscheidend verändert: Immer häufiger kommen Patienten mit schweren und schwersten Verletzungsformen, die früher noch vor Eintreffen der Rettungsmannschaft bzw. während der Erstversorgung bereits an der Unfallstelle ad exitum geführt hätten, in klinische Behandlung.

Die immer kürzer werdenden Anfahrts- und Transportzeiten per se verbessern die Überlebenswahrscheinlichkeit dieser Patienten zwar drastisch, viele Chancen werden trotzdem noch immer in der Primärphase vergeben: Gerade, was in den „ersten Minuten" versäumt wurde, ist später kaum gutzumachen. Kenntnis des klinischen Bildes der verschiedenen Verletzungstypen und folgerichtiges Handeln können daher gerade heute in vielen Fällen lebensrettend sein.

Voraussetzung ist jedoch eine adäquate Ausbildung aller im Notarztdienst stehenden Ärzte. Aus thoraxchirurgischer Sicht wäre eine Schulung in der Technik der Notfalldrainage und der Notfallmediastinotomie wünschenswert. Diese wird von der klinischen Abteilung Thorax- und Hyperbare Chirurgie an der Universitätsklinik für Chirurgie in Graz kosten- und formalitätslos angeboten. Zusätzlich muß jeder Notarzt mit der Physiologie und Pathophysiologie der Atmung bzw. der intrapleuralen Druckverhältnisse vertraut sein: Die Vielfalt der beim Trauma möglichen Konstellationen erlaubt nämlich kein schematisches Vorgehen, sondern erfordet ein der jeweiligen Situation angepaßtes, logisches Handeln.

In der Folge werden allgemeine Prinzipien der Diagnostik und Therapie von Thoraxverletzungen vor Ort sowie Klinik und Management der häufigsten schweren Thoraxtraumatypen dargestellt.

Diagnostik

Anamnese/Traumamechanismus

Der Erhebung der Anamnese über Art und Hergang des erfolgten Thoraxtraumas kommt zentrale Bedeutung in der Erstversorgung zu: Das Wissen um das Vorliegen einer massiven stumpfen Gewalteinwirkung auf den Thorax muß z. B. immer als Alarmsignal für wahrscheinliche innere Verletzungen gewertet werden – auch wenn der Patient dafür primär keine Symptome zeigt.

Die Kenntnis des Unfallmechanismus kann damit entscheidende, für den Patienten lebensrettende Hinweise auf Art und Schweregrad von Thoraxverletzungen geben. Ist keine Eigen- oder Fremdanamnese erhebbar, gibt ein kritischer Blick auf die Unfallstelle oft Aufschluß.

Der Traumamechanismus bzw. das Verletzungsmuster bei stumpfen Verletzungen von jugendlichen (elastischer Thorax) und älteren Individuen (starrer Thorax), unter ein und denselben äußeren Umständen, unterscheidet sich dabei gravierend! Die häufigsten Mechanismen beim stumpfen Thoraxtrauma sind (der Häufigkeit nach geordnet):

Direkttrauma
Entsteht durch Abbremsen des in natürlicher Bewegung befindlichen Körpers am Thorax (Sturz beim Laufen, Sturz vom Sessel, Sturz in der Badewanne; im Grunde handelt es sich um die Minimalform eines Decelerationstraumas).
Typisch für häusliche Unfälle.
Während junge Patienten dabei meist nur Kontusionen oder einzelne Rippenfrakturen zeigen, kann ein älterer Patient bereits bei solchen Bagatelltraumen komplizierte Serienrippenfrakturen mit letalem Ausgang erleiden.
In den meisten Fällen unilaterales Trauma.

Decelerationstrauma
Der mit großer Geschwindigkeit bewegte Körper wird – am Thorax direkt oder extrathorakal (etwa beim Sturz auf das Gesäß!) – plötzlich stumpf abgebremst (z. B. Sturz auf das Lenkrad oder in den Gurt, Sturz aus großer Höhe, Personen, die vom Motorrad geschleudert werden etc.).
Typisch für Verkehrsunfälle. Junge Patienten haben hier das größere Risiko innerer Thoraxverletzungen als ältere! Da der elastische Thorax wenig durch „Verformung" (d. h. Rippenfrakturen) abfängt, entlädt sich die Decelerationsenergie an den Thoraxviscera: Lungen- oder

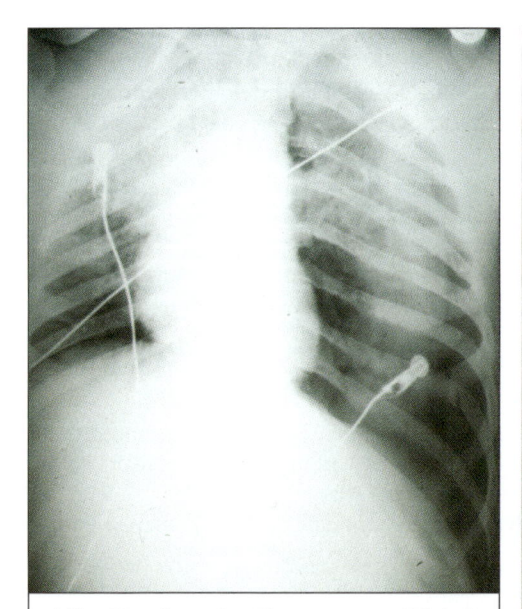

Abb. 46a: Stumpfes Thoraxtrauma. Klinisch heftige Hämoptoe, auf die therapeutisch nicht reagiert wird. Im Röntgen wolkige Verschattung durch Einblutung Spannungspneumo-Hämatothorax links. Wolkige Verschattung auch rechts im Oberfeld durch kontralaterale Aspiration von Blut.

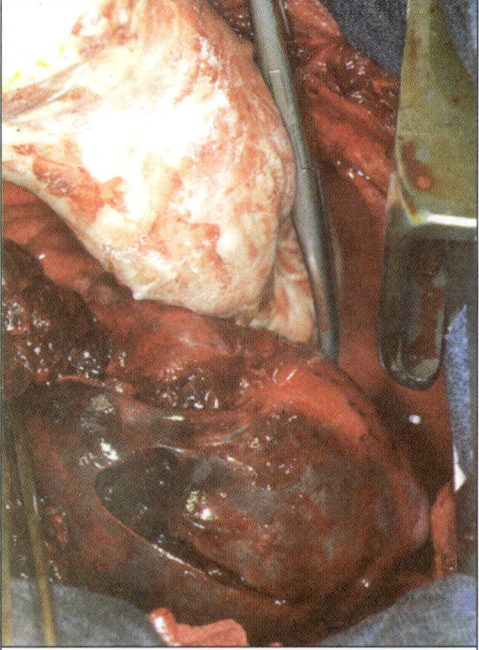

Abb. 46b: Zentrale Lungenruptur (derselbe Patient wie in Abb. 46a). Notfallspneumektomie links. Der Patient überlebte infolge der Blutaspiration rechts den Eingriff nur 18 Stunden.

Bronchusrupturen, schwere Lungenkontusionen, Zwerchfellruptur bzw. Aortenruptur sind bei diesem Traumatyp beim jungen Menschen häufig. Das Fehlen von Zeichen für Rippenfrakturen muß daher bei anamnestischem Vorliegen einer massiven Deceleration als absolutes Alarmzeichen gewertet werden! Ältere Individuen zeigen dagegen häufig nur schwerste Serienrippenstückbrüche bzw. andere knöcherne Frakturen am Thorax.
Prognostisch schwerwiegend ist bei diesem Traumatyp, daß auch bei anscheinend einseitiger Einwirkung der Decelerationsenergie immer beide Lungen mehr oder weniger kontusioniert werden.

Accelerationstrauma
Ein stumpfer Gegenstand prallt auf den Thorax (z. B. umstürzender Baum, Maschinenteil, Sportgerät etc.). Typisch für Arbeits- und Sportunfälle.

Abhängig von der Fläche der Gewalteinwirkung entstehen meist Serienrippenfrakturen mit Direkttrauma der darunterliegenden Lunge.
Die Traumatisierung ist meist unilateral.

Thoraxkompressionssyndrom (Perthes-Syndrom)
Auf den Thorax wird relativ „langsam" und kontinuierlich, an Intensität zunehmend, extremer flächiger Druck ausgeübt (z. B. langsames Überrolltwerden durch Maschinen, Eingeklemmtwerden bei Hauseinstürzen oder bei Massenhysterien – das Thoraxkompressionssyndrom war Haupttodesursache beim Unglück im Heysel-Stadion). Typisch für Arbeitsunfälle.
Aufgrund von Stellreflexen der Thoraxwandmuskulatur (es resultiert eine Art „Gewölbebildung") kann der Thorax eines jungen, gesunden Menschen unter solchen Umständen bis zu 3 Tonnen „tragen", ohne daß auch nur eine Rippe bricht und ohne daß ein Pneumo- bzw. Hämatothorax entstehen würde; Lebensbedrohung entsteht jedoch durch den assoziierten akuten oberen Einflußstau: das Herz schlägt leer und kommt zum asystolischen Stillstand. Bedingt durch dichtstehende petecchiale, kapilläre Blutaustritte an der oberen Körperhälfte (an allen nicht

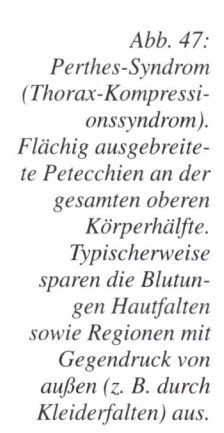

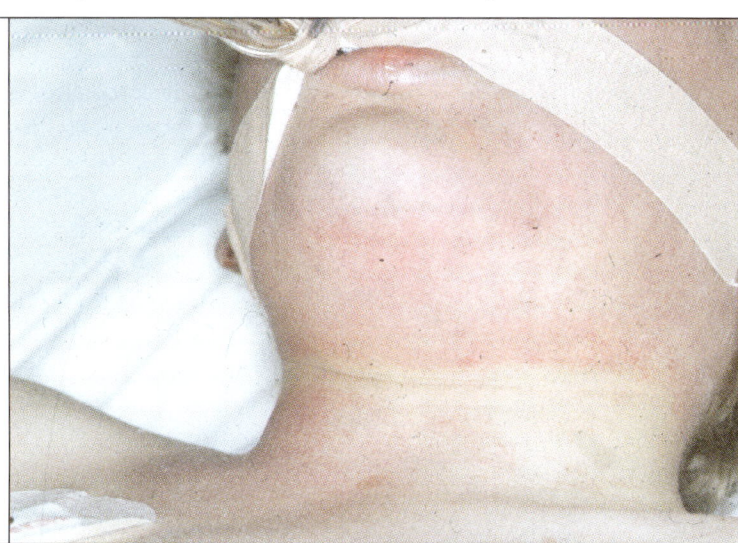

Abb. 47: Perthes-Syndrom (Thorax-Kompressionssyndrom). Flächig ausgebreitete Petecchien an der gesamten oberen Körperhälfte. Typischerweise sparen die Blutungen Hautfalten sowie Regionen mit Gegendruck von außen (z. B. durch Kleiderfalten) aus.

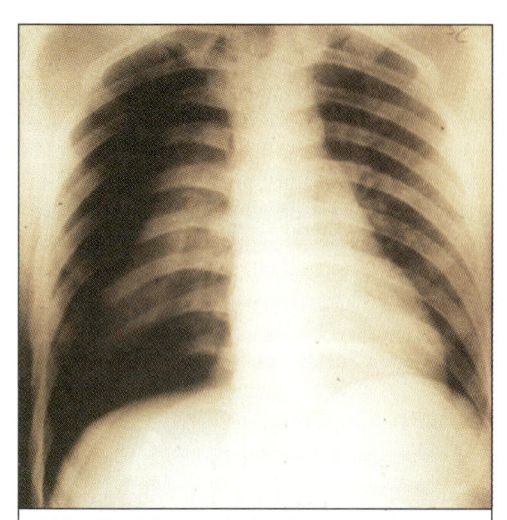

Abb. 48a: Thoraxschußverletzung – der kreislaufstabile Patient wird spontanatmend eingeliefert. Im Röntgen ist der Pneumothorax rechts zu sehen.

einem Gegendruck ausgesetzten Stellen – Hautfalten sind z. B. ausgenommen), haben die Patienten einen erschreckend dunkelblauen, lividen Aspekt.

Reanimationsbemühungen sind überraschend oft erfolgreich, so daß diese Unfälle von jungen Individuen nicht selten überlebt werden. Prognoselimitierend ist der Zustand des Zerebrums. Bei älteren Menschen mit spröden Rippen sind schwere Kompressionstraumen infolge sofortiger Thoraximpression meist letal.

Penetrierende Verletzungen
Handelt es sich um penetrierende Verletzungen, bei denen das perforierende Material zum Zeitpunkt des Auffinden des Opfers nicht mehr in situ ist, sollte nach Möglichkeit versucht werden, vor allem dessen Länge und die Eintrittsrichtung zu erheben. Bei Schußverletzungen ist es wichtig, Kaliber und Art des Projektils (angefeilte „Dum-dum"-Munition, Bleimunition, Stahlmantelprojektil etc.) zu kennen: Während kleinkalibrige Projektile nur unmittelbar in ihrer Bahn wirksam werden, kommt es bei angefeilter oder bei Hochgeschwindigkeitsmunition zu ausgedehnten Kavitationen, die trotz kleiner Eintrittspforte die dahinter liegenden Weichteile völlig zerstören.

Neben der Einschußöffnung muß auch nach einer eventuellen Ausschußöffnung gesucht werden. Der Schußkanal läßt sich am Thorax aus diesen beiden Punkten aber nur bedingt rekonstruieren: V. a. kleinkalibrige Projektile werden an der Innenzirkumferenz der Rippen häufig abgelenkt.

Bei Perforationen in suizidaler Absicht ist es wichtig, die Händigkeit des Patienten zu erheben

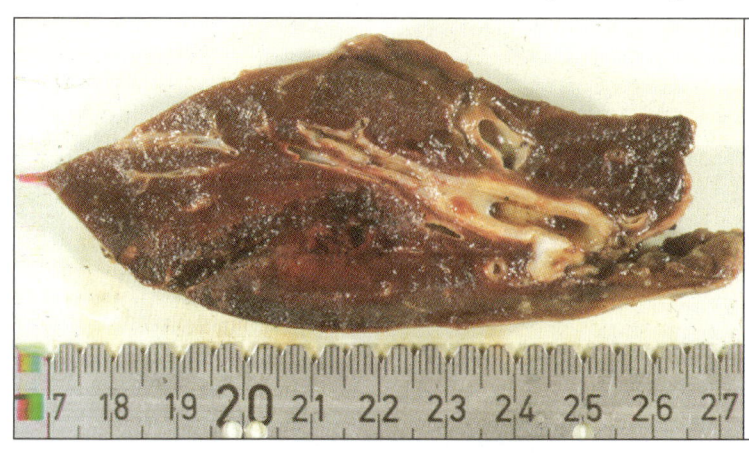

Abb. 48b: Durchschuß des rechten Unterlappens. Derselbe Patient wie in Abb. 48a. Der Schußkanal kreuzt den Unterlappenbronchus und hat diesen geöffnet. Eine Beatmung hätte zum Spannungspneuma geführt.

(Links- bzw. Rechtshänder erzielen aus mechanischen Gründen unterschiedliche Stich- bzw. Schußrichtungen).

Inspektion
Verschiedene Gründe (ungünstige Witterungsbedingungen, schwere Begleitverletzungen, Schaulustige etc.) erschweren oft das Entkleiden des Patienten vor Ort für eine genaue physikalische Untersuchung des Thorax. Dazu kommen Probleme durch schlechte Lichtverhältnisse oder Verschmutzung.
Trotzdem darf gerade bei der Erstversorgung die fast immer aufschlußreiche Inspektion des Thorax nicht außer acht gelassen werden.

Anzeichen für ein Thoraxtrauma sind:

1. an Gesicht und Hals:
- Zyanose, Nasenflügeln (Dyspnoe)
- polsterartige Schwellungen, vor allem an Lidern, Wangen und Halsweichteilen (Hautemphysem)
- stark hervortretende Halsvenen (Einflußstau)
- Petechien an Haut und Konjunktiven mit tiefblauer Zyanose (venöse Stauungsblutungen nach akuter Thoraxkompression)
- Expectoration von schaumigem, hellem oder auch dunklem (!) Blut (Blutung aus Lunge oder großen Luftwegen)

2. am Thorax:
- Prellmarken
- Perforationsstellen (immer eventuelle Austrittsstelle lokalisieren!)
- asymmetrische Atembewegung (Raumforderung in einer Thoraxhälfte)
- mobiles Thoraxwandsegment; meist entweder anteriores Einfallen des Sternums (bei parasternalem Abbruch an den sternalen Ansätzen der Rippen) oder laterales Einsinken (laterale Serienrippenstückfrakturen)
- polsterartige Schwellung (Hautemphysem; bei primär supraclaviculärem Auftreten ist es ein indirekter Hinweis auf eine Läsion der zentralen Luftwege; unilaterales Auftreten spricht für eine Läsion primär an dieser Seite: da sich die subcutane Luft rasch ausdehnt, ist die Kenntnis der primären Situation später wichtig!)
- Petechien an der Haut der oberen Körperhälfte mit blauer Zyanose (venöse Stauungsblutungen nach akuter Thoraxkompression)

Palpation, Perkussion, Auskultation
Vor allem die auf das Gehör angewiesenen Untersuchungen sind vor Ort nicht selten problematisch (Nebengeräusche durch Straßenverkehr, Maschinen bzw. im Rettungshubschrauber). Das sollte jedoch kein Anlaß sein, diese Form der Erstdiagnostik zu vernachlässigen.

Palpation
- Emphysem-„Knistern"
  Das Vorliegen eines Hautemphysems kann palpatorisch besser als durch die meisten anderen Untersuchungen nachgewiesen werden: Der Tastbefund läßt sich beschreiben, „als ob man durch ein Stück Stoff hindurch Waschmittelschaum fühlt" (das „Knistern" ist tatsächlich palpatorisch faßbar).

- Asymmetrie der Atemexkursionen
  Durch Auflegen der Hände auf die beiden Thoraxhälften kann das „Nachschleppen" einer Thoraxhälfte bei der Atmung oft viel besser als durch Inspektion festgestellt werden.
- Thoraxwandveränderungen
  Frakturen einzelner Rippen, vor allem im oberen Bereich, entziehen sich häufig der physikalischen Diagnostik. Palpatorisch feststellbare Serienrippenfrakturen mit resultierender Thoraxwandinstabilität sind in vielen Fällen auch durch sorgfältige Inspektion festzustellen, die einem wachen Patienten die schmerzhafte Palpation ersparen kann. Eine nicht sichtbare, nur „fühlbare" Instabilität ist selten. Von der Schmerzsymptomatik bei der Palpation allein läßt sich wenig ableiten: Kontusionen sind genauso schmerzhaft wie Frakturen.
- Pulsasymmetrie
  Sowohl drastische Pulsdifferenzen an den beiden oberen als auch Differenzen zwischen oberen und unteren Extremitäten können ein Hinweis auf Läsion der großen Arterien im Thorax sein.

Perkussion, Auskultation
Bei der Untersuchung durch Perkussion vor Ort bewährt sich die „Originalmethode" von Auenbrugger (d. h. ohne Plessymeterfinger). So läßt sich auch bei ungünstigeren Rahmenbedingungen eine Schalldifferenz zwischen den beiden Thoraxhälften feststellen.

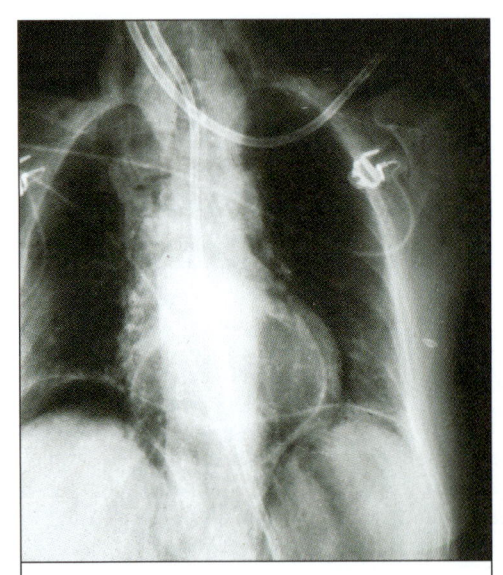

Abb. 49a: Ausgeprägtes Mediastinalemphysem sowie Pneumoperitoneum. Typisch ist das initiale Aufsteigen des Emphysems in die Halsregion, wenn eine Läsion der zentralen Luftwege bzw. des Oesophagus vorliegt.

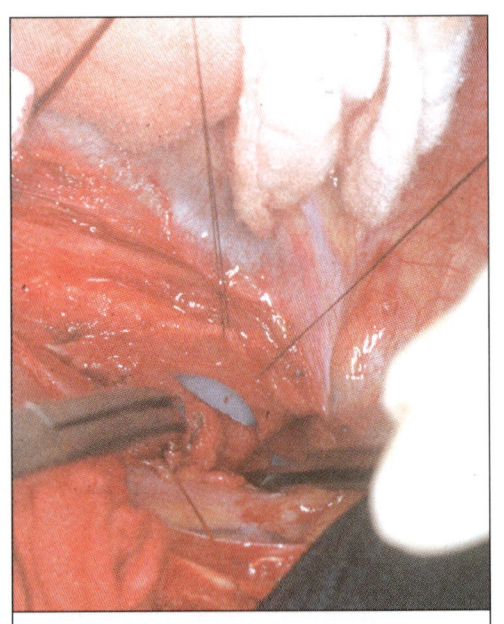

Abb. 49b: Intrathorakale Trachealruptur. Derselbe Patient wie Abb. 49a. In der 4 cm langen Ruptur ist der Tubus deutlich erkennbar.

Beim Hautemphysem ist die Schalleitfähigkeit stark herabgesetzt, und sowohl Perkussion als auch Auskultation büßen drastisch an Aussagekraft ein.

Die Fehldeutungsmöglichkeit von Schalldifferenzen sollte nie außer acht gelassen werden. Das routinemäßige Anwenden beider Methoden hilft aber Irrtümer zu vermeiden.

Häufige differentialdiagnostische Probleme

1. Einseitig abgeschwächtes Atemgeräusch und evtl. leichte Dämpfung bei intubierten Patienten, ohne sonstigen Hinweis auf akute intrathorakale Raumforderung.
   Häufige Verdachtsdiagnosen: Pneumothorax, Erguß
   Häufige Ursache: Tubus auf der kontralateralen Seite (d. i. fast immer rechts) endobronchial liegend
   Diagnose ex juvantibus: Tubus zurückziehen

2. Einseitig „hypersonorer" Klopfschall bei sonstigen Zeichen einer Raumforderung.
   Häufige Verdachtsdiagnose: Pneumothorax
   Häufige Ursache: Kontralateraler Erguß bzw. Blutung. Der Klopfschall der gesunden Seite wird im Vergleich als hypersonor empfunden!
   Diagnose: Abgeschwächtes Atemgeräusch kontralateral, evtl. Blutungszeichen

Therapie
In den meisten Fällen, auch von schweren Thoraxverletzungen, kann sich die Erstversorgung auf wenige, im wesentlichen konservative Maßnahmen beschränken. Nur in seltenen Fällen sind invasive Therapieverfahren für die Rettung des Patienten unumgänglich. Diese Ausnahmesituationen müssen allerdings sicher erkannt werden.

Die Erstversorgung des Thoraxverletzten umfaßt
- Lagerung
- Analgesie
- Oxygenation
- gegebenenfalls Intubation
- gegebenenfalls Thoracozentese
- gegebenenfalls andere operative Maßnahmen

Lagerung

> **Cave:**
> **Die „goldene Regel" lautet: Der bei Bewußtsein befindliche Thoraxtraumapatient ist so am besten gelagert, wie es ihm am wohlsten ist, sofern dies angesichts der Begleitumstände verantwortet werden kann.**

Obwohl aus pathophysiologischer Sicht (günstigstes Ventilations-Perfusionsverhältnis, wenig mechanischer Druck am knöchernen Thorax) für Thoraxverletzte die halbsitzende Position ideal wäre, sollte man die Patienten nie gegen deren Willen in einer solchen halten.
Instinktiv nehmen die meisten Verunfallten eine für sie ideale Position ein, die sowohl sitzend als auch liegend sein kann, wobei sich manche auf die „gesunde", andere auf die „kranke" Seite drehen.

Bei einem schwer schockierten Patienten hat selbstverständlich die Schocklagerung Vorrang gegenüber anderen Überlegungen. Auch bei Polytraumatisierten mit evtl. Extremitäten- bzw. Wirbelsäulenverletzungen wird sich die Lagerung oft nach den Begleitverletzungen richten müssen.

Ein intubierter, beatmeter Patient mit Thoraxtrauma kann, mit Ausnahme von zwei Situationen, immer nach Maßgabe der hämodynamischen Verhältnisse oder der Begleitverletzungen gelagert werden.

Diese zwei Situationen sind:
1. Schwere intrabronchiale Blutung
Sie tritt auf bei
- Lungenzerreißung nach stumpfem Trauma
- Lungenkontusion nach stumpfem Trauma
- perforierendem Lungentrauma (seltener bei Bronchusabriß)

Meist ist nur eine Lunge betroffen. Die Prognose des Patienten wird entscheidend davon bestimmt, ob die „gesunde" Lunge vor Blutaspiration geschützt werden kann.

Schutz vor Aspiration von kontralateralem Blut bieten:
  a) Lagerung auf die erkrankte Seite
  b) Oberkörper-Tief-Lagerung
  c) Bei Blutungsquelle auf der linken Seite: tief rechtsendobronchiale Intubation
  d) Doppellumentubus

ad a: Obwohl das Verfahren große Sicherheit für die „gesunde Lunge" bietet, ist es in der Praxis allein aus technischen Gründen (Begleitverletzungen, Schock, Patient toleriert Lagerung nicht etc.) schwer durchführbar. Ein weiteres Problem ergibt sich aus der Tatsache, daß die Seitendiagnose oft sehr schwierig ist, wenn es sich nicht um eine perforierende Verletzung handelt.

ad b: In Fällen mit ungeklärter Seitendiagnose der Blutungsquelle sowie bei kreislaufinstabilen Patienten ist eine Oberkörper-Tief-Lagerung anzustreben, die beide Bronchialsysteme „schwerkraftgestützt" entleert. Sowohl in Seiten- als auch in Oberkörper-Tief-Lagerung kann der Schutz vor Blutaspiration durch Intubation und häufiges Absaugen über den Tubus verbessert werden. Spontanatmung mindert die Wirksamkeit der Lagerungstechnik zwar kaum, ist aber bei Oberkörper-Tief-Lagerung häufig insuffizient.

ad c: Wenn die linke Seite als Blutungsquelle feststeht, kann der Trachealtubus bis in den rechten Hauptbronchus vorgeschoben werden (dorthin gleitet er spontan bei tiefem Vorschub). Die Lage ist richtig, wenn rechts ein normales, links kein Atemgeräusch mehr feststellbar ist. In dieser Situation läuft die linke Lunge zwar mit Blut voll, die rechte ist aber absolut geschützt.

ad d: Ein völliger Schutz der gesunden Lunge, bei erhaltener Möglichkeit, auch die kranke Seite abzusaugen, ist nur durch die Intubation mit einem Doppellumentubus zu erzielen, die viel technisches Können und praktische Erfahrung voraussetzt und daher speziell in der Thoraxanästhesie geschultem Personal vorbehalten bleiben muß. Sie sei nur der Vollständigkeit halber erwähnt.

2. Offene Verletzung einer großen Vene am Thorax

Den besten Schutz gegenüber einer Luftembolie bietet die Intubation mit Überdruckbeatmung. Solange eine solche nicht gewährleistet ist, ist eine Position zu wählen, in der das Blut weder unstillbar quillt noch völlig sistiert, so daß bei der Inspiration keine Luft angesaugt werden kann. Erfahrungsgemäß ist dieses „Gleichgewicht" in leichter Oberkörper-Tief-Lagerung am ehesten gegeben. Wie tief der Oberkörper letztlich gelagert werden muß, hängt allerdings auch wesentlich vom Füllungszustand des Kreislaufs ab.

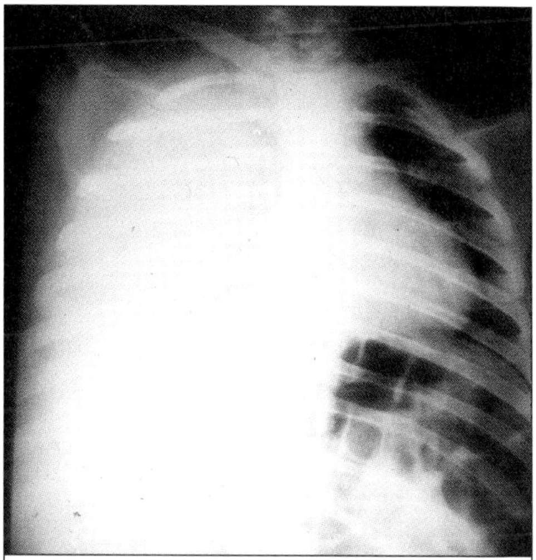

Analgesie

> **Cave:**
> **Unterdosierungen von Analgetica sind beim Thoraxtrauma leider eher die Regel als die Ausnahme!**

Abb. 50: Röntgen im OP vor der Notfallsthoracotomie: Massiver Hämatothorax rechts nach stumpfem Thoraxtrauma. Der Patient war unter Therapie des Blutungsschocks rasch transportiert und nicht drainiert worden. Die zugrunde liegende Ruptur der V. cava konnte adäquat versorgt werden. Der Patient überlebte.

Ursachen dafür sind zwei Faktoren

Man orientiert sich bei der Dosierung an Extremitätenverletzungen. Es lassen sich diese allerdings im Gegensatz zu Rippenfrakturen reponieren bzw. ruhigstellen, was zu einer drastischen Senkung des Analgetikabedarfs führt.

Rippenfragmente werden dagegen bei jedem Atemzug gegeneinander bewegt! Zieht man in Betracht, daß bei einer durchschnittlichen Serienrippenfraktur mit einer Anzahl von 10 bis 15 Einzelfragmenten zu rechnen ist, wird klar, daß die Analgetikadosis sehr hoch gewählt werden muß. Schwere Kontusionen – auch ohne Vorliegen von Frakturen – haben infolge des starken, atemsynchronen Periostalschmerzes oft einen ähnlich hohen Analgetikabedarf.

Jedem im Notarztdienst Tätigen ist klar, daß bei jedem intubierten Thoraxtrauma die theoretische Erfordernis für das Setzen einer Thorakozentese im Raum steht. Aus Angst, eine evtl. sehr tiefe Analgesie mit Sedierung und Intubationserfordernis hervorzurufen, wird vielfach bewußt „sparsam" analgesiert: Die Patienten atmen bei der Einlieferung flach und schmerzgebremst und befinden sich häufig bereits in einer respiratorischen Dekompensation: Der den Sauerstoffverbrauch erhöhende Streß des atemsynchronen Schmerzes und die reflektorische schmerzbedingte Verminderung der Atemexkursion führen zu Hypoxie, die die Prognose sowohl des Thoraxtraumas als auch evtl. Begleitverletzungen verschlechtert.

> **Cave:**
> **Daher muß beim schweren Thoraxtrauma – in Intubations- und Thorakozentesebereitschaft – ausreichend analgesiert werden. Die Wahl des Analgeticums ist hierbei zweitrangig.**

Oxygenation
Es gelten dieselben Regeln wie bei anderen traumatologischen Notfällen. Erfordert es die Situation, kann für den Transport ohne Bedenken auch längerfristig mit 100% Sauerstoff beatmet werden.

Intubation

> **Cave:**
> **Beim Thoraxtrauma muß bei Intubation und Beatmung immer mit dem Auftreten eines Pneumothorax und damit mit der Indikation für eine Thorakozentese vor Ort gerechnet werden!**

Dieser Umstand darf aber keinesfalls Anlaß sein (etwa aus Scheu vor dem notwendigen notfallchirurgischen Eingriff), Intubation und Beatmung zu verzögern!
Neben den allgemeinen Indikationen für eine Intubation bzw. Beatmung (Reanimation, Hypoxie, Schock etc.) sind beim Thoraxtrauma drei Situationen anzumerken, bei denen sie zum Einsatz kommen müssen:
1. Schwere intrabronchiale Blutung (typisch für Lungenzerreissungen bzw. -kontusion)
   Expektoration von Blut (wobei es unerheblich ist, ob dieses hell- oder dunkelrot ist!) ist immer ein Alarmzeichen. Der Tubus ermöglicht sowohl das lebensrettende Freihalten der noch nicht „im Blut ertrunkenen" Lungenabschnitte durch kombiniertes Lagern und Absaugen als auch ein Abschätzen der Blutmenge (beim Nichtintubierten sehr schwierig, weil erfahrungsgemäß viel verschluckt wird). Die rechtsendobronchiale Intubation kann bei linksseitiger Blutung zum Schutz der rechten Lunge angewandt werden.
2. Instabiler Thorax
   Besteht eine klinisch deutliche Instabilität (ventrales Einsinken = anterolaterale Instabilität bei bilateralem parasternalem Einbruch; seltener laterales Einsinken = laterale Instabilität bei lateralen Rippenstückbrüchen), so ist die Beatmungsindikation bei längeren Transportwegen großzügig zu stellen. Obwohl die meisten Patienten bei guter Analgesierung klinisch primär kaum respiratorisch insuffizient erscheinen, bewegen sie sich tatsächlich „am cardiorespiratorischen Limit". Vor allem bei älteren Patienten resultiert daraus rasch ein Multiorganversagen.
3. Öffnung einer großen Vene an Hals oder Thorax
   Die Gefahr einer Luftembolie durch Ansaugen von Außenluft während der Atemexkursionen kann am sichersten durch positive Druckbeatmung kontrolliert werden.

> **Cave:**
> **Sowohl bei Punkt 1 als auch bei Punkt 2 ist die Wahrscheinlichkeit einer Thorakozenteseerfordernis sehr hoch!**

Thorakozentese
Grundsätzlich ist beim Thoraxtrauma die Indikation für eine Thorakozentese fast ausschließlich beim Intubierten, positiv Druckbeatmeten gegeben. Die Troikarttechnik ist gefährlich und insuffizient und daher grundsätzlich abzulehnen!
Die digitale Notfallsthorakozentese ist kein neues Behandlungsprinzip. Sie wird vielmehr seit über einem Jahrzehnt von den meisten Thoraxchirurgien durchgeführt.

Chirurgische Notfälle

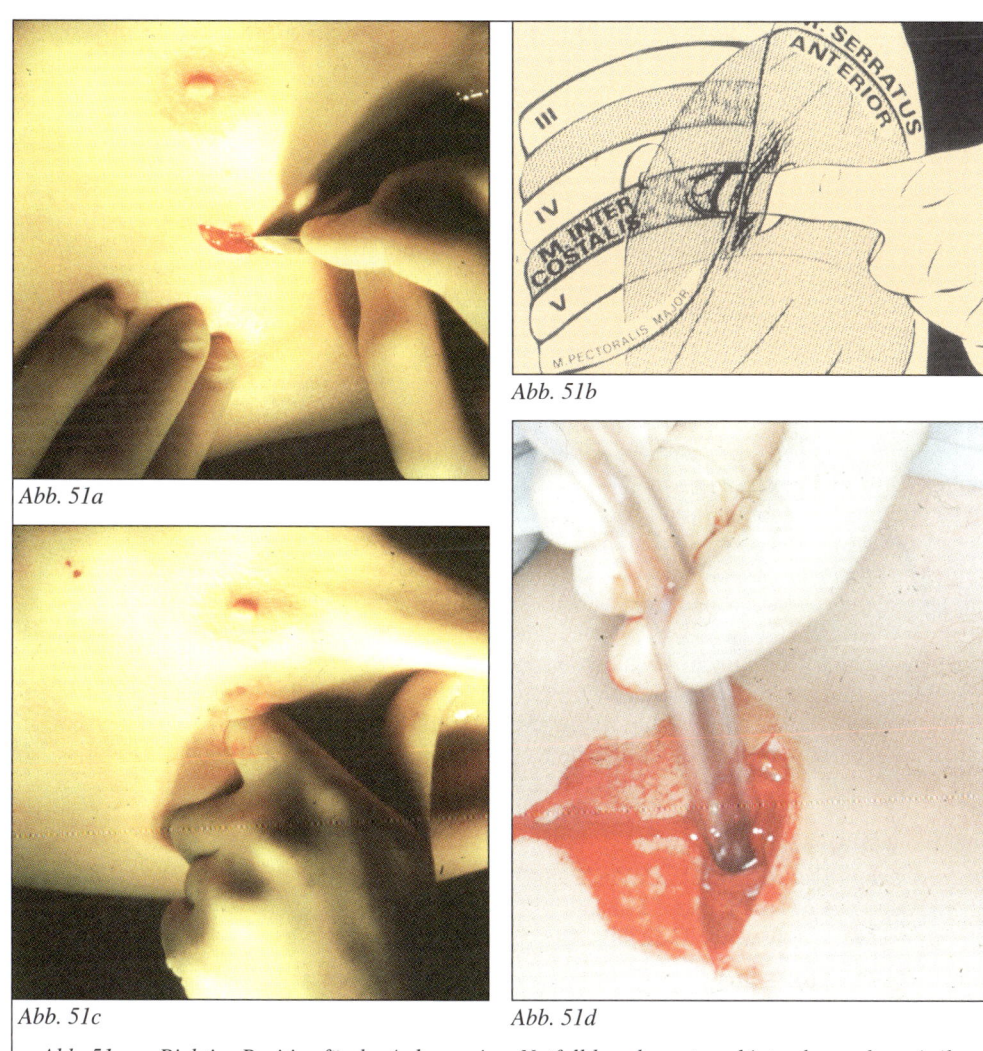

Abb. 51a

Abb. 51b

Abb. 51c

Abb. 51d

Abb. 51a: Richtige Position für das Anlegen einer Notfallthorakozentese: hinter der vorderen Axillarlinie und immer cranial der Mamillenhöhe. Der Schnitt wird bis in die Muskulatur geführt. Wird eine nichtarmierte Skalpellklinge für die Inzision verwendet, ist sichergestellt, daß der Schnitt nicht zu tief geführt wird.

Abb. 51b: Durch schiebende und kratzende Bewegungen mit der Fingerkuppe werden die Fasern des M. serratus anterior und der Intercostalmuskulatur beiseite geschoben. Zuletzt wird die gespannte Pleura parietalis mit dem Finger geöffnet.

Abb. 51c: Mit dem intrapleural eingeführtem Finger kann getastet werden, ob die Lunge durch Adhäsionen fixiert ist.

Abb. 51d: Der Eingriff wird durch die Insertion eines Drains oder eines Tubus abgeschlossen.

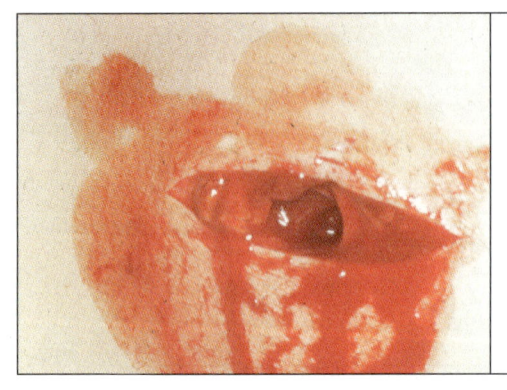

Abb. 51e:
Ist nichts dergleichen zur Hand, genügt notfalls auch die Thorakozentesöffnung allein zur Entlastung. Gelegentliches Nachtasten gewährleistet in diesen Fällen das Offenbleiben des Weichteilkanals.

Der Grund, weshalb diese Methode immer wieder ins Blickfeld gerückt werden muß, ist die unerfreuliche Tatsache, daß wir jährlich zwischen 5 bis 10 Patienten mit z. T. letalen Komplikationen, nach fehlpositioniertem Thoraxdrain, sehen. Es handelt sich dabei fast immer um Fehllagen bzw. um Drainobliteration nach Verwendung der käuflichen troikartarmierten Einmal-Sets. Die Drains fanden sich intrapulmonal, intrahepatisch, intrasplenisch, intragastral, intracaval, intracoecal und intracardial.

Die potentiellen Gefahren einer derartigen fausse route werden vielfach falsch eingeschätzt bzw. nicht als solche erkannt, wobei nicht zuletzt mangelnde Kenntnis der intrathorakalen Anatomie, die beim Trauma oft sekundär verändert ist, eine Rolle spielt.

Noch einmal muß betont werden: Je geringer die Routine des die Thorakozentese ausführenden Arztes ist – jeder, der im Jahr weniger als 50 Drainagen setzt, ist als unroutiniert anzusprechen –, desto gefährlicher ist in seinen Händen ein starrer Thoraxtroikart.

Technik der fingerassistierten Notfallsthorakozentese

Benötigtes Instrumentarium
Im extremen Notfall: 1 schneidendes Instrument (Skalpellklinge oder Schere oder sogar Taschenmesser) und der „präparierende" Finger
Mit optimierter Ausrüstung: Skalpellklinge, Klemme, Tubus

Bevorzugte Lokalisation
Lateral am Thorax zwischen vorderer und mittlerer Axillarlinie.
Nie unterhalb der Mamillenhöhe (letztere entspricht der Projektionshöhe des halben, angelegten Oberarmes), weil beim Liegenden (besonders beim Adipösen) die Zwerchfellkuppeln bereits in Mamillenhöhe liegen!

Hautinzision
Etwa 2–3 cm lang, möglichst tief in die Muskulatur und im rechten Winkel zum Rippenverlauf (so vermeidet man bei sehr schlanken Individuen ein eventuelles Öffnen der Pleura mit der Klinge – das Skalpell gleitet an den Rippen ab).

Präparation mit dem Finger
Durch „kratzende" Bewegungen mit der Fingerkuppe (nicht durch Bohren!) wird die noch ste-

Chirurgische Notfälle

Abb. 52: Zwerchfellruptur links. In der Annahme eines Pneumothorax wurde der Patient in Troikarttechnik drainiert, wobei durch den Troikart der Magen geöffnet wurde. Es entwickelten sich ein Pleuraempyem und eine eitrige Pericarditis. Der Patient überlebte nicht.

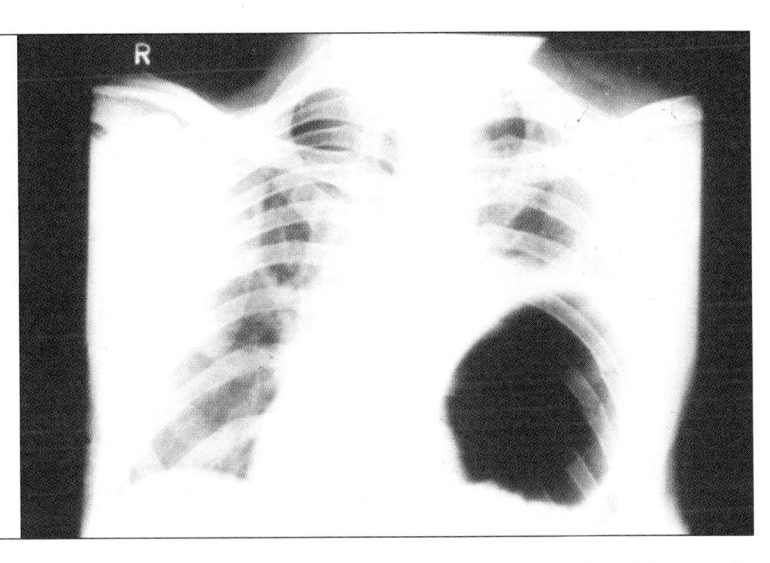

hende Thoraxwandmuskulatur (v. a. die Intercostalmuskeln) beiseite geschoben, bis man die „trommelfellartig" gespannte Pleura parietalis tastet.
Die Pleura wird mit dem Finger durchstoßen, dahinter tastet man die freie Pleurahöhle. Der Entfaltungszustand der Lunge, eventuell in Reichweite liegende Rippenfrakturen bzw. Fremdinhalt (Erguß, intestinale Viscera bei Zwerchfellruptur) lassen sich meist problemlos diagnostizieren.

Entlastung der Raumforderung

Im äußersten Notfall genügt, aufgrund des relativ großen Lumens, die mit dem Finger angelegte Thorakozentese zur Entlastung. Da sich – besonders bei adipösen bzw. muskelstarken Individuen – Weichteile kulissenartig vor die Öffnung schieben können, empfiehlt sich die Dauerentlastung durch Einführen eines Drains. Am zweckmäßigsten ist dabei die Verwendung eines Endotrachealtubus (Charr. 36–37): Der Tubus wird mit dem cufftragenden Ende in den Thorax positioniert. Der Cuff wird intrathorakal aufgeblasen, der Tubus bis zum Widerstand durch den Cuff zurückgezogen und schließlich außen am Thorax mit Pflasterstreifen fixiert. So werden sowohl Hinein- als auch Herausrutschen sicher verhindert.
Sog am Drain ist beim intubierten Patienten nicht erforderlich (falls vorhanden, kann allenfalls ein Heimlichventil am Tubus angeschlossen werden).
Die Methode ist einfach, rasch erlernbar und komplikationsarm, da praktisch keine Verletzungen intrathorakaler Organe gesetzt werden können.

> **Cave:**
> **Die Verwendung von Punktionskanülen zur Entlastung von Spannungspneumothoraces bei beatmeten Patienten ist nicht zielführend: Bei einer größeren bronchopleuralen Fistel entleert sich bei positiver Druckbeatmung pro Atemzug mehr Luft in die Pleurahöhle, als über eine – auch weiterlumige – Kanüle abfließen kann! Das bedeutet, daß sich trotz „Entlastung" wieder ein Spannungspneumothorax aufbaut.**

Absolute Indikationen für eine Thorakozentese vor Ort sind:

Haut- und/oder mediastinales Emphysem beim Beatmeten
Die ektope Luft ist ein sicherer Hinweis auf eine Ruptur eines lufthältigen Röhrensystems (Trachea, Bronchien, Lunge, Ösophagus). Beatmung unter dieser Voraussetzung beschleunigt und verstärkt den pathologischen Luftaustritt: Daher ist unter Beatmung, bei vorbestehendem bzw. erst nach Beatmung auftretendem Haut- bzw. Mediastinalemphysem die Entwicklung eines Spannungspneumothorax mit größter Wahrscheinlichkeit zu erwarten.

Perforierendes Trauma mit Beatmungserfordernis
Bei einer perforierenden Verletzung des Thorax (Schuß, Stich, Pfählung) liegt in den meisten Fällen auch eine Verletzung der inneren Thoraxorgane, meistens der Lunge bzw. des Bronchialsystems vor. Ergibt sich bei einer solchen Verletzung eine Beatmungserfordernis, entsteht rasch eine intrapleurale Spannungssymptomatik.

Jeglicher klinische Verdacht auf Spannungspneumothorax beim Beatmeten
Kommt es während der Beatmung zu den typischen klinischen Zeichen eines Spannungspneumothorax (steigender Beatmungsdruck, schlechte Oxygenierung, Einflußstau, Abfall des arteriellen Blutdrucks), muß sofort auf der Seite des vermuteten Pneumothorax thorakozentiert werden. Tritt daraufhin keine Besserung ein, muß der Eingriff auch kontralateral durchgeführt werden.

Relative Indikationen für eine Thorakozentese vor Ort sind:

Beatmung bei instabilem Thorax
Es besteht die Gefahr der Anspießung der Lunge durch die bei der Atmung hin und her bewegten Rippenfragmente, besonders wenn das Organ durch den Beatmungsdruck gegen die Thoraxwand gepreßt wird.

Beatmung bei Verdacht auf Rippenfraktur
Wie beim instabilen Thorax.

Beatmung bei Hämoptoe
Hämoptoe ist ein indirekter Hinweis auf eine Verletzung im tracheobronchialen System. Primär läßt sich meist nicht abschätzen, ob eine allschichtige, auch die Pleura erfassende Lungenzerreißung bzw. ein Bronchusriß vorliegt oder ob lediglich Kontusionen vorliegen.

Haut- und/oder mediastinales Emphysem beim cardiorespiratorisch stabilen Spontanatmenden ohne Beatmungsindikation
In dieser Situation des ektopen Luftaustritts kann es, muß es aber nicht, zum Aufbau einer intrapleuralen Spannung kommen.

Bei den relativen Indikationen kann „in Thorakozentesebereitschaft" zugewartet werden. In Betracht zu ziehen ist, wie transportiert werden soll: Im Helikopter ist eine Thorakozentese im Notfall wesentlich schwieriger durchführbar.

Als Faustregeln für die Indikation der Thorakozentese vor Ort können gelten:
Ein unter Spontanatmung cardiorespiratorisch stabiler Patient braucht kein notfallsmäßiges Thoraxdrain vor Ort.
Verschlechtert sich die cardiorespiratorische Situation, ist zuerst zu intubieren und zu beatmen und erst bei Ausbleiben einer Besserung bzw. bei weiterer Verschlechterung zu drainieren.

Ein intubierter, beatmeter Patient braucht nach der Thorakozentese keinen Sog am Drain, weil die Lunge nicht durch den pleuralen Unterdruck, sondern durch den Überdruck in den Luftwegen expandiert wird.

Mit steigender subjektiver Erfahrung kann man von diesen einfachen Faustregeln aus subtilere Indikationen – etwa auch für Einzelfälle von Spontanatmenden – entwickeln. Unter Beachtung der Faustregeln wird aber auch der notfallmedizinische „Anfänger" keine indikatorischen Probleme haben.

Bezüglich der kontrollierten Technik mit fingergestützter Pleuraeröffnung seien Kurse am sus scrofa domestica empfohlen.

Nach dem Anlegen einer Thorakozentese ist folgendes zu beachten:
Ist der Patient intubiert und positiv druckbeatmet, ist ein Rückschlagventil am Drain bzw. am notfallmäßig in die Pleurahöhle eingebrachten Tubus nicht erforderlich.

Bei einem großen Luftleck – etwa am Hauptbronchus – kann ein wohlgemeinter, aber zu klein gelochter Fingerling am Drain sogar wieder einen Spannungspneu verursachen, weil pro Beatmungsstoß über das große Leck am Bronchus mehr Luft in die Pleurahöhle gelangt als über das kleine Loch im Fingerling entweichen kann. Entschließt man sich daher für ein Rückschlagventil, so ist, wenn möglich, das Heimlichventil zu benutzen. Wenn nicht vorhanden, sollte der gesamte Querschnitt eines Handschuhfingers zum Luftabstrom zur Verfügung stehen (sog. Rückschlaglasche), um obige Komplikation zu vermeiden.

Atmet der Patient dagegen spontan, ohne positive Druckunterstützung (mit oder ohne Tubus), resultiert ein offenes Drain in einem äußeren Pneumothorax ohne Spannung und muß daher mit einem Rückschlagventil (Heimlichventil bzw. Gummilasche) versehen werden.

Bessert sich die Situation nach einseitiger Drainage nicht (z. B. hoher Beatmungswiderstand, Einflußstau, Hautemphysem, Zyanose), muß bei weiter bestehendem Verdacht auf Pneumothorax auch kontralateral drainiert werden. Eine primär bilaterale Thorakozentese ist beim generalisierten Haut- u. Mediastinalemphysem indiziert, da dieses a priori eine Seitendiagnose unmöglich macht.

Vor Ort ist ein Sog am Drain nicht erforderlich!
Zur Lebensrettung genügen die Aufhebung des intrapleuralen Überdrucks und das Verhindern eines neuerlichen Aufbaus desselben. Abgesehen davon ist die Saugdrainage vor Ort technisch nur sehr schwer realisierbar. Bei sehr großem Luftleck (z. B. bei Bronchusabriß bzw. großer Tracheobronchialruptur) ist ein Sog sogar gefährlich, weil über das weit offene „innere Lumen" des Tracheobronchialbaums die Beatmungsluft abgesaugt würde: „Inneres Ersticken" wäre die Folge.

Keine Angst vor der Infektion der Pleurahöhle durch die Thorakozentese!
Theoretisch und praktisch viel gefährlicher als „von außen" durch den Arzt eingebrachter Schmutz ist die intrabronchiale Keimflora, die über das Luftleck die Pleura besiedelt. Trotzdem beobachteten wir in den letzten 7 Jahren bei korrekt angelegten und ebenso korrekt weiterversorgten Notfallsthorakozentesen keinen einzigen Fall einer infektiösen Komplikation.

Ein Hämatothorax ist keine Indikation für eine Thorakozentese vor Ort!
Im Akutfall faßt eine Pleurahöhle des Erwachsenen zwischen 3 und 4 Liter Flüssigkeit – beim Thoraxtrauma muß davon ausgegangen werden, daß es sich dabei um Blut handelt. Ab ca. 2,5

Liter tritt eine Spannungssymptomatik auf: Klinisch fällt allerdings vor allem ein erhöhter Atemwiderstand auf, weil durch den begleitenden hämorrhagischen Schock der Einflußstau lange ausbleibt. Bei so großer intrapleuraler Blutmenge innerhalb kurzer Zeit ist die Eröffnung eines großen vasculären Lumens (Aorta, Cava, Subclavia, Pulmonalgefäß) anzunehmen. Der mit Zunahme des Hämatothorax entstehende erhöhte intrapleurale Druck hat eine gewisse Tamponadewirkung. Würde in dieser Situation drainiert, also druckentlastet, käme es binnen Minuten zur unkontrollierten Ausblutung.

Hat man irrtümlich einen akuten Hämatothorax vor Ort drainiert, aus dem sich unter Druck mehr als 500 ml entleeren, so ist das Drain sofort abzuklemmen: Der weitere Verlauf ist schicksalshaft und ist nur mehr durch die Art der zugrunde liegenden Gefäßverletzung sowie von Infrastruktur und personeller Ausstattung des angefahrenen Spitals und nicht zuletzt von der Transportzeit abhängig.

Zusätzlich zu den allgemeinen Maßnahmen beim hämorrhagischen Schock hilft forcierte, positive Druckbeatmung mit 100% O_2 einerseits die noch entfaltbaren Lungenabschnitte optimal zu nutzen, und sie übt andererseits durch die sich blähende Lunge einen zusätzlichen Tamponadedruck auf die intrapleurale Flüssigkeit aus.

Andere operative Maßnahmen

Verbände
Rippengürtel – bei guter Analgesierung erübrigt sich seine Anwendung.

Verband beim perforierenden Trauma

> **Cave:**
> **Dichter Verschluß mittels Dachziegelverband ist obsolet und lebensgefährlich!**

Nichts garantiert, daß bei einer Thoraxwanderöffnung (d. h. einer äußeren Luftfistel, die durch einen Dachziegelverband tatsächlich suffizient erstbehandelt wäre) nicht auch eine Lungen- oder Bronchusverletzung (d. h. eine innere Luftfistel) vorhanden ist: Für diese stellt jedoch die äußere Fistel das lebensrettende Überdruckventil dar. Wird es verklebt, resultiert ein Spannungspneumothorax.

Die leider noch immer mancherorts propagierte Methode des Dachziegelverbandes ist historisch zu verstehen: Sie stammt aus der Kriegschirurgie des I. und z. T. II. Weltkriegs, als es noch keine thoraxchirurgischen Versorgungsmöglichkeiten gab. Bei „offenem Thorax" wurde ex juvantibus therapiert und auf das Fehlen einer inneren Fistel gehofft. Der Verlauf war somit im wesentlichen schicksalshaft, die Mortalität hoch. Die wenigen Heilungen erfolgten fast ausnahmslos über den „Umweg" des verschwartenden Empyems.

Empfohlenes Vorgehen:
Cardiorespiratorische Stabilität sichern, gegebenenfalls intubieren und beatmen.
Wunde inspizieren (wenn möglich mit Stablampe):
Möglichkeit a:
Man sieht frei in den Thorax – d. h. auf die Lungenoberfläche –, die Luft strömt frei ein und aus (kann mit vorgehaltener Gaze geprüft werden): Ganz locker mit trockener Gaze abdecken, um

den Luftstrom nicht zu stören. Ist man nicht sicher, ob bei einer Lagerungsänderung die Weichteile den freien Luftstrom sicher gewährleisten werden, Tubus als Drain durch die Perforationsöffnung einführen.
Das Verletzungsmuster ist typisch für Verletzungen an Karosserieteilen bzw. für Arbeitsunfälle mit Sägen.

Möglichkeit b:
Das Weichteilventil („sucking wound"): Ein freier Blick in den Thorax ist nicht möglich. Luft strömt zwar von außen ein, kann aber umgekehrt nicht abströmen: Thorakozentese loco typico anlegen; wegen Verletzungsgefahr in diesem Fall nicht durch die Perforationsstelle drainieren.
Das Verletzungsmuster ist typisch für Verletzungen an Karosserieteilen bzw. für Arbeitsunfälle mit Sägen bzw. auf Baustellen.

Möglichkeit c:
Die Weichteilwunde ist infolge sekundärer kulissenartiger Verschiebung der Weichteilschichten dicht: Es besteht in keine Richtung ein Luftstrom, eine Verletzung des unten liegenden Lungengewebes muß aber aufgrund des Verletzungsmusters angenommen werden. Ist der Patient bei Spontanatmung stabil, kann abgewartet werden. Die Weichteilwunde ist locker abzudecken. Muß intubiert und beatmet werden, besteht die absolute Indikation für eine Thorakozentese.
Das Verletzungsmuster ist typisch für Schußverletzungen bzw. für Stichverletzungen, wenn das Instrument entfernt wurde.

Möglichkeit d:
Pfählungsverletzung: Bei dicht an der Haut abschließendem Fremdkörper und Spontanatmung genügt die Sicherung gegen Verrutschen und gegen Schwingbewegungen (Pfähle immer möglichst kurz abschneiden). Muß intubiert und beatmet werden, kann sich ein Spannungspneumothorax entwickeln. In diesem Fall ist loco typico eine Thorakozentese anzulegen.
Bei locker steckenden Fremdkörpern ist die Wahrscheinlichkeit sowohl der Entwicklung eines Pneumothorax als auch der Notwendigkeit einer Beatmung wesentlich höher.
In keinem Fall darf ein Fremdkörper entfernt werden!

Collare Mediastinotomie
Bei ausgeprägtem Mediastinalemphysem kommt es zum oberen Einflußstau infolge der venösen Kompression durch Luft in den tiefen paratrachealen und paravasculaeren Spatien.
Die vielfach für diese Situation empfohlene collare Mediastinotomie erfordert daher das Eröffnen des paratrachealen Spatiums – d. h. die Spaltung der trachealen Eigenfaszie –, was technisch nicht einfach und auch nicht gefahrlos ist. Der Eingriff ist daher nicht uneingeschränkt zu empfehlen und sollte vorher zumindest einmal unter geordneten (OP-Saal) Bedingungen geübt worden sein.
Da das schwere Mediastinalemphysem nur ganz selten ohne begleitenden uni- oder bilateralen Spannungspneumothorax vorkommt, ist als Primärtherapie die bilaterale Thorakozentese vordringlich. Der Versuch einer collaren Mediastinotomie bleibt den verzweifelten Situationen vorbehalten, wenn der massive Einflußstau auch nach bilateraler Thorakozentese unverändert besteht.

Sonderform des Thoraxtraumas

Explosionsverletzung der Lunge (pulmonales Barotrauma)
Sie stellt die schwerste Form des pulmonalen Barotraumas dar. Die Druck- und nachfolgende Unterdruckwelle bei einer Explosion können alle Grade von Lungenzerreißungen zur Folge haben.
Anamnestisch ist vor allem zu erheben, wie weit die Explosionsquelle vom Patienten entfernt war und ob ihn Hindernisse eventuell partiell vor der Druckwelle geschützt haben. Ähnliche pulmonale Auswirkungen, wie Explosionsverletzungen, haben auch Schußverletzungen der Lunge mit Hochgeschwindigkeits- bzw. mit Dum-Dum-Geschossen, die man leider immer häufiger beobachten kann: In einem Radius von bis zu 10 cm entlang des Schußkanals bzw. um den Eintrittsort des Projektils in die Lunge wird das Parenchym kavitiert bzw. sternförmig zerrissen.
Bei der explosionsinduzierten Lungenverletzung sind Bronchusrisse eher selten. Der Traumatyp ist jedoch durch multiple Lazerationen kleiner Pulmonalvenen charakterisiert, die bereits spontan zu arteriellen Luftembolien führen können. Wird bei einer solchen Verletzung beatmet, steigt das Luftembolierisiko drastisch an. In der Erstversorgung muß diese Gefahr berücksichtigt werden.

> **Cave:**
> **Wenn irgend vertretbar, sollte höchstens intubiert und abgesaugt, nicht aber beatmet werden. Nach etwa 24 Stunden sind die eröffneten Gefäße großteils thrombosiert, und das Risiko der Luftembolie sinkt: Beatmung ist dann ohne größere Bedenken möglich. Begleitende Hämatopneumothoraces sind selbstverständlich zu drainieren.**

Die Prinzipien der chirurgischen Versorgung entsprechen denen bei Lungenruptur. Anzumerken ist die Indikation für eine sofortige hyperbare Oxygenationsbehandlung in der Druckkammer, wenn es bei der Explosionsverletzung zu einer Luftembolie gekommen ist.

CO-Intoxikation
Die CO-Intoxikation ist die häufigste akzidentelle Vergiftungsform in den westlichen Industrieländern. Neben der Emission bei Brandgeschehen liegen die häufigsten Quellen für CO im industriellen Bereich (vor allem eisenverarbeitende Industrie, Textil- und Porzellanindustrie, Bergbau und Motorenprüfstände). CO-Intoxikationen in suizidaler Absicht sind vergleichsweise selten – meist werden sie durch Einatmen von Auspuffgas herbeigeführt.
Der gesetzlich zugelassene MAK-Wert liegt derzeit bei 300 ppm. Obwohl schwere Intoxikationen nur bei hohen Atemluftkonzentrationen zu erwarten sind, können chronische Intoxikationen bereits bei Dauerexposition von niedrigen Dosen auftreten. Die klinische Manifestation chronischer Intoxikation wird durch präexistente, organische Schäden verstärkt: So können Patienten mit koronarer Herzkrankheit bereits bei CO-Hb-Werten zwischen 5 und 10% das Vollbild einer Angina pectoris entwickeln.

Pathogenese
Bei der CO-Intoxikation werden im wesentlichen drei pathophysiologische Mechanismen synergistisch wirksam. Während der erste bereits seit langem bekannt ist, wurden die beiden anderen, mindestens ebenso gravierenden, erst in den letzten Jahren erkannt.

1. CO-Hb-Bildung
2. Bindung an das Cytochrom-System (Atmungskettenenzym)
3. Bildung freier Radikale bei der Dissoziation (Steigerung der Lipidperoxidation)

ad 1) Die Bindung CO-Hb ist 240mal stärker als die Bindung O-Hb. Unter Luftatmung beträgt die Halbwertzeit des CO-Hb etwa $5^{1}/_{2}$ Stunden. Folge des Verlusts der O_2-Transportkapazität im Blut ist eine generalisierte Hypoxie: Es resultieren Schädigungen aller parenchymatösen Organe, in erster Linie aber hypoxische Schäden des Zerebrums.

Symptomatik
Die Symptome werden traditionell in Korrelation zum prozentuellen CO-Hb-Spiegel gesetzt. Der gemessene CO-Hb-Spiegel erlaubt aber keine bindende Aussage über die Schwere der Vergiftung (siehe Tab. 64). Liegt ein schwerer klinischer Verlauf vor, so muß der Patient auch bei niedrigem CO-Hb-Spiegel wie bei einer schweren Intoxikation behandelt werden.
Die folgenden „Faustregeln" können daher nur näherungsweise gelten:

CO-Hb-Sättigung/Symptome	
10%	Leistungsabfall
20%	Kopfschmerz, Schwindel, Belastungsdyspnoe, Konzentrationsstörungen
30%	schwerer Kopfschmerz, Nausea, Ruhedyspnoe
40%	Erbrechen, Herzrhythmusstörungen, Benommenheit, Muskelschwäche
50–60%	Präcoma, Parästhesien, Kollaps
70%	Coma, Exitus

Tabelle 64: CO-Intoxikation

ad 2) Die Bindung an das Cytochrom-System (Cytochrom a 3 Oxygenase und Cytochrom P-450) ist zwar schwächer ausgeprägt als die an Hb (sie steht gegenüber O_2 im Verhältnis 1:9), die klinische Relevanz dieses Mechanismus ist jedoch mindestens ebenso groß. Die CO-Bindungen im Cytochromsystem führen nämlich zu einer partiellen bis subtotalen Blockierung der Atmungskette (ähnlich wie bei der Cyanidvergiftung!).

> **Cave:**
> **Dadurch resultiert ebenfalls eine hochgradige Gewebshypoxie, die die von der gemessenen CO-Hb-Konzentration oft divergente Klinik erklärt.**

ad 3) Bei der Dissoziation des CO-Hb entstehen freie Radikale, die zu einer Steigerung der Lipidperoxidation führen. Das dissoziierte CO wird außerdem nicht gleich eliminiert, sondern in bradytrophe Gewebe neu verteilt.
Dieser Effekt ist für die häufigen ausgeprägten neurologischen Spätschäden verantwortlich: Durch Demyelinisierung kommt es zu Ataxie, Parkinson- bzw. Multiple Sklerose-ähnlichen Symptomen, zu Krampfanfällen und organischen Psychosyndromen. Die zeitliche Latenz bis zum Auftreten kann mehrere Wochen betragen.

Therapie
Bei der Rettung aus der Gefahrenzone besteht für die Helfer oft ebenfalls Gefahr! Da CO

leichter als Luft ist, herrschen in Räumen deckennah höhere Konzentrationen als in Bodennähe! Nach Entfernung des Verunfallten aus der Gefahrenzone muß sofort mit der Beatmung mit reinem Sauerstoff über eine gut sitzende, wenn möglich abgedichtete Maske (beim Comatösen über den Tubus) begonnen werden. Diese Therapie ist unabhängig vom vermuteten Schweregrad der Vergiftung immer (also auch bei sogenannten „leichten" Formen) sofort durchzuführen! Da körperliche Aktivität durch die damit verbundene Erhöhung des O_2-Verbrauchs die Symptomatik verschärft, muß der Verunfallte unbedingt zur Ruhe angehalten und, wenn möglich, liegend transportiert werden. Unkontrollierte Unruhezustände bzw. extrapyramidale Klonismen bei Bewußtlosen müssen durch Gabe von Diazepam therapiert werden. Bestehen Anzeichen für ein Lungen- bzw. Hirnödem, sind Diuretica und Corticosteroide indiziert.

Cave:
Der Wert der hyperbaren Oxygenierung (HBO) ist heute unbestritten. Es wird durch die frühzeitige HBO sowohl die Überlebenschance bei schweren Intoxikationen signifikant erhöht als auch die Rate an Spätfolgen signifikant gesenkt.

Die Rate an neurologischen Spätfolgen nach CO-Intoxikationen beträgt:
63% nach Atmung von 100% Sauerstoff ohne HBO
46% nach einmaliger HBO
13% nach wiederholter (meist 3maliger) HBO
(Therapieschema: drei Stunden bei 3 bar O_2, zwei Stunden bei 2 bar oder eineinhalb Stunden bei 2,5 bar für die erste Sitzung, dann zwei Sitzungen zu einer Stunde bei 2 bar, im Abstand von je acht Stunden.)

Das Druckkammerzentrum der klinischen Abteilung Thorax- und hyperbare Chirurgie in Graz ist ständig rund um die Uhr einsatzbereit und kann im Notfall bis zu 7 liegende Patienten gleichzeitig hyperbar therapieren. Die Alarmierungszeit beträgt maximal 20 Minuten. Zur Therapieoptimierung empfiehlt sich bereits vom Unfallort aus die vorsorgliche Alarmierung über die Rettungsfunkzentrale.

Cave:
Indikation für die hyperbare Oxygenation ist jeder comatöse oder präcomatöse Patient mit Verdacht auf CO-Exposition, jeder Patient mit subjektiven Allgemeinsymptomen einer CO-Intoxikation, wie Nausea, Kopfschmerz, Schwindel und Verdacht auf CO-Exposition, und jeder Patient mit EKG-Veränderungen und Verdacht auf CO-Exposition.
Bei Punkt 1–3 ist der numerische CO-Hb-Wert für die Indikationsstellung unerheblich, da aufgrund unproportional starker Bindung an das Cytochrom-System das CO-Hb trotz objektiver gravierender Symptomatik niedrig sein kann.
Asymptomatische Patienten mit Verdacht auf CO-Exposition, die ein erhöhtes CO-Hb (> 15%) aufweisen, sind eine fakultative Indikation für die HBO.

Die oft zitierte kirschrote Färbung der Schleimhäute tritt tatsächlich erst in sehr späten Vergiftungsstadien bzw. präfinal auf und ist kein Diagnostikum für die CO-Intoxikation.

Literatur:
Jüttner F. M., Pinter H., Friehs G.: Digitale Notfallsthorakozentese. Risikoarme Erstbehandlung intrapleuraler Spannungszustände am Unfallort. Notarzt 4:5–8; 1988
Bayne C. G., Wurzbacher T.: Can pulmonary barotrauma cause cerebral air embolism in a non-diver? Chest 81; 648–650; 1982
Hadden W. A., Rutherford W H., Merrett J. D.: The injuries of terrorist bombing: A study of 1.532 consecutive patients. Brit. J. Surg. 65:525–531; 1978.

Autor:
Univ. Prof. Dr. Freya-Maria Smolle-Jüttner
Klin. Abteilung für Thorax- und Hyperbare Chirurgie an der
Univ. Klinik f. Chirurgie
Karl-Franzens-Universität Graz/LKH Graz
Auenbruggerplatz 1
A-8036 Graz

மM. Mähring, H. Tritthart, F.-M. Smolle-Jüttner, H. Mischinger, J. Passler, P. Rettl, G. Peicha, G. Kohrgruber

Abdominelle Notfälle

H. Mischinger

Akutes Abdomen
Alle akuten, insbesondere mit Schmerzen einhergehenden Erkrankungsprozesse im Bauchraum fallen unter den Sammelbegriff „akutes Abdomen". Sie machen meist in kürzester Zeit eine diagnostische Klärung und schnelles, zielbewußtes Handeln erforderlich. Entscheidende Bedeutung kommt dem zuerst hinzugezogenen und erstuntersuchenden Arzt zu. In der Regel findet die Erstuntersuchung unter nichtklinischen und damit erschwerten Bedingungen statt. Ein akutes Abdomen ist eine vorläufige, durch Zeitnot diktierte Alarmdiagnose, die so rasch wie möglich zur Aufdeckung der eigentlichen Ursache führen muß.

Diagnostische Kriterien
Das klinische Bild beim akuten Abdomen ist im wesentlichen durch die Trias folgender Warn- und Leitsymptome gekennzeichnet:

- Schmerz
  Er tritt spontan auf oder kann durch Druck provoziert werden, mit und ohne Abwehrspannung der Bauchdecke. An den Bauchorganen führt die Erkrankung zu einem genauer lokalisierbaren Schmerz, der meist als stechend empfunden wird (Organschmerz). Die Schmerzempfindungen des Bauchfells (dem Peritoneum) verlaufen über andere Leitungsbahnen. Dieser sogenannte somatische Schmerz ist von seinem Charakter gleichbleibend, aber von zunehmender, schneidender Intensität. Er wird genau an der Stelle der Auslösung lokalisiert bzw. vom Patienten an der Stelle empfunden, wo das Peritoneum durch die Organerkrankung gereizt wird.
  Solange also das erkrankte Organ allein betroffen ist, wird der Schmerz als typischer Organschmerz bezeichnet. Breitet sich die zunächst lokale Organerkrankung aus und greift sie diffus auf das Peritoneum über, nimmt der Schmerz somatischen (diffus ausstrahlenden) Charakter an. Das heißt, daß es zu einer Bauchdeckenspannung kommt, deren Ursache nicht mehr so einfach verifiziert werden kann. Bei typischen Organschmerzen läßt oft die Art des Schmerzes (z. B. immer wiederkehrend – kolikartig) eine Verdachtsdiagnose zu, während bei allgemeiner Bauchschmerzsymptomatik mit Bauchdeckenabwehrspannung diese nur mit Vorbehalt zu stellen ist.

- Deutliche Kreislaufveränderung, Schockzeichen
  Das Leitsymptom des Bauchtraumas am Unfallort ist der rasch eintretende hypovolämische Schock als Zeichen des Mißverhältnisses zwischen Sauerstoffbedarf und -angebot. Es kommt in Folge zu einer Minderperfusion der kapillaren Strombahn als Konsequenz des Blutvolumenmangels (siehe *Grundlagen der Notfallmedizin – Schock*).
  Ein akuter Blutverlust von 25% führt beim Gesunden zu einem Blutdruckabfall. Als Kompensation des verminderten venösen Blutstroms kommt es zu einer sympathikoadrenergenen Gegenregulation mit Steigerung der Herzfrequenz, mit Tachypnoe, Oligurie und getrübtem Sensorium mit blasser, kalter Haut.
  Unbehandelt führt der hypovolämische Schock im Rahmen eines schweren Bauchtrau-

mas, infolge fehlender Tamponademöglichkeit des Abdomens, in der Regel in kürzester Zeit zum Tode.
- Störung der Darmfunktion
Darmpendelbewegungen mit Zeichen einer Behinderung des Weitertransports von Darminhalt oder klingenden Darmgeräuschen bei der mechanischen Darmlähmung (Ileus), verminderte oder aufgehobene Darmgeräusche („Totenstille") bei aufgehobener Transportfunktion des Darmes (paralytischer Ileus).

Stumpfes Bauchtrauma
Das Bauchtrauma gewinnt mit der Zunahme der schweren Verkehrsunfälle an klinischer Bedeutung. Man unterscheidet offene und geschlossene, sogenannte „stumpfe" Bauchtraumen.

Offene Bauchwandverletzungen
Offene Bauchwandverletzungen sind häufig durch Stich- oder Schußverletzungen sowie Pfählungs- oder Aufspießungswunden verursacht. Wurde bei einer Bauchwandverletzung das Bauchfell miteröffnet, so besteht eine offene Bauchverletzung. Bei einer offenen, penetrierenden Bauchverletzung besteht immer die Gefahr der Verletzung sowohl von Bauchorganen (Leber, Milz), mit schweren Blutungen, als auch von Eingeweiden, mit der Gefahr einer Bauchfellentzündung. Auch bei peripheren Verletzungen der Bauchhöhle (Thorax, Gesäß, Damm) muß mit der Verletzung von inneren Bauchorganen gerechnet werden.

Geschlossene Bauchwandverletzungen (Stumpfes Bauchtrauma)
Hierzu gehören alle geschlossenen Verletzungen der Bauchwand und der Organe der Bauchhöhle.

Häufige Verletzungsarten:
- Schlag durch Pferdehuf
- Fußstoß beim Fußball
- Lenkradaufprall
- Sturz aus großer Höhe
- Sturz von Kindern auf die Fahrrad- und Rollerstange

Die Bandbreite des stumpfen Bauchtraumas reicht vom lebensbedrohenden Akutbild einer starken intraabdominellen Blutung bis zu einem seit langer Zeit bestehenden, gering progredienten Schmerzbild bei z. B. einer gedeckten Pankreasverletzung.

Man kann drei Symptomenkomplexe unterscheiden:

1. Das akute lebensbedrohliche Zustandsbild
Bereits am Ort des Unfallgeschehens treten Zeichen eines hypovolämischen Schocks als Folge einer schweren, jedoch nicht genau lokalisierbaren Blutung auf. Selbst bei Kombinationsverletzungen liegt die Behandlungspriorität eindeutig beim abdominellen Trauma.
In diese Gruppe fallen Leber- und Milzrupturen genauso wie Mesenterialgefäßabrisse und Darmverletzungen. Zusätzlich zeigt sich oft das klinische Bild der abdominellen Abwehrspannung, eine manchmal sogar sichtbare Zunahme des Abdomenumfanges sowie eine rapide Verschlechterung des Allgemeinzustandes – nur die raschestmögliche Laparotomie mit Revision des gesamten Abdomens ist in diesem Falle lebensrettend!

2. *Offensichtlich pathologischer Befund, ohne akut lebensbedrohliches Zustandsbild*
   Zu dieser Gruppe zählen verzögert ablaufende, intraabdominelle oder retroperitoneale Blutungen, Darmperforationen und Pankreasläsionen mit Sekretfreisetzung.
   Bei isolierten Bauchverletzungen ist beim bewußtseinsklaren Verunfallten die Diagnose „Bauchtrauma" eindeutig. Schwierigkeiten können bei Vorliegen von Kombinationsverletzungen, insbesondere in Verbindung mit Schädel-Hirntraumen mit Bewußtseinseintrübung und Extremitätenverletzungen mit überlagernder Schmerzsymptomatik, auftreten. In diesen Fällen muß zum Ausschluß einer zu versorgenden abdominellen Verletzung die diagnostische Reihe beendet werden, bevor die Indikation zu einer nicht akut lebenserhaltenden Operation (z. B. Osteosynthese) gestellt wird.

3. *Primär klinisch nicht ersichtliche abdominelle Traumen*
   In diese Gruppe werden kleine Einrisse der Kapsel von Milz und Leber, gedeckte Darmperforationen und Pankreasverletzungen gereiht. Sie sind meist in der primären diagnostischen Phase nicht erkennbar, werden von Begleitverletzungen überdeckt und treten oft erst sekundär nach erfolgter Versorgung von Extremitätenverletzungen auf. Verschleiert werden sie zusätzlich durch prä- und postoperativ oft reichlich verabreichte Analgetika. Manchmal liegen primär nur so geringfügige Symptome vor, daß nicht einmal eine stationäre Behandlung erwogen wird (Lenkradtrauma bei Kindern). Um so wichtiger ist in solchen Fällen eine genaue Unfallanamnese und Befragung der Angehörigen oder Augenzeugen. Engmaschige Kontrollen sollten das Risiko einer übersehenen zweizeitigen Ruptur verhindern.

Perforation eines Hohlorganes
Wichtigstes Symptom ist hierbei die brettharte Spannung der Bauchwandmuskeln. Es kann die gesamte Bauchwand betroffen sein oder nur ein bestimmtes Areal. Diese generalisierte, totale Abwehrspannung ist von einer aktiven Spannung der Bauchwandmuskulatur zu unterscheiden, die bei jedem Menschen durch Prellungen der Bauchdecke auftritt.

Innere Blutung
Der Allgemeinzustand ist deutlich verändert. Blasses Aussehen, kalter Schweiß, Unruhe, Durstgefühl, Blutdruckabfall mit Pulserhöhung.

Sonderfälle

Leberverletzungen
Sie bestehen primär nach Verletzungen der rechten Thoraxseite und des rechten Oberbauches. Sie treten in verschiedenen Schweregraden und mit verschiedenen Zustandsbildern auf. Das klassische Bild ist, abgesehen von den Zeichen der inneren Blutung, durch folgende weitere Symptome charakterisiert:
- Tachycardie
- Schulterschmerz rechts (Phrenikusreizung)
- beginnende Gelbverfärbung der Haut (Subikterus)

Milzverletzungen
Sie entstehen durch Verletzung des linken Thorax (Rippenfrakturen) und linken Oberbauches. Häufig auch nach äußerlich geringen stumpfen Verletzungen! Außer dem lokalen Bauchwand-

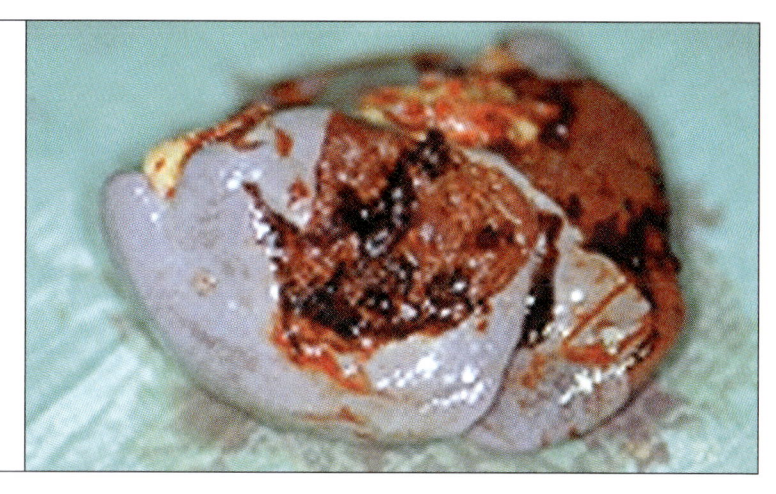

Abb. 53: Milzruptur

schmerz ist bei der Milzruptur ein heftiger Schmerz im linken Oberbauch mit gleichzeitigem Schulterschmerz links sehr charakteristisch.

Entsprechend dem Verletzungsschweregrad ist auch hier das klinische Bild variabel: Bei vollständiger oder teilweiser Ruptur ist das Symptom der inneren Blutung sofort und ausgeprägt vorhanden. Bei Ausbildung einer Blutung unter die Milzkapsel kann es zu einer spontanen, zumindest vorübergehenden Blutstillung kommen! Danach ist eine sekundäre Ruptur der Kapsel mit Blutung in die Bauchhöhle möglich, ausgelöst durch ein banales Zweitgeschehen, z. B. Husten.

Nierenverletzungen
Nierenverletzungen betreffen das funktionelle Nierengewebe oder den Nierenstiel.
- Verletzungen des funktionellen Nierengewebes (Parenchym)
  Die Parenchymruptur der Niere ist charakterisiert durch blutigen Urin. Diese ist der deutliche Hinweis auf eine Verbindung des Blutergusses mit dem Nierenhohlorgan.
- Nierenstielverletzungen
  Diese Verletzungen sind besonders schwerwiegend, da isolierte Gefäßverletzungen bei intaktem Harnleiter auftreten können und dadurch der Blutungsschock ohne Blutbeimengung zum Harn (Hämaturie) das klinische Bild beherrscht.

Die retroperitoneale Blutung
Retroperitoneale Blutungen sind Verletzungen, die präklinisch schwer zu diagnostizieren, jedoch mit akuter Lebensgefahr verbunden sind. Häufig sind Rasanztraumen die Ursache für diese massiven Blutungen, die schnell in einen hypovolämischen Schock münden können. Auch klinisch sind diese Verletzungen nur schwer zu behandeln, da ein operatives Vorgehen kaum möglich ist, eine Blutungsquelle ist fast nie zu finden. So steht die Bekämpfung der Symptome, des massiven Schockgeschehens im Vordergrund.

Blasenverletzungen
- Blasenruptur in den Bauchraum
  Sie tritt leicht nach einem heftigen, stumpfen Unterbauchtrauma auf, insbesondere bei

voller Blase, die im Bereich der größten Spannung reißt. Dadurch erfolgt massiver Austritt von Urin in die freie Bauchhöhle mit folgender Uroperitonitis – harnbedingte Bauchfellentzündung.
- Blasenruptur außerhalb des Bauchraums
    Sie tritt häufig bei Beckenfrakturen mit Durchspießungsverletzungen durch Knochenfragmente auf. Die Blasenverletzung ist vorne oder seitlich lokalisiert, aber immer außerhalb des Bauchraums. Es tritt die Gefahr der diffusen Entzündung auf, die durch den ausgetretenen Harn verursacht wird, nicht aber eine freie (diffuse) Peritonitis.

Mesenteriumverletzungen
Bei Einriß- oder Abrißverletzungen des Mesenteriums kommt es – mit oder ohne gleichzeitiger Darmverletzung – zur Blutung infolge Gefäßruptur und zur unvermeidbaren Minderdurchblutung des Darmes mit Gewebszerstörung.
Die klinischen Folgeerscheinungen sind durch die Zeichen einer inneren Blutung und gleichzeitiger Peritonitis gekennzeichnet.

Begleit- und Kombinationsverletzungen
Ein typisches Beispiel hierfür ist die Prellung bzw. Zerreißung der Milz, kombiniert mit einer Verletzung der linken Niere.
Diagnostisch äußerst schwer zu differenzieren ist das klinische Bild bei einer kombinierten Bauch- und Brustkorbprellung. Die besonderen Täuschungsmöglichkeiten bestehen aufgrund der Oberbauchabwehrspannung nach dem äußeren Trauma.
Bei der Kombinationsverletzung tritt dabei durch Zunahme der Rasanztraumen im Straßenverkehr die Bauchspeicheldrüse in den Vordergrund, in Zusammenhang mit der funktionellen Einheit von Gallenwegen und Zwölffingerdarm. Bei jedem stumpfen Bauchtrauma muß berücksichtigt werden, daß gerade die Bauchspeicheldrüse aufgrund ihrer Lage vor der Wirbelsäule als Widerlager besonders leicht sowohl isolierten als auch Kombinationsverletzungen ausgesetzt ist. Diese Verletzungen sind besonders schwer zu diagnostizieren, da sich die verletzten Strukturen primär abkapseln. Erst sekundär kommt es zum Durchbrechen, mit Auftreten einer massiven Symptomatik im Sinne einer Peritonitis.

Sonderfall stumpfes Bauchtrauma in der Schwangerschaft
Bei einem Unfall in der Schwangerschaft kommt es, im Vergleich zur Nichtschwangeren, leichter zu einer plötzlichen Druckerhöhung im Bauchraum. Es folgt die Fortleitung der Gewalteinwirkung auf Darm, Milz, Leber und Zwerchfell! Oftmals kommt es auch zu Uterusrupturen, die primär schwer zu erkennen sind.

**Cave:
Tokolyse**

Erstmaßnahmen und Therapie
Als wesentliche Erstmaßnahmen sind die Schocklagerung zur Mobilisierung der venösen Poolingmechanismen und die Überprüfung der Vitalfunktionen durchzuführen. Besteht trotz dieser Maßnahmen und evtl. Sauerstoffgabe mittels Inhalationsmaske noch immer eine Hypoxie, so ist an eine frühzeitige Intubation und kontrollierte Beatmung zu denken.

Die Kausaltherapie schlechthin ist die sofortige, ausreichende Volumensubstitution. Ausreichende Applikation kristalloider und kolloidaler Infusionslösungen am Unfallort kann die Manifestation des Volumenmangelschocks bis zum Blutersatz hinauszögern. Die kontroversielle Behandlung der Frage nach Unterschieden in der Verabreichung kolloidaler und kristalloider Lösungen ist in diesem Falle, laut großer Studien, unbedeutend, da bei vergleichbaren Gruppen, die jeweils ausschließlich mit kristalloiden und kolloidalen Infusionslösungen behandelt wurden, kein Unterschied in der Ausbildung des ARDS innerhalb von 24 Stunden zu sehen war.

Bei ausschließlicher Verwendung kristalloider Volumenersatzmittel muß, aufgrund ihrer Verteilungswirkung im Interstitium, pro ml Plasmaverlust eine Substitution von 3 ml Flüssigkeit durchgeführt werden.

Neben künstlichen Volumenersatzmitteln stehen, wenn auch nur im klinischen Bereich, mit Humanalbumin, Frischplasma, Serumkonzentraten, Erythrozyten- und Thrombozytenkonzentraten natürliche Ersatzmittel zur Verfügung. Vollblut wird nur mehr in Ausnahmefällen verwendet. Diese kommen vor allem in Situationen zum Einsatz, wenn trotz adäquater Volumensubstitution keine Verbesserung der Sauerstoffkapazität erreicht werden kann. Die präklinische Gabe von Erythrozytenkonzentraten ist bereits möglich und kann in Einzelfällen lebensrettend sein.

Offene Bauchverletzungen, wie Stich-, Schuß- oder Pfählungsverletzungen, sind seltener als stumpfe Bauchtraumen anzutreffen. In diesen Fällen ist, auch bei nur kleinen sichtbaren Wunden, mit einer Penetration der Bauchdecke zu rechnen und eine schnellstmögliche Definitivversorgung anzustreben. Primär ist nur eine analgetische Therapie und Schockbekämpfung durch Volumenersatz angezeigt, sterile Abdeckung der Wunde und Belassen von Fremdkörpern vervollständigen die Erstversorgung. Die operative Revision sollte so schnell wie möglich erfolgen.

Ileus
Unter Ileus versteht man ein durch Stuhl- und Windverhaltung gekennzeichnetes Syndrom, das verschiedene klinische Aspekte, auf verschiedenen Ursachen beruhend, aufweist.

Symptome
1. Bauchschmerz, anfangs mehr oder weniger stark, von wechselnder Intensität, entwickelt sich durch mehr oder weniger kolikartige und anhaltende Schmerzkrisen als Hinweis auf die gesteigerten Darmpendelbewegungen gegen das Hindernis.
2. Erbrechen, in Abhängigkeit von der Ursache (je nach Lokalisation und Typ der Darmfunktionsstörung)
3. Stuhl- und Windverhaltung – bei zunehmender Ileussymptomatik kommt es zu einer Veränderung des Allgemeinzustandes.

Ursachen
- Überdehnung des Darms und die Gefahr der Zerstörung des Darmgewebes.
- Störung des Flüssigkeits- und Elektrolythaushaltes, die durch das Erbrechen, verstärkte Ausschüttung von Darmsäften, gestörten Austausch von Flüssigkeit zwischen Darm- und Bauchhöhle herbeigeführt wird. Bei der Inspektion sind ein stark geblähter Bauch und eine verstärkte Darmtätigkeit feststellbar.

Eine Einteilung des Ileus erfolgt nach den Ursachen:
Funktionell dynamischer Ileus (Paralyse des Darms)
(z. B. Lähmung der Darmfunktion durch Entzündung)
Der funktionelle Ileus entwickelt sich sukzessive, ohne große Schmerzen. Die Blähung des Darmes ist diffus ausgebildet, ohne Darmbewegung.

Mechanischer Ileus (Behinderung der Darmpassage)
- Strangulation
  Zum Beispiel wäre eine Brucheinklemmung oder Verdrehung des Darms die Ursache: Er ist der gefährlichere Mechanismus, da er durch die Minderdurchblutung des Darms eine Gewebszerstörung verursacht, die in der Folge zu einem massiven Schockzustand führt.
- Obstruktion, Obduration
  Es handelt sich hierbei im allgemeinen um einen Tumor, der sich in den Darmhohlraum hineinentwickelt oder den Darmhohlraum einengt. Diese Ileusform zeigt ein weniger alarmierendes Bild: fehlende Gefäßbeteiligung, geringere Gefahr der Gewebszerstörung, langsame Entwicklung, weniger heftige Schmerzen, anfallsartig auftretend, wobei der Allgemeinzustand lange Zeit unverändert bleibt.

Peritonitis (Bauchfellentzündung)
Die Bauchfellentzündung ist ein hochakutes Krankheitsbild, das vor allem bei Entzündungen der Bauchorgane, bei Durchbrechen von Magengeschwüren, bei Gallenblasenentzündungen und Blinddarmentzündungen vorkommen kann. Auffallend ist vor allem der Dauerschmerz. Als allgemeines Krankheitszeichen findet man Fieber, wobei die Höhe von der Stärke der Erreger abhängig ist. Bei der Untersuchung zeigt sich als Leitsymptom die Bauchmuskelspannung. Sie allein genügt bei schwerer und diffuser Ausprägung, um die Notwendigkeit der Sofortoperation zu erkennen. Die Bauchmuskelspannung ist erkennbar an der deutlichen, unter der Haut tastbaren, brettharten Abwehrspannung der Bauchdeckenmuskulatur. Im fortgeschrittenen Stadium zeigt der Patient alle Zeichen eines septischen Schocks. Durch den Befall anderer Bauchorgane kommt es zu einem generellen Organversagen, dem sogenannten Multiorganversagen, das in einem hohen Prozentsatz tödlich endet.

Gefäßverschluß
Die Ursache der Durchblutungsstörung des Darms liegt im arteriellen Bereich. Die bislang sehr schlechte Prognose kann nur durch eine frühzeitige Therapie verbessert werden. Bei dieser Ileusform besteht eine oft unklare Symptomatik. Es fehlen die krampfartigen Schmerzen eines mechanischen Ileus und die ausgeprägte Abwehrspannung einer Perforation. Die wichtigsten Hinweise sind ein schweres Krankheitsgefühl und ein häufig auch objektiv schlechter Zustand des Patienten bereits wenige Stunden nach einem plötzlichen Bauchschmerz.

Kolik

Gallenkolik
Die Gallenkolik ist die akute Erstmanifestation von Gallenwegserkrankungen mit Schmerzen unter dem rechten Rippenbogen mit Ausstrahlung in die rechte Schulter, von Erbrechen begleitet.
Der Patient liegt unbeweglich in seinem Bett und zeigt, im Gegensatz zu der Unruhe bei Nierenkoliken, mit einer Hand auf die schmerzhafte Region.

Die Palpation unterhalb des rechten Rippenbogens ergibt eine mehr oder weniger lebhafte Empfindlichkeit, und man trifft auf eine diskrete Bauchdeckenspannung.

Akute Gallenblasenentzündung
Eine akute Entzündung der Gallenblase führt zu heftigen Schmerzattacken mit Ausstrahlung in den rechten Rippenbogen und die rechte Schulter. Übelkeit und Erbrechen treten ebenfalls auf, zusätzlich häufig eine Temperaturerhöhung auf 39 bis 40 °C. Die sehr oft vergrößerte Gallenblase ist manchmal im Bereich des rechten Rippenbogens zu tasten.

Chronische Gallenblasenentzündung
Der kolikartige Charakter der chronischen Gallenblasenentzündung findet sich in geringerem Ausmaß als bei der Gallenkolik und wird häufig durch den Genuß fetter Speisen ausgelöst.

Nierenkolik
Sie ist das klinische Erscheinungsbild eines Schmerzes, der durch akute Überdehnung der oberen Harnwege entsteht.
Die Kolik weist häufig auf das Vorhandensein eines Nierensteines hin. Der Schmerz ist in der Lendengegend lokalisiert, wellenförmig verlaufend, mit Ausstrahlung in die Leisten- und Genitalregion. Im Gegensatz zum Abdominalschmerz bei der Peritonitis ist der Kranke in einem aufgeregten Zustand, keine Lageveränderung bringt Erleichterung.
Während der Schmerzkrise ist eine geringe Harnausscheidung die Regel.

Pankreatitis (Bauchspeicheldrüsenentzündung)
Die Pankreasschmerzen erscheinen hauptsächlich in drei Lokalisationen:
- Unterhalb des linken Rippenbogens, mit Ausstrahlung in die linke Schulter: der klassische Pankreasschmerz.
- Unter dem rechten Rippenbogen (sie können somit eine Gallenblasenentzündung vortäuschen).
- Im Oberbauch, mit Ausstrahlung hinter das Brustbein (so kann ein Angina-pectoris-Anfall vorgetäuscht werden).

Die akute Pankreatitis zeigt einen akuten Beginn aus scheinbar bestem Wohlbefinden, häufig nach üppiger Mahlzeit mit Alkoholgenuß, mit starken Schmerzen, die sich bis zur Ohnmacht steigern können. Dieser unerträgliche Schmerz von bohrendem, stechendem Charakter ist im Oberbauch lokalisiert. Auffallend ist der begleitende Schockzustand. Das klinische Erscheinungsbild ist durch Unruhe des Patienten, leidenden Gesichtsausdruck, Schweiß, spitze Nase, bläulich verfärbte Extremitäten gekennzeichnet. Der Puls ist beschleunigt bei paradox normalem oder sogar erhöhtem Druck.
Die Entstehung einer Pankreatitis ist bis heute noch ungeklärt. Die wahrscheinlichste Theorie ist derzeit die Kombination eines Gallerückflusses, zusammen mit dem Auftreten einer Stoffwechselentgleisung und dem Freiwerden von gefäßzerstörenden Substanzen.

Erstversorgung bei Ileus, Koliken und Pankreatitis

Lagerung
Prinzipiell sollte jeder Patient mit akuten abdominellen Beschwerden so gelagert werden, wie er es selbst möchte. Zwanghafte Stellungen verstärken Schmerz und Streßsituation. Aus der

Erfahrung heraus zeigt sich, daß die Lagerung in Rückenlage, mit angewinkelten Beinen und einer Deckenrolle als Unterstützung des Kniegelenkes, die beste ist.

Therapie
In letzter Zeit geht man von der Richtlinie, präklinisch keine Schmerztherapie durchzuführen, ab. Dank der heutigen Möglichkeiten der klinischen Diagnostik mittels Ultraschall, Laborwertbestimmung und Röntgenmethoden ist eine schnelle und präzise Diagnose möglich. Dies entbindet allerdings den Erstbehandelnden nicht von der Aufgabe, genaue präklinische Diagnosen zu erstellen. Denn nur in Kombination der primär bestehenden Klinik mit technischen Hilfsmitteln ist eine exakte Diagnosefindung möglich!
Nach Untersuchung des Patienten und Feststellen der Schmerzlokalisation, der Schmerzart und des allgemeinen klinischen Bildes kann und sollte gezielt eine effektive Schmerzbekämpfung eingeleitet werden.
Da fast immer eine gleichzeitige Schocksymptomatik besteht, sollte, nach Blutdruckkontrolle, eine Volumensubstitution durchgeführt werden. Als Möglichkeiten kommen Plasmaexpander, z. B. Elohäst, und zusätzlich freie Ringerlactatlösungen in Betracht.
Als Schmerzmittel bei abdominellen Erkrankungen sollte auf Novalgin oder Tramal, also ein Nichtopiat, zurückgegriffen werden.
Zusätzlich kann bei Koliken Buscopan, ein Spasmolytikum, verwendet werden.
Die rasche präklinische Diagnose, frühzeitige Schockbekämpfung durch Volumensubstitution und Schmerzbekämpfung zählen heute zu den Grundlagen der modernen Behandlung von Abdominalerkrankungen.

Autor:
OA Dr. Helmut Mischinger
Unfallkrankenhaus Graz
Göstingerstraße 29
A-8021 Graz

Präklinische Erstversorgung von Extremitätenverletzungen

M. Mähring

Zirka 30% aller Notarzteinsätze entfallen auf Unfälle verschiedenster Ursachen: An erster Stelle stehen Verkehrsunfälle, gefolgt von Arbeits- und Sportunfällen. Dabei wird der Notarzt besonders oft mit Verletzungen der Extremitäten konfrontiert, die von der einfachen Prellung, über alle Schweregrade, bis hin zur Großamputation reichen können. Extremitätenverletzungen sind per se, abgesehen von der Abtrennung großer Gliedmaßen, primär nicht lebensbedrohlich, und ihre Versorgungsdringlichkeit rangiert hinter der Sicherung der Vitalfunktionen. Der sachgemäßen Versorgung von Extremitätenverletzungen kommt dennoch aus zwei wesentlichen Gründen ein besonderer Stellenwert in der präklinischen Versorgung zu:
Erstens stellt die präklinische Versorgung von Extremitätenverletzungen einen ganz wesentlichen Beitrag im Management des den Gesamtorganismus bedrohenden traumatischen Schockgeschehens dar, besonders beim Polytrauma; ihr kommt also über die Extremitätenversorgung hinaus eine mitentscheidende Bedeutung für den oft schwerstgefährdeten Gesamtorganismus zu! Instabile Frakturen großer Röhrenknochen oder ausgedehnte Weichteiltraumen verursachen extreme Schmerzen und erhöhten Blutverlust mit gesteigertem Sedo-, Analgetika- und Blutersatzbedarf. Darüber hinaus kommt es zur Einschwemmung schockintensivierender Mediatoren mit erhöhter Inzidenz an Lungenkomplikationen.
Zweitens reduziert eine korrekte Primärversorgung von Extremitätenverletzungen das Ausmaß von Heilungsstörungen, insbesondere der gefürchteten Knocheninfekte, und ist in vielen Fällen die Voraussetzung für eine Restitutio ad integrum: Tscherne wies nach, daß die Infektionsrate beim offenen Unterschenkelbruch allein durch ein adäquat durchgeführtes präklinisches Management von 18 auf 3% gesenkt werden konnte. Dies bedeutet nicht nur eine enorme Kosteneinsparung und Senkung der Morbidität, sondern auch eine rasche Wiederaufnahme des normalen Lebens dieser überwiegend jüngeren, im Aufbau ihres Lebens begriffenen Menschen.
In der folgenden Darstellung soll gezeigt werden, daß die Primärversorgung von Extremitätenverletzungen aus meist sehr einfachen, rasch durchzuführenden Maßnahmen besteht. Dies bedeutet auch, daß das therapeutische Risiko für den Patienten, aber auch für den Notarzt äußerst gering ist, eine Tatsache, die die innere Bereitschaft zu entsprechendem notärztlichen Handeln weiter beflügeln sollte.

Begriffsbestimmungen
Zur eindeutigen Übermittlung notärztlicherseits erhobener Befunde ist auch bei Extremitätenverletzungen eine klare Terminologie unerläßlich:
Sie verhindert Fehlinformationen (mit Verlust wertvoller Zeit) und trägt zu einem unkomplizierten Heilungsverlauf bei.
Abgesehen von einfachen Wunden verschiedener Genese, die hier nicht besprochen werden, sind es in erster Linie Frakturen und Luxationen großer Knochen als auch Luxationsfrakturen, die den Notarzt als Extremitätenverletzungen interessieren müssen. Besonders bedeutsam sind die frakturbedingten Weichteilverletzungen.
Frakturen sind (abgesehen von Spontanfrakturen) durch Gewalteinwirkung entstandene Kontinuitätsunterbrechungen des knöchernen Gefüges. Die typischen Frakturzeichen – Schmerzen,

Schwellung, Instabilität, Fehlstellung – sind nicht bei jedem Knochenbruch vorliegend. So gibt es etwa isolierte Schaftfrakturen der Tibia, die aufgrund der intakten und damit schienenden Fibula relativ stabil und oft nur unwesentlich disloziert sind. Derlei stabile Frakturen entziehen sich oft der präklinischen Diagnose und sind in der notärztlichen Versorgung von geringer Relevanz. Bedeutsam hingegen sind instabile Brüche langer Röhrenknochen, die sehr schmerzhaft sind und diagnostisch selten Probleme verursachen:
An der frakturierten unteren Extremität erkennt der Notarzt meist eine Außenrotation und Verkürzung des Beines, die durch den schmerzbedingt gesteigerten Muskeltonus verursacht sind (Abb. 54).
Bei Querbrüchen kann die Verkürzung fehlen. Brüche des Humerus und des Unterarmes, d. h. von Radius und Ulna, geben sich dem Notarzt durch Schmerzen, Schwellung, Schonhaltung, am bewußtlosen Patienten durch abnorme Beweglichkeit und Fehlstellung zu erkennen; die Verkürzung ist oft nicht sehr ausgeprägt.

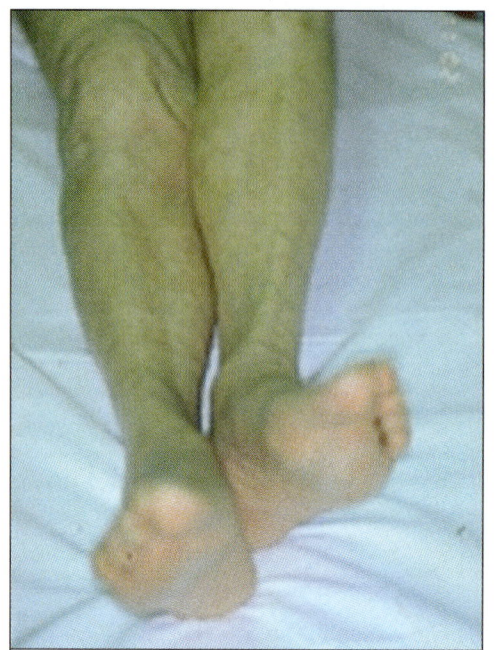

Abb. 54: Typische Außenrotation und Verkürzung des linken Beines bei proximaler Oberschenkelfraktur li.

Luxationen sind traumatische Dislokationen gelenksbildender Knochenenden, d. h., Gelenkskopf und Gelenkspfanne werden durch das Trauma soweit verschoben, daß es zum Zerreißen der Band-Kapselverbindungen mit entsprechender Blutung kommen muß. Luxationen können nach dem Trauma entweder in oft grotesker Fehlstellung bleiben (Luxationsstellung, z. B. bei der Schulter oder beim oberen Sprunggelenk mit Hautdruck durch Knochenenden), oder es kommt durch Spontanreposition zu einer teilweisen Einrenkung der Gelenke mit verbleibender Subluxationsstellung. Nicht selten erfolgt eine vollständige Spontanreposition mit völliger Wiederherstellung der Gelenkskongruenz. In derartigen Fällen zeigen Standardröntgenaufnahmen oft keinen pathologischen Befund, weswegen präklinisch oder spontan reponierte Luxationen in der Klinik bisweilen diagnostische Probleme aufwerfen können.
Wenn es bei Luxationen zu begleitenden Knochenbrüchen im Sinne von Abscherungen, knöchernen Bandausrissen oder Stauchungen kommt, spricht man von Luxationsfrakturen (oberes Sprunggelenk!). Dabei ist eine präklinische Differentialdiagnose zwischen reiner Luxation und Luxationsfraktur nicht immer möglich: Beiden Formen gemeinsam ist ein schmerzhaft geschwollenes Gelenk, durch die bisweilen starke Fehlstellung und den Knochendruck können Hautweichteilschäden fatale Folgen haben.

Pathophysiologie des Weichteilschadens bei Frakturen und Luxationen
Wenn im Moment eines Traumas der Knochen bricht oder luxiert, führt dies, mit Ausnahme mancher kindlicher Frakturen, zur Periostzerreißung. Es resultieren in jedem Fall ein Fraktur-

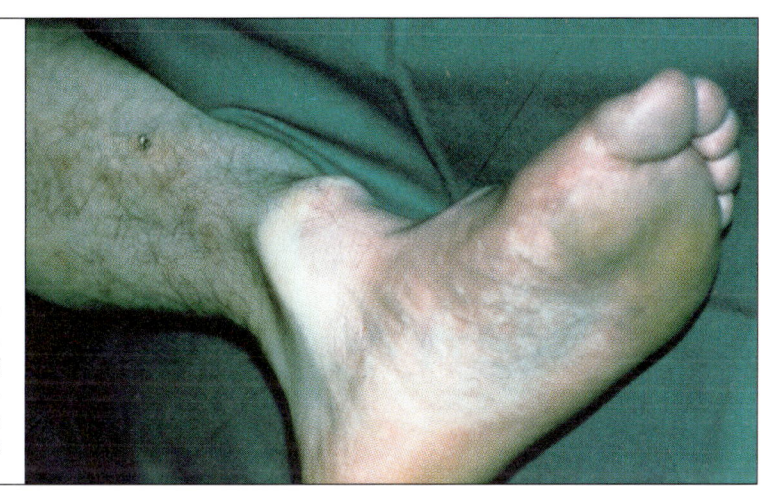

Abb. 55:
Drohender Hautschaden aufgrund massiver Dislokation im oberen Sprunggelenk

hämatom sowie Schmerzen. Im Frakturhämatom können beträchtliche Mengen von Blut für den Kreislauf verlorengehen: besonders beim Becken (siehe Beckenfrakturen), Oberschenkel und Unterschenkel wird diese Tatsache oft unterschätzt und eine ausreichende Volumensubstitution unterlassen!

Eine entsprechend große Gewalteinwirkung führt über die reine Frakturierung zu einer mehr oder weniger ausgeprägten Dislokation der scharfkantigen Knochenenden. Das Ausmaß der Fehlstellung kann im Moment des Geschehens sehr hoch sein, wie wir von zufällig im Moment des Unfalles aufgenommenen Sportfotos wissen. Ausgeprägte Dislokationen, vor allem Seitverschiebungen, aber auch Verkürzungen der Frakturenden, verursachen im Unfallmoment ausgedehnte Deperiostierungen, Muskelzerreißungen bis hin zu Abknickungen, Kompressionen oder Verletzungen von Gefäßen und Nerven. Scharfe Knochenenden können die Haut perforieren, kontusionieren oder durch Fragmentdruck unter Spannung setzen. Nach Beendigung der Gewalteinwirkung kommt es durch die umliegenden Weichteile oft zu einer spontanen Teilreposition. Es kann aber in vielen Fällen eine bleibende Dislokation zu Hautdruckschäden führen: Dies gilt besonders für jene Regionen, wo der Knochen direkt unter der Haut liegt, in erster Linie also für den Unterschenkel und das Sprunggelenk (Abb. 55).

Ein gut durchbluteter Hautweichteilmantel ist aber eine der entscheidenden Voraussetzungen für eine ungestörte Frakturheilung. Führen Druckschäden später zu Hautnekrosen, werden aufwendige und zeitintensive plastische Rekonstruktionen nötig. Darüber hinaus besteht die große Gefahr der gefürchteten Knocheninfektion, die insbesondere im Gelenksbereich oft, trotz erheblichen operativen Aufwandes, zu dauernder Behinderung führt. Jenny hat die katastrophalen psychischen Auswirkungen mehrmonatiger Spitalsaufenthalte auf Patienten mit infizierten Unterschenkelpseudarthrosen aufgezeigt.

Das Auftreten derlei psychischer Zustände darf nicht verwundern, da diese meist jungen Menschen völlig unerwartet aus ihrem normalen Leben gerissen werden, oft in einer Phase des Aufbaues der eigenen Existenz sowie einer Familie.

Es ist nach diesen Ausführungen klar, daß eine Fraktur oder Luxation primär als Weichteilproblem

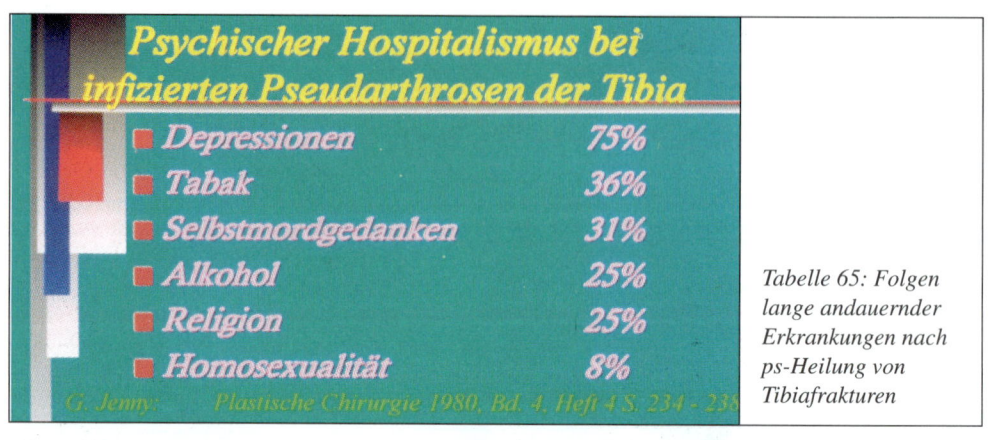

Psychischer Hospitalismus bei infizierten Pseudarthrosen der Tibia	
Depressionen	75%
Tabak	36%
Selbstmordgedanken	31%
Alkohol	25%
Religion	25%
Homosexualität	8%

G. Jenny: Plastische Chirurgie 1980, Bd. 4, Heft 4 S. 234 - 238

Tabelle 65: Folgen lange andauernder Erkrankungen nach ps-Heilung von Tibiafrakturen

zu betrachten ist. Das erste Ziel der präklinischen Versorgung von Extremitätenverletzungen muß daher einer Optimierung des Weichteilzustandes, als Garant eines raschen Heilungsverlaufs, sein. Logischerweise hängen Hautweichteilverhältnisse vom Ausmaß und von der Dauer der Fragmentdislokation ab, wie dies experimentell von Schweiberer durch Angiographien an Hunden und klinisch von Allgöwer nachgewiesen wurde. Beide Faktoren – Ausmaß und Dauer der Dislokation – und damit die Prognose der Verletzung sind durch eine korrekte notärztliche Versorgung entscheidend zu verbessern: Alle Maßnahmen haben darauf abzuzielen, bestehende Dislokationen als weichteilgefährdende Faktoren zu beseitigen. Durch eine sofortige „Reposition" von Frakturen und Luxationen, die durch einfachste, ungefährliche und damit auch dem medizinischen Laien zumutbare Handgriffe meist möglich ist, können Ausmaß und Dauer einer Fragmentverschiebung vermindert und damit die Prognose der Verletzung ganz entscheidend verbessert werden.

Beurteilung und Klassifikation begleitender Weichteilschäden
Hier wird grundsätzlich zwischen geschlossenen und offenen Frakturen unterschieden:
Bei offenen Frakturen besteht eine offene Verbindung zum Bruchspalt und damit ein erhöhtes Infektrisiko. Je nach Ausmaß des Hautweichteilschadens unterscheiden wir vier Schweregrade offener Frakturen:

I° offene Fraktur:	kleine Durchspießung von innen mit minimalem Weichteilschaden
II° offene Fraktur:	größerer Hautweichteilschaden, mittelschwere Kontamination
III° offene Fraktur:	ausgedehnter, weit offener Hautweichteilschaden, ausgeprägte Verschmutzung, eventuell Gefäß-Nervenläsion
IV° offene Fraktur:	inkomplette oder komplette Amputation mit totaler Ischämie

Tabelle 66: Frakturklassifikation offener Frakturen

Wie aus dieser Klassifikation ersichtlich, erhöht sich die Problematik der Frakturen mit steigendem Schweregrad, was wiederum ein klarer Hinweis auf die Bedeutung der Weichteilmitverletzung im Rahmen von Frakturen und Luxationsfrakturen ist. Das heißt, es ist weniger die Art des Knochenbruches für den Verlauf als das Ausmaß des Hautschadens prognostisch bedeutsam. Auch bei geschlossenen Frakturen kommt es weniger auf den Knochenbruch an als vielmehr auf begleitende Hautweichteilschäden, wie z. B. Hautkontusionen, Excoriationen, Spannungsblasen oder Verbrennungen.

Prinzipielles Vorgehen bei Frakturen und Luxationen

Freimachen der verletzten Extremität zur vollständigen Beurteilung, Schuhe werden dazu immer ausgezogen.

Inspektion auf allfällige Hautverletzungen, bei groben Verschmutzungen Reinigung von Wunden oder herausragenden Knochen (selten erforderlich). Prüfung von Durchblutung und Sensibilität. Genaue Dokumentation der Verletzung, eventuell Polaroidfoto.

Bei ausgeprägten Fehlstellungen oder Hautdruck durch dislozierte Knochenenden erfolgt die „Reposition" (korrekterweise handelt es sich um ein Geraderichten) durch Längszug an der verletzten Extremität zur Weichteilentspannung.

Nach erfolgtem Geraderichten neuerliche Prüfung der Beweglichkeit von Fingern bzw. Zehen, der Durchblutung und der Sensibilität. Bei Bedarf Anlegen eines Wundverbandes. Schienung der Extremität unter Längszug.

Wie überall gibt es Ausnahmen von diesen Regeln, schon hier seien die Schulter- und Hüftverrenkung angeführt, wo eine präklinische Reposition nicht versucht werden sollte.

Spezielle Frakturen- und Luxationslehre

Obere Extremität

Schulterluxation

Klinisches Bild

Der bewußtseinsklare Patient hält mit der gesunden Hand oft die verletzte obere Extremität an den Körperstamm fixiert und klagt über Schmerzen, die von der Schulter nach unten in den Oberarm ausstrahlen. Es fehlt die normale Rundung der Schulter und durch die Luxation des Oberarmkopfes (meist nach vorne unten) besteht eine Stufe, die allerdings bei adipösen Patienten nicht immer zu erkennen oder zu tasten ist.

Da Schulterluxationen, abgesehen von einer begleitenden Läsion des N. axillaris und selten der A. axillaris, keine Weichteilprobleme bieten und auch präklinisch die Differentialdiagnose zu subkapitalen Frakturen nicht immer möglich ist, besteht präklinisch keine dringliche Indikation zur Reposition einer Schulterluxation.

Therapie

Der Patient erhält entweder eine Mitella mit eventuell zusätzlichen Thoraxbandagen, oder er fixiert, und dies wird am angenehmsten empfunden, mit der gesunden Hand selbst den schmerzhaften Arm in Schonhaltung an den Thorax. Eine luxationsbedingte Läsion des N. axillaris läßt sich durch einen umschriebenen Sensibilitätsverlust an der sogenannten „Impfstelle" an der Außenseite über dem M. deltoideus vermuten.

Frakturen des Oberarmes

Klinisches Bild

Schmerzhafte Instabilität, eventuell mit Verkürzung (Vergleich mit der evtl. unverletzten Gegenseite). Unmöglichkeit, den Arm zu heben. In etwa 10 bis 15% der Oberarmschaftfrakturen kommt es durch die Fragmentdislokation zu einer Schädigung des N. radialis. Da dieser Nerv die gesamten Strecker des Handgelenkes und der Langfingergrundgelenke innerviert, führt dessen Schädigung zum klinischen Bild der „Fallhand", d. h., es können das Handgelenk sowie der gesamte Daumen und die Langfingergrundgelenke nicht aktiv gestreckt werden. Ein solcher Befund ist im Notarztprotokoll unbedingt festzuhalten.

Therapie
Anlegen einer Mitella und zusätzliche Stabilisierung der oberen Extremität mit 2 Bandagen an den Thorax (siehe Abb. 56).

Ellbogen

Klinisches Bild
Bei Frakturen im Ellbogenbereich (supra-diacondyläre Frakturen, Olecranonfrakturen, Radiusköpfchenfrakturen), die meist durch Direkttraumen entstehen, ist eine rasch einsetzende Schwellung mit starken

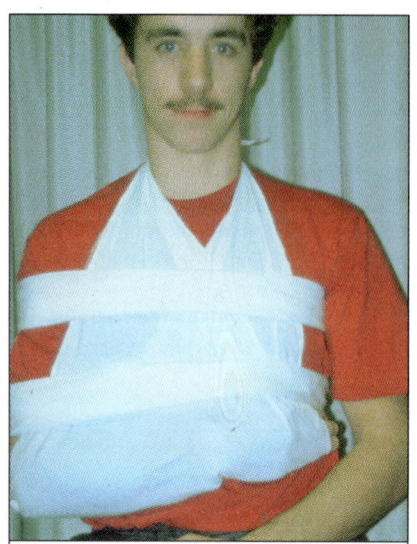

Abb. 56: Schienung einer Oberarmschaftfraktur re. durch eine Mitella und zwei zusätzliche Bandagen.

Schmerzen, Schonhaltung, eventuell Krepitation zu erkennen. Bei Luxationen, meist als Folge eines indirekten Traumas, wie Sturz auf die überstreckte Hand, besteht eine geringere Schwellung, bei schlanken Patienten ist die Fehlstellung oft zu sehen, bei kräftigen Menschen zu palpieren. Sensible oder motorische Ausfälle sind selten, dennoch ist eine Puls- und Sensibilitätskontrolle obligat.

Therapie
Bei ausgeprägten Dislokationen mit Hautdruckgefahr: Repositionsversuch, indem man an der Hand einen Längszug ausübt, während der Oberarm der verletzten Extremität durch eine Hilfsperson stabilisiert wird. Ruhigstellung mit pneumatischer Schiene, Mitella und 2 Bandagen an den Thorax, oder auch den Patienten die verletzte Extremität mit der gesunden Hand selbst halten lassen.

Unterarm, Handgelenk

Klinisches Bild
Brüche beider Unterarmknochen im Schaftbereich sind durch Instabilität, Schmerzen und Schwellung relativ leicht zu erkennen. Bei distalen Brüchen besteht eventuell eine Durchspießung ulnarseitig. Isolierte Frakturen des Radius oder der Ulna sind relativ stabile Verletzungen und oft mit Luxationen des Ellenköpfchens (Galeazzi) respektive des Radiusköpfchens (Monteggia) kombiniert.

Die häufigen Radiusbrüche an typischer Stelle entstehen durch Sturz auf die Hand und resultieren in einem schmerzhaft geschwollenen Handgelenk, das bei der häufigen Fragmentverkippung nach dorsal die typische „Gabelrücken-" oder „Bajonettstellung" zeigt.

Therapie

Instabile Frakturen des Unterarmschaftes werden unter Längszug (Abb. 57) mit der pneumatischen Oberarmschiene immobilisiert.

Auch eine Mitella mit Thoraxfixation ergibt eine suffiziente Ruhigstellung und Schmerzlinderung. Frakturen im Handgelenksbereich stellen üblicherweise präklinisch keine Indikation zu einer Reposition dar und werden primär ebenfalls mittels pneumatischer Schiene oder Mitella versorgt.

Untere Extremität

Becken

Klinisches Bild

Schwere Beckentraumen mit instabilen Trümmerbrüchen entstehen meist durch Überrollverletzungen, Sturz aus großer Höhe oder auch bei Verschüttungsunfällen. Die präklinische Problematik dieser lebensbedrohenden Verletzungsform liegt im immensen Blutverlust in das Becken, der nur selten durch Ruptur

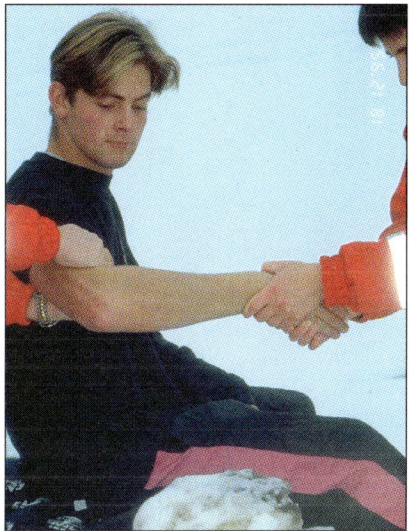

Abb. 57: Repositionshandgriff bei Ellbogenluxation oder instabiler Unterarmfraktur

großer arterieller Gefäße, eher aber durch Zerreißen venöser Plexus sowie durch Blutung aus den großen Frakturflächen bedingt ist.

Das klinische Bild ist vom Blutungsschock geprägt, eventuell läßt sich eine Instabilität und Krepitation des Beckens palpieren, es kann ein Blutabgang aus der Harnröhre, Scheide oder Mastdarm bestehen, Hämatome bilden sich zuerst im Dammbereich, später in Labien und Skrotum aus.

Therapie

Neben der Schocklagerung auf der Vakuummatratze stehen eine aggressive Volumensubstitution und eine großzügige Indikation zur Intubation im Vordergrund; sämtliche Bergungs- und Lagerungsschritte haben so schonend wie möglich zu geschehen, der Transport (Hubschrauber!) muß in ein kompetentes Spital erfolgen!

Hüftgelenk und Oberschenkel

Die Hüfte und der proximale Oberschenkel sind von einer relativ kräftigen Muskelschicht umgeben. Dadurch ist die Hautweichteilsituation in dieser Region selten problematisch. Der gut ausgebildete Weichteilmantel erschwert allerdings auch die Unterscheidung der einzelnen instabilen Verletzungsformen im Hüftgelenks- und proximalen Oberschenkelbereich (Hüftgelenksluxationsfraktur, Schenkelhalsfraktur, pertrochantäre und subtrochantäre Frakturen), was aber präklinisch von untergeordneter Bedeutung ist.

Klinisches Bild

Das klinische Bild ist meist durch eine Außenrotation, Instabilität und Verkürzung des Beines (Abb. 58) relativ uniform, lediglich die häufigste Form der Hüftverrenkung ist durch eine fixierte Adduktions-, Flexions-, Innenrotationsstellung gekennzeichnet.

Im Schaftbereich sowie oberhalb des Kniegelenkes sind offene Frakturen keine Seltenheit.

Therapie
Bei Luxationsstellung der Hüfte (Abb. 59) erfolgt präklinisch kein Repositionsversuch!
Abgesehen davon, daß dies aufgrund des Tonus der voluminösen Hüftmuskulatur ein ziemlich aussichtsloses und schmerzhaftes Unterfangen wäre, würde ein solches Vorgehen am nicht analgesierten oder noch besser relaxierten Patienten ein zusätzliches Knorpeltrauma zur Folge haben. Hüftluxationen werden daher in Fehlstellung durch Unterpolsterung des verletzten Beines erstversorgt.
Bei allen instabilen Frakturen an der unteren Extremität erfolgt präklinisch – nach Prüfung der Motorik, Durchblutung und Sensibilität – eine „Reposition" des Beines unter Längszug, wobei brüske Bewegungen zu vermeiden sind: der Helfer faßt mit einer Hand die Ferse, mit der anderen um den Vorfuß des verletzten Beines (Abb. 60 a + b), so als ob er „einen Stiefel vom Fuß abziehen" wolle.
Unter langsam steigendem Längszug wird die Verkürzung und Fehlrotation ausgeglichen und in Repositionsstellung die Schienung vorgenommen. Diese erfolgt idealerweise auf der Vakuummatratze, notfallmäßig kann auch das verletzte Bein an das gesunde Bein mit Tüchern gebunden oder mit Decken provisorisch geschient werden.

Kniegelenk

Klinisches Bild
Bei den sogenannten Armaturenbrettverletzungen (dash-board injuries) kann eine Knieverletzung oder Patellafraktur mit Frakturen des Femurschaftes oder Hüftluxationsfrakturen, im Sinne einer „Kettenverletzung", kombiniert sein.
Eine nach lateral luxierte Patella springt meist, nach schonender Streckung des Kniegelenkes und Analgetikagabe, durch leichten Druck in die normale Position zurück.
Selten ist der Notarzt mit einer echten Kniegelenksluxation – einer höchst problematischen Verletzungsform – konfrontiert: meist ist im völlig deformierten

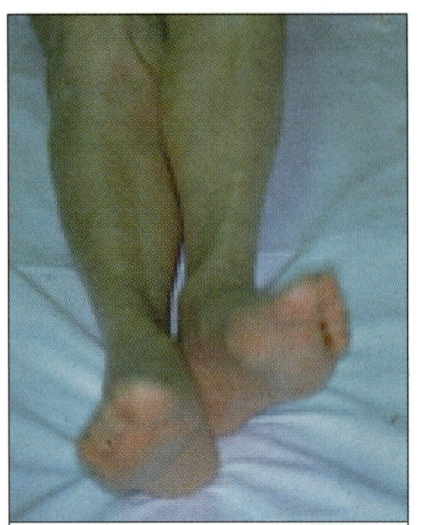

Abb. 58: Typische Außenrotation und Verkürzung des linken Beines bei proximaler Oberschenkelfraktur links.

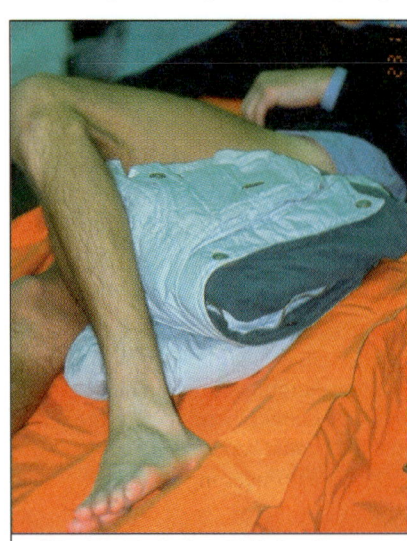

Abb. 59: Typisches Bild der Erstversorgung einer Hüftluxation

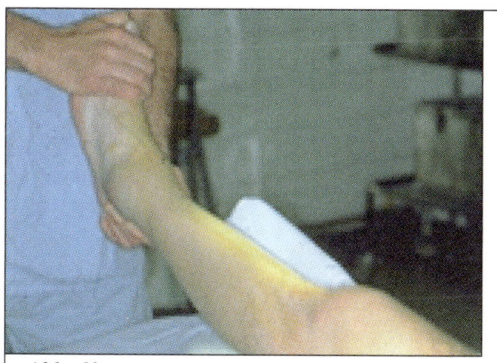

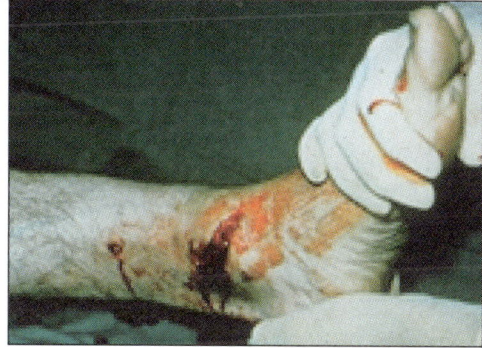

Abb. 60a Abb. 60b
Abb. 60a + b: Repositionshandgriff bei instabilen Frakturen an der unteren Extremität

Kniegelenk die Tibia nach ventral luxiert, und in der Kniekehle lassen sich die Femurkondylen tasten oder sind durch die aufgeplatzte Haut sichtbar. Durch die ausgeprägte Dislokation ist eine Läsion der A. poplitea und auch des N. peronaeus sehr wahrscheinlich, was bei der Auswahl des Zielspitales bedacht werden muß.

Therapie
Die oft schmerzhaften Bandverletzungen nach Sportunfällen sowie Patellafrakturen mit eventuell tastbarer Stufe und Tibiakopfbrüche werden mittels Vakuummatratze oder pneumatischer Schiene ruhiggestellt.
Die Reposition einer Knieluxation gelingt meist unter Längszug, die Schienung geschieht auf der Vakuummatratze oder mit pneumatischer Schiene. Nach erfolgter Versorgung ist die Funktion des N. peronaeus zu prüfen, und laufend sind die Fußpulse zu tasten: es konnen bei derartigen Verletzungen aus dehnungsbedingten Intimaläsionen durch sekundäre Thrombosen vollständige Gefäßokklusionen entstehen.

Frakturen des Unterschenkels

Klinisches Bild
Definitionsgemäß bedeutet „Unterschenkelfraktur" einen Bruch von Tibia und Fibula und stellt meist eine instabile Bruchform dar. Isolierte Frakturen der Tibia hingegen sind, wie bereits eingangs erwähnt, relativ stabil und präklinisch im allgemeinen unproblematisch. Bei instabilen Unterschenkelfrakturen stehen präklinisch die Weichteilproblematik und deren Therapie im Vordergrund: bei Fehlstellungen, insbesondere Achsenknicken, ist durch Längszug eine Geraderichtung ohne Schwierigkeiten möglich. Dadurch kommt es üblicherweise zur Entspannung der Weichteile und durch die nachfolgende Immobilisierung mit pneumatischen Schienen oder durch Anformen der Vakuummatratze an das Bein zu einer guten Schmerzlinderung mit reduziertem Analgetikabedarf.

Therapie
Bei Frakturen der unteren Extremität, besonders bei Frakturen des Unterschenkels und des obe-

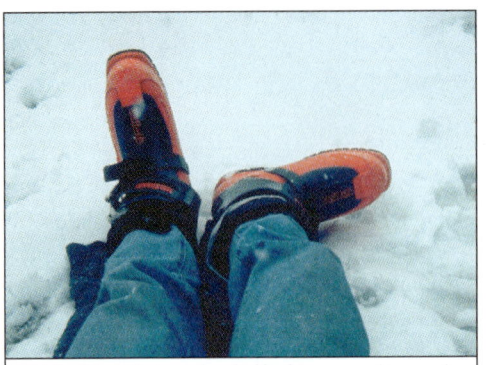

Abb. 61a: Unterschenkelfraktur re. mit massiver Außenrotationsfeststellung

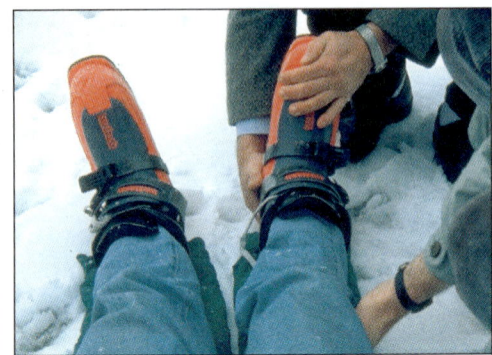

Abb. 61b: Geraderichten des Beines unter Längszug am Schischuh

ren Sprunggelenkes, sind die Schuhe immer auszuziehen, was besonders bei Schischuhen eine gewisse Technik erfordert:
1. Bei Außendrehfehlstellung instabiler Unterschenkelfrakturen (Abb. 61 a) erfolgt das Geraderichten des Beines durch Längszug am Schuh (Abb. 61 b).
2. Eine zweite Person öffnet den Schuh soweit als möglich und umfaßt mit beiden Händen den Unterschenkel möglich knapp proximal des Sprunggelenkes und schient dadurch die Fraktur unter Längszug (Abb. 61 c).
3. Der Schuh wird von der ersten Person langsam unter Längszug vom Bein abgezogen (Abb. 61 d).
4. Nun ist eine endgültige Schienung unter Längszug gut möglich, nachdem zuvor die Fußpulse und die Sensibilität geprüft worden sind.

Gerade im Alpinsport ist dieses Vorgehen von Bedeutung. Man versetze sich einmal in die Rolle eines Schifahrers mit einer instabilen Unterschenkelfraktur und stelle sich einen Ackjatransport mit einem 1 bis 2 kg schweren Schischuh am gebrochenen Bein vor, der bei jeder Unebenheit zu äußerst schmerzhafter Krepitation führt.

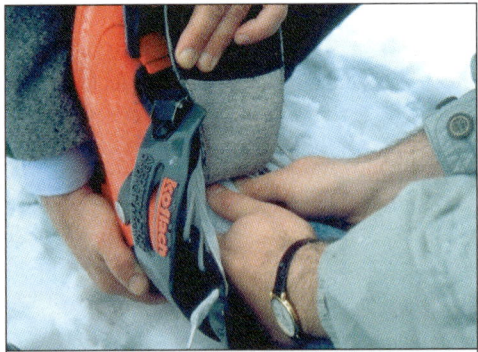

Abb. 61c: Nach Öffnen des Schischuhs Schienung unterhalb der Fraktur mit beiden Händen

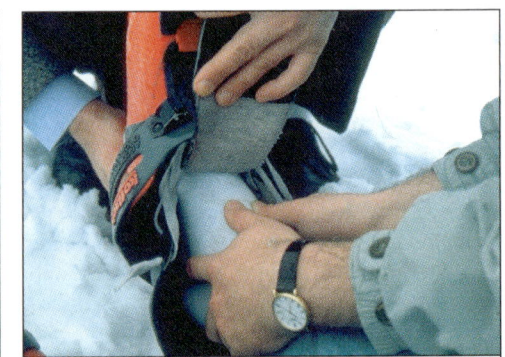

Abb. 61d: Unter Schienung Abziehen des Schischuhes vom verletzten Bein

Bei II° offenen Unterschenkelfrakturen ragt bisweilen ein Knochenende aus der Wunde und drückt auf den darunterliegenden Wundrand: um einen Hautschaden zu verhindern, muß in solchen Situationen während des Längszuges der Wundrand mit einer Pinzette oder notfallsmäßig mit dem (nötigenfalls auch unbehandschuhten) Finger über den Knochen gebracht werden. Nach der Reposition werden allfällige Wunden mit sauberem Material abgedeckt und die Schienung wird vorgenommen. Vor und besonders nach erfolgter Versorgung sind Fußpulse, Motorik und Sensibilität zu prüfen.

Oberes Sprunggelenk

Klinisches Bild
Hier bestehen, abgesehen von notärztlich unproblematischen Bandverletzungen, häufig Luxationsfrakturen: durch (Sub-) Luxation des Talus – diese erfolgt immer nach lateral, eventuell auch nach dorsal – ist der Fuß oft in einer Eversions-Valgusstellung. Medial besteht die Gefahr eines Hautdruckes durch den Innenknöchel, oder die Haut ist hier horizontal aufgesprungen (Abb. 62 a).

Therapie
Zirka 80% der dislozierten Luxationsfrakturen des oberen Sprunggelenkes lassen sich durch Längszug (Abb. 62 b) und eventuell zusätzlichen direkten Druck auf den vorspringenden Innenknöchel reponieren.
Oft besteht eine Redislokationstendenz durch die Instabilität der Verletzung.
Der Längszug muß deshalb, wie beim Unterschenkel, bis zur erfolgten Ruhigstellung in der pneumatischen Schiene aufrechterhalten bleiben.

Fuß

Klinisches Bild
Relativ selten sind Luxationen des Talus, entweder aus der Malleolengabel oder Luxationen im unteren Sprunggelenk: die bisweilen ausgeprägten Fehlstellungen lassen sich aufgrund von Interpositionen oft nicht geschlossen beheben, einen Versuch sollte man dennoch unternehmen.

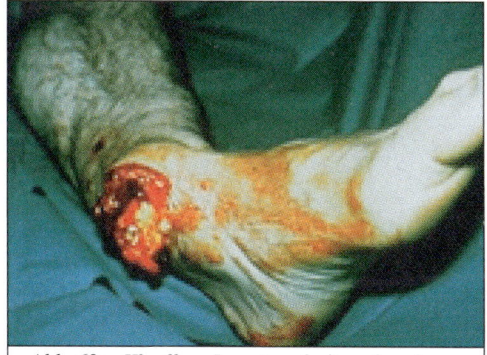

Abb. 62a: II° offene Luxationsfraktur des oberen Sprunggelenkes li. mit hochgradiger Fehlstellung

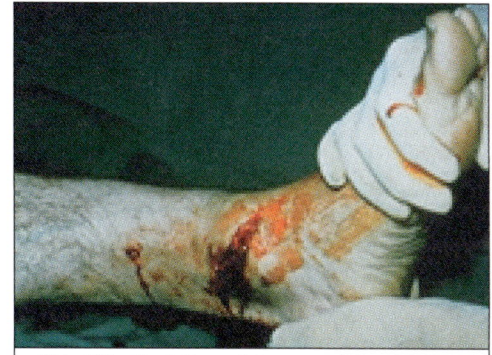

Abb. 62b: Nach Reposition unter Längszug Entspannung der Weichteile

Luxationen und Luxationsfrakturen im Chopart'schen oder Lisfranc'schen Gelenk (Frontalzusammenstoß, mit Verkeilung der Füße in den Pedalen!) fallen durch die rasch einsetzende Schwellung auf. Grobe Fehlstellungen und Hautschäden sind die Ausnahme.

Therapie
Notärztliche Maßnahmen sind selten erforderlich.

Zusammenfassung der Maßnahmen bei Extremitätenverletzungen
- Freimachen der betroffenen Extremitäten
- Schuhe ausziehen
- Durch Längszug Beseitigung von groben Fehlstellungen – mit Gefahr von Hautweichteilschäden durch Fragmentdruck
- Wundverband
- Ruhigstellung der Extremität durch Schienung
- Prüfung von Motorik, Durchblutung, Sensibilität
- Volumenersatz, Analgetika, Patient nüchtern lassen

Literatur:
Allgöwer M.: Weichteilprobleme und Infektrisiko der Osteosynthese. Langenbecks Arch. Klin. Chir. (1971) 329: 1127
Jenny G.: Psychischer Hospitalismus bei Langzeitliegern in einer septischen Abteilung für posttraumatische Osteomyelitis. Plast. Chir. (1980) 4: 234–238
Schweiberer L., Van de Berg A., Dambe Lt.: Das Verhalten der intraossären Gefäße nach Osteosynthesen der frakturierten Tibia des Hundes. Therapiewoche 20 (1970): 1330
Seibel R., La Duca J.,Border J. R., Hassett J. M., Balikian G., Mills B., Blunt: Multiple Trauma, Femurtraction and the Pulmonary Septic State. Ann. Surg. (1985) 202: 283–295
Tscherne H., Oestern H. J.: Die Klassifikation des Weichteilschadens bei offenen und geschlossenen Frakturen. Unfallheilkunde (1982) 85: 111

Autor:
Prim. Univ. Prof. Dr. Martin Mähring
Unfallchirurgische Abteilung
LKH Bruck/Mur
Tragösserstr. 1
A-8600 Bruck/Mur

Primärversorgung bei Wirbelsäulenverletzungen

J. Passler

Wirbelsäulenverletzungen sind, absolut gesehen, relativ selten und finden sich bei ca. 4% aller Unfälle. Überdurchschnittlich häufig werden diese Verletzungen bei bestimmten Sportarten, wie Reiten oder Klettern, beobachtet bzw. bei Verkehrsunfällen. Insbesonders im Rahmen eines Polytraumas weisen 15% aller polytraumatisierten Patienten Verletzungen der Wirbelsäule auf, bei bewußtlosen mehrfachverletzten Patienten sogar ca. 20%–25%, und gerade in diesen Fällen besteht die Gefahr, daß diese Läsion erst verspätet diagnostiziert wird.

Nach internationalen Statistiken muß mit 24 Querschnittläsionen pro Jahr pro einer Million Einwohner gerechnet werden, das würde für Österreich ca. 180–200 Patienten mit Querschnittsverletzungen bedeuten. Von diesen wären 60% inkomplette Läsionen und 40% komplette Querschnittläsionen.

Andererseits muß auch bedacht werden, daß besonders Frakturen der BWS und LWS in ungefähr der Hälfte der Fälle mit Zusatzverletzungen des Schädels, Thorax oder Abdomens einhergehen. Eine bestehende Querschnittläsion steht sodann klinisch im Vordergrund und verschleiert diese Zusatzverletzungen.

Es ist deshalb prinzipiell zu fordern, daß bewußtlose Patienten im Rahmen eines Schädel-Hirn-Traumas so lange als potentiell wirbelsäulenverletzte Unfallopfer gelten, bis durch geeignete bildgebende Diagnoseverfahren (Röntgen, CT, eventuell MRI) das Gegenteil bewiesen ist.

Die Aufgaben des Notarztes am Unfallort können, neben den allgemein gültigen Maßnahmen, wie Sichern der Unfallstelle und Einleiten lebenserhaltender Sofortmaßnahmen, für das WS-Trauma in folgende Abschnitte eingeteilt werden:
1. Diagnose
2. Bergung und Lagerung
3. Medikamentöse Therapie
4. Transport in das Zielkrankenhaus

Diagnose

1. (Fremd-)Anamnese
Einen nicht unwesentlichen Hinweis auf das Vorliegen einer WS-Verletzung stellt die Eruierung des Unfallmechanismus dar. Es handelt sich dabei in den meisten Fällen um nicht unbeträchtliche Gewalteinwirkungen: entweder in axialer Richtung auf die Wirbelsäule, um Flexions-Extensionsbewegungen, Rotationsbewegungen und um deren Kombination („Schleudertrauma" der HWS bei Auffahrunfällen, PKW-Überschlag, Zweiradunfälle, Sprung in seichtes Wasser etc.) – Abb. 63 a–c.

Frakturen der BWS und/oder LWS werden meist durch axiale Stauchungen, wie sie beim Sturz aus großer Höhe auftreten, verursacht. Manchmal führen auch übermäßige Biegungsbeanspruchungen in einer Flexionsbewegung zu Frakturen in der mittleren oder unteren BWS. Einen typischen Unfallhergang stellt dabei der Frontalzusammenstoß dar, wenn das Unfallopfer durch einen unsachgemäß angelegten 3-Punkt-Gurt oder bei lediglicher Verwendung eines Beckengurtes in maximale Flexion der HWS und BWS geschleudert wird. In diesen Fällen besteht

Abb. 63a

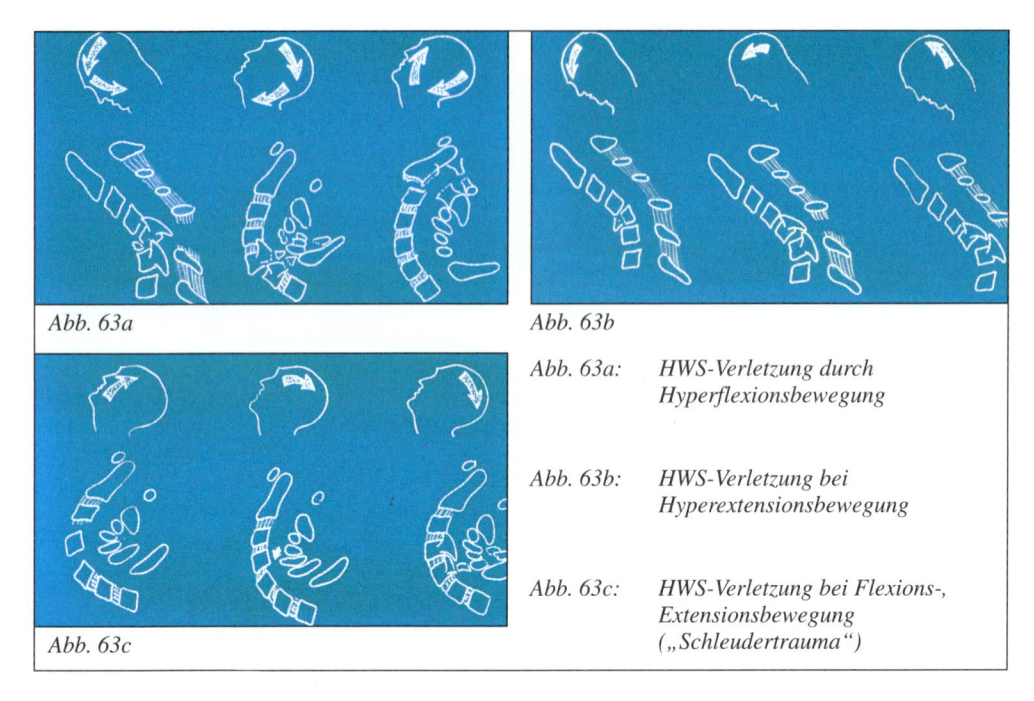

Abb. 63b

Abb. 63c

Abb. 63a: HWS-Verletzung durch Hyperflexionsbewegung

Abb. 63b: HWS-Verletzung bei Hyperextensionsbewegung

Abb. 63c: HWS-Verletzung bei Flexions-, Extensionsbewegung („Schleudertrauma")

häufig eine Sternumfraktur als Zeichen der maximalen Biegebeanspruchung des Oberkörpers. Die lokale thorakale Schmerzsymptomatik kaschiert dann die Verletzung der WS.

WS-Verletzungen als Folge eines Direkttraumas durch einen schweren Gegenstand oder Schußverletzungen sind eher seltene Unfallursachen.

2. Klinische Untersuchung

Die grob orientierende klinische Untersuchung gibt die nächsten Anhaltspunkte für das Vorliegen einer WS-Verletzung. Eine dafür ausreichende entsprechende Entkleidung des Patienten ist die Vorbedingung. Auf folgende Merkmale muß geachtet werden:
- lokaler Druckschmerz, Klopfschmerz der Nacken- und Rückenregion
- Bewegungsschmerz
- Kontusionsmarken oder Abschürfungen (z.B. Stirne: Hyperextension der HWS bei Anprall an die Windschutzscheibe – Densfraktur)
- Kontursprünge der Dornfortsätze
- Fehlstellungen: Rotationsneigung des Kopfes bei einseitig verhakter HWS-Luxation, Gibbusbildung (Abb. 64)
- fehlende Motorik der oberen und/oder unteren Extremitäten
- Störungen der Sensibilität: Parästhesien, Hyper-, Hypästhesie

Das Erheben eines „fachärztlich neurologischen Status" am Notfallort ist selbstverständlich nicht erforderlich. Es sollte lediglich auf fehlende Spontanmotorik der Extremitäten geachtet werden (Aufforderung „Hand geben", „Finger spreizen", „Faust schließen und öffnen", „Ellbogenge-

Abb. 64: Ausgeprägte Kontusionen und Abschürfungen des Rückens mit überdeutlich sichtbarer Fehlstellung bei Luxationsfraktur LWK 1. Der kreislaufstabile und ansprechbare Patient wurde in der aufgefundenen Position, d. h. in Bauchlage, auf einer Vakuummatratze transportiert.

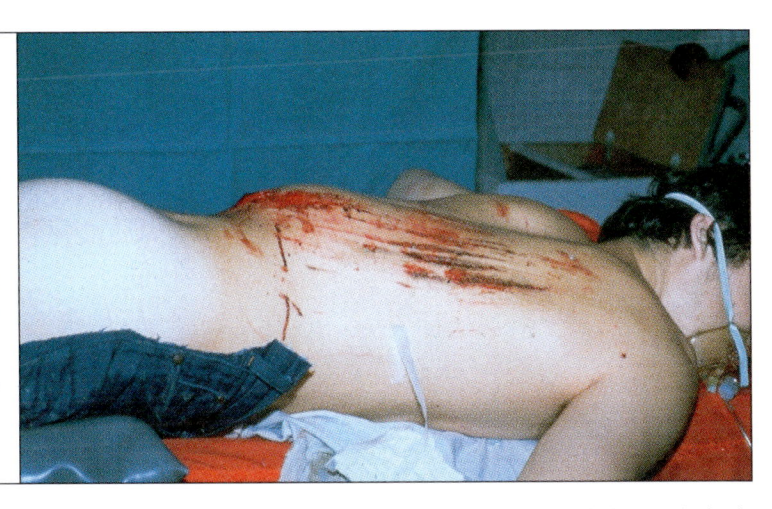

lenk strecken und beugen", „Fuß – Bein anheben", „Zehen wackeln") bzw. auf eine pathologische Atemmechanik (Zwerchfell-Lähmung bei Rückenmarkschädigung in Höhe C 3–4).
Die Höhe des sensiblen Ausfalls sollte durch Berührungsreize bestimmt und auf der Haut markiert werden (Farbstift, Kugelschreiber).
Diese grobe neurologische Untersuchung ist nicht nur für die Diagnosestellung erforderlich, sondern hilft auch, wesentliche Änderungen des neurologischen Defizits (Verbesserung, Verschlechterung, freies Intervall) rechtzeitig zu erkennen.
Für die Dokumentation des primär erhobenen neurologischen Befundes hat sich das sogenannte Frankel-Schema bewährt:

A	kompletter motorischer und sensibler Ausfall
B	Restsensibilität vorhanden, keine Motorik
C	motorische Restfunktion vorhanden, hochgradige Verminderung der Kraft
D	Motorik vorhanden, jedoch deutlich abgeschwächt (z. B. Beinheben gegen die Schwerkraft nicht möglich)
E	neurologisch unauffällig

Tabelle 67: Frankel-Schema

Bergung und Lagerung

Steht die Diagnose einer WS-Verletzung fest bzw. liegt der Verdacht einer solchen vor (z. B. SHT mit Bewußtlosigkeit, Polytrauma, entsprechender Unfallmechanismus), so sollten bei Manipulationen des Patienten jegliche Drehbewegungen (Verwindung der Wirbelsäule) und Beuge- bzw. Überstreckungspositionen vermieden werden. In diesen Fällen darf der Verletzte nie durch nur einen Helfer allein geborgen werden, und der Rautek-Griff muß als Fehler angesehen werden. Ausnahmen ergeben sich lediglich bei drohender Feuer- oder Explosionsgefahr (akute Lebensgefahr), wenn keine weiteren Hilfskräfte rechtzeitig organisiert werden können.
Der ansprechbare, kooperative Patient muß aufgefordert werden, jede eigene Bewegung, auch

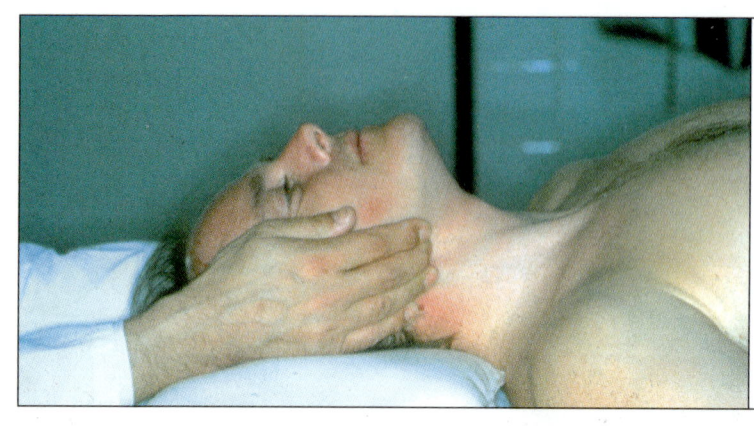

Abb. 65:
Manuelle Schienung
der HWS in leichter
Überstreckung

das Aufrichten des Kopfes oder Oberkörpers, zu unterlassen. Bestehen keine Zusatzverletzungen und liegt keine Aspirationsgefahr vor, so sollte die Rückenlage des Verunfallten nicht erzwungen werden. Der Patient kann, wenn keine andersartige medizinische Notwendigkeit vorliegt, in der aufgefundenen Position, z. B. Bauchlage, belassen werden und mit Hilfe entsprechender Lagerungstechnik (4-Helfer Methode und „en-bloc"-Umlagerung, Schaufeltrage) auf die Vakuummatratze gelagert werden.
Wie bei allen Notfallmaßnahmen, sind beengende Kleidungsstücke zu entfernen, und dazu zählt auch die Helm-Abnahme. Um dies adäquat unter entsprechender Schienung der HWS durchzuführen, sind 2 Helfer erforderlich. Nur dadurch können Überstreckung, Überbeugung oder Reklination der HWS vermieden werden.
Nach manueller Schienung der HWS unter Längszug und Neutrallagerung oder leichter Überstreckung (Abb. 65) wird anschließend eine harte Schanzkrawatte angelegt.
Als Alternative kann auch eine Vakuum-Matratze entsprechend an den Kopf und Kieferwinkel anmodelliert werden, um eine stabile Lagerung zu gewährleisten.
Patienten mit Verletzungen der BWS oder LWS werden gestreckt auf der Vakuummatratze gelagert, bei Läsionen in Höhe BWS-LWS-Übergang kann eine leichte Lordosierung zu einer Schmerzreduktion führen, sie wird vom Patienten als Erleichterung empfonden. Die Bergung erfolgt auch hier entweder mit mehreren Helfern im Schaufelgriff, nach dem „Gabelstaplerprinzip", oder mittels Schaufeltrage in „Zangentechnik" oder „Sandwich-Technik" – je nach örtlicher Gegebenheit.
Die Vakuummatratze muß fest anmodelliert werden, um eine ausreichende Stabilisierung des Körpers beim Transport zu gewährleisten (Tab. 68) (Abb. 66 a und b).
Neben diesen Lagerungsmaßnahmen sollte auch auf eine korrekte Wärmeisolierung des Ver-

4-Mann-Transport
Schaufeltrage
Vakuummatratze
Bergesack nur in Kombination mit Vakuummatratze

Tabelle 68: Bergung eines Wirbelsäulenverletzten

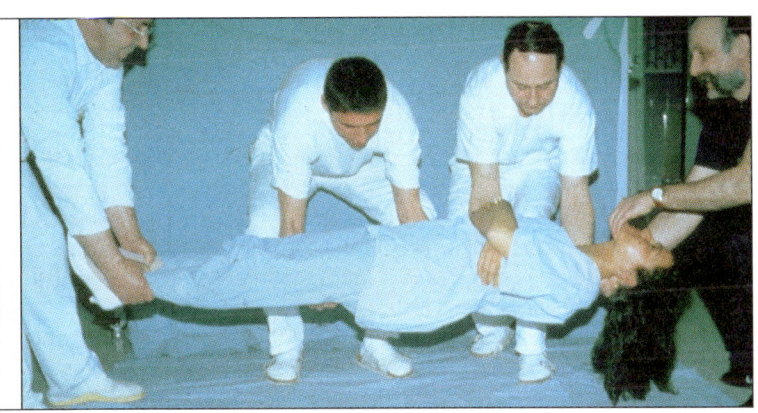

Abb. 66a:
4-Mann-Transport unter Längszug und Stabilisierung der Wirbelsäule

letzten geachtet werden (Decke, Isolationsfolie). Durch Störung der Vasomotorik ist bei Querschnittgelähmten ein noch stärkerer Wärmeverlust als bei neurologisch unauffälligen Patienten zu erwarten.

Medikamentöse Therapie
Eine spezielle medikamentöse Therapie ist – bis auf eine Analgesierung und Schockbehandlung – in den meisten Fällen nicht erforderlich.
Die Primärschädigung des Rückenmarks (RM) durch das Traumaereignis ist nicht beeinflußbar, wohl aber können Sekundärschäden durch Verminderung des perifokalen Ödems reduziert werden, wobei besonders die ausreichende Oxygenierung des traumatisch geschädigten Rückenmarks große Bedeutung hat. Zu den Primärmaßnahmen zählen:
- adäquate Erstversorgung durch wirbelsäulengerechte Bergung und Lagerung (Notarzt)
- Sicherung der ausreichenden Perfusion des Rückenmarks durch stabile Kreislaufverhältnisse (Notarzt)

Als Grenzwerte gelten:
- Herzfrequenz nicht unter 50/min (bei Bedarf Atropin)

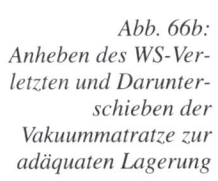

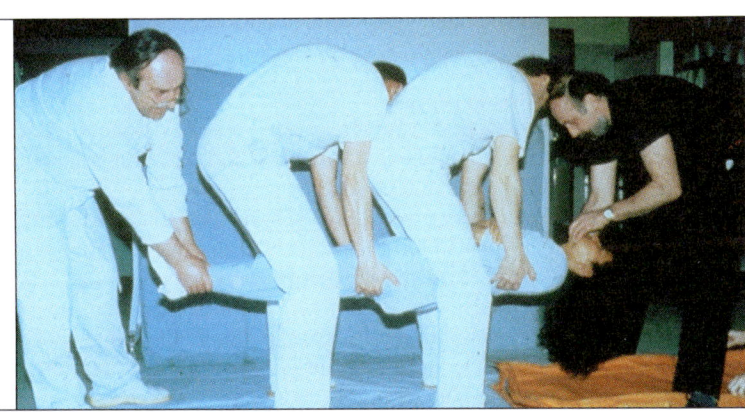

Abb. 66b:
Anheben des WS-Verletzten und Darunterschieben der Vakuummatratze zur adäquaten Lagerung

- systolischer RR nicht unter 90 mm Hg (bei Bedarf adrenerge Substanzen)
- O_2-Sättigung > 95%
- paO_2 nicht unter 80 mm Hg
- $paCO_2$ nicht über 45 mm Hg

Bei Überschreiten dieser Grenzwerte sollte die Indikation zur Intubation großzügig gestellt werden, da eine optimale Oxygenierung des Querschnittpatienten im Vordergrund steht (Notarzt).
- Gegebenenfalls möglichst rasche Reposition von Luxationen oder Fehlstellungen (Gibbus) - mit dadurch erreichter Druckentlastung des RM (Krankenhaus).
- Operative Entlastung des RM bei traumatischer Spinalkanalstenose und Stabilisierung bei Wirbelinstabilitäten (Krankenhaus).

In seltenen Fällen kann es bei hohen Querschnittläsionen zu einem spinalen Schockzustand kommen, der durch eine Störung des vegetativen Nervensystems zu einem Ausfall der peripheren Vasomotorik führt.

In diesen Fällen wird der Einsatz von L-Adrenalin (i. v.) oder Dopamin (Perfusor 300 mg/50 ml, 2–4 ml/h), unter entsprechender Monitorisierung, erforderlich.

Zur Reduzierung der sekundären Rückenmarkschädigung wird auch der Einsatz von hochdosiertem Methylprednisolon empfohlen. Wahrscheinlich neutralisiert das Methylprednisolon freie Radikale und vermindert die Lipidperoxidation, und es wurden im Rahmen einer prospektiven Studie, NASCIS 2: (National Acute Spinal Cord Injury Study USA), statistische Vorteile im frühen klinischen Verlauf gefunden.

Obwohl diese Studie einige Schwächen hat und Zweifel an ihrer genauen wissenschaftlichen Wertigkeit bestehen, wird in der Schweiz und in der BRD der generelle Einsatz von hochdosiertem Methylprednisolon bei Wirbelsäulenbrüchen mit Rückenmarkverletzungen empfohlen. Auch in Österreich wird mit Methylprednisolon therapiert.

Therapiebeginn: innerhalb der ersten 6 Stunden
Bolus: 30 mg/kg Körpergewicht innerhalb von 15 min, dann NaCl 0,9% über 45 min
Erhaltungsdosis: 5,4 mg/kg KG/h über 23 Stunden

Erfahrungsgemäß ist aufgrund der kurzen Transportwege in das versorgende Krankenhaus und der nahezu lückenlosen Flächendeckung durch den Notarzt-Hubschrauber die Cortisonverabreichung durch den Notarzt am Unfallort bzw. während des Transports nicht unbedingt zwingend und kann im erstversorgenden Krankenhaus ohne wesentlichen Zeitverlust durchgeführt werden.

Transport und Zielkrankenhaus

Simultan mit der Versorgung des WS-Patienten sollte der Notarzt sich auch Gedanken über die Transportform und das Zielkrankenhaus machen und die dafür entsprechende Organisation einleiten bzw. an das Hilfspersonal delegieren.

Wesentlich ist vor allem, einen möglichst schonenden und erschütterungsfreien Transport zu organisieren, dieser ist prinzipiell wichtiger als ein rascher Transport. Sollte deshalb witterungsbedingt oder aus anderen Gründen der zu bevorzugende Hubschraubertransport nicht möglich sein, so muß der Notarzt sein Augenmerk auf eine besonders schonende Fahrweise legen.

Für den Hubschraubertransport sind folgende patientenrelevante Maßnahmen zu beachten:
- Exaktes und vor allem in der Breite enges Anmodellieren der Vakuummatratze, da die Platzverhältnisse im Hubschrauber sehr eng bemessen sind.

- Erreichbarkeit des venösen Zugangs gewährleisten. Dies sollte vor allem bei der Seitenwahl des Zugangs berücksichtigt werden, damit der Hubschraubernotarzt während des Fluges ohne akrobatische Einlagen die venöse Leitung erreichen kann.
- Beurteilung, ob eine ausreichende Analgesierung bzw., bei agitierten Patienten, ausreichende Sedierung durchgeführt ist, um einen ruhigen und für alle Beteiligten sicheren Transport zu ermöglichen. Die ausreichende Spontanatmung muß für die Dauer des Flugtransportes gewährleistet sein, andernfalls hat die Intubation des Patienten vor dem Start zu erfolgen. Wegen der engen Raumverhältnisse im Hubschrauber ist eine Intubation während des Fluges praktisch nicht durchführbar. Unter der Voraussetzung, daß kein Schock besteht, hat sich die Narkoseeinleitung und -aufrechterhaltung mit dem kurz wirksamen und gut steuerbaren Diprivan® (Propofol) bewährt.
- Laufende Blutdruckkontrollen sind unbedingt erforderlich. Bei Blutdruckabfall darf kein Diprivan® mehr gegeben werden. Als Alternativen bieten sich Ketamin, Fentanyl und Etomidate an.

Die genannten Punkte sind in gleicher Weise für jeden mit dem Hubschrauber transportierten Patienten gültig.

Unter Berücksichtigung eventuell vorliegender dringlicher anderer medizinischer Gründe oder örtlicher Gegebenheiten ist bevorzugterweise jenes Krankenhaus als primäres Transportziel auszuwählen, in dem auch die eventuell erforderliche unfallchirurgische operative Stabilisierung bzw. Entlastung einer traumatischen Spinalkanalstenose durchgeführt wird.

Um die Indikation zur operativen Intervention und eine adäquate OP-Planung zu ermöglichen, müssen entsprechende diagnostisch-röntgenologische Möglichkeiten gegeben sein.

Folgende Forderungen sind somit an das Zielkrankenhaus zu stellen:
- unfallchirurgische Fachabteilung
- personelle und technische Grundlagen zur Durchführung einer WS-Operation
- Computertomographie (24 Stunden Verfügbarkeit)
- Magnetresonanz (MR)

Durch den primären Transport an eine derart ausgestattete Fachabteilung können unnötige Zeitverluste, die sich durch einen Sekundärtransport ergeben, verhindert werden. Die Indikation zur Akut-Operation ist gegeben:
- irreponible Luxationsfrakturen
- instabile Frakturen
- neurale Kompression mit zunehmender Querschnittsymptomatik oder freiem Intervall
- Spinalkanalstenose im CT
- offene Verletzungen (Schußbrüche)

Zusammenfassung

Gerade bei Wirbelsäulenverletzungen mit neurologischem Defizit ist die Prognose bezüglich der Rehabilitierung des Patienten im wesentlichen Maße vom Erkennen der Problematik am Unfallort und der sich daraus ergebenden fachgerechten Bergung, Lagerung und möglichst frühzeitigen Reposition bzw. Stabilisierung abhängig. Dem Notarzt am Unfallort kommt somit, im Hinblick auf die Primärversorgung und die Organisation des Transports in das dem Verletzungsmuster bestens geeignete Krankenhaus, entscheidende Bedeutung zu.

Da besonders bei polytraumatisierten Patienten Frakturen und Luxationen an der Wirbelsäule

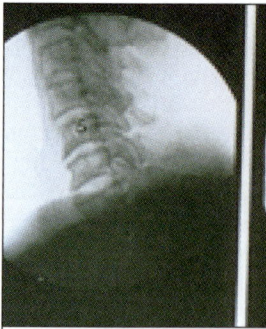

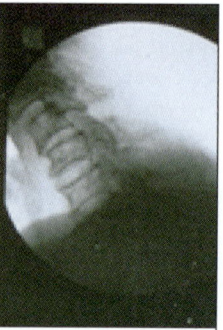

Abb. 67a + b: Discoligamentäre Instabilität C5/6
a) Reposition bei Neutrallagerung der HWS
b) Zunehmende Subluxationsstellung bei Flexion der HWS (die primär bestandene reitende Luxation C5/6 wurde hier nicht nochmals dokumentiert)

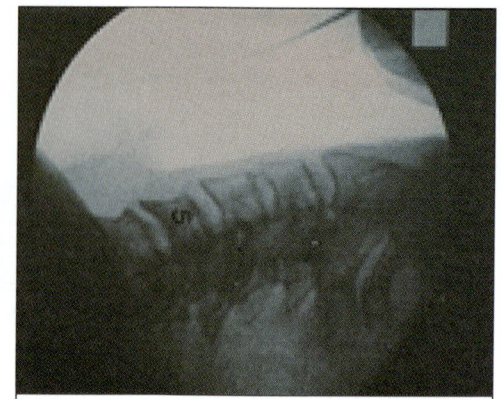

Abb. 67c: Stellung der HWS während fachgerecht durchgeführter Intubation (Tubusspitze in Höhe C5 erkennbar)

vorliegen können, die der Notarzt aufgrund der lebensbedrohlichen Gesamtsituation in der Primärdiagnose übersehen könnte, ist in Zweifelsfällen eine bewußt „wirbelsäulenschonende" Bergung und Lagerung angezeigt. Dies gilt auch beim bewußtlosen Patienten (sogenanntes „isoliertes Schädel-Hirn-Trauma").

Die Gefahr einer „iatrogenen" Rückenmarkschädigung kann bei einigermaßen rücksichtsvoller Bergung und Lagerung des Patienten wahrscheinlich als relativ gering angesehen werden. Man muß sich vergegenwärtigen, daß bei instabilen Wirbelsäulenverletzungen zum Zeitpunkt des Traumaereignisses eine weitaus größere Dislokation stattgefunden hat, um eine ligamentär-ossäre Instabilität zu erzeugen, als sie bei der ärztlichen Notfallversorgung entstehen könnte. Dies gilt besonders bei der Intubation von Patienten mit instabilen HWS-Läsionen (Dens-Fraktur, disco-ligamentäre Instabilität, Luxation). Wenn diese in fachgerechter Technik erfolgt (Abb. 67 a–c), so ist keine relevante Verschiebung zu erwarten.

Die Behandlung mit hochdosiertem Methylprednisolon oder Radikalfängern scheint eine günstige Beeinflussung der posttraumatischen Sekundärschädigung des Rückenmarks zu ermöglichen, kann aber sicherlich niemals ein Ersatz für eine suffiziente und rasche Primärversorgung und gegebenenfalls operative Intervention zur Druckentlastung des Rückenmarks darstellen.

Autor:
Univ.-Prof. Dr. J. M. Passler
Universitätsklinik für Unfallchirurgie
Karl-Franzens-Universität Graz/LKH Graz
Auenbruggerplatz 7a
A-8036 Graz

Polytrauma

P. Rettl, G. Peicha

Definition
Für den erstversorgenden Notarzt und das weiterbehandelnde Team von Ärzten stellt der polytraumatisierte (mehrfachverletzte) Patient eine sehr große Herausforderung in medizinischer und menschlicher Sicht dar.
Tscherne et al. (1977) verstehen unter dem Begriff „Polytrauma" (Mehrfachverletzung) die Summe aller gleichzeitig entstandenen Verletzungen mehrerer Körperregionen oder Organsysteme, wobei mindestens eine Verletzung oder die Kombination mehrerer Verletzungen lebensbedrohlich ist.
Trentz und *Friedl* (1990) definieren „Polytrauma" als einen Komplex von Verletzungen mehrerer Organe oder Körperregionen mit konsekutiven systemischen Funktionsstörungen, die so stark kumulieren können, daß sie lebensbedrohlich werden. Dabei kommt es zur Überlastung des physiologischen Defensivsystems, wobei „host defensive response" in „host defensive failure disease" umschlägt. Das Immunsystem ist in seiner Abwehrfunktion überfordert, es entwickeln sich Sepsis und ein progressives Multiorganversagen.
Nast-Kolb und *Schweiberer* haben 1994 den Begriff Polytrauma erweitert und als Summe einer oder mehrerer Parameter aus den folgenden Checklisten definiert:

Vitalparameter
- Glasgow Coma Scale < 10
- systolischer Blutdruck < 80 mm Hg
- Atemfrequenz <10 oder > 29/min
- SaO_2 < 90% (< 85% bei > 75 Jahren)

Verletzungsmuster
- instabiler Thorax
- offene Thoraxverletzung
- instabile Beckenfrakturen
- Frakturen von 2 oder mehr Röhrenknochen an der unteren Extremität
- proximale Amputation von großen Gliedmaßen
- Rippenserienfrakturen bei Zusatzverletzungen

Unfallmechanismus
- Sturz aus mehr als 5 m Höhe
- Explosionsverletzungen
- Einklemmung oder Verschüttung
- Herausschleudern aus dem Fahrzeug
- Tod des Beifahrers
- Fußgänger oder Radfahrer angefahren
- Motorrad-/Autounfall mit hoher Geschwindigkeit

> **Cave:**
> Das Ausmaß der Verletzungsschwere muß objektiv beurteilbar sein, da der vorliegende Verletzungsgrad den posttraumatischen Verlauf und die zu erwartende Letalität bestimmt.

Klinische Studien haben gezeigt, daß einfache klinische Parameter, wie systolischer/diastolischer Blutdruck und Schockindex, nur zu einem späteren Zeitpunkt eine prognostische Aussage zulassen. Die Begründung dafür ist, daß diese Parameter in der anfangs stattfindenden Kompensationsphase relativ lange im Normbereich verbleiben und daher nicht sofort verwertbar sind. In der weiteren Behandlung sind folgende klinische Parameter als aussagekräftig und effizient einzustufen: die Diurese, die Differenz zwischen zentraler und peripherer Körpertemperatur und die Lactatmessung zur Bestimmung des Ausmaßes der sich möglicherweise entwickelnden Azidose (mobiles Lactatmeßgerät) und die Bestimmung des PMN-Elastasewertes.

Zur Beurteilung der Verletzungsschwere wurden Score-Systeme entwickelt, die den Verletzungsmechanismus und die zu erwartende Kreislaufsituation (traumatisch-hämorrhagischer Schock, protrahierter Schock) in ihrem Bewertungssystem enthalten. Der Erfolg der eingeleiteten Therapie, die Qualität der Versorgung und die zu erwartende Prognose können dadurch eingestuft und bewertet werden.

Die Beurteilung in den Scores erfolgt nach physiologischen oder pathologisch-anatomischen Gesichtspunkten:

Physiologische Scores
- Trauma Score (TS)
- Glasgow Coma Scale (GCS)
- Revised Trauma Score (RTS)

Anatomische Scores
- International Classification of Diseases (ICD)
- Abbreviated Injury Scale (AIS)
- Schweregradeinteilung nach Schweiberer – Grad I bis IV
- Injury Severity Score (ISS)
- Hannoverscher Polytraumaschlüssel (PTS)

Die drei am häufigsten verwendeten Scores sind:

Glasgow Coma Scale (1974)
Dieser Score beurteilt die Bewußtseinslage anhand der Parameter „Augen öffnen", „verbale Antwort" und „motorische Antwort" auf abgestufte Reize.
- Das Augenöffnen erfolgt spontan (4), auf Anruf (3), auf Schmerz (2), keine Reaktion (1).
- Die verbale Antwort ist orientiert (5), verwirrt (4), inadäquat (3), unverständlich (2), liegt nicht vor (1).
- Die motorische Antwort findet auf Aufforderung (6), gezielt auf Schmerz (5), ungezielt (4), im Rahmen von Beugekrämpfen (3), von Streckkrämpfen (2) oder überhaupt nicht statt (1).

Die Gesamtpunkteanzahl beträgt in Abhängigkeit vom Verletzungsmuster 3 bis 15. Der für uns relevante kritische Wert liegt bei 10!

Injury Severity Score (Baker 1974)
Der ISS beruht auf dem Abbreviated Injury Scale (AIS).
Der Körper wird in 6 Regionen aufgeteilt, wobei jede Verletzung der jeweiligen Region mit 0–6 Punkten bewertet wird. Der ISS ist nun die Summe der quadrierten Punktwerte der 3 schwerstverletzten Körperregionen.
Es resultieren 1 bis 75 Punkte. Hohe Scorewerte bedeuten schwere Verletzungen und schlechte Überlebensprognose.
Der ISS korreliert gut mit der Überlebenschance, Behandlungs- und Beatmungsdauer, Invalidität und Blutkonservenbedarf.

TRISS (1981 Champion)
Dieser Score ist eine Funktion der Parameter TS (Trauma Score), ISS und Alter. Die Überlebenschance errechnet sich aus einer Exponentialfunktion, das errechnete Endresultat beträgt 0 bis 1, wobei der Wert 1 100% Überlebenschance bedeutet.

Verletzungsmuster
Die häufigste Verletzungsursache für polytraumatisierte Patienten sind Straßenverkehrsunfälle. Untersuchungen haben gezeigt, daß ein signifikanter Zusammenhang zwischen Unfallmechanismus und Verletzungsmuster besteht.
Motorradfahrer weisen oft eine Kombination von SHT, Frakturen und Gefäß-Nervenverletzungen des Schultergürtels und Armplexus, Beckentrümmerfrakturen sowie 2–3gradige offene Frakturen der unteren Extremität auf.
Bei verletzten Autofahrern zeigt sich oft die sogenannte „dash-board-injury", eine Verletzungskette der unteren Extremität, mit Frakturen, fortgeleitet in axialer Richtung auf das Knie- und Hüftgelenk, kombiniert mit Verletzungen des Brust- und Bauchraumes. Daraus können sich Milz- und Zwerchfellruptur, Rippen- bzw. Serienrippenfrakturen mit Hämatopneumothorax entwickeln. Im Bereich der Halswirbelsäule entstehen Zerrungen („whip-lash-injuries") und Luxationsfrakturen, verbunden mit Gesichtsschädel- und Schädelbasisfrakturen. Der Aufprall am Lenkrad verursacht Sternum- und Brustwirbelsäulenfrakturen, Contusio cordis, Mesenterialeinrisse sowie Pankreas-, Magen- und Dünndarmverletzungen.
Bei verunfallten Fußgängern finden sich Unterschenkel- und Tibiakopffrakturen in Höhe der Autostoßstangen sowie Beckenfrakturen mit eventueller Beteiligung der Harnblase und Harnröhre.
Bei Sturz aus großer Höhe zeigen sich Calcaneus-, Hüftgelenks-, Becken- und Wirbelsäulenfrakturen, SHT, Verletzungen der intraabdominellen Organe und evtl. eine traumatische Aortenruptur.

Pathophysiologie
Das pathophysiologische Leitbild des Polytraumatisierten ist der traumatisch-hämorrhagische Schock. Dieser entwickelt sich als Folgeerscheinung aus der Summe der Einzelverletzungen. Den entscheidenden Faktor spielt dabei der gleichzeitig entstandene Weichteilschaden. Infolge dieser enormen körperlichen Belastung und Streß werden das Komplementsystem und die Gerinnungskette aktiviert. Als weitere Reaktion werden Prostaglandine und Leukotriene als Arachidonderivate freigesetzt. Diese stören die Mikrozirkulation. Die im Blut enthaltenen Leukozyten und Thrombozyten bleiben in der Lungenstrombahn haften, die dabei freigesetzten Proteasen,

Prostaglandine sowie das beigesetzte Serotonin und Histamin schädigen die Lungenkapillaren und induzieren eine gesteigerte Permeabilitätsrate des Endothels.
Die nun stark geschädigte Zelle reagiert auf diesen Störmechanismus folgendermaßen:
Der Zellstoffwechsel ist in seiner Funktionsfähigkeit stark beeinträchtigt und gestört, ein Sauerstoffdefizit auf zellulärer Ebene ist die letztendliche Konsequenz. Eine optimale Oxygenierung kann nicht mehr gewährleistet werden, und es entwickeln sich daher auf pulmonologischer Ebene Atelektasen und ARDS als Zeichen des Organversagens der Lunge. Bei 21% aller polytraumatisierter Patienten mit dem Schweregrad III oder IV nach *Schweiberer* entwickelt sich dieses posttraumatische Lungenversagen. Die dabei zu erwartende Letalität beträgt annähernd 70%.

Polytraumamanagement
Tscherne entwickelte als einer der ersten einen Stufenplan zur Behandlung polytraumatisierter Patienten. Die Einteilung erfolgt in zeitlich abgestufter Reihenfolge in Akutphase (1.–3. Stunde), Primärphase (3.–72. Stunde), Sekundärphase (3.–10. Tag) und Tertiärphase, die mit dem 8. Tag beginnt.
Nast-Kolb und Mitarbeiter haben 1994 ein Polytrauma-Management vorgestellt, das durch die ausgearbeiteten Checklisten sowohl in der präklinischen als auch in der späteren klinischen Phase einsetzbar, reproduzierbar und kontrollierbar ist.
Der Algorithmus wird in 4 Phasen untergliedert, die nach zeitlichen Kriterien die Versorgung des Polytraumatisierten darstellen.
In der ersten Minute finden die lebensrettenden Sofortmaßnahmen statt (Phase Alpha), in den ersten 5 Minuten die sogenannten dringlichen Sofortmaßnahmen (Phase Bravo), in den ersten 30 Minuten die dringlichen obligaten Behandlungsmaßnahmen (Phase Charlie) und in der Schlußphase Delta die Vervollständigung der Diagnostik und Therapie.

Akut- oder Reanimationsphase (1.–3. Stunde)
Die präklinische Versorgung durch den Notarzt geht in die primär klinische Versorgungsphase im Krankenhaus über!

Lebensrettende Akuttherapie
Der Notarzt ist an der Unfallstelle. Sein primäres Ziel ist es, Kreislauf und Atmung zu sichern bzw. wiederherzustellen. Er beurteilt das Ausmaß der Gewalteinwirkung und die Unfallfolgen. Er versucht, aufgrund seiner Erfahrung, das daraus resultierende Ausmaß an Verletzungsschwere einzustufen, woraus sich die Überlebenschancen für den verletzten, polytraumatisierten Patienten abschätzen lassen.

Vitalfunktionen
Zuerst wird das Bewußtsein des Patienten und der Pupillenstatus erhoben. Die Beurteilung der Atmung erfolgt inspektorisch und palpatorisch, der periphere und zentrale Puls werden getastet. Die Bewertung von Instabilitäten am Thorax, Becken und an den Extremitäten erfolgt durch vorsichtige Palpation mit den Händen.

Volumentherapie
Bei traumatisch-hämorrhagischem Schock oder bei Verdacht auf großen Blutverlust, infolge des vorliegenden Verletzungsausmaßes, wird frühzeitig mit einer intensiven Volumentherapie

begonnen. Bei einem systolischen Blutdruckwert unter 80 mm Hg werden in den ersten 5 min 2.000 ml Infusion, bei höheren Blutdruckwerten 1.000 ml Infusion verabreicht. Das Verhältnis zwischen applizierter kristalloider Lösung zu kolloidaler Flüssigkeit beträgt anfangs 2 zu 1. Die Volumensubstitution wird am besten anhand der Urinausscheidung kontrolliert. Bei einer kontinuierlichen Diurese von 25 ml/15 min ist eine ausreichende Volumenzufuhr gegeben. Bei weiterer Kreislaufinstabilität und systolischem Blutdruck unter 80 mm Hg bzw. einem Hämoglobinwert unter 10 mg% ist eine sofortige Blutsubstitution von 4 Erythrozytenkonzentraten blutgruppengleich oder Blutgruppe 0 Rhesusfaktor negativ ungekreuzt zu verabreichen. Wird diese aggressive Volumentherapie anfangs verabsäumt, entwickelt sich beim polytraumatisierten Patienten ein protrahiertes Schockzustandsbild, an dessen Ende letztlich das Multiorganversagen und ARDS stehen.

Diese intensive Volumentherapie bedarf mindestens 2 bis 3 großlumiger peripherer Venenkatheter (Durchmesser 1,5 mm), Cavakatheter weisen ein kleineres Lumen auf und sind wegen der Gefahr eines Pneumothorax präklinisch nur selten indiziert.

Oxygenierung

Neben der Beherrschung der Kreislaufsituation ist auch eine optimale Oxygenierung anzustreben.

Durch 2 entscheidende Mechanismen wird die respiratorische Funktion des polytraumatisierten Patienten gestört.

Thoraxverletzungen bedingen durch den direkten Lungenparenchymschaden die Ausbildung eines intrapulmonalen Hämatoms, eines Ödems und eines alveolären Kollaps. Daraus entwickelt sich in 50–70% ein vorzeitiges Lungenversagen.

Das traumatisch-hämorrhagische Schockgeschehen führt bereits in der ersten Stunde nach dem Trauma zur Lungenendothelschwellung, Leukozytenstase und interstitiellem Lungenödem. Dieses kommt im Thoraxröntgen jedoch noch nicht zur Darstellung, die arteriellen Blutgase weisen zu diesem Zeitpunkt noch keine pathologischen Werte auf.

Diese Veränderungen sind unter adäquater Schocktherapie und Frühintubation vollständig reversibel.

Frühintubation

Der Faktor Frühintubation (in den ersten 2 Stunden) ist von ganz entscheidender Bedeutung. Das posttraumatische Organversagen wird dadurch von 80 auf 60%, die Letalität von 30 auf 14% gegenüber Spätintubierten reduziert. Bei Polytraumatisierten mit ISS > 24, die spät intubiert worden sind, kommt es zu einem rascheren Anstieg posttraumatischer Organkomplikationen, vor allem bei Verletzungen mit hoher Mediatorenfreisetzung und massivem Weichteiltrauma (beidseitige Femurfrakturen, Femurfraktur in Kombination mit Beckenfraktur, Crush-Trauma der unteren Extremität usw.).

Daher haben sich eine Reihe von Notfallindikationen zur Intubation herauskristallisiert. Eine Reanimation steht immer in Verbindung mit einer sofortigen Intubation. Bei schwerstem hypovolämischem Schockzustandsbild besteht größte Gefahr einer zentralen und vor allem peripheren Hypoxie, so daß die Intubation zwingend indiziert ist.

Aus demselben Grunde verlangt das Zustandsbild eines schweren Schädelhirntraumas bzw. eine stark reduzierte Bewußtseinslage mit Glasgow-Coma-Scale unter 10 eine frühzeitige Intubation. Ein manifestes respiratorisches Versagen ist die Hauptindikation zur sofortigen Intubation.

Die Analyse der Behandlungsergebnisse von polytraumatisierten Patienten mit „noch" cardiorespiratorischer Suffizienz hat gezeigt, daß bei Vorliegen eines schweren Thoraxtraumas (AIS > 3), bei einem hohen Ausmaß an Verletzungsschwere (ISS > 24) sowie bei Verletzungen mit einem hohen Prozentsatz an Weichteiltrauma und körpernahen Amputationen die Überlebenschancen durch eine Frühintubation deutlich verbessert werden konnten.

Analgesie
Eine adäquate Schmerztherapie ist in jeder Hinsicht die Basis für eine optimale Versorgung! Sie reduziert das Ausmaß der neuroendokrinen, metabolischen und inflammatorischen Abwehrreaktionen. Verwendung finden Ketomine, schnell wirksame Morphine und Morphinderivate mit kurzer Wirkungsdauer.
In Abhängigkeit vom Verletzungsausmaß, Ort des Geschehens (eingeklemmter Verletzter etc.) und von ausreichender Spontanatmung muß eine ausreichende und effiziente Analgesie bis hin zur Narkoseeinleitung angestrebt und durchgeführt werden.

Notfallmäßige chirurgische Eingriffe
Bei Thoraxtrauma und dringend vorliegendem Verdacht eines Spontanpneumothorax, eines Pneumo- bzw. Hämatopneumothorax ist das Legen einer ein- bzw. beidseitigen Thoraxsaugdrainage (Tubus vor Ort) angezeigt.
Bei eingeklemmten Patienten mit schweren Extremitätenverletzungen und der Gefahr der schweren unstillbaren Blutung muß im Extremfall eine Notamputation durchgeführt werden.
Bei Verlegung der supraglottischen Luftwege, als eine dadurch nicht beherrschbar gewordene Situation, ist der letzte therapeutische Ausweg eine Koniotomie.

Versorgung von Extremitätenverletzungen
Große Blutungen müssen gestillt werden, Frakturen und Luxationen werden reponiert und geschient, um eine weitere Weichteilschädigung zu verhindern und einen optimalen Transport der verletzten Extremität zu ermöglichen. Die einzelnen Bergetechniken und Lagerungsmöglichkeiten werden in den dafür speziellen Kapiteln abgehandelt.

Einfaches Monitoring
Ein Minimum an technischem Equipment ist auch in der Notfallmedizin erforderlich. Darunter versteht man Monitoring mittels EKG, Blutdruckmessung, Pulsoxymeter und Kapnometrie (siehe auch Kapitel *Monitoring*).

Transport
Der Notarzt oder sein Sanitäter setzen sich mittels Funk oder Mobiltelefon mit dem nächsten Schwerpunktkrankenhaus in Verbindung, damit im Schockraum der primär versorgte polytraumatisierte Patienten übernommen und die intensivmedizinische Versorgung mit modernster technischer Gerätschaft und entsprechendem personellem Aufwand fortgeführt werden kann.
Der Patient wird auf der Vakuummatratze gelagert, eine Schanzkrawatte wird angelegt. Der weitere Transport des intubierten und beatmeten Patienten erfolgt bei eingeleiteter intensiver Volumentherapie und unter ständiger Monitorisierung mit dem Rettungshubschrauber oder Notarztwagen.
Im Schockraum empfehlen wir die Anwendung des vorhin vorgestellten Schockraummanagements nach *Nast-Kolb* und *Schweiberer* (1994).

Zusammenfassung
Zusammenfassend kann gesagt werden, daß die erste Stunde in der Versorgung eines polytraumatisierten Patienten dessen weiteres Schicksal bestimmt.
Ein protrahiertes Schockzustandsbild, Spätintubation und ausgeprägtes Weichteiltrauma erhöhen deutlich das Risiko eines posttraumatischen Sepsisbildes und eines Multiorganversagens und wirken sich auch negativ auf die Letalitätsrate aus.

Autoren:
OA Dr. Peter Rettl
Unfallchirurgische Abteilung
LKH Bruck/Mur
Tragösserstr. 1
A-8600 Bruck

OA Dr. Gerolf Peicha
Universitätsklinik für Unfallchirurgie
Karl-Franzens-Universität Graz/LKH Graz
Auenbruggerplatz 7a
A-8036 Graz

Pädiatrische Notfälle

G. Köstl, I. Mutz, G. Fasching

Allgemeine pädiatrische Notfallmedizin

Erkennen bedrohlicher Situationen

Ein Herz-Kreislaufstillstand im Kindesalter ist für gewöhnlich kein plötzliches Ereignis, abgesehen von traumatologischen Notfällen. Meist tritt ein Herz-Kreislaufstillstand erst als Folge progredienter Störungen der Atmung und/oder des Kreislaufes auf. Daher sind die Früherkennung und Frühbehandlung dieser Störungen gerade im Kindesalter von großer Bedeutung.

Egal ob intra- oder extrapulmonale Ursachen vorliegen, Endergebnis einer Atemstörung ist immer ein inadäquater Gasaustausch im Sinne einer verminderten Eliminierung von Kohlendioxyd und/oder einer verminderten Oxygenierung des Blutes. Ateminsuffizienz und Schock sind somit gekennzeichnet durch vermindertes Sauerstoffangebot an das Gewebe und verminderten Abtransport von Metaboliten.

Schock ist das Versagen des Kreislaufsystems, Organe und Gewebe adäquat zu durchbluten. Es kommt somit zu einer Imbalance zwischen dem Bedarf der Gewebe an energiereichen Substraten und Sauerstoff und der möglichen Zufuhr dieser Stoffe und darüber hinaus zu einer Verschlechterung des Abtransportes von Metaboliten. Aus dem anaeroben Stoffwechsel resultieren Azidose und Zellschädigung. Aus pathophysiologischer Sicht steht also die Organperfusion- bestimmt durch Herzzeitvolumen und Perfusionsdruck – im Mittelpunkt diagnostischer und therapeutischer Überlegungen.

Evaluierung der respiratorischen Situation

Die Atemfrequenz im Kindesalter ist altersabhängig und nimmt mit zunehmendem Alter ab.

Alter	Atemfrequenz pro Minute
Neugeborenes	30–60
1–6 Monate	30–40
6–12 Monate	24–30
1–4 Jahre	20–30
4–6 Jahre	20–25
6–12 Jahre	16–20
> 12 Jahre	12–16

Tabelle 69: Atemfrequenzen im Kindesalter

Zusätzlich zur altersabhängigen Varianz sind Faktoren, wie Aufregung, Angst, Körpertemperatur u. ä., zu berücksichtigen. Das Atemzugvolumen pro kg Körpergewicht bleibt durch die gesamte Kindheit nahezu gleich (5–15 ml/kg KG).

Bei der Beurteilung der Atmung sollten folgende klinischen Zeichen beachtet werden:
- Tachypnoe: Erhöhung der Atemfrequenz
- Bradypnoe: Verminderung der Atemfrequenz

- Apnoe: keine Atmung
- Hypoventilation: Verminderung des Atemzeitvolumens
- Hyperventilation: Erhöhung des Atemzeitvolumens

Stridor
Als Stridor bezeichnet man eine hörbare Atmung als Zeichen einer Luftwegsobstruktion. Die Art des Stridors läßt eine ungefähre Lokalisation der Einengung der Atemwege zu.

Lokalisation	Art des Stridors
nasal	inspiratorisch, schnarchend
pharyngeal	inspiratorisch, gurgelnd, gedämpft
laryngeal	inspiratorisch, hoch, trocken, heiser
tracheal	inspiratorisch und exspiratorisch
bronchial	exspiratorisch, pfeifend, giemend

Tabelle 70: Stridor, in Abhängigkeit von der Lokalisation

Störungen der Atemmechanik

1. Thorakale Retraktionen
   Durch postobstruktiven intrathorakalen Unterdruck und durch vermehrte Atemarbeit entstehen Einziehungen bei der Einatmung. Je nach Art dieser Einziehungen kann auf die ungefähre Lage der Luftwegsobstruktion geschlossen werden:
   - xiphoidale und juguläre Einziehungen: obere Luftwege
   - xiphoidale und juguläre und intercostale Einziehungen: untere Luftwege
2. Nasenflügeln
3. Einsatz akzessorischer Hilfsmuskulatur der Atmung (Mm. sternocleidomastoidei, Mm. pectorales)

Zyanose
Periphere bzw. zentrale Blauverfärbung von Haut und Schleimhäuten. Zyanose tritt erst bei fortgeschrittener respiratorischer Insuffizienz auf und ist ein Symptom, das zu raschem Handeln auffordert. Die zentrale Zyanose ist am besten an der Mundschleimhaut erkennbar. Bei peripherer Zyanose alleine ist bei Kindern immer zuerst ein Kreislaufproblem (Schock) anzunehmen.

Evaluierung der kardiozirkulatorischen Situation
Der Kreislauf kann durch Evaluierung folgender Messungen und klinischer Beobachtungen beurteilt werden.

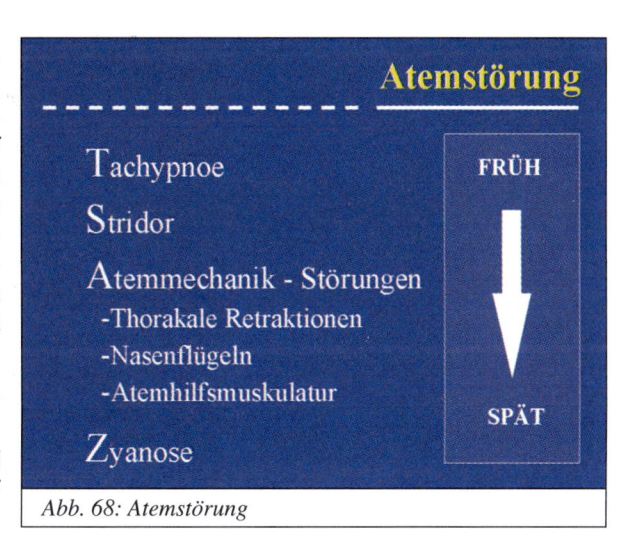

Atemstörung

Tachypnoe
Stridor
Atemmechanik - Störungen
 -Thorakale Retraktionen
 -Nasenflügeln
 -Atemhilfsmuskulatur
Zyanose

FRÜH ↓ SPÄT

Abb. 68: Atemstörung

Herzfrequenz
Diese ist altersabhängig und nimmt mit zunehmendem Alter ab.

	Frequenz/min (Mittel)	Normvarianz
Säugling	140	85–205
Kleinkind	110	80–190
Schulkind	80	60–100

Tabelle 71: Herzfrequenzen im Kindesalter

- Tachykardie – Beschleunigung der Herztätigkeit
- Bradykardie – Verlangsamung der Herztätigkeit
- Arrhythmie – Unregelmäßigkeit des Herzschlages

Blutdruck
Dieser ist ebenfalls altersabhängig und nimmt mit zunehmendem Alter zu. Ein Normalwert für den systolischen Blutdruck bei Kindern ab dem 3. Lebensjahr kann mit Hilfe der Formel

$$90 + (2 \times \text{Alter in Jahren})$$

errechnet werden. Die den Blutdruck maßgeblich bestimmenden Größen sind Herzzeitvolumen und gesamter peripherer Widerstand. Die verwendete Manschettenbreite sollte 2/3 der Oberarmlänge des Kindes betragen.

Zirkulation
Diese wird am einfachsten durch die Beurteilung der peripheren Pulse evaluiert. Üblicherweise erfolgt die Beurteilung an:
- A. carotis
- A. brachialis
- A. femoralis
- A. radialis
- A. tibialis posterior

Endorganperfusion
Diese wird am besten an der Haut und an der zerebralen Funktion beurteilt, in der Klinik kommt die Beurteilung der Nierenfunktion dazu.
Verlängerte Rekapillarisierungszeit (> 3 Sekunden) – beurteilt an der Haut am Stamm und im Nagelbett – und periphere Zyanose sowie ein verminderter Grad des Bewußtseins spiegeln eine Störung der Endorganperfusion wider.

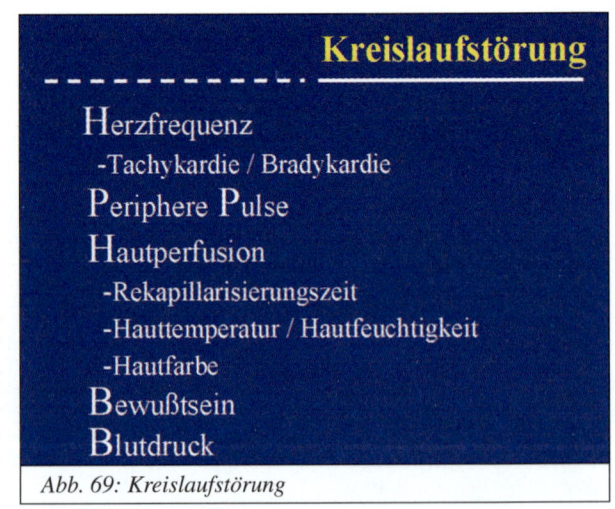

Kreislaufstörung

Herzfrequenz
- Tachykardie / Bradykardie

Periphere Pulse

Hautperfusion
- Rekapillarisierungszeit
- Hauttemperatur / Hautfeuchtigkeit
- Hautfarbe

Bewußtsein

Blutdruck

Abb. 69: Kreislaufstörung

Pädiatrische Notfälle

Diagnostische Prioritäten

Die physikalische Untersuchung eines Kindes ohne apparative Hilfsmittel muß zu einer richtigen Einschätzung der Schwere einer Erkrankung führen. Das Vorgehen nach diagnostischen Leitprinzipien sollte dies rasch und sicher ermöglichen, die Erstuntersuchung sollte nicht mehr als 30 Sekunden in Anspruch nehmen. Bei Erfüllung eines Kriteriums kann fürs erste auf weitere Beurteilungspunkte verzichtet werden.

Gerade im Kleinkindalter ist es wichtig, zuerst ohne Berührung des Kindes möglichst viel Information durch Sehen und Hören zu gewinnen, weil Abwehrreaktionen (z. B. wegen Angst vor Fremden oder Irritation durch ein kaltes Stethoskop) bei atemgestörten Kindern den Zustand verschlechtern können.

Beispiel: Das Kind wehrt sich heftig gegen die Untersuchung – auf die Prüfung der Schmerzreize und der Pupillenreaktion kann zunächst verzichtet werden. Das Kind ist rosig und hat eine altersnormale Herzfrequenz – eine Blutdruckmessung ist vorerst nicht erforderlich.

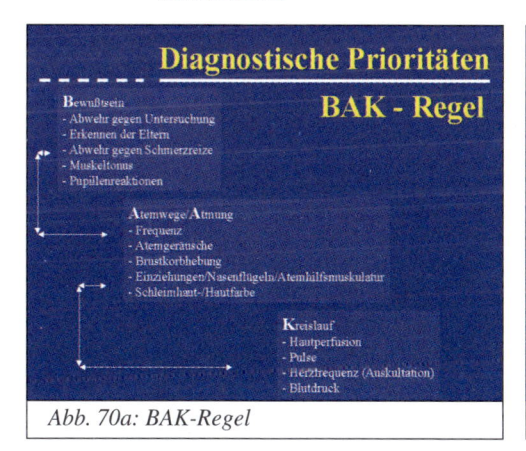

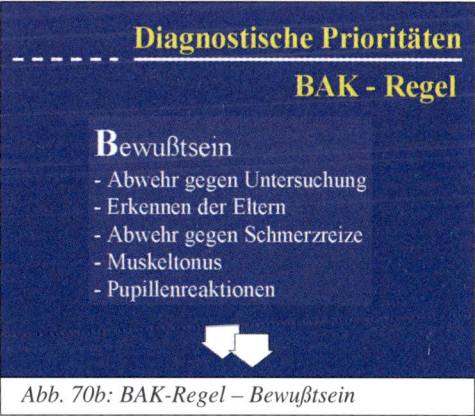

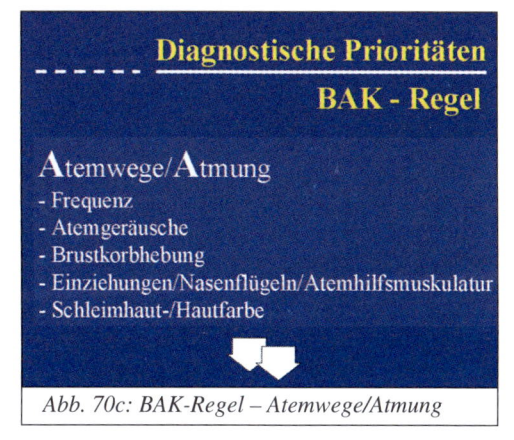

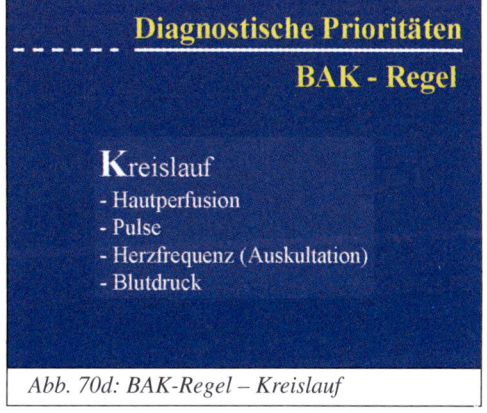

Abb. 70a: BAK-Regel

Abb. 70b: BAK-Regel – Bewußtsein

Abb. 70c: BAK-Regel – Atemwege/Atmung

Abb. 70d: BAK-Regel – Kreislauf

Basisreanimation (Basic Life Support)

Herz-Lungen-Wiederbelebung
Das Kind unterscheidet sich, betreffend die Ätiologie und die Prognose eines Herz-Atem-Stillstandes, in verschiedener Hinsicht vom Erwachsenen. Während beim Erwachsenen Herz-Kreislauferkrankungen die häufigste Ursache für einen Herz-Atem-Stillstand sind, spielen kardiale Ursachen beim Kind nur eine untergeordnete Rolle. Meist ist ein Herz-Atem-Stillstand die Folge einer Hypoxämie durch verminderte Sauerstoffaufnahme oder Sauerstoffdistribution. Häufigste Ursachen, die eine Reanimation erforderlich machen, sind Traumen, Fremdkörperaspirationen, Ingestionen, Infektionen und im ersten Lebensjahr der plötzliche Säuglingstod. Die Prognose bei einem Herz-Atem-Stillstand im Kindesalter ist schlechter als beim Erwachsenen, aufgrund des höheren Sauerstoffverbrauches der Gewebe ist die Hypoxiezeit verkürzt. Ausnahmen sind Kinder mit erworbener erhöhter Hypoxietoleranz, z. B. bei vorbestehenden kardiopulmonalen Erkrankungen, Neugeborene, Kinder unter Hypothermie, wie beim Ertrinken im kalten Wasser. Die Überlebensrate nach Reanimationen bei Herz- und Atemstillstand liegt bei 5–10%. In vielen Fällen ist mit dem Überleben ein hypoxischer Zerebralschaden verbunden. Im Kindesalter kommt daher der Früherkennung lebensbedrohlicher Erkrankungsbilder bzw. der Prävention von Unfällen und der Basisreanimation eine besondere Bedeutung zu.

Der Ablauf der Reanimation erfolgt beim Kind ebenfalls nach der **ABC**-Regel.

Atemwege freimachen
- Head tilt/chin lift: Der Helfer legt die linke Hand auf den Kopf des Kindes und führt eine leichte Extensionsbewegung durch, dadurch wird der Kopf, ähnlich wie beim Schnüffeln, angehoben; diese Position heißt daher auch Schnüffelposition. Zeige- und Ringfinger der anderen Hand greifen ans Kinngrübchen und heben den Unterkiefer an.
- Jaw-thrust: Diese Art sollte bevorzugt werden, wenn ein HWS-Trauma vermutet wird. 2 oder 3 Finger jeder Hand werden im Bereich des Kieferwinkels angesetzt und so das Unterkiefer nach vor gezogen. Wenn diese Maßnahme nicht zum Öffnen der Atemwege führt, kann sie mit einer leichten Kopfstreckung verbunden werden.

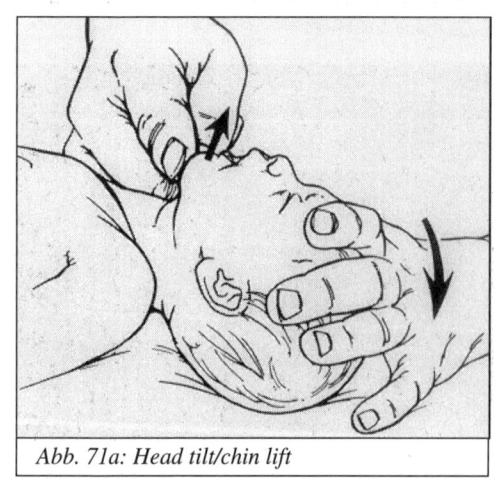

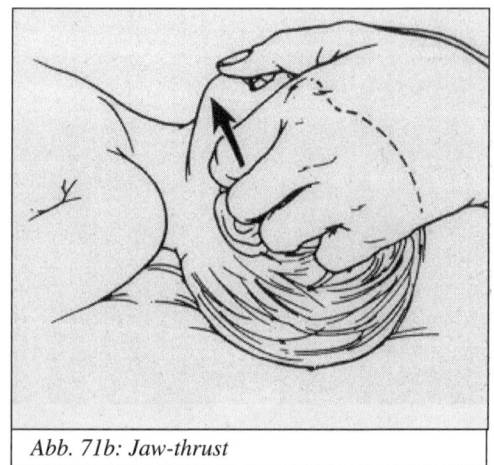

Abb. 71a: Head tilt/chin lift

Abb. 71b: Jaw-thrust

Wenn (noch) eine ausreichende Atmung vorliegt, so sollten folgende allgemeine Maßnahmen bei Atemnot beachtet werden:
- *Jede Aufregung des Kindes vermeiden,* das heißt: legen einer Venenverweilkanüle nur bei absoluter Notwendigkeit einer intravenösen Medikamentenapplikation, z. B. bei fortgeschrittener respiratorischer Insuffizienz mit der Notwendigkeit zur Intubation.
- *Bequeme Haltung* – z. B. am Schoß der Mutter sitzend oder so, wie das Kind sich wohlfühlt.
- *Nicht hinlegen!*
- *Kühle, angefeuchtete Luft; Sauerstoffgabe,* ohne die Maske dem Kind aufzuzwingen (Maske oder Sauerstoffschlauch bzw. Inhalierhilfe vor das Gesicht halten, jedoch nicht aufdrücken).
- *Keine unnotwendigen Manipulationen am Kind.*

Beatmung

Nach dem Freimachen der Atemwege sollte der Helfer sein Ohr oder das Stethoskop knapp über Mund und Nase des Kindes legen, dabei etwaige Bewegungen von Brustkorb und Bauch beobachten, Atemgeräusche hören sowie den Luftstrom bei der Ausatmung fühlen. Bei Atemstillstand und/oder hochgradig insuffizienter Atmung mit generalisierter Zyanose Beatmung des Kindes.

Beatmung ohne Hilfsmittel
- Mund-zu-Mund-und-Nase-Beatmung: Diese Form empfiehlt sich bei Säuglingen im 1. bis zum 2. Lebensjahr (ca. 12 Kilogramm Körpergewicht). Hierzu werden die Lippen des Helfers um Mund und Nase des Kindes gelegt, bei Säuglingen entspricht das Luftvolumen des Beatmungsstoßes dem Volumen der Luft im Mund des Helfers, diese sollte nur mit der Wangenmuskulatur in die Lungen des Kindes gepreßt werden. Mund-zu-Nase-Beatmung: Diese Form ist möglich im ersten Lebensjahr. Dabei werden die Lippen des Helfers nur um die Nase des Säuglings gelegt.
- Mund-zu-Mund-Beatmung: Diese unterscheidet sich nicht von der Technik beim Erwachsenen.

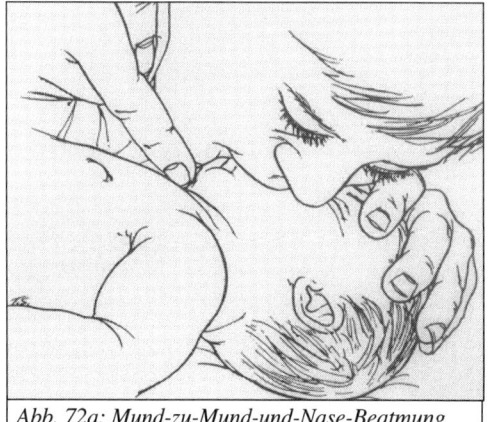

Abb. 72a: Mund-zu-Mund-und-Nase-Beatmung beim Säugling

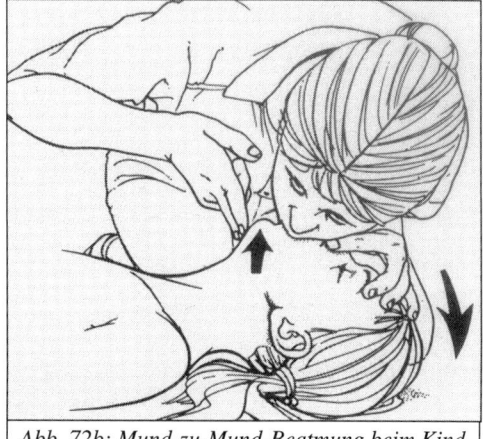

Abb. 72b: Mund-zu-Mund-Beatmung beim Kind

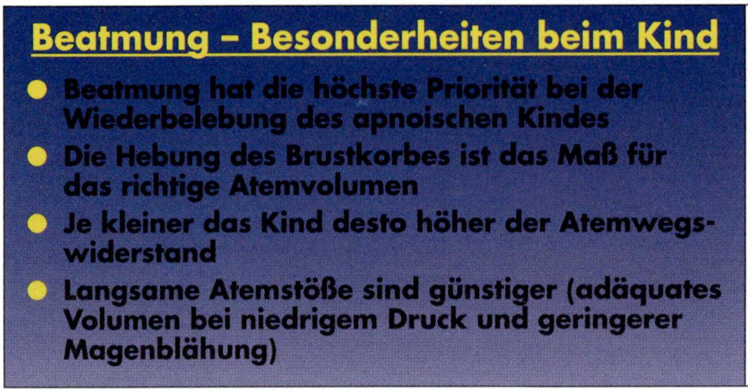

> **Beatmung – Besonderheiten beim Kind**
> - Beatmung hat die höchste Priorität bei der Wiederbelebung des apnoischen Kindes
> - Die Hebung des Brustkorbes ist das Maß für das richtige Atemvolumen
> - Je kleiner das Kind desto höher der Atemwegswiderstand
> - Langsame Atemstöße sind günstiger (adäquates Volumen bei niedrigem Druck und geringerer Magenblähung)

Abb. 73: Beatmung – Besonderheiten beim Kind

Bei der 2-Helfer-Methode wird ein Rhythmus von Beatmung und Herzmassage im Verhältnis von 1:5 empfohlen, bei der Einhelfermethode von 3:10 beim Kleinkind oder 5:15 beim Säugling.

Cirkulation wiederherstellen (Herzmassage)
Das Kind sollte auf eine feste Unterlage gelegt werden. Aufgrund der besseren Praktikabilität wird beim Säugling und Kleinkind bis zu 2 Jahren die Zwei-Finger-Methode empfohlen. Dabei werden Zeige- und Mittelfinger knapp unterhalb einer gedachten Verbindungslinie zwischen den Brustwarzen in der Mitte des Sternums aufgelegt. Die Kompressionstiefe ist altersabhängig, die Werte sind der Tabelle 72 zu entnehmen.
Eine andere Möglichkeit der Herzmassage ist die Kompression des mittleren Sternums mit beiden Daumen gegen die Wirbelsäule, während die Hände den Thorax umgreifen.
Ab dem Alter von 2 Jahren kann die Herzmassage mit der Ein-Hand-Methode durchgeführt werden, die Eindrücktiefe ist jedoch der Größe des Kindes entsprechend vorsichtig zu dosieren, ab dem Schulalter kann die Zwei-Hand-Methode wie beim Erwachsenen angewandt werden.

	Frequenz/min	Kompressionstiefe (cm)
Säugling	140 (–160)	2,5
Kleinkind	120	4
Schulkind	100	4
Erwachsener	80–100	5

Tabelle 72: Reanimationsparameter beim Kind

Wenn eine **Defibrillation** indiziert ist – bei Asystolie und Kammerflimmern –, sollten, je nach Größe/Alter, kleinere Kinder-Paddles verwendet werden. Indikationen und prinzipieller Ablauf sowie die Sicherheitsvorschriften unterscheiden sich nicht von den Empfehlungen bei der Erwachsenenreanimation. Die Energiedosis muß aber auf das Gewicht des Kindes abgestimmt werden. Man beginnt mit

2 Joule/kg KG,
bei Erfolglosigkeit
4 Joule/kg KG,
bei weiterer Erfolglosigkeit sind Repetitionen mit **4 Joule/kg KG** möglich.

Pädiatrische Notfälle

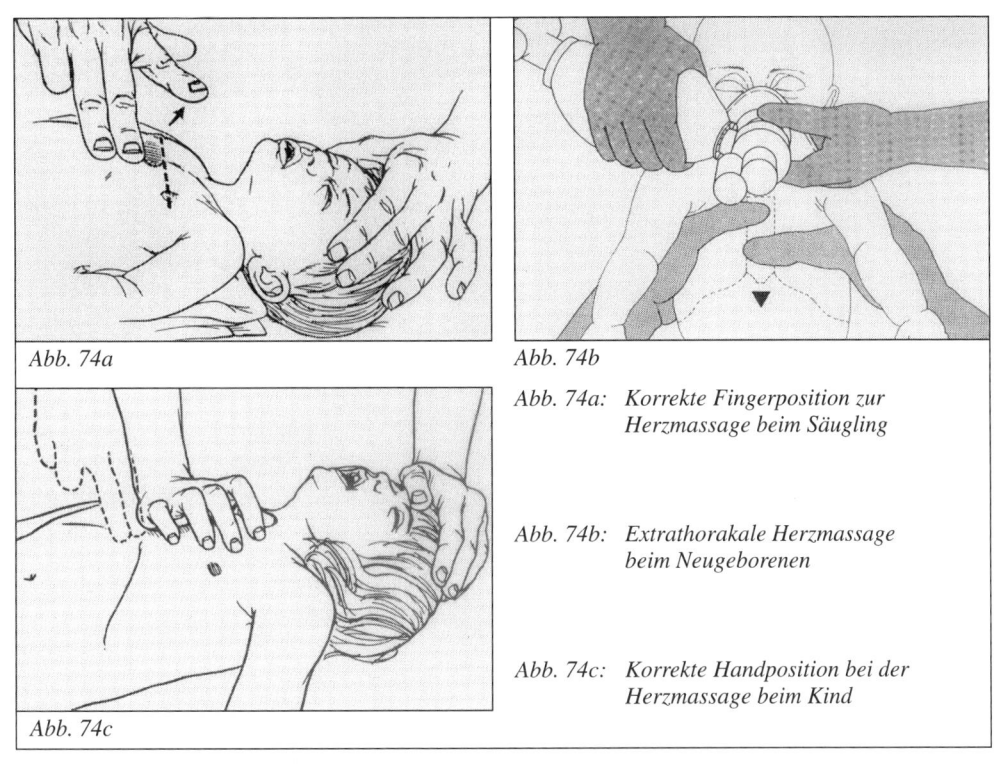

Abb. 74a

Abb. 74b

Abb. 74c

Abb. 74a: Korrekte Fingerposition zur Herzmassage beim Säugling

Abb. 74b: Extrathorakale Herzmassage beim Neugeborenen

Abb. 74c: Korrekte Handposition bei der Herzmassage beim Kind

Medikamentenapplikation
Beim Kind bestehen im Notfall grundsätzlich folgende Möglichkeiten der Medikamentenapplikation:
- intravenös
- intratracheal
- intraossär
- inhalativ
- sublingual/intranasal

Die Wahl der jeweiligen Art der Medikamentenapplikation hängt in erster Linie von der Art des Notfalls ab, in zweiter Linie von der Art des zu applizierenden Medikamentes.

Der venöse Zugang beim Kind
Ein vaskulärer Zugang ist nach ausreichenden kardiopulmonalen Reanimationsmaßnahmen mit endotrachealer Medikamentengabe, insbesondere in Fällen von Hypovolämie, Hämorrhagie oder prolongierter kardialer Dysfunktion mit Azidose, von Bedeutung. Ein Kreislaufversagen erfordert rasche Bemühungen, einen Gefäßzugang herzustellen, um optimale Behandlungsmaßnahmen zu gewährleisten. Die Methode erster Wahl zur Erlangung eines vaskulären Zuganges ist die Venenkanülierung.

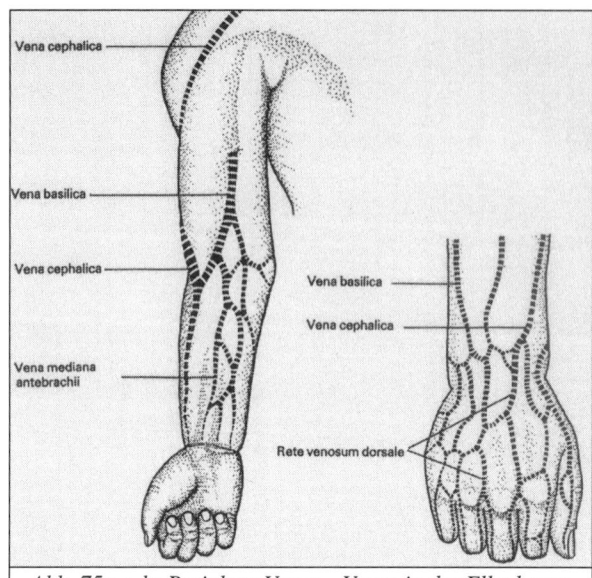

Abb. 75a + b: Periphere Venen – Venen in der Ellenbeuge (links) – Venen des Handrückens (rechts)

Bei Neugeborenen und Säuglingen bieten sich in erster Linie die Venen am Kopf und die Venen an Hand- und Fußrücken an. Erst in zweiter Linie sollten weiter proximal gelegene Punktionsstellen gewählt werden, wie die Venen im Bereiche der Cubita.

Gerade im Alter zwischen 1 und 4 Jahren kann sich die Venenpunktion im Notfall sehr schwierig gestalten. Bei Kleinkindern konnten geübte Ärzte bei Kreislaufstillstand in 3 bis 6% nie, in 8 bis 24% erst nach mehr als 10 Minuten erfolgreich peripher venös punktieren. Ist innerhalb von 2 Minuten kein peripher venöser Zugang hergestellt, sollte intraossär oder zentralvenös (Vena jugularis externa oder interna, Vena subclavia) punktiert werden.

Ein weiterer vaskulärer Zugangsweg bei Neugeborenen in den ersten 5 Lebenstagen stellt die Katheterisierung der Nabelvene (siehe Abb. 76a–c auf Seite 351) nach glatter Durchtrennung der Nabelschnur oder Anfrischen des Nabelschnurrests dar. Im Notfall (z. B. Außengeburt und schwer asphyktisches, schockiertes Neugeborenes) ist statt eines speziellen Nabelvenenkatheters auch eine großlumige Venenverweilkanüle nach Entfernung des Mandrins verwendbar.

Technik:
Zur Gefäßdarstellung muß der Nabelschnurstumpf mit 2 chirurgischen Pinzetten gespreizt werden. Die Nabelvene ist das größte der 3 Gefäße, dünnwandig, meist spaltförmig zusammengefaltet. Nach Spreizung bleibt das Lumen meist offen. Der Katheter wird mit aufgesetzter Spritze, die mit physiologischer Kochsalzlösung halb gefüllt sein sollte, unter leichtem Sog (Blutaspiration), wechselnd mit vorsichtigem Spülmanöver, in einem nach kranial gerichteten horizontalen Einführwinkel von ca. 60° langsam vorgeschoben. Die Katheterung gelingt leichter, wenn der Nabelstumpf nach kaudal gezogen wird. Die Einführlänge bei Neugeborenen über 2.500 Gramm beträgt ca. 10 cm.

Cave:
Keine hyperosmolaren Lösungen injizieren, Gefahr von Lebernekrosen,
also alle Medikamente verdünnen!

Der intratracheale Zugang
Insbesondere bei der kardiopulmonalen Reanimation des Kindes stellt dieser Applikationsweg einen einfachen und sicheren Zugang mit rascher Wirkung der für eine intratracheale Applika-

Katheterisierung der Nabelvene

Abb. 76a: Vorbereitung zum Einführen des Nabelvenenkatheters

Abb. 76b: Eingeführter Nabelvenenkatheter

Abb. 76c: Fixation des Nabelvenenkatheters

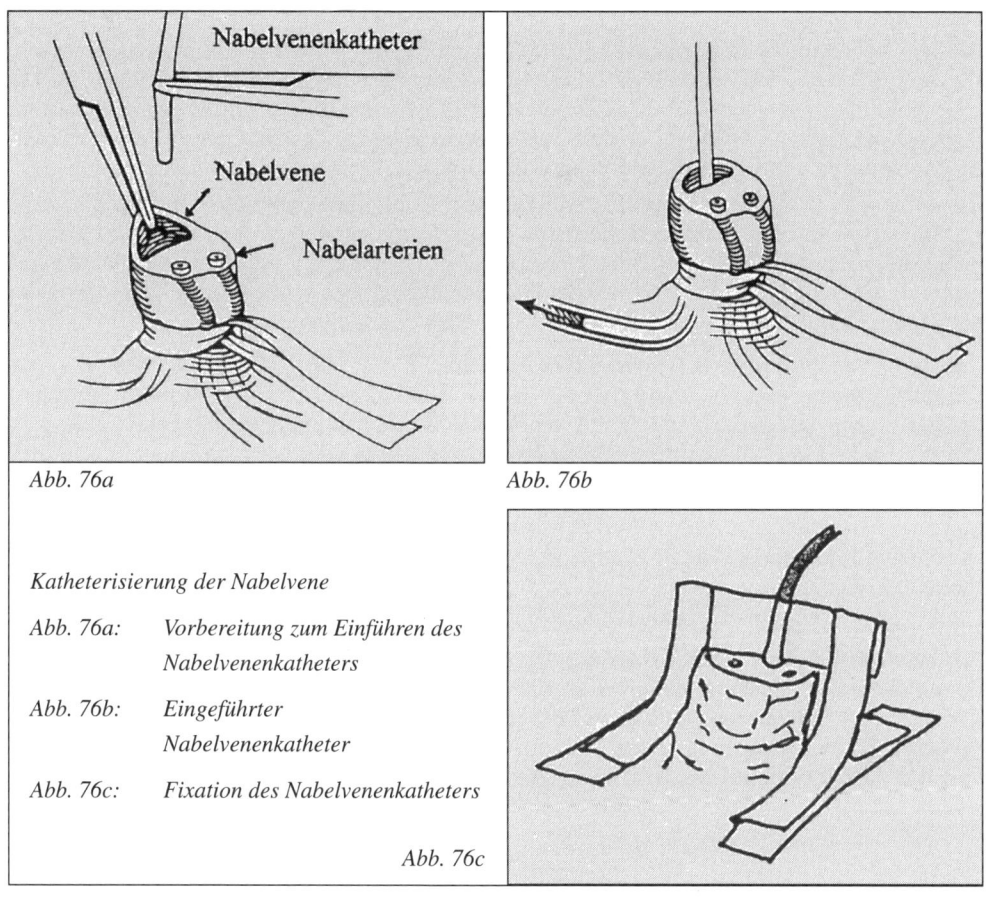

tion geeigneten Medikamente nach endotrachealer Intubation dar. Folgende Medikamente können intratracheal appliziert werden:

Adrenalin	L-Adrenalin 1:10.000	0,04 mg/kg KG i. t.
Xylocain	Xylocain 2%	2 mg/kg KG i. t.
Atropin	Atropinum sulfuricum	0,04 mg/kg KG i. t.
Naloxon	Narcanti®	0,2 mg/kg KG i. t.

Tabelle 73: Intratracheal applizierbare Medikamente

Die Medikamente sollten in der zwei- bis dreifachen Mengen der üblichen Dosierung tief endobronchial, günstigstenfalls mit einem Absaugkatheter appliziert werden. Eine verstärkte Beatmung mit dem Beutel unmittelbar nach der Medikamenteninstillation sichert die gute Verteilung der Substanzen im Bronchialsystem. Bei ausbleibendem Erfolg sind repetitive Gaben möglich.

Der intraossäre Zugang
Die Venenpunktion beim Kleinkind bis 5 Jahre kann sich im Notfall sehr schwierig gestalten. Die zentralvenöse Punktion und die Venae sectio sind im Kreislaufstillstand zwar in ca. 8% erfolgreich, doch vergehen durchschnittlich 8 bis 12 Minuten bis zur erfolgreichen Punktion. Weiters sind diese Maßnahmen an eine ausreichende Routine des Notarztes gebunden. Dem gegenüber ist die intraossäre Injektion bei Kindern jeden Alters rasch durchführbar.

Die intraossäre Punktion kann mit bis zu 100%igem Erfolg innerhalb von Sekunden bis wenige Minuten auch von ungeübten Helfern durchgeführt werden. Allgemein wird die eigentliche Punktionsdauer mit ca. 15 bis 60 Sekunden angegeben. In den USA werden insbesondere Paramedics durch Vorträge und praktische Übungen an Hühnerknochen oder Schweinerippen in die intraossäre Punktion eingewiesen, die sie danach auch durchführen dürfen.

Indikation zur intraossären Injektion und Infusion
Die intraossäre Injektion und Infusion sind in allen Notfallsituationen indiziert, in denen ein rascher venöser Zugang erforderlich und die konventionelle Venenpunktion innerhalb kurzer Zeit nicht möglich ist. In erster Linie trifft dies für Säuglinge und Kleinkinder unter kardiopulmonaler Reanimation oder nach massiven Flüssigkeitsverlusten im hypovolämischen Schockzustand zu.

Kontraindikationen zur intraossären Injektion und Infusion
Die einzige Kontraindikation im Notfall stellt eine frische Fraktur des zu punktierenden Knochens dar. Weitere Kontraindikationen, wie aktive Osteomyelitis, verschiedene Knochenerkrankungen oder Septikämie, haben im Notfall so gut wie keine Bedeutung.

Punktionsstellen für die intraossäre Injektion
Der am besten geeignete Punktionsort ist die proximale mediale Tibiafläche bzw. der mediale Tibiahöcker. Die Punktionsstelle ist auf der medialen Fläche der Tibia in der Mitte zwischen Vorder- und Hinterkante, bei Neugeborenen auf Höhe der Tuberositas tibiae, bei älteren Säuglingen und Kleinkindern 1 bis 3 cm distal davon. Die Punktionsrichtung sollte in einem Winkel von 60° zur Knochenoberfläche in Richtung der Knochenlängsachse nach distal, das heißt weg von der Epiphysenfuge, gewählt werden.

Weitere mögliche Punktionsstellen sind: Die distale ventrale Femuroberfläche auf der Höhe der Femurkondylen (Durchbohrung von Weichteilen notwendig). Die distale mediale Tibiafläche, 2 cm oberhalb des Malleolus medialis (nicht für Säuglinge oder Kleinkinder geeignet), und der Beckenkamm.

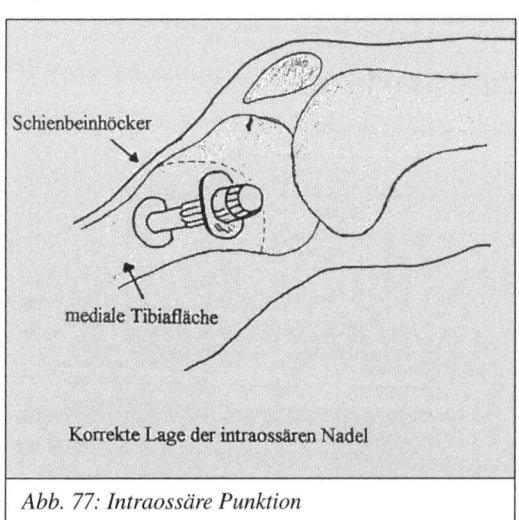

Durchführung der Punktion
Die Extremität sollte gut positioniert und fixiert werden, die Haut sollte in üblicher Weise desinfiziert werden. Bei wachen Patienten werden Haut und Periost örtlich

Abb. 77: Intraossäre Punktion

betäubt. Die Punktion erfolgt zunächst senkrecht zur Haut bis zum Knochenkontakt. Danach wird die Punktionsnadel unter drehender, schraubender Bewegung mit Druck durch die Korticalis gebohrt. Stichrichtung sollte auf jeden Fall weg von der nächstgelegenen Epiphysenfuge sein, also im Falle der Tibia nach distal. Bei Erreichen des Markraumes (an der proximalen Tibia bei Kleinkindern meist nach 1 bis 2 cm) fühlt man einen plötzlichen Widerstandsverlust (Gefühl des Einbrechens). Im allgemeinen ist die Nadel durch die Knochencorticalis gut fixiert, zur Vermeidung einer Dislokation der Nadel kann diese umpolstert und die Infusionsleitung an der Extremität festgeklebt werden.

Zeichen korrekter Nadelposition
- plötzlicher Widerstandsverlust
- federnde Fixierung der Nadel im Knochen
- Aspiration von Knochenmark/Blut
- leichte Injektion von Kochsalzlösung
- keine Extravasatbildung
- freies Tropfen einer Schwerkraftinfusion

Punktionsnadeln für die intraossäre Injektion
Im organisierten Rettungsdienst sollten nur mehr kommerzielle, speziell zur intraossären Injektion hergestellte Punktionsnadeln verwendet werden.

Als akzeptable Alternative kommen Knochenmarkspunktionsnadeln, wie z. B. die Jamshidi-Nadel, in Frage.

Für Kinder bis 18 Monate werden 18 G und 20 G-Nadeln, für ältere Kinder und Erwachsene 13 G- bis 16 G-Nadeln empfohlen.

Effektivität der intraossären Injektion/Infusion
Tierexperimentelle Untersuchungen haben gezeigt, daß bei stabilem Kreislauf die intraossäre Injektion der periphervenösen und der zentralvenösen gleichkommt. Bei eingeschränktem Kreis-

Abb. 78:
SUSSMANE-RASZYNSKI
INTRAOSSEOUS INFUSION
NEEDLE
Cook® Critical Care
P. O. Box 489
Bloomington, IN 47402
U.S.A.

BONE INJECTION GUN (B.I.G.)
zu beziehen über
Sanesco® Medizintechnik
Linzer Straße 46
A-1140 Wien

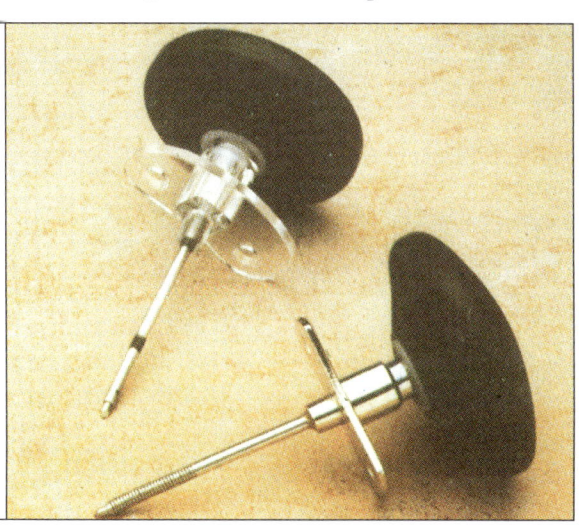

lauf oder bei der kardiopulmonalen Reanimation findet man gegenüber der zentralvenösen Injektion ein verzögertes Anflutverhalten der Medikamente sowie eine geringere Flußrate einer Schwerkraft- oder Druckinfusion. Die erreichten Maximalspiegel entsprechen jedoch denen nach zentralvenöser Injektion. Alle notwendigen Medikamente und Infusionslösungen können in für die intravenöse Gabe üblicher Dosierung intraossär appliziert werden.

Nebenwirkungen und Komplikationen der intraossären Injektion/Infusion
Die Komplikationsrate ist geringer als bei der zentralvenösen Punktion, bei korrekter Indikation und Beachtung der Empfehlungen für die Durchführung ist die Komplikationsrate äußerst gering. Tödliche Komplikationen wurden nur bei Punktionen des Brustbeins durch akzidentelle Punktion des Herzens oder der großen Gefäße beschrieben. Dieser Punktionsort sollte bei Kindern, aber auch bei Erwachsenen, nicht gewählt werden. Eine eitrige Knochenentzündung (Osteomyelitis) wird in 0,6% beobachtet, durch Verkürzung der Verweildauer der intraossären Nadel auf wenige Stunden und durch prophylaktische antibiotische Behandlung, unter Einhaltung der üblichen Sterilitätsrichtlinien, stellt auch diese Erkrankung kein Problem dar.
Durch Einschwemmen von Knochenmark- und Fettzellen ins Blut kann es zu Mikroembolisationen in der Lunge kommen, diese sind jedoch klinisch nicht von Bedeutung. Keine Komplikationen wurden bisher bezüglich einer Beschädigung der Wachstumsfuge berichtet, selbst bei beabsichtigter Durchstechung der Epiphysenfuge im Tierversuch konnten keine nachteiligen Auswirkungen auf das Knochenwachstum festgestellt werden.
Durch sorgfältige Kontrolle der korrekten Lage der Intraossär-Nadel sind Komplikationen von seiten der Extravasation von gewebeunverträglichen alkalischen und hypertonen Lösungen (Gewebsnekrosen) zu vermeiden.

Inhalative Medikamentenapplikation
Bei respiratorischen Notfällen im Kindesalter (Pseudokrupp, Asthmaanfall) ist diese Art der Medikamentenverabreichung zu bevorzugen. Der Wirkort (Schleimhaut des respiratorischen Systems) wird unmittelbar erreicht und eine unnötige Aufregung des Kindes wegen schmerzhafter Eingriffe, wie Venenkanülierung, vermieden. Folgende Medikamente eignen sich für die Inhalation:

Razemisches Adrenalin	microNefrin®	0,02 ml/kg	verdünnt mit 2–5 ml NaCl
L-Adrenalin	Suprarenin® 1:1.000	0,2 ml/kg	verdünnt mit 2–5 ml NaCl
Beta-2-Mimetica	Bricanyl® 1%-Inhalationskonzentrat	0,03 ml/kg	verdünnt mit 2–5 ml NaCl
inhalative Steroide	Pulmicort® 0,5 mg-Inhalationslösung	0,5 mg/Dosis	verdünnt mit 2–5 ml NaCl

Tabelle 74: Medikamente, die inhalativ verabreicht werden können

Die Inhalationen sollten mittels eines Ultraschallverneblers (z. B. Pariboy®) verabreicht werden.

Sublinguale/Intranasale Medikamentenapplikation
Dies ist eine effektive und einfach zugängliche Möglichkeit der Applikation von Medikamenten beim Säugling und Kleinkind, besonders für den Fall einer rasch einzuleitenden Analgosedierung.

| Midazolam | Dormicum® | 0,4 mg/kg s. l, i. n. |
| Fentanyl | Fentanyl Janssen® | 5 µg/kg s. l, i. n. |

Tabelle 75: Sublinguale oder intranasale Analgosedierung

Beatmung beim Pädiatrischen Notfall
Herstellung und Sicherung einer suffizienten Atmung sind in der Pädiatrie an ein spezielles Instrumentarium, eine andere Technik sowie an die Altersabhängigkeit der Atem- und Beatmungsparameter gebunden.

Maske und Beutel
Im Kindernotfallkoffer müssen Masken mehrerer Größen (z. B. Laerdal® Kindermasken 0–3) vorhanden sein. Die Maskengröße sollte so gewählt werden, daß sie die Fläche zwischen Nasenrücken und Kinngrübchen bedeckt (Abb. 79 a + b). Der Kopf muß in Mittelstellung, also nur leicht angehoben, gelagert werden, diese Lage wird auch als „Schnüffelposition" bezeichnet. Keinesfalls weit nach hinten überstrecken! Die Maske wird mit dem C-Griff gehalten, der 3. Finger sollte das Unterkiefer etwas nach vor heben. Die korrekte Beatmung wird durch Beobachtung der Thoraxexkursionen überprüft.

Intubation
- gerader Spatel (nach *Foregger*) bis 4 Jahre (Größe 0 bis 1)
- gebogener Laryngoskopspatel (nach *MacIntosh*) über 4 Jahre
- Magillzange
- Absaugvorrichtung
- Beatmungstuben

Altersentsprechende Größen sind für die kindliche Intubation essentiell, vom Notfallsanitäter

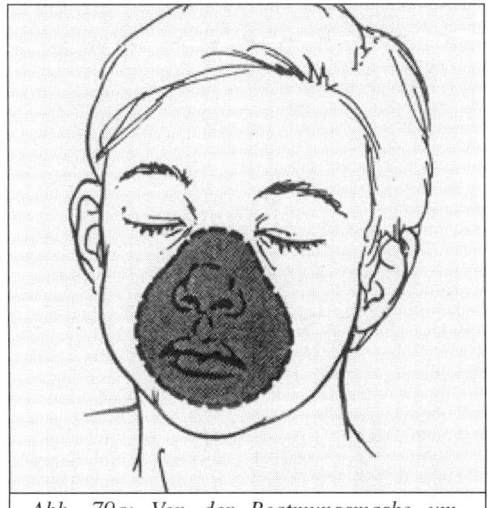

Abb. 79a: Von der Beatmungsmaske umschlossenes Areal des Gesichts

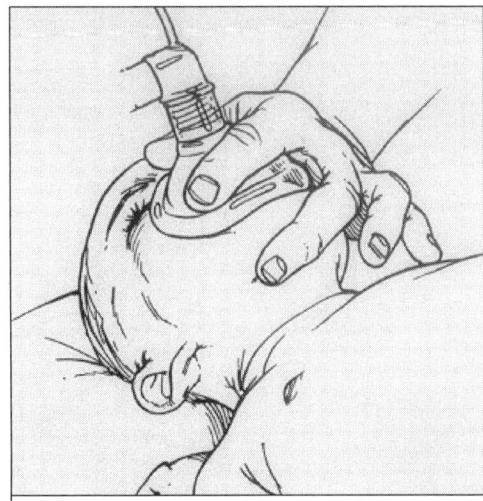

Abb. 79b: Einhändiges Halten der Beatmungsmaske

sollte immer die nächstgrößere und nächstkleinere Tubusgröße bereitgehalten werden, im Zweifelsfall sollte immer mit der nächstkleineren Tubusgröße (eine halbe Nummer kleiner) intubiert werden. Wegen der physiologischen subglottischen Enge bei Kleinkindern sind Cuff-Tuben erst ab einem Alter von 8 Jahren notwendig. Wenn keine Tabelle zur Hand ist, kann die Größe des Endotrachealtubus (Innendurchmesser in mm) auch nach folgenden Regeln geschätzt werden:

> **Jahre / 4 + 4**
> **oder:**
> **Kleinfingernagel-Regel: Tubusinnendurchmesser = Durchmesser des Kleinfingernagels des Kindes**
> **oder:**
> **Kleinfinger-Nasenloch-Regel: Tubusaußendurchmesser = Durchmesser des Kleinfingers des Kindes – dieser paßt ins Nasenloch**

Alter	Tubus-Innendurchmesser	Laryngoskop-Spatelgröße	Absaugkatheter
Neugeborenes	3,0	gerade, 0–1	6 F
6 Monate	3,5	gerade, 1	8 F
3 Jahre	4,5	gerade, 1–2	8 F
5 Jahre	5,0	gebogen, 1	10 F
6 Jahre	5,5	gebogen, 1–2	10 F
8 Jahre	6,0	gebogen, 2	10 F
12 Jahre	6,5	gebogen, 2	10 F
16 Jahre	7,0	gebogen, 2	10 F

Tabelle 76: Tubusdurchmesser, Laryngoskop-Spatelgrößen, Absaugkatheter

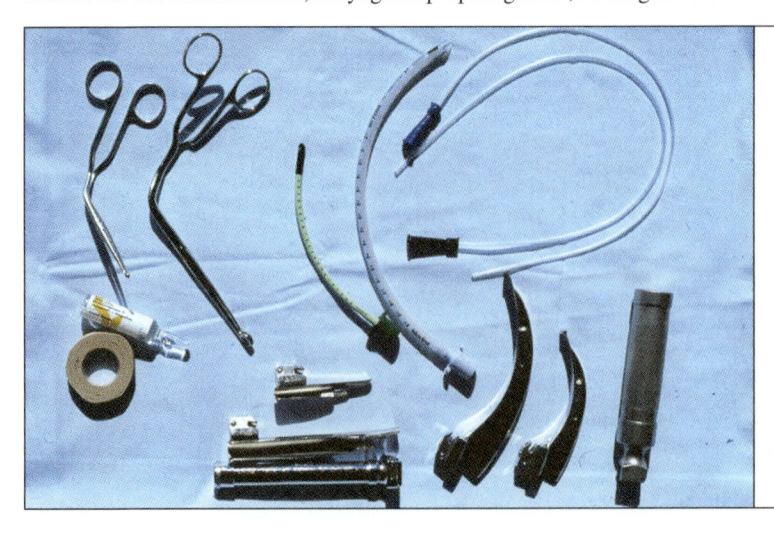

Abb. 80: Instrumente zur Intubation

Pädiatrische Notfälle

Medikamente zur Narkoseeinleitung für eine Intubation

		Dosis i. v./ i. oss.	**Dosis alternativ (i. t., s. l., i. n.)**	**Bemerkungen**
Atropin	Atropin sulfuricum HMW®	0,01–0,02 mg/kg	0,04 mg/kg i. t.	
Diazepam	Gewacalm®, Valium®, Diazepam lipuro®, Stesolid® Rectaltube	0,2–0,5 mg/kg	0,5 mg/kg rectal	
Midazolam	Dormicum®	0,2 mg/kg	0,4 mg/kg s. l., i. n.	
Thiopental	Thiopental®	2–6 mg/kg		hirndrucksenkend; nicht bei Hypotonie/ Hypovolämie
Ketamin	Ketalar®	0,25–0,5 mg/kg 1,0–1,5 mg/kg	0,5–1,0 mg/kg i. m. 1,0–3,0 mg/kg i. m.	analgetisch narkotisch
Fentanyl	Fentanyl Janssen®	1–5 µg/kg	5 µg/kg s. l., i. n.	atemdepressiv
Pethidin	Alodan®	1 mg/kg	2 mg/kg s. l., i. n.	atemdepressiv

Tabelle 77: Medikamente zur Narkoseeinleitung

Vorgehen bei der Intubation
- korrekte Lagerung des Kindes
- Vorbereiten des altersentsprechend geeigneten Intubationsbesteckes, einschließlich einer Absaugvorrichtung
- Bereitstellen des Endotrachealtubus, einschließlich der nächstgrößeren und nächstkleineren Tubusgröße

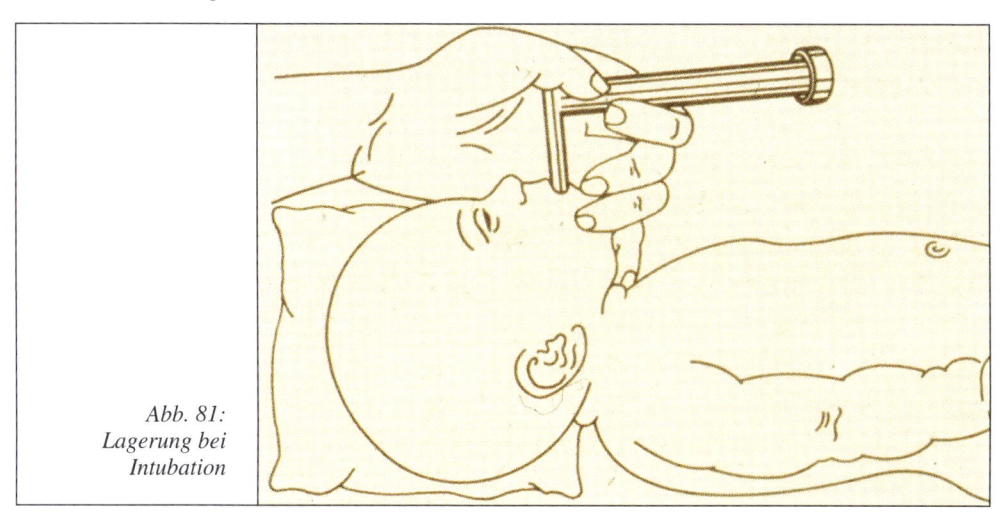

Abb. 81: Lagerung bei Intubation

357

- Analgosedierung (wenn notwendig – Medikamente siehe Tabelle 77)
- Sauerstoff-Masken-Beatmung
- Laryngoskopie und Intubation
- Kontrolle der korrekten Tubuslage (seitengleiche Lungenbeatmung)
- Beatmung mit dem Beutel (Überprüfen der Lungencompliance)
- Inbetriebnahme und Voreinstellen der geplanten Beatmungsparameter an der Beatmungsmaschine
- Anschluß an die Beatmungsmaschine, neuerliche Kontrolle der Beatmung durch Auskultation und Beobachtung der Thoraxexkursionen

Notfallspunktion des Lig. cricothyreoideum
Bei Nichtgelingen der Intubation (Larynxmembran des Frühgeborenen, Gesichtsdysplasien und Larynxmißbildungen, festsitzender laryngealer Fremdkörper) kann in seltenen Fällen eine Notkoniotomie notwendig werden. Es werden spezielle Sets mit Kombinationsbestecken für das Kind und den Erwachsenen angeboten. Bei Nichtvorhandensein eines solchen Bestecks ist das Einführen einer großlumigen Venenkanüle mit dem Aufsetzen einer 2 ml Luerspritze, aus der der Stempel entfernt wird, empfohlen. In das Lumen dieser Spritze kann nun ein Konnektorstück eines Tubus ab der Größe 7 appliziert werden, woran mühelos ein Beat-

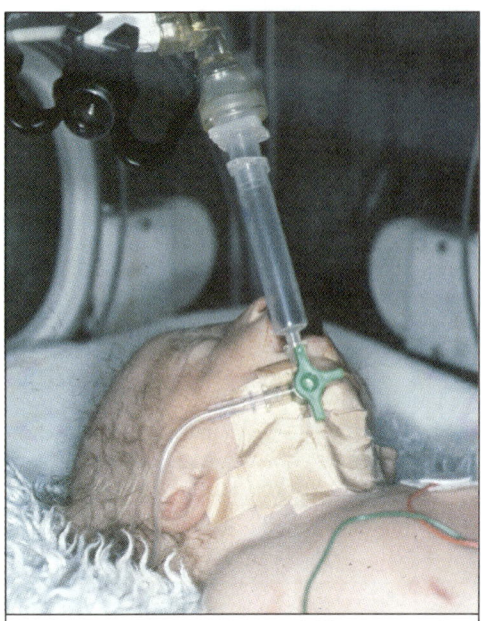

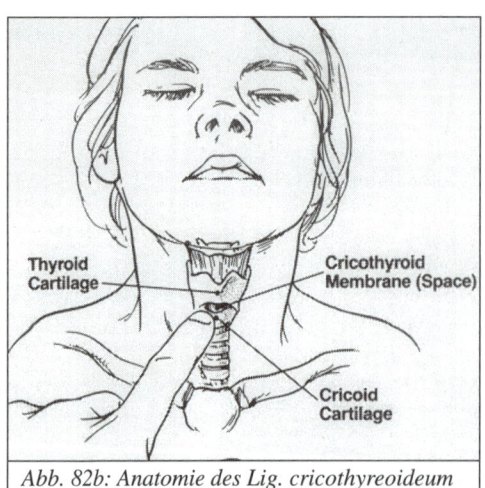

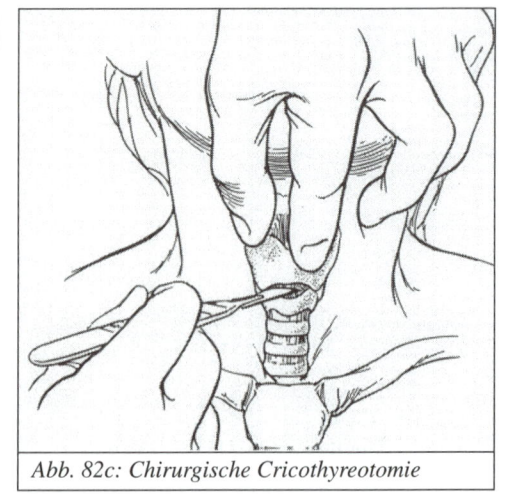

Abb. 82a: Beatmung über Notfallkoniotomie bei Neugeborenen mit Gesichtsdysplasie im Rahmen eines 7p-Syndroms

Abb. 82b: Anatomie des Lig. cricothyreoideum

Abb. 82c: Chirurgische Cricothyreotomie

mungsbeutel angeschlossen werden kann. Für kurze Zeit kann so unter 100%iger Sauerstoffgabe notfallsmäßig eine ausreichende Oxygenierung sichergestellt werden.

Maßnahmen bei plötzlicher Luftwegsobstruktion
Mehr als 90% der Todesfälle durch Aspiration betreffen die Altersgruppe der Kleinkinder, der Häufigkeitsgipfel liegt zwischen dem 6. Lebensmonat und dem 3. Lebensjahr. Ein in den Mund genommener Gegenstand – am häufigsten Nüsse, Bohnen, Erbsen oder kleines Spielzeug – wird durch eine plötzliche tiefe Inspiration, oft im Zusammenhang mit Erschrecken oder Lachen, in die Luftwege befördert.

An eine Fremdkörperaspiration ist immer dann zu denken, wenn ein primär völlig gesundes Kleinkind während des Spielens oder Essens plötzlich Atemnot mit inspiratorischem Stridor bekommt. Es kann zum völligen Luftwegverschluß im Kehlkopfbereich kommen, dies kann zur plötzlichen Bewußtlosigkeit oder sogar zum Bolustod führen.

Nach dem Akutereignis kann aber auch Symptomfreiheit bestehen, wenn sich der Fremdkörper im Bronchialsystem – meist im rechten Hauptbronchus – verkeilt. Die Leitsymptome sind dann eine Seitendifferenz des Klopfschalles und des Atemgeräusches über den Lungen als Zeichen der Minderbelüftung einer Lunge. Zeichen einer Lungenentzündung, Foetor ex ore oder blutig tingierter Auswurf sind Spätsymptome.

Gerade bei dieser Erkrankung führt eine genaue Anamnese meist rasch zur Diagnose.

Maßnahmen

Akute vollständige Obstruktion (Kind bewußtlos)

Kinder unter 1 Jahr
Das Kind sollte bäuchlings in Kopftieflage auf den Unterarm oder den Schoß der wiederbelebenden Person gelegt werden. Vier Schläge sollten mit dem Ballen der Hand in rascher Folge zwischen die Schulterblätter des Kindes verabreicht werden.

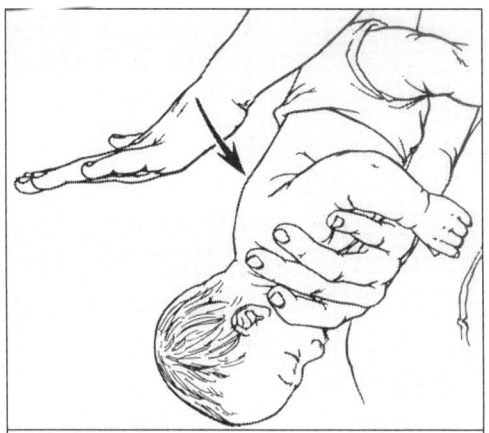

Abb. 83: Halten des Säuglings für leichte Schläge auf den Rücken

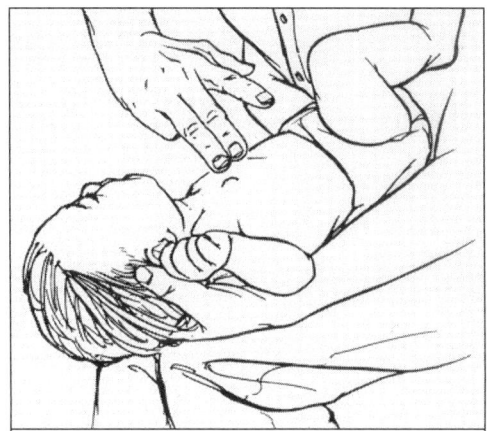

Abb. 84: Halten des Säuglings für Kompressionen des Brustkorbs

Wenn diese Maßnahme nicht erfolgreich ist, sollte der Säugling umgedreht und auf eine harte Unterlage gelegt werden, und dann gibt man ihm 4 rasche Stöße mit 2 Fingern auf das Brustbein.

Kinder über 1 Jahr – bewußtlos
Das Kind sollte auf den Rücken gelegt werden, wobei die wiederbelebende Person bei den Füßen des Kindes kniet. 6 bis 10 Stöße in den Bauch (ähnlich dem Heimlich-Handgriff) sollten zwischen dem Nabel und der Spitze des Brustbeins mit dem Ballen einer Hand verabreicht werden, wobei die andere Hand auf der ersten Hand liegen sollte. Die Stöße müssen schnell nach innen und nach oben geführt werden.
Bei Kindern im Schulalter, die bei Bewußtsein sind, ist auch das klassische Heimlich-Manöver möglich.

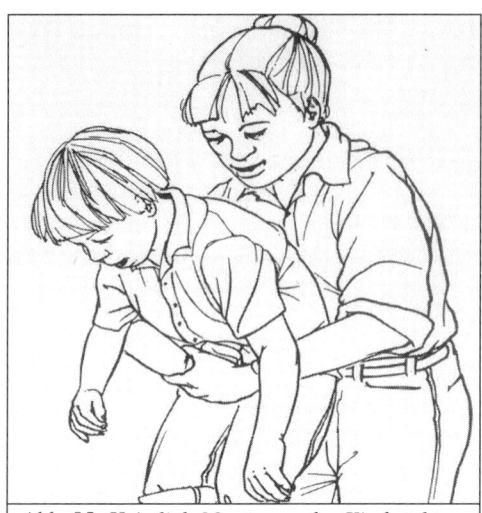

Abb. 85: Heimlich-Manöver – das Kind steht oder sitzt

Akute unvollständige Obstruktion (das Kind atmet und kann husten)
Jede Aufregung des Kindes vermeiden, keine unnötigen Manipulationen!
Bequeme Haltung, nicht hinlegen!
Rascher Transport in eine Kinderklinik mit Bronchoskopieeinrichtung!
Laryngoskopie oder Bronchoskopie unter optimalen Bedingungen im Krankenhaus.

Spezielle pädiatrische Notfallmedizin

Zerebrale Krampfanfälle
Als zerebraler Krampfanfall wird eine plötzlich eintretende, unwillkürliche Veränderung des Bewußtseins, der motorischen Aktivität, des Verhaltens, der Empfindungen und der autonomen Funktionen bezeichnet. Zugrunde liegt eine gestörte Hirntätigkeit. Der einzelne Krampfanfall wird auch als epileptischer Anfall bezeichnet, dies ist jedoch keineswegs mit der Diagnose Epilepsie gleichzusetzen.

Der Notfallmediziner wird am häufigsten mit einem Krampfanfall bei Fieber (meist Fieberkrampf), einem prolongierten Krampfanfall bei bekannter Epilepsie (Status epilepticus) oder einem Neugeborenenkrampf konfrontiert.

Fieberkrampf (initialer Infektkrampf)
Krämpfe, die bei Säuglingen und Kleinkindern ausschließlich im Verlauf extrazerebraler fieberhafter Erkrankungen auftreten, bezeichnen wir als Infekt- oder Fieberkrampf. Etwa 5% aller Kinder unter 5 Jahren bekommen mindestens einen Fieberkrampf. Fieberkrämpfe treten altersabhängig auf, mit einer maximalen Häufigkeit zwischen dem 14. und 18. Lebensmonat. Sie sind selten vor dem 9. Lebensmonat und nach Vollendung des 5. Lebensjahres.

Der Krampfanfall tritt meist im Temperaturanstieg auf, typischerweise handelt es sich um einen generalisierten tonisch-klonischen Krampf, etwa 10% verlaufen tonisch oder atonisch. Die meisten Anfälle dauern zwischen mehreren Sekunden bis zu 10 Minuten. Krampfanfälle, die länger als 15 Minuten dauern oder mit Herdzeichen einhergehen, sind als komplizierte Fieberkrämpfe anzusehen, die Akutbehandlung unterscheidet sich jedoch nicht von der bei einfachen Fieberkrämpfen.

Die Diagnose eines Krampfanfalles bei Fieber ist gewöhnlich leicht zu stellen. Sie ist nicht identisch mit der Diagnose eines Fieber- oder Infektkrampfes, diese setzt voraus, daß im typischen Infektkrampfalter bei einem extrazerebralen Infekt und Fieberanstieg ein Krampfanfall aufgetreten ist, afebrile Anfälle nicht vorhergegangen sind und eine Entzündung des Gehirns oder der Gehirnhäute sowie ein vorhergehendes Schädelhirntrauma ausgeschlossen wurden.

Diese differentialdiagnostischen Überlegungen und Untersuchungen sind Aufgabe der Klinik, weshalb eine Spitaleinweisung in allen Fällen erforderlich ist.

Soforttherapie
Diese hat in erster Linie die Unterbrechung des Krampfanfalles durch krampflösende Medikamente zum Ziel, in zweiter Linie die Fiebersenkung.

Medikamente

Diazepam	Stesolid® Rectaltube 5 mg Stesolid® Rectaltube 10 mg	< 15 kg KG > 15 kg KG	sedierend, antikonvulsiv
Clonazepam	Rivotril®	0,1 mg/kg i. v.	antikonvulsiv
Paracetamol	Mexalen® Zäpfchen 125 mg, 250 mg, 500 mg	15 mg/kg	fiebersenkend

Tabelle 78: Medikamente zur antikonvulsiven Behandlung

Die Wiederholung der antikonvulsiven Behandlung (Stesolid, Rivotril) ist nach 10 bis 15 Minuten möglich, falls der Krampfanfall nicht unterbrochen werden konnte.

Status epilepticus
Als Status epilepticus wird ein Krampfanfall, der länger als 30 Minuten dauert, bezeichnet bzw. eine Serie von Krampfanfällen, zwischen denen das Bewußtsein nicht wiedererlangt wird. Im Kindesalter gibt es drei Haupttypen des Status epilepticus:
- prolongierte Fieberkrämpfe
- idiopathischer Status epilepticus (ohne zugrunde liegende Erkrankung des Zentralnervensystems)
- symptomatischer Status epilepticus (bei länger bestehender neurologischer oder metabolischer Grunderkrankung)

Therapie
Vorgehen wie beim Fieberkrampf, bei Erfolglosigkeit ist die Verwendung folgender Medikamente empfohlen:

| Phenytoin | Epanutin® | 5 mg/kg | max. 1 mg/kg/min |
| Thiopental | Thiopental® | 2–6 mg/kg | narkotisch, antikonvulsiv |

Tabelle 79: Medikamentöse Therapie des prolongierten Krampfanfalls

Meist ist eine Thiopental-Narkose mit Intubation und maschineller Beatmung notwendig.
Die Mortalität beim Status epilepticus beträgt 5%, durch eine frühzeitige Behandlung kann sie deutlich gesenkt werden bzw. können Langzeitkomplikationen, die durch den Sauerstoffmangel im Krampfanfall bedingt sind, verhindert werden.

Neugeborenenkrämpfe
Neugeborenenkrämpfe unterscheiden sich in ihrem Erscheinungsbild aufgrund der unvollständigen Ausreifung der Axone und der Myelinisierung des Nervensystems deutlich von jenen des älteren Kindes und des Erwachsenen. Meist handelt es sich nicht um tonisch-klonische generalisierte Anfälle, sondern um fokale Anfälle, multi-fokale klonische Konvulsionen, tonische Anfälle oder auffallende Kaubewegungen, verstärktes Speicheln oder anfallsartige Zyanose mit Atempausen.

Die Ursachen für Krampfanfälle bei Neugeborenen sind noch mannigfacher als die bei älteren Kindern. Eine genaue klinische Untersuchung ist in allen Fällen unerläßlich. Die häufigsten Ursachen stellen hypoglykämische bzw. hypokalzämische Krampfanfälle dar, für den Ersthelfer wird daher folgende Soforttherapie empfohlen:

- Glucose 33%ig   2 ml/kg i. v.
- Glucose 20%ig   3 ml/kg i. v.
- Calziumglukonat 10%ig   0,3 bis 2 ml/kg i. v.

Bei Nichtansprechen dieser Behandlung:
- Rivotril   0,1 mg/kg i. v.

Atemwegsinfektionen und Asthma

Laryngitis acuta subglottica (Pseudokrupp)
Diese Erkrankung ist die Folge einer Virusinfektion der Atemwege. Die Bezeichnung Pseudokrupp ist irreführend, da es sich um eine echte Entzündung des Kehlkopfes (und meist auch der Luftröhre) handelt. Sie stammt aus einer Zeit, in der die Diphtherie noch häufig war, und wurde zur Unterscheidung gegen den schweren „echten" diphtherischen Krupp verwendet.
Betroffen sind besonders Kinder bis 8 Jahre, da durch die physiologische subglottische Kehlkopfenge, bei Entzündung der Schleimhaut, rasch eine kritische Einengung entsteht.
Dem saisonalen Auftreten bestimmter Viren entsprechend, hat die Erkrankung jeweils einen Gipfel im Herbst und im Frühjahr.

Klinische Symptome
- bellender Husten
- Heiserkeit
- Tachypnoe
- Beginn über Stunden dauernd
- Fieber meist nicht höher als 38,5 °C
- Säugling, Kleinkind

Spezielle Maßnahmen

razemisches Adrenalin	Micro Nefrin®	0,02 ml/kg	verdünnt mit 2–5 ml NaCl
L-Adrenalin	Suprarenin® 1:1000	0,2 ml/kg	verdünnt mit 2–5 ml NaCl
inhalative Steroide	Pulmicort® 0,5 mg-Inhalationslösung	0,5 mg/Dosis	verdünnt mit 2–5 ml NaCl
parenterale Steroide	Fortecortin® 4 mg Amp., 40 mg Amp.	0,4 mg/kg i.v.	
enterale Steroide	Aprednisolon®	2–4 mg/kg rectal	magistraliter-zubereitete Zäpfchen
Paracetamol	Mexalen® Zäpfchen 125 mg, 250 mg	15 mg/kg	Fiebersenkung

Tabelle 80: Medikamentöse Therapie bei Pseudokrupp

Die Inhalationen sollten mittels eines Ultraschallverneblers (z. B. Pariboy®) verabreicht werden.

Epiglottitis (Kehldeckelentzündung)

Es handelt sich um eine durch Hämophilus influenzae Typ b hervorgerufene Entzündung des Kehldeckels und der aryepiglottischen Falten oberhalb des Kehlkopfes. Die Epiglottis kann in wenigen Stunden bis auf Kirschgröße anschwellen und den Kehlkopfeingang völlig verlegen. Durch die Einführung der Impfung gegen Hämphilus influenzae Typ b (Hib-Impfung) in Österreich im Jahre 1992 ist diese lebensbedrohliche Akuterkrankung sehr selten geworden.

Klinische Symptome
- Schluckbeschwerden (speicheln)
- kloßige Sprache, karcheln
- meist hohes Fieber (über 38,5 °C)
- plötzlicher Beginn
- meist 2 bis 5 Jahre alt

Spezielle Maßnahmen
- Inspektion der Epiglottis nur in Intubationsbereitschaft
- frühzeitige Intubation (nur durch einen Erfahrenen)
- Maskenbeatmung, eventuell Notfalltracheotomie
- Ceftriaxon, z. B. Rocephin® (100 mg/kg KG i. v.); die frühzeitige Gabe hat sich insbesonders bei längeren Anfahrtswegen als sinnvoll erwiesen
- Fiebersenkung (Paracetamol 15 mg/kg KG, z. B. Mexalen® Zäpfchen 125 oder 250 mg)

Insbesondere bei Epiglottitis und Pseudokrupp – wenn dabei die Intubation tatsächlich indiziert sein sollte – sollte die Intubation nur vom erfahrenen Arzt, in Erwartung von Problemen, mit einem dem Alter entsprechenden, um eine Nummer kleineren Tubus durchgeführt werden. Mit Maskenüberdruckbeatmung bei einem FIO_2 von 1,0 läßt sich meist die Zeit überbrücken, bis ein erfahrener Arzt zur Verfügung steht.

Asthma bronchiale

Unter Asthma bronchiale versteht man eine Hyperreaktivität der unteren Luftwege im Sinne einer reversiblen diffusen Luftwegsverengung. Dem Notfallmediziner begegnet ein Asthmaanfall manchmal als Erstmanifestation einer Asthmaerkrankung, häufiger jedoch als Akutepisode bei bekanntem Asthma bronchiale, so daß bei dieser Erkrankung die Anamnese häufig zur raschen Diagnosestellung führt.

Auslösende Faktoren
- Kontakt mit allergenen Substanzen (Pollen, Tierhaare usw.)
- Infektionen (meist Virusinfekte der Luftwege)
- körperliche Anstrengung (Hyperventilation)
- Irritationen durch Zigarettenrauch, Inhalationsgifte (Schwefeldioxyd, Ozon usw.)
- psychische Belastung
- Wetterwechsel
- Medikamente (z. B. Aspirin, nichtsteroidale Antirheumatika, selten Antibiotika)

Klinische Symptome
- Husten
- exspiratorischer Stridor
- Tachypnoe
- inspiratorische Einziehungen
- Benützung der Atemhilfsmuskulatur (bei älteren Kleinkindern und Schulkindern)

Spezielle Maßnahmen

Beta-2-Mimetica	Bricanyl® 1%-Inhalationskonzentrat	0,03 ml/kg	verdünnt mit 2–5 ml NaCl
razemisches Adrenalin	microNefrin®	0,02 ml/kg	verdünnt mit 2–5 ml NaCl
L-Adrenalin	Suprarenin® 1:1000	0,2 ml/kg	verdünnt mit 2–5 ml NaCl
inhalative Steroide	Pulmicort® 0,5mg Inhalationslösung	0,5 mg/Dosis	verdünnt mit 2–5 ml NaCl
parenterale Steroide	Fortecortin® 4 mg Amp., 40 mg Amp.	0,4 mg/kg i. v.	
Theophyllin-Monohydrat	Euphyllin® 240 mg Amp. 1 Amp. in 500 ml Ringerlactat®	5 mg/kg i. v. 10 Tr./min	Bolus über 5 min Infusion
Volumentherapie	Ringerlactat®	10–20 ml/kg	in der ersten Stunde

Tabelle 81: Medikamentöse Therapie bei Asthma bronchiale

Die Inhalationen sollten mittels eines Ultraschallverneblers (z. B. Pariboy®) verabreicht werden.

Hitzetrauma

Die bevorzugte Altersgruppe für diese Verletzungsart ist das Kleinkindesalter, mit einem Häufigkeitsgipfel bei zwei Jahren. Meist handelt es sich um Verbrühungen durch das Herunterzie-

Pädiatrische Notfälle

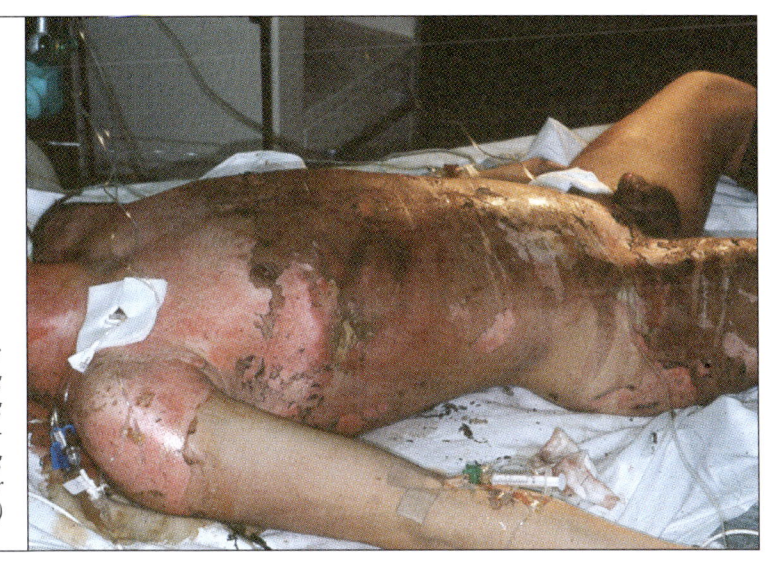

Abb. 86: Elektroverbrennung durch Stromschlag von einer 15.000-Volt-Oberleitung (Jugendlicher 14 Jahre)

hen von Kochtöpfen vom Herd oder durch das Verschütten heißer Flüssigkeiten. Am häufigsten sind Brust und Bauch, die Arme und das Gesicht betroffen. Das Hineinfallen beim Rückwärtsgehen in ein am Boden stehendes Gefäß, das heiße Flüssigkeit enthält (Haartrog beim Schweineschlachten), ist eine andere typische Verletzungsart. Verbrühen ist eine häufige Form der Kindesmißhandlung, besonders bei unlogisch geschildertem Unfallhergang oder atypischem Verletzungmuster muß daran gedacht werden. Flammen- und Elektroverbrennungen kommen bei älteren Kindern und Jugendlichen vor (Chemieexperimente, Waggonklettern auf Bahnhöfen).

Die 9er Regel des Erwachsenen kann im Kindesalter aufgrund der völlig anderen Proportionen nicht angewendet werden, für das Rettungsteam genügt im allgemeinen die grobe Schätzung der Verbrennungsfläche, wobei die Handfläche des Patienten, einschließlich der Finger, etwa 1% der Körperoberfläche darstellt.

		Dosis i. v./i. oss.	Dosis alternativ (i. t., s. l., i. n.)	Bemerkung
Diazepam	Gewacalm®, Valium®, Diazepam lipuro®, Stesolid® Rectaltube	0,2–0,5 mg/kg	0,5 mg/kg rectal	
Midazolam	Dormicum®	0,2 mg/kg	0,4 mg/kg s. l., i. n.	
Ketamin	Ketalar®	0,25–0,5 mg/kg 1,0–1,5 mg/kg	0,5–1,0 mg/kg i. m. 1,0–3,0 mg/kg i. m.	analgetisch narkotisch
Fentanyl	Fentanyl Janssen®	1–5 µg/kg	5 µg/kg s.l, i. n.	atemdepressiv
Pethidin	Alodan®	1 mg/kg	2 mg/kg s.l, i. n.	atemdepressiv

Tabelle 82: Schmerzbehandlung und Sedierung

Maßnahmen
- Kaltwasserbehandlung durch 10–20 Minuten (bereits telefonisch anordnen); bei Kleinkindern besteht bei zu langer Anwendung von kaltem Wasser die Gefahr der Unterkühlung, da sie eine große Körperoberfläche in Relation zum Gewicht aufweisen – daher: lokal begrenzt anwenden, die Größe des Kindes berücksichtigen.
- Volumentherapie: nur kristalline Lösungen, z. B. Ringerlactat 10 (–20) ml/kg in der ersten Stunde, dann weiter nach der Baxter-Formel, die den Bedarf an Ringerlactat in den ersten 24 Stunden angibt:

> **ml = 4 x kg KG x % verbrannter Körperoberfläche**

davon wird die Hälfte in den ersten 8 Stunden infundiert.

> **Cave:**
> **Keine kolloidalen Lösungen zur initialen Volumentherapie**
> **bei Verbrühung/Verbrennung.**

- Wundbehandlung: metallisierte Wundauflage, Spezialverbände (z. B. Burnshield®)
- Wärmeverlust am Transport vermeiden
- Bei Inhalationstrauma: inhalative Steroide (Pulmicort Dosieraerosol 4–6 Hub oder Pulmicort® 0,5 mg-Inhalationslösung verdünnt mit 2–5 ml physiol. Kochsalzlösung via Ultraschallvernebler).

Intoxikationen im Kindesalter

Vergiftungen sind der häufigste pädiatrische Notfall. An eine Vergiftung muß immer gedacht werden bei:
- plötzlicher Erkrankung oder Bewußtlosigkeit eines zuvor gesunden Kindes;
- Bewußtseinstrübung ohne Fieber, ohne Zeichen einer akuten Infektion;
- Anwendung von Medikamenten im Haushalt lebender Personen und mögliche Erreichbarkeit durch das Kind.

> **Cave:**
> **Die bestimmte Verneinung einer Vergiftungsmöglichkeit durch die Angehörigen**
> **sollte den Verdacht darauf bestärken!**

Häufigste Situationen, die zu einer Vergiftung beitragen
Wenn Medikamente oder Haushaltschemikalien nicht unerreichbar aufbewahrt werden.
Wenn Reinigungsmittel keinen Sicherheitsverschluß besitzen.
Wenn Originalverpackungen ausgetauscht werden (z. B. Säure in der Limonadenflasche)

Häufige Substanzen
- Medikamente
- Alkohol
- Wasch- und Spülmittel (Säuren, Laugen)
- Farben und Lösungsmittel
- Gase und Dämpfe

Pädiatrische Notfälle

Die Notfallsbehandlung des (möglicherweise) vergifteten Patienten richtet sich nach dessen Allgemeinzustand, hier gelten die Regeln der allgemeinen Notfallmedizin (A, B, C usw.). Vorrangig ist also die Sicherung der Vitalfunktionen, erst in zweiter Linie kommt die Suche nach einem möglichen Antidot („Treat the patient, not the poison").

Bei Vergiftungsnotfällen sollten folgende grundsätzliche weitere Maßnahmen beachtet werden:
- bereits telefonisch Anordnungen geben
- immer Lokalaugenschein (häufig falsche Angaben)
- Giftsubstanz bzw. leeres Gebinde, Beipacktext usw. immer mitnehmen
- falls möglich, Blutabnahme bei Venenkanülierung
- Erbrochenes asservieren
- genaue Dokumentation (Fremdverschulden möglich)
- auf weitere Verletzungen achten
- Vergiftungshandbuch mitführen
- **Vergiftungszentrale: 01/406 43 43**

Bei der Behandlung von Vergiftungen im Kindesalter gelten prinzipiell die gleichen Vorschriften wie beim Erwachsenen. Obwohl es eine nahezu unendliche Anzahl von verschiedenen Substanzen gibt, die akzidentiell oder suizidal aufgenommen werden, kann und muß sich das Rettungsteam auf einfache, rasch durchführbare und rasch wirkende Primärmaßnahmen beschränken. Es ist Aufgabe der Klinik, anhand entsprechender Literatur ein detailliertes weiteres Vorgehen zu planen sowie eine erweiterte Diagnostik (Ösophagoskopie, toxikologische Analysen von Harn und Blut) durchzuführen.

Bei wahrscheinlich harmlosen Ingestionen und klinisch unauffälligem Kind : KEINE Maßnahmen, Transport ins Spital.

Erstmaßnahmen bei bestimmten Intoxikationen

Alkohol, Medikamente, Nahrungsmittel

Erbrechen provozieren: mechanische Magenentleerung nach vorheriger Gabe von 100 bis 500 ml klarer Flüssigkeit (Saft, Tee, Wasser) und Reizung der Rachenhinterwand; diese Methode funktioniert jedoch nur in 7% aller Fälle.

Pharmakologische Magenentleerung: Orpec Sirup

Alter des Kindes	Dosis an ORPEC-Sirup
9–12 Monate	10 Milliliter
1– 2 Jahre	15 Milliliter
mehr als 2 Jahre	30 Milliliter

Tabelle 83: ORPEC-Dosierungen

Sofort nach Verabreichung des Sirups müssen 100 bis 500 ml klare Flüssigkeit, eventuell über eine Magensonde, eingeflößt werden; das Erbrechen tritt nach 15 bis 20 Minuten ein.

> **Cave:**
> **Erbrechen darf nur bei erhaltenem Bewußtsein provoziert werden!**

Rascher Transport in die Klinik.
Magenspülung am Notfallort nur bei Transportzeiten über 30 Minuten.

Säuren und Laugen
- Flüssigkeit (Tee, Wasser) trinken lassen
- kein Erbrechen provozieren
- keine Magenspülung
- Entschäumer (SAB-Simplex) bei Spülmittel-Ingestion

Benzin, Petroleum, Lackverdünner
- Gabe von Aktivkohle
- bei Transportzeit über 30 Minuten: Magenspülung am Notfallort
- niemals Milch, niemals Rhizinusöl

Außenversorgung von Neugeborenen – Notgeburt – Frühgeburt
Wenn es zu einer überraschenden und unerwarteten Geburt zu Hause oder im Rettungswagen kommt oder wenn bei einer geplanten Hausgeburt unerwartete Probleme auftreten, so stellt dies ganz besondere Anforderungen an das Rettungsteam, da meist das Kind und die Mutter versorgt werden müssen. Die ehestmögliche Verständigung des neonatologischen Intensivteams hat sich als vorteilhaft in dieser Situation erwiesen.

Maßnahmen beim Kind
- Abnabelung
- Wärmeschutz: Wärme ist das wichtigste „Medikament" für das Neugeborene, daher vor Wärmeverlust schützen: Einwickeln in trockene, warme Tücher; Wärme zuführen; Wärmelampe, Wärmeflasche, mit Tüchern umwickelt

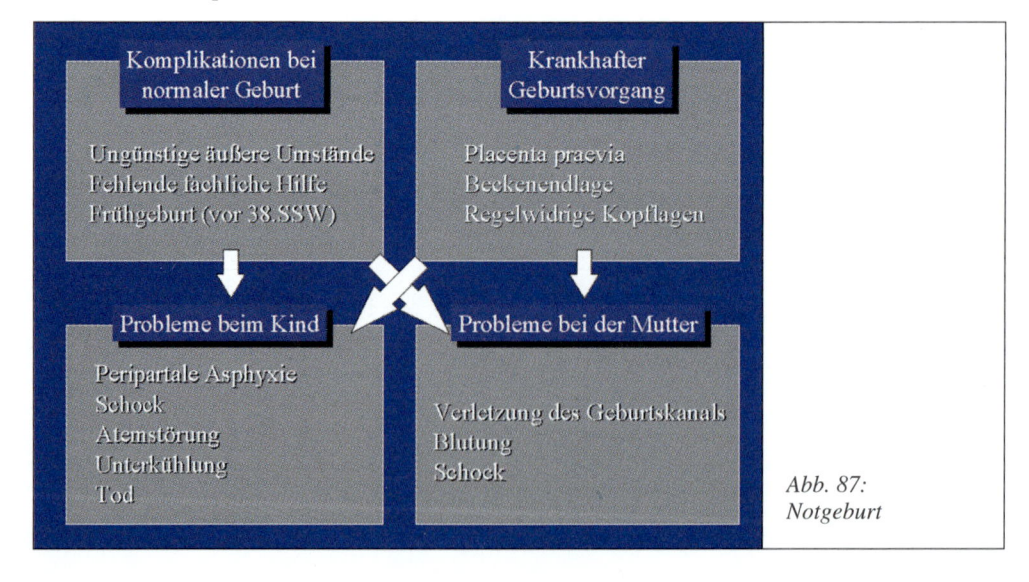

Abb. 87: Notgeburt

Pädiatrische Notfälle

- Absaugen: nur notwendig, wenn das Kind nicht schreit oder bei mekoniumhältigem Fruchtwasser
- Bei ungestörter Herz-Atem-Funktion (Puls 120–170/min, Atemfrequenz 40–50/min, rosige Haut): Wärmeschutz
- Bei regelmäßiger Atmung, aber Zeichen von Atemnot (Atemfrequenz > 50/min, Stöhnen, Nasenflügeln, thorakale Einziehungen): Sauerstoffgabe mit der Maske, Überwachung mit dem Pulsoxymeter
- Bei Schnappatmung oder Apnoe: Beatmung mit Maske und Beutel – wenn sich die Spontanatmung nicht stabilisiert:

Gewicht	Tubusgröße (Innendurchmesser)
2.500 Gramm	2,5
3.000 Gramm	3,0
3.500 Gramm	3,5

Tabelle 84: Nasotracheale Intubation

- Beatmung: zuerst immer mit dem Beutel, erst dann an die Maschine:

Atemfrequenz	30/min
Inspirationsdruck	16–30 cmH$_2$O
PEEP	2–4 cm H$_2$O
FiO$_2$	SaO$_2$ (Pulsoxy) >75%, < 95%

Tabelle 85: Beatmungsparameter

Eine SaO$_2$ > 95% ist nicht erforderlich und bedeutet Sauerstoff-Überdosierung!
- Bei Bradykardie < 60/min: extrathorakale Herzmassage (s. Seite 348 f.)

intratracheal:	L-Adrenalin 1:10.000	0,04 mg/kg	bei Reanimation
intravenös/intraossär:	L-Adrenalin 1:10.000	0,02 mg/kg	bei Reanimation
	Plasmaprotein 5%	5-10 ml/kg	Asphyxie, Schock
	Ringerlactat	10 ml/kg	Asphyxie, Schock

Tabelle 86: Medikamentenapplikation

Die Blindpufferung mit Natriumbicarbonat ist nicht von primärer Bedeutung, die Bolusgabe bei Frühgeborenen kontraindiziert. Bei schwerst asphyktischen reifen Neugeborenen (> 38.SSW) ist nach Sicherstellung einer suffizienten Beatmung und adäquater Volumenzufuhr eine „Blindpufferung" durch die Gabe von 5 Millilitern einer 8,5%igen Natriumbikarbonat-Lösung, verdünnt mit Glukose 5% oder 10%, möglich. Dabei sollte die Infusionsgeschwindigkeit 1 ml/kg/min nicht übersteigen.

Cave:
Bikarbonat inaktiviert Katecholamine, daher nicht gleichzeitig verabreichen.

Versorgung des Neugeborenen

- Abtrocknen, Wärme, Lagerung, Taktile Reize, Absaugen
- Sauerstoff-Insufflation
- Beatmung mit Maske und Beutel
- Herzmassage
- Intubation
- Medikamente

Abb. 88: Versorgung des Neugeborenen

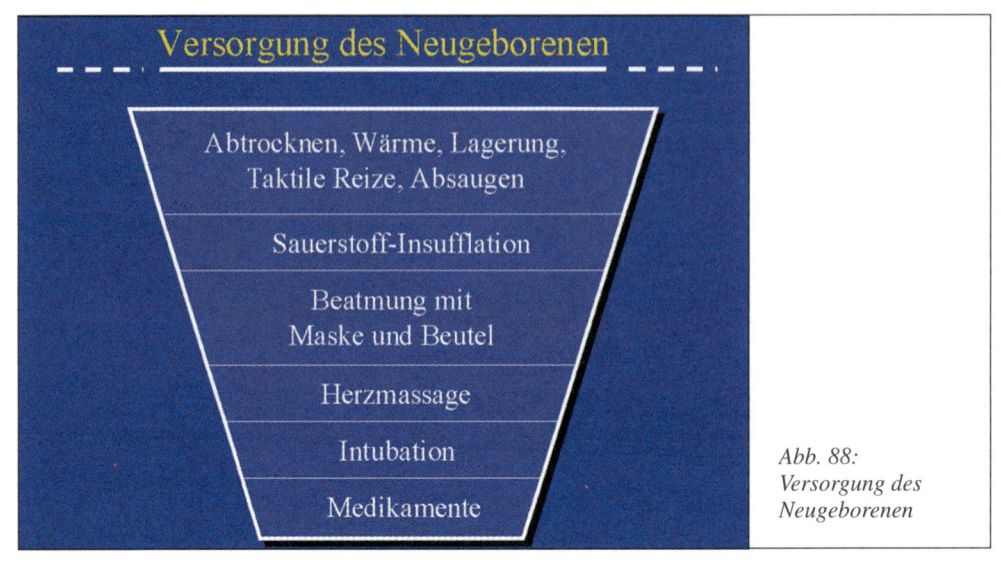

- Mekoniumhaltiges Fruchtwasser bzw. mit Mekonium bedeckte Haut des Neugeborenen: Mekoniumhaltiges Fruchtwasser kommt durch Darmentleerung des Feten infolge intrauteriner Hypoxie zustande; bei Aspiration führt es zu subsegmentalen Atelektasen und chemischer Pneumonitis mit konsekutiven intrapulmonalen Shunts und erheblichen Beatmungsproblemen (Mekoniumaspirationssyndrom).
Es muß daher alles daran gesetzt werden, das mekoniumhaltige Fruchtwasser vor dem ersten tiefen Atemzug aus den oberen Luftwegen zu entfernen – sofort gründlich Absaugen. Bei bereits eingetretener Aspiration: **Bronchiallavage nur durch den neonatologischen Intensivdienst,** möglichst keine forcierten Beatmungsmanöver, wenn das Kind eine suffiziente oder nur gering bedrohte Spontanatmung zeigt.

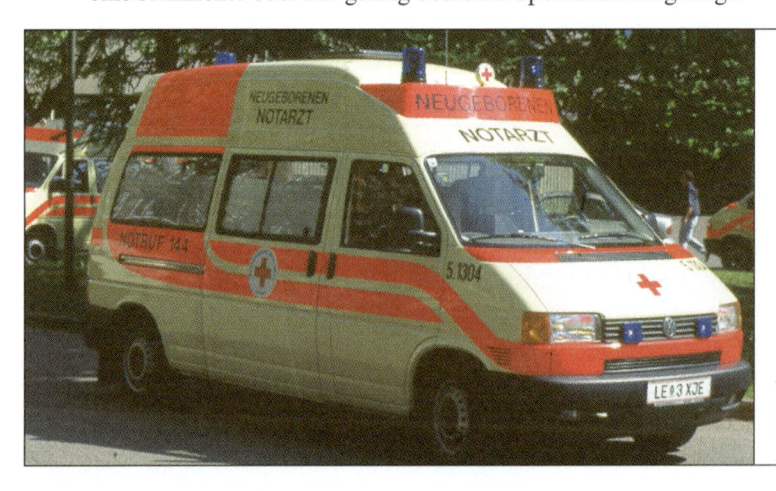

Abb. 89: Neugeborenen-NAW, Leoben

Literatur:
Chameides L., (ed.): Textbook of Pediatric Advanced Life Support. American Heart Association and American Academy of Pediatrics, 1990
Steininger U., von Mühlendahl K., E.: Pädiatrische Notfälle. Gustav Fischer Verlag, Jena-Stuttgart 1991
Dorsch A.: Pädiatrische Notfallsituationen. MMV Verlag, München 1991
Carr D. B. et al.: Acute Pain Management in Infants, Children, and Adolescents: Operative and Medical Procedures. U. S. Department of Health and Human Services; Agency for Health Care Policy and Research, 1993
Obladen M.: Neugeborenen Intensivpflege, Grundlagen und Richtlinien. 5. Auflage, Springer Verlag, 1995
Ahnefeld F. W.: Notfallmedizin. Springer Verlag
Gomella T. L., Cunningham M. D., Eyal F. G.: Neonatology – Management, Procedures, On-Call Problems, Diseases, Drugs. 2nd ed., Appleton & Lange, 1992
Lewin D. L., Morriss F. C.: Essentials of Pediatric Intensive Care. Quality Medical Publishing Inc., St. Louis, Missouri, 1990
Doose H.: Epilepsien im Kindes- und Jugendalter. Desitin Werk Carl Klinke, Hamburg 1989
Holas A.: Intravenöse und totale intravenöse Anästhesie (TIVA). Georg Thieme Verlag, Stuttgart-New York 1996
Beham M.: Notfallmedizin. Verlag der Österreichischen Ärztekammer, 1990
Müller R.: Medikamente und Richtwerte in der Notfallmedizin. 1997
Schober H. P.: Internistische Notfälle im Kindesalter. Skriptum für den Notarztkurs, 1996
Plum F., Posner J. B.: The Diagnosis of Stupor and Coma. 3. ed., F. A. Davis Co., Philadelphia 1982
Ward J. T. Jr.: Endotracheal drug therapy. Am. J. Emerg. Med. 1:71, 1983
Fösel T., Altemeyer K. H., Wick C., Schirmer U.: Präklinische Versorgung schwerverletzter Kinder. Notfallmcdizin 14. 627–30, 1988
Falk B.: Das Zusammenwirken von Rettungsassistent/Rettungssanitäter und Notarzt bei der kardiopulmonalen Reanimation. Der Notarzt 8, 167–171, 1992
Rossi R.: Auskühlung von Notfallpatienten. Der Notarzt 9, 179–182, 1993
Seefelder C., Ahnefeld W.: Die Stellung der intraossären Injektion und Infusion bei pädiatrischen Notfällen. Der Notarzt 8, 175–183, 1992
Weinrauch V.: Spezielle Vergiftungen. Therapiewoche Österreich 4, 75–80, 1989
Ladner E., Hörmann Ch., Bonatti J., Berger J., Kroesen G.: Prähospitale Kinderreanimation. Der Notarzt 10, 142–148, 1994
Stannigel H.: Dyspnoe im Säuglings- und Kindesalter – Vernünftige Diagnostik und Therapie. Der Notarzt 10, 2–6, 1994
Altemeyer K. H.: Diagnostik und Therapie des Schmerzes im Säuglings- und Kleinkindesalter. Der Notarzt 10, 7–8, 1994
Deuter U.: Asthma bronchiale. Der Notarzt 10, 115–117, 1994
Rewerk St., Menges H. W., Ellinger K., Stump E., Breitkreutz R.: Verteilung von zur Reanimation endobronchial applizierter Medikamente beim Menschen. Der Notarzt 10, 138–141, 1994
Meuret G. H., Abel M., Pringsheim W., Wiemers K.: Therapieempfehlungen in der Reanimation von Kindern. Klin. Pädiatr. 196: 21–27, 1984

Rogers M. C.: New developments in cardiopulmonary resuscitation. Pediatrics 71: 655–658, 1983
Vincent J. R.: Use of catecholamines in cardiopulmonary resuscitation. I. Intensive Care Med. 15: 420–421, 1989
Arnold J. H., Truog R. D.: Sedation in neonatal and pediatric intensive care. J. Intensive Care Med. 7: 244–260, 1992
Lewis J. K., Minter M. G., Eshelman S. F.: Outcome of pediatric resuscitation. Ann. Emerg. Med. 12, 297–299, 1983
Lindemann R.: Resuscitation of the newborn. Endotracheal administration of epinephrine. Acta Pediatr. Scand. 73, 210–212, 1984
Committee on Pediatric Equipment and Supplies for Emergency Departments, National Emergency Medical Services for Children Resource Alliance: Guidelines for pediatric equipment and supplies for emergency departments. Ann. Emerg. Med. 31: 54–57, 1998
Dilch A.: Vortrag über pädiatrische Notfälle am 4. internationalen Notfallkongreß der Wr. Rettung. Arzt im Einsatz 1/97, 3–5
Fuchs G.: Analgesie – Sedierung – Narkose. Arzt im Einsatz 3/96, 7–12
Zwiauer K.: Primärversorgung von Verbrennungen und Verbrühungen bei Kindern und Jugendlichen. Arzt im Einsatz 4/96, 9–10
Fasching G.: Der traumatologische Kindernotfall. Arzt im Einsatz 4/96, 4–6
Grubbauer H. M.: Akut lebensbedrohliche Erkrankungen im Kindesalter. Fakultätsvertretung Medizin Graz, 1985
Grubbauer H. M., Trop M., Pierer G., Berger J.: Zentrum für brandverletzte Kinder und Jugendliche. Arzt im Einsatz 3/88, 16–18

Autoren:
OA Dr. Gerhard Köstl
Abteilung für Kinder und Jugendliche
LKH Leoben
Vordernbergerstr. 42
A-8700 Leoben

Prim. Univ. Prof. Dr. Ingomar Mutz
Abteilung für Kinder und Jugendliche
LKH Leoben
Vordernbergerstr. 42
A-8700 Leoben

Kindertraumatologische Notfälle

G. Fasching

Das Polytrauma ist die vorherrschende Todesursache im Kindesalter. In Österreich werden jährlich ca. 270.000 bis 300.000 Kinderunfälle registriert. Jedes Jahr erliegen 150 Kinder ihren schweren Verletzungen, davon 2/5 im Straßenverkehr und 3/5 bei Unfällen im Haushalt, in der Freizeit und beim Sport.
Neben den kinderspezifischen Problemen machen oft auch mangelnde Routine und die nicht immer kindergerechte Ausrüstung den kindlichen Notfall zu einer Herausforderung für das Notarztteam. Die Qualität der Erstversorgung ist entscheidend für den späteren Verlauf.

Untersuchung

Sie sollte möglichst gründlich sein und grundsätzlich in entkleidetem Zustand erfolgen. Da Kinder durch die große Körperoberfläche leichter auskühlen, wird diese Maßnahme manchmal nur beschränkt durchführbar sein. Unerläßlich ist es daher, genaue Angaben über die Art des Unfalls einzuholen. Vom Unfallmechanismus können wertvolle Rückschlüsse auf das zu erwartende Verletzungsmuster gezogen werden.
An erster Stelle steht die Überprüfung der Atmung. Eine Ateminsuffizienz ist gekennzeichnet durch Tachypnoe, Dyspnoe, Nasenflügeln, Cyanose oder Blässe, Muskelhypotonie, Unruhe oder Somnolenz – und beim Kleinkind: Einziehungen, besonders im Jugulumbereich.
Die Evaluierung des Kreislaufs erfolgt durch Beurteilung der Hautfarbe, Hauttemperatur, Rekapillarisierungszeit (die Extremität wird auf Herzniveau gehalten und das Kapillargebiet an Hand- oder Fußfläche ausgedrückt; die Zeit, bis die Farbe zurückkehrt, ist die Rekapillarisierungszeit und sollte im Normalfall unter 2 Sekunden liegen), Tasten von peripheren und zentralen Pulsen (A. carotis, A. brachialis, A. femoralis) sowie Messen der Herzfrequenz und des Blutdrucks, wobei geeignete Blutdruckmanschetten vorhanden sein müssen.
Bei der Beurteilung der Bewußtseinslage von Säuglingen und Kleinkindern muß der für Kinder modifizierte Glasgow Coma Scale angewandt werden (Tabelle 87, S. 374).

Die neurologische Untersuchung umfaßt Prüfung von Pupillenform und -reaktion, Bulbusstellung, Zeichen einer Ostienblutung oder Halbseitensymptomatik, Schmerzreaktion und das Vorhandensein von Schutzreflexen, wie z. B. Schluck- und Hustenreflex.
Danach erfolgen die Suche nach äußeren Verletzungen (Wunden, Hämatome) und Palpation des Abdomens, Überprüfung des knöchernen Thorax (Druck- oder Kompressionsschmerz) und Untersuchung aller Extremitäten auf Fehlstellung oder Schonhaltung.

Stabilisierung von Atmung und Kreislauf und Analgosedierung

Prinzipiell gilt, daß zuerst die Atemwege freigemacht werden (Mundhöhle reinigen, absaugen), daß der Unterkiefer nach vorne gezogen wird, wobei immer auf eine gute HWS-Kontrolle geachtet werden sollte.
Bei einer Ateminsuffizienz wird zuerst Sauerstoff gegeben; bessert sich die respiratorische Situation nicht, sind die Intubation und die Beatmung indiziert. Ebenso sind ein Glasgow Coma Scale < 8 und ein Polytrauma Indikationen zur Intubation.
Die Tubusgröße in Charriere berechnet sich aus (16 + Alter)/4; einfacher ist die „Kleinfinger-

Item		Punkte
I.	**Verbal**	
	voll orientiert	5
	verwirrt	4
	unpassende Worte	3
	unverständliche Worte	2
	keine Laute	1
Ia.	**Bei Säuglingen und Kleinkindern bis 24 Monate**	
	fixiert, verfolgt, lacht	5
	fixiert inkonstant, erkennt nicht sicher	4
	nur zeitweise erweckbar, trinkt nicht	3
	nicht erweckbar, motorisch unruhig	2
	tief komatös, keinerlei Reaktionen	1
II.	**Motorisch (Schmerzreiz)**	
	gezieltes Greifen nach Aufforderung	6
	gezielte Schmerzabwehr	5
	ungezielte Beugung auf Schmerz	4
	auf Schmerzreize Arme gebeugt, Beine gestreckt	3
	auf Schmerzreize alle Extremitäten gestreckt	2
	keinerlei Schmerzreaktion	1
III.	**Augenöffnen**	
	spontan	4
	auf Anruf	3
	auf Schmerzreiz	2
	kein Augenöffnen	1
IIIa.	**Augensymptome**	
	konjugierte Bulbusbewegung, Pupillen normal	4
	konjugierte Bulbusbewegung und positives Puppenaugenphänomen	3
	Divergenzstellung der Bulbi, besonders bei oculo-vestibulärem Reflex	2
	keine spontane Augenbewegung, weite, lichtstarre Pupillen	1
Bewertung: ab 11 Punkten ist die Prognose gut; weniger als 8 Punkte: Intubation und Beatmung		

Tabelle 87: Glasgow Coma Score, modifiziert für das Kindesalter

Nasenloch-Regel", d. h., die Tubusgröße entspricht der Kleinfinger- oder der Nasenlochgröße des Kindes.
Da das Alter oder das Gewicht nur geschätzt werden können, empfiehlt es sich für die Praxis, die nächstkleinere Tubusgröße zu wählen. Bis zum 8. Lebensjahr darf der Tubus nicht geblockt werden! Die Beatmung erfolgt mit einem Atemzugvolumen von 7–15 ml/kg KG und einer Frequenz zwischen 15/min bei Schulkindern und 30/min bei Säuglingen. Die Kontrolle der Effizienz erfolgt durch Beobachtung der Brustkorbbewegung.

Kreislauf
Nach Erkennen und Behandlung von lebensbedrohlichen Problemen der Atmung erhalten Blutungskontrolle, Kreislaufevaluierung und intravenöser Zugang Priorität. Kinder können trotz Blutverlust annähernd normale Blutdruckwerte haben, da sie die vaskuläre Resistance entsprechend erhöhen können (Blutdruckabfall erst nach Verlust von 40% Blutvolumen!). Trotz Schocks können daher häufig normale Blutdruckwerte gemessen werden. Neben den klassischen Schockzeichen, wie Tachycardie, und den Folgen der Vasoconstriktion (verlängerte Rekapillarisierungszeit, kühle, feuchte Haut sowie schwache oder fehlende periphere Pulse) ist ein getrübtes Bewußtsein ein wichtiger Hinweis für eine Kreislaufinsuffizienz. Unruhe, Gereiztheit und aggressives Verhalten werden bei Persistieren des Schocks von Lethargie abgelöst (Tab. 88).

	< 25%	25%	40%
Kreislauf	schwacher Puls, Tachycardie	schwacher Puls, Tachycardie	Hypotonie, Bradycardie
ZNS	gereizt, aggressiv verwirrt, lethargisch	somnolent, reduzierte Schmerzreaktion	komatös
Haut	feucht, kalt	cyanotisch, Rekapillarisierungszeit reduziert	blaß, kalt

Tabelle 88: Blutverlust und Symptome

Fälschlicherweise wird es häufig als gutes Zeichen gewertet, wenn das Kind sich wegen der zunehmenden Kreislaufinsuffizienz beruhigt. Ein kreislaufstabiles Kind ist zwar auch ruhig, zeigt im Unterschied zum schockierten Kind jedoch ein waches Verhalten und nimmt Anteil an der Umgebung.
Sind Schockzeichen vorhanden, sollte sich das initiale Management auf die gestörte Gewebsoxygenierung konzentrieren. Freihalten der Atemwege und Verabreichung von 100% Sauerstoff sind einfache, aber sehr wirkungsvolle Mittel.
Danach ist die rasche i. v. Gabe von kristalloiden Lösungen (z. B. Ringer-Lactat) in einer Dosierung von 20 ml/kg KG als Bolus innerhalb von 10 Minuten indiziert. Anschließend erfolgt die neuerliche Überprüfung der Kreislaufparameter. Bei Bedarf wird die Bolustherapie wiederholt. Bei der zweiten Repetition wird die Gabe von kolloidalen Lösungen (Elohäst, Hämaccel) in einer Dosierung von 10 ml/kg KG empfohlen. Der Volumenersatz sollte mittels Druckinfusion oder 50 ml-Spritze zugeführt werden. Bleibt der Bedarf für eine Volumensubstitution trotz mehrmaliger Repetition aufrecht und ist keine wesentliche Blutungsquelle sichtbar, muß an eine Höhlenblutung gedacht werden (Intubation, aggressive Volumensubstitution, Analgesie, Transportpriorität, Bereitstellen von Erythrocytenkonzentrat 0 neg.).

Eine Kontraindikation für die Bolustherapie ist die kardiale Insuffizienz, die durch gestaute Halsvenen und eine vergrößerte Leber gekennzeichnet ist.
Vasopressoren sollten nicht routinemäßig verwendet werden, da die Durchblutung weiter eingeschränkt wird.
Der gründlichen Fixierung des Zugangs ist in allen Fällen größtes Augenmerk zu schenken.
Wenn ein ausgeprägter Schockzustand beim traumatisierten Kind vorliegt, muß außer an eine Hypovolämie differentialdiagnostisch auch an einen Spannungspneumothorax, eine Herzbeuteltamponade oder eine schwere Hypothermie gedacht werden.
Bei allen traumatisierten Patienten ist für eine ausreichende Analgosedierung zu sorgen. Analgetika sollten nur bei liegender Leitung verabreicht werden, da eine unerwünschte Verstärkung der Wirkung im Schock und bei Hypothermie auftreten kann.

Schädel-Hirn-Trauma
Kinder haben im Vergleich zum Erwachsenen einen größeren Hirnanteil, bezogen auf das Körpergewicht, und einen gesteigerten Hirnstoffwechsel. Im 5. Lebensjahr beträgt das Hirnvolumen bereits 90% von dem des Erwachsenen. Neben dem schützenden knöchernen Schädel verhindert auch die Unterteilung der Hirnanteile in Kompartments verletzende Bewegungen des Gehirns gegenüber der Umgebung bei mittelschwerem Trauma. Neben der primären Schädigung von Hirnarealen direkt durch ein schweres Trauma ist das Auftreten von Sekundärschäden durch Anstieg des intracraniellen Druckes und die daraus resultierende Minderperfusion ein kritisches Problem, das verhindert werden muß. Das echte Hirnödem entsteht durch Zunahme des extravasalen Volumens, tritt spät auf und kann letztlich die Hirnperfusion reduzieren. Veränderungen des intrakraniellen Volumens, die rasch nach dem Trauma auftreten, sind auf eine vermehrte Durchblutung zurückzuführen und stellen eine vaskuläre Antwort auf die Verletzung dar. Dabei nimmt der intrakranielle Druck zu, die Hirndurchblutung ist primär jedoch nicht beeinträchtigt. In verletzten Hirnarealen sind die Autoregulationsfunktion und die CO_2-Reaktion vermindert, oder sie fehlen. Basierend auf der linearen Korrelation zwischen dem $paCO_2$ und dem cerebralem Blutfluß kann die Hyperventilation das Volumen der arteriellen Kompartments und somit den Hirndruck senken.
Oberstes Behandlungsziel ist die Erhaltung der Sauerstoffzufuhr zum Gewebe. Da die cerebrale Perfusion die Differenz aus mittlerem arteriellem Blutdruck und Hirndruck darstellt, sind die Stabilisierung der Kreislauffunktion und die mäßige Hyperventilation die entscheidenden therapeutischen Ansätze. Ein primär erhöhter Hirndruck ist das Resultat einer luxuriösen Mehrdurchblutung; jede Reduktion des Hirndrucks, die die cerebrale Perfusion verbessert, ist nützlich. Die Hyperventilation reduziert den Hirndruck durch arterioläre Vasokonstiktion. Generell sollten pCO_2-Werte von 30–35 mm Hg angestrebt werden. Niedrigere Werte reduzieren den arteriellen Blutfluß zum Gehirn zu stark. Ein $pCO_2 < 30$ sollte für Fälle mit drohender innerer Einklemmungssymptomatik reserviert bleiben.
Besteht wenig Erfahrung in Kinderintubation und zeigt das Kind gezielte Schmerzabwehrreaktion, ist die Sauerstoffgabe zumindest ausreichend. Ein GCS < 8 ist eine absolute Indikation zur Intubation. Eine aggressive Schockbehandlung ist beim Kind mit SHT unerläßlich. Normalerweise führt ein isoliertes SHT nicht zum hypovolämischen Schock, so daß in einem solchen Fall eine andere Ursache für den Volumenverlust gesucht werden muß.
Die Lagerung erfolgt nach Kreislaufstabilisierung mit 30° hochgelagertem Oberkörper, der Kopf sollte in Mittelstellung gelagert sein, um den venösen Rückfluß nicht zu beeinträchtigen. Unbe-

dingt ist bei jeder Kopfverletzung an die Möglichkeit einer begleitenden Verletzung der Halswirbelsäule zu denken und die HWS mittels Schanzkrawatte, Stifneck, SAMSplint etc. zu stabilisieren.

Die Verwendung von Cortison zur Prophylaxe eines Hirnödems ist umstritten. Es gibt keine Studien, die reproduzierbar sind und einen positiven Effekt beweisen.

Thoraxtrauma

Meist handelt es sich um ein stumpfes Kompressions- oder Dezelerationstrauma (Sturz aus großer Höhe, Verkehrsunfall). Der kindliche Thorax ist elastisch und wenig widerstandsfähig. Rippenbrüche sind daher selten, aber schwere innere Verletzungen können auch ohne Verletzungen des knöchernen Thorax auftreten. Neben genauer Untersuchung sind die Sicherung der Atemfunktion und die Schockbehandlung wichtig. Eine ausreichende Analgosedierung ist zwingend, da durch eine schmerzbedingt eingeschränkte oberflächliche Atmung nicht alle Lungenabschnitte belüftet werden und das intrapulmonale Shuntvolumen zunimmt. Die Sauerstoffaufnahme wird daher empfindlich beeinträchtigt, und es resultiert rasch eine respiratorische Insuffizienz.

Spezielle Maßnahmen, wie Beatmung bei respiratorischer Insuffizienz, Drainage bei Spannungspneu, PEEP etc., unterscheiden sich nicht von der Therapie beim Erwachsenen.

Man sollte immer an das Auftreten eines Spannungspneumothorax denken. Leitsymptome sind zunehmende Dyspnoe beim spontan atmenden Kind bzw. steigender Beatmungsdruck beim beatmeten Patienten. Der Behandlungsalgorithmus besteht aus
1. Gabe von Sauerstoff – tritt keine Besserung ein, folgt
2. Intubation und Beatmung – tritt keine Besserung ein, folgt
3. Thoraxdrainage (nach Perkussion und Auskultation) – tritt keine Besserung ein, folgt
4. Thoraxdrainage, auch kontralateral.

Eine Besonderheit stellt das Perthes-Syndrom (Thoraxkompressionssyndrom) dar: durch länger einwirkenden Druck auf den Thorax (Einklemmtrauma, Überrolltrauma) kommt es zu einer massiven Stauung im Einflußgebiet der oberen Hohlvene. Es resultieren multiple petechiale Blutungen und bläulich-livide Verfärbung des Gesichts- und Halsbereiches (Abb. 90a). Häufig besteht ein Hyposphagma (Abb. 90b). Die respiratorische Situation ist meistens nicht dramatisch. In der Regel reichen die Sauerstoffgabe und die Überwachung; an eventuelle intrathorakale Verletzungen und an die Möglichkeit von cerebralen Blutungen muß gedacht werden.

Sonstige Verletzungen

Abdomen
Hinweise für eine intraabdominelle Blutung sind schwerer Schock ohne adäquate Blutungsquelle, ein zunehmend aufgetriebener, in der Flanke ausladender Bauch und diskrete Prellmarken im Abdominalbereich. Der Unfallmechanismus spielt eine entscheidende Rolle (z. B. Fahrradlenkerverletzung). Zu beachten ist, daß bei einem Perforationstrauma oder innerer Blutung sich häufig keine Tachycardie findet! Neben der Schockbehandlung ist immer für eine ausreichende Analgesie zu sorgen!

Extremitäten
Dislozierte Frakturen oder Luxationen müssen vom Notarzt auch bei Kindern, nach Analgesierung, immer durch Zug und Gegenzug in achsengerechte Stellung gebracht werden, um Schä-

digungen von Haut, Gefäßen oder Nerven zu minimieren.

> **Cave:**
> Kinder sind durch ihre relativ größere Körperoberfläche stärker hypothermiegefährdet als Erwachsene. Daher muß auf Schutz vor Auskühlung großer Wert gelegt werden. Isolierung mit Alufolie und Decken und evtl. Anwendung von Wärmebeuteln sind geeignete Methoden zur Minimierung des Wärmeverlustes.

Transport

Für einen sicheren Abtransport des kindlichen Unfallopfers ergeben sich folgende Forderungen:
- 2 Leitungen
- Monitoring von Herzfrequenz, Atmung, Blutdruck
- Sauerstoffsättigung (Pulsoximeter)
- Perfusor für Flüssigkeits- und Medikamentengabe
- unbedingt Mitnahme einer Bezugsperson (Mutter)
- wiederholte klinische Untersuchung bei Langzeittransport
- Zielkrankenhaus mit Erfahrung in Kindertraumatologie und mit pädiatrischer Intensivstation und moderner Diagnostik

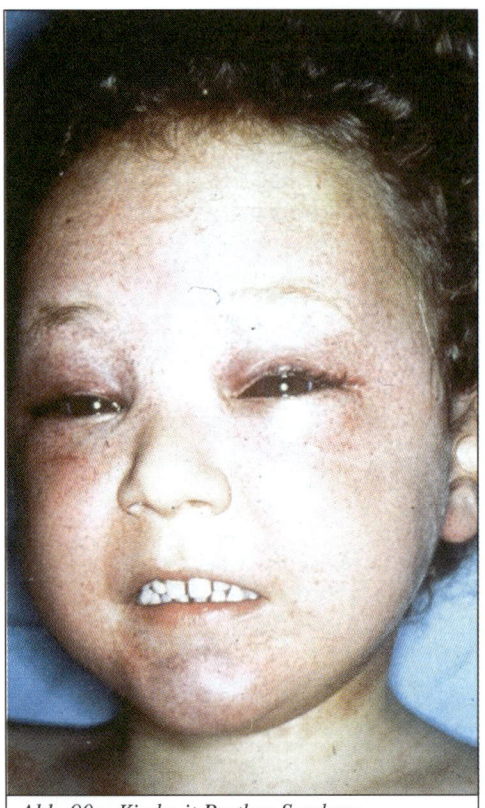

Abb. 90a: Kind mit Perthes-Syndrom

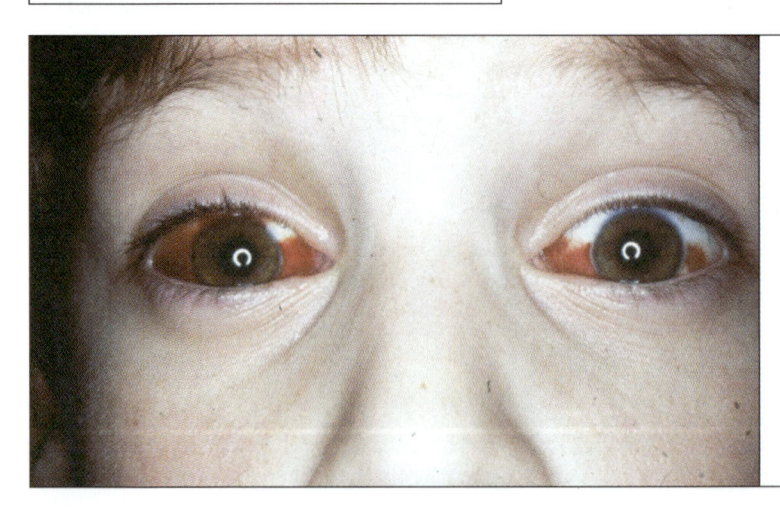

Abb. 90b: Subkonjunktivale Blutungen beim Perthes-Syndrom

Literatur:

Corneli H. M.: Evaluation, treatment, and transport of pediatric patients with shock. Ped. Clin. North Am. 40: 303–319, 1993

Fasching G., Mayr J.: Akutversorgung beim kindlichen Thoraxtrauma. ACA 6: 414–415, 1993

Fasching G.: Erstversorgung des verletzten Kindes. In: Jahrbuch 94 der Österr. Ges. f. Alpin- und Höhenmedizin: 267–274, 1994

Fösel T., Altemeyer K. H., Wick C., Schirmer U.: Präklinische Versorgung schwerverletzter Kinder. Notfallmedizin 14: 627–630, 1988

Ghajar J., Hariri R. J.: Management of pediatric head injury. Ped. Clin. North Am. 39: 1093–1125, 1992

Graneto J. W.: Transport and stabilisation of the pediatric trauma patient. Ped. Clin. North Am. 40: 365–380, 1993

Guy J., Haley K., Zuspan S. J.: Use of intraosseous infusion in the pediatric trauma patient. J. Ped. Surg. 28: 158–161, 1993

Rosen K. R., Rosen D. A.: Comparative flow rates for small bore peripheral intravenous catheters. Pediatr. Emerg. Care. 2:153, 1986

Autor:
Prim. Univ. Doz. Dr. Günter Fasching
Leitender Flugrettungsarzt FEST Aigen
Vorstand der Kinderchirurgischen Abteilung des G. v. Preyer´schen Kinderspitals
Kinderchirurgische Abteilung
G. v. Preyer´sches Kinderspital
Schrankenberggasse 31
A-1100 Wien

Neurologische Notfälle

M. Hitziger

Im Rahmen schwerer Verletzungen oder Erkrankungen treten häufig neurologische Beeinträchtigungen auf, die durch primäre oder sekundäre Funktionsstörungen des ZNS verursacht werden.
Häufige, durch primäre Hirnschädigung verursachte Notfälle sind:
- Schlaganfall
- Schädel-Hirn-Trauma
- Krampfanfall
- Vergiftungen
- Stoffwechselstörungen
- Meningitis
- Enzephalitis
- cerebraler Tumor

Seltene primär neurologische Notfälle sind rasch progrediente, aufsteigende, periphere Lähmungen (Landry Paralyse, Guillain Barre Syndrom), akinetische Krisen bei Parkinson oder Myasthenie sowie Sinusthrombosen.
Die Funktionsfähigkeit des zentralen Nervensystems ist jedoch häufig sekundär in Mitleidenschaft gezogen, vor allem im Rahmen von Störungen des cardiovaskulären Systems (Herzrhythmusstörungen, hypertone Krise, Blutdruckabfall, Schockgeschehen).
Wie bei allen Notfällen, steht bei akut vital bedrohten Patienten eine Sicherung der Lebensfunktionen an erster Stelle, davon abgesehen ist die exakte Anamnese ein unverzichtbarer Bestandteil der neurologischen Beurteilung.

Anamnese

Da bei neurologischen Notfällen häufig eine Eigenanamnese mit dem Patienten nur sehr eingeschränkt oder gar nicht erhebbar ist, kommt einer exakten Fremdanamnese entscheidende Bedeutung zu.
Eine allgemeine Anamnese aller Systemfunktionen ist erforderlich, um den Funktionsausfall zu lokalisieren (muskulär, nerval, spinal, cerebral).
Dabei ist neben dem aktuellen Ereignis auf vorbestehende Erkrankungen, wie vorangegangene Schlaganfälle, Epilepsie, Schädel-Hirnverletzungen, Infektionen, Blutdruckabnormitäten, Herzrhythmusstörungen, Stoffwechselstörungen (Diabetes mellitus), Medikamenteneinnahme, akute und chronische Alkoholzufuhr, besonderes Augenmerk zu legen.
Da häufig am Notfallort eine eindeutige ursächliche Abklärung der neurologischen Ausfallssymptomatik nicht möglich ist, empfiehlt sich ein symptom- bzw. syndromorientiertes Vorgehen. Die orientierende neurologische Untersuchung sowie die richtige Einschätzung neurologischer Leitsymptome und die entsprechende Akuttherapie und die Wahl der geeigneten hospitalen Versorgung sind für die Überlebenschancen des Notfallpatienten von entscheidender Bedeutung.

Neurologische Leitsymptome

Bewußtseinsstörungen
Quantitative Bewußtseinsstörungen entsprechen Veränderungen des Wachheitszustandes bzw. der Reaktionsfähigkeit des Patienten auf äußere Reize.
Qualitative Bewußtseinsstörungen sind durch Beeinträchtigung des Gedankenablaufs bzw. der Denkfähigkeit des Patienten in völlig wachem Zustand gekennzeichnet.

Beurteilung der quantitativen Bewußtseinslage

Wach, bewußtseinsklar:
Auf Ansprache gut und aufmerksam reagierender Patient.

Somnolenz:
Ist durch abnorme Schläfrigkeit gekennzeichnet, auf Ansprechen erfolgt aber Weckreaktion: Augenöffnen, spontanes Zuwenden. Verbale Aufforderungen werden befolgt.

Sopor:
Es fehlen spontane Bewegungen, der Patient kann durch lautes Rufen oder sonstige starke Reize geweckt werden. Auf Anruf erfolgt eine kurze Orientierungsreaktion, Schmerzreize werden mit gerichteten Abwehrbewegungen beantwortet. Nach Sistieren der Schmerzreize Rückfall in den Ausgangszustand.

Koma:
Im beginnenden Koma erfolgt keine Reaktion auf Ansprechen, jedoch eine ungerichtete Abwehrreaktion auf Schmerzreize. Im tiefen Koma bleibt jegliche Reaktion, auch auf wiederholte Schmerzreize, aus.

Der Schweregrad eines komatösen Zustandes ergibt sich aus neurologischen Plus-Symptomen, d. h. aus zusätzlichen Störungen von Pupillenfunktion, Bulbusmotorik, Körpermotorik, Muskeltonus und Reflexen, wobei das Auftreten stereotyper Decerebrations- oder Decortikationsmuster möglich ist.

Im Rahmen qualitativer Bewußtseinsstörungen tritt ein mehr oder weniger stark ausgeprägter Realitätsverlust auf. Symptome können Erinnerungsstörungen, Orientierungsstörungen, Verwirrtheit, Wahnideen, Halluzinationen, unbegründete Ängste und Aggressionen sein.

Zur raschen, groben, jederzeit nachvollziehbaren Beurteilung der Bewußtseinslage wird die Glasgow Coma Scale (GCS) verwendet (siehe Seite 150).

Pupillenfunktion
Beurteilt werden Größe und Form im Seitenvergleich sowie die Lichtreaktion direkt und konsensuell.
Der Normbefund lautet: Pupillen rund, isokor, mittelweit, prompte Reaktion auf Lichteinfall, direkt und indirekt.
Die Pupillenweite ist einerseits stark vom Ausmaß der Lichteinstrahlung abhängig, andererseits sind individuelle Faktoren, wie Patientenalter (Altersmiose), vorbestehende Augenerkrankungen (Katarakt, Operationen, Traumen) bzw. die Anwendung von Augentropfen oder die systemische Gabe von Katecholaminen, Benzodiazepinen, Opiaten, mögliche Störfaktoren einer geregelten Pupillenfunktion.

Glasgow Coma Scale

Augenöffnen	
spontan	4
nach Ansprechen	3
nach Schmerzreiz	2
fehlend	1
Beste motorische Reaktion	
folgt Aufforderungen	6
gezielte Reaktion auf Schmerzreiz	5
normale Beugemechanismen	4
atypische Beugereaktionen	3
Streckmechanismen	2
fehlend	1
Beste verbale Reaktion	
orientiert	5
konfuse Antwort	4
inadäquate Worte	3
unverständliche Laute	2
fehlend	1

Tabelle 89: Glasgow Coma Scale

Bei Vergiftungen können die Pupillen, je nach Ursache, erweitert (z. B. Benzodiazepinvergiftung) oder verengt (z. B. Opiatvergiftung) sein, wobei die Lichtreaktion verlangsamt oder fehlend ist.

Intakte Pupillenbefunde lassen in der Regel auf eine weitgehend erhaltene Mittelhirnfunktion schließen. Reaktionslose Pupillen deuten auf eine Mittelhirnläsion, enge reaktive Pupillen auf eine pontine Läsion. Beidseits weite und reaktionslose Pupillen findet man bei ausgeprägtem Bulbärhirnsyndrom.

Bulbusstellung und -motilität

Beurteilt werden Bulbusstellung, Bewegung, Konjugation, Nystagmus.

Der Normalbefund lautet: Bulbi achsengerade, in alle Richtungen konjugiert, frei beweglich, kein Nystagmus.

Bei Hirndruckerhöhung kann häufig ein Bulbuswandern beobachtet werden, in weiterer Folge treten Konjugationsstörungen auf.

Vor allem bei frischem Schlaganfall, jedoch auch bei epileptischen Anfällen können die Bulbi ausgeprägt nach einer Richtung gewendet sein (Herdblick – Deviation conjugée).

Neurologische Notfälle

Meningealer Reizzustand

Die Zeichen der meningealen Reizung können ein Spektrum von geringgradigem Meningismus (Nackensteifigkeit) bis hin zu Opisthotonushaltung oder extremer Jagdhundstellung umfassen. Tiefes Koma löscht einen Meningismus hochgradig bis vollständig aus.

Paresen und Sensibilitätsstörungen

Die Untersuchung erfolgt durch Beobachtung der Spontanmotorik, Berührung, Bewegungsaufforderung oder durch Setzen von Schmerzreizen mit Auslösung von Fluchtbewegungen.
Es kann zu einer Kraftminderung (Parese) oder zu einem völligen Verlust der Beweglichkeit (Plegie) kommen.
Bei der Sensibilitätsprüfung werden Berührungs-, Schmerz-, Temperatur- und Lageempfindung geprüft. Bei Störungen kann einerseits eine mangelnde oder fehlende Empfindung vorliegen, andererseits können sensible Reizsymptome, wie Kribbeln, Ameisenlaufen (Parästhesien) oder gesteigerte Empfindlichkeit, bestehen.
Bei quantitativen Bewußtseinsstörungen finden sich zumeist ungeordnete Spontan- und Abwehrbewegungen, wobei z. B. ein einseitiger Bewegungsverlust als Hinweis auf eine Halbseitensymptomatik zu deuten ist.
Bei bewußtseinsgetrübten Patienten ist es besonders schwierig, Lähmungen, z. B. Halbseitenparesen, nachzuweisen. Dabei empfiehlt sich die Beurteilung der Fallgeschwindigkeit der passiv angehobenen Extremität. Häufig findet sich ein rascheres Zurückfallen der Extremitäten an der paretischen Seite aufgrund des hochgradigen Tonusverlustes.
Die Untersuchung von Motorik und Sensibilität erfolgt im Vergleich zwischen verschiedenen Körperabschnitten (z. B. Seitenvergleich zwischen Extremitäten).

Tonus

Bei Läsionen von peripheren Nerven, aber auch in der Akutphase von Schädigungen des ZNS ist der Muskeltonus herabgesetzt (schlaffe Paresen). Langsam entstandene oder länger bestehende zentrale Lähmungen sind durch Spastizität gekennzeichnet.

Reflexe

Beim Vorliegen von peripheren Lähmungen, aber auch in der Akutphase von zentralen Lähmungen sind die Muskeleigenreflexe in den neurophysiologisch zugehörigen Muskelgruppen meist abgeschwächt oder erloschen.
Bei schweren diffusen Hirnschädigungen sind zumeist Primitivreflexe und Instinktbewegungen, wie das Wiederauftreten von Saugphänomenen, Nachgreifen, Palmomentalreflex (Kontraktion des ipsilateralen M. triangularis bei Kratzbewegung im Bereich der Palma mani), zu beobachten (im Säuglingsalter physiologische Reflexe).

Krampfanfälle

Krampfanfälle sind nicht nur ein typisches Symptom für eine Erkrankung, sondern auch eine Reaktion des Gehirns auf unterschiedliche Ursachen.
1. Mögliche Ursachen für Krampfanfälle:
    - angeborene oder erworbene Hirnschäden
    - genetische, perinatale Schäden
    - Hirntraumen

- Insult
- Meningoenzephalitiden
- Tumor

2. Akut aufgetretene Beeinträchtigung der Hirnfunktion:
   - Infekt
   - Fieberkrampf
   - Stoffwechselstörung, z. B. Hypoglykämie, akuter Sauerstoffmangel, Schädel-Hirn-Trauma, Vergiftungen

Motorische Krämpfe können tonisch (langdauernde Muskelkontraktionen) oder klonisch (schnell aufeinanderfolgende Muskelzuckungen) oder kombiniert sein.

Sprachstörungen
Schädigungen der Sprachzentren sowie der entsprechenden Verbindungsbahnen durch Trauma, Tumor, Schlaganfall, degenerative Prozesse führen zu einer Aphasie.

Atemstörungen
Ruhige, regelmäßige Atmung eines bewußtlosen Patienten läßt zumeist keine akute Ateminsuffizienz erwarten.

Cheyne-Stokes Atmung
Periodisch allmählich zunehmende Atemtiefe mit anschließender Abnahme und zwischengeschalteten apnoischen Phasen. Dieser Atemtyp ist eine Folge einer Irritation des Atemzentrums durch beginnenden Hirndruck oder eine bilaterale, meist hypoxische Großhirnläsion. Ein unmittelbarer Atemstillstand ist nicht zu erwarten.

Maschinenatmung
Vertiefte, beschleunigte, gleichmäßige Atemzüge sind Ausdruck einer Mittelhirnschädigung und als ernstes prognostisches Kriterium anzusehen.

Ataktische Atmung
Völlig unregelmäßige Atmung mit raschem Wechsel von tiefen und oberflächlichen Atemzügen sowie apnoischen Phasen. Das Eintreten einer akuten Ateminsuffizienz ist unmittelbar zu erwarten.

Schnappatmung
Angedeutete Atembewegungen mit Öffnen des Mundes, ohne nachweislichen Luftstrom. Ist als Ausdruck einer absolut insuffizienten Atemfunktion zu werten und entsprechend zu behandeln (Beatmung).

Praktisches Vorgehen bei neurologischen Notfällen

- Bewußtseinsbeurteilung durch Ansprechen und Setzen von Schmerzreizen.
- Bei Bewußtlosigkeit Beurteilung der Vitalfunktionen und Vorgehen entsprechend dem ABC-Schema.
- Freihalten der Atemwege durch Lagerung in stabiler Seitenlage bzw. Intubation.
- Beurteilung von Pupillenfunktion und Bulbusstellung und -motilität.

- Bei jedem Patienten mit neurologischer Ausfallssymptomatik hat eine orientierende Blutdruckmessung zu erfolgen.
- Bei jedem bewußtseinsgetrübten Patienten ist eine Blutzuckerbestimmung durchzuführen, um Blutzuckerentgleisungen, vor allem Hypoglykämien, auszuschließen.
- Untersuchung auf Verletzungen, vor allem an Schädel und Wirbelsäule.
- Weitere neurologische Untersuchung unter Berücksichtigung der eingangs angeführten Leitsymptome.
- Legen eines sicheren venösen Zugangs.
- Cardiale Monitorisierung
- Pulsoxymetrie
- Hirnödemprophylaxe: Bewußtseinsklare oder intubierte Patienten werden in Rückenlage mit 30 Grad aufgerichtetem Oberkörper gelagert; keine Seitdrehung des Kopfes gegenüber dem Rumpf.
- Mehrfache Wiederholung orientierender neurologisch-psychiatrischer Befunde kann wertvolle Hinweise auf die Krankheitsursache sowie weitere Entwicklung des Krankheitsgeschehens geben.
- Jede unnotwendige Sedierung eines neurologischen Akutpatienten sollte unterlassen werden, da es zu einer Verschleierung der neurologischen Ausfallssymptomatik (z. B. zunehmende Hirndrucksymptomatik) kommt. Sedierung unruhiger Patienten erst nach sicherem neurologischen Ausgangsbefund.

Häufige neurologische Notfälle

Die im folgenden Abschnitt angegebenen Medikationshinweise gelten für Erwachsene und müssen, selbstverständlich unter Berücksichtigung von Alter, Körpergewicht, Nebenwirkungen und Kontraindikationen, den individuellen Verhältnissen angepaßt werden.

Der bewußtlose Patient
Für die Erhaltung des Bewußtseins sind beide Großhirnhemisphären sowie die aufsteigenden Bahnverbindungen der Formatio reticularis zuständig. Bei Ausschaltung des retikulären Aktivierungssystems oder ausgedehnter Schädigung beider Großhirnhemisphären tritt eine Bewußtseinsstörung auf.

Ätiologie
- vaskuläre Erkrankungen: cerebraler Infarkt, intracerebrale Blutung, Subarachnoidalblutung, Subduralblutung, Epiduralblutung, Sinusthrombose, Basilaristhrombose
- Schädel-Hirn-Trauma
- entzündlich infektiöse Hirnerkrankungen: Meningitis, Enzephalitis, Hirnabszeß
- Hirntumore
- degenerative Hirnerkrankungen
- epileptische Anfälle
- Stoffwechselstörungen: diabetisches, urämisches, hepatisches Koma
- cerebrale Hypoxie: Hypoxämie, Hypotonie, cardiopulmonale Erkrankungen mit inadäquater Oxygenierung und/oder Perfusion
- Intoxikationen

Weiteres Vorgehen entsprechend den allgemeinen Richtlinien.

Hirndruckerhöhung

Bei intrakranieller Volumenzunahme (Hirnödem, intracerebrale, subarachnoidale, subdurale, epidurale Blutung, Hirntumor, Hydrozephalus) kommt es zu einer Hirndrucksteigerung.

Vor allem eine rasche Hirndrucksteigerung führt zu einer Reduktion des cerebralen Perfusionsdruckes und damit auch der cerebralen Perfusion. Bei anhaltender Minderperfusion und diffuser cerebraler Hypoxie wird die Autoregulation der Hirngefäße aufgehoben. Daraus resultieren eine Zunahme des intracerebralen Blutvolumens sowie eine weitere Zunahme des hypoxischen Hirnödems. Übersteigt schließlich der Hirndruck den systemischen Blutdruck, kommt die cerebrale Durchblutung zum Erliegen.

Zeichen eines geringgradig erhöhten Hirndruckes sind Kopfschmerzen, vor allem morgens, mit Nüchternerbrechen. Zunahme bei Pressen, Husten und Vornüberbeugen des Kopfes.

Auffallend sind weiters psychische Auffälligkeiten, wie affektive Verflachung, Konzentrations- und Gedächtnisstörungen, psychische Enthemmung.

Höhergradige Hirndruckerhöhung ist durch eine zunehmende Bewußtseinsstörung (siehe Seite 381) sowie durch Störungen der Bulbusmotorik (Bulbusdivergenz, „Schwimmende" Bulbi), Störungen der Pupillenfunktion (Anisokorie, Abschwächung der Lichtreaktion, ein- oder beidseitig), Auftreten ein- oder beidseitiger motorischer Muster (Beuge- oder Strecksynergismen), Störungen der Atmung (initial Tachypnoe oder Cheyne-Stokes Atmung, im fortgeschrittenem Stadium Maschinenatmung und Schnappatmung bis hin zum Atemstillstand) gekennzeichnet.

Therapie der Hirndruckerhöhung mit Hirnstammeinklemmungssymptomatik

- Siehe *Praktisches Vorgehen bei neurologischen Notfällen* (Seite 384 f.)
- Oberkörperhochlagerung 30 Grad (bei Schock und Hypotension flach), Kopf gerade auf dem Rumpf (Verdrehung des Kopfes torquiert die Jugularvenen, ebenso eine Retroflexion oder Anteversion), da eine venöse Drainagebehinderung zur Hirndrucksteigerung führt.
- Blutdruckregulierung auf hochnormale bis mäßig hypertone Blutdruckwerte. Eine zu schnelle Blutdrucksenkung sollte unbedingt vermieden werden. Langsame Senkung eines erhöhten Blutdrucks, vorzugsweise mit Urapidil (Ebrantil®) oder Nifedipin (Buconif-Spray®, Adalat®). Urapidil (Ebrantil®) initial 10–25 mg als Bolus i. v. Innerhalb von 5 Minuten ist eine blutdrucksenkende Wirkung zu erwarten. Abhängig vom Blutdruckverhalten kann die Injektion von Ebrantil wiederholt werden. Vermeidung zentral wirksamer Vasodilatantien, wie Nitro-Präparate und Nitroprussidnatrium (durch cerebrale Hyperämie Hirndrucksteigerung).
- Bei Kombination von Schock/arterieller Hypotension mit erhöhtem Hirndruck ist vordringlich eine rasche Blutdrucknormalisierung durch adäquate Schockbekämpfung anzustreben.
- Moderate Hyperventilation mit konsekutiver Hypokapnie (Zielbereich pCO_2 30–32 mm Hg) senkt das cerebrale Blutvolumen und damit den Hirndruck.

Cave:
Unter 30 mm Hg kann eine Ischämie induziert werden.

- PEEP möglichst reduzieren, da eine PEEP-Beatmung ab etwa 6 cm H_2O den intracraniellen Druck steigert.
- Osmotherapie: 100 ml Mannit 20% i. v. über 20 min. Hyperosmolare Lösungen sollten in der Frühphase des Schädel-Hirn-Traumas nicht angewendet werden.
- Der Einsatz von Kortikoiden bei Hirndruckerhöhung wird kontroversiell diskutiert. Bei perifokalem vasogenem Ödem (Tumor, Blutung) ist von Kortikosteroiden, z. B. Dexamethason 40 mg i. v. (Fortecortin®), ein therapeutischer Nutzen zu erwarten.

Neurologische Syndrome mit Lähmungen als Leitsymptom

Halbseitenlähmungen

Topische Zuordnung
kontralaterale cerebrale Läsion
ipsilaterale Halsmarkläsion

Ätiologie
- ischämischer Insult
- hämorrhagischer Insult
- Traumen
- Tumore (primär, filiae)
- Entzündungen
- postiktal
- Fremdkörperembolien (Luft, Fett)

Symptomatik
Je nach Lokalisation können sich folgende Symptome entwickeln:
- Quantitative Bewußtseinsstörungen aller Schweregrade.
- Bei cerebraler Läsion Hirnnervensymptome mit Blickparesen, Pupillenanomalien und Fazialisparese.
- Halbseitige Paresen und Sensibilitätsstörungen der Extremitäten zeigen in der Akutphase schlaffe Paresen mit abgeschwächten bis fehlenden Muskeleigenreflexen und positiven pathologischen Reflexen. Bei langsamer Entwicklung oder länger bestehenden Paresen werden Spastizität, gesteigerte Muskeleigenreflexe und stark positive pathologische Reflexe gefunden.

Querschnittssyndrome

Ätiologie
- Traumen
- Tumoren (primär, filiae)
- vertebrogen
- diskogen
- vaskulär
- Myelitiden
- Fehlbildungen

Spinaler Schock
Beim akuten Auftreten einer Querschnittsläsion entwickelt sich ein spinaler Schock mit Ausfall der gesamten Motorik, Sensibilität und autonomen Funktionen unterhalb der Läsion.

Ätiologie
Vor allem traumatisch, aber auch vaskuläre Läsionen und Myelitis transversa.

Klinische Symptomatik
Je nach Läsionshöhe bestehen eine schlaffe Para- oder Tetraplegie mit Areflexie, Sensibilitätsausfall sowie atonische Blasen- (atone Überlaufblase) und Mastdarmlähmung. Bei hoher Querschnittsläsion mit Beteiligung der Interkostalmuskulatur ist eine Störung der Atemfunktion zu beachten. Bei Läsion kranial von C4 ist eine Zwerchfellparese (N. phrenicus) und damit komplette Atemlähmung zu erwarten. Durch Unterbrechung von Sympathikusbahnen kann es zu einer peripheren Vasodilatation mit Blutdruckabfall und Bradycardie kommen.
Im Stadium des spinalen Schocks ist eine Beurteilung des Ausmaßes der tatsächlichen Rückenmarksläsion noch nicht möglich. Eine Teilremission und damit inkomplette Querschnittsläsion kann eintreten, gelegentlich sogar eine vollständige Remission.

Therapie
Bei der Primärversorgung von akuten Querschnittssyndromen ist auf eine entsprechende Lagerung (Schanzkrawatte, Stifneck, Schaufeltrage, Vakuummatratze) sowie schonenden Transport (evtl. primärer Hubschrauber-Einsatz) besonderes Augenmerk zu legen, um Sekundärschäden hintanzuhalten (siehe *Chirurgische Notfälle – Wirbelsäulenverletzungen,* S. 372 f.).
Jede akute Querschnittssymptomatik, auch primär nicht lebensbedrohliche, wie Konus- oder Kaudasymptomatik, ist einer raschen diagnostischen Abklärung zuzuführen, um vor allem chirurgische Interventionen nicht unnötig zu verzögern.
Medikamentös ist der spinale Schock mittels hochdosierter Gabe von Corticosteroiden (z. B. Solu Medrol®), Katecholaminen und ausreichender Volumengabe zu bekämpfen.

Schlaganfall (Insult)
Der cerebrale Insult ist ein meist schlagartig auftretendes neurologisches Ausfallsgeschehen, das einerseits durch eine Gefäßverengung oder einen Gefäßverschluß (Thrombose, Embolie, entzündliche Hirngefäßerkrankungen), andererseits durch eine Blutung (ca. 16%) innerhalb des Gehirns oder in den Subarachnoidalraum verursacht sein kann.

Ischämischer Insult (Hirninfarkt)
Wesentliche, den cerebralen Insult begünstigende Risikofaktoren sind Bluthochdruck, Rauchen, Zuckerkrankheit, Fettstoffwechselstörungen, Herzrhythmusstörungen, Alkoholabusus.

Entsprechend dem zeitlichen Ablauf unterscheidet man:
- **TIA** (Transitorisch ischämische Attacke)
  Neurologische Ausfallssymptomatik mit vollständiger Rückbildung innerhalb von maximal 24 Stunden.
- **PRIND** (Prolongiertes ischämisches neurologisches Defizit)
  Vollständige Rückbildung der neurologischen Ausfallssymptomatik innerhalb von Tagen bis Wochen.

- **Kompletter Infarkt**
  Keine vollständige Rückbildung der neurologischen Ausfallssymptomatik.

Die Variationsbreite cerebraler Insulte reicht vom diskreten vorübergehenden neurologischen Defizit bis zu massiven lebensbedrohlichen Bildern mit Koma und schwerer vegetativer Dekompensation. Leitsymptome sind: Sehstörungen, Sprachstörungen, zentrale Faziatisparese, Hemiparese. Die Symptomatik ist nicht abhängig von der Ursache, sondern vom Ort der Läsion.

Im akuten Notfall ist besonderes Augenmerk auf Zeichen der Hirndruckerhöhung sowie auf bestehende Aspirationsgefahr zu richten.

Auch bei diskreten Insultformen, wie TIA, sollte stets eine stationäre Aufnahme erfolgen, da einerseits mit einem Fortschreiten (progressive stroke), andererseits mit einem Rezidiv zu rechnen ist.

Hämorrhagischer Insult
Ätiopathogenetisch spielt der arterielle Hypertonus bei cerebrovaskulärer Arteriosklerose die entscheidende Rolle. Ursächlich kommen jedoch auch Aneurysmen und arteriovenöse Malformationen, Gerinnungsstörungen, Einblutungen in Tumoren oder Hirninfarkte zum Tragen.

Therapie des Schlaganfalls
- Siehe *Praktisches Vorgehen bei neurologischen Notfällen* (S. 384 f.)
- Bei respiratorischer Insuffizienz sowie bei Aspirationsgefahr Intubation.
- Sauerstoffgabe in der Dosierung 6–8 l/min.
- Blutdruckmessung und gegebenenfalls Stabilisierung. Zumeist besteht ein Erfordernishochdruck. Keine forcierte Blutdrucksenkung. Bei einem Blutdruck über 220/110 mm Hg vorsichtige, langsame Blutdrucksenkung mit Urapidil (Ebrantil®) oder Nifedipin (Buconif-Spray®, Adalat®). Urapidil (Ebrantil®) initial 10–25 mg als Bolus i. v. Innerhalb von 5 Minuten ist eine blutdrucksenkende Wirkung zu erwarten. Abhängig vom Blutdruckverhalten kann die Injektion von Ebrantil® wiederholt werden. Der Blutdruck sollte initial maximal um 20% gegenüber dem Ausgangswert gesenkt werden. Nitrate sollten aufgrund ihres hirndrucksteigernden Effektes nur bei zwingender Indikation (z. B. gleichzeitiger Myokardinfarkt) eingesetzt werden.
- Bei Hypotonie sollte ein bestehender Volumenmangel ausgeglichen werden (Ringer-Laktat, evtl. Hydroxyäthylstärke i. v.) bzw. durch den Einsatz von Sympathomimetika oder Katecholaminen eine Blutdruckstabilisierung erfolgen.
- Blutzuckerbestimmung, bei Hypoglykämie Glucose i. v. Keine Verabreichung von Glukoselösungen bei Normo- oder Hyperglykämie, da Hyperglykämien über 200 mg/dl einen ungünstigen Effekt auf das geschädigte Gehirn ausüben.
- Es gibt Hinweise, daß die frühzeitige Verabreichung von Piracetam 12 g per infusionem (Cerebryl® 250 ml, Nootropil® 60 ml) bei einem Teil der ischämischen Insulte eine prognostische Verbesserung bewirken kann.
- Der Einsatz von entwässernden Lösungen, wie Mannit (Mannit 20% 100 ml über 20 Minuten), sollte präklinisch nur bei Hinweis auf eine ausgeprägte Hirndruckerhöhung erfolgen.
- Bei Auftreten von Krampfanfällen 10 mg Diazepam sehr langsam i. v. (Gewacalm®, Valium®).

Cave: Atemdepression

- Studien haben gezeigt, daß innerhalb von 3 Stunden ab Beginn der neurologischen Anfallssymptomatik die Lysetherapie bei einem Teil der ischämischen Insulte positive Resultate erzielte. Daher ist eine rasche Schädel-CT-Untersuchung angezeigt, da erst nach sicherer Differenzierung zwischen Hirnblutung und Durchblutungsstörung die entsprechende Therapie durch einen erfahrenen Neurologen erfolgen kann.

Subarachnoidalblutung
Ursachen sind angeborene oder erworbene Aneurysmen, die vor allem im Bereich des Circulus arteriosus Wilisii lokalisiert sind, weiters arteriovenöse Fehlbildungen sowie Angiome.
Die Inzidenz beträgt 10–15 pro 100.000 Einwohner und Jahr.
Je nach Lokalisation können neurologische Ausfallserscheinungen („paralytisches Aneurysma") auftreten (Okulomotoriusparese, Abduzensparese, Gesichtsfelddefekte).
Die Subarachnoidalblutung präsentiert sich zumeist als akutes Krankheitsgeschehen mit schlagartig einsetzenden starken Kopfschmerzen (in dieser Intensität noch nicht erlebte Kopfschmerzen). Zeichen der meningealen Reizung (Meningismus) entwickeln sich im Verlauf von Minuten bis Stunden. Weiters vegetative Begleitsymptomatik, wie Übelkeit, Erbrechen, Schweißausbruch, Herzrhythmusstörungen, hypertone Krise, sowie eventuell epileptische Anfälle.
Schwere Verlaufsformen sind vor allem durch Bewußtseinsstörung und Zeichen der Hirndruckerhöhung gekennzeichnet.

Therapie
- Siehe *Praktisches Vorgehen bei neurologischen Notfällen* (Seite 384 f.)
- Sauerstoffgabe in der Dosierung 6–8 l/min.
- Blutdruckstabilisierung mit Nimodipin (Nimotop®), evtl. Nifedipin (Buconif®, Adalat®) auf systolische Werte von 120–160 mm Hg.
- Analgesie mit Opiaten (unbedingte Vermeidung von Acetylsalicylsäure wegen Förderung der Blutungsneigung).
- Beim Auftreten einer ausgeprägten Hirndrucksymptomatik: Hirndruckbehandlung.
- Der Patient sollte möglichst rasch in ein Krankenhaus gebracht werden, in dem eine sofortige Schädel-CT-Untersuchung, eine transkranielle Dopplersonographie (Ausschluß von Gefäßspasmen) sowie anschließend eine Frühangiographie durchgeführt werden können.

Meningitis und Enzephalitis
Bei der Hirnhautentzündung (Meningitis) handelt es sich um eine schwere Allgemeinerkrankung, die häufig mit Fieber, Nackenschmerzen, Kopfschmerzen, Erbrechen, Lichtscheu, fortschreitender Bewußtseinstrübung und Krampfanfällen einhergeht. Gelegentlich beobachtet man jedoch, vor allem im Frühstadium der Erkrankung, nur eine gering ausgeprägte klinische Symptomatik.
Eine Gehirnentzündung (Enzephalitis) beginnt zumeist wenig spektakulär mit Fieber und Kopfschmerz. In weiterer Folge entwickeln sich Wesensveränderungen sowie fortschreitende Bewußtseinstrübung. Auch Lähmungen, Sprachstörungen und Krampfanfälle können das klinische Bild vervollständigen.

Therapie
Siehe *Praktisches Vorgehen bei neurologischen Notfällen* (Seite 384 f.)

Neurologische Notfälle

Epileptische Anfälle
In der Notfallmedizin besonders bedeutungsvoll ist der Grand mal (großer Anfall), der einen generalisierten tonisch-klonischen Anfall darstellt.
Im Anfallsablauf empfindet der Patient häufig, zunächst kurzzeitig, optische, akustische oder olfaktorische Sensationen (Aura).
Anschließend stürzt der Patient unter plötzlichem Bewußtseinsverlust häufig von einem Schrei (Krampf der Stimmbänder) begleitet zu Boden. Es kommt zu einem Steifwerden des gesamten Körpers (tonische Phase) und schließlich zu raschen Zuckungen des gesamten Körpers (klonische Phase). Dabei kommt es zu einem vorübergehenden Atemstillstand mit Zyanose (Blauverfärbung der Haut).
Häufig sind auch ein Zungenbiß, Speichelfluß (Schaum vor dem Mund), Einnässen zu beobachten, selten Stuhlabgang.
Der einfache große Anfall dauert zumeist 1–5 Minuten. Nach dem Anfall, Wiedereinsetzen der Atmung, tritt ein postiktaler Dämmerzustand mit Verwirrtheit oder (Nach-) Schlaf ein.
Bei komplizierten Krampfanfällen unterscheidet man zwischen dem prolongierten epileptischen Anfall (dauert länger als 15 Minuten), der Anfallserie (mehrere Anfälle folgen kurzzeitig aufeinander, wobei vorübergehend das Bewußtsein erlangt wird) und dem Anfallstatus (Status epilepticus). Dabei gehen die einzelnen Anfälle, bei weiterbestehender Bewußtseinstrübung, direkt ineinander über.

Therapie

Einfacher Anfall
- Siehe *Praktisches Vorgehen bei neurologischen Notfällen* (Seite 384 f.)
- Der einzelne Anfall, auch der Grand mal bedarf keiner medikamentösen Therapie. Der Anfall kann durch die Gabe von Medikamenten nicht mehr verkürzt werden. Sedierende Mittel verlängern die postiktale Dämmerphase.

Komplizierter Anfall
- Siehe *Praktisches Vorgehen bei neurologischen Notfällen* (Seite 384 f.)
- Sicherung der Vitalfunktionen, Atemüberwachung.
- Medikamentöse Therapie mit Clonazepam (Rivotril®), 1 bis 2 mg langsam (< 0,5 mg/Minute) i. v., oder Diazepam (Gewacalm®, Valium®), 10 mg langsam (< 2 mg/Minute), i. v., unter fortlaufender Kontrolle von Blutdruck und Atmung.

Cave: Atemdepression

- Hirnödembehandlung mit Mannit (Mannit 20% 100 ml über 20 min) oder Acetazolamid (Diamox®).
- Sofortige Klinikeinweisung.

Bei Therapieresistenz
- Evtl. Narkoseeinleitung (siehe *Grundlagen der Notfallmedizin – Analgosedierung*, S. 182 f.), Intubation und Beatmung.
- Weitere Betreuung in einer Intensivstation.

Literatur:
Aichner V. F., Deisenhammer E.: Österreichische Schlaganfall Konsensuskonferenz – Konsensbericht Schlaganfall Teil I. – ÖAZ 1/2 1994, 28–30; Teil 2 – ÖAZ 21, 1994, 24–26
Delank H. W., Gehlen W., Lausberg G., Müller E.: Checkliste Neurologische Notfälle. Thieme, 1991
Friedmann A., Thau K.: Leitfaden der Psychiatrie. Maudrich, 1987
Hitziger M., Ott E., Körner E.: Risikofaktoren des ischämischen Hirninsultes im jüngeren Lebensalter. Therapiewoche Österreich 6,2 1991, 89–96
Klingler D., Lampl Ch.: Migräne Therapie. ÖAZ 24, 1994, 26-30
Laux G.: Pharmakopsychiatrie. Fischer, 1997, 2. überarbeitete Auflage
Lehmann-Horn F., Struppler A.: Therapieschemata Neurologie. Urban & Schwarzenberg, 1990
Masuhr H. F.: Neurologie. Hippokrates, 1996
Rudolf G.: Therapieschemata Psychiatrie. Urban & Schwarzenberg, 1992
Klingelhöfer J., Spranger M.: Klinikleitfaden – Neurologie, Psychiatrie. Fischer, 1997
Vidal: Arzneimittelverzeichnis Österreich 1999. ÖAK Verlag

Autor:
Dr. Martin Hitziger
Arzt für Allgemeinmedizin
Hauptplatz 41
A-8130 Frohnleiten
vorm. Neurologische Abteilung
LKH Bruck/Mur
Tragösserstraße 1
A-8600 Bruck/Mur

Psychiatrische Notfälle
M. Hitziger

In der Notfallmedizin kann man zwischen dem primär psychiatrischen Notfall mit sekundärer Beeinträchtigung der Vitalfunktionen, wie beispielsweise Suizidversuch oder Suchtmittelvergiftung, und dem rein psychiatrischen Notfall ohne wesentliche Beeinträchtigung der Vitalfunktionen, z. B. Angst- und Panikattacken, akuter Schub einer Schizophrenie oder Manie, schwere Depression, drohender Suizid, unterscheiden.
Während einerseits die Maßnahmen der akut-internistisch-neurologischen Notfallmedizin (siehe entsprechende Kapitel) zu ergreifen sind, ist andererseits nach den Regeln der psychiatrischen Krisenintervention vorzugehen.

Psychiatrischer Notfall ohne Beeinträchtigung der Vitalfunktionen

Nicht rasches aktives Handeln, sondern ruhiges einfühlsames Eingehen auf den Patienten und seine Situation ist die Voraussetzung für eine erfolgreiche Krisenintervention.
Die Patienten stehen der angebotenen Hilfe häufig mißtrauisch oder ablehnend gegenüber.
Das Ziel ist es, durch ruhiges Gespräch, das sogenannte „talking down", eine Vertrauensbasis herzustellen und die akute medikamentöse Therapie möglichst gering zu halten.

Die Äußerungen des Patienten, auch wenn sie von Realitätsverlust gekennzeichnet sind, wie manische Phantastereien, Wahnvorstellungen, irreale Befürchtungen, Halluzinationen, sollten primär ohne wesentliche Korrekturversuche akzeptiert werden.
Zumeist wird der Notarzt mit dem Patienten zunächst ein Gespräch in Abwesenheit von Angehörigen führen. Dabei ist besondere Aufmerksamkeit auf psychiatrische Vorerkrankungen, Selbstmordgefährdung und Medikamenteneinnahme zu legen. Bei Notarztalarmierung durch Angehörige sollte der Patient stets darüber aufgeklärt werden, warum und durch wen die Verständigung erfolgte.
Die Anamnese mit dem Patienten wird üblicherweise durch eine Fremdanamnese mit den Angehörigen ergänzt. Niemals sollte man Patienten oder Angehörige durch abwertende Bemerkungen beleidigen.
Prinzipiell sollte eine orientierende internistische und neurologische Untersuchung durchgeführt werden, um eventuell frühzeitig Hinweise auf eine organische Ursache zu erhalten. Dabei sollte auch ein aktueller Blutzuckerwert ermittelt werden.

Die weitere Behandlung und Vorgangsweise sollte mit dem Patienten stets in leicht verständlichen Worten besprochen werden. Der Patient sollte sich keinesfalls hintergangen oder überrumpelt fühlen.
Erscheint eine Behandlung bzw. Klinikeinweisung des Patienten entgegen seinem Willen, aufgrund von Selbst- oder Fremdgefährdung, notwendig, so ist entsprechend den gesetzlichen Vorschriften (Unterbringungsgesetz) vorzugehen.
Nach derzeit gültiger Rechtslage darf eine Person gegen ihren Willen nur dann in einer Anstalt untergebracht werden, wenn sie an einer psychischen Krankheit leidet und dadurch die eigene Gesundheit oder das Leben bzw. die Gesundheit oder das Leben anderer ernstlich und erheblich gefährdet und eine ausreichende ärztliche Behandlung und Betreuung außerhalb einer Anstalt nicht möglich ist.

In der Notfallsituation ist jeweils abzuwägen, ob durch eine Nichteinweisung ein größerer Schaden für den Patienten entsteht als durch eine Zwangseinweisung.

Ein im öffentlichen Sanitätsdienst (Distriktsarzt, Polizeiarzt) stehender Arzt muß den betreffenden Patienten untersuchen, und er muß bescheinigen, daß die Voraussetzungen des Unterbringungsgesetzes erfüllt sind. Bei Gefahr in Verzug können die Beamten der Exekutive den Patienten auch ohne Untersuchung und Bescheinigung in eine Anstalt bringen.

Nach Unterbringung in der Anstalt müssen zwei Fachärzte durch Untersuchung des Patienten bestätigen, daß die Voraussetzungen des Unterbringungsgesetzes erfüllt sind. Weiters müssen unverzüglich der Patientenanwalt sowie das Gericht verständigt werden.

Häufige psychiatrische Notfälle

Die im folgenden Abschnitt angegebenen Medikationshinweise gelten für Erwachsene und müssen, unter Berücksichtigung von Alter, Körpergewicht, Kontraindikationen und Nebenwirkungen, den individuellen Verhältnissen angepaßt werden.

Suizid
Der Patient leidet unter Gefühlen der Ausweg- und Hoffnungslosigkeit, der inneren Leere, Enttäuschung, Resignation, Traurigkeit, Verbitterung und Insuffizienz. Häufig bestehen Lebensängste, wie Furcht vor Verarmung, Arbeitslosigkeit, Erkrankungen oder vor Verlust von Bezugspersonen etc.

Entsprechend dem präsuizidalen Syndrom nach Ringel, kommt es zunächst zu einer Einengung der Situation (situativ – die möglichen Zukunftsperspektiven werden nicht mehr wahrgenommen), der Gedankenwelt (das Denken ist auf negative Inhalte eingeengt), der zwischenmenschlichen Beziehungen und der Wertwelt (bisher wichtige Ziele werden unwichtig). In weiterer Folge kommt es zum Aggressionsstau (das heißt Aggressionen können nicht mehr nach außen gerichtet werden). Schließlich kommt es zu einer Wendung der Aggression gegen die eigene Person. Anfangs hat der Patient noch aktive Selbstmordphantasien, schließlich drängen sich diese ihm passiv auf.

Besondere Vorsicht ist bei Patienten geboten, die zunächst sehr erregt und verzweifelt waren und die ohne adäquaten äußeren Grund plötzlich ganz ruhig und gelassen werden. Möglicherweise handelt es sich um die „Ruhe vor dem Sturm", nachdem sich der Patient zum Selbstmord entschlossen hat.

Risikofaktoren für das Auftreten von Suiziden sind frühere Selbstmordversuche, Suizidversuche in der Umgebung des Patienten, Suiziddrohungen, konkrete Vorstellungen über die Durchführung eines Suizids, familiäre Krisensituationen, biologische Krisenzeiten, wie Pubertät, Schwangerschaft, Wochenbett, Klimakterium, „midlife crisis", unheilbare Erkrankungen, Depressionen, Wahnvorstellungen, Schizophrenien und Suchtkrankheit.

Therapie
An erster Stelle steht das ärztliche Gespräch, entsprechend der eingangs erwähnten Richtlinien. Dabei sollte die Frage der Suizidalität offen angesprochen werden. Es entlastet, und häufig gelingt es, die akute Situation zu entspannen. Man sollte dem Patienten einfühlsam zuhören, ihn nicht überreden und trösten wollen, sondern ihm das Gefühl vermitteln, daß man ihm in der Krisensituation beistehen will.

Bei Selbstmordgefährdung sollte der Patient einer psychiatrischen Behandlung zugeführt werden. Nach Möglichkeit sollte er sich freiwillig einer solchen Betreuung unterziehen, bei akuter Selbstgefährdung, ohne Behandlungsbereitschaft, ist eine Zwangseinweisung nach den Richtlinien des Unterbringungsgesetzes durchzuführen. Dissimulation aus Angst vor stationärer Einweisung erschwert oft die Beurteilung der Suizidalität.
Eine beruhigende, angstlösende medikamentöse Therapie, z. B. mit Diazepam (Valium®, Gewacalm®), 5–10 mg i. m. oder langsam i. v., kann hilfreich sein.

> **Cave:**
> **Bei der Verabreichung von Benzodiazepinen sollte die Gefahr der Atemdepression sowie bei älteren Patienten die der paradoxen Wirkung beachtet werden.**

Wahn- und Sinnestäuschungen
Akute Wahn- und Sinnestäuschungen sowie Ich-Störungen von Patienten erschweren ein geordnetes Gespräch. Die Patienten wirken zumeist verstört, ängstlich und in sich zurückgezogen. Die Wahnideen und Sinnestäuschungen bewirken bei ihnen Verunsicherung und werden zumeist als bedrohlich empfunden.
In der Verkennung der Realität wird harmlosen Ereignissen übergeordnete Bedeutung beigemessen. Durch die subjektiv empfundene Bedrohung kann es zu Aggressivitätsausbrüchen, aber auch zu Selbstmordversuchen kommen. Häufig besteht keine Krankheitseinsicht des Patienten, und das Notarztteam wird von Verwandten gerufen. Einer exakten Fremdanamnese kommt besondere Bedeutung zu.
Ätiologisch sind eine schon länger bestehende Geisteskrankheit, aber auch eine organische Hirnerkrankung (Enzephalitis, Hirntumor) in Betracht zu ziehen.

Therapie
An erster Stelle steht das ärztliche Gespräch, entsprechend der eingangs erwähnten Richtlinien. Man sollte nicht versuchen, dem Patienten seine Sinnestäuschungen auszureden.
Entscheidend ist es, ruhig und sachlich zu bleiben. Jeder akut beeinträchtigte Patient muß grundsätzlich in stationäre psychiatrische Betreuung überführt werden.
Medikamentös sollte man am Notfallort möglichst zurückhaltend vorgehen, um eine folgende neuropsychiatrische Abklärung nicht zu erschweren. Bei organischer Ursache der Erkrankung kann der Gebrauch von Neuroleptika und sedierenden Medikamenten kontraindiziert sein.
Eine medikamentöse Behandlung gegen den Willen des Patienten sollte nur im äußersten Notfall durchgeführt werden.
Aufgrund der beträchtlichen Nebenwirkungen (vor allem Spätdyskinesien) sollten Neuroleptika nicht leichtfertig verabreicht werden.
Bei starker Unruhe und ängstlicher Erregung, aber auch bei depressiven Psychosen:
Diazepam (Valium®, Gewacalm®), 5–10 mg i. m. oder langsam i. v.

> **Cave: Atemdepression**

Bei akuten schizophrenen oder manischen Psychosen:
Bei hochgradig beeinträchtigten Patienten kann der Notarzt auf hochpotente Neuroleptika, wie Haloperidol (Haldol®), 5–10 mg i. m. oder langsam i. v., zurückgreifen.

Akute Dyskinesie unter Neuroleptikaeinnahme (-verabreichung)
Die als Frühdyskinesie unter Neuroleptikaverabreichung auftretenden Symptome sind durch unwillkürliche, krampfartig quälende Bewegungsabläufe im Mund-, Zungen- und Schlundbereich gekennzeichnet. Die Patienten leiden unter Angst und Atemnot. Therapie: langsame intravenöse Verabreichung von Biperiden (Akineton®) 2,5–5 mg. Dadurch kommt es zumeist schlagartig zur Beseitigung der Symptomatik. Bei Verschwinden der Symptomatik ist die Injektion sofort abzubrechen.

Deliranter Zustand
Dabei kommt es zu Bewußtseinsstörungen mit zeitlicher und örtlicher Desorientiertheit, illusionärer oder wahnhafter Verkennung der Umgebung, vor allem optischen (Käfer, Spinnen, Fliegen), aber auch akustischen Halluzinationen. Auffällig ist eine psychomotorische Unruhe der Patienten, mit nestelnden und wischenden Bewegungen.
Ätiologisch kommen exogene Intoxikationen mit Alkohol oder anderen Suchtmitteln (Opiate, Hypnotika), anticholinerg wirkenden Medikamenten (wie Belladona-Präparate, trizyklische Antidepressiva, Neuroleptika, Antiparkinson-Mittel), Entzugsdelir bei Alkoholismus oder Suchtmittelmißbrauch, aber auch hirnorganische Erkrankungen in Frage. Wichtige differentialdiagnostische Hinweise ergeben sich häufig aus der Fremdanamnese bzw. aus den klinischen Symptomen, wie rote, trockene Haut, Tachykardie, Mydriasis, bei Intoxikation mit anticholinergen Substanzen; Schwitzen und Zittern beim Entzugsdelir.
Therapeutisch ist die sofortige stationäre Einweisung, unter besonderer Bedachtnahme auf somatische Beeinträchtigungen, indiziert. Kreislaufstabilisierung, evtl. Piracetam 12 g (Cerebryl® 250 ml, Nootropil® 60 ml) per infusionem.
Eine initial sedierende Medikation ist vom körperlichen Zustand und der Ursache des deliranten Zustandsbildes abhängig zu machen.
Beim Entzugsdelir kann präklinisch, bei dringlicher Notwendigkeit, die Verabreichung von Haloperidol (Haldol®) 5–10 mg i. m. oder langsam i. v. erfolgen. Eine Verabreichung von Psychopharmaka ist bei akuten Intoxikationen mit Alkohol, Suchtmitteln oder Medikamenten kontraindiziert.

Akuter Erregungszustand
Erregung kann häufig als führendes Symptom im Rahmen psychischer Erkrankungen auftreten. Der erregte Patient kann toben und seine Umgebung, aber auch sich selbst gefährden. Ätiologisch sind häufig psychosoziale Krisen (Kurzschlußreaktion), Suchtmittelkonsum, akute psychotische Episoden, Stoffwechselstörungen (Blutzuckerbestimmung!), aber auch hirnorganische Schädigungen (senile Demenz, Tumore) zu beobachten.

Therapie
Ruhiges, verständnisvolles Auftreten, wobei dem Patienten keine Aggression entgegengebracht werden sollte, ist zielführend. Gleichzeitig eindeutige Grenzen setzen.
Nötigenfalls muß eine medikamentöse Therapie mit Diazepam (Valium®, Gewacalm®), 5–10 mg i. m. oder langsam i. v., oder Haloperidol (Haldol®), 5–10 mg i. m. oder langsam i. v. durch-

geführt werden. (Bei der Verabreichung stark sedierender Neuroleptika ist die Gefahr einer raschen Blutdrucksenkung mit Kollapsgefahr zu berücksichtigen.)

Verwirrtheitszustand
Vor allem bei älteren Patienten kann es immer wieder zum Auftreten von Verwirrtheitszuständen kommen. Häufige Ursachen sind primär internistische oder neurologische Erkrankungen, wie Herz-Kreislauferkrankungen, cerebrale Durchblutungsstörungen, Stoffwechselstörungen, Infektionen sowie Störungen des Wasser- und Elektrolythaushaltes.

Therapie
Im Vordergrund steht eine Behandlung der internistischen oder neurologischen Grunderkrankung. Eventuell kann eine medikamentöse Therapie mit Melperon (Buronil®), 50 mg i. m., oder Haloperidol (Haldol®), 1–2 mg i. m., angeschlossen werden.

Angst und Panik
Angst tritt bei zahlreichen psychischen Erkrankungen mit unterschiedlicher Intensität auf. Neurotische Angst- und Panikattacken sind zumeist durch ausgeprägte vegetative Beschwerden, wie Brustschmerz, Atemnot, Herzjagen, Bauchschmerz etc., gekennzeichnet, begleitet von der Angst zu sterben, verrückt oder ohnmächtig zu werden. Differentialdiagnostisch hinweisend ist zumeist die hochgradige psychische Erregung der Patienten – ohne Hinweis auf eine ernste organische Erkrankung. Allein durch die Anwesenheit des Arztes kommt es häufig zu einer raschen Besserung der akuten Symptomatik.

Therapie
Beruhigen des Patienten durch verständnisvolles Gespräch (talking down).
Eventuell Verabreichung von angstlösenden Medikamenten (Vorsicht Suchtgefahr bei Dauertherapie), wie Diazepam (Valium®, Gewacalm®), 5–10 mg i. m. oder sehr langsam i. v.

Durch Angststörungen kann eine Hyperventilationstetanie ausgelöst werden. Diese ist gekennzeichnet durch Parästhesien (Kribbeln, Ameisenlaufen) und unwillkürliche Muskelkrämpfe, vor allem in den Händen (Pfötchenstellung).

Therapie
- Rückatmung der Ausatemluft über Plastikbeutel oder die vorgehaltene, gewölbte Hand.
- Beruhigung des Patienten und Aufklärung über die Harmlosigkeit seiner Erkrankung.
- Evtl. Sedierung mit Diazepam, 5–10 mg i. m.

Literatur:
Aichner V. F., Deisenhammer E: Österreichische Schlaganfall Konsensuskonferenz. Konsensusbericht Schlaganfall Teil I. ÖAZ 1/2, 1994, 28–30; Teil 2, ÖAZ 21 1994, 24–26
Delank H. W, Gehlen W., Lausberg G., Müller E.: Checkliste Neurologische Notfälle. Thieme, Stuttgart 1991
Friedmann A., Thau K.: Leitfaden der Psychiatrie. Maudrich, Wien 1987
Hitziger M., Ott E., Körner E.: Risikofaktoren des ischämischen Hirninsultes im jüngeren Lebensalter. Therapiewoche Österreich 6,2 89–96, 1991
Klingler D., Lampl Ch.: Migräne Therapie. ÖAZ 24, 1994, 26–30
Laux G.: Pharmakopsychiatrie. Fischer, 1997, 2., überarbeitete Auflage
Lehmann-Horn F., Struppler A.: Therapieschemata Neurologie. Urban & Schwarzenberg, 1990
Masuhr H. F.: Neurologie. Hippokrates, 1996
Rudolf G.: Therapieschemata Psychiatrie. Urban & Schwarzenberg, 1992
Klingelhöfer J., Spranger M.: Klinikleitfaden – Neurologie, Psychiatrie. Gustav Fischer Verlag, 1997
Vidal Arzneimittelverzeichnis Österreich 1999. ÖÄK-Verlag 1999

Autor:
Dr. Martin Hitziger
Arzt für Allgemeinmedizin
A-8130 Frohnleiten
LKH Bruck/Mur
vorm. Neurologische Abteilung
Hauptplatz 41
Tragösserstraße 1
A-8600 Bruck/Mur

Allgemeine und spezielle Vergiftungen

A. Lueger

Von 4.300 in der BRD registrierten Vergiftungsfällen (1992/93) waren 80% leicht, 20% mittel, 4,5% schwer, und 0,5% hatten einen tödlichen Schweregrad. Nach Altersklassen geordnet, waren 4% der Vergiftungsfälle Säuglinge, 46% Kleinkinder, 4% Schulkinder, 2% Jugendliche und 43% Erwachsene. Vergiftungen sind in ca. 30% der Fälle die Ursache für komatöse Zustandsbilder nichttraumatischer Genese.

Aufgaben des Notarztes bei Vergiftungen

Der Notarzt hat im Rahmen einer Intoxikation verschiedene Aufgaben. Da hier das Handlungsspektrum der Sanitätshilfe beschränkt ist (Selbstgefährdung des Helfers bei Mund-zu-Mund-Beatmung), hängt es in den meisten Vergiftungsfällen vom effizienten Handeln des Notarztes ab, wie gut die Prognose für den Patienten ist:
- Sicherung der Vitalfunktionen
- primäre Giftentfernung
- spezifische Antidot-Therapie
- Asservierung, Dokumentation
- Transportbegleitung (Zielkrankenhaus)

Notarztindikationen bei Intoxikationen

Man kann im Notarztdienst davon ausgehen, daß jede Vergiftung eine Indikation zum Einsatz des Notarztes ist. Wir wollen hier die wichtigsten Indikationen aufführen.

- *Absolute Indikationen*
    - ➪ Phosphorsäureester (E 605)
    - ➪ Blausäure (Zyankali)
    - ➪ Bipyridiliumderivate (Paraquat, Diquat)

- *Schwere Vergiftungen mit*
    - ➪ Opioiden, illegalen Suchtmitteln
    - ➪ Medikamenten, Alkohol
    - ➪ Kohlenmonoxid, CO_2
    - ➪ Reizgasen

- *Therapie von Komplikationen bei Vergiftungen*
    - ➪ Rhythmusstörungen und Krämpfe
    - ➪ Hypotonie, Hypothermie

Vitalfunktionen bei Intoxikationen

Am Notfallort sollte die Versorgung möglichst nach einem Grundschema erfolgen, um wesentliche Faktoren nicht zu übersehen. Neben der üblichen Überprüfung von **BAK** und folgend der Therapie nach der **ABC-Regel** ist vor allem auf die Körpertemperatur zu achten, da der Patient durch die Herabsetzung der Stoffwechselfunktionen sehr schnell in eine hypotherme Situation kommen kann.

Beurteilungsschema
- Vigilanz (Bewußtsein)
- Atmung
- Kreislauf
- Herzrhythmus
- Körpertemperatur
- Blutzucker

Außerdem ist, wenn möglich, die Ursache der Vergiftung zu ergründen, da für eine weitere Behandlung im Krankenhaus die auslösenden Faktoren von besonderer Bedeutung sind (eventuell psychiatrische Behandlung bei Suizidversuch etc.).

Vergiftungsursachen
- Suizidabsicht (Erwachsene)
- Suchtgifte
- akzidentelle Gifte (Kinder)
- Gewerbegifte

Die schriftliche Dokumentation der Umstände, wie der Patient aufgefunden wurde, sowie genaue Eigen- oder/und Fremdanamnese sind bereits für die präklinische Diagnose und Therapie von immenser Bedeutung. Die folgende Übersicht ist ein Schema, nach dem diese Datenerhebung geführt werden kann:

Die 6 W:	
WAS?	Bezeichnung, Hersteller, Konsistenz, Verpackungsgröße
WIEVIEL?	exakte Angabe (!): Schluck, Kaffeelöffel, Stück, ml
WANN?	seit der Aufnahme verstrichene Zeit
WIE?	oral, parenteral, inhalatorisch, topisch
WER?	Alter, Gewicht, AZ, Geschlecht
WARUM?	suizidal, akzidentiell, kriminell

Tabelle 90: Anamneseerhebung

Die Durchführung der Basismaßnahmen ist abhängig von der Bewußtseinslage des Patienten. So richtet sich auch die definitive Erstversorgung hauptsächlich nach dem Bewußtseinszustand des Patienten sowie der Art und dem Aufnahmeweg der Noxe.

Mögliche Aufnahmewege
- Ingestion
- intravenös, subcutan, Hautkontamination
- Augenkontamination
- Inhalation

Vorgehen
- *ansprechbarer Patient*
  ⇨ Anamnese

⇨ Verhindern weiterer Giftresorption = primäre Giftelimination
⇨ spezifische Antidottherapie
- *bewußtloser bzw. bewußtseinsgetrübter Patient*
  ⇨ Sichern der Vitalfunktionen
  ⇨ Fremdanamnese
  ⇨ primäre Giftelimination
  ⇨ spezifische Antidottherapie

> **Cave:**
> **Der Selbstschutz steht immer an erster Stelle!**
> **Keine Mund-zu-Mund-Beatmung bei Ingestionen!**

Leitsymptome von speziellen Vergiftungen

Anticholinerges Syndrom
- psychotisch bis komatös krampfender Patient
- trockene Haut und Schleimhäute
- Mydriasis
- Tachykardie, Herzrhythmusstörungen
- Fieber

Bizarres-Neuroleptika-Syndrom
- Opisthotonus, Chorea
- Tortikollis
- Trismus
- Schmatzen, Speichelfluß
- Streckkrämpfe
- freies Sensorium

Opioid-Intoxikation
- Bewußtlosigkeit
- respiratorische Insuffizienz
- Miosis (stecknadelkopfgroß)
- Lungenödem (Heroin)

Phosphorsäureester – E 605
- Speichel, Bronchialsekretion („Pseudo-Lungenödem")
- Tenesmen, Miosis
- Muskelschwäche, Muskelfibrillationen
- Durchfall, Erbrechen
- typische Atemlähmung vor Bewußtseinstrübung

Methanol- und Diäthylenglykolintoxikation
- Vorkommen vor allem in Lösungsmitteln
- beschwerdefreies Intervall bis zu sechs Stunden

- Sehstörungen – Blindheit (Methanol) – lichtstarre Pupillen!
- zunehmend Verwirrtheit, Delirium bis tiefes Koma
- auffällig schnelle und tiefe Atmung (Kussmaul'sche Atmung)

Komplikationen bei Intoxikationen

Im Rahmen aller Intoxikationen kann es zum Auftreten gefährlicher Komplikationen kommen. Diesen vorzubeugen, erfordert eine ausreichende Kenntnis der gängigsten Komplikationen im Rahmen von Vergiftungen sowie das Wissen, wie ihnen begegnet werden kann. Die nachfolgende Liste beschreibt die wichtigsten Komplikationen:

- respiratorische Insuffizienz (Aspiration, toxisches Lungenödem, Bradypnoe bis Apnoe)
- Hypotonie – Hypovolämie
- Hypothermie – Hyperthermie
- Erregungszustände, Krämpfe
- Störungen des Säure-Basenhaushalts, wie z. B. metabolische Azidose oder Alkalose (Kussmaul'sche Atmung)
- kardiale Komplikationen (Arrythmien, kardiale Insuffizienz)
- Verbrauchskoagulopathie
- akutes Nierenversagen, Rhabdomyolyse

Therapiemaßnahmen

Die therapeutischen Maßnahmen hängen, neben den allgemeinen Maßnahmen zur Erhaltung der Vitalfunktionen, vor allem von der Art des Giftes ab.

Zu den Therapiemaßnahmen von Intoxikationen zählen:

a) Basismaßnahme: (BAK, ABC, Basismaßnahmen der Notfallmedizin, Notfallanamnese)
b) primäre Giftelimination: (Aktivkohle, Hautdekontamination, Magenspülen, Emesis, Bergung)
c) spezifische Antidotgabe
d) Transport (Spezialkliniken, wenn nötig)
e) sekundäre Giftelimination (Darmlavage, Hämodialyse, hyberbare Oxygenierung, spezielle Antidotgabe)

ad a) Basismaßnahmen in der Notfallmedizin (siehe *Grundlagen der Notfallmedizin,* S. 146 ff.)
ad b) Primäre Giftelimination bedeutet Resorptionsminderung oder die Entfernung eingenommener Giftstoffe bzw. deren Entschärfung. Die Methode ist abhängig von der Substanz, vom Einnahmezeitpunkt, dem klinischen Zustand des Patienten und der Menge. Die Möglichkeiten sind:

1. Entschärfung
- bei schaumbildenden Substanzen: Sab simplex® (1 Fläschchen, oral)
- fettlöslichen Substanzen: Carbomix® oder Carbomed®, 0,5–1 g/kg, repetitiv 3stündlich 0,3 g/kg

2. Carbo medicalis, Carbomix®
- Die Adsorptionsfähigkeit ist abhängig von der Oberflächeneigenschaft. Bei geeigneten Suspensionen sollte die Oberfläche 1.000–3.000 m^2/g betragen.

Indikation zur Verwendung der Aktivkohle
- bei bloßem Verdacht auf Ingestion
- im Anschluß an eine Magenspülung oder induzierte Emesis

Die Aktivkohle ist in ihrer Wirksamkeit der Magenentleerung überlegen. Es kommt auf die eingenommene Substanz an.
Sie ist Stunden nach der Toxineinnahme wirksam. Aktivkohle bindet sofort die eingenommenen Substanzen. Es empfiehlt sich die Kombination mit Abführmitteln (z. B. Salinische Lösung, Sorbit, Mannit).

Aktivkohle ist unwirksam bei Äthanol, Methanol, Lösungsmitteln und Schwermetallen. Als Kontraindikation gilt die gleichzeitige Gabe von oralen Antidota oder falls eine endoskopische Untersuchung Vorrang hat.

Cave:
Aspiration (Kontrolle des Tubuscuffs) beim intubierten Patienten.

3. Provoziertes Erbrechen
Dies ist bei folgenden Substanzen kontraindiziert:
- ätzende Substanzen – Säuren/Laugen
- schaumbildende Substanzen
- organische Lösungsmittel

Indikationen	Kontraindikationen
ansprechbarer Patient	bewußtseinsgetrübter Patient
vorhandene Schutzreflexe	fehlende Schutzreflexe
Substanzen, deren Regurgitation nicht zu gefährlicher Aspiration führt (z. B. Medikamente, Alkohol)	Krampfneigung Ösophagusperforation Schockzustände
Vitale Bedrohung durch orale Intoxikation, die durch unmittelbare Magenentleerung verringert werden kann, und wenn unverzügliche Magenspülung nicht duchführbar ist.	Chemikalien, Schaumbildner, fettlösliche Substanzen, deren Aspiration zu gefährlichen Lungenkomplikationen führt
	Säuren und Laugen

Tabelle 91: Indikationen und Kontraindikationen des provozierten Erbrechens

Maßnahmen zum Durchführen des provozierten Erbrechens
- **Trinken** – reichlich reines Wasser, keine Milch, kein Speiseöl
- **Brechsirup – Ipecacuanha (Orpec®)**
  - ⇨ Erwachsene 30 ml
  - ⇨ Kinder bis 1½ Jahre 10 ml
  - bis 5 Jahre 15 ml
  - ab 5 Jahre 30 ml
  - ⇨ Wichtig: reichlich Wasser nachtrinken lassen!

⇨ Wirkung innerhalb 15–30 Minuten, bei Versagen Aktivkohle bzw. Magenspülung, da Orpec selbst toxisch ist.

Cave:
Apomorphin (in Österreich nicht registriert) und Salzwasseremesis sind obsolet.

---

4. *Vor-Ort-Magenspülung (invasiver Eingriff mit beträchtlicher Komplikationsrate)*

Absolute Indikationen
Gefährliche Intoxikationen mit:
- Methanol
- E 605-Derivaten
- Blausäure, Strychnin
- Bipyridyliumderivate (Paraquat, Diquat)
- Transportzeit von mehr als 30 Minuten

Indikationen	Kontraindikationen
Vitale Bedrohung durch orale Intoxikation, die durch unmittelbare Magenentleerung verringert werden kann. Bei Substanzen, die von der Aktivkohle nicht gebunden werden. Beim tief bewußtlosen Patienten nach Intubation.	Fehlen eindeutiger Indikationen Säure- oder Laugenvergiftung Verdacht auf Ösophagus-, Magenperforation

Tabelle 92: Indikationen und Kontraindikationen einer Magenspülung am Notfallort

Methode
Monitoring von Herzfrequenz, Pulsoxymetrie, stabile Seitenlage.
Bei beeinträchtigendem Husten- oder Würgereflex zuerst Intubation. Prämedikation mit 0,5–1 mg Atropin i. v.
Der Magenschlauch sollte einen Durchmesser von ca. 18 mm bei Erwachsenen und ca. 9–12 mm bei Kindern haben. Der Abstand vom Stirnansatz bis eine Handbreite unter dem Xiphoid entspricht der einzuführenden Länge des Schlauches. Als Spülflüssigkeit sollte Wasser und bei Kindern physiologische NaCl-Lösung genommen werden. Pro Spülgang sollten etwa 3 ml/kg KG genommen werden. Dieser Vorgang wird solange wiederholt, bis die Spülflüssigkeit klar und frei von sichtbaren Tablettenresten ist. Danach wird Aktivkohle instilliert und der Schlauch danach unter Abklemmen, um die Aspiration von zurückfließender Spüllösung zu vermeiden, entfernt.
Die Effektivität beschränkt sich auf einen Zeitraum von 1–3 h nach Intoxikation. Vom ersten Spülgang Asservierung des Mageninhalts!

Cave:
Hohe Aspirationsgefahr beim Magenspülen! Inadäquate Cuffblockierung des Tubus.

Allgemeinmaßnahmen bei Intoxikationen
in Abhängigkeit der drohenden Komplikationen:
- Respiratorische Insuffizienz bzw. fehlende Schutzreflexe bei ausreichender Spontanatmung: daher frühestmögliche Intubation, um eine „stille Aspiration" zu verhindern.

- Hypotonie – Hypovolämie: ausreichende Volumentherapie, da ein Großteil der Intoxikationen mit Vasoparalyse und Hypovolämie assoziiert ist.
- Hypothermie – Hyperthermie: bei jeder Intoxikation ist auf die Körperkerntemperatur zu achten. Häufig besteht massive Hypothermie aufgrund langer Liegezeit und vegetativer Dysregulation; Hyperthermie z. B. bei Intoxikationen mit Atropin, Neuroleptika.
- Erregungszustände, Krämpfe: z. B. bei Intoxikationen mit Neuroleptika oder trizyklischen Antidepressiva. Therapie mit Diazepam i. v. (Gewacalm®).
- Metabolische Azidose (Kußmaul): schwerste metabolische Azidose bei Intoxikation mit Methanol, Diäthylenglykol-Natriumbicarbonat (NABI) i. v.
- Kardiale Komplikationen: Rhythmusstörungen. Therapie in Abhängigkeit von der Art und der Ursache!

Cave:
Nur 3% sämtlicher Vergiftungen können an Hand von charakteristischen Leitsymptomen diagnostiziert werden.
In der Regel besteht eine Reihe von unspezifischen Symptomen.
Dennoch ist die Kenntnis spezieller Leitsymptome elementar für das rasche Erkennen von spezifischen Vergiftungen.

Eventuell nicht angeführte Dosierungen von Medikamenten sind im Kapitel *Notfallmedikamente* (S. 116 ff.) nachzulesen.

Spezielle Vergiftungen

Alkoholmißbrauch
Alkohol (Äthanol) ist das meistgebrauchte Suchtmittel unserer Gesellschaft. Es wird vorwiegend als Bier (50 g/l), Wein (120 g/l) oder Schnaps (400–600 g/l) konsumiert. Bei über 50% der Verkehrsunfälle bzw. bei 30% der Suizide ist Alkohol im Spiel. Er wird zu 20% im Magen und zu 80% im Dünndarm resorbiert. Die wichtigste akute Wirkung des Alkohols findet im ZNS statt.

Akute Alkoholintoxikation

Ab 0,5‰ führt der Alkohol zur Enthemmung, Exzitation und zum Rausch. Später kommt es zur Sehstörung und zu Koordinationsstörungen bis zur Ataxie. Bei sehr hohen Konzentrationen tritt ein Koma auf, das bis zum Atemstillstand führen kann.

Therapie
Basismaßnahmen (BAK) bis Intubation, Magenspülung; die Aktivkohle ist wirkungslos!

Alkoholentzug – Delirium tremens
Bei chronischem Äthylismus (regelmäßig 80g/die) führt das Absetzten der Äthanolzufuhr zum Alkohol-Entzugssyndrom bzw. im schlimmsten Fall zum Delirium tremens (Letalität 1–4%). Das Alkohol-Entzugssyndrom setzt meistens nach zwei Tagen mit vegetativen Entzugszeichen ein (Fingertremor, Übelkeit, Schwitzen, Tachykardie, RR-Anstieg, Depressionen). Sehr häufig

bestehen epileptiforme Anfälle. Danach kommt es zum Übergang ins Prädelir (beginnende Desorientierung) bzw. dem Vollbild des Delirium tremens mit optischen, taktilen und akustischen Halluzinationen.

Therapie
Basismaßnahmen, symptomatische Therapie, Sedierung (Benzodiazepine, Neuroleptika, Antikonvulsiva, ß-Blocker)

Medikamentenvergiftungen

Schlafmittelintoxikation (Benzodiazepine)
Barbiturate haben heute als Schlafmittel eine untergeordnete Bedeutung und sind als Ursache einer Vergiftung kaum mehr anzutreffen. Es werden hauptsächlich Benzodiazepine als Schlafmittel verwendet.
Die große therapeutische Breite der Benzodiazepine führt selten zur tödlichen Vergiftung. Toxische Dosis 1–3 mg/kg. Oft in Kombination mit Alkohol oder in Kombination mit Antidepressiva, Neuroleptika oder anderen Medikamenten – wechselseitige Wirkungsverstärkung.
Hauptgefahr: Koma, Hypotonie, Hypothermie, Arreflexie führt zur stillen Aspiration oder zur Atemdepression.

Therapie
BAK, primäre Giftentfernung (Aktivkohle), Antidot: Flumazenil i. v.

Tri-Tetrazyklische Antidepressiva (Amitriptylin, Nortriptylin, Mianserin, Cloprimanim)
Depressive Patienten neigen eher zum Suizidversuch. Aufgrund der Lipophilie und der gefährlichen Nebenwirkungen sind Vergiftungen mit zyklischen Antidepressiva vermehrt mit Komplikationen verbunden.
Die Überdosierung führt sehr häufig zu einem anticholinergen Syndrom, zu ausgeprägter Hypotension sowie zur gefürchteten kardiotoxischen Wirkung.

Symptome
ZNS: Steigerung der Somnolenz, extrapyramidale Motorik, Dyskinesien, Krämpfe, Koma
Herz: Tachykardie, Hypotension
EKG: QT-Verlängerung, Torsade de pointes, Bradykardie, AV-Blöcke, Schenkelblockbilder
Säure-Basen-Haushalt: metabolische Azidose

Therapie
BAK, primäre Giftentfernung (Aktivkohle). Bei Krämpfen empfiehlt sich die Gabe von Diazepam und Anticholium. Bei Herzrhythmusstörungen: Natrium-Infusion (NaBi, Hyperhäes®), Lidocain.

Neuroleptika – Phenothiazintype (Fluphenazin, Chlorpromazin, Thioridazin)
Die Symptome sind ähnlich den zyklischen Antidepressiva, jedoch finden sich häufiger extrapyramidale Bewegungsstörungen („Bizarres Neuroleptikasyndrom"). Das „Maligne Neuroleptikasyndrom" ist durch eine massive Erhöhung der Körpertemperatur sowie eine ausgeprägte Muskelrigidität gekennzeichnet.

Therapie
BAK, primäre Giftentfernung (Aktivkohle), bei Krämpfen: Diazepam, Anticholium

Herzglykoside (Digoxin, Digitoxin)
Die aus dem Fingerhut gewonnenen Glykoside wirken negativ chronotrop, negativ dromotrop, positiv inotrop sowie positiv bathmotrop. Aufgrund der geringen therapeutischen Breite können rasch Vergiftungssymptome auftreten. Ein verzögertes Eintreten der Symptome ist möglich.

Symptome
Übelkeit, Erbrechen, Sehstörungen, Kopfschmerzen, tachykarde/bradykarde Rhythmusstörungen, Hyperkaliämie

Therapie
BAK, primäre Giftentfernung (Aktivkohle); bei Bradyarrhythmien: Atropin oder externer passagerer Schrittmacher; bei Tachyarrhythmien: Lidocain, Digitalis-Antidot bei Therapieresistenz (Klinik beachten!)

Paracetamolvergiftung
Paracetamol ist ein sehr verbreitetes Analgo-Antipyreticum, mit dem speziell in anglosächsischen Ländern Suizide versucht werden. Paracetamol zählt zu den Medikamenten, die bei Überdosierung primär keine wesentlichen Symptome erzeugen. Ab einer Menge von 150 mg/kg muß in jedem Fall mit der Therapie begonnen werden. Die Paracetamol-Metaboliten werden durch das Cytochrom p450-System der Leber entgiftet.
Kommt es zum Verbrauch der Glutathion-Reserven, führen die Metaboliten zu Leberzellnekrosen.

Symptome: < 24 h mäßige Übelkeit, Erbrechen, Oberbauchbeschwerden, nach 48 h Zeichen des Leberzerfalles

Therapie: primäre Giftentfernung, Aktivkohle, N-Acetylcystein (Fluimucil) i. v.: 150 mg/kg initial, danach 50 mg/kg über 4 Stunden

Drogen

Designer Drogen – Exstasy – DOB – MBDB – MDE – MDMA – Speed
Was steckt hinter diesen Abkürzungen?

DOB	2,5-Dimethoxy-4-bromamphetamin	= **Golden Eagle**
MBDB	N-Methyl-1-(1,3-benzodioxol-5-yl)-2-butanamin	
MDA	4 Methylendioxyamphetamin	= **Love Pills**
MDE	3,4 Methylendioxy-N-ethylamphetamin	
MDMA	3,4 Methylendioxy-N-methamphetamin	= **Ecstasy**

Je nach chemischer Grundstruktur wirken Designerdrogen entweder stimulierend oder zusätzlich halluzinogen.
Ecstasy-Tabletten habe meistens ein typisches Aussehen: Durchmesser 5–13 mm, auf der Vorderseite meistens ein Motiv (Pferd, Playboy, Apple, Auge, Blitz, Anker, Mercedesstern, Herz, Delphin) oder eine Aufschrift (Eva, MDMA, PAX, VIP, TC usw.), an der Rückseite meist eine Bruchrille. Inhalt und Menge ändern sich von Zeit zu Zeit. Neben diesen Grundsubstanzen können in verschiedenen Ecstasy-Tabletten sehr unterschiedliche Wirkstoffe enthalten sein, die z. T. zu erheblichen Nebenwirkungen führen.
Solche Wirkstoffe sind:
a-Methylbenzylamin, Chinin, Chloramphenicol, Coffein, Ephedrin, Lidocain, Paracetamol, Testosteron, Yohimbin.

Sehr häufig sind Ecstasy-Tabletten mit LSD kombiniert. Von diesen Wirkstoffen sind die harmlosen Trägermaterialien für die Tabletten und Tablettierhilfsstoffe zu unterscheiden.
Die Wirkung des Ecstasy beginnt nach etwa 20–60 Minuten und dauert 4–6 Stunden an.

Erwünschte Wirkungen
Die Amphetamin-Derivate wirken aufputschend und stimulierend/anregend. Sie vermitteln ein Gefühl verstärkter Energie, setzen das Schlafbedürfnis herab und wirken euphorisierend. Die „User" berichten über ein gesteigertes, offeneres Mitteilungsbedürfnis, eine größere Kommunikationsfähigkeit und ein gesteigertes Selbstbewußtsein. Oft werden optische und akustische Halluzinationen erlebt, vor allem wenn die Amphetamin-Derviate mit anderen Wirkstoffen vermischt worden sind.

Unerwünschte Wirkungen
Im Rahmen solcher Halluzinationen sind jedoch auch gravierende unerwünschte Wirkungen im Sinne von „Horror-Trips", wie sie nach der Einnahme von LSD erlebt werden können, bekannt. Weitere negative Wirkungen sind Unruhe, Nervosität und Gereiztheit. Es wird über Einschlafstörung, Kopfschmerzen, Psychosen und Übelkeit berichtet. Lang verdrängte unangenehme oder traumatische Erlebnisse können wieder ins Bewußtsein treten und zu bedrohlichen Ängsten oder schweren Depressionen führen.
Ecstasy schaltet die Alarmwahrnehmung des Betroffenen aus!
Die Einnahme geschieht meistens bei Tanz- und Musikveranstaltungen (RAVE & Techno-Parties u. ä.), hierbei kann es akut zu ernsthaften Komplikationen durch Bewegung, Wassermangel, wegen zuwenig trinken, und absoluter Erschöpfung kommen. MDMA führt zu massivem Anstieg der Körpertemperatur, > 41 °C. Der Temperaturanstieg ist von Muskelsteifigkeit (Rigor) und Muskelzerfall (Rhabdomyolyse) mit darauffolgendem Nierenversagen begleitet. Sehr häufig folgt ein therapieresistentes Herzversagen. Es besteht kein Zusammenhang zwischen der eingenommenen Menge und dem Auftreten der Komplikationen. Möglicherweise spielt eine individuelle genetische Veranlagung (ähnlich der Malignen Hyperthermie) eine Rolle.
Bei gleichzeitigem Konsum mit Alkohol wird die Wirkung der Amphetamin-Derivate reduziert, die Nebenwirkungen nehmen jedoch stark zu.
Bislang sind akute Vergiftungen mit MDMA oder MDE eher selten, während sie bei der Anwendung von MDA, DOB und MBDB wesentlich häufiger beobachtet werden.
Oft wird Haschisch („Chill-out") geraucht, um die Kreislauffunktion „wieder zu normalisieren". Das größte aller Probleme bei Langzeitgebrauch ist aber die irgendwann einsetzende quälende Schlaf- und Ruhelosigkeit, die mit handelsüblichen – verschreibungsfähigen – Präparaten kaum oder gar nicht bekämpft werden kann. Es erfolgt häufig der Umstieg auf Opiate – eine handfeste Sucht entsteht –, der Ecstasy-User wird auch noch zum „Junkie".
Über die pharmakologischen Wechselwirkungen unterschiedlicher Drogen, wie MDMA und Haschisch, Kokain oder Heroin, liegen in der Praxis bislang wenig medizinische Erkenntnisse vor; theoretisch könnten sie jedoch ganz erheblich sein.

Halluzinogene – LSD
LSD ist ein Derivat des Sekalalkaloids Lysergsäure und im µg-Bereich wirksam.
Es wird oral aufgenommen und wirkt ca. 3–12 Stunden. Es bindet am postsynaptischen Sero-

toninrezeptor und führt zu Änderung der Sinneswahrnehmung. Gefürchtet sind Panikattacken, „Horrortrips" oder Psychosen.

Therapie
symptomatisch, Diazepam i. v.

Halluzinogene – Pilze (Psilos, Magic Mushrooms)
Unter den 144 weltweit vorkommenden Psilocybe-Arten wirken 81 halluzinogen, davon haben keine 10 Arten Bedeutung für Europa. Der bekannteste europäische psilocybinhaltige Pilz ist der Psilocybe semilanceata (Spitzkegelige Kahlkopf). Inhaltsstoffe der Rauschpilze ist Psilocybin (0,1–2% des Trockengewichts), dessen Wirkung ähnlich dem LSD ist.

Therapie
siehe LSD

Cocain
Cocain wird aus der Cocapflanze gewonnen und als Cocainhydrochlorid in der Regel geschnupft, geraucht oder intravenös konsumiert. „Crack" ist eine billige Base, die mittels Backpulver hergestellt wird. Der Cocaineffekt tritt durch Schnupfen innerhalb von 20 min ein und hält ca. 3 Stunden an. Cocain wirkt adrenerg und führt selektiv zu Koronarspasmen.
„Speedballs" = Kombination aus Heroin + Cocain.

Symptome
Euphorie, Agitiertheit, Psychosen, Tachykardie, Angina pectoris, hypertensive Blutdruckkrisen, epileptiforme Anfälle, Mydriasis!; Crack – Bronchialobstruktion, akuter Insult, intracerebrale Blutungen

Therapie
BAK, symptomatisch: Diazepam, ß-Blocker (Propanolol)

Cave:
Neuroleptika

Heroin, Opiate
Heroin, Morphium bzw. dessen Derivate (Codein, Loperamid, Phedidin, Methadon, Fentanyl, Fentanyl-Derivate) zählen zu den Drogen mit höchstem Abhängigkeitspotential. Opiate werden oral, parenteral, dermal oder inhalativ aufgenommen. Die unterschiedlichen Konzentrationen von Substanzen, die am Drogenmarkt erhältlich sind, und das ausgeprägte Suchtverhalten führen immer wieder zu Überdosierungen.
Opiate erzeugen in geringer Dosis Euphorie, bei höherer Dosierung tritt der sedative Effekt in den Vordergrund: gleichzeitig sind alle Opiate dosisabhängig atemdepressiv.
Die Halbwertszeit des Morphiums beträgt ca. 3 Stunden. Schwer Heroin abhängige Patienten müssen deshalb mehrmals täglich „Stoff" applizieren, um eine euphorisierende Wirkung zu erreichen bzw. unerwünschte Entzugssymptome zu vermeiden. Fentanylderivate werden als „China white" bezeichnet, die Kombination Heroin – Cocain als „Speedballs".

Überdosierung

Symptome
Koma, Miosis, Atemdepression, selten bei Heroin: Lungenödem
Häufig thrombosierte Venenstränge mit multiplen Einstichstellen. Durch „Needle-sharing" können Infektionskrankheiten, wie Hepatitis und HIV, übertragen werden.

Therapie
Intubation + Beatmung, Antidot: Naloxon (Narcanti®) i. v. 0,2–0,4 mg repetitiv

> **Cave: Entzug!**

Entzug

Symptome
Entzugssymptome beginnen meistens 3–8 h nach dem letztem „Fix": Unruhe, Angst, Erbrechen, Betteln um die Droge, Schwitzen, Piloerektion (= Cold Turkey), Durchfall, Tachykardie, Hypertonie, Rhinorrhoe, Muskelkrämpfe, Mydriasis, Fieber.

Therapie
Diazepam 5–10–15 mg, Tramal® 50 mg i. v.

Phencyclidin (Angeldust)
Phencyclidin (PCP) wird gerne in Kombination mit Marihuana („ Happy Sticks") genommen, ist aber in Europa nicht sehr verbreitet. PCP gilt als „giftigste" Droge der Szene. Sie ist billig und leicht herzustellen. Der exakte Wirkungsmechanismus im ZNS ist nicht bekannt. Die übliche Rauschdosis beträgt 1–9 mg. Wirkdauer 45 min bis 2 h. Die Aufnahme erfolgt meist durch Rauchen.

Symptome
Halluzinationen, Exzitationen, Angst, Krämpfe, Koma, Nystagmus! und Hypertonie, häufig toxische Psychosen, die Wochen anhalten.

Therapie
symptomatisch, Diazepam i. v.

Sniffen
Schnüffeln von Lösungsmitteln mit niedrigem Siedepunkt (Fleckbenzin, Azeton, Chloroform, Korrekturflüssigkeit, Farbverdünner, Feuerzeuggase) sind oft für Drogenabhängige eine billige Ersatzdroge. Der chronische Mißbrauch führt zu allgemeinem körperlichem Verfall.

Symptome
Euphorie, Rausch, Ataxien, Halluzinationen, Koma, Krämpfe, Dyspnoe, Bronchospasmus, Lungenödem

Therapie
symptomatisch

Pilze/Pflanzen/Gifttiere

Knollenblätterpilz

Vergiftungen durch Knollenblätterpilze treten vor allem von Juli bis September auf. Sie werden häufig in Mischwäldern, Parkanlagen und auf Laubbeständen gefunden.
Sie enthalten Amatoxine, die die DNA-abhängige RNA-Polymerase-II hemmen. Dies führt zum Zusammenbruch der Proteinsynthese der Zelle, insbesonders der Leber und Niere. Erst nach einer Latenz von 12 Stunden zeigen sich erste Vergiftungssymptome. Je kürzer die Latenz, um so schlechter die Prognose. Kinder sind gegenüber Amatoxinen besonders empfindlich, bei ihnen wirkt bereits ein 20stel der letalen Erwachsenendosis tödlich.

Symptome
- Gastrointestinale Phase (Cholera-like): Übelkeit, Erbrechen, wäßriger Durchfall, abdominale Krämpfe
- Latenz- oder Erholungsphase: scheinbares Wohlbefinden, leichter Anstieg der Leberparameter
- Hepatorenale Phase (> 48 h): Zeichen des Leberzerfalles

Therapie
Primäre Detoxikation (Erbrechen und Magenspülen bis 36 h nach Ingestion), danach Aktivkohle über 3 Tage und salinische Darmlavagen.
Asservierung von Speiseresten, Pilz-Putzresten! An Hand der Sporen kann mikroskopisch die Pilzart klassifiziert werden!
Silibinin (Legalon®) 20–50 mg/kg/die i. v. (Penicillin G ist obsolet).

Fliegenpilz – Pantheria-Syndrom

Ab einer Menge von 2 Pilzen ist mit Vergiftungssymptomen zu rechnen. 10 Pilze gelten als tödlich.
Der Fliegenpilz enthält Muscimol, das eine Ähnlichkeit mit GABA besitzt. Dies führt zu einer ausgeprägten anticholinergen Symptomatik.

Symptome
Hitzegefühl, Ataxien, Halluzinationen, Tobsucht, Krämpfe bis Koma, Tachykardie, Mydriasis, Atemstillstand, trockene Schleimhäute. Beginn 15 min nach Einnahme, Dauer bis zu 15 Stunden.

Therapie
Physostigminsalicylat (Anticholium®) 2–4 mg i. v, Diazepam 5–10 mg . Danach primäre Detoxikation.

Coprinus-Syndrom – (Hexenröhrling, Grünling, Faltentintling)

Coprin verursacht mit Alkohol gemeinsam eine Unverträglichkeit, ähnlich dem Disufirameffekt.

Therapie
symptomatisch

Psilocybin-Syndrom (Magic Mushrooms)

siehe Drogen

Europäische Giftschlangen

Schlangenbiß-Verletzungen sind eine absolute Rarität. Schlangengifte sind komplexe Gemische aus Proteinen und Polypeptiden, die toxische und/oder enzymatische Eigenschaften besitzen („Das Beutetier muß gelähmt und verdaut werden"). Die Mortalität bei der europäischen Kreuzotter beträgt < 1%, bei der Kobra 32% und bei der Schwarzen Mamba 100%. Die größten Probleme bereiten derzeit Hobby-Herpetologen, die in Terrarien hochgiftige Exemplare halten. Giftbisse außereuropäischer Schlangen betreffen fast nur diese Personenkreise. Bei Abwehrbissen wird nur ca. 50% oder sogar viel weniger Gift abgegeben, so daß selbst der Biß hochgiftiger Gattungen oft nur zur Lokalreaktion führt. Die Kreuzotter ejiziert maximal 10 mg (LD: 75 mg), die Schwarze Mamba 1g (LD: 100 mg).

Symptome
Bißmarke, lokale Schmerzen und Schwellung, Schock, Lähmungen

Kontraindiziert
Aussaugen oder Inzision der Bißstelle, Kryotherapie

Therapie
Beruhigung, Ruhigstellung der betroffenen Extremität durch Schienung, Einbinden bzw. Bandagierung oberhalb der Bißstelle, Schmerzbekämpfung, symptomatisch, Universal-Schlangenserum im nächsten Krankenhaus.

Chemikalien Haushalt/Industrie

Schaumbildner (Tenside)
In der Regel harmlos, gefährlich ab einer Einnahme von 1g/kg. Sie können bei Schaumbildung und Erbrechen zu massiver Aspiration führen.

Symptome
Übelkeit, Blähungen, Bauchschmerzen bis Erbrechen

Therapie
Simethicon Tropfen (Sab Simplex®), 1–2 EL, oder Aktivkohle zur Hemmung der Schaumbildung

Säuren und Laugen
Durch Ingestion von Säuren oder Laugen kommt es zu reversiblen oder irreversiblen Veränderungen des Kolloidzustandes von Geweben des Gastrointestinaltraktes. Neben lokalen Schäden können auch systemische Schäden auftreten. Der Grad der Schädigung hängt von der Art der Säure/Lauge, vom pH-Wert, der Einwirkdauer und der Menge ab. Säuren (Salzsäure, Schwefelsäure, Salpetersäure) führen durch Eiweißfällung zu Koagulationsnekrosen. Säureverletzungen lassen meist den Mund und Rachenraum unversehrt. Hauptsächliche Verätzungslokalisation ist der Magen.
Laugen (Salmiak, Kalilauge, Natriumhydroxid) bewirken eine Verflüssigung des Gewebes und führen zu Kolliquationsnekrosen. Laugen verursachen im Vergleich zu Säuren 3mal häufiger Nekrosen im Bereich des Ösophagus.

Symptome
Ätzspuren, Schmerzen im Mund, Rachen, Würgen, Erbrechen, retrosternale und epigastriale Schmerzen, Schocksymptome

Therapie
Keine übermäßigen Verdünnungsversuche mittels Wasser. Neueste Empfehlungen bezweifeln die Wirkung, da die Schädigung innerhalb einiger Sekunden auftritt und eine gewünschte Veränderung des pHs nur mit großen Mengen von Wasser zu erreichen ist. Wasser sollte daher nur schluckweise gegeben werden. Umgekehrt erhöht die Wassergabe die Gefahr des Erbrechens und führt bei Säuren zu einer lokalen thermischen Reaktion. Fluorwasserstoffsäure kann mittels Calciumgluconats (10%) neutralisiert werden. Keine Zufuhr von Aktivkohle, Analgetika; Cortisongabe ist obsolet.

Lösungsmittel – Aliphatische Kohlenwasserstoffe – Lampenöle (Benzin, Petroleum, Dieselöl, Terpentinersatz, Duft- und Lampenöle)

Duft- und Lampenöle sind eine der häufigsten Intoxikationen von Kleinkindern.
Diese Lösungsmittel sind bei oraler Aufnahme relativ gering toxisch. Das Hauptproblem entsteht, wenn diese Substanzen aspiriert werden. Typischer Substanzgeruch: Foetor ex ore!

Therapie
Ingestionsmengen unter einem Schluck: Fettkarenz!, keine Milch, nur reines Wasser.
Über einem Schluck: Aktivkohle; ab einer Menge von 1–2 ml/kg ist mit Systemtoxizität mit folgenden Symptomen zu rechnen: Rausch, Schwindel, Euphorie, Koma, Krämpfe. Induziertes Erbrechen strengstens kontraindiziert!

Lösungsmittel – Chlorierte Kohlenwasserstoffe (Tetrachlorkohlenstoff, Trichlorethylen, Chloroform, Azeton)

Kommen in Spezialreinigern, Putzmitteln, Klebstoffen, Fleckentfernern vor.
Diese Lösungsmittel führen rasch nach oraler Aufnahme zu folgenden Symptomen: Erbrechen, gastrointestinale Beschwerden, Schwindel, Ataxie, Rausch, Krämpfe bis Koma. Typischer Substanzgeruch: Foetor ex ore!
Einige dieser Substanzen werden gerne von Jugendlichen als Drogenersatz mißbraucht.
Bei chronischem Abusus („Sniffer") tritt eine Sensibilisierung des Myokards gegen körpereigene Katecholamine ein. Bei lebensbedrohlichen Rhythmusstörungen Jugendlicher sollte an ein „Sniffen" gedacht werden.
Nach einer Latenzphase können Leber- und Nierenstörungen sowie Hämolysen auftreten.

Therapie
Aktivkohle, N-Acetyl-Cystein. Induziertes Erbrechen strengstens kontraindiziert!

Methanol

Methanol findet sich hauptsächlich in Lösungsmitteln, als Frostschutzzusatz wurde es verboten. Methanol wird, ähnlich wie Äthanol, resorbiert und durch die Äthanoldehydrogenase (ÄDH) zu toxischem Formaldehyd und zu Ameisensäure abgebaut. Metabolische Azidose mit ausgeprägter Anionenlücke, Laktatazidose. Durch Gabe von Äthanol wird Methanol von ÄDH verdrängt und dadurch die Bildung der toxischen Metaboliten blockiert.

Symptome
Nach Ingestion zeigen sich die ersten Symptome nach einer Latenz von 12–24 Stunden.
1. Phase: Kopfschmerz, Schwindel, Übelkeit
2. Phase: Sehstörungen, Unruhe, Verwirrtheit, Krämpfe, weite reaktionslose Pupillen + Kussmaul'Atmung!
3. Spätphase: Polyneuropathie, Hepatopathie

Therapie
Magenspülung!, Aktivkohle ineffektiv, Äthanolgabe oral: Schnaps oder Whisky 125 ml. Äthanolgabe parenteral: Initialdosis 0,6 g/kg, danach 110 mg/kg/h. Es sollte ein Blutäthanolspiegel von 0,3–0,8% erreicht werden. Transport in ein Zentrum mit Dialysemöglichkeit!

Glykole
Glykole finden sich in Frostschutzmitteln und Bremsflüssigkeit.

Symptome
Rauschzustände bis Koma, ähnlich dem Äthanol, zusätzlich schwere metabolische Azidose (Kussmaul) und Nierenschädigung (Oxalkristalle im Harn), Osmolalitätslücke.

Therapie
siehe Methanol!

Chemikalien Landwirtschaft

E 605 – Derivate (Demeton, Dimethoat, Sulfotep, Malathion)
Alkylphosphatverbindungen (E 605-Derivate) werden hauptsächlich als Insektizide verwendet. Akzidentielle Vergiftungen mit Ateminsuffizienz bzw. tödlichem Ausgang treten bei Gärtnern/Landwirten durch dermalen oder inhalativen Kontakt auf. In suizidaler Absicht werden Alkylphosphatverbindungen hauptsächlich oral aufgenommen.
Alkylphosphatverbindungen hemmen irreversibel die Acetylcholinesterase. Dies führt zu einer endogenen Azetylcholinvergiftung, die primär die muscarinergen und nicotinergen Rezeptoren überstimuliert und diese letztendlich blockiert. Dies führt zu rasch auftretenden Lähmungen (nicotinerg), speziell der Augenmuskel (Doppelbilder), der Atemmuskulatur und der übrigen Muskulatur. Muskelfibrillationen gehen meist den Lähmungen voraus. Die Atemlähmung setzt vor der Bewußtseinstrübung ein.
Durch die parasympathische, muscarinerge Aktivierung kommt es zu starker Sekretion sämtlicher Drüsen, Speichelfluß, Bronchialsekretion und einem Pseudo-Lungenödem. Die Erregung der intraabdominellen glatten Muskulatur führt zu Krämpfen, Durchfall, Erbrechen, Harnabgang.
Die muscarinerge Wirkung an den zentralen Synapsen führt zur Bewußtseinstrübung und zum Koma.

Therapie
Atropin 1 mg i. v. als Testdosis, danach 2–5 mg i. v. alle 5–10 min, unter Kontrolle von Herzfrequenz, Kreislauf und Pupillen sowie Speichel-, Tränenfluß und Bronchialsekretion. Bis zu 15g/24 Stunden möglicherweise notwendig.

Allgemeine und spezielle Vergiftungen

Carbamate (Aminocarb, Carbofuran)
Sie hemmen reversibel die Acetylcholinesterase, die Symptome und die Therapie entsprechen den Alkylphosphat-Intoxikationen (siehe E 605-Intoxikationen).

Herbizide (Paraquat/Diquat)
Paraquat ist ein nichtselektives Herbizid und wird in der Landwirtschaft großflächig als „chemische Sense" eingesetzt. Paraquat bildet Superoxid-Anionen. Diese Radikale führen zu ausgeprägten Organschäden, speziell zu Lungenfibrosen.
Primär symptomarm, eventuell lokale Verätzung. Tod meistens durch irreversible Lungenfibrose.

Therapie
Sofortige Magenspülung, danach Aktivkohle 1–2g/kg, bei Beatmung niedrigstmögliche inspiratorische O_2-Konzentration – (hoher pO_2 begünstigt die Radikalbildung), N-Acetylcystein 14g/Tag i. v.

Inhalationsgifte

Stickgase
Stickgase sind toxikologisch weitgehend wirkungslos. Sie verdrängen bei hoher Konzentration den Sauerstoff in der Atemluft und führen dadurch indirekt zur Hypoxie. Zu dieser Gruppe zählen:
Kohlendioxid (CO_2), Edelgase (Argon, Helium), Stickstoff (NH_2). Sie sind farblos, geruch- und geschmacksneutral. Kohlendioxid kommt vor allem bei Gärprozessen vor (Weinkeller, Silounfall), Edelgase nur im industriellen Bereich.

Symptome
Zeichen der Hypoxie

Therapie
Bergung aus kontaminierter Umgebung (nur mit Atemschutz), O_2-Gabe, BAK, NaBi

Kohlenmonoxid (CO)
Kohlenmonoxid ist ein farbloses, geruch- und geschmackloses Gas, das bei unvollständiger Verbrennung (Brände, defekte Zimmeröfen, Autoabgase) entsteht. MAK 30 ppm. Das absichtliche Ableiten von Autoabgasen in das Wageninnere ist ein häufig gewählter Weg, Selbstmord zu begehen.
Seit der Einführung des Katalysators ist der Anteil von CO im Auspuffgas von 10% auf weniger als 2% gesunken.
CO hat eine 200–300fach höhere Affinität zum Hämoglobin und führt bereits ab 0,1 Vol% in der Einatmungsluft zu einer 50%igen Reduktion der O_2-Transportkapazität.
Spätschäden: CO-Enzephalitis, Psychosen

Symptome
Die Symptome korrelieren mit dem CO-Hb-Gehalt.
Leichte Vergiftung   < 30%   Kopfschmerz, Unwohlsein, Leistungsschwäche
Mittelgradige Vergiftung   30–40%   Bewußtseinseinschränkung

Schwere Vergiftung > 40%   Koma, Lähmungen, „Rosafärbung der Haut"
Tod innerhalb 30 sec.   > 60%
Durch den O_2-Mangel kommt es zur ausgeprägten Laktatazidose sowie direkt zur Schädigung des Myoglobins.

Therapie
Bergung aus kontaminierter Umgebung (nur mit Atemschutz), O_2-Gabe 100% (Intubation), Transport in ein Zentrum mit Druckkammer zwecks hyperbarer O_2-Therapie (HBO), auch bei geringer Symptomatik, um Spätschäden zu verringern. Indikation für HBO: $HbCO_2$ > 15% + Symptome
Bei Laktatazidose: NaBi-Gabe

Cyanid – Blausäure (HCN)
Blausäure zählt zu den ultraschnell wirkenden Giften. Wirksam ist das Cyanidion, das sich mit hoher Affinität an das Fe^{3+} der mitochondrialen Cytochrome aa3 reversibel bindet und damit die mitochondriale Atmungskette hemmt, es führt dadurch zur inneren Erstickung.
Der typische Bittermandelgeruch wird von ca. 10% aller Menschen nicht wahrgenommen, außerdem wird bei höheren Konzentrationen sofort der Geruchsnerv lahmgelegt.
HCN wird entweder oral aufgenommen (z. B. Bittermandel 10–50 Stück, Chemikalien der galvanischen Industrie, Goldschmiede) oder kann inhaliert werden (unvollständige Verbrennung cyanidhältiger Materalien).
100 ppm sind lebensgefährlich, mehr als 200 ppm sind letal.
Je nach Ingestionsart können erste Symptome nach einigen Sekunden auftreten.

Symptome
Brechreiz, Krämpfe, Atemnot, Atemlähmung, Rhythmusstörungen, Asystolie, „Rotfärbung der Haut", Bittermandelgeruch

Therapie bei komatösem Zustandsbild
Sofortige Antidotgabe, höchste Priorität vor allen anderen Maßnahmen.
1. 3–4 mg 4-DMAP/kg (bei Rauchgasvergifteten 1–2 mg/kg Körpergewicht)
2. unmittelbar danach 50–100 mg/kg Natriumthiolsulfat i. v.
3. BAK, Intubation, Laktatazidose: NaBi-Gabe
4. primäre Giftentfernung (Magenspülung)

**Cave:
Selbstschutz!**

Bei Fehldiagnose muß 4-DMAP durch Toluidinblau antagonisiert werden.

Therapie bei nicht komatösem ZB:
50–100 mg/kg Natriumthiolsulfat i. v.

Reizgase
Reizgase können entweder sofort oder nach gewisser Zeit zu lokalen Schäden der Atemwege führen. Gase vom Sofort-Typ (Ammoniak, Chlor, Salzsäure, Schwefelsäure) haben im allge-

meinen eine bessere Prognose, da die Reizschwelle eine geringe ist und dadurch die Kontamination gering ausfällt. Die Symptome sind hauptsächlich Schleimhautreizungen von Augen, Nase, Rachen, Trachea. Bei höheren Konzentrationen und entsprechender Expositionsdauer kann eine Schädigung der Alveolen auftreten und daraus ein Lungenversagen in Form eines toxischen Lungenödems resultieren.

Symptome
Reizhusten, Hustenattacken, Bronchospasmus, Glottisödem, Atemnot, Lungenödem, Zyanose

Therapie
- Glucokortikoid-Aerosol (Dexamethason/Pulmicort®); initial 4 Hübe, danach 1 Hub alle 3 min bis zur Leerung der 1. Packung
- bei schwersten Formen zusätzlich Prednisolon 10 mg/kg i. v.
- antiobstruktive Therapie mit ß$_2$-Mimetika, Reizhusten: Analgosedierung
- bei massiver Atemnot frühzeitige Intubation und Beatmung mit PEEP (5–10 cm)

Antidote

Physostigminsalicylat (Anticholium)
Anticholium-Physostigminsalicylat ist indiziert bei Intoxikationen mit:
- Atropin und verwandten Substanzen
- Pflanzen und Pilzen (atropinhaltige): Fliegenpilz, Pantherpilz, Tollkirsche, Stechapfel, Bilsenkraut, Nachtschattengewächse
- Psychopharmaka (trizyklische- und tetrazyklische Antidepressiva, Neuroleptika)

Zentralcholinerge Symptome: Agitiertheit, Bewegungsdrang, Angst, Halluzinationen, Choreaathetose, positiver Babinski-Reflex, Gedächtnisstörung, Desorientiertheit, Delirium, Stupor, Krämpfe, Koma, Atemdepression
Peripher anticholinerge Symptome: Flush, trockene Haut, Mundtrockenheit, Hyperthermie, Fehlen von Darmgeräuschen, Harnverhalten, Herzrhythmusstörungen, Mydriasis, unkoordinierte Bewegungen

Therapie

Dosierung bei Erwachsenen
- initial 1–2 mg, langsam i. v. (über 3–5 Minuten)
- Sollten nach 5–10 Minuten die Symptome noch vorhanden sein, empfiehlt sich die Gabe von weiteren 1–4 mg alle 20–30 Minuten, bis zu 8 Stunden nach der Inkorporation.
- Die Halbwertszeit von Physostigminsalicylat beträgt 30–60 min.

Dosierung bei Kleinkindern
- initial 0,2 mg, langsam i. v., dann 0,02–0,06 mg/kg/h bis max. Gesamtdosis von 2 mg
- Antidot bei Überdosierung, 0,5 mg Atropin für 1 mg Physostigmin

Kontraindikation
Alkylphosphat, Carbamate und andere Cholinesterasehemmer

Bei Überdosierung und Intoxikation zeigen sich folgende Symptome:
Speichelfluß, Übelkeit, Erbrechen, Harn- und Stuhlinkontinenz, tonisch-klonische Krämpfe, Bradykardie. Bei Behandlung von Vergiftungen mit trizyklischen Antidepressiva ist ein akuter Herzstillstand möglich (nur unter ständiger EKG-Kontrolle). Atropin i. v. antagonisiert die Wirkung.

Atropin
Atropin hemmt die Wirkung von Acetylcholin an den parasympathischen Nervenendigungen. Es wird bei folgenden Intoxikationen als Antidot gegeben:
- Phosphorsäureester (Alkylphosphate – E 605), Carbamate
- Muscarine (Rißpilz), Kampfstoffe

Nebenwirkungen
Mundtrockenheit, Hemmung der Schweiß- und Schleimsekretion, Mydriasis und Tachykardie sind die Leitsymptome. Sie ermöglichen das Erkennen des Krankheitsbildes und dadurch das Einleiten der richtigen Therapie.

Dosierung
- 1–2–10–100 mg i. v., anschließend 4–200 mg/Stunde, unter Kontrolle von Herzfrequenz, Kreislauf und Pupillen sowie Speichel-, Tränenfluß und Bronchialsekretion.
- Bis 15 g/24 Stunden möglicherweise notwendig.

> **Cave:**
> **Bei Überdosierung besteht die Gefahr der Hyperthermie, von Ileus, extremer Trockenheit der Rachenschleimhaut mit Schluckstörungen, Atemlähmung und Koma.**

4-DMAP (4-Dimethylaminophenol)
Bei Vergiftungen mit folgenden Substanzen wird 4-DMAP als Antidot verwendet:
- Zyanide, Blausäure, Nitrilen, Azide, Schwefelwasserstoff

Dosierung
Sofort 3–4 mg 4-DMAP/kg (bei Rauchgasvergifteten 1–2 mg/kg Körpergewicht) innerhalb einer halben Minute, streng i. v. Anschließend werden durch dieselbe Kanüle 50–100 mg/kg Körpergewicht Natriumthiosulfat i. v. infundiert.

Kontraindikationen
bei Säuglingen

Überdosierung
Hämolyse kann als Folge einer Überdosierung, wenn keine Cyanid- oder Blausäurevergiftung vorliegt, auftreten – Gabe von Toluidinblau 2–4 mg/kg Körpergewicht i. v.

Natriumthiosulfat
Indikation bei Vergiftungen mit:
- Zyanidverbindungen, nach 4-DMAP-Gabe, Rauchgas, N-Lostverbindungen

Natriumthiosulfat verwandelt Cyanid in ungiftiges Rhodanid, bzw. andere Gifte werden in weniger schädliche oder ungiftige Schwermetallverbindungen umgewandelt.

Dosierung
- 50–100 mg/kg Körpergewicht bis zu max. 500 mg/kg nach der Gabe von 4-DMAP
- Bei Bromat- oder Jodvergiftung: 1%ige Lösung zur Magenspülung und, falls erforderlich, 100 mg/kg Körpergewicht i. v.
- S-Lost, N-Lost oder Zytostatika: sofort 500 mg/kg Körpergewicht i. v.

Toluidinblau
Toluidinblau ist indiziert bei Vergiftungen mit:
- Methämoglobinämie jeglicher Genese (Nitrat-Nitrit, aromatischen Aminen, Dapson)
- Überdosierung oder Fehldosierung von 4-DMAP

Dosierung
2–4 mg/kg Körpergewicht streng i. v., als Einzeldosis reichen meist 3–5 ml (1 ml enthält 30 mg), mit Wiederholung nach 30 Minuten

Nebenwirkungen
Bei Überdosierung können Erbrechen, Blaufärbung der Haut sowie eine schwache Blaufärbung des Harns auftreten. Vor der Injektion muß Blut in die Spritze zurückgezogen werden, da die Gabe streng i. v. zu erfolgen hat.

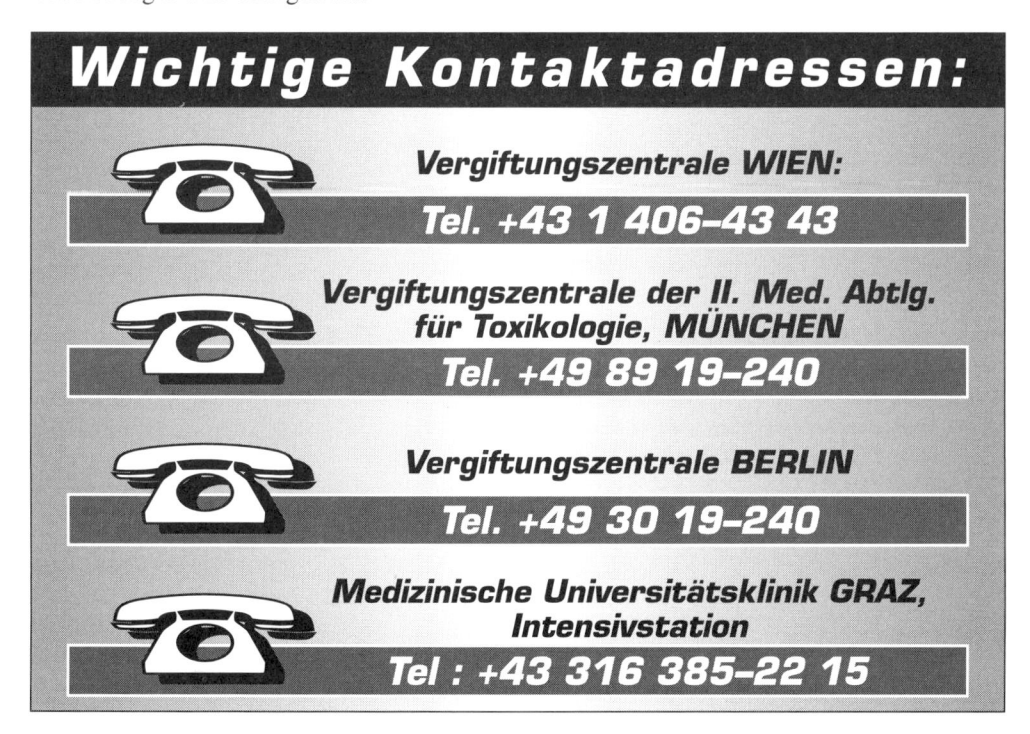

Wichtige Kontaktadressen:

Vergiftungszentrale WIEN:
Tel. +43 1 406-43 43

Vergiftungszentrale der II. Med. Abtlg. für Toxikologie, MÜNCHEN
Tel. +49 89 19-240

Vergiftungszentrale BERLIN
Tel. +49 30 19-240

Medizinische Universitätsklinik GRAZ, Intensivstation
Tel : +43 316 385-22 15

Anhang

Antidotkoffer NAW (unverbindliche Empfehlung)
- Medika-Antidot
    - Carbomix® 200 ml
    - Paraffinum subliquidum 100 ml
    - Orpec®-Sirup 1 Flasche
    - 2 Amp. Atropin 100 mg
    - 2 Amp. Calciumgluconat 10%
    - 5 Amp. 4-DMAP (0,25 g)
    - 5 Amp. Methylenblau
    - 5 Amp. S-Hydril Laves (1g Natriumthiosulfat)
    - 3 Amp. 50% Äthanol (20 ml)
    - 1 Flasche Sab simplex®
    - 5 Amp. Anticholium (2 mg Physostigmin)
    - 5 Amp. Anexate® 1 mg
    - 5 Amp. Narcanti® 0,4 mg
- Diverses
    - Antidotarium international (letzte Ausgabe)
    - Magenschlauch
    - Trichter
    - Probengefäße
- Diagnostika
    - Harntest für Methadon, Benzodiazepine, Kokain, Amphethamin, Opiate, Barbiturate, Tetrahydrocannabis
    - QED a350 Speicheltest für Alkohol

Autor:
OA Dr. Andreas Lueger
Medizinische Universitätsklinik Graz
Intensivstation
Karl-Franzens-Universität Graz/LKH Graz
Auenbruggerplatz 29
A-8036 Graz

Spezielle Notfälle

Notfälle am Auge

G. Langmann

Nur selten erfordern augenärztliche Notfälle vom Notarzt aktives Handeln.
Die Ersttherapie ist jedoch, wie am Beispiel der Verätzungen zu ersehen ist, für die Prognose der Verletzung entscheidend. Im folgenden Kapitel sind einige wichtige Notfälle an Hand von Ätiologie, klinischem Erscheinungsbild und Therapie beschrieben. Es wurden bewußt nur jene Erstmaßnahmen angeführt, die außerhalb einer augenfachärztlichen Versorgung sinnvoll und notwendig erscheinen.

Unfälle

Perforierende Verletzung (mit/ohne intraokularem Fremdkörper)

Ätiologie
Die früher gefürchteten Windschutzscheibenverletzungen (ein- und beidseitig perforierende Verletzungen mit multiplen Schnittwunden im Gesicht) sind durch die Gurtenanlegepflicht selten geworden. Heute entstehen die perforierenden Augenverletzungen meist im Rahmen von Arbeitsunfällen (intraokularer Fremdkörper bei typischer Hammer-Meißel-Anamnese) in der Freizeit (Wurfpfeil) oder im Rahmen von Raufhandel (Messerstich).

Klinik
Ausgedehnte Hornhaut- oder Sklerawunden sind an der aufgehobenen Vorderkammer mit/ohne Prolaps von Iris und Aderhaut und Hyphaema (Einblutung der Vorderkammer) zu erkennen (Abb. 91).
Durch den Verlust von Kammerwasser oder durch Glaskörper ist das Auge oft sehr weich und wird spontan durch den Liddruck deformiert.

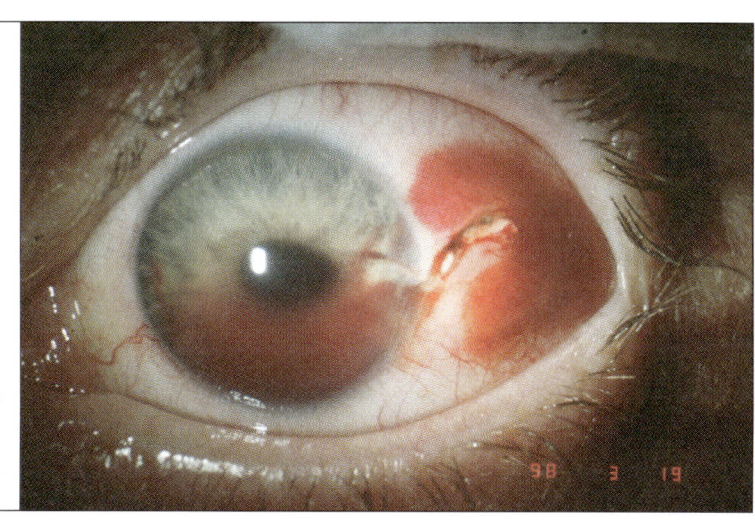

Abb. 91: Hyphaema im Rahmen einer perforierenden Hornhaut- und Skleraverletzung

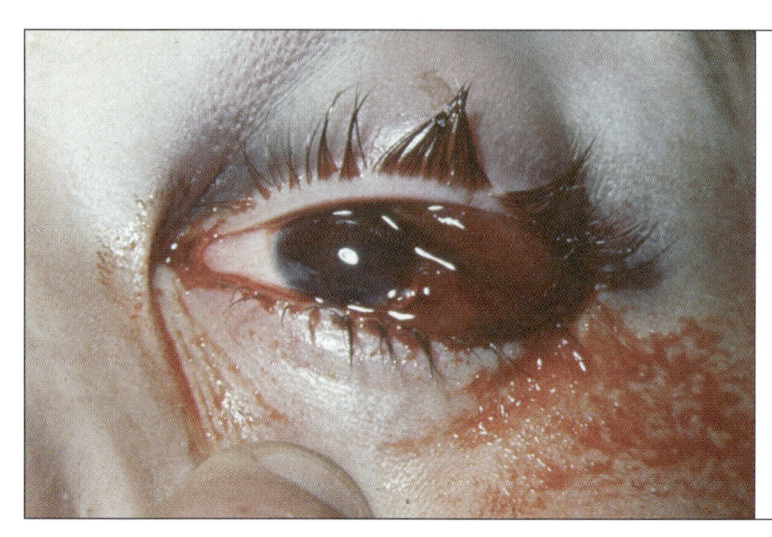

Abb. 92:
Ausgedehntes Hyposphagma maskiert Bulbusruptur

Bei kleinen, lamellierenden Perforationen (z. B. im Rahmen von kleinen intraokularen Fremdkörpern) ist die Kontinuität des Auges oft erhalten, die Perforation kann erst mit dem Mikroskop (Spaltlampe an der Klinik) oder intraoperativ erkannt werden.

Letzteres gilt auch für die Skleraperforation mit stärkerem Hyposphagma (Unterblutung der Bindehaut), wobei die Blutung die eigentliche Perforationsstelle maskiert (Abb. 92).

Bei ausgedehnten begleitenden Lidverletzungen oder Lidhämatomen kann die Perforation oft erst nach vorsichtigem Öffnen der Lider, z. B. mit einem Lidlöffel, erkannt werden.
Ein die Augenhüllen penetrierender Fremdkörper (Abb. 93) ohne weitere Zeichen einer Perforation ist ein Beweis für eine durchbohrende Verletzung.

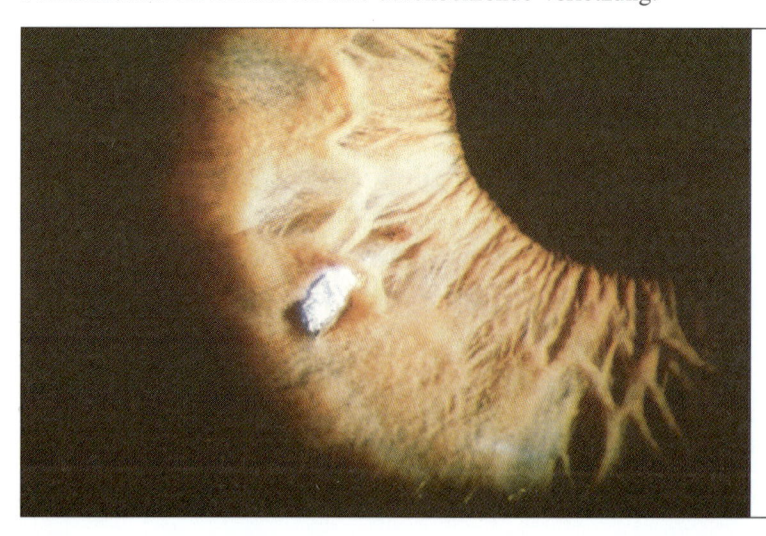

Abb. 93:
Intraokularer Fremdkörper auf der Irisoberfläche

Therapie
Der Fremdkörper muß belassen und darf nicht herausgezogen werden, da ansonsten ein Verlust von intraokularem Gewebe droht.
Es genügt ein einseitiger Schutzverband, ein Binokulus ist nicht erforderlich.
Der Transport ist in sitzender Position möglich.
(Druck auf das Auge sollte absolut vermieden werden!)
Im Bedarfsfall ist die Gabe von Schmerz- oder Beruhigungsmitteln angezeigt.

Bulbuskontusion (Augapfelprellung)

Ätiologie
Insgesamt kommen Bulbuskontusionen häufiger als Bulbusperforationen vor und können, je nach Verletzungsmodus, unterschiedliche Strukturen des Auges betreffen.
Sport- und Freizeitverletzungen stehen auch bei den Kontusionen an erster Stelle, z. B. durch Squashball, Tennisball, Fußball oder Schneeball.
Das Ausmaß der Verletzung hängt von der Größe des einwirkenden Gegenstandes bzw. von der Wucht, mit der er auftrifft, ab (Squashbälle verursachen in der Regel schwerere Verletzungen als Fußbälle, da bei letzteren ein Teil der einwirkenden Gewalt durch die knöcherne Umrandung der Orbita abgebremst wird).
Skleraperforationen im Rahmen von Faustschlägen sind ungewöhnlich, häufiger entstehen Kontusionsverletzungen.

Klinik
Ein einseitiges Lidhämatom verhindert oft die Erstinspektion tieferer Augenabschnitte, ein Hyposphagma ist bereits Ausdruck einer Gewalteinwirkung auf den Augapfel, ein Hyphaema (Einblutung in die vordere Augenkammer) ein Hinweis auf eine schwere Prellungsverletzung. Die Augenhüllen sind bei Prellungsverletzungen intakt!

Therapie
Die Applikation eines einseitigen Schutzverbandes ist oft gerade deshalb ratsam, da sich hinter einer vermeintlichen Kontusion eine gedeckte Perforation verbergen kann (siehe *Perforierende Augenverletzungen*).
Die Gabe von Analgetika erübrigt sich meist beim Transport zu einem Facharzt, in eine Abteilung oder an die Klinik.

Verätzungen

Die Laugenverätzung ist der klassische augenärztliche Notfall! Das Unterlassen einer Ersttherapie oder eine fehlerhafte Ersttherapie kann auch durch eine optimale fachärztliche Therapie nicht mehr kompensiert werden und hat oft Dauerschäden zur Folge.

Ätiologie
Laugenverätzungen kommen meist auf Baustellen (Mörtel, Zement) oder in Laboratorien (diverse Chemikalien) vor, Säureverätzungen entstehen oft beim Hantieren an einer Autobatterie. Laugenverätzungen sind viel gefährlicher als Säureverätzungen, da bereits 15 Sekunden nach Kontakt des ätzenden Agens mit dem Auge basische Substanzen in die Vorderkammer eingedrungen sind (Kolliquationsnekrose). Im Gegensatz dazu verursachen Säureverätzungen Koagulationsnekrosen mit einem oberflächlichen Verätzungsschorf.

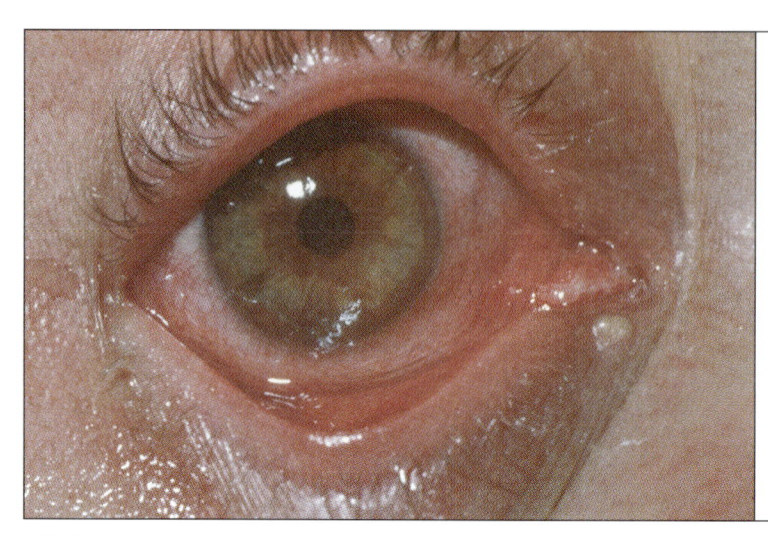

Abb. 94:
Leichte Kalk-
verätzung (rotes
Auge); Hornhaut
intakt

Klinik

Leichte Form (Abb. 94)
Das Auge wirkt durch die konjunktivale oder gemischte Injektion stark gereizt und kann zusätzlich eine Erosion der Hornhaut (oberflächliche Abschürfung) aufweisen. Eine Chemose der Bindehaut (Flüssigkeitsansammlung unter der Bindehaut) kann bereits Hinweis auf eine schwere Verätzung sein.

Schwere Form (Abb. 95)
Jegliche Blässe der Bindehaut oder Trübung der Hornhaut ist ein Hinweis auf eine schwere Verätzung!

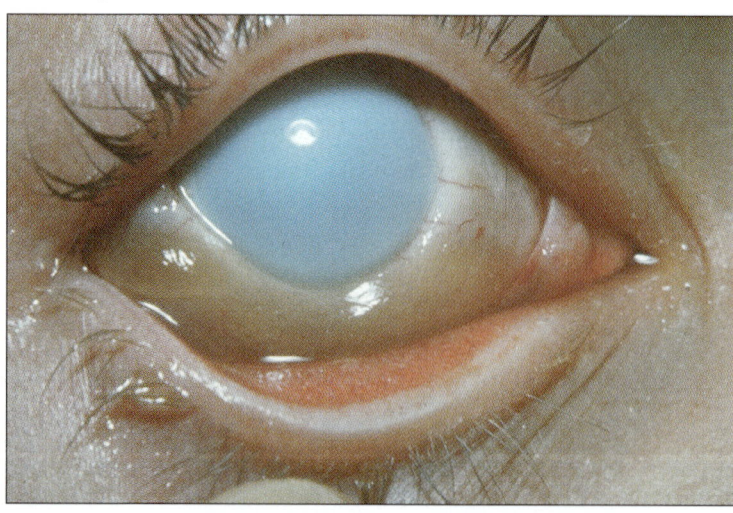

Abb. 95:
Schwere Kalk-
verätzung („gekoch-
tes Fischauge"):
blasse Chemose,
Hornhaut in toto
getrübt, Nekrose

Nekrosen (Trübungen) der Bindehaut, blasse Chemose und Trübungen der Hornhaut („gekochtes Fischauge") stehen im Vordergrund.

Therapie

> **Cave:**
> **Die Erstversorgung ist für den Verlauf der Verletzung entscheidend!**

Sofortige und ausreichende Spülung mit Wasser (z. B. unter der Wasserleitung) oder physiologischer Kochsalzlösung muß am Unfallort durch den Ersthelfer durchgeführt werden, notfalls kann auch Bier oder Milch zum Spülen verwendet werden. Die sofortige Verdünnung der ätzenden Substanz durch die Spüllösung kann schwere Schäden verhindern!
Sofern ein Lokalanästhetikum, z. B. Novain®-Augentropfen (0,4 %), verfügbar ist, können dadurch die subjektiven Beschwerden für den Patienten in weiterer Folge vermindert werden. Oft muß man jedoch die Spülung trotz starker Schmerzen des Patienten durchführen (in jener Phase kann die Aufklärung des Patienten über die absolute Notwendigkeit des Spülvorgangs die Motivation für alle weiteren Manipulationen entscheidend verbessern!).
Der alleinige Spülvorgang kann oft nicht alle Partikel entfernen (das gilt v. a. für die Laugenverätzungen mit Mörtel oder Zement), so daß das mechanische Entfernen der oft festhaftenden Partikel (z. B. mit einem feuchten Wattetupfer oder Zipfel eines Taschentuches) aus dem Bindehautsack ähnlich wichtig wie der Spülvorgang wird. Partikel aus dem oberen Bindehautsack können durch Ektropionieren, Fremdkörper aus dem unteren Bindehautsack durch einfaches Abziehen des Unterlides entfernt werden.
Der Transport an die Klinik sollte erst nach der Erstversorgung erfolgen, während der Fahrt muß der Spülvorgang (z. B. mit einer Spülundine) weiter durchgeführt werden (es darf kein Verband angelegt werden und der Transport darf nicht mit [Kalk-] Partikeln im Auge erfolgen, denn dadurch ist ein weiteres Eindringen von basischen Substanzen in das Auge unvermeidbar!).

Andere augenärztliche Notfälle
Unter „andere augenärztliche Notfälle" sind solche zu verstehen, die selten vom Notarzt gesehen werden und nur ausnahmsweise aktives Handeln erfordern. Sie sollen jedoch erwähnt werden, da die richtige Erstdiagnose und die fachgerechte Zuweisung bzw. der rasche Transport für die Prognose entscheidend sind.

Akuter Glaukomanfall
Beim Glaukomanfall besteht bei verzögerter Behandlung akute Erblindungsgefahr, die im Vordergrund stehende Allgemeinsymptomatik bietet oft differentialdiagnostische Schwierigkeiten und kann über vagocardiale Reflexbahnen quod vitam bedrohlich werden.

Ätiologie
Grundvoraussetzung für das Entstehen eines Glaukomanfalles ist ein enger Kammerwinkel (weitsichtige Patienten), vom Patienten werden Episoden mit passagerer Augendruckerhöhung durch Schleiersehen, Farbenringe um Lichtquellen bzw. Halbseitenkopfschmerzen wahrgenommen.
Den Anfall löst oft die durch den Sympathikus bedingte Weitstellung der Pupille aus (nach Aufregungen oder nachts).

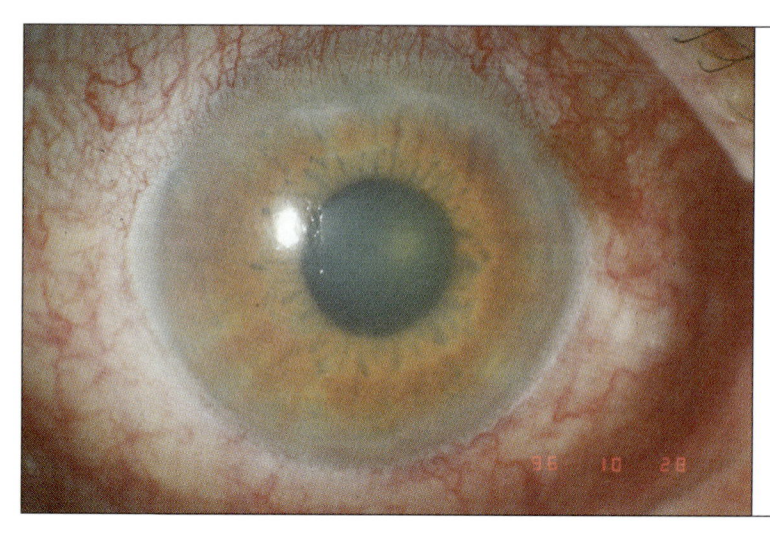

Abb. 96:
Schwere Kalkverätzung („gekochtes Fischauge"): blasse Chemose, Hornhaut in toto getrübt, Nekrose

Klinik
„Rotes" Auge, Pupille mittelweit, lichtstarr. Ergänzende Palpation. Auge „steinhart". Die abdominelle Allgemeinsymptomatik (Übelkeit, Erbrechen, herabgesetzter Allgemeinzustand), mit oder ohne Kopfschmerzen, kann einen Glaukomanfall ausnahmsweise als „akutes Abdomen" in Erscheinung treten lassen.

Therapie
Wesentlich ist, neben der richtigen Diagnosestellung, der rasche Transport zu einem Facharzt, an eine Augenabteilung oder an die Klinik.
Bei starken Schmerzen können Analgetika, z. B. Tramal® gtt. oder i. v., verabreicht werden.

Zentralarterienverschluß
Da es sich beim Zentralarterienverschluß um einen Notfall des Augenhintergrundes handelt, ist die richtige Diagnose an die Verfügbarkeit eines Augenspiegels gebunden.
Ohne Augenspiegel kann bei vorhandenen Risikofaktoren, zusammen mit der klinischen Symptomatik, zumindest eine Verdachtsdiagnose gestellt werden.

Ätiologie
Prädisponierend sind Hypertonus, Hyperlipidämie, Nikotinabusus, Einnahme von Ovulationshemmern, Exsikkose oder Carotisstenose. Bei jungen Frauen ist das gemeinsame Auftreten von Hypertonus, Nikotin oder Ovulationshemmern für das Auftreten eines Arterienverschlusses entscheidend.

Klinik
Im Vordergrund steht der innerhalb von Minuten oder Sekunden auftretendende, schmerzlose Visusverlust. Prodrome können Episoden einer über Sekunden oder Minuten dauernden Verdunkelung, Visusverminderung oder ein vorübergehender Gesichtsfelddefekt (Amaurosis fugax) sein.

Fundus: Beim Augenspiegeln sieht man den blassen Augenhintergrund, eine blasse Papille, fadendünne Gefäße sowie einen sogenannten „kirschroten Fleck" der Makula.

Therapie
Entscheidend ist der rasche Transport an die Klinik oder in eine Augenabteilung, da die Ischämietoleranz der Netzhaut lediglich 1–2 Stunden beträgt. Innerhalb der ersten 8 Stunden nach dem Auftreten eines Zentralarterienverschlusses ist eine Lysetherapie angezeigt (wird häufig in Zusammenarbeit mit einer Internen Abteilung oder Klinik durchgeführt), nach 8 Stunden Netzhautischämie scheint v. a. aufgrund der schlechten Prognose eine Lyse nicht mehr sinnvoll. Beim Zentralarterienverschluß ist ausnahmsweise ein Hubschraubertransport gerechtfertigt, sofern ein rascher Transport mit dem NAW nicht möglich ist.

Ulcus corneae (serpens)

(Hornhautentzündung mit/ohne Eiteransammlung in der Vorderkammer)

Ätiologie
Ursachen sind verschleppte Bagatelltraumen (Holz), Fremdkörperverletzungen mit bakterieller Superinfektion oder Tragen von Kontaktlinsen (Dauertraglinsen bei alten Menschen).

Klinik
Im Vordergrund stehen die gemischte Injektion („rotes Auge") mit Hornhautinfiltration (Trübung), Schmerzen, selten kann als Ausdruck einer Beteiligung der tieferen, vorderen Augenabschnitte ein Hypopyon (Eiteransammlung in der Vorderkammer) sichtbar sein.

Endophthalmitis (eitrige Entzündung des gesamten Auges)

Ätiologie
Nach intraokularen Verletzungen oder intraokularen Operationen, selten endogen bei Risikogruppen (z. B. Diabetikern), kann die Entzündung alle intraokularen Augenabschnitte betreffen.

Klinik
Neben einer starken entzündlichen Reaktion der vorderen Augenabschnitte (gemischte Injektion mit/ohne Infiltration und Chemose der Bindehaut) klagt der Patient über Schmerzen und beeinträchtigtes Sehen.
Als Ausdruck der Beteiligung der hinteren Augenabschnitte (Glaskörperabszeß) sieht man einen gelblichen Reflex hinter der Linse.

Therapie
Eine Akuttherapie erübrigt sich, wesentlich ist der rasche Transport zu einem Facharzt, in eine Abteilung oder in die Klinik.

Anhang

Ophthalmologische Medikamente

Lokal
Benoxinat-Augentropfen (Verätzung)
physiologische Kochsalzlösung (Verätzung)

Parenteral
Voltaren 100 mg Ampullen (Verätzung, perforierende Verletzung, Kontusion)

Instrumente
Spülundine	(Verätzung)
kleine Stieltupfer	(Verätzung, ektropionieren)
Glasstäbchen	(ektropionieren)
Lidlöffel	(Inspektion des Auges bei Verätzung oder bei Lidhämatom)

Literatur:
Sachsenweger Rudolf und Matthias: Notfallsituationen am Auge. Stuttgart 1985

Autor:
Univ. Prof. Dr. Gerald Langmann
Univ. Augenklinik Graz
Karl-Franzens-Universität Graz/LKH Graz
Auenbruggerplatz 4
A-8036 Graz

Notfälle im Kopf- und Halsbereich

W. Kaiblinger, St. Karathanassis, G. Ranftl

Bei Verletzungen und Blutungen anderer Genese sowie entzündlichen und allergischen Schwellungen im Kopf-Halsbereich können für den Notarzt kieferchirurgisches und Hals-Nasen-Ohrenärztliches Wissen von Bedeutung sein. Er sollte auch mit dem Umgang von zahnärztlichen und kieferchirurgischen Heilbehelfen vertraut sein.

Verletzungen

Verletzungen im Gesichts-, Mund-, Nasen- und Halsbereich können allein auftreten, sind aber häufig mit Schädel-Hirn-Traumen kombiniert oder Teil eines Polytraumas.
Durch eine Verletzung im Gesichtsbereich kann es rasch zur Bedrohung von Vitalfunktionen kommen, wofür mehrere Faktoren verantwortlich sind:

- Blut, Zähne, Knochenfragmente, Prothesenteile und eingebrachte Fremdkörper können den Mund- und Rachenraum verlegen und/oder aspiriert werden.
- Der Atemweg im Rachen kann einerseits durch eine Schwellung, aber auch durch eine Rückwärtsverlagerung der Zunge durch Verlust des Muskelansatzes bei einer zuerst harmlos wirkenden Unterkieferfraktur blockiert werden.
- Blutungen aus Mund- und Nasenhöhle sowie Gesichtswunden können durch den großen Volumenverlust zum Schock führen.

In Fällen von Aspirationsgefahr hat das Freimachen und Freihalten der Atemwege absoluten Vorrang. Neben dem richtigen Absaugen und Auswischen der Mundhöhle – **unter Sicht** – muß auch eine eventuell vorhandene Zahnprothese entfernt werden. Das Zurückfallen der Zunge kann verhindert werden, indem man den vorderen Teil mit einem trockenen Tupfer, einer Backhaus-Klemme oder einer Anschlingungsnaht faßt, nach vorne zieht und in dieser Position hält. Eine Alternative stellt der Guedel-Tubus dar, der aber vom bewußtseinsklaren Patienten schlecht toleriert wird.
Der Patient muß, auch wenn er bei Bewußtsein ist, in die stabile Seitenlage gebracht werden, um das Abrinnen von Blut o. ä. zu ermöglichen. Zusätzlich sollte der Oberkörper leicht hochgelagert werden.
Je nach Blutungsausmaß sollte eine Blutstillung durchgeführt werden. Bei äußeren Blutungen genügt meist ein lokaler Druck mit einem Tupfer und einem oder mehreren Fingern. Das Anlegen eines Druckverbandes wird in vielen Fällen nicht möglich sein. Blutungen aus dem anterioren Anteil der Nasenhöhle können durch Tamponaden der Nasen- und/oder Nasennebenhöhlen gestillt werden (siehe auch Epistaxis). Dafür kommen jodoformfreie Mullbinden oder spezielle Tamponadebinden zur Anwendung.

> **Cave:**
> Durch eine anteriore Tamponade kann eine posteriore Blutung verschleiert werden, und so können durch Verschlucken von Blut Hämatemesis und Aspiration provoziert werden (vgl.: Nasenschleuder)!

Blutungen aus dem hinteren Cavum nasi und des Nasopharynx können vorübergehend mit einer modifizierten und vereinfachten Bellocq-Tamponade beherrscht werden (Abb. 97).

Man führt zwei Uro-Ballonkatheter (Ch 14–16) horizontal durch die unteren Nasengänge nach dorsal ein, bis sie vom Mund aus hinter dem Gaumensegel sichtbar werden. Dann blockt man die Ballons mit 5–10 ml Kochsalzlösung oder Luft und zieht sie wieder nach anterior, bis man einen Widerstand spürt. Es darf kein Röntgenkontrastmittel verwendet werden, da spätere Computertomographie-Aufnahmen gestört würden. Danach werden die anterioren Nasenanteile, wie oben, mit Gazestreifen tamponiert, der Nasensteg mit einem Gaze-Tupfer geschützt und die Harn-Katheter darüber verknotet.

> **Cave:**
> **Diese Tamponadeform ist ein Notfalls-Provisorium! Der Patient muß umgehend einem Kieferchirurgen oder HNO-Arzt vorgestellt werden.**

Nasenschleudern sind obsolet, da sie das Abrinnen von Flüssigkeiten nach außen verhindern, die Aspirationsgefahr erhöhen und eine posteriore Blutung verschleiern.

Vor längeren Transporten ist das Setzen einer Magensonde angezeigt, da durch das verschluckte Blut Erbrechen provoziert wird und der unter Umständen große Blutverlust besser quantifizierbar ist.

Bei schweren Gesichtsverletzungen ist, auf Grund der genannten Gefahren, die Intubation der einzige Weg zum dauerhaften Freihalten der Atemwege. Eine Hilfe bei der Indikationsstellung ist die Pulsoxymetrie, wobei die kritische Grenze bei 85–90% SaO_2 anzusetzen ist. An die Intubation sollte nicht übertrieben zaghaft herangegangen werden, da die Angst, verletzte Gesichtsstrukturen weiter zu schädigen, unbegründet ist. Eine **Relaxation ist kontraindiziert,** da der Intubationserfolg nie genau absehbar ist und eine Maskenbeatmung meistens nicht durchgeführt werden kann (undichte Maske durch fehlendes Widerlager bei Gesichtsschädelfrakturen, Aspirationsgefahr). Je nach Routine des intubierenden Notarztes sollte ein Rückweg aus der Narkose miteinkalkuliert werden (siehe auch *Grundlagen der Notfallmedizin – Präklinische Analgosedierung – Intubationsprobleme*).

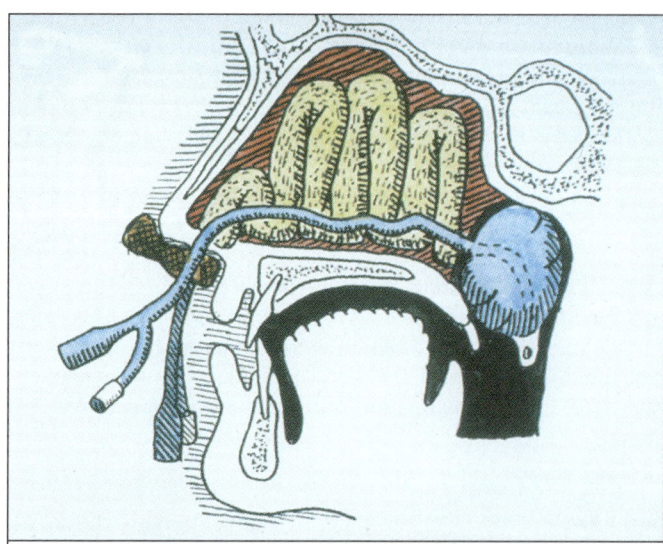

Abb. 97: Modifizierte Bellocq-Tamponade (Graphik: Dr. Roland Rainer)

Für die weitere Behandlung gelten die Regeln der Schockbekämpfung in der Notfallmedizin usw.

Offene Wunden werden mit sterilen Tupfern bedeckt. Schienungen des Gesichtsschädels sind nicht notwendig. Bei Gesichtsschädelverletzungen muß immer an ein begleitendes Halswirbelsäulentrauma gedacht werden.

Bei Mitbeteiligung der Augen werden diese steril abgedeckt und eventuelle Fremdkörper in situ belassen. Augen, die mit Chemikalien (Mörtel!) kontaminiert wurden, müssen ausreichend mit Wasser gespült werden (vgl. *Notfälle am Auge*).

Ausgefallene Zähne oder abgeschlagene Zahnteile können heute wiederverwendet werden. Traumatisch luxierte Frontzähne sollten in die leeren Zahnfächer zurückgesteckt werden (Dokumentation!). Kontraindiziert ist dieses Vorgehen bei vitaler Gefährdung, bei eingetrübtem Bewußtsein und wenn eine Allgemeinnarkose vor der zahnärztlichen Versorgung erforderlich ist. In diesen Fällen sollten Zähne oder Zahnteile so rasch wie möglich in ein Glas mit steriler Flüssigkeit, wie physiologischer Kochsalz- oder Ringerlösung, eingebracht und damit vollständig bedeckt ins Krankenhaus mitgenommen werden.

Oft werden Gesichtsschädelverletzungen übersehen, da das Augenmerk auf anderen Verletzungen liegt oder die klinischen Zeichen wenig auffällig sind. Deshalb sollte jeder Patient, bei dem der Verdacht einer Gesichtsverletzung besteht (z. B. blaues Auge, Abschürfung im Gesicht, Blut aus Mund oder Nase), in ein Krankenhaus mit einer Spezialabteilung gebracht werden. Wichtig ist, daß der aufnehmende Arzt eine Dokumentation des Unfallherganges erhält, z. B. „Fahrradsturz, Aufprall auf dem Kinn". Durch die möglichst genaue Dokumentation können unscheinbare, aber schwerwiegende Verletzungen entdeckt werden.

Blutungen nichttraumatischer Genese

Epistaxis (Nasenbluten)
Die häufigsten nichttraumatischen Ursachen sind idiopathisch, im Rahmen von Infekten der Atemwege, bei Gerinnungsstörungen oder arterieller Hypertension. In den meisten Fällen sind Maßnahmen, wie feucht-kalte Halsumschläge oder eine Eiskrawatte sowie Blutdruckkontrolle und evtl. Behandlung des Bluthochdrucks, ausreichend. Blutungen aus dem Locus Kiesselbachi können durch Kompression beider Nasenflügel beherrscht werden. In leichten Fällen kann ein sitzender Transport, mit vornübergeneigtem Kopf zum Abrinnen des Blutes, durchgeführt werden. Bei stärkeren Blutungen sollte man den Patienten seitlich und den Oberkörper leicht erhöht lagern und in Abhängigkeit vom Blutdruck Volumen substituieren. Im Falle von lebensbedrohlichem Nasenbluten wird gleich vorgegangen, wie es bereits bei Blutungen im Rahmen von Verletzungen beschrieben wurde (Nasentamponade, Schockbekämpfung).

Nachblutungen nach Tonsillektomie
Nachblutungen nach einer Tonsillektomie können bis zu 14 (meist 8) Tage lang auftreten. Akut lebensbedrohlich ist die arterielle Blutung. Am häufigsten ist die *diffuse Blutung,* die meist nach Abstoßung der Fibrinbeläge auftritt. Besonders gefürchtet, insbesondere bei Kindern, ist die stille Blutung. Sie verläuft meist unbemerkt, wobei das Blut verschluckt wird. Die wichtigsten Hinweise, neben der Anamnese, geben klinische Zeichen, wie erhöhte Schluckfrequenz, Erbrechen von dunklem Blut, Melaena, arterielle Hypotonie, Tachycardie und Kollapsneigung.

Bei leichten Blutungen wird der Patient sitzend, mit vornüber gebeugtem Kopf, transportiert, so daß das Blut ausgespuckt werden kann; mit einer Eiskrawatte o. ä. (wie bei Epistaxis) erfolgt die Kühlung. Ein peripher-venöser Zugang sollte in jedem Fall angelegt, bei Kindern sogar erzwungen werden, da der Blutverlust schwer abgeschätzt werden kann. Weiters wird Sauerstoff verabreicht. Bei stärkeren Blutungen werden wieder die stabile Seitenlage, erhöhter Oberkörper und Volumenersatz empfohlen. Bei schweren bis lebensbedrohenden Blutungen muß der Patient intubiert werden. Die Blutstillung erfolgt durch lokalen Druck mit einem in einer Kornzange eingespannten Tupfer in die betreffende Tonsillenloge.

> **Cave:**
> **Lokaler Druck in die Tonsillenloge ohne Intubation kann zu Erbrechen und Aspiration führen!**

Entzündliche und allergische Schwellungen

Entzündungen
Entzündungen im Mund-Rachen-Halsbereich gehen meistens von den Zähnen oder den Tonsillen aus und können auch heute noch, trotz intensivster Behandlungsmethoden, letal enden. Aus Angst vor dem Zahnarzt zögern die Patienten den Behandlungsbeginn hinaus und können oft nur mühevoll zum Transport in ein Krankenhaus bewogen werden.
Die Zeichen eines Abszesses sind Schwellungen, Schmerzen, eingeschränkte Mundöffnung, Schluckbeschwerden, Fieber und Tachycardie. In diesem Zustand sollte der Patient ohne zu große Verzögerung in eine Spezialabteilung gebracht werden.
Bei Abwehrschwäche (Diabetes mellitus!) oder zu langem Zuwarten kann sich ein Abszeß weiter ausdehnen, oder es kann sich ein phlegmonöser Entzündungsprozeß entwickeln, der durch Atemwegseinengung oder Mediastinitis eine vitale Gefährdung zur Folge haben kann. Die bei den Abszessen beschriebenen Krankheitszeichen sind weiter verstärkt. Hinzu treten flächenförmige Hautrötung im Halsbereich, Atemnot, Tachypnoe, Zyanose, hohes Fieber, Bewußtseinstrübung und Zeichen des septischen Schocks.
Der Patient wird in die stabile Seitenlagerung gebracht, Pulsoxymetrie und EKG-Monitoring werden durchgeführt und eine Schockbekämpfung angeschlossen. Bei inspiratorischem Stridor kann eine assistierte Überdruckbeatmung über die Maske versucht werden. Von Manipulationen mit dem Absauger in der Mundhöhle oder Intubationsversuchen eines wenig Routinierten ist dringend abzuraten, da die bestehende Schwellung noch verstärkt und der allenfalls verbliebene Atemweg endgültig verlegt werden kann (vgl. *Pädiatrische Notfälle – Epiglottitis epidemica*). Einzige Überlebenschance für den Patienten bietet ein rascher Transport mit Vorverständigung an eine kieferchirurgische oder HNO-Abteilung oder eine Not-Coniotomie vor Ort. Eine Not-Tracheotomie sollte einem Krankenhaus vorbehalten bleiben (wenn der Transport an eine Spezialabteilung nicht mehr möglich ist).

Allergische Schwellungen
Unter Umständen können lebensbedrohliche Schwellungen im Rahmen allergischer Reaktionen oder nach Insektenstichen im Mund- und Rachenbereich auftreten. Eine weitere Form stellt das angioneurotische oder Quincke-Ödem bei angeborenem C1-Esterase-Inhibitormangel oder in seltenen Fällen nach ACE-Hemmereinnahme dar. Auch Verbrennungen, Inhalationstraumen und Verätzungen können vergleichbare ödematöse Schwellungen im Mund-, Pharynx- und Larynxbereich verursachen.

Spezielle Notfälle

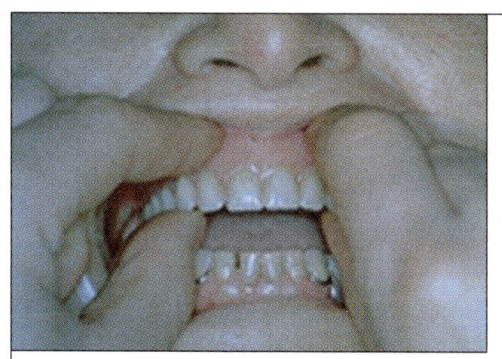

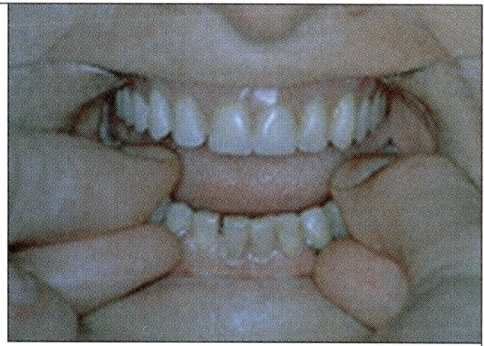

Abb. 98 a + b: Prothesenentfernung am Ober- und Unterkiefer

Da die Progredienz einer Schwellung nur schwer abschätzbar ist, sollten frühzeitig Antihistaminika und Glukocortikoide i. v. und als Aerosole appliziert werden. Adrenalin wird ultraschallvernebelt und/oder langsam i. v. titriert. Der Patient wird mit dem Pulsoxymeter überwacht, das Ergebnis der Überwachung bestimmt auch das weitere Vorgehen. Bezüglich Intubation, Koniotomie und Tracheotomie gilt das im Kapitel *Entzündungen* beschriebene Vorgehen.

Heilbehelfe
Viele, auch junge Patienten besitzen einen abnehmbaren Zahnersatz. Man unterscheidet Totalprothesen im zahnlosen Kiefer, die nur durch Saugwirkung halten, und Teilprothesen, die mittels Zahnklammern an den Restzähnen befestigt sind.

> **Cave:**
> **Zuerst gut saugende Prothesen verlieren durch die bei Sauerstoffgabe auftretende Mundtrockenheit den Halt und können bei liegenden Patienten zur Atemwegsverlegung führen.**

Die Entfernung der Prothesen ist mit der richtigen Technik meistens sehr einfach (Abb. 98 a + b): Man fährt mit den Zeigefingern beider Hände in den Mund des Patienten und umfaßt an jeder Seite den freien Prothesenrand oder eine Zahnklammer.
Die Daumen legt man als Widerlager auf die Kauflächen der Zähne und entfernt nun durch dosiertes gleichseitiges Ziehen relativ leicht das Ersatzgebiß. Abnehmbare Zahnregulierungen werden mit derselben Methode entnommen. Festsitzende Regulierungen stellen meistens keine unmittelbare Gefahr dar.
Die sogenannte „intermaxilläre Fixation", mit der nach Kieferfrakturen die Knochen ruhig gestellt werden (Abb. 99), ist selten.
Mit Hilfe von Drähten bzw. Gummizügen wer-

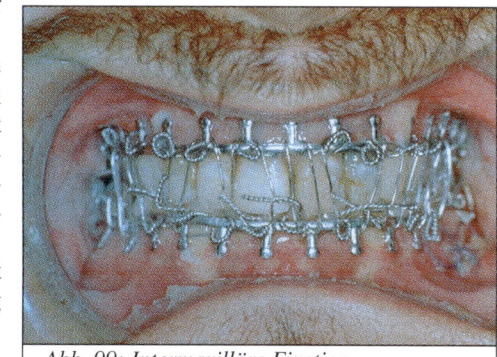

Abb. 99: Intermaxilläre Fixation

433

den die an den Zähnen des Ober- bzw. Unterkiefers angebrachten Schienen fest verbunden, so daß der Patient den Mund nicht mehr öffnen kann. Da der Patient während dieser Zeit nicht ausschließlich im Krankenhaus ist, kann auch ein so behandelter Patient zum Notfallpatienten werden. Es kann, wenn die Atmung bedroht ist, erforderlich sein, die senkrecht verlaufenden Drahtschlingen mit einer Drahtschere zu durchtrennen. Diese Maßnahme sollte jedoch nur im äußersten Notfall ergriffen werden.

Literatur:
Horch H. H., Herzog M.: Traumatologie im Mund-Kiefer-Gesichtsbereich. Mund-Kiefer-Gesichtschirurgie I. Urban & Schwarzenberg, 1990
Naumann H. H, Helms J., Heberhold C., Kastenbauer E.: Oto-Rhino-Laryngologie in Klinik und Praxis in 3 Bänden. Georg Thieme Verlag, Stuttgart–New York, 1992–1995
Rauchfuss A.: Ärztlicher Notdienst: Kopf- und Halsbereich. Georg Thieme Verlag, Stuttgart–New York, 1989
Ruda Ch.: Modifizierte Bellocq-Tamponade für den Notfall (persönliche Mitteilung)
Schroll K., Watzek G.: Zahnärztliche Chirurgie. Verlag Wilhelm Maudrich, Wien 1995
Schwenzer N., Grimm G.: Zahn-, Mund- und Kieferheilkunde, Band 2: Spezielle Chirurgie. Georg Thieme Verlag, Stuttgart–New York, 1990
Zenner H. P.: Praktische Therapie von Hals-, Nasen- und Ohrenerkrankungen. Schattauer, Stuttgart–New York, 1993

Autoren:
OA Dr. Wolfgang Kaiblinger
Klinische Abteilung für Mund-, Kiefer- und Gesichtschirurgie
Universitätsklinik für Zahn-, Mund- und Kieferheilkunde
Karl-Franzens-Universität Graz/LKH Graz
Auenbruggerplatz 12
A-8036 Graz

OA Dr. Stefanos Karathanassis
Hals-, Nasen- und Ohrenabteilung
LKH Leoben
Vordernbergerstraße 54
A-8700 Leoben

OA Dr. Günter Ranftl
Institut für Anästhesiologie und Intensivmedizin
Karl-Franzens-Universität Graz/LKH Graz
Auenbruggerplatz 29
A-8036 Graz

Gynäkologische und geburtshilfliche Notfälle

P. Klug

Die Dichte und Organisation der ärztlichen Versorgung sowie die Qualität der Verkehrsverbindungen haben gynäkologische und geburtshilfliche Notfälle selten werden lassen. Die Geburt am Bergbauernhof sowie die „Tubarruptur im Supermarkt" kommen kaum noch vor. Darüber hinaus gibt es in diesem Fach den typischen Notfall im Sinne der Traumatologie oder der Inneren Medizin auch sehr selten.
Tritt der Notfall aber doch ein, so wird der Notarzt meist kein ausgebildeter Frauenarzt sein, schon die übliche Tastuntersuchung wird ihm nicht tägliche Routine sein, und er wird nicht über all die apparative Diagnostik, speziell die Sonographie, verfügen, die heute für die frauenärztliche Diagnostik unerläßlich geworden ist.
Um diesen Mängeln begegnen zu können, müssen dem Notarzt, der ja Notfälle aus vielen Bereichen beherrschen soll, überschaubare Beurteilungs- und Handlungsrichtlinien mitgegeben werden. Sie sollten ihn befähigen, Symptome und anamnestische „Eckdaten" rasch zu erheben, einer Verdachtsdiagnose zuzuordnen und die Patientin nach der Primärversorgung gezielt zur definitiven Versorgung zuweisen zu können. Dies gilt vor allem für den gynäkologischen Notfall, geburtshilfliche Notfälle sind allerdings weniger selten, und und der Notarzt muß dann zur Diagnostik in der Lage sein und auch wichtige Handgriffe anwenden können.

Der gynäkologische Notfall

Der gynäkologische Notfall wird sich durch drei – einzeln oder kombiniert auftretende – Leitsymptome manifestieren: Es sind das
- die massive vaginale Blutung
- der Schmerz
- der Schockzustand

Dabei sei erklärungshalber vorangestellt, daß Pathologien im Rahmen der Frühschwangerschaft (Fehlgeburten oder Extrauteringraviditäten) von den meisten Frauenärzten aus Gepflogenheit noch der Gynäkologie zugeordnet werden.
Spezifisch gynäkologische Bedeutung kommt eigentlich nur der vaginalen Blutung zu. Die Symptome Schmerz und Schock sind unspezifisch und strenggenommen dem akuten Abdomen zuzuordnen, das für den Notarzt in seinen differentialdiagnostischen Überlegungen und Primärmaßnahmen auch maßgebend ist.
Allerdings können durch eine gezielte Anamnese sehr wohl Hinweise auf eine gynäkologische Ursache der Symptomatik gewonnen werden, oder sie kann ausgeschlossen werden:

- *Haben Sie Schmerzen, wo, welchen Charakters?* Unterbauchschmerzen jüngerer Frauen werden zwar eher auf eine gynäkologische Ursache hinweisen, es sind jedoch keine „typischen" Schmerzen zu erwarten.

> **Cave:**
> **Schulterschmerzen können für freie Flüssigkeit im Abdomen (Blutung, Zysteninhalt nach Ruptur etc.) sprechen!**

- *Wann war Ihre letzte „Regelblutung"?* Für die meisten Frauen ist jede Blutung eine „Regelblutung"; man muß daher genau nach der letzten, vom Zeitabstand zur vorletzten in Charakter und Stärke normalen Blutung fragen. Jeder größere Abstand zur letzten Blutung, das sind 4 Wochen, sollte eine Schwangerschaft vermuten lassen.
- *Besteht derzeit eine Schwangerschaft? Oder verhüten Sie?* Da Schwangerschaftstests überall erhältlich sind, werden die meisten Frauen kurz nach Ausbleiben der Monatsblutung bereits einen Test gemacht haben und das Ergebnis kennen.
- *Hat der Frauenarzt kürzlich eine Genitalpathologie festgestellt?* Viele vorerst als benigne eingeschätzte Pathologien (Adnextumoren, Myome etc.) werden über eine gewisse Frist beobachtet oder konservativ behandelt, sie können also in der Beobachtungszeit Komplikationen machen, wie etwa Adnexstieldrehungen oder schmerzhafte Myomnekrosen.
- *Sind Sie kürzlich einem gynäkologischen Eingriff unterzogen worden?* So sind nach jedem vaginalen Eingriff Blutungen möglich, die etwa nach Konisationen sehr stark sein können. Der Trend zur ambulanten oder tagesklinischen Operation erhöht zudem das Risiko der „externen" Komplikationsmanifestation.

Auch das Alter der Notfallpatientin ist in die differentialdiagnostischen – und nicht nur gynäkologischen – Überlegungen miteinzubeziehen: Während bei jungen Frauen eher Schwangerschaftskomplikationen zu erwarten sind, werden es bei jenen mittleren Alters wahrscheinlicher benigne Genitalpathologien oder hormonelle Probleme sein, bei alten Frauen hingegen ist durchaus auch an Malignome zu denken.

All diese Informationen, die Symptomatik, der Aspekt und das Alter der Frau, das Anamneseergebnis und das der äußeren Untersuchung, werden zu einer Verdachtsdiagnose der größten Wahrscheinlichkeit führen. Die wesentlichsten Differentialdiagnosen sind:

Komplikationen der Frühschwangerschaft (max. erstes Trimenon)
- Fehlgeburt mit starker Blutung
- Tubargravidität – Ruptur oder Abort
- Blasenmole
- Cervikalgravidität

Benigne Gynäkopathologien
- Adnextumoren mit Torsion oder Ruptur, Myome mit Torsion, Nekrose oder vaginaler Ausstoßung
- Corpus-luteum-Blutung
- irreguläre Uterusblutungen (Endometriose, Myome, hormonell bedingte etc.)
- Ruptur eines Tubovarialabszesses (Peritonitis), Mißbildungen (Gynatresien junger Frauen)

Genitalmalignome
- progredientes Endometrium- oder Collumcarcinom (mit Blutung)
- postoperative Blutungen nach gynäkologischen Eingriffen
- Trauma oder sexueller Mißbrauch
- chirurgische und urologische Pathologien als Ursache des akuten Abdomens

Lebensbedrohliche Blutungen nach außen kommen am ehesten bei Malignomen vor, sehr starke Blutungen auch bei hormonellen oder uterinen Störungen wie auch postoperativ, während die wohl häufigsten, die Abortusblutungen, kaum wirklich bedrohlich stark werden. Schmerzen sind etwa bei Torsionen höchst dramatisch, gehen aber nicht selten mit diskrepant gutem Allgemeinzustand einher, wohingegen Adnexrupturen (Tubargravidität, Corpus-luteum-Blutung) etwas weniger Schmerzen, aber bald Schockzustände verursachen.

Bisher fehlen in der Liste der Erhebungsmethoden die vaginale Untersuchung und die Speculumeinstellung, die „Domäne" der Gynäkologen. Am Notfallort – sofern das nicht die Praxis eines Arztes ist – werden sie aber kaum zu realisieren sein. Falls doch, kann etwa die vaginale Palpation auch dem Ungeübten helfen, den Verdacht auf eine Genitalerkrankung zu erhärten (Uterusschiebeschmerz). Ist außerdem bei vaginalen Blutungen eine Speculumeinstellung möglich, so kann der Notarzt auch eingreifen:
Bei Aborten kann Schwangerschaftsgewebe aus dem CK ragen – es soll herausgezogen werden, die Blutung wird dann meist sofort nachlassen.
Bei postoperativen oder Malignomblutungen helfen straffe und dicht gestopfte Tamponaden, die Blutung während des Transportes einzudämmen.

In allen übrigen Fällen wird eine spezifisch gynäkologische Therapie nicht möglich sein. Dem Notarzt obliegt es, nach Einschätzung des Zustandes, allgemeine Maßnahmen zur Transportsicherung zu treffen (Schock- und Schmerzbekämpfung) und vor allem die richtige Stelle für die definitive Versorgung auszuwählen. Nichts ist schließlich für die Patientin schlimmer, als in schlechtem Zustand und unter Schmerzen eine Stafette von der einen zur anderen klinischen Disziplin durchzumachen.

Zusammenfassung
Gynäkologische Notfälle, zu denen hier auch die Komplikationen der Frühschwangerschaft gezählt wurden, sind, mit Ausnahme der Fälle mit vaginaler Blutung, nur schwer dem genannten Fach zuzuordnen. Die wichtigsten Maßnahmen für den Notarzt sind die Transportsicherung sowie die überlegte und gezielte Zuweisung zur definitiven (meist klinischen) Versorgung. Lediglich bei vaginalen Blutungen kann man, je nach Ausbildung, zur vaginalen Untersuchung und zu zusätzlichen Sicherungsmaßnahmen (vorübergehende Blutungsverminderung) raten.

Der geburtshilfliche Notfall

Alle Probleme, die sich im Zusammenhang mit Schwangerschaft und Geburt ergeben, werden naturgemäß ernster und dramatischer eingeschätzt als bei Nichtschwangeren. Zweifellos sind die geburtshilflichen Notsituationen auch gefährlicher, weil an „zwei Patienten" gedacht werden muß, weil man den Zustand des Kindes ohne spezielle Technik kaum einschätzen kann und weil manchmal bei einer Geburt auch Fachunkundige zugreifen müssen.
Meistens sind außerklinische Geburten aber Rettungsgeburten, wenn man von der gewollten Hausgeburt absieht, die die ärztlichen Helfer nicht überfordern dürften.

Auch in der Schwangerschaft gibt es Notfälle. Sie sind allerdings durch die Institutionalisierung von Schwangeren-Vorsorgeprogrammen (Mutter-Kind-Pässe u.ä.) sehr selten, ebenso bei korrekter ärztlicher Betreuung.

Die Komplikationen der Frühschwangerschaft sind bereits besprochen worden. Geburtshilfliche Spezifika sind erst etwa ab Beginn des 3. Trimenons zu erwarten, wenn in unsere Beurteilungen und Überlegungen auch die mögliche extrauterine Lebensfähigkeit des Kindes einbezogen werden muß. Während der gesamten Schwangerschaft gilt bei allen medizinischen Problemen, daß die Mutter bei jeder ärztlichen Überlegung Vorrang vor dem Kind hat. Würde man der Mutter eine wichtige Behandlung versagen, könnte das Kind sogar noch mehr gefährdet werden. Dies gilt umständehalber besonders für den außerklinischen Notfall!

Es ist für die weiteren Erläuterungen nötig, vorweg einmal das medikamentöse Notfallrepertoire in der Schwangerschaft vorzustellen, damit unnötige Wiederholungen wegfallen. Es besteht im wesentlichen aus der Tokolyse, der Anfallsbehandlung und der Blutdrucksenkung:

Tokolyse
Hexoprenalin (Gynipral®) 10 mcg/10 ml i. v. zur Akuttokolyse, Hexoprenalin 75 mcg/500 ml Dauertropf (60–120 gtt/min) zur Dauertokolyse; Fenoterol (Partusisten®) 25 mcg, 1:4 verdünnt zur Akuttokolyse, Fenoterol 100 mcg/500 ml Dauertropfinfusion zur Dauertokolyse. Diverse Beta-Mimetika-hältige Asthmasprays sind ebenso tokolytisch wirksam.

Anfallsbehandlung
- Diazepam (Gewacalm®) bis 20 mg langsam i. v.; Diazepam 5–10 mg/Std. per Dauertropfinfusion
- $MgSO_4$ 5–10 mg i. m. à 4 Std. oder 4 g langsam (20 min.) i. v.; Mg-Ascorbat (Magnorbin®) 6 g i. v. langsam (20 min) alle 4 Std.

Cave:
Atemdepression: Antidot ist Ca-Sandoz® i. v.

Blutdrucksenkung
Dihydralazin (Nepresol®) 5–10 mg i. v. alle 20 min; Dihydralazin 80 mg/1.000 ml Dauertropfinfusion titrierend.

Es muß zwar angemerkt werden, daß zur Tokolyse ein auch cardial (neben-)wirksames Präparat eingesetzt wird, das aber in der Realität des außerklinischen Notfalls keine Bedeutung hat (Kontrolle der mütterlichen Herzfrequenz, EKG etc.).

Vaginale Blutungen/Schmerzen
Die häufigsten Notfälle in der Schwangerschaft gehen mit Blutungen und/oder Schmerzen einher: **Diese** kommen in allen Stärken vor und können geringfügige bis gefährliche Ursachen haben, wie
- blutende Ektopien der Portio (Kohabitationsblutung!)
- Entzündungen der Portio und der Cervix (Chlamydien etc.)
- vorzeitige Wehen mit vorzeitiger Cervixreifung
- vorzeitige Lösung der Plazenta (bei normalem oder abnormem Sitz, partielle oder vollständige Lösungen)
- Plazenta praevia (unterschiedlichen Ausmaßes)

Bei Blutungen empfiehlt sich immer ein Blick in den Mutter-Kind-Paß. In der Regel sollten das

Schwangerschaftsalter, das fetale Wachstum und der Sitz der Plazenta gut dokumentiert und rasch erfaßbar sein. Ist keine Plazenta praevia dokumentiert und besteht nur eine leichte Blutung – die allerdings kaum als „Notfall" in Erscheinung treten wird –, sollte die Portio nach Möglichkeit mit Specula und danach auch vaginal-palpatorisch untersucht werden, um neben rein cervikalen Blutungsursachen auch Symptome einer drohenden Frühgeburt erfassen zu können (Dilatation und Erweiterung des CK etc.).

Prinzipiell jedoch, und das gilt ja in erster Linie für die starken Blutungen, kann bei laufender Schwangerschaft ohne vaginal faßbare Geburtszeichen (also bei erhaltener, kompetenter Cervix) im Notfall eine Akuttokolyse verabreicht werden. Je nach Allgemeinzustand, Transportwege etc. werden auch zusätzliche Transportsicherungen, wie Beckenhochlagerung und Schockbekämpfung, in Betracht gezogen werden müssen. Nur bei Fruchtausstoßungen, Spätaborten und Frühgeburten mit gleichzeitigen Blutungen sollte man sich wie bei Blutungen unter der Geburt verhalten.

Schmerzen unterschiedlicher Art sind in der Schwangerschaft recht häufig, selten erreicht ihre Intensität jedoch „Notfallcharakter", und nicht immer korrelieren sie mit der – falls überhaupt feststellbaren – Ursache. Wesentlich sind die Fragen nach der Lokalisation und dem Charakter der Schmerzen, ganz wie bei der Anamnese Nichtschwangerer:

Lokalisation	Charakter	mögliche Ursache
Unterbauch	ziehend, intervallartig	vorzeitige Wehen
Flanke, Nierenlager	andauernd-dumpf, evtl. klopfend, klopfempfindlich	Harnwegsinfekt, Nierenstau
Oberbauch (re-mittl. Epig.) Mittel-, Unterbauch	Dauerschmerz (unterschiedlich)	HELLP-Syndrom oder chir.-urol. Differentialdiagnose

Tabelle 93: Schmerzlokalisation

Dieser groben Anamnese sollten Tast-Untersuchungen folgen: Rasch erhebbar ist beispielsweise der Kontraktionszustand des Uterus, eventuell sogar seine Schmerzhaftigkeit. Man kann auch beobachten, daß Frauen mit uterinen Beschwerden (etwa vorzeitige Wehen) beide Hände auf ihrem Bauch liegen haben.

Die Palpation (tastend und leicht klopfend) des Abdomens und der Nierenlager wird lokale Abwehrspannungen über betroffenen Quadranten erkennen lassen und zur allgemeinen Differentialdiagnose beitragen helfen. Aber auch hier ist es wichtig, die Patientin zu beobachten; bei intraabdominellen Erkrankungen liegen die Patientinnen meist mit angezogenen Beinen da. Der vaginale Tastbefund ist speziell in der späteren Schwangerschaft für Ungeübte zwar schwer zu beurteilen, aber durchaus bedeutsam, will man die Frage nach Frühgeburtssymptomen klären (Cervixveränderungen, wie bei den Blutungen erwähnt).

Allerdings ist es wichtiger, extrauterine Pathologien auszuschließen als sich mit „unsicheren Vaginalbefunden" zu quälen; sie haben auf die unmittelbare Notfalltherapie am Notfallort kaum Einfluß. Kann nämlich eine extrauterine Erkrankung im Rahmen der Möglichkeiten ausgeschlossen werden, ist die Tokolyse so gut wie immer das Mittel der Wahl zur Transportsicherung.

EPH-Gestose
Eine Sonderstellung haben in der Schwangerschaft die **EPH-Gestose** und ihre schweren Komplikationen, die Eklampsie und das HELLP-Syndrom. Die Eklampsie ist die mit zerebralen Krampfanfällen einhergehende Komplikation des entgleisten – und meist wohl auch unbeachteten! – Schwangerschaftshochdrucks, die sich relativ deutlich ankündigt (Kopfschmerzen, Schwindel, Sehstörungen, bekannt hoher Blutdruck etc.). Das HELLP-Syndrom ist dagegen verschleiert und heimtückisch. Sein führendes und meistverkanntes Symptom ist der Oberbauchschmerz. Diese Beschwerden werden allzuoft als intestinale Erkrankung gedeutet und damit verharmlost. Sie kommen jedoch von einer akut verlaufenden, schweren Hepatopathie, die von einer Hämolyse und einem dramatischen Abfall der Gerinnungsfaktoren und Thrombozyten begleitet ist. Daher ist jeder Oberbauchschmerz in der Schwangerschaft als Hinweis auf ein HELLP-Syndrom anzusehen, bis das Gegenteil bewiesen ist. Meist ist die sofortige Schwangerschaftsbeendigung die einzige „kausale" Therapie.
Während es für das HELLP-Syndrom keine „Outdoor"-Notfalltherapie gibt, ist die präklamptische oder gar eklamptische Krise durchaus ein Grund für eine Akuttherapie zur Senkung des Hochdrucks, ab Werten von etwa 160/110 und darüber, sowie zur Kupierung der Anfälle (siehe Therapie des HELLP-Syndroms).

Die Geburt
Notfälle unter der Geburt sind vom Notarzt, der ja meist kein Geburtshelfer ist, wohl am meisten gefürchtet. Die Dramatik der Situation und der Mangel an geburtshilflicher Routine, gepaart mit der doppelten Sorge um Mutter und Kind, belasten den Notarzt, dennoch ist es wichtig, daß er rasch Entscheidungen trifft und handelt. Nochmals sei darauf hingewiesen, daß im Zweifelsfall immer das Leben der Mutter vor dem des Kindes Vorrang hat. Im vermeintlichen Interesse des Kindes zu zögern, kann das Leben der Mutter gefährden!

Blutungen
Man muß darauf hinweisen, daß Blutungskomplikationen auch heute noch die Hauptursachen der perinatalen mütterlichen Mortalität sind. Die allermeisten um den Termin oder schon unter Wehen auftretenden Blutungen sind durch vorzeitiges Lösen der richtig oder falsch sitzenden Plazenta verursacht. In jedem Fall wird allein die Umgebung der blutenden Gebärenden wesentlich zur Dramatik beitragen. Trotzdem sollte der Notarzt wesentliche Beurteilungskriterien möglichst objektiv beachten:
- Ist die Mutter kreislaufbeeinträchtigt/schockiert oder nicht?
- Blutet es massiv, oder sind die Abgänge eher wäßrig, mit Fruchtwasser vermengt?
- Wie geht es dem Kind? (kleine Herztondetektoren – falls vorhanden)
- Liegt laut Mutter-Kind-Paß eine Plazenta praevia vor?

Aus der Beantwortung dieser Fragen lassen sich Gruppen mit verschiedenen Konsequenzen für den Notfall unter außerklinischen Bedingungen ableiten:

Bekannte Plazenta praevia totalis, Massenblutung, Schock
Becken hochlagern, Schockbekämpfung: schlechteste Aussichten für Mutter und Kind! Es muß realistischerweise angenommen werden, daß eine in der ersten Hektik verabreichte Tokolyse und auch die „verpönte" vaginale Untersuchung keine wesentliche Verschlimmerung verursachen würde.

Normaler Plazentasitz, mäßige bis starke Blutung, Mutter und/oder Kind beeinträchtigt, Schmerzen
Verdacht auf vorzeitige Plazentalösung – Schockbekämpfung, Tokolyse, rascheste Entbindung (Notsectio); Aussichten eher schlecht

Normaler Plazentasitz, Blutung ohne mütterliche und/oder kindliche Beeinträchtigung
Randablösung, Randsinusblutung – Fruchtblase sprengen, Kopf ins Becken drücken, evtl. Wehenmittel (Syntocinon-Dauertropfinfusion) geben, in der Absicht, die Blutung mit dem kindlichen Kopf zu tamponieren.

Es ist schon aus diesem Versuch der Schematisierung zu erahnen, daß es keine „Patentrezepte" für die schwere Geburtsblutung gibt, weil in Notfallsituationen letztlich jede differenzierte Diagnostik unmöglich ist. Selbst unter klinischen Bedingungen ist das Management solcher Blutungen (speziell Praeviablutung, vorzeitige Lösung) sehr oft von der Intuition und der Entschlußfreudigkeit des Geburtshelfers abhängig.

Andere, aber noch seltenere Ursachen für eine subpartale Blutung können geplatzte Vulva- oder Scheidenvarizen oder Hämorrhoidalvenen sein, was wohl nur durch direkte Inspektion von den uterinen Blutungskomplikationen zu unterscheiden ist. Zur Behandlung genügt natürlich die lokale Kompression, nach der Geburt „verschwinden" solche Varizen, mit Ausnahme der Hämorrhoiden, fast immer. Noch seltener sind aberrierende Plazentargefäße (Vasa praevia), die etwa beim Blasensprung reißen und akut bluten können. Ein solcher Fall kann nicht diagnostiziert, sondern nur vermutet und am ehesten mit der Kompression durch den kindlichen Kopf (tamponiert) behoben werden.

Schmerzen
Es ist schwer, den subjektiv von den Kreißenden so völlig unterschiedlich empfundenen „normalen" Wehenschmerz von krankhaften Schmerzen zu unterscheiden. Doch auch hier gilt, daß nur unter besonderen, seltenen Umständen Schmerzen mit echtem Notfallcharakter auftreten. Wenn man die möglichen Ursachen betrachtet, so erscheinen gerade unter der Geburt extrauterin verursachte Schmerzen (Intestinum – Urogenitaltrakt – Stützapparat) kaum differenzierbar. Allerdings sind uterine Ursachen (also Geburtskomplikationen) viel wahrscheinlicher. In erster Linie ist an die drohende Uterusruptur zu denken. Sie kann organische Ursachen haben (Operationsnarben am Uterus nach plastischen Eingriffen oder Sectio: Anamnese!, regelwidrige Lagen und Einstellungen des Kindes, unbekannte Genitaltumoren als Geburtshindernis) oder funktionelle, wie die Dystokie, die frustrane Wehentätigkeit, die sich allerdings auch bei organischen Problemen entwickeln kann.

Bei jedem Problem während einer Geburt muß vaginal untersucht werden, wie weit die Geburt fortgeschritten ist. Ist noch kein vorangehender Kindesteil (Kopf, Steiß) geboren, also vor der Vulva angelangt, sollte bei abnormen Schmerzen unter der Geburt in jedem Notfall die Akuttokolyse angewandt werden. Da sie jedoch nur 5–15 min wirkt, sollte in dieser Zeit auch eine Dauertokolyse zur Transportsicherung vorbereitet werden. Es ist auch zu empfehlen, das Becken hochzulagern, wenn möglich mit leichter Seitenlagerung. Nur wenn die genannten Kindesteile (bei Längslagen!) bereits vor der Vulva sind, ist die Tokolyse obsolet, das Kind sollte rasch vaginal entwickelt werden:

Bei Schädellagen kann ein Helfer den Kristeller'schen Handgriff versuchen, während der Geburtshelfer/Notarzt die Schultern zu entwickeln versucht. Keine Scheu vor großzügigen Erweiterungsschnitten!

Bei Beckenendlagen müssen die entsprechenden Handgriffe zur Kindesentwicklung angewandt werden. Eine Episiotomie ist dazu unerläßlich.

Abnormer Vaginalinhalt
Bei scheinbar normalem, wie auch bei kompliziertem Geburtsverlauf kann **abnormer Vaginalinhalt,** höchst alarmierend für den Notfall-Geburtshelfer, getastet werden:
Im Regelfall wird die relativ harte Kuppe des kindlichen Kopfes irgendwo in der Tiefe der Vagina zu tasten sein, manchmal auch ein weicherer, runder Kindesteil, der Steiß, der für den Ungeübten nicht immer von einer Kopfgeschwulst zu unterscheiden sein wird. Andere Befunde als diese sind prinzipiell als pathologisch zu werten. Dabei spielt es besonders für den geburtshilflich Ungeübten keine große Rolle, was er da an pathologischem Vaginalinhalt fühlt! Die Notfallmaßnahme der Wahl ist in jedem Fall die Akuttokolyse, unterstützt von Beckenhochlagerung. Das gilt für:
- das Ödem der eingeklemmten vorderen Muttermundslippe
- den Nabelschnurvorfall

> **Cave:**
> **Besonders bei vorzeitigem Blasensprung!**

- das Vorliegen oder den Vorfall von Händen oder Füßen (BEL, QuL!)
- Deflexionshaltungen – Gesichtslage (Abb.101–103)

Auf jeden Fall sollte man Repositionsversuche unterlassen, sie sind fruchtlos und sogar gefährlich. Darüber hinaus spielt es keine Rolle, vielleicht eine falsche Diagnose gestellt zu haben, da das Aufhalten einer Geburt durch Tokolyse kaum schaden wird.

Fruchtwasserembolie
Eine extrem seltene und den „Standardkomplikationen" nicht zuzuordnende Bedrohung ist die Fruchtwasserembolie. Sie ist zwar selten und kommt nur etwa einmal bei 30.000 Geburten vor,

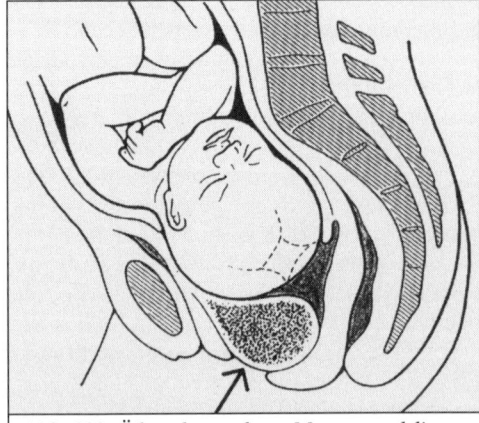

Abb. 100: Ödem der vorderen Muttermundslippe; meist in der späten Eröffnungsperiode auftretend

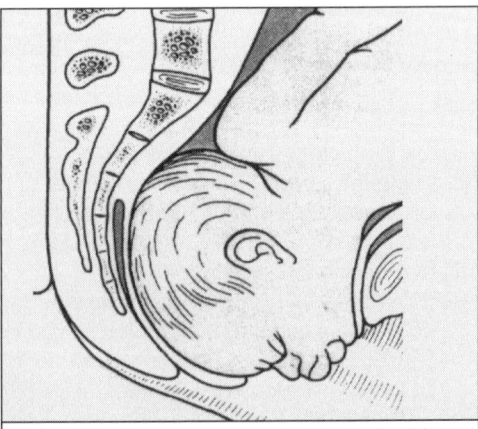

Abb. 101: Abnormer vaginaler Tastbefund bei Gesichtshaltung

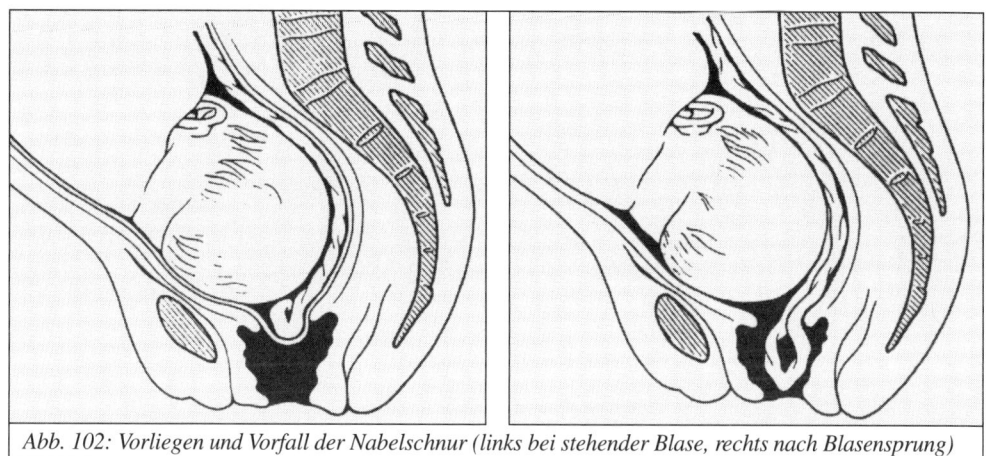

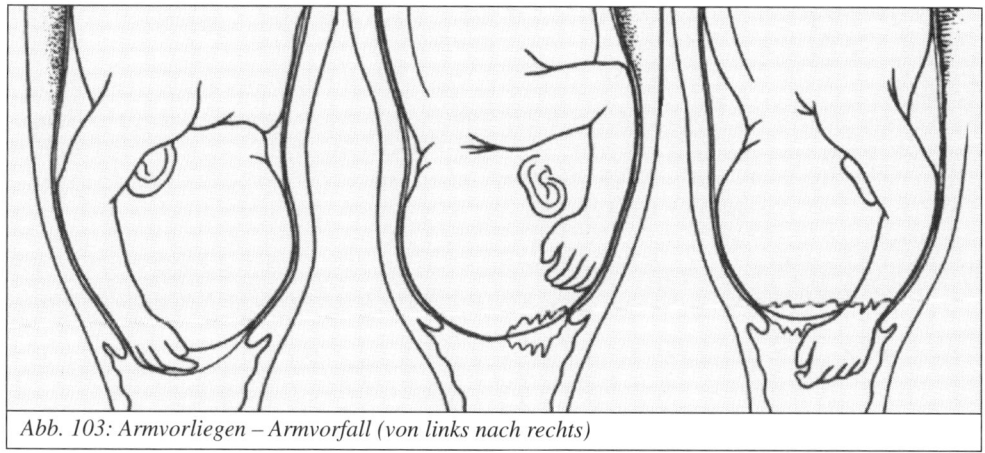

Abb. 102: Vorliegen und Vorfall der Nabelschnur (links bei stehender Blase, rechts nach Blasensprung)

Abb. 103: Armvorliegen – Armvorfall (von links nach rechts)

ist aber nicht vorhersehbar. Die Symptomatik ist dramatisch, die Kreißende oder Entbundene klagt über rasch zunehmenden Lufthunger und Oppressionsgefühle, wird verwirrt und verfällt in Schock mit nachfolgender Verbrauchskoagulopathie: Daraus ergibt sich, daß dem Notarzt, fernab von klinischen Möglichkeiten, nur rasche Intubation und Beatmung bleiben!

Pathologische Kindeslagen

Im weitesten Sinne gehören zum Thema des abnormen Vaginalinhaltes auch die pathologischen Lagen (Beckenendlage – BEL, Querlage – QuL) und die Zwillingsgeburt.

Alle diese Regelvarianten werden wahrscheinlich bereits bekannt, zu erfragen oder aus Mutter-Kind-Pässen ersichtlich sein. Wenn dies ausnahmsweise nicht der Fall sein sollte, dann werden diese Zustände eben als abnormer Vaginalinhalt auffallen.

Bei der Beckenendlage gibt es verschiedene Varianten, je nachdem, ob der Steiß des Kindes allein oder mit den Füßen (Steißfußlagen) oder die Beine allein (extended legs) in die Scheide

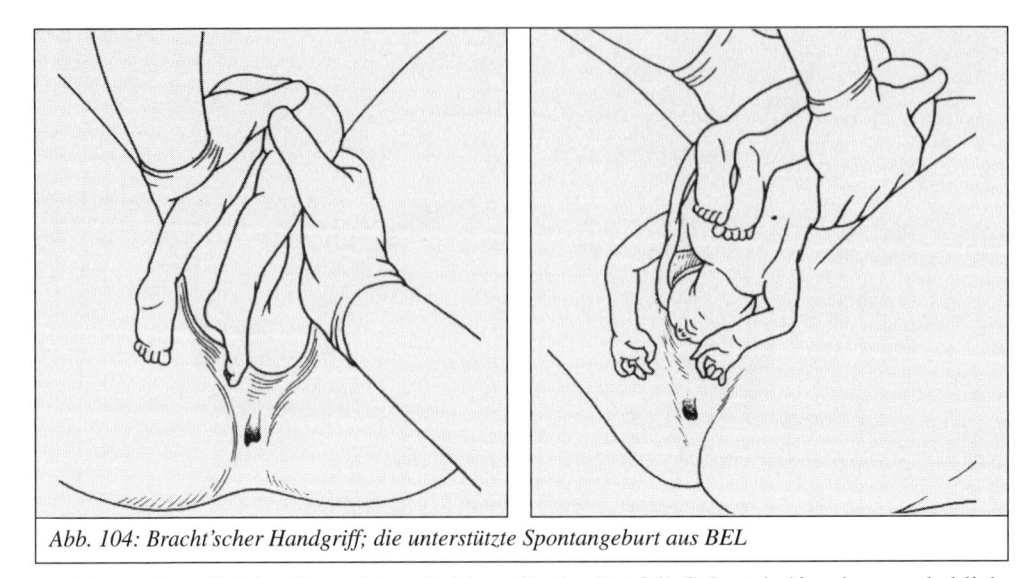

Abb. 104: Bracht'scher Handgriff; die unterstützte Spontangeburt aus BEL

vordringen. Letztlich ist diese Unterscheidung für den Notfall-Geburtshelfer aber unerheblich, denn solange der Unterleib des Kindes nicht die Scheide zu verlassen beginnt, besteht (in Abhängigkeit von den Transportmöglichkeiten) kein Handlungszwang, und die Geburt kann im Notfall durch Tokolyse aufgehalten werden. Dies gilt auch für den kindlichen Notzustand, der allerdings ohnehin nur mit apparativem Aufwand oder vom Geübten mit dem Holzstethoskop erfaßt werden kann.

Ist allerdings der Steiß geboren, so gerät infolge der Geburtsmechanik die Nabelschnur zwischen dem nachfolgenden Kopf und dem knöchernen Beckeneingang unter Druck: Das Kind muß mit speziellen Handgriffen entwickelt werden, weil die reine Spontangeburt aus BEL normalerweise unmöglich ist und die Mutter zu Schaden käme (frustrane, pathologische Wehentätigkeit, Uterusruptur, vorzeitige Plazentalösung – Tod!). Die genaue Erläuterung aller Varianten der Manualhilfen würde den Rahmen dieses Beitrages sprengen, hier sei doch auf die geburtshilflichen Lehrbücher und Lehranstalten verwiesen.

In den meisten Fällen kann der Handgriff nach Bracht zur Kindesentwicklung angewandt werden. Dieser Handgriff unterstützt den physiologischen Geburtsverlauf, indem der starke Beugetonus eines vitalen Kindes genützt wird (Abb. 104).

In einigen Fällen jedoch, speziell bei schlaffen, hypoxämischen Kindern kann es nötig sein, die BEL-Geburt umfangreicher zu unterstützen. Es wird nötig sein, die Arme nacheinander zu lösen (Griffe nach Lövset od. Müller etc.) und schließlich den Kopf zu entwickeln (Handgriff nach Veit-Smellie, Abb. 105).

Es empfiehlt sich für den Notarzt, sich gerade die Beckenendlagen-Entwicklung doch immer wieder an der nächsten Entbindungsanstalt anzuschauen oder per Video in Erinnerung zu halten.

Die Querlage ist eine geburtsunmögliche Lage. Die besondere Schwierigkeit besteht darin, daß man die geburtsrelevante Querlage erst nach Beginn der Geburt (regelmäßige Wehentätigkeit,

Spezielle Notfälle

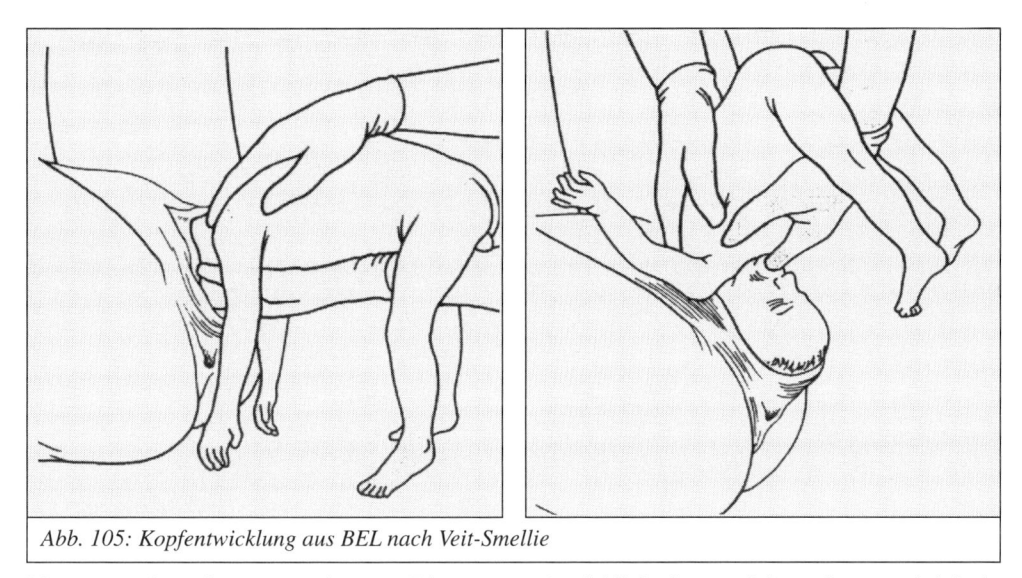

Abb. 105: Kopfentwicklung aus BEL nach Veit-Smellie

Muttermunderweiterung, evtl. sogar Blasensprung) wirklich diagnostizieren kann und daß sie dann aber schon als sogenannte verschleppte Querlage bestehen kann (Abb. 106). Das heißt, daß ein Arm mit der Schulter in den Geburtskanal eingetreten ist und sich darin schließlich verkeilt hat. Rasch entwickelt sich dann die schon beschriebene frustrane, pathologische Wehentätigkeit mit der Gefahr der Uterusruptur. Somit ist jede zunehmend schmerzhafte, zunehmend gesteigerte und krampfhafte Wehentätigkeit mit dem vaginalen Tastbefund eines kleinen Kindesteiles Anlaß zur sofortigen Tokolyse mit Beckenhochlagerung. Es muß dabei in Kauf

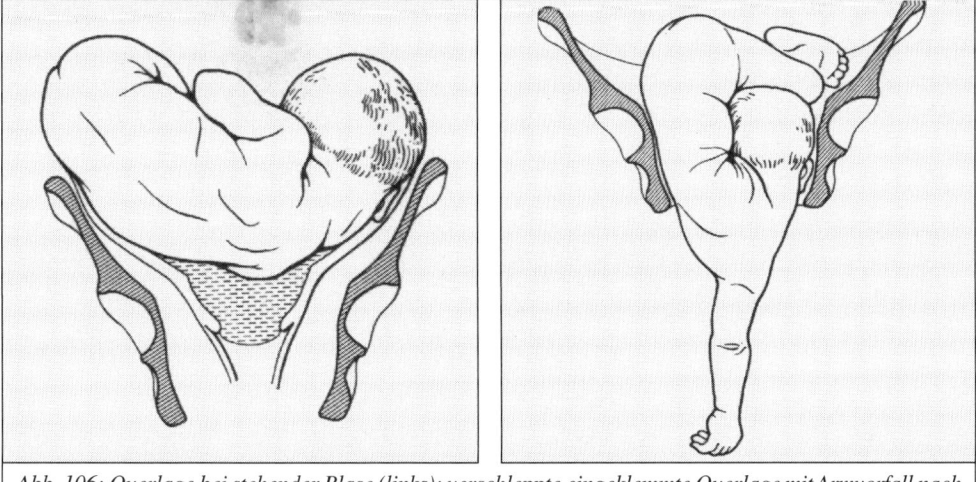

Abb. 106: Querlage bei stehender Blase (links); verschleppte eingeklemmte Querlage mit Armvorfall nach Blasensprung (rechts)

genommen werden, daß der Notarzt aus „Versehen" die Ärmchen einer QuL mit den Beinchen einer BEL (extended legs) verwechselt!

Zwillingsgeburt
Die Zwillingsgeburt wird höchstens unter dem Aspekt der Frühgeburt, die doch häufig zu erwarten ist, als Notfallgeburt auftreten. Eigentlich läßt sie sich in zwei Geburten trennen, von denen der Modus der ersten bekannt ist, der des zweiten Zwillings aber eine Überraschung ist. Nach der Geburt des ersten Zwillings kann sich der zweite aufgrund des übergroßen Platzangebotes mit den nächsten Kontraktionen eigentlich in jede Lage drehen, also auch in eine Querlage. Wichtig ist es daher, so rasch wie möglich zur Diagnose der Geburtshaltung des zweiten Zwillings zu kommen: Sofort nach der Geburt des ersten Zwillings muß auch der Notfall-Geburtshelfer vaginal untersuchen.
Der dabei erhobene Befund kann nun mit den externen Notfall-Bedingungen abgestimmt werden – sofortige Entbindung des zweiten Kindes oder Tokolyse: Diese Entscheidungen sind speziell bei stehender zweiter Fruchtblase und vorerst wehenfreiem („pausierendem") Uterus nicht immer einfach – sprengt man die zweite Fruchtblase zur Geburt des zweiten Zwillings nicht, riskiert man eine vorzeitige Plazentalösung, also wäre es überlegenswert, gleich prophylaktisch bis zum Krankenhaus zu tokolysieren. Ist man eher aggressiv, sprengt man also beispielsweise die Blase, kann sich eine Querlage des zweiten Kindes oder ein Nabelschnurvorfall einstellen und man ist zur Notfalltokolyse gezwungen. Im allgemeinen dürfte es sicherer sein, stehende Fruchtblasen stehen zu lassen, was übrigens auch für die Einlings-Notfallgeburt, mit Ausnahme der Randsinusblutung, gilt.
Ist die zweite Fruchtblase aber ohnehin gesprungen, nach welcher Latenz auch immer, muß man sich wie bei einer normalen Geburt dem erhobenen Befund (regelrechte oder -widrige Lage) stellen und sich so verhalten, wie es früher schon beschrieben worden ist.

Der Notfall-Geburtshelfer sollte sich prinzipiell einige Grundregeln einprägen:
- Mit Ausnahme diverser Blutungsfälle ist die Tokolyse nie falsch, schlimmstenfalls funktioniert sie nicht. Die Tokolyse kann unterstützt werden, indem man die Fruchtblase stehen läßt und das Becken hochlagert.
- Ein Kind, das „halb" geboren ist, muß ganz entwickelt werden, sonst ist auch die Mutter in Gefahr.
- Im Notfall sollte man die Geburtswege eher großzügig erweitern (Episiotomie), weil jede Verletzung heilt, nicht aber jedes kindliche Gehirn.
- Jede Manipulation am Kind sollte zwar mit Bestimmtheit, mit konsequentem, dosiertem Zug, aber ohne am Kind zu reißen, ausgeführt werden.

Die Komplikationen der Nachgeburtsperiode
Nach der Geburt wird man das Kind von der Mutter abnabeln, zuvor kann man die Nabelschnur in Richtung Kind ausstreifen. Zum Abnabeln genügt jedes Band oder jede Klemme. Wie immer dann auch der Zustand des Kindes sein mag, der Notfall-Geburtshelfer muß sich nun doch der Mutter zuwenden, ihren Zustand einschätzen und die Plazentaperiode leiten. Das Risiko, daß es zu uterinen Blutungen kommt, ist nach protrahierten (dystoken) Geburten, Zwillingsgeburten, Polyhydramnion, Uterusmyomen oder medikamentösen Überstimulationen (Syntocinon) besonders groß. Die rasche und konsequente Entleerung des Uterus ist ein wesentlicher Garant für

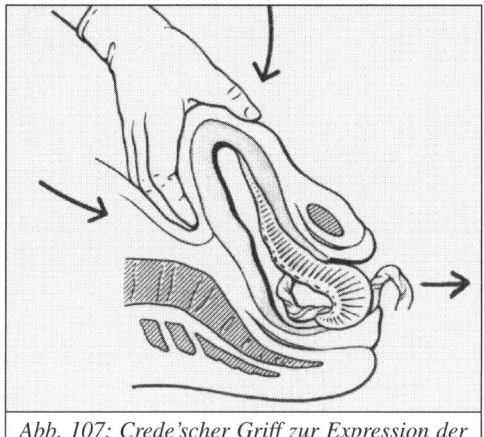

Abb. 107: Crede'scher Griff zur Expression der Plazenta

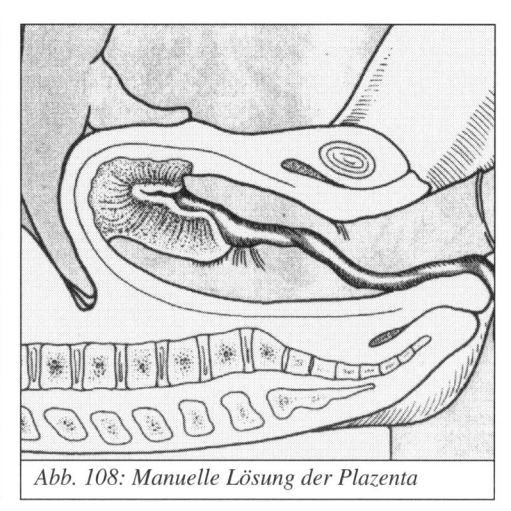

Abb. 108: Manuelle Lösung der Plazenta

eine kräftige postpartale Uterustonisierung! Dazu dient die unterstützte Plazentalösung: Eine Wehe am Fundus anreiben und während der nachfolgenden Kontraktion mit stetem Zug an der Nabelschnur die Plazenta entwickeln (Abb. 107), danach den Uterus kurz ausmassieren. Auf jeden Fall sollte vorher die Harnblase entleert sein!

Sollte die NS abreißen, so ist dies normalerweise auch kein Unglück, da ja nur mehr passiv Blut aus der Plazenta abfließt, ein maternoplazentarer Blutfluß besteht ja meist nicht mehr. Ist die Plazenta geboren, muß sie auf Defekte untersucht werden. Auch die Eihäute müssen auf aberrierende Gefäßverläufe (Nebenplazenta?) inspiziert werden.

Die starke **postpartale Blutung** muß rasch und energisch behandelt werden:
Konsequente äußere Lösung der Plazenta (siehe oben) oder innere manuelle Lösung.
Bei geringstem Verdacht auf Unvollständigkeit der Plazenta und auf Blutung sofortige manuelle Nachtastung, auch ohne Narkose (Abb. 108).

Nach der Plazentalösung (oder Nachtastung) manuelles Stimulieren des Uterus (Kontraktion anreiben) oder Halten des Uterus durch die Bauchdecken bzw. abdomino-vaginal (sofern die Vollständigkeit der Plazenta mittlerweile geprüft und bestätigt werden konnte).

> **Cave:**
> **Niemand kann einen atonen Uterus mehr als etwa 10 Minuten lang**
> **mit voller Kraft komprimieren (Abb. 109)!**

Medikamentöse Tonisierung des Uterus mit Syntocinon (5–10 I. E i. v., DT1) oder Methergin (einige Amp. i. v.); – besser, aber am Notfallort kaum verfügbar, Prostaglandine i. m., i. v., intrauterin – transcervical – transabdominal.

Blutet es weiter: Klärung einer möglichen Geburtswegeverletzung (Cervix- und/oder Scheidenriß), sofern möglich. Als Notmaßnahme straffste Tamponade der Scheide (bei guter Kontraktion des Uterus) mit beliebigem Material (leider wenig wirksam bei arteriellen Blutungen).

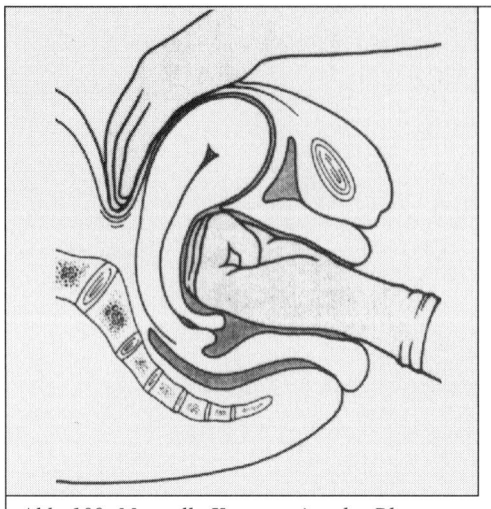

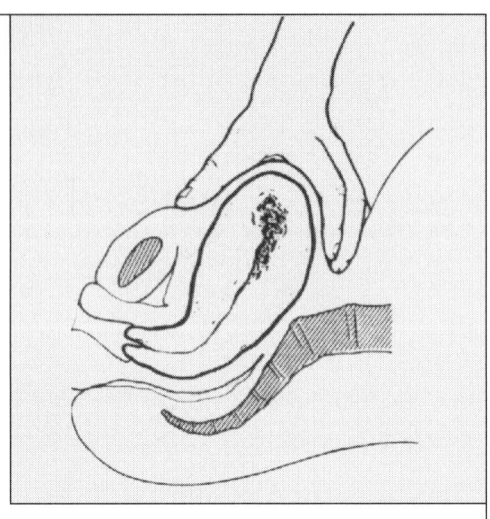

Abb. 109: Manuelle Kompression der Plazenta

Der Ablauf und die Durchschlagskraft all dieser Maßnahmen sind sehr von der Kompetenz und dem Zusammenspiel der Helfer abhängig.

Eine seltene Komplikation ist die postpartale inversio uteri. Sie kann durch zu frühen und heftigen Zug an der Nabelschnur ausgelöst werden, aber auch völlig spontan auftreten. Die Symptome sind plötzliche Blutungen und Schmerzen, wobei über der Symphyse der Bauch „leer" erscheint, in der Vagina aber Koagula und „Gewebe" zu tasten sind:

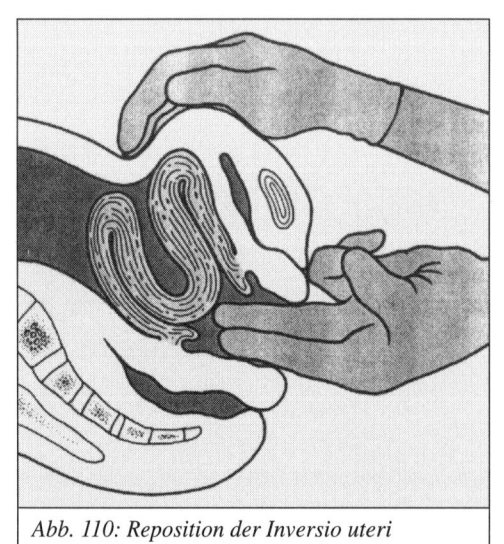

Rasch die Verdachtsdiagnose Inversio uteri zu stellen und rasch mit der manuellen Reposition (Rück-Stülpung) zu beginnen, hat die beste Prognose. Nach der gelungenen Reposition muß man den Uterus tonisieren (Methergin®) oder halten. Wichtig ist dafür eine leere Harnblase (Abb.110).

Dauert die Uterusinversion zu lange an, wird sich eine Inkarzerationssymptomatik ausbilden, die lebensbedrohlich werden (Blutung) und in eine Notfallhysterektomie münden kann.

Abb. 110: Reposition der Inversio uteri

Anhang

Hilfsmittel für den gynäkologisch-geburtshilflichen Notfall

    Einmal-Entenschnabel-Spekula
    lange Pinzetten
    Gefäßklemmen
    Einmal-Katheter
    Nabelklemmen
    Tamponadestreifen (dicht-lang)
    div. Tücher
    Methergin®
    Syntocinon® 5 E
    Gewacalm® 10 mg Amp.
    Gynipral® 10 mcg Amp.
    Gynipral® 25 mcg Amp.
    Partusisten® Amp.

Literatur:

Cohen A. W.: Notfälle in Gynäkologie und Geburtshilfe. Hrsg.: Bücherei des Frauenarztes Bd. 24. Ferd. Enke-Verlag, Stuttgart 1987

Strohmer H. et al.: Richtlinien zur therap. Anwendung von Prostaglandinen bei postpartaler Uterusatonie. Speculum 3 (1994), 25–26

Gibb Donald M. F.: Common Obstetric Emergencies. Verlag Butterworth & Heinemann, Oxford 1991

Huch A.: Leitfaden-Pflichtenheft. Aus dem Dept. f. Frauenheilk. u. Geburtsh., Univ. Zürich, 1994

Pschyrembel W., Dudenhausen J. W.: Praktische Geburtshilfe mit geburtshilflichen Operationen. Verlag W. de Gruyter, Berlin–New York 1986

Künzel W., Wulf K. H.: Physiologie und Pathologie der Geburt. In Klinik d. Frauenheilkunde und Geburtshilfe; Band 7/1,7/11, Verlag Urban & Schwarzenberg, München–Wien–Baltimore

    Autor:
    Prim. Dr. Peter Wolfgang Klug
    Vorstand der Frauenabteilung am LKH Rottenmann
    St. Georgen 2–4
    A-8786 Rottenmann

Urologische Notfälle

G. Nöst

Neben den traumatisch bedingten Notfallsituationen gibt es in der Urologie Erkrankungen, die aus vitalen Indikationen und wegen drohender irreversibler Organschädigung eine sofortige Diagnostik und Therapie erfordern. Schmerzen oder ein drohender Organverlust limitieren die Zeit für die weiterführende Diagnostik. Deshalb sollte der Notarzt über die urologischen Notfälle bestens orientiert sein.
Prinzipiell können akut lebensbedrohliche Notfälle in der Urologie aus zwei Gründen entstehen:

1) Akute schwere Blutungen im Bereich zwischen Nierengefäßen und Harnröhrenmündung.
2) Aus akut septischen Krankheitsbildern, die aus der Kombination infizierter Harn und stark durchblutete Organe, wie Nierenparenchym, Schwellkörpergewebe und Hodengewebe, resultieren.

Das weitere Spektrum urologischer Notfälle reicht von der Anurie (postrenal, renal, prärenal), über den Harnverschluß, die Harnsteinkolik, die Hämaturie, das akute Skrotum bis hin zum Priapismus und zur Paraphimose. Diese Erkrankungen sind zumeist dramatisch, akut auftretend und mit einer ausgeprägten Symptomatik vergesellschaftet. Diese Krankheitsbilder gefährden aber nicht unmittelbar das Leben.

Die häufigsten urologischen Notfälle sind die Nierenkolik und das Harnverhalten.

Akute Harnverhaltung, Ischurie

Der Harnverhalt ist gekennzeichnet durch plötzliches Unvermögen, die Harnblase zu entleeren. Der Patient klagt zumeist über quälenden Harndrang, massive suprapubische Schmerzen, er schwitzt, ist unruhig und blaß.
Die Diagnostik kann aus der suprapubischen Palpation bzw. Perkussion erfolgen. Ältere männliche Patienten mit einem Unterbauchtumor leiden häufig an einer akuten oder chronischen Harnverhaltung mit prall gefüllter Blase.
Die Ursachen des akuten Harnverhaltens können der Tabelle 93 (S. 439) entnommen werden.

Die Therapie des akuten Harnverhaltens ist im Prinzip die sofortige Entlastung der Blase, entweder durch die Katheterisierung der Harnblase oder durch die suprapubische Blasenpunktion (Cystofix). Beim älteren männlichen Patienten gibt es aber oft Probleme bei der Einlage eines Dauerkatheters. Durch die veränderte Anatomie der prostatischen Harnröhre ist die Katheterisierung oft sehr schwierig bzw. führt zu Läsionen der Urethra.

Sollte keine Harnableitung möglich sein, kann auch bei massiv dilatierter Blase mit einer Nadel Harn abgesaugt werden, bis eine Schmerzlinderung eintritt.

Die Nierenkolik

Die Nierenkolik ist ein akut einsetzendes heftiges Schmerzereignis, das subcostal rechts oder links in die Flanke verspürt wird. Die Ausstrahlung zur Lendenwirbelsäule oder in die Leiste ist möglich. Die Schmerzqualität ist scharf stechend, z. T. wellen- oder wehenartig. Sehr häufig ist die Nierenkolik mit Übelkeit und Erbrechen gekoppelt. Der Patient ist unruhig, blaß, kaltschweißig, durch einen Wechsel der Körperhaltung versucht er eine Krampfminderung zu erreichen. Oftmalig können aber auch ein Schweißausbruch, eine Kollapsneigung, Meteorismus und ein paralytischer Ileus beobachtet werden. Für die Differentialdiagnose zum akuten Abdomen ist die motorische Unruhe des Patienten von besonderer Bedeutung.

Differentialdiagnosen
Schmerzen im rechten Oberbauch: Cholelithiasis, Cholecystitis, Ulcus duodeni, Pankreatitis, subphrenischer Abszeß, Pyelonephritis, Niereninfarkt durch Embolie oder Thrombose, basale Pneumonie
Schmerzen im rechten Unterbauch: Appendicitis, Adnexitis, Ileitis terminalis, stielgedrehte Ovarialcyste, Extrauteringravidität
Schmerzen im linken Oberbauch: Magenulcus, akute Pankreatitis, Milzinfarkt, spontane Milzruptur, Sigmadivertikel, Divertikulitis mit Abszeß, basale Pneumonie, Pyelonephritis, subphrenischer Abszeß, Niereninfarkt
Schmerzen im linken Unterbauch: Divertikulitis, Adnexitis, stielgedrehte Ovarialcyste, Exterauteringravidität

Therapie
Je nach Schmerzausmaß sollte die i. v. Applikation eines Spasmoanalgetikums durchgeführt werden. Tramal und Novalgin® besitzen eine sehr gute analgetische Wirkung. Klingen trotz intensiver Bemühungen die Koliken nicht ab, so sollte man einen Dauertropf mit Spasmoanalgetika applizieren (500 ml Ringer mit 2 Ampullen Buscopan® und 2 Ampullen Novalgin®, alternativ evtl. Nitrolingual® sublingual 2x1 Kapsel). Ein stärkeres Analgetikum ist Dipidolor® ($^1/_2$–1 Ampulle langsam i. v.) oder Vilan® oder auch Dolantin® 50–100 mg i. v.

Urologische Notfälle, eingeteilt nach Organbefall
Notfälle an der Niere

Blutungen im Bereich der Nieren
Ätiologie
Nierentrauma, Nierentumor, spontane Ruptur der Niere, Antikoagulantienüberdosierung, Nierenbeckenausgußstein.
Als Notfallursache überwiegt die Nierenverletzung durch das stumpfe Flankentrauma (Sturz, Tritt, Quetschung, Sportunfall, Verkehrsunfall). Seltener kommen in unseren Breiten offen penetrierende Verletzungen durch Schuß- oder Stichverletzungen vor. Weitere Ursachen können Pfählungsverletzungen oder eine Verletzung der Niere durch eine Rippenfraktur sein.
Zumeist ist das Nierentrauma mit anderen intraperitonealen Verletzungen kombiniert (Polytrauma). Das isolierte schwere Nierentrauma ist sehr selten.

Symptomatik
Im Vordergrund steht zumeist die Makrohämaturie, der massive Flankenschmerz und Hämatome im Bereich der Flanken. Bei ausgedehnten retroperitonealen Blutungen kann es zum Bild des akuten Abdomens mit Peritonitis, Kreislaufversagen bis hin zum Schock kommen. Die Passage von Blutkoageln kann zu kolikartigen Schmerzen führen.

Bei einem totalen Abriß der Nierengefäße am Nierenstiel fehlt aber zumeist die Makrohämaturie. Das Retroperitoneum kann sich bei Blutungen im Rahmen eines Nierentraumas weit nach vorne wölben, so daß bei der Palpation der Bauchdecke von ventral her ein Tumor getastet werden kann.

Therapie
Im Vordergrund stehen die Schockbehandlung und die Kreislaufstabilisierung und Analgesie. Nach Kliniknotaufnahme ist die Abschätzung des Ausmaßes der Blutung und der Nierenzerstörung (Sonographie, CT, AUG) notwendig. Danach richtet sich dann auch das weitere urologische Procedere.

Notfälle außerhalb der Niere

Hämaturie/Blasentamponade

- Ätiologie: hämorrhagische Zystitis, Blasensteine, Blasentumoren, Blasenhalsvarizen bei PH, Antikoagulantientherapie, Blutung aus dem oberen Hartrakt
- Symptome: krampfartige Unterbauchbeschwerden, Algurie, imperativer Harndrang mit Harnverhalt, kolikartige Flankenschmerzen bei renaler Ursache, kugelige Vorwölbung (Resistenz, Tumor) im Unterbauch, unruhiger Patient, bei Kreislaufwirksamkeit Schocksymptome
- Therapie: immer i. v.-Leitung zuerst. Ausreichende Analgesie, Volumentherapie vor Evakuation, steriler Einmalkatherismus (großlumiger Katheter Char 20–24) und Dauerspülung (Nacl)
- Urologie: in Narkose Evakuation über einen Zystoskopschaft evtl. Koagulation der Blutung

Akutes Skrotum

Definition
Plötzlich einsetzender starker Skrotalschmerz. Das akute Skrotum ist deshalb ein Notfall, weil die Patienten sehr starke Schmerzen haben, die meist mit Allgemeinsymptomen, wie Übelkeit, Erbrechen, Peritonismus, Kreislaufkollaps, einhergehen, und zum anderen, weil sich aus einer Verzögerung der Therapie ein drohender Organverlust ergibt.
Eine Differenzierung der Ätiologie des akuten Skrotums ist zumeist vor Ort nicht sicher möglich, da der klinische Lokalbefund in den meisten Fällen sehr ähnlich ist. Klinisch bietet sich ein zumeist deutlich gerötetes, verdicktes und extrem druckschmerzhaftes Skrotum. Durch ein ausgedehntes Skrotalödem kommt es zur Aufhebung der Fältelung der Skrotalhaut. Der Patient ist unruhig, schweißig, der Schmerz strahlt häufig in die Leiste aus. Dabei zeigt sich nicht selten ein Druckschmerz in der Leiste oder im Unterbauch, mit einer Form des Peritonismus (Fortleitung über den Samenstrang).

Differentialdiagnosen
Hodentorsion, Epididymitis, Orchitis, Hydatidentorsion, inkarzerierte Hernie, Hodentrauma und Hodenruptur sowie Fournier'sche Gangrän.
Bei Schmerzen im rechten Unterbauch muß an eine Appendicitis differentialdiagnostisch gedacht werden.

Die Hodentorsion und die Epididymitis sind die häufigsten Krankheitsbilder, die zum akuten Skrotum führen.

1. Hodentorsion

Altersmäßig besteht eine Häufung zwischen 15. und 20. Lebensjahr. Es kommt dabei durch eine Verdrehung des Samenstranges, entweder supra- oder intravaginal, zu einer hämorrhagischen Infarzierung des Hodens und des Nebenhodens.

Klinik
Typisch ist die plötzlich eintretende Schmerzsymptomatik, die oftmalig mit einem vernichtenden Hodenschmerz einhergeht, der eine Ausstrahlung in den Unterbauch zeigt. Anamnestisch wird von den Patienten sehr häufig ein plötzliches Auftreten der Schmerzen nachts, bei Drehbewegungen sowie bei plötzlichem Aufstehen (Trägheitsmoment) berichtet. Zusätzlich bestehen zumeist Übelkeit, Erbrechen, Schweißausbruch und Kollapsneigung. Zeichen eines Harnwegsinfektes sind nicht zu diagnostizieren. In der Frühphase kann man palpatorisch einen hochstehenden, elastischen, aber schmerzhaften Hoden tasten, ein wichtiges Zeichen ist, daß der Nebenhoden nicht orthotop liegt. Rasch kommt es zur Entwicklung einer massiven Schwellung, die eine genaue Lokalisation von Hoden und Nebenhoden nicht mehr zuläßt.
Prehn-Zeichen (differentialdiagnostisch wichtig): bei Hochheben der Skrotalhälfte kommt es zu einer Verminderung der Schmerzreaktion bei Epididymitis, zu einer Verstärkung oder zu einem Gleichbleiben der Schmerzen bei Torsion.

Therapie
Schmerztherapie, Sedierung, Flüssigkeit, sofortige Einweisung in eine Fachabteilung. Bei Verdacht auf Torsion ist immer die operative Freilegung notwendig.

> **Cave:**
> **Nur ca. 25% der Patienten haben eine richtige Einweisungsdiagnose.**

2. Epididymitis-Epididymoorchitis

Symptome
Die Schmerzsymptomatik entwickelt sich, im Gegensatz zur Torsion, langsam über Stunden. Zumeist hat der Patient Fieber und klagt auch oft über Pollakisurie, Dysurie, als Ausdruck eines Harnwegsinfektes. In der Frühphase können die Schmerzen zumeist auf den Nebenhoden projiziert werden, dieser kann noch gut getastet werden und liegt orthotop. Mit zunehmender Entzündung und zunehmender Epididymoorchitis kommt es aber dazu, daß die Skrotalhälfte total verbacken, hochrot überwärmt und geschwollen ist.

Therapie
Sofortige Klinikeinweisung mit hochdosierter antibiotischer Therapie. Im Zweifelsfall ist immer die Freilegung notwendig. Bei Abszedierung immer die operative Sanierung.

> **Cave:**
> **Die Epididymitis kann oft auch einen Hodentumor maskieren.**

> **Cave:**
> **Ein Hodentumor selbst manifestiert sich in den meisten Fällen nicht als akutes Skrotum.**

3. Priapismus

Man versteht darunter eine länger als 2 Stunden andauernde Dauererektion der Corpora cavernosa ohne libidinöse Empfindungen, das Corpus spongiosum und die Urethra bleiben aber weich, eine Miktion ist möglich.

Ätiologie
Häufig iatrogen, im Rahmen einer Schwellkörperautoinjektions-Therapie mit Prostaglandin E, 50% aber idiopathisch.

Diagnose
Nur die Corpora cavernosa sind prall mit Blut gefüllt. Das Corpus spongiosum und die Glans sind eher schlaff. Es bestehen starke Schmerzen, es entwickeln sich innerhalb von Stunden ein Penisödem und eine blau-rote Verfärbung des Genitalbereiches.

Therapie
Analgetika, Sedativa, sofortige Detuminiszierung des Penis an einer Fachabteilung.
Ein Einriß des Frenulums als Kohabitationsverletzung bedarf nur eines sterilen Verbandes.
Bei Nichtsistieren der Blutung: Frenulotomie.

Literatur:
Jocham D., Miller K.: Praxis der Urologie. Band II
Hohenfellner R., Zingg E. J.: Urologie in Praxis und Klinik.
Altwein J. E., Jakobi G. H.: Urologie.
Alken P., Walz P. H.: Urologie.
Tanagho E., McAninch J.: Smiths Urologie.

Autor:
OA Dr. Gerald Nöst
Urologische Abteilung
LKH Leoben
Vordernbergerstraße 54
A-8700 Leoben

Akzidentielle Hypothermie

E. Kornberger, P. Mair

Definition
Unter Hypothermie versteht man ein Absinken der Körperkerntemperatur unter 35 °C. Die Unterkühlung ist nicht als ein Krankheitssyndrom zu verstehen, sondern als das Endresultat von vielen verschiedenen Prozessen.

Ursachen
Die häufigste Ursache der Hypothermie ist die Kälteexposition unter extremen Wetterbedingungen oder besonderen körperlichen Konditionen. Störungen der Thermoregulation oder Wärmeproduktion können ebenfalls zum Absinken der Körperkerntemperatur führen.

Kälteexposition
Der menschliche Organismus ist auf eine Körperkerntemperatur von 37 °C eingestellt. Er besteht aus einer Schale (Haut, Subkutis, oberflächliche Muskulatur), die 30% der gesamten Körpermasse ausmacht, und einem Kern (innere Organe, tiefe Muskulatur), der 70% einnimmt. Die Temperatur der Schale variiert unter Kontrolle des Hypothalamus, um den Wärmehaushalt stabil zu halten, für den Kern sind gleichbleibende Temperaturverhältnisse von großer Wichtigkeit. Der natürliche Temperaturgradient zwischen Schale und Kern variiert zwischen 2 und 3 °C.
Der Hauptanteil der Körperwärme (50–60%) geht über die Radiation verloren, wobei besonders der unbedeckte Kopf gefährdet ist. Er ist reichlich mit Blutgefäßen versorgt, die sich nicht kontrahieren können. Deshalb können 50% der vom Körper erzeugten Wärme durch den unbedeckten Kopf verlorengehen.
Ungefähr 15% sind für Wärmeverlust durch Berührung mit kalter Oberfläche verantwortlich (Konduktion). Im Wasser ist der Wärmeverlust 24–30 mal größer als in der Luft.
Ein nicht unerheblicher Faktor für die Entwicklung einer Hypothermie ist der Wärmeverlust durch Konvektion (Bewegung der Luftsäule, die den Körper umgibt). Luft selbst isoliert, wird sie aber mit einer Geschwindigkeit von 40 Knoten bewegt, wird die Lufttemperatur von 10 °C auf –3,3 °C sinken (Wind-Chill-Faktor).
20–30% muß man für den Wärmeverlust über Schwitzen, Evaporation rechnen. 2/3 gehen über die Haut, 1/3 über die Atmung verloren. Bei Erschöpfung, kalter, trockener Atemluft und in großen Höhen (> 3.000 m) nimmt dieser Verlust zu.
Verschiedene Faktoren begünstigen die Entwicklung einer Unterkühlung. Patientenbezogene Faktoren sind extreme Altersgruppen, Rasse, psychischer und Ernährungszustand, Training, Akklimatisation, Immobilisation, Krankheiten (unter anderem Trauma, Sepsis, Hautschäden). Umweltbezogene Risikofaktoren sind extreme Höhe, Nässe, Wind.

Zu den extremen Altersgruppen
Kleine Kinder haben im Verhältnis zum Erwachsenen eine große Körperoberfläche und strahlen deshalb viel Wärme ab. Alte Menschen und Kinder haben ein schlecht entwickeltes bzw. bereits hypotrophiertes subkutanes Fettgewebe und damit eine fehlende Isolationsschicht. Beide Altersgruppen haben eine nicht voll entwickelte Muskulatur bzw. hypotrophierte Muskel-

masse, womit ihnen eine wichtige Wärmequelle, das Kältezittern, fehlt. Alte Patienten haben die Fähigkeit der peripheren Vasokonstriktion teilweise verloren, besonders dann, wenn sie unter autonomen Neuropathien leiden. Ihr Körperwassergehalt ist auf 60% reduziert (80% beim jungen Patienten), und Wasser hat eine hohe spezifische Wärme (1 kcal/gm/1 °C). Der periphere Ruheblutfluß ist beim alten Menschen reduziert und die metabolische Rate herabgesetzt. Ihre Fähigkeit, subtile Temperaturunterschiede (0,8 °C beim jungen Menschen) wahrzunehmen, nimmt deutlich ab (Differenzierung von 2,5 °C Temperaturgefälle). Alte Patienten sind häufig krank, und Krankheiten machen sie für die Entwicklung einer Unterkühlung anfällig.

Störungen der Thermoregulation

In die Temperaturregulation sind mehrere Organsysteme involviert: der Hypothalamus, das autonome Nervensystem, Herz-, Kreislauf-, endokrines sowie Muskel- und Skelettsystem.

Die Steuerung erfolgt durch den Hypothalamus, wobei der vordere Anteil als Monitor der Temperatur fungiert, durch den hinteren Anteil erfolgen die Antworten auf den Kältereiz: Vasokonstriktion, Muskelzittern, metabolische Wärmeproduktion.

Die Vasokonstriktion ist ein wichtiger Schutzmechanismus, der die Isolierung um den Faktor 6 erhöht, dadurch kann der Körper Temperaturunterschiede bis zu 4 °C kompensieren. Allerdings wird der Metabolismus in den Extremitäten dadurch anaerob. Bei einer lokalen Temperatur von 1–2 °C kommt es durch Paralyse der präkapillaren Sphinkter wieder zur Vasodilatation, besonders an den Fingerspitzen, am Ohr, im Gesicht und damit zu einer neuerlichen Kühlung und Kontraktion (Lewis Hunter-Phänomen).

Das Muskelzittern ist die wichtigste Antwort auf Kältereiz, dadurch wird die metabolische Rate um das 2–5fache erhöht und Temperaturunterschiede werden bis zu 25 °C kompensiert. Das Muskelzittern hört dann auf, wenn alle Energiereserven, im wesentlichen Kohlenhydrate, verbraucht sind (Verbrauch von 500 kcal/h). Es bewirkt aber gleichzeitig einen Shunt von warmem Blut zu den Extremitäten und wirkt der Isolation des Körpers entgegen.

Die metabolische Wärmeproduktion ist die langsame Form der Wärmeproduktion, initiiert durch die Ausschüttung von Adrenalin, Noradrenalin und Thyroxin, gesteuert durch den hinteren Hypothalamusanteil, alarmiert durch cutane Thermorezeptoren (Schilddrüsenachse). Beim Baby wird auf diesem Wege braunes Fettgewebe für die Wärmeproduktion verwendet.

Zu Störungen der Thermoregulation kommt es bei Krankheiten, Verletzungen, Tumoren im Hypothalamusbereich und in der Wirbelsäule und beim Querschnittssyndrom. Schwere Allgemeinkrankheiten, wie Urämie und Lebercoma, beeinflussen die Temperaturregulation und können deshalb auch zur Hypothermie führen.

Störungen der Wärmeproduktion

Endokrine Krankheiten, besonders Diabetes, Nebennieren-, Hypophyseninsuffizienz, beeinflussen Wärmeregulation und Wärmeproduktion negativ. Medikamente, wie Barbiturate, Phenothiazine und Muskelrelaxantien, Alkohol, Drogen und Nikotin, reduzieren die Wärmeproduktion durch Interferenz mit Muskelzittern und metabolischer Wärmeproduktion über die Schilddrüsenachse. Zugleich fördern sie durch Hemmung der Vasokonstriktion die Wärmeabstrahlung.

Alkohol wird immer noch als eine geheime Wunderwaffe gegen die Unterkühlung eingesetzt, obwohl Alkohol durch Depression des Zentralnervensystems das Erkennen des Kältetraumas und eine normale Antwort darauf verhindert. Die Fähigkeit zur Vasodilatation wird unterschiedlich beurteilt. Während Jolly eine vasodilatierende Eigenschaft beschreibt, vertritt Lonning die Meinung, daß Alkohol nur in sublethalen Dosen eine Vasodilatation verursacht. Lonning und Rupp halten fest, daß Alkohol die Schwelle für Kammerflimmern, Asystolie und Apnoe um 1–2 °C hinaufsetzt und eine A-V-Dissoziation und Knotenrhythmen verhindert.

Einteilung
Es gibt viele Möglichkeiten, die Hypothermie in einzelne Stadien einzuteilen:
- milde – bis 32 °C oder bis 34 °C
- mäßige – bis 28 °C oder bis 26 °C bzw. bis 30 °C
- tiefe – bis 28 °C oder bis 26 °C
- ultratiefe Form unter 20 °C

Auch die Bezeichnungen akut < 6 h bis 30 °C, subakut > 6 h bis 30 °C und chronisch > 6 h bis 30 °C ist üblich.
Die Kennzeichnung mit Erregungsstadium 33–34 °C, Erschöpfungsstadium 34–30 °C, Lähmungsstadium 30–27 °C und Scheintod 27–20 °C treffen sehr genau die klinischen Symptome der Unterkühlung.
Am einfachsten jedoch ist die Unterscheidung in „safe" (> 32 °C) und „danger" Zone (< 32 °C). Bis 32 °C funktionieren noch alle Abwehrmechanismen des Körpers gegen die Kälte, die schließlich in der „danger" Zone versagen. Bis 32 °C ist die Therapie einfach und die Prognose gut. Ab 32 °C ist ein Intensivplatz zur besseren Überwachung nötig und die Therapie diffiziler.

Klinik
In der „safe" Zone bis 32 °C stehen die Abwehrmechanismen des Körpers gegen die Kälte im Vordergrund. Die Haut ist leicht cyanotisch, weiß und kalt infolge ausgeprägter Vasokonstriktion. Blutdruck-, Pulsanstieg und Zunahme der Atemfrequenz und Atemtiefe sind Ausdruck der enormen Stoffwechselsteigerung, die das Ziel hat, Wärme zu produzieren. Das Herzzeitvolumen und das Schlagvolumen nehmen zu, und der Sauerstoffverbrauch ist gesteigert. Durch Ausschüttung von Noradrenalin und Adrenalin werden zusätzlich auch freie Fettsäuren als Brennstoff mobilisiert.
Die renale Vasodilatation in der „safe" Zone und ein reduziertes Ansprechen auf das antidiuretische Hormon in der Kälte resultieren in einer Kältediurese.
Im Vordergrund stehen auch intensives Muskelzittern und eine stetig zunehmende Muskelrigidität. Der anfangs erregte wache Patient wird zunehmend verwirrt, apathisch, er scheint schlecht zu verstehen und hat Wortfindungsstörungen. Unerklärliche Unfälle und Fehlentscheidungen in großen Höhen oder beim Tauchen sind vermutlich auf die veränderte Bewußtseinslage bei beginnender Hypothermie zurückzuführen.
Ab 32 °C – in der „danger" Zone – erlöschen allmählich die Abwehrmechanismen gegen die Kälte, der Körper beginnt sich auf Schongang einzustellen. Charakteristisch sind Rhythmusstörungen, die in einem vielfältigen Bild auftreten können, sowie eine Abnahme der Herzfrequenz, des Herzzeitvolumens und der Atemfrequenz. Man kann Knotenrhythmen beobachten, supra- und ventrikuläre Extrasystolen, Überleitungsstörungen, P-Q-Verlängerungen, QRS-Verbreiterungen und eine negatives T. Die Gefahr des Kammerflimmerns bei Vermischung von kaltem Schalen- und warmem Kernblut ist jetzt manifest.

Das Bewußtsein ist getrübt, und periphere Reflexe sind schlecht auslösbar.
Ab 30 °C sind in der Regel kein Blutdruck mehr meßbar und ein peripherer Puls nicht tastbar.
Der Patient ist bewußtlos, und Reflexe sind nicht auslösbar.
Unter 28 °C haben wir einen Patienten mit weiten, lichtstarren Pupillen vor uns, das Kältezittern sistiert, die Muskelrigidität verschwindet, die Vasokonstriktion macht oft einer Vasodilatation Platz.
Bei 24 °C muß man mit Asystolie und Apnoe rechnen, und bei 20 °C zeigt das EEG eine Nullinie.

Klinisch kann die Diagnose einer Unterkühlung vor allem aus folgenden Symptomen erstellt werden: kalter Haut, verändertem Kreislauf- und Bewußtseinsverhalten, veränderter Atmung, Kältezittern, Muskelrigidität und manchmal aus dem Symptom des „paradoxal undressing"; d. h., man findet den Patienten nahezu unbekleidet vor, die Kleidungsstücke sind in der Umgebung verstreut. Das ist in der Regel ein Zeichen der „danger" Zone, in der es wieder zur Vasodilatation kommt, die dem Unterkühlten das trügerische Gefühl der Wärme vermittelt.
Die Diagnosestellung aus der Klinik allein kann täuschen. Die Patienten reagieren manchmal sehr verschieden auf Kälte, so haben wir selbst schon Patienten gesehen, die bei 30 °C bei Bewußtsein waren und einen meßbaren Blutdruck hatten. Außerdem können auch andere Faktoren das Bewußtsein beeinflussen, wie ein Schädelhirntrauma, cerebro- und kardiovaskuläre Erkrankungen, Alkohol, Drogen und Erschöpfung, deshalb sollte man immer die Kerntemperatur messen.

In der Hypothermie kommt es zu entscheidenden Veränderungen in Sauerstoffversorgung, Metabolismus, Säure-, Basen-, Wasser- und Elekrolythaushalt und zu Veränderungen in Organsystemen, wie Herz, Kreislauf, Gehirn, Nieren, Nebenniere, Leber, Magen-Darmtrakt, Blut-, Gerinnungs-, Immunsystem, in Schilddrüse und Pankreas.

Sauerstoffversorgung
Hindernisse für eine suffiziente O_2-Versorgung sind Verschiebungen der O_2-Dissoziationskurve, die massive Vasokonstriktion, Veränderungen in den Fließeigenschaften des Blutes und in der Lunge.
Die O_2-Dissoziationskurve ist nach links verschoben, wodurch die Abgabe des O_2 erschwert wird. Die massive Vasokonstriktion führt zu einem Perfusionsdefizit in der Peripherie. Durch die Kälte kommt es zu Veränderungen im Wasserhaushalt, zu einem Anstieg des Hämatokrits und der Viskosität. Die Ventilation ist infolge des reduzierten Metabolismus und der direkten Kältewirkung auf die Steuerung der Atmung herabgesetzt, Atemfrequenz und -tiefe nehmen ab, es fehlen die Schutzreflexe, die Sekretbildung ist gesteigert und die Funktion der Cilien gestört. Die Diffusion von Sauerstoff ist durch erhöhtes interstitielles und alveoläres Lungenwasser erschwert. Die CO_2-Elimination wird mit abnehmender Temperatur problematischer, da die CO_2-Löslichkeit im Blut um 4,5%/1 °C zunimmt. Die Compliance der Lunge nimmt ab, die Resistance und der pulmonalvaskuläre Widerstand nehmen zu.
Dennoch kann die Sauerstoffversorgung noch ausreichend sein, denn die sich entwickelnde Acidose fördert die O_2-Abgabe ans Gewebe, und mit abnehmender Temperatur ist mehr O_2 im Blut gelöst. Bei einer Körpertemperatur von 10 °C würde der im Blut gelöste Sauerstoff für eine suffiziente O_2-Versorgung genügen. Der wichtigste Schutzmechanismus des Körpers gegen die Hypoxie ist der reduzierte O_2-Verbrauch in der Kälte, der um 7%/1 °C abnimmt. Bei 28 °C

verbraucht der Organismus 50% des O_2-Verbrauchs bei normaler Kerntemperatur von 37 °C, bei 20 °C ist der O_2-Verbrauch auf 25% abgesunken. Und das ist die Chance des Unterkühlten, auch tiefe Temperaturen und unter bestimmten Umständen einen Herz-Kreislauf-Stillstand zu überleben. Bei einer Kerntemperatur von 16 °C kann ein Herz-Kreislauf-Stillstand von 60 min ohne Folgen bleiben, wenn die Hypothermie vor der Hypoxie eingetreten war.

Metabolismus
Wichtig ist zu wissen, daß der Metabolismus bei einem Temperaturabfall von 10 °C um das Doppelte verlängert ist (Q10), was für die Clearance von Medikamenten von Bedeutung ist.

Mikrozirkulation
Der regionale Blutfluß unterliegt in der Hypothermie einer gewissen Rangordnung. Das Gehirn und das Herz werden bevorzugt durchblutet, auf Kosten vom Splanchnicusgebiet, von der Niere, den Skelettmuskeln und der Haut – in absteigender Rangordnung.
Der Anstieg des totalen peripheren Widerstands resultiert aus Sympathikusstimulation, Hämokonzentration, Viskositätszunahme und einer zunehmenden Aggregationsbereitschaft des Blutes. Daraus läßt sich erklären, wieso die Häufigkeit von Infarkt und Apoplexie bei Temperaturabfall von 17 auf 5 °C von 4,9 auf 6,9% bzw. von 3,2 auf 4,8% zunimmt.

Säure-, Basenhaushalt
In Hypothermie entwickelt sich eine mehr oder weniger ausgeprägte Acidose. Die Ursachen dafür sind Laktaterhöhung, reduzierte H^+-Ionenausscheidung durch die Niere, die erhöhte CO_2-Löslichkeit im Blut und die reduzierte CO_2-Abatmung. Die pathologischen Laktatwerte sind durch Kältezittern bedingt, durch verminderte Gewebsperfusion und reduzierte hepatische Laktatclearance.

Elektrolytveränderungen
Störungen im Elektrolythaushalt betreffen vor allem das Kalium, das in der Regel vermindert ist. Die Hypokaliämie ist nicht als ein Verlust zu werten, sondern ist eine Folge von intra- und extrazellulären Verschiebungen und sollte deshalb nicht ersetzt werden. Kaliumverschiebungen werden für Rhythmusstörungen und auch für Kammerflimmern verantwortlich gemacht. Das kalte Herz reagiert besonders empfindlich auf erhöhte Kalium- (Gefahr der Asystolie) und Kalziumwerte (Gefahr des Kammerflimmerns).

Flüssigkeitshaushalt
In der „safe" Zone werden in der Sympathikusstimulationsphase, bei maximal angeheiztem Metabolismus, osmotisch aktive Substanzen intrazellulär produziert, die zu einer Zellschwellung führen. Nach Nachlassen der Sympathikusaktivität wandert die Flüssigkeit in den Extrazellulärraum. Die Folge davon sind Ödeme. Das Plasmavolumen nimmt bei einem Temperaturabfall von 36 °C auf 11 °C um 25% ab. Die Ursache ist eine veränderte Durchlässigkeit der Gefäße, wobei die Redistribution von Blut aus den Extremitäten auch entscheidend dazu beiträgt. Das Blut verteilt sich im Splanchnicusgebiet, wo der transvaskuläre Filtrationskoeffizient besonders hoch ist. Auch das Trapping von Plasma ist von Bedeutung. Primär steigt der Lymphfluß an, um dann durch Reduktion des Diffusionsareals durch Vasokonstriktion wieder abzunehmen. Nicht zuletzt trägt auch die Kältediurese entscheidend zur Dehydratation bei.

Herz–Kreislauf
In Hypothermie darf man nicht normotherme Verhältnisse als Richtlinie nehmen. Man muß wissen, daß die Herzfrequenz in Kälte abnimmt und bei 28 °C nur mehr 50% der normothermen Frequenz beträgt, daß Rhythmusstörungen normal und nicht therapierbar sind, daß der MAP (mittlerer arterieller Druck) bei Temperaturen < 30 °C nicht mehr meßbar ist und daß das Herzzeitvolumen mit sinkender Temperatur abnimmt. Während das Schlagvolumen bis im tiefen Temperaturbereich unverändert ist, sinkt die Herzleistung infolge von Rhythmusproblemen, erhöhter peripherer und Lungenwiderstände ab, wobei im Temperaturbereich unter 30 °C schließlich auch die Kontraktilität abnimmt. In Hypothermie kann das Myokard auch Laktat als Brennstoff nützen. Die Herzleistung ist somit auch abhängig von der Laktatutilisation, vom Sauerstoffverbrauch, vom myokardialen Flow und vom pH-Wert. Sie funktioniert besser bei einem normalen, bei 37 °C abgelesenem pH als bei temperaturkorrektierten Blutgaswerten.
Für das gefürchtete Kammerflimmern werden mehrere Faktoren verantwortlich gemacht: Imbalancen im autonomen Nervensystem, Reduktion des coronaren Flows durch Viskositätszunahme und Vasokonstriktion, intrazelluläre Kaliumveränderungen, Temperaturgradienten zwischen Myo- und Endokard um mehr als 2 °C, Acidose, Sympathikusstimulation durch kreisende Katecholamine. Wichtig ist zu wissen, daß wir bei Rettungsaktionen selbst Kammerflimmern auslösen können: durch schnelle Bewegungen am Patienten und unsanftes Umlagern, durch Shift des kalten Schalenblutes nach zentral.

Gehirn
Subtile Veränderungen kann man schon bei 35 °C beobachten. Die Fähigkeit, Neues dazuzulernen bzw. sich zu merken, ist auf 70% reduziert, betrifft aber nicht früher Gelerntes. Berechnungen werden richtig, aber verlangsamt durchgeführt. Ab 31 °C nehmen motorische Funktionen ab, zuerst werden höhere Funktionen betroffen, wie Gleichgewichtssinn, willkürliche Bewegungen, Hören, Sehen. Schließlich kommt es zur Beeinträchtigung von primitiven Funktionen, wie Schlucken, Beißen, Cornealreflex, und zum Schluß versagt die Kontrolle über die Atmung. Die Funktionen, die als letzte verlorengehen, kommen bei Erwärmung als erste wieder.

Die Hypothermie wirkt cerebroprotektiv. Der Sauerstoffverbrauch sinkt um 6–7% pro 1 °C Temperaturabfall, die energiereichen Phosphate und der pH-Wert bleiben intakt. Schon ein Absinken der Körpertemperatur um 2–3 °C vermindert die Laktatproduktion in Hypoxie. Die Linksverschiebung der Sauerstoffdissoziationskurve wirkt der Rechtsverschiebung durch Hypoxie entgegen, der Kaliumefflux aus ischämischen Zellen wird in Kälte gebremst. Das Blut weist durch die erhöhte O_2-Löslichkeit einen höheren Sauerstoffgehalt auf. Trotzdem gibt es Hinweise, daß eine Hypothermiedauer über 24–48 h einen negativen Effekt auf die cerebrale Perfusion ausübt. Areale mit ungleichmäßiger Durchblutung, „patchy perfusion", weisen auf eine lokale Acidose und Hypoxie hin.

Niere
In der „safe" Zone ist eine Kältediurese zu beobachten. Ursachen sind eine verminderte Ansprechbarkeit auf das ADH, eine relative zentrale Hypervolämie durch Vasokonstriktion und eine verzögerte Wasserrückresorption durch die Tubuli. Kältezittern erhöht den renalen Blutflow und die Harnproduktion um 20–45%.
In der „danger" Zone kommt es dann zum Absinken der Nierendurchblutung und der Harnproduktion. Die Niere weist von allen Organen die größte Reduktion des Blutflusses und des Sau-

erstoffverbrauchs auf. Glomeruläre Filtration, Konzentrationsvermögen, tubuläre Rückresorption von Natrium, Chlor und Wasser nehmen allmählich ab. Die Ausscheidung von Kalium nimmt aber zu. Das akute Nierenversagen in Kälte hat eine gute Prognose.

Nebenniere
Die adrenerge Antwort auf die Kälte erfolgt über das Nebennierenmark durch Ausschüttung von Adrenalin. Für die Freisetzung von Noradrenalin ist zusätzlich eine periphere Komponente verantwortlich, vermutlich die Oberflächenkühlung.
Die Sekretion ist bei kurzzeitiger Hypothermie normal, bei prolongierter Hypothermie deprimiert. In der „danger" Zone ist die Funktion der Nebenniere herabgesetzt.

Leber
Interessant ist, daß der totale Blutfluß zur Leber mit sinkender Temperatur nicht so stark absinkt wie das Herzzeitvolumen, wobei vor allem der portale Flow weniger reduziert ist als der arterielle hepatische Flow. Die Leber nimmt in Hypothermie an Größe zu und enthält mehr Blut (Shift des Blutvolumens nach zentral). Die Funktion ist reduziert, die Clearance von Medikamenten und Toxinen (vor allem auch des Laktats) herabgesetzt, und trotzdem ist die Hypothermie in gewisser Weise protektiv, indem sie die energiereichen Phosphatvorräte aufrechterhält.

Magen – Darm
In Kälte sistiert die Motilität, das Abdomen ist hart und gespannt und macht die Differentialdiagnose zum akuten Abdomen schwierig. Charakteristisch sind flohstichartige Schleimhautblutungen, die manchmal flächenartige Ausbreitungen annehmen.

Blut
Während der Hämatokrit in Hypothermie in der „danger" Zone um 2% pro 1 °C Temperaturabfall durch Flüssigkeitsverschiebungen ansteigt, bleibt das Erythrozytenvolumen unverändert. Die Viskosität steigt um 2% pro 1 °C Temperaturabfall an, ausgelöst durch einen direkten Kälteeffekt und durch die Hämokonzentration. Die Thrombozyten, meistens auch die Leukozyten, verschwinden aus dem Blutkreislauf. Man nimmt an, daß sie in Leber und Milz sequestriert werden und zum Teil bei Erwärmung wieder erscheinen.

Gerinnung
Die Kälte beeinträchtigt enzymatische Prozesse in der Gerinnungskaskade. Die Blutungstendenz ist erklärbar durch einen niedrigen Quickwert, durch ein verlängertes PTT, durch eine reduzierte und in ihrer Funktion veränderte Thrombozytenzahl und durch Aktivierung der „coagulation inhibitors". Der Quickwert ist infolge Minderperfusion der Leber vermindert, das PTT ist verlängert durch Auftreten eines heparinähnlichen Faktors in Kälte. Dieser hat eine kurze Halbwertszeit von 90 min und verschwindet beim Erwärmen. Die Thrombozyten sind durch die reduzierte Produktion von Thromboxan-B2 kurzlebig und weniger funktionstüchtig. Mikroembolien sind durch ebenfalls auftretende Hyperkoagulopathien bedingt.
DIC (disseminierte intravaskuläre Gerinnung) ist durch Verletzung des Gewebes möglich, spielt aber meistens keine große Rolle.

Immunsystem
Die Zahl der Leukozyten ist variabel, oft aber reduziert. Es besteht eher ein Zusammenhang mit der Grundkrankheit als mit der Hypothermie. *Lewiin* stellte fest, daß die Entzündungsantwort

des Organismus in Kälte deutlich vermindert ist. Die neurophilen Leukozyten verschwinden, erholen sich aber bei Erwärmung meistens. Die Stimulation des Knochenmarks durch Steroide in Kälte ist deutlich reduziert. Die Phagozytosefähigkeit der polymorphkernigen Leukozyten und Phagozyten nimmt ab. Das bakterielle Wachstum ist in der Kälte zwar gehemmt, aber die Reduktion der Abwehrkräfte spielt eine bedeutendere Rolle.

Schilddrüse
In der „safe" Zone spielt die Schilddrüse eine wichtige Rolle in der metabolischen Wärmeproduktion durch Freisetzung von Thyroxin und TSH. In der „danger" Zone nimmt ihre Funktion ab.

Pankreas
Der Blutzucker ist meistens hoch. (Bei Kindern, erschöpften Bergsteigern und bei Alkoholikern allerdings muß man mit einer Hypoglykämie rechnen.) Die Ursachen für die Hyperglykämie sind: Katecholaminausschüttung in der „safe" Zone und Gykogenolyse, Reduktion der renalen Glukoseclearance in der „danger" Zone, Unwirksamkeit des Insulins ab 30 °C, Reduktion der Leberfunktion, reduzierter Flow zum Pankreas, gestörte Glukoseutilisation.
Aber auch die sekretorische Funktion ist gestört, und manchmal sieht man eine hämorrhagische Pankreatitis auf ischämischer Basis mit schlechter Prognose.

Therapie

Temperaturmessung
Da die klinischen Symptome der Hypothermie vielen Einflüssen unterworfen sind, ist es unerläßlich, die Körperkerntemperatur mit einem geeigneten Thermometer zu messen, um sich zu orientieren, in welchem Stadium der Unterkühlung sich der Patient befindet. Geeignete Thermometer sind elektrische Thermofühler. Die Kerntemperatur kann man im letzten Drittel des Ösophagus messen, im Tympanon oder auch hoch rectal, 10–20 cm hinter dem Anus, allerdings muß man damit rechnen, daß die rectale Temperatur hinter der im Tympanon und Ösophagus „nachhinkt". Die Messung im Tympanon hat sich vor Ort sehr bewährt. Sie ist einfach durchzuführen, nur muß man sich vergewissern, daß die Ohren frei von Schnee und Wasser sind.

Prinzipielle Richtlinien
1. Die Therapie muß dem einzelnen Patienten und dem Stadium der Hypothermie angepaßt werden, und die beste Therapie ist die, die am wenigsten die kardialen und zerebralen Funktionen negativ beeinflußt. Sie hängt von den vorhandenen Möglichkeiten und von den Erfahrungen des behandelnden Arztes ab.
2. Beim unterkühlten Patienten rechnet man am besten mit einer Kreislaufinstabilität und mit Rhythmusstörungen, die unbeeinflußbar sind.
3. Man sollte sich immer vor Augen halten, daß die Integrität der Zelle von ihrer O_2-Versorgung abhängt.
4. Für den Unterkühlten gelten dieselben Prinzipien wie für jeden anderen traumatisierten Patienten: Atemwege freimachen, Beatmung, Kreislauftherapie.

Therapie nach den einzelnen Stadien
Die Therapie ist davon abhängig, in welchem Stadium der Hypothermie sich der Patient befindet, ob in der „safe" oder in der „danger" Zone, oder, auf einen ganz einfachen Nenner gebracht, ob er bei Bewußtsein ist.

Orientierter Patient
Oberstes Gebot ist, den Patienten wie ein „rohes Ei" zu behandeln, um die Komplikationen, die durch die Vermischung von kaltem Schalen- und warmem Kernblut entstehen, zu verhindern. Es ist deshalb verboten, den Patienten gehen zu lassen. Ganz wichtig ist, seine weitere Auskühlung zu verhindern, ihn zu isolieren. Wenn möglich, sollte man ihn mit allen zur Verfügung stehenden Mitteln erwärmen. Dabei ist nicht zu vergessen, daß 1/4 Liter heißer Tee die Körpertemperatur um 0,3 °C anheben kann.

Bewußtloser Patient
Ist der Patient bewußtlos, muß man sich zuerst vergewissern, ob man Lebenszeichen entdecken kann. Das ist nicht so einfach, da periphere Pulse infolge massiver Vasokonstriktion nicht tastbar sind, auch der Carotispuls kann fehlen. Das EKG ist durch das Muskelzittern oft so verzittert, daß man es schwer interpretieren kann. Die Atmung jedoch kann man durch die sich entwickelnde Bronchorrhoe hören, nur muß man sich unter Umständen 1 Minute dabei Zeit lassen, da die Atemfrequenz in der „danger" Zone langsam ist. Zeigt der Patient Lebenszeichen, dann ist es wichtig, die Atemwege durch stabile Seitenlage oder, noch besser, durch Intubation zu sichern, wobei die Indikation dazu wegen der Aspirationsgefahr großzügig gestellt werden sollte. Vor dem Auslösen von Kammerflimmern durch Intubation braucht man nach den Erfahrungen von *Danzl* keine Angst zu haben. In einer multizentrischen, retrospektiven Studie wurden über 100 Patienten ohne Pobleme intubiert. *Jolly* vertritt die Meinung, daß eine Atemfrequenz < 4 eine Intubation notwendig macht.
Wenn vorhanden, sollte man dem Patienten Sauerstoff zuführen, wenn möglich befeuchtet und erwärmt. Der Kaloriengewinn ist zwar mit 10 kcal/h bei einem AMV von 10 l nicht hoch, verhindert aber den Wärmeverlust über die Atmung und erwärmt direkt Herz, Lunge und Gehirn. Wichtig ist wieder, den Patienten vor weiterem Wärmeverlust zu schützen und ihn wie ein „rohes Ei" zu behandeln. Deshalb sollte man nasse Kleider auch nicht ausziehen, sondern aufschneiden. Das Strecken gebeugter Beine kann die Kerntemperatur von 30 °C auf 27 °C absinken lassen.
Nicht vergessen sollte man, den Magen wegen der drohenden Ileusgefahr mit einer Sonde zu entlasten, wobei man vor dem Auslösen von Kammerflimmern durch Manipulation mit der Sonde keine Angst zu haben braucht.

Klinisch toter Patient
Wenn keine Kontraindikation gegen eine CPR vorliegt und nach einer Minute Beobachtungszeit keine Lebenszeichen feststellbar sind, sollte sofort mit Reanimationsmaßnahmen begonnen werden, die man lückenlos bis ins Krankenhaus durchführen muß. Dabei sollte die Frequenz der Beatmung zwischen 8 und 10 Atemzügen/min sein. Über die Frequenz der Herzdruckmassage gibt es keine einheitliche Meinung. Während *Jolly* der Meinung ist, man könne die Frequenz gemäß dem reduzierten O_2-Verbrauch auf die Hälfte reduzieren, glaubt *Steinmann,* man solle die normale Frequenz von 60–80/min anwenden, um auf jeden Fall eine Hypoxie zu vermeiden.
Über den Sinn der Herzdruckmassage gibt es keinen Zweifel. Die Argumente, die dagegen angeführt werden, ein starrer, nicht komprimierbarer Thorax, sind durch das Wesen der CPR widerlegbar, die ja nicht nur durch direkte Kompression, sondern durch intrathorakale Druckveränderungen wirksam ist. *Maningas* konnte im Tierversuch die Effektivität der Herzdruckmassage

beweisen. Auch das Argument, bei einer vita minima mit einer CPR Kammerflimmern auszulösen, ist widerlegbar, weil die CPR in diesem Fall die adäquate Therapie ist.

Als Kontraindikationen für den Beginn einer CPR gelten deutliche Zeichen, die den Schluß zulassen, daß die Hypoxie vor der Hypothermie eingetreten ist, d. h., wenn z. B. Mund und Nase mit Schnee oder Mageninhalt verlegt sind und der Patient – wie bei Lawinenunfällen – keine Atemhöhle nach einer Verschüttungszeit von > 40 min hat. Eine CPR ist auch dann nicht indiziert, wenn die Augen gefroren sind und der Patient schwere, mit dem Leben nicht vereinbare Verletzungen aufweist und er die Umgebungstemperatur angenommen hat.

Bei Asystolie ist ein einziger Versuch mit Suprarenin indiziert, bei Kammerflimmern ein einziger Versuch zur Defibrillation mit 2 Wattsec/kg KG. In der Regel aber ist das kalte Herz erst im Temperaturbereich > 30 °C defibrillierbar.

Wenn die CPR aus den Überlegungen einer inadäquaten Perfusion durchgeführt wird, muß man sich vor Beginn noch einmal vor Augen halten, was in Hypothermie noch „normal" ist und was nicht. Nie darf man normotherme Verhältnisse als Richtlinie nehmen.

Unterstützende Maßnahmen beim Patienten in der „ danger" Zone

Venöse Leitungen und Infusionstherapie
Eine sehr umstrittene Frage ist, ob man dem Patienten vor Ort eine Leitung legen muß, was peripher manchmal unmöglich ist. Zentrale Katheter sind gefährlich, wenn man sie zu weit in das Herz vorschiebt und damit Rhythmusstörungen, im schlimmsten Fall Kammerflimmern auslösen kann. *Hirsch* ist der Meinung, daß auf jeden Fall ein venöser Zugang gelegt werden muß, während andere Autoren eine Leitung nur dann für vertretbar halten, wenn diese ohne Verzögerung gelegt worden ist. Die Gründe dafür sind, daß Flüssigkeitszufuhr und Medikamentengabe problematisch sind.

Kontokollias vertritt die Ansicht, daß Volumenzufuhr vor Ort nicht gerechtfertigt ist. *Maclean* ist der Meinung, daß das kalte Herz nicht adäquat auf Flüssigkeit reagieren kann, und *Lonning* warnt vor einer schon vorhandenen zentralen Hypervolämie. Ohne Kontrolle der Füllungsdrucke ist die Volumenzufuhr schlecht zu steuern, und deshalb geben wir Volumen erst in der Klinik. *Hector* schlägt vor, es mit einem Volumenload von 250–500 ml zu versuchen. Als Volumen wird NaCl 0,9% mit Glukose 5% empfohlen. Ringerlaktat ist deshalb ungünstig, da Laktat schlecht metabolisiert wird.

Neureuter und *Foray* sprechen noch ein anderes Problem der Volumenzufuhr an. Peripher applizierte Infusionen kühlen ab, bis sie das Herz erreichen, zentral verabreichte Flüssigkeit kommt warm in das kältere Herz, und Temperaturunterschiede im Myo- und Endokard können Kammerflimmern auslösen. Es ist nicht unwichtig zu wissen, daß warme Infusionen keinen großen Kaloriengewinn bringen: 1 Liter 38 °C warme Lösung führt zur Erhöhung der Körperkerntemperatur von 0,3 °C bzw. 17 kcal.

Medikamente
Die Gabe von Medikamenten in Hypothermie ist abhängig vom pH-Wert, vom Grad der Hypothermie und der Reduktion des Metabolismus, von der Funktion und Durchblutung der Leber und Niere. Da man immer mit einer beträchtlichen Reduktion der Clearance und mit einer veränderten Sensibilität des menschlichen Organismus rechnen muß, wird die Gabe von Medikamenten zum Lotteriespiel und ist deshalb vor Ort abzulehnen. Die einzige Ausnahme ist unter

Reanimationsbedingungen ein einziger Versuch mit Suprarenin, worüber es einzelne Fallberichte gibt. Vor allem wird eine Blindpufferung vor Ort entschieden abgelehnt. Die Acidose stellt in Hypothermie eine gewisse Schutzmaßnahme dar. Man sollte auch wissen, daß Atropin in Hypothermie keinen Effekt hat.
Die Wirkung der Katecholamine in Hypothermie wird unterschiedlich beurteilt. In der „safe" Zone ist ihr positiv inotroper und chronotroper Effekt meistens ausgeprägter als in Normothermie, in der „danger" Zone und ganz ausgeprägt > 20 °C ist das Herz weniger sensibel auf ihre Wirkung. Suprarenin erhöht die Flimmerschwelle, Dopamin und Noradrenalin stabilisieren den Rhythmus und erniedrigen die Flimmerschwelle. Auch *Danzl, Hall* und *Hirsch* empfehlen Dopamin und Dobutrex niedrig dosiert bei Bedarf, wenn ein Volumenload keinen Erfolg hat. *Kontokollias* ist der Meinung, daß ein kalter Patient auf Katecholamine schlecht anspricht, daß die Wirkungsintensität herab- und dafür die Dauer hinaufgesetzt ist.
Riishede vergleicht Suprarenin, Isoprenalin und Dobutrex am isoliert schlagenden Kaninchenherzen und stellt fest, daß die Kontraktionsamplitude hinaufgesetzt, die Kontraktionsgeschwindigkeit und der Sauerstoffverbrauch reduziert sind. Der chronotrope Effekt ist weniger ausgeprägt. Dobutrex zeigt von allen das beste Ergebnis, weil es keine Arrhythmien macht und keine Wirkung auf den totalen peripheren Widerstand hat. Das Fazit daraus ist, daß Katecholamine, außer unter Reanimationsbedingungen, vor Ort nicht verabreicht werden sollten.

Erwärmung
Die Erwärmung des Patienten ist derzeit vor Ort nur mit externen Maßnahmen möglich, die aus vielen Gründen beim Patienten in „danger" Zone abzulehnen sind. Durch die primäre Erwärmung der Haut kommt es dort zur Vasodilatation, zur Rückkehr von sequestrierter kalter Flüssigkeit zum Kern und damit zur Vergrößerung des Temperaturgradienten Kern/Schale und zur kardialen Depression durch das kalte, saure, mitunter hyperkaliämische Blut. Durch Vasodilatation der Peripherie versackt das Blut, und es kommt zum Blutdruckabfall. Die bereits warme Peripherie stellt an das Herz erhöhte metabolische Anforderungen, die dieses nicht erfüllen kann. Die Folge davon ist Herzversagen. Ein weiteres Argument gegen eine externe Erwärmung ist eine mögliche Temperaturfehlregulation, die dadurch entsteht, daß cutane Thermorezeptoren das Signal warm weitergeben.
Für dieses Stadium der Hypothermie ist die Erwärmung von „innen" indiziert, wobei als einzige Methode die Atemgaserwärmung in Frage käme, die bei uns nur im Krankenhaus praktiziert wird.

Prognose
Nach *Hector* erreichen nur 19% aller hypothermen Patienten das Krankenhaus – und von diesen sterben 65%. *Jurkovich* und *Luna* mußten feststellen, daß die Kombination Hypothermie und Trauma von schlechter Prognose begleitet ist. Traumapatienten sind besonders für Unterkühlung anfällig (Immobilität, ZNS-Verletzungen, kalte Infusionen, Anästhetika).

Die Hypothermie hat nur dann eine gute Prognose, wenn die Unterkühlung vor der Hypoxie eingetreten ist. Das Schicksal des Patienten wird ganz entscheidend von seiner Grundkrankheit, seinem Herz-Kreislauf-Zustand bei der Bergung, seiner Temperatur und von seinem Alter bestimmt.

> **Zusammenfassung:**
> Voraussetzungen für eine erfolgreiche Behandlung des unterkühlten Patienten sind eine genaue Kenntnis der Pathophysiologie und das Wissen, daß die Hypothermie ihre eigene Physiologie, nicht Pathologie, entwickelt, die, das Herz-Kreislauf-System sowie andere Organsysteme betreffend, ihren eigenen Gesetzen folgt. Für die Behandlung gilt, den Patienten wie ein „rohes Ei" anzufassen und ihm eher zuwenig als zuviel an Therapie zukommen zu lassen.

Literatur:

Tilman J., Ghezzi K. T.: Accidental Hypothermia. Emergency Medicine Clinics of North America 1992, 10, 311–327

Hector M. G.: Treatment of accidental hypothermia. American Family Physician 1992, 45, 785–792

Jerry M.: Accidental severe hypothermia. Surgery, Gynecology & Obstetrics 1986, 162, 501–513

Reuler J. B.: Hypothermia: Pathophysiology, clinical settings and management. Annals of Internal Medicine 1978, 89, 519–527

Sullivan P. G.: Accidental hypothermia and frostbite in Antarctica. The Medical Journal of Australia 1987, 146, 155–158

Matz R.: Hypothermia: Mechanism and countermeasures. Hospital Practice 1986, 21, 45–48, 54–58, 63–71

Keamy M. F.: Hypothermia. In: Principles of Critical Care. Editors: Jesse B. Hall, Gregory Schmidt, Lawrence D. H. Wood. Mc. Gray Hill Inc., 1992, 848–857

Hirsch W. D.: Diagnostik und präklinische Therapie beim Kältetrauma. Notfallmedizin 1988, 14, 101–108

Garo B., Mader P., Boles J. M.: Hypothermie de l' adulte, aspects cliniques, bilogiques, etiologiques et therapeutiques. Concours Medical 1983, 105, 713–726

Weinrauch V., Brunner G.: Die Bewußtlosigkeit am Unfallort und ihre Differentialdiagnose. Arzt im Einsatz 1993, 1, 8–12

Hampton W. R.: Hypothermia in winter and high altitude sports. Connecticut Medicine 1981, 45, 633–636

Lonning P. E., Skulberg A., Abyholm F.: Accidental hypothermia. Acta Anaesth. Scand. 1986, 30, 601–613

Stephen R. M., Severinghaus J. W.: Hypothermia. In: Anesthesia. Edited by Ronald D. Miller, Churchill Livingstone, New York–Edinburgh 1986, p. 1996–2013

Bosshard J. P.: Accidental hypothermia. International Society on Disaster Medicine 1986, 30, 5–8

Wong K. C.: Physiology and pharmacology of hypothermia. The Western Journal of Medicine 1983, 138, 227–232

Wedin B., Vanggard L., Hirvonen J.: „Paradoxical undressing" in fatal hypothermia. Journal of Forensic Sciences 1979, 24, 543–553

Danzl D. F., Pozos R.: Accidental hypothermia. The New England Journal of Medicine 1994, 331, 1756–1760

Autoren:
OA Dr. Elisabeth Kornberger
OA Dr. Peter Mair
Univ. Klinik für Anästhesiologie und Intensivmedizin
Universität Innsbruck
Anichg. 3
A-5020 Innsbruck

Erstbehandlung und klinische Therapie der lokalen Erfrierung

G. Flora

Kälteschäden gibt es, seit sich Menschen in der winterlichen Natur aufhalten. Während sie in Friedenszeiten nur vereinzelt auftreten, können bei kriegerischen Auseinandersetzungen tausende Menschen den winterlichen Umweltbedingungen ausgesetzt werden, wie z. B. beim Rückzug Napoleons aus Rußland im Jahre 1812.

Entscheidend für das Auftreten eines Kälteschadens ist einerseits der Wärmeverlust des Körpers insgesamt, der zu einem Absinken der Körperkerntemperatur und damit zu einer allgemeinen Unterkühlung führt, und andererseits der isolierte Wärmeverlust an einer exponierten Körperoberfläche, wobei es dann zu einem lokalen Kälteschaden kommt.

Einflußfaktoren
Eine Reihe von Faktoren bestimmt den Schweregrad eines Kälteschadens. Nicht nur die *Außentemperatur,* auch *Wind* und *Feuchtigkeit* spielen gerade bei einer Kälteexposition im Hochgebirge eine ganz wesentliche Rolle. Stehen wir bei sehr kaltem und windstillem Wetter im Freien, bildet sich um unseren Körper herum eine schützende Warmlufthülle, die wie eine Thermosflasche wirkt. Kommt jedoch Wind auf, wird die Warmluft weggeblasen, und der Wärmeverlust von exponierten Hautstellen steigt erheblich.

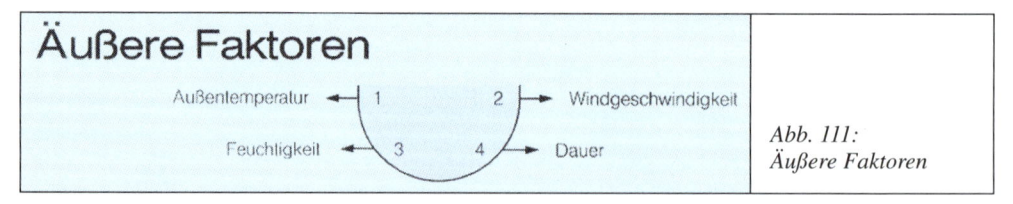

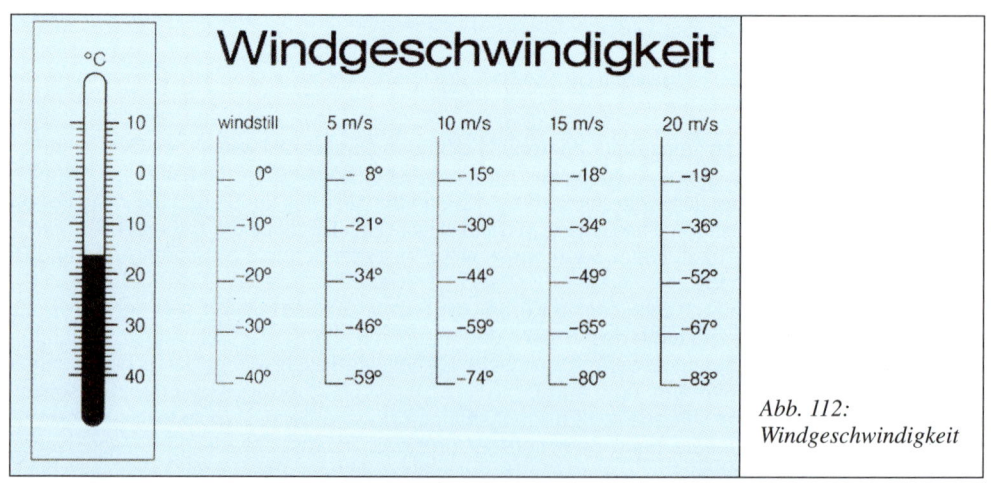

Äußere Faktoren

Außentemperatur ←―1 2―→ Windgeschwindigkeit
Feuchtigkeit ←―3 4―→ Dauer

Abb. 111: Äußere Faktoren

Windgeschwindigkeit

°C	windstill	5 m/s	10 m/s	15 m/s	20 m/s
10					
0	0°	−8°	−15°	−18°	−19°
−10	−10°	−21°	−30°	−34°	−36°
−20	−20°	−34°	−44°	−49°	−52°
−30	−30°	−46°	−59°	−65°	−67°
−40	−40°	−59°	−74°	−80°	−83°

Abb. 112: Windgeschwindigkeit

Individuelle Faktoren

Früherer Frostschaden ← 1   2 → Akklimatisation
Unterernährung ← 3   4 → Begleitschaden
Training, Disziplin, Erfahrung ← 5   6 → Psychische Widerstandskraft
Rasse und geographischer Ursprung ← 7   8 → Alter und Krankheiten

Sonstige beitragende Faktoren

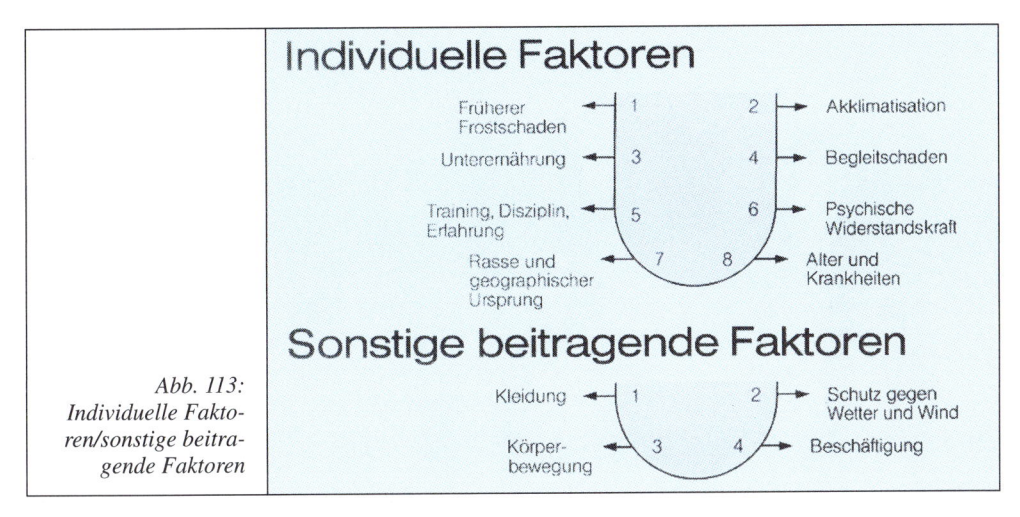

Kleidung ← 1   2 → Schutz gegen Wetter und Wind
Körperbewegung ← 3   4 → Beschäftigung

Abb. 113: Individuelle Faktoren/sonstige beitragende Faktoren

Eriksson hat versucht, dies in einem *Wind-Kälte-Index* auszudrücken. Bei minus 20 °C wagen sich vielleicht noch einige Schifahrer hinaus. Bei einem zusätzlichen Wind von *20 m/Sek.* (Abb. 112) entspricht dies einer Temperatur von minus *52 °C* bei Windstille, also bei Umweltbedingungen, die sicher niemanden mehr zum Schifahren locken würden, bei denen aber Bergrettungsmänner noch im Einsatz stehen.

Nicht zu unterschätzen sind individuelle Faktoren, wie alte Frostschäden, Akklimatisation, Training und Erfahrung. Ein gut ausgerüsteter Winterbergsteiger oder trainierter hochalpiner Tourenschiläufer wird sich mit seinem gesunden und wohlernährten Körper der Kälte anpassen und ihr eher widerstehen können. Ist der körperliche Allgemeinzustand aber durch Ermüdung, Erschöpfung oder gar Verletzung beeinträchtigt, kann es wesentlich leichter zu einer allgemeinen Unterkühlung oder zu einem lokalen Kälteschaden – einer örtlichen Erfrierung – kommen (Abb. 113).

Formen der Kälteschäden

Allgemeine Unterkühlung
Die allgemeine Unterkühlung kann in zwei Formen auftreten. Bei der akzidentellen Hypothermie, bei der zum Beispiel sehr raschen Unterkühlung eines Schiffbrüchigen im Eismeer oder bei einem Sturz in einen Gletscherbach, beträgt die Überlebenszeit bei einer Wassertemperatur von plus 5 °C höchstens ein bis zwei Stunden *(Souchon)*. Der Tod kann aber auch innerhalb von Minuten durch Herzkammerflimmern eintreten (Abb. 114).

Bei der subakuten akzidentellen Hypothermie, wie beispielsweise beim Lawinenunfall, sinkt die Körperkerntemperatur langsam innerhalb von Stunden ab, der Verschüttete „schläft ein". Wir finden ihn bewußtlos mit einer Vita minima und orientieren unser therapeutisches Vorgehen nach der Körperkerntemperatur.

Örtliche Erfrierung
Eine örtliche Erfrierung ist ein umschriebener Kälteschaden des Gewebes, der durch ein ein-

Abb. 114: Unterkühlung – Verhältnis zu den Akren

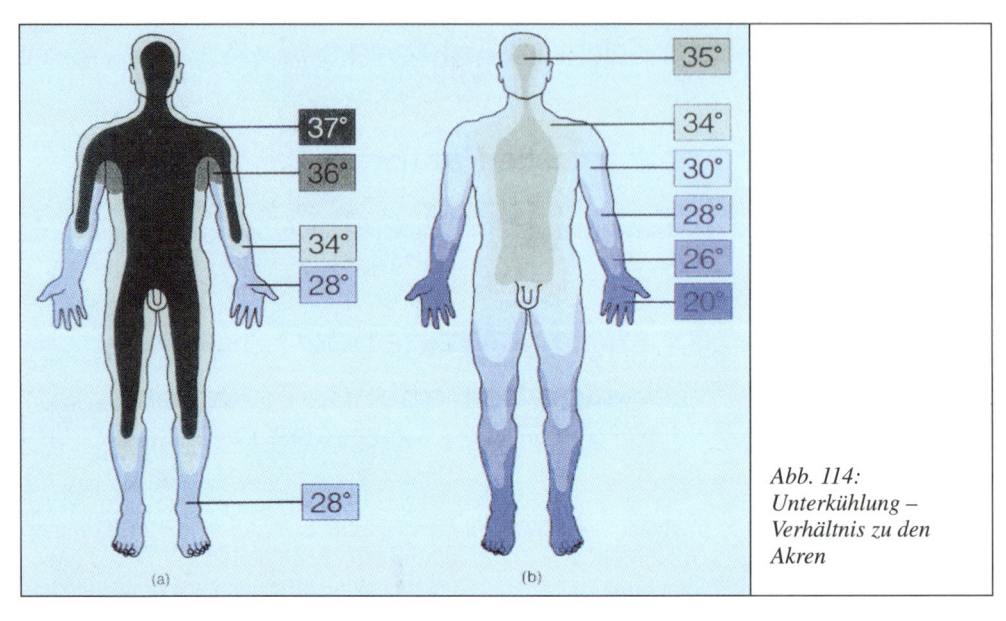

maliges, intensives Kältetrauma zustande kommt. Der betroffene Körperabschnitt ist kalt, weiß und gefühllos, und die Gelenke können kaum bewegt werden. In diesem Frühstadium ist es auch für den Fachmann unmöglich, irgendwelche prognostischen Beurteilungen abzugeben, denn es ist oft erst nach Tagen möglich, eine örtliche Erfrierung einem klinischen Schweregrad zuzuordnen.

Schweregrad der örtlichen Erfrierung

Grad I:
Die Symptome sind Abkühlung und Blässe der Haut sowie stechende Schmerzen in der betreffenden Hautregion. Die im Anfangsstadium völlig weiße und gefühllose Haut verfärbt sich in

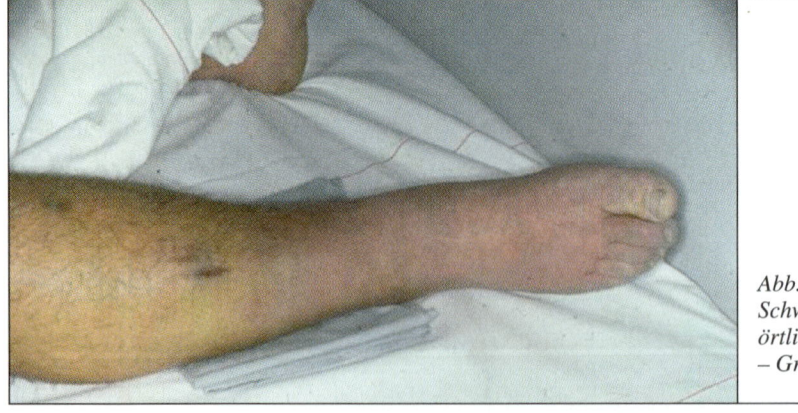

Abb. 115: Schweregrad der örtlichen Erfrierung – Grad I

den folgenden Tagen bräunlich und kann sich später von der Unterlage abheben (Abb. 115).

Grad II:
Er wird erst nach Wiedererwärmung klinisch relevant und ist durch Rötung, Schwellung und Blasenbildung (siehe Abb. 116), in erster Linie an Füßen und Händen (z. B. nach Verlust der Handschuhe), erkennbar.

Grad III:
Er ist durch den lokalen Gewebsuntergang als Nekrose mit schwarzer, eingetrockneter Haut und hartem Unterhautzellgewebe charakterisiert. Sein Ausmaß wird erst nach Tagen und Wochen feststellbar und betrifft vorwiegend jene Körperstellen, die neben dem Kälteeinfluß auch noch eine Druckeinwirkung, beispielsweise durch zu enges Schuhwerk, erleiden mußten. An der Grenze zwischen dem lebenden und dem abgestorbenen Gewebe bildet sich nach Wochen und Monaten ein meist mit Sekret und Eiter gefüllter Spalt, die sogenannte Demarkationsfurche aus (Abb. 117).

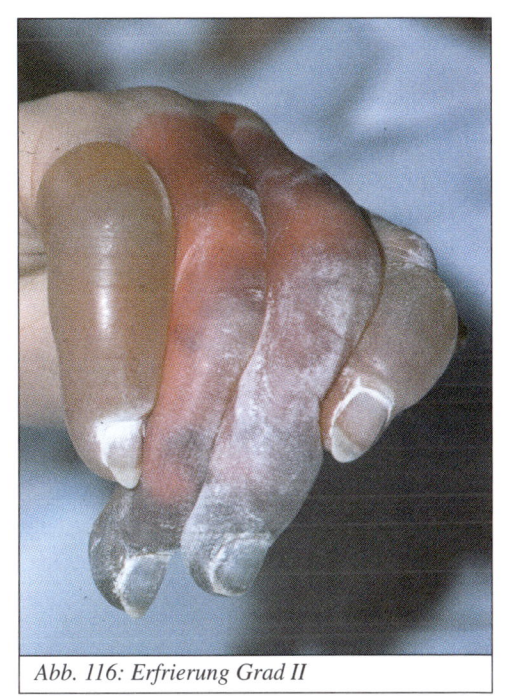

Abb. 116: Erfrierung Grad II

Grundsätze der Erfrierungsbehandlung

Cave:
Jede Erfrlerung, die über den ersten Grad hinausgeht, sollte einer klinischen Behandlung zugeführt werden.

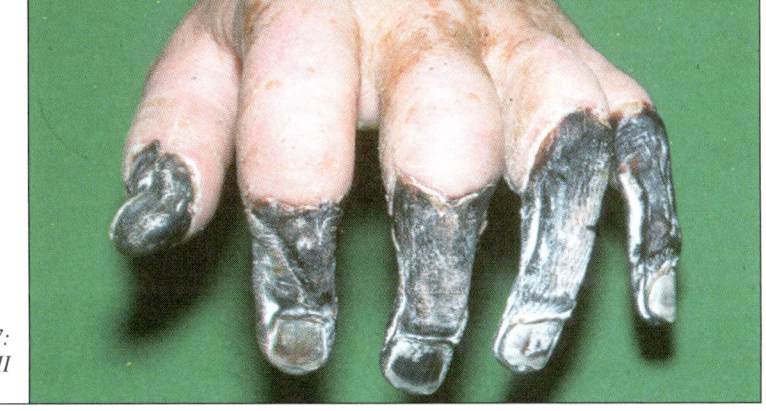

Abb. 117: Erfrierung Grad III

Bezüglich der Behandlung der örtlichen Erfrierung ist grundsätzlich festzuhalten, daß der Versuch, Gliedmaßen aufzutauen, keinen Sinn hat, solange sich der Körper noch in einem hypothermen Zustand mit hochgradiger Zentralisation des Kreislaufes befindet. Erst nach allgemeiner Wiedererwärmung erfolgt die Öffnung der in die Peripherie führenden arteriellen Strombahnen.

Das Auftauen einer erfrorenen Extremität, das sogenannte Wiedererwärmen, sollte natürlich so früh wie möglich erfolgen, jedoch nur dann, wenn ein neuerlicher Kälteeinfluß mit Sicherheit ausgeschlossen werden kann. Ein Höhenbergsteiger sollte daher besser mit seinen erfrorenen Füßen ins Basislager absteigen als in einem Hochlager mit dem Wiedererwärmen beginnen. Mit Blasenbildungen an den Füßen, die für das Wiedererwärmen charakteristisch sind, wäre er außerdem nicht mehr imstande, seine Bergschuhe wieder anzuziehen und müßte hilflos auf einen Abtransport warten, was in außereuropäischen Hochgebirgen nicht selten vergeblich ist.

Historische Entwicklung
Über Behandlungsmethoden von Kälteschäden in früheren Zeiten weiß man nur wenig. Es ist aber sicher, daß unsere Vorfahren dem Kälteeinfluß gegenüber wesentlich widerstandsfähiger waren als die heutigen Zivilisationsmenschen. Sie haben sich vor allem weniger gewaschen und exponierte Körperstellen mit Tierfett eingeschmiert. Allen vorbeugenden Maßnahmen zur Vermeidung eines Kälteschadens müssen wir daher stets größte Beachtung schenken, z. B. durch Kälteschutzkleidung, Ohrenschutz, Gesichtsschutzmasken, mehrschichtige Bergschuhe beim Expeditionsbergsteigen u. a. m.
Wie alles in der Medizin, haben sich auch die Behandlungsmethoden des örtlichen Kälteschadens im Laufe der Zeit gewandelt. Die erste therapeutische Empfehlung, die auch heute noch Gültigkeit hat, nämlich die konsequente Hochlagerung einer kältegeschädigten Extremität, gab *Selenkoff*, der im Russisch-Türkischen Krieg 1877 den Wert dieser Behandlungsmethode erkannt und beschrieben hatte. Alle Schriften der vorantiseptischen Zeit erwähnen bei der Erfrierungsbehandlung ausdrücklich, wie selten eine Mumifikation und wie groß die Gefahr einer septischen Gangränbildung war. Diese zu verhindern, wurde deshalb damals schon als hoher therapeutischer Erfolg verbucht.

Vor der Jahrhundertwende sprach man noch von einem „erschreckten Glied", womit man einen örtlichen Kälteschaden an einer Extremität meinte, und man empfahl „fortgesetztes Reiben mit Schnee und naßkalten Tüchern", wie dies aus einer Schrift des Samariterdienstes von *Oskar Bernhard* (1896) aus Samaden hervorgeht.

Obwohl im Ersten Weltkrieg, während des zermürbenden Stellungskrieges an der Ostalpenfront, zahllose Erfrierungsfälle anfielen, wurde deren Behandlung keinesfalls einheitlich durchgeführt: Es wurde gebadet, gepudert, die Gangränstellen wurden längsinzidiert, und die Häufigkeit hoher Amputationen war enorm. Zu dieser Zeit beschuldigte man auch die Wickelgamaschen am Zustandekommen des Kälteschadens, war sich darüber aber nicht so ganz sicher.

Amerikaner führten in den zwanziger Jahren die Behandlung von Kälteschäden mittels Kurzwellengerät ein. Erst *Campell* aus Pontresina stellte Anfang der dreißiger Jahre die Forderung auf, die Problematik der allgemeinen Unterkühlung von jener der örtlichen Erfrierung zu trennen. Er empfahl seine Methode der langsamen Wiedererwärmung einer erfrorenen Extremität im Wasserbad. Dabei wurde mit Brunnenwassertemperatur begonnen und die Temperatur innerhalb einer halben Stunde auf maximal 38 °C erhöht. Dies entsprach einem Aufwärmen von 1 °C pro Minute. Diese Methode verbreitete sich in der Folge im gesamten Alpenraum.

Noch während des Zweiten Weltkrieges, aber auch in der ersten Nachkriegszeit wurden zahlreiche experimentelle Untersuchungen zur Behandlung der örtlichen Erfrierungen vorgenommen. So beschrieb *Fuhrmann* 1946 Versuche an schockgefrorenen Kaninchenohren mit raschem und mit langsamem Auftauen und sprach sich für eine rasche Wiedererwärmung der Extremität, die einen lokalen Kälteschaden erlitten hat, aus.

Die erste wirksame Erfrierungsbehandlung im Rahmen einer Himalaya-Expedition führte der französische Expeditionsarzt *Oudot* im Jahre 1950 durch. Er verabreichte seinen vom Annapurna-Gipfel zurückkehrenden Kameraden *Maurice Herzog* und *Louis Lachenal* bereits im Hochlager Acetylcholin. Im Jahre 1956 trat *Judmair* bei Erfrierungen an beiden Beinen für eine Spinalanästhesie ein. *Shumaker* empfahl die Sympathikusblockade, die wir auch heute noch mittels endoskopischer Technik bei vasomotorischen Störungen nach Erfrierungen durchführen.

David Knize veröffentlichte 1969 seine Versuche mit Dextran-Lösungen zur Verbesserung der Fließeigenschaften im Kapillargebiet und empfahl die „Anti-Sludge-Therapie bei lokalen Erfrierungen". Er wies zum erstenmal nach, daß erfrorenes Gewebe bis zu einem gewissen Grad überleben kann, falls die Gefäßbahnen aktiviert werden können. Eine Kälteläsion sei teilweise reversibel, wenn es gelänge, die Zirkulation in Gang zu bringen.

In den sechziger Jahren traten amerikanische Autoren, insbesondere *Mills* aus Anchorage, für ein rasches Wiedererwärmen in einem überkörperwarmen Whirlbad von 42 °C ein. Dieses Vorgehen stand im Widerspruch zur Methode *Campell's,* die eine langsame Erwärmung bis zur Körpertemperatur vorsieht. Die beiden Gegenpole *Mills* und *Campell* trafen einander im Jahre 1964 anläßlich des denkwürdigen Symposiums über „Arktische Medizin und Biologie" in Anchorage. Das RR („Rapid Rewarming") *Mill's* wurde dabei schließlich im gegenseitigen Einvernehmen in ein RR („Reasonable Rewarming"), ein vernünftiges Aufwärmen, umgewandelt. Das bedeutet ein Wasserbad, dessen Temperatur gerade so warm ist, daß die Schmerzen noch zu ertragen sind.

Sofortmaßnahmen

Kameradenhilfe am Unfallort
- Zentrale Aufwärmung des Körperkerns durch Zufuhr heißer, gezuckerter Getränke.
- Den erfrorenen Körperteil vor weiterer Kälteeinwirkung schützen, nasse Kleider durch trockene ersetzen (eventuell herunterschneiden).
- Kein Einreiben mit Schnee, nicht massieren.
- Wärmen des erfrorenen Körperteiles am eigenen Körper (z. B. Hand in die Achselhöhle legen).
- Zufuhr von Körperwärme (z. B. kältegeschädigten Fuß in die Achselhöhle des Kameraden legen).
- Sterile, trockene, druckfreie Verbände anlegen und druckfrei lagern. Keine Salbenauflage.
- Wenn keine allgemeine Unterkühlung besteht: betroffene Extremität aktiv bewegen.
- Keine Medikamente, außer Aggregationshemmer (Acetylsalicylsäure).

- Bei geringfügigen Erfrierungen selbständig gehen lassen, bei schweren bzw. ausgedehnten Erfrierungen passiver Abtransport.
- Geheizte Räumlichkeiten (Berghütte) aufsuchen.

Laienhilfe im geheizten Raum
- Eintauchen des betroffenen Körperteiles in ein lauwarmes Wasserbad und immer wieder so viel heißes Wasser zugießen, wie es die Schmerzen des Patienten zulassen. Aufwärmen innerhalb von einer halben Stunde auf etwa 38 °C.
- Bei flächenhaften Erfrierungen (Gesicht, Ohren) feuchtwarme bis feuchtheiße Umschläge auflegen.
- Peroral Schmerzmittel.
- Die während des Wasserbades auftretenden Blasen nicht punktieren und nicht öffnen, sondern nach dem Wasserbad steril abdecken.
- Betroffene Extremität hochlagern und bewegen lassen.
- Bei Blasenbildung passiver Abtransport in klinische Behandlung. Keine prognostischen Beurteilungen abgeben.

Zusätzliche ärztliche Soforttherapie
- Parenterale Verabreichung von potenten Analgetika.
- Blasenbehandlung: Sofratüll-Salbengitter und Nebacetin-Puderverbände.
- Intravenöse Infusion (Anti-Sludge-Präparate, z. B. niedermolekulares Dextran).
- Verabreichen von niedermolekularen Heparinen.

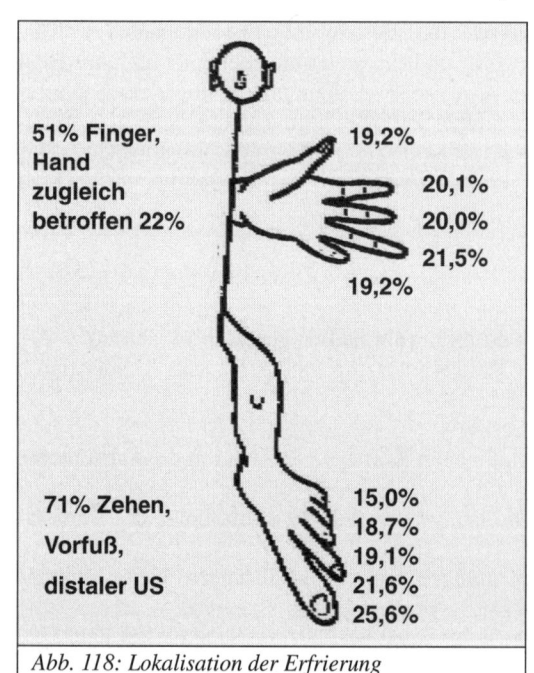

51% Finger, Hand zugleich betroffen 22%

19,2%
20,1%
20,0%
21,5%
19,2%

71% Zehen, Vorfuß, distaler US

15,0%
18,7%
19,1%
21,6%
25,6%

Abb. 118: Lokalisation der Erfrierung

Lokalisation und Ursachen

Bevor wir uns der klinischen Therapie zuwenden, sollen zwei ältere Statistiken erwähnt werden: *Spielberger* hatte 1976 an Hand von über 300 Patienten eine Aufschlüsselung der örtlichen Kälteschäden nach der Lokalisation vorgenommen (siehe Abbildung 118). Dabei zeigte sich, daß die Großzehe, wohl durch Schuhdruck bedingt, am häufigsten von einem Kälteschaden betroffen ist, gefolgt von der zweiten Zehe, dem Daumen und dem Kleinfinger.

Nur selten kommt es auch zu lokalen Kälteschäden am Stamm, wobei diese immer mit einer schweren allgemeinen Unterkühlung, also mit einem Absinken der Körperkerntemperatur einhergehen, wie dies bei einer deutschen Bergsteigerin der Fall war, die am Großglockner zwei Tage sitzend im Biwak verbrachte, da ihr Seilgefährte und Ehemann abgestürzt war.

Erstaunlich ist auch, bei welchen Gelegenheiten man sich Erfrierungen zuziehen kann (siehe Tab. 94): An erster Stelle steht das Bergsteigen – vor allem das Winterbergsteigen – und an zweiter Stelle Schifahren. Aber schon an dritter Stelle stehen in unserem Patientengut Erfrierungen beim Trekking und bei Expeditionsbergsteigern, gefolgt von den Zivilisationserscheinungen Alkoholkonsum und Vagabondage. Auch beim Rodeln, Eislaufen, bei der Jagd und beim Radfahren kann es zu lokalen Kälteschäden kommen.

	Ges.	w	m
Bergsteigen	34	10	24
Schifahren	26	4	22
Höhenbergsteigen	21	2	19
Alkoholkonsum	6		
Schneearbeiten	4		
Vagabondage	4		
Lawinenunfall	3		
Grenzgänger	2		
Lawineneinsatz	2		
Rodeln	2		
Rettungsaktion	1		
Kältemittel	1		
Jagen	1		
Eislaufen	1		
Autounfall	1		
Radfahren	1		

Tabelle 94: Lokale Kälteschäden (1969–1980), bei 110 Personen aufgetreten

Klinische Therapie

So einfach die Erstversorgung einer örtlichen Erfrierung ist (Auftauen im Wasserbad), so polypragmatisch und multifaktoriell gestaltet sich die klinische Therapie, die überdies noch interdisziplinäre Kontakte notwendig macht.

Voraussetzungen für jede chirurgische oder pharmakologische Behandlung einer lokalen Erfrierung sind die Normothermie des Körpers sowie eine vollkommen aufgetaute Extremität.

Therapeutische Grundsätze

Über viele Jahre hinweg wurde, aufbauend auf den grundlegenden Arbeiten von *Burkhart Breitner*, die klinische Behandlung örtlicher Erfrierungen auf drei therapeutische Grundsätze ausgerichtet:
1. Wärmezufuhr bis zur Normothermie
2. gefäßaktive medikamentöse Therapie
3. Exakte lokale Wundbehandlung – besonders Infektabwehr und Demarkationspflege bis zur Amputation.

In dieses Therapieschema haben wir im Jahre 1976 ein zusätzliches therapeutisches Prinzip eingeführt:
4. Verbesserung der Rheologie (Fließeigenschaften des Blutes)

Zuerst versuchten wir dies durch eine fibrinolytische Therapie mit Streptokinase, dann durch eine Absenkung des Fibrinogenspiegels mittels ARWIN, einer gereinigten Fraktion des Giftdrüsensekretes der malayischen Grubenotter.

Die Behandlung mit ARWIN besteht in der Verabreichung von 140 E (2 Ampullen) am ersten Tag sowie $^1/_2$ bis 1 Ampulle an den folgenden Tagen, wobei der Fibrinogenspiegel meist am dritten Tag auf einen therapeutisch wirksamen Bereich von etwa 70–100 mg% abgesenkt werden kann. Auffallend ist, daß sich bei allen mit ARWIN behandelten lokalen Kälteschäden des Grades II mit Blasenbildung der anfänglich seröse Inhalt blutig verfärbt, daß am Blasengrund weniger neurotische Defekte zurückbleiben und daß sich die Demarkationslinie rascher nach distal verlagert. Die Blasen trocknen ein und werden später mit Schere und Pinzette entfernt. Die Dauer der ARWIN-Behandlung beträgt 2–3 Wochen und wird nach Entlassung aus stationärer Behandlung auch ambulant weitergeführt. Die Dosierung erfolgt individuell gemäß dem Fibrinogenspiegel. Als Dosierungsschema kann eine Einheit ARWIN pro Tag und kg Körpergewicht, also ca. $^1/_2$ Ampulle täglich, gelten. Das Antidot zu ARWIN ist eine Immunglobulin-Zubereitung aus dem Serum hyperimmunisierter Ziegen.

Nach verschiedenen weiteren medikamentösen Behandlungsversuchen sind wir heute der Auffassung, daß
- eine fibrinolytische Therapie mit Streptokinase oder Urokinase nur dann effizient sein kann, wenn sie sofort nach dem Wiedererwärmungsbad eingeleitet wird;
- eine frühzeitige prophylaktische Gabe eines Aggregationshemmers (Acetylsalicylsäure) sinnvoll erscheint, wenngleich darüber derzeit noch keine kontrollierten Studien vorliegen;
- die Anwendung von Prostacyclin (Iloprost, Prostavasin) einen Therapieversuch wert ist, obwohl bisher nur über Einzelfälle berichtet wurde und sich unsere eigenen diesbezüglichen Erfahrungen auf nur sechs Fälle beschränken;
- unsere bisherigen guten Ergebnisse mit der Absenkung des Fibrinogenspiegels durch ARWIN bei 300 Patienten mit örtlichen Erfrierungen diese Methode weiterhin empfehlen, wobei weitere Studien zu initiieren wären;
- niedermolekulares Heparin dann verabreicht werden sollte, wenn eine ARWIN-Behandlung nicht möglich ist;
- eine generelle Antibiotika-Prophylaxe bei allen Erfrierungsschäden sinnvoll erscheint, da bereits die kleinste örtliche Infektion die Prognose verschlechtert.

Besonderheiten beim Höhenbergsteigen
Um schwere Erfrierungsschäden bei Expeditionsbergsteigern hintanzuhalten, sollte die klinische Therapie schon im Basislager einsetzen – und nicht erst bei der Einlieferung in ein europäisches Krankenhaus. So wie *Oudot* 1950 bei *Maurice Herzog* intraarterielle Azetylcholin-Injektionen angewendet hatte, hatte auch *Raimund Margreiter* im Basislager einer Tiroler Andenexpedition mit Infusionen und lumbalen Sympathikusblockaden versucht, die Kälteschäden seiner Expeditionskameraden zu behandeln.

Meiner Meinung nach würde sich auf einer Expedition auch eine rheologische Therapie mit ARWIN ohne größeres Risiko verwirklichen lassen, da der Fibrinogenspiegel bei Höhenbergsteigern erhöht ist und die zusätzliche Polyglobulie eine weitere Ausbreitung der örtlichen Erfrierung begünstigt.

Wir haben die Kälteschäden von Expeditionsbergsteigern einmal zusammengestellt: Sie kamen nicht alle aus Tirol bzw. Österreich, sondern es waren auch Deutsche, Franzosen, Italiener, Spanier, Polen sowie Bergsteiger aus dem Gebiet der ehemaligen CSSR dabei, und sogar ein Thailänder war vertreten. Ihr Abtransport vom Berg und der folgende Flug nach Innsbruck (Gefäßchirurgische Universitätsklinik) dauerte durchschnittlich 12,4 Tage (Maximum 30, Minimum 6 Tage). 8 Patienten wurden in Regionalkrankenhäusern im Hindukusch, in Pamir, in Indien und China vorbehandelt. Einige wurden auch aus anderen europäischen Krankenhäusern und Kliniken an unsere Abteilung nach Innsbruck verlegt.

1969	Jerupaja Grande (6.634 m)/Anden	2 Bergsteiger	13 Tage
1970	Nanga Parbat (8.125 m)/Himalaya	1 Bergsteiger	11 Tage
1973	Himalaya-Trekking (in 5.700 m)	1 Bergsteiger	14 Tage
1974	Pamir-Trekking	1 Bergsteiger	14 Tage
1974	Noshaq (7.492 m)/Hindukusch	1 Bergsteiger	16 Tage
1975	Tirish Mir (7.710 m)/Hindukusch	2 Bergsteiger	12 Tage
1975	Chogolisa (7.654 m)/Baltoro	1 Bergsteiger	30 Tage
1975	Skyang Kangri (7.544 m)/Baltoro - Mustagh	1 Bergsteiger	16 Tage
1977	Pamir (in 7.200 m)	1 Bergsteiger	6 Tage
1978	Nepal-Trekking (in 6.000 m)	1 Bergsteiger	10 Tage
1979	Manaslu (8.156 m)/Zentralnepal	2 Bergsteiger	10 Tage
1979	Lhotse (8.511 m)/Everestgebiet	2 Bergsteiger	7 Tage
1979	Dhaulagiri (8.172 m)/Himalaya	2 Bergsteiger	9 Tage
1980	Pik Kommunismus (7.479 m)/Pamir	1 Bergsteiger	7 Tage
1980	Shisha Pangma (8.012 m)/Tibet	2 Bergsteiger	11 Tage
		21 Bergsteiger	12,4 Tage

Tabelle 95: Lokale Kälteschäden bei Höhenbergsteigern

95% aller Patienten hatten infizierte Nekrosen an den Extremitäten, die angeschwollen und entzündlich verändert waren. In fünf Fällen bestand schon bei der Einlieferung eine lebensbedrohliche Allgemeinsepsis mit Fieber bis 39 °C. Bei allen Patienten bestand, wie zu erwarten war, eine ausgeprägte Polyglobulie. Nach wochenlanger konservativ-medikamentöser Therapie erfolgte nach Demarkation die chirurgische Absetzung der neurotischen Akren.

Wir glauben daher, daß noch im Basislager folgende zusätzliche Sofortmaßnahmen bei Höhenbergsteigern mit örtlichen Erfrierungen des Grades II und III zu empfehlen sind:
- Reichliche Flüssigkeitszufuhr in Form von heißem, gezuckertem Tee.
- Bestimmung von Hämatokrit und Hämoglobin (oberer Grenzwert: Hkt 45, Hb 15).

- Fraktionierter Aderlaß (ca. 400–600 ccm Blut) und Ersatz mittels Plasmaexpander. Entsprechend den Hämatokrit- und Hämoglobinwerten kann auch ein wiederholter Aderlaß erforderlich sein. Einleitung einer ARWlN-Behandlung, ohne Fibrinogenbestimmung, nach dem Schema: 2 ccm am ersten Tag, dann abwechselnd $^1/_2$ und 1 ccm ARWIN täglich subcutan bis zur Klinikeinweisung.
- Wenn keine fibrinolytische Therapie möglich ist: niedermolekulares Heparin subcutan.
- Aktive und passive Tetanusimmunisierung.
- Antibiotischer Schutz.
- Vorbereitung für den Liegendtransport zum nächsten Flugplatz und Organisation des Heimfluges mit Stretcher oder Ambulanz-Jet.

Lokalbehandlung der örtlichen Erfrierung
Die lokale Wundbehandlung einer örtlichen Erfrierung muß besonders sorgfältig durchgeführt werden und besteht in folgenden Maßnahmen:
- Hochlagern der erfrorenen Extremität zur Vermeidung einer sekundären Ödembildung.
- Salbengitter-Verbände in den ersten Tagen, um die Haut vor Austrocknung zu schützen.
- Keine Öffnung oder Punktion der anfangs gespannten Blasen – sie wird durch konsequentes Hochlagern der Extremität überflüssig.
- Bei infizierten Wunden und offenen Blasen täglich ein antiseptisches Bad und lokal antibiotisches Puder (z. B. Nebacetin). Eine zusätzliche Verabreichung von oralen oder intravenösen Antibiotika wird insbesondere bei allgemeiner Infektion (Sepsis) notwendig.
- Beim zweitägigen Verbandwechsel Entfernung der abgelösten Haut und des nekrotischen Gewebes, eventuell auch der Nägel.
- Peinlichst genaue Wundtoilette, besonders an der Demarkationsgrenze, die sich später zu einer Demarkationsfurche ausbildet, um Sekretstauungen zu verhindern.
- Prinzipiell Verwendung eines nicht einschnürenden Trikotschlauchverbandes und von hautschonendem Papierpflaster.
- Hautpflege der proximal der Demarkationsfurche gelegenen Hautpartien durch Fettsalben.

Chirurgische Intervention
Die chirurgische Absetzung erfolgt erst nach Wochen und Monaten, und zwar erst dann, wenn die Mumifikation des nekrotischen Bezirkes und die Ausbildung der Demarkationsfurche vollkommen abgeschlossen sind. Am wichtigsten ist daher, mit der konservativen Behandlung so lange fortzufahren, bis der Körper die Amputationsgrenze selbst markiert hat. Jede frühzeitige Amputation durch einen übereifrigen Chirurgen führt zu schlechten Ergebnissen und ist zweifelsfrei schon allein deshalb kontraindiziert, weil sie eine Nachamputation erforderlich macht.

Bei Fingeramputationen ist meist eine Kürzung des nekrotischen Knochens und gelegentlich auch eine Deckung mit Spalt- oder Vollhaut erforderlich. Bei Vorfußamputationen sind auch orthopädische Gesichtspunkte zu berücksichtigen, so daß meist der besser durchblutete plantare Hautteil nach Art eines „Löschwiegen-Fußes" nach dorsal umgeschlagen wird oder eine freie Hautmuskellappen-Transplantation notwendig wird.

Spezielle plastisch-chirurgische Behandlungsmaßnahmen sind selten erforderlich. Als Beispiel für eine solche sei hier der Fall eines 35jährigen thailändischen Mönches und Lehrers angeführt, der die Fingeramputation verweigerte, da er sonst seine Staatsstellung verlieren und auch nicht in das Nirwana eingehen würde. Es wurden bei ihm daher aus religiösen Gründen die nekrotischen Endphalangen zur Erhaltung aller Körperteile in den Oberarm eingepflanzt und vier Wochen später zu Fingerbeeren umgeformt. Er kam nach knapp einem Jahr mit Fistelbildungen an den Fingerbeeren wieder, wobei die Reste der nekrotischen Endphalanx über den Fistelgang mit der Pinzette entfernt werden mußten.

Übrigens, ausgeheilte Erfrierungsschäden stellen kein Hindernis für weiteres Bergsteigen dar, wie schon zahllose Expeditionsbergsteiger bewiesen haben, da der Kälteschaden immer auf den Ort der Schadenseinwirkung beschränkt bleibt. Doch bis dahin vergehen Wochen und sogar Monate, in denen sich beide, Arzt und Patient, in Geduld fassen müssen.

Literatur:
Breitner B., Ruckensteiner E.: Untersuchungen an alten Frostschäden. Zbl. Chir. 7, 1994, 140–144
Campell R.: Zur Behandlung der örtlichen Erfrierung. Schweiz. Med. W. Schr. 62, 1932, 1183
Campell R.: Richtlinien für die Behandlung der örtlichen Erfrierung. Hans Huber Verlag Bern, 1934
Campell R.: Allgemeine Unterkühlung – örtliche Erfrierung. Jahresschrift der Schweiz. Sanitätsoffiziere 20, 1943, 33
Campell R.: General outcooling and local frostbite. Proc. Symp. on Arctic Medicine and Biology. IV. Frostbite. Arctic Aeromedical Laboratory, Fort Wainwright, Alaska, 1964
Campell R.: Kälteschäden – Merkblatt über Erste Hilfe. Central-Comite des SAC, 1965
Dangel P., Hossli G.: Medizinische Maßnahmen nach Auffinden eines Lawinenverschütteten. Internat. Symposium Skifahren und Sicherheit. In Davos, Forum Davos, 1979, 186–192
Ehrly A.M.: Zur Wirkung von Arwin auf die Fließeigenschaften des Blutes. Herz/Kreislauf 5, 1973, 133
Debrunner H.: Die Klinik und Behandlung der örtlichen Erfrierung. Hans Huber Verlag Bern, 1941
Flora G.: Sofortmaßnahmen und weitere Behandlung der allgemeinen Unterkühlung und örtlichen Erfrierung. Chir. Europ. 7, 1968, 388–393
Flora G. (Hsg.): Das Kältetrauma – Medizinische Ausrüstung am Berg. Tagungsband der 5. Internat. Bergrettungsärztetagung 13.1.1976. Werk-Verlag Dr. E. Banaschewski, München–Gräfelfing, 1977
Flora G.: Medizin und Rettungswesen im Wintersport. Werk-Verlag Dr. E. Banaschewski, München–Gräfelfing, 1980
Flora G.: Allgemeine Unterkühlung – Örtliche Erfrierung. Z. Allg. Med. 58, 1982, 1503–1509
Flora G.: Der Lawinenunfall und die Allgemeine Unterkühlung. Tagungsband der 9. Internat. Bergrettungsärztetagung 16.11.1985. Eigenverlag G. Flora, Innsbruck, 1987
Flora G.: Secondary Treatment of Frostbite. Medicine and Sport Science vol. 19, 1985, 159–169
Foray J., Lanoye P., Chassigneux M.: Les Gelures de montagne. Lyon Chirurgical 72/4, 1976, 256–261

Foray J., Baisse P. E., Mont J. P., Chaen C.: Le traitment des gelures de montagne. Sem. Hop. Paris 56, 1980, 490–497

Fuhrman F. A., Crismon J. M.: Studies of gangrene following cold injury. Treatment of cold injury by means of immediate rapid warming. J. of Clin. lnvest. 26, 1947, 476–485

Jugmaier F.: Frostschäden und ihre Behandlung. Münch. Med. WS Chr. 94, 1952, 255–259

Lloyd E. L.: Hypothermia and cold stress. Croom Helm London/Sydney, 1986

Killian H.: Der Kälteunfall – Allgemeine Unterkühlung. Dustri Verlag, München/Deisenhifen, 1966

Mills W. J., Wahaley R., Fise W.: Experience with rapid rewarming and ultrasonic therapy. Alaska Med 2:1, 1960, 114

Mills W. J.: Frostbite – proceeding symposia on arctic medicine and biology. Arctic Aeromedical Laboratory Fort Wainwright, Alaska, 1964

Mills W. J.: Summary of treatment of the cold injured patient. Frostbite Medical Aspects of Alpine Rescue Banff/Alberta, 1982

Shumaker H. B., Kilman J. W.: Sympathectomy in the treatment of frostbite. Arch. Surg. 89, 1964, 575–584

Spielberger M., Flora G., Hölzl H. R., Margreiter R.: Sofortmaßnahmen und klinische Behandlung bei örtlichen Erfrierungen. Zeitschr. f. Allgemeinmed. 52/27, 1976, 1388–1391

Souchon F.: Rettung aus Seenot – Neuere ärztliche Aspekte. Mat. Med. Nordm. 26, 1974, 195–207

Autor:
Univ. Prof. Dr. Gerhard Flora
Anichstraße 23
A-5020 Innsbruck

Lawinenunfall

H. Brugger, B. Durrer

Epidemiologie des Lawinenunfalls

Jährlich werden in den Alpen etwa 600 Schifahrer (Schitourengeher, Varianten- und Pistenschifahrer) von Lawinen erfaßt. Davon werden im Durchschnitt 120–150 Personen tot geborgen. Bis Ende der sechziger Jahre waren es vor allem Tallawinen, die die Menschen in ihren Siedlungen und auf Verkehrswegen verschütteten. Mit der Errichtung von Lawinenschutzverbauungen in den baumfreien Regionen oberhalb von Siedlungen und Verkehrswegen ist die Zahl dieser Katastrophenlawinen in den Alpen beträchtlich gesunken. Die Inzidenz der Lawinentoten ist dennoch konstant geblieben, da die Zahl der Tourengeher, Variantenschifahrer und, seit neuem, der Snowboarder stetig zunimmt. Heute werden über 90% der Unfallawinen durch den Schifahrer selbst ausgelöst. Aus einer ehemals objektiven Gefahr ist ein subjektives Risiko geworden, das teils aus Unkenntnis, teils aus Risikofreude bewußt eingegangen wird. Im Unterschied zu anderen Alpinsportunfällen überwiegt der Anteil an erfahrenen gegenüber unerfahrenen Schialpinisten. Langes unfallfreies Schibergsteigen scheint zu einer trügerischen Sicherheit verführen zu können.

Die Letalität aller von Lawinen erfaßten Personen beträgt 25% (Tab. 96). Eine Ganzverschüttung ist definiert, wenn mindestens Kopf und Oberkörper verschüttet sind. Bei einer Teilverschüttung sind Kopf und Oberkörper frei. Alle Maßnahmen, die eine Ganzverschüttung verhindern, helfen die Letalität des Lawinenunfalles zu senken.

Verschüttungsgrad	ganz	teilweise	Unverschüttete	gesamt
Letalität	57%	3%	3%	25%

Tab. 96: Letalität des Lawinenunfalls in Abhängigkeit vom Verschüttungsgrad

Pathophysiologie und Überlebenswahrscheinlichkeit – Verschüttungstiefe

Wenn keine tödlichen Verletzungen vorliegen, sind die Überlebenschancen in der Lawine abhängig von der Verschüttungsdauer und der Möglichkeit, im Schnee zu atmen (Atemhöhle). Die bis 1994 geltende Überlebenskurve von *Schild* (n = 481 von 1954–1970) wurde von der organisierten Lawinenrettung eher als zu optimistisch betrachtet (Abb. 119a).

Deshalb wurden von *Brugger* und *Falk* 1994 Daten von insgesamt 422 ganz verschütteten Personen anhand von Protokollen des Schweizerischen Institutes für Schnee- und Lawinenforschung (EISLF) analysiert. Untersucht wurden nur Unfälle im alpinen Gelände, die somit vor allem Touren- und Variantenschifahrer betreffen. Die in Abb. 119b dargestellte Überlebensfunktion stellt die Wahrscheinlichkeit dar, zu einem bestimmten Zeitpunkt nach der Verschüttung in der Lawine am Leben zu sein.

Als praxisrelevante Resultate dieser neuen Untersuchung sind die bessere Überlebenswahrscheinlichkeit von 92% innerhalb 15 Minuten nach der Verschüttung sowie der steile Abfall zwischen 15 und 35 Minuten von 92 auf 30% zu nennen.

Abb. 119 a + b: Überlebenskurve nach Schild

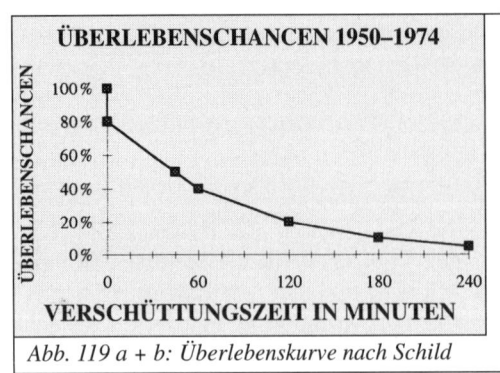

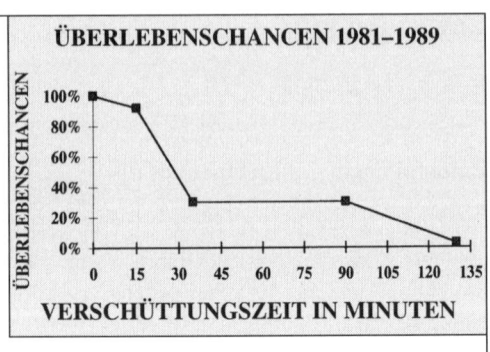

In der sogenannten Überlebensphase (0–15 Min.) sterben ca. 8% der Verschütteten fast ausschließlich an tödlichen Verletzungen. Anschließend sterben in der Asphyxiephase ca. 62% aller Verschütteten (ohne Atemhöhle) an raschem Ersticken. Der Tod durch akute Asphyxie kann durch Verlegung der Atemwege mit Schnee, durch Aspiration, Laryngospasmus oder Thoraxkompression bedingt sein.

Zwischen 35 und 90 Minuten (Latenzphase) wird die Kurve flach und entspricht einer geringen Letalität. Ca. 27% aller Verschütteten überleben dank einer „geschlossenen Atemhöhle", d. h. ohne Luftverbindung nach außen.

Zwischen 90 und 130 Minuten fällt die Kurve auf 3% ab. In dieser Zeit stirbt ein großer Teil der Verschütteten mit einer geschlossenen Atemhöhle, weil durch die Totraumventilation zunehmend eine Asphyxie auftritt. Nach 90 Minuten kann die verschüttete Person neben der Asphyxie zusätzlich auch durch die Hypothermie gefährdet werden, wenn die für Herzrhythmusstörungen kritische Kerntemperatur von 32 °C unterschritten wird. Dies entspricht der allgemein angenommenen durchschnittlichen Abkühlungsgeschwindigkeit von 3 °C pro Stunde im Schnee.

Nur etwa 3% aller Verschütteten überleben länger als 130 Minuten. In allen untersuchten Fällen verfügten sie über eine „offene Atemhöhle", d. h. mit einer Luftverbindung nach außen. Unter dieser Voraussetzung können Verschüttete stundenlang in einer Lawine überleben. Für sie gilt offensichtlich eine geringere Abkühlungsgeschwindigkeit als für Verschüttete mit geschlossener Atemhöhle.

Das Verletzungsrisiko hängt in erster Linie vom Gelände der Lawinenbahn, von allfälligen Fremdkörpern im Schnee (Steine, Baumteile etc.) sowie von der Schneebeschaffenheit ab. Häufig sind Verletzungen der Extremitäten, stumpfe Thorax- und Abdominaltraumen sowie Schädel-Hirn-Verletzungen. Beim größten Teil der Verletzten dürfte die Asphyxie die primäre Todesursache sein.

Die durchschnittliche Verschüttungstiefe beträgt ca. 1 Meter. Tieferliegende werden später geborgen und haben eine entsprechend längere Verschüttungszeit mit schlechterer Prognose. Die bis heute dokumentierten tiefsten Lebendbergungen bei touristischen Unfällen waren bei 7 Metern, mit einer Verschüttungszeit von 1,75–2,25 Stunden (Oberalp 1993). Alle Maßnahmen, die eine tiefe Verschüttung verhindern, verbessern die Überlebenschancen.

> **Die neue Überlebenskurve ergibt zwei wichtige Richtzeiten für die Bergung:**
> **15 Minuten für die Kameradenhilfe, mit einer Überlebenswahrscheinlichkeit von 92%.**
> **90 Minuten für die organisierte Rettung, mit einer Überlebenswahrscheinlichkeit von 30% für alle Verschütteten mit Atemhöhle.**

Bergungsrisiko

Der Zeitraum zwischen Bergung und Aufnahme in ein Spital, die Bergungsphase, stellt für den Patienten ein erhöhtes Risiko dar. Die Atemhöhle kann während des Ausgrabens zerstört werden, vor allem bei tiefer Verschüttung. Nach der Bergung besteht ein erhöhtes Risiko weiterer Auskühlung, vor allem bei hohen Windgeschwindigkeiten. Brüskes Bewegen der großen Gelenke kann wegen des verstärkten Rückflusses von kaltem Schalenblut Kammerflimmern provozieren (siehe Kapitel *Akzidentielle Hypothermie*, S. 455). Unnötige, langwierige medizinische Versorgungsversuche am Unfallort setzen die Verschütteten einem vermehrten Auskühlungsrisiko aus. Die Inzidenz dieses Sekundärtodes (Bergungstod) ist dank des hohen medizinischen Ausbildungsstandards der Rettungsmannschaften in den letzten Jahren zurückgegangen.

Hypothermie und Lawine

Die Hypothermie spielt in der Regel beim Lawinenunfall eine untergeordnete Rolle. Der Leitsatz von *Mills*, „nobody is dead until rewarmed and dead", gilt beim Lawinenunfall nur bei Vorhandensein einer Atemhöhle. Beim Lawinenunfall war die Erfolgsrate aller Wiedererwärmungsversuche enttäuschend, weil die primäre Noxe die Asphyxie und nicht die Hypothermie ist. Verschüttete ohne Atemhöhle ersticken, bevor sie noch von der protektiven Wirkung der Hypothermie auf die Asphyxie profitieren können. Nur Verschüttete mit einer Atemhöhle können eine reversible Hypothermie entwickeln, wobei sich der mit zunehmender Hypothermie abnehmende Sauerstoffbedarf günstig auswirkt. Jedoch bleibt auch für Verschüttete mit einer geschlossenen Atemhöhle das Überleben zeitlich limitiert. Nur Verschüttete mit einer offenen Atemhöhle können längere Zeit überleben, wobei eine ausreichende Oxygenierung gut gegen eine rasche Auskühlung schützt.

Todesursachen in der Lawine	
akute Asphyxie bei fehlender Atemhöhle	ca. 65 %
subakute Asphyxie mit Hypothermie bei geschlossener Atemhöhle	ca. 25 %
tödliche Verletzungen	ca. 10 %

Tabelle 97: Todesursachen in der Lawine

Lawinenrettung

Die Überlebenschancen beim Lawinenunfall sind in den letzten Jahren konstant geblieben, obwohl die Rettungsmethoden und die medizinische Versorgung in diesem Zeitraum effizienter geworden sind. Das hängt damit zusammen, daß die Bergung durch organisierte Rettungsmannschaften in der Regel frühestens 35 Minuten nach dem Unfallereignis erfolgt, zu einem Zeitpunkt, wo die Überlebenschancen bereits drastisch gesunken sind. Nach 35 Minuten leben nur noch 30% aller Verschütteten mit einer Atemhöhle. Die einzige realistische Möglichkeit, die

Mortalität weiter zu senken, besteht in einer verbesserten Kameradenhilfe, um den Anteil der Bergungen innerhalb 15 Minuten zu erhöhen.
Die rechtzeitige Bergung durch Kameradenhilfe innerhalb der 15 Minutenfrist ist ein Kampf um Minuten. Die Schnelligkeit der Ortung und des Ausgrabens ist entscheidend. Im Idealfall braucht es bis zu 5 Minuten für die Ortung mit dem Lawinenverschüttetensuchgerät (LVS) und 10–15 Minuten, um eine Person aus 1 m Tiefe auszugraben. Es müssen vermehrt Anstrengungen unternommen werden, damit alle Tourengeher im Umgang mit dem LVS routiniert werden und immer eine Lawinenschaufel bei sich haben. Zu viele Schialpinisten tragen das LVS in der trügerischen Sicherheit einer Lebensversicherung mit sich, wissen es aber im Ernstfall nicht richtig einzusetzen. In vielen Alpenländern besteht zudem die Möglichkeit, mit Funkgeräten und z. T. mit mobilen Telefonen direkt Hilfe anzufordern.

Kameradenhilfe
Mitverfolgen des erfaßten Schifahrers und Markieren des Verschwindepunktes.
Sofortige Suche aller anwesenden Personen – zuerst im primären Suchbereich (unterhalb des Verschwindepunktes in der Flußrichtung) – mindestens 15 Minuten lang – mit Auge und Ohr und dem LVS.
Erst anschließend sollte ein Gruppenmitglied abfahren und Hilfe anfordern (falls kein Funk im Rucksack).
Mit einer Sonde (evtl. Schistock) Lage und Tiefe des Verschütteten markieren.
Ausgraben mit allen verfügbaren Schaufeln (schräg auf den Verschütteten zu), primär auf den Kopf.

Cave:
Gefahr der Zerstörung der Atemhöhle.

Notfallmedizinische Maßnahmen am Unfallort
Die notfallmedizinischen Maßnahmen sind abhängig vom Zustand der geborgenen Person. In den ersten 45 Minuten nach dem Unfallereignis kann man im Regelfall eine schwere Hypothermie ausschließen, und die ausgegrabene Person wird wie ein normothermes Unfallopfer erstbehandelt. Bei einer Verschüttungszeit über 45 Minuten kann es sich um eine schwere Hypothermie handeln.

Verschüttungsdauer unter 45 Minuten
Die Bergung innerhalb der ersten 45 Minuten erfolgt in 4/5 der Fälle durch Kameradenhilfe. Hier ist die Schnelligkeit der Bergung für das Überleben entscheidend. Da sich eine schwere Hypothermie im Schnee nicht innerhalb von 45 Minuten entwickeln kann, ist die präklinische Erstversorgung gleich wie bei einem normothermen Unfallopfer. Wichtig ist zu wissen, daß ein Lawinenopfer nach der Bergung bei kalter Außentemperatur und Wind bis zu zweimal schneller auskühlen kann als im Schnee. Deshalb ist nach der Bergung der Schutz vor weiterer Auskühlung ein essentieller Bestandteil der Erstversorgung.
Bei einem leblosen Verschütteten ist der Herz-Kreislauf-Stillstand auf die akute Asphyxie oder ein Trauma und nicht auf die Hypothermie zurückzuführen. Die präklinische Erstversorgung richtet sich hier nach den Algorithmen des ACLS (**A**dvanced **C**ardiac **L**ife **S**upport der *American Heart Association*).

Patient ansprechbar: Schutz vor Auskühlung – Windschutz, Isolation, Wärmebeutel, heiße, zuckerhaltige Getränke (kein Alkohol!)
Patient bewußtlos: Schutz vor Auskühlung, Überwachung (Monitoring), stabile Seitenlage oder Intubation
Patient leblos: CPR, Schutz vor weiterer Auskühlung während Bergung und Transport

Verschüttungsdauer über 45 Minuten
Ab 45 Minuten Verschüttungsdauer erfolgt die Bergung in 88% durch organisierte Rettungsmannschaften. Die Existenz einer Atemhöhle ist Voraussetzung für das Überleben. Beim Ausgraben des Gesichtes muß deshalb darauf geachtet werden, ob die Atemwege frei sind, d. h., ob ein Atmen im Schnee möglich gewesen ist. Die Bergung muß jetzt so sanft wie möglich erfolgen, weil mit dem Vorliegen einer Hypothermie gerechnet werden muß. Wenn immer möglich, ist es besser, schräg von der Seite auf den Verschütteten zuzugraben. Wird ein Verschütteter mit Lebenszeichen gefunden, dann ist es unwichtig zu wissen, ob eine Atemhöhle bestanden hat oder nicht. Die Erstbehandlung richtet sich nach den Richtlinien des Kapitels *Akzidentielle Hypothermie,* S. 455. Bei einem leblosen Verschütteten hat aber das Vorliegen einer Atemhöhle wichtige Konsequenzen für den weiteren Therapieablauf sowie für das Risikomanagement einer Rettung.

Praktische Tips für den Lawinen-Notarzt

Der ideale Lawinen-Notarzt
Er hat Kenntnisse über die Organisation eines Lawinenunfallplatzes und ist fähig, in den ersten 15–20 Minuten einen Unfallplatz zu organisieren und zu leiten, bis die organisierte Rettung läuft. Er weiß, daß Kälte Infusionen und Ampullen sowie die Akkus der Geräte und die Verformbarkeit von Plastik (Tubus etc.) negativ beeinflussen kann und trifft entsprechende Vorkehrungen.
Auf dem Schnee, v. a. bei Sonnenschein, intubiert er unter einer Decke. Vorher sollten sich seine Augen an die dunklen Verhältnisse adaptiert haben.

Schutz vor weiterer Auskühlung
Zum Schutz vor weiterer Auskühlung muß ein Verschütteter unmittelbar nach der Bergung an einen windgeschützten Ort (Schneehöhle, Zelt etc.) gebracht werden. Zugleich sind mehrere Isolationsschichten anzulegen (Decken, Alufolien, Kleider etc.). Nasse Kleider sollten vorher nur entfernt werden, wenn der Abtransport längere Zeit beansprucht oder nicht unmittelbar möglich ist. Chemische Wärmebeutel (auf dem Rumpf unter der Isolation) müssen immer selber isoliert werden (Verbrennungsgefahr). Solange ein Patient ohne Aspirationsgefahr schlucken kann, sind heiße, gezuckerte Getränke ein effizientes und wertvolles Mittel zum Schutz vor weiterer Auskühlung. Eine Thermosflasche mit heißem, süßem Tee ist deshalb Bestandteil der alpinmedizinischen Ausrüstung und gehört bei jedem Lawinenunfall respektive Bergunfall in den Rucksack des alpinen Notarztes.
Die Gabe von feuchtem, warmem Sauerstoff (airway warming) ist ein weiteres effizientes Mittel, um einen Patienten vor weiterer Auskühlung zu schützen. Erste Feldversuche mit diversen Prototypen laufen zur Zeit. Die Industrie sollte vermehrte Anstrengungen unternehmen, um auf diesem Gebiet weiterzukommen.
Ob auch leblose hypotherme Patienten vor der weiteren Auskühlung geschützt werden müssen, wird zur Zeit diskutiert. Viele Bergrettungsärzte schützen auch Patienten unter Reanimation mit

Rumpfwärmebeuteln, weil während des Abtransports die reversible untere Grenze der Kerntemperatur unterschritten werden könnte.

Therapeutischer Zeitbedarf und Auskühlungsrisiko
Therapiere kein Lawinenopfer auf dem Schnee durch unnötige, langwierige Erstversorgung in eine tiefere Hypothermie hinein. Der therapeutische Zeitbedarf auf dem Lawinenfeld muß immer mit dem Nutzen für den Patienten abgewogen werden. Jede unnötige Minute auf dem Lawinenfeld steigert das Auskühlungsrisiko für den Patienten und bei objektiven Berggefahren das Risiko für die Mannschaft.
Für die Intubation kann es bei einem hypothermen, bewußtlosen Patienten wegen der Kreislaufzentralisation schwierig sein, einen peripheren i. v. Zugang innert kurzer Zeit zu erstellen. Deshalb ist hier der Nutzen der Intubation immer gegen das Risiko der weiteren Auskühlung auf dem Lawinenfeld abzuwägen.
Es ist nicht möglich, ein unterkühltes Lawinenopfer im Freien zu erwärmen, sondern lediglich vor weiterer Auskühlung zu bewahren. Nach der Sicherstellung der Vitalfunktionen hat der Schutz vor weiterer Auskühlung in allen Hypothermiestadien während der Bergung und auf dem Transport Priorität.

Lawinenverschüttete mit Asystolie/Triage durch den Notarzt
Bis anhin galt für alle Lawinenopfer der notfallmedizinische Grundsatz:

> „Nobody is dead until rewarmed and dead" (Mills 1973)

da eine reversible Unterkühlung nicht sicher ausgeschlossen werden konnte. Das Feststellen des Todes stellt beim Vorliegen letaler Verletzungen keine differentialdiagnostischen Probleme. Ohne letale Verletzungen kann sich ein lebloses Lawinenopfer in einem Zustand nach Asphyxie oder in einer schweren Hypothermie befinden. Da diese Differentialdiagnose am Unfallort bis jetzt aufgrund fehlender Kriterien nicht möglich war, wurden weltweit Lawinenopfer unter großem personellen und finanziellen Aufwand an medizinischen Zentren aufgewärmt, jedoch mit enttäuschenden Ergebnissen.

Wieso braucht es eine Triage am Notfallort?
Bei Lawinenunfällen mit mehreren Verschütteten muß der Notarzt an der Unfallstelle eine Triage machen, um die Behandlungs- und Abtransportprioritäten festlegen zu können. Bei eindeutig erstickten Patienten kann die Reanimation am Unfallort abgebrochen werden. Dadurch kann sich das medizinische Notfallteam am Unfallort gezielt und konzentriert den schweren reversiblen Hypothermiefällen widmen.
Jeder Abtransport unter Reanimation verzögert den Rettungsablauf, vor allem bei schlechten Wetterverhältnissen und bei objektiven Berggefahren. Durch falsch indizierte Reanimationen werden die Rettungsmannschaften während des Abtransports unnötigen Risiken ausgesetzt.
Die ECC-(Extra Corporal Circulation)-Kapazitäten an den medizinischen Zentren sind (v. a. an Wochenenden) oft personell und materiell limitiert. Mit dem Ausschluß von eindeutigen Asphyxiefällen profitieren deshalb die Lawinenopfer mit einer Chance auf erfolgreiche Wiedererwärmung.

Von der Internationalen Kommission für alpine Notfallmedizin, der *IKAR,* wurde deshalb das folgende Modell für die Triage von Lawinenverschütteten mit Asystolie vorgeschlagen. Als Triagekriterien gelten die Existenz einer Atemhöhle, die Bergungskerntemperatur und die Verschüttungsdauer. Da ab 45 Minuten Verschüttungsdauer die Atemhöhle ein Hauptkriterium für die Differentialdiagnose darstellt, muß im Moment der Bergung auf die Existenz einer Atemhöhle respektive offener Atemwege besonders geachtet werden. Als „Atemhöhle" gilt jeder noch so kleine Hohlraum vor Mund und Nase bei gleichzeitig freien Atemwegen. Die Kerntemperatur für die Triage muß unmittelbar nach der Bergung epitympanal und/oder ösophageal gemessen werden. Spätere Messungen dürfen für die Triage nicht verwendet werden.

Bei der Triage am Unfallort geht man folgendermaßen (Abb. 120) vor:
Wird kein Carotispuls getastet, wird die Reanimation unmittelbar nach der Bergung eingeleitet. Anschließend wird der Patient am EKG monitorisiert und die Kerntemperatur gemessen. Ist die Messung der Kerntemperatur nicht möglich, wird die Verschüttungsdauer als zusätzliches Kriterium für die Triage verwendet.

Bei elektrokardiographisch gesicherter Asystolie und ohne Vorliegen letaler Verletzungen ergeben sich für die Triage folgende Möglichkeiten:

1. Ist die Kerntemperatur höher oder gleich 32 °C und/oder die Verschüttungsdauer kürzer oder gleich 45 Minuten, ist eine schwere Hypothermie mit Sicherheit ausgeschlossen. Es handelt sich um einen Kreislaufstillstand durch akute Asphyxie. Die Reanimation wird vom Notarzt für 20 Minuten fortgesetzt. Ist sie erfolgreich, wird der Patient ins nächste Krankenhaus mit Intensivstation transportiert. Bei Mißerfolg kann der Notarzt die Reanimation abbrechen und den Tod durch „akute Asphyxie" am Unfallort feststellen.

2. Ist die Kerntemperatur tiefer als 32 °C und/oder die Verschüttungsdauer länger als 45 Minu-

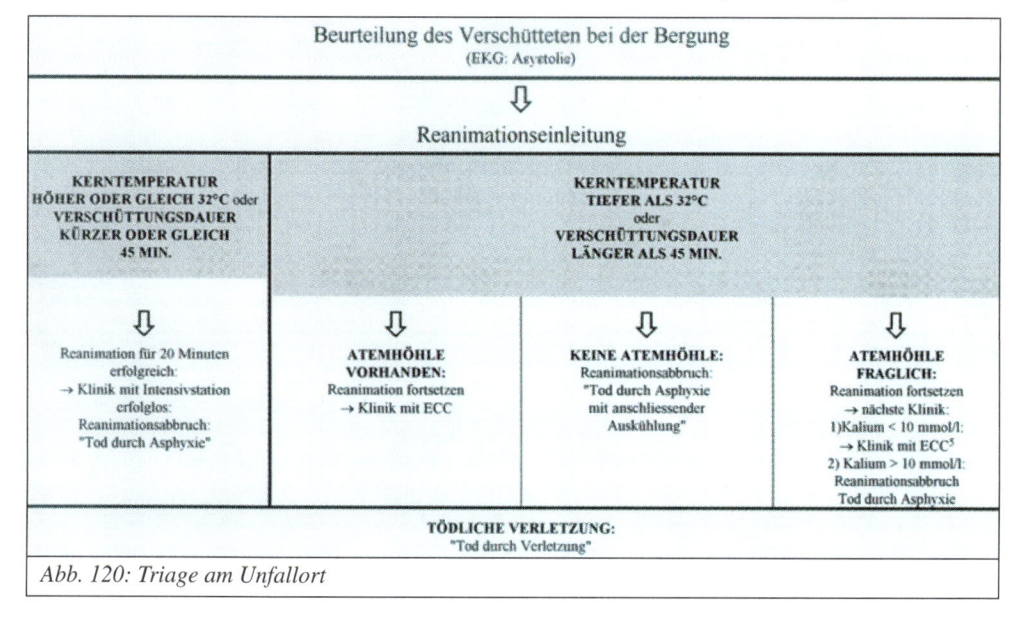

Abb. 120: Triage am Unfallort

ten, sind die Angaben über die Existenz oder das Fehlen einer Atemhöhle respektive offener Atemwege entscheidend für das weitere Vorgehen.

a) Ist eine Atemhöhle vorhanden und sind die Atemwege frei, so besteht der Verdacht auf eine schwere Hypothermie, und die Reanimation muß lückenlos bis zur Einweisung in eine Klinik mit ECC (Extrakorporaler Kreislauf) fortgesetzt werden.

b) Ist sicher keine Atemhöhle vorhanden oder sind die Atemwege verschlossen, so ist die Prognose infaust. In diesen Fällen kann die Reanimation durch den Notarzt abgebrochen und der Tod durch „Asphyxie mit anschließender Auskühlung" festgestellt werden.

c) Sind keine sicheren Angaben zur Atemhöhle erhältlich, wird der Patient unter Reanimation in eine Klinik mit ECC transportiert. Alternativ kann er in das nächste Krankenhaus zur Bestimmung des Serumkaliums transportiert werden. Bei Werten > 12 mmol/l kann die Reanimation abgebrochen werden, bei Werten (≤ 12 mmol/l muß die Reanimation bis zur Wiedererwärmung in einer Klinik mit ECC fortgesetzt werden.

Bei Verschütteten mit einer Atemhöhle respektive offenen Atemwegen darf der Tod auch weiterhin nur nach einem Aufwärmversuch in einer Klinik mit ECC festgestellt werden. Da nur Lawinenopfer mit Atemhöhle die Voraussetzung für eine erfolgreiche Wiedererwärmung erfüllen, gilt Mills' Prinzip mit folgender Einschränkung:

> „No hypothermic avalanche victim with an air pocket is dead until rewarmed and dead."

Literatur:
Falk M., Brugger H., Adler L.: Avalanche survival chances. Nature Vol. 368, 21
Brugger H. & Falk M.: Die Phasen der Lawinenverschüttung. Notfallmedizin 19: 1993, 22–27
Brugger H., Durrer B.: Lawinenverschüttete mit Asystolie: Triage durch den Notarzt. Jahrbuch 1994 der Österreichischen Gesellschaft für Alpin- und Höhenmedizin
Brugger H., Durrer B., Falk M.: Notfallmedizinische Maßnahmen bei der Lawinenverschüttung in Abhängigkeit von der Verschüttungsdauer. Jahrbuch 1994 der Österreichischen Gesellschaft für Alpin- und Höhenmedizin
Durrer B.: Allgemeine Unterkühlung: Messung der Kerntemperatur als Beurteilungshilfe. Rundbrief der österreichischen Gesellschaft für Alpin- und Höhenmedizin, Kaprun, 1990
Ennemoser O. et al.: Tympanonthermometer zur Messung der Körperkerntemperatur. 'Merrno-Med 7: 1991, 63–65
Kornberger E., Posch G., Koller J.: Die Wertigkeit der Körperkerntemperaturmessung beim Lawinenunfall und ihre technischen Probleme. Int. Bergrettungsärztetagung Innsbruck, 1989
Locher M., Walpoth B., Pfluger D., Altbaus U.: Akzidentelle Hypothermie in der Schweiz (1980–1987) – Kasuistik und prognostische Faktoren. Schweiz. med. Wschr. 121: 1991, 1020-1028

EISLF Jahrbücher, Eidg. Institut für Schnee- und Lawinenforschung Weisstluhjoch, Davos, Schweiz

Brugger H., Durrer B., Adler L.: On-site triage of avalanche victims with asystole by the emergency doctor. Resuscitation 31, 1996, 1, 1–16

Brugger H., Falk M., Adler-Kastner L.: Der Lawinennotfall – neue Aspekte zur Pathophysiologie und Therapie von Lawinenverschütteten. Wien. Klin. Wochenschr. 109/5, 1997, 145–159

Autoren:
Dr. Bruno Durrer
Mountain Guide, Swiss Alpine Club Rescue service/Air Glaciers/Swiss Air Rescue
CH-3822 Lauterbrunnen

Dr. Hermann Brugger
Int. commission for alpine emergency medicine ICAR/CISA
Mountain rescue service at the South Tyrol Alpine Association
Europastraße 17
I-139031 Bruneck, Südtirol, Italien

Das Verbrennungstrauma

J. Berger, B. Ratzenhofer, G. Pierer

Brandverletzungen können, unabhängig von ihren Ursachen, bei entsprechendem Schweregrad neben der lokalen Schädigung der Haut innerhalb weniger Stunden zu schweren Allgemeinschäden mit Beteiligung nahezu aller Organsysteme führen. Adäquate Erste Hilfe und Behandlung in einer Spezialabteilung können bei schweren Verbrennungen entscheidend für das weitere Schicksal des Patienten sein.

Pathophysiologie
Durch die Schädigung des Organes Haut fehlt dem Körper ein wirksamer Schutz vor Flüssigkeitsverlusten, Wärmeabstrahlung und Infektion. Das thermische Trauma induziert eine Reihe komplexer pathophysiologischer Veränderungen, die in gesetzmäßiger Folge ablaufen und in der Verbrennungskrankheit kumulieren.

Innerhalb von 24 Stunden nach Eintritt des thermischen Traumas kommt es durch Freisetzung verschiedener Mediatoren aus der zugrunde gegangenen Haut (Histamine, Metaboliten des Kallikrein-Kininsystems, Prostaglandine, Prostazykline, Thromboxan, proteolytische Substanzen), neben einer Vasomotorenstörung, zu einer gesteigerten Kapillarpermeabilität. Dieses „capillary leakage" führt zu Flüssigkeits-, Elektrolyt- und Albuminverlusten in das interstitielle Gewebe, in den Intrazellularraum und als Exsudat nach außen. Die thermisch geschädigte Haut ist außerdem wasserdampfdurchlässig, wobei die Menge der evaporierten Flüssigkeit mit der Luftfeuchtigkeit und der Umgebungstemperatur korreliert. Innerhalb von 24 Stunden können die Verluste bis zu 4 Liter/m^2 Wundfläche betragen.

Diese pathophysiologischen Veränderungen sind nicht nur auf die verbrannte Körperoberfläche beschränkt, sondern erfassen auch nicht direkt geschädigte Hautareale und innere Organe; bei

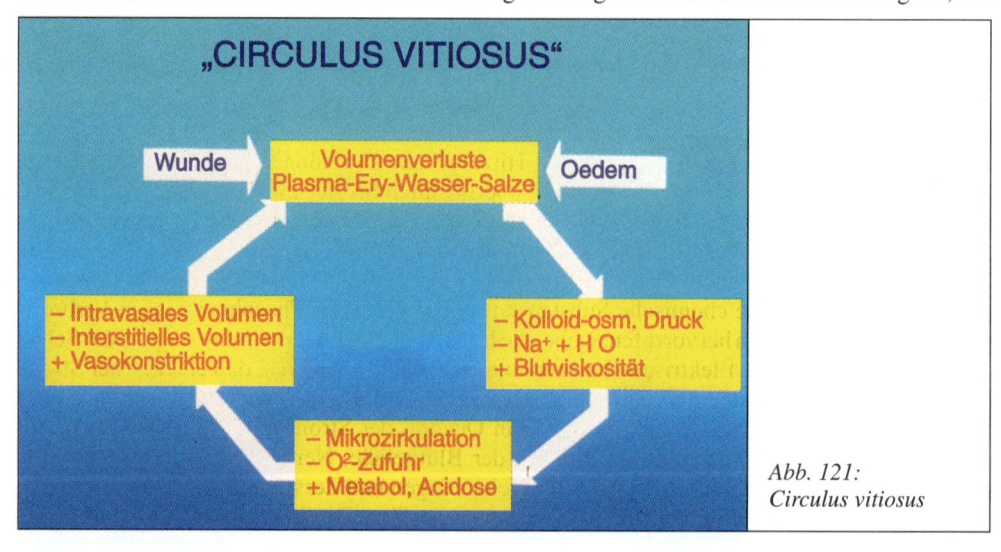

Abb. 121: Circulus vitiosus

Erwachsenen mit tief zweitgradiger respektive drittgradiger Verbrennung mit einem Verbrennungsausmaß von mehr als 30%, bei Säuglingen mit weniger als 10% und bei Kleinkindern mit mehr als 10% verbrannter Körperoberfläche. Diese massiven Flüssigkeitsverluste setzen einen „circulus vitiosus" in Gang (Abb. 121).

Der Organismus versucht über exzessive Katecholaminfreisetzung mit Anstieg der Herzfrequenz und Zunahme des peripheren Gefäßwiderstandes ein adäquates Herzzeitvolumen aufrechtzuerhalten. Folge der ausgeprägten Vasokonstriktion und Hämokonzentration sind regionale Minderperfusion mit Abnahme des peripheren Sauerstoffangebotes bei gleichzeitig gesteigertem Bedarf. Das Fehlen, aber auch das verspätete Einsetzen einer entsprechenden Therapie sind als Ausgangspunkt dieses Circulus vitiosus zu interpretieren, der schließlich in einem protrahierten Verbrennungsschock mit der Gefahr des Auftretens von multiplen Organdysfunktionen und der Entstehung einer Sepsis enden kann.

> **Cave:**
> **Eine rechtzeitige, adäquate Schocktherapie und weitere Versorgung an einer Spezialklinik führen zu einem wesentlich günstigeren Krankheitsverlauf und verbesserter Prognose.**

Erstversorgung, Patiententriage und weiteres Procedere ergeben sich aus:
1. Anamnese
2. Schweregrad
3. Atmung
4. Begleitverletzungen

1. Anamnese
Aus dem Unfallhergang kann man auf den Schweregrad des thermischen Traumas schließen. Nach Art der Noxe unterscheidet man:
- thermische Verbrennung
- chemische Verbrennung
- elektrische Verbrennung
- Verbrennung durch Strahleneinwirkung

Flammen bedeuten einen länger dauernden Hitzekontakt und können zu tiefgreifenden Verbrennungen führen. Verbrühungen führen zu oberflächlich bis tief zweitgradigen Verbrennungen. Kontaktverbrennungen, häufig eine Kombination von Druck und Hitze, sind fast immer drittgradige Verbrennungen (z. B. Quetschtrauma durch Bügelmaschine). Bei sogenannten „Flashburns" wird der Patient nicht direkt vom Feuer getroffen, ist aber der Strahlungswärme ausgesetzt. Verschiedene chemische Substanzen (z. B. Flußsäure, Phosphor) können Verbrennungen oder Verätzungen hervorrufen, wobei die Einwirkungszeit für den Schweregrad der Schädigung eine Rolle spielt. Elektrische Verbrennungen entstehen dadurch, daß elektrischer Strom durch den Körper fließt und ausgedehnte Verletzungen durch Hitzeeinwirkung in der Tiefe verursacht. Diese Widerstandswärme, die mit dem Quadrat der Stromstärke wächst, ist für tiefgreifende Gewebszerstörung, Intimanekrosen der Blutgefäße, Nervenschädigungen mit evtl. später auftretenden neurologischen Ausfallserscheinungen und Zerstörung von Muskulatur mit Freisetzung von Myoglobin und Hämoglobin verantwortlich. Die Ein- und Austrittsstellen des

Stromes (Strommarken) sind in Abhängigkeit von Hautwiderstand und Einwirkungsdauer meist drittgradige Verbrennungen. Bei Verbrennungen durch Strahleneinwirkung (Radioaktivität, Röntgenstrahlen) ist das Ausmaß der Schädigung im wesentlichen von der Kontaktzeit abhängig.

2. Schweregrad
Der Schweregrad eines Verbrennungstraumas wird von der Verbrennungsausdehnung und Verbrennungstiefe bestimmt. Ausschlaggebend dafür sind:
- Art und Temperatur der thermischen Noxe
- Dauer der Wärmeeinwirkung (Anamnese)
- Lokalisation

Je nach Lokalisation liegen unterschiedliche Hautdicke, Durchblutung und subkutanes Fettgewebe vor. Die gleiche thermische Noxe wird an der Handfläche (dünnere Haut und gute Durchblutung) eine tiefere Schädigung als auf der Fußsohle (dickere Hornschicht und geringere Durchblutung) hervorrufen. Subkutanes Fettgewebe schützt einerseits vor tiefem Eindringen von Wärme, gibt sie andererseits aber auch nur langsam ab.

Verbrennungsausdehnung
Zur Beurteilung der Verbrennungsausdehnung bei Erwachsenen hat sich die

„Neuner-Regel nach Wallace" (11 x 9 +1 = 100%)

bewährt. Bestimmte Körperteile machen einen bestimmten Prozentsatz der Gesamtkörperoberfläche aus.
Bei nichtzusammenhängenden Wundflächen und insbesondere bei Kindern kann die

„Handflächenregel" (Handfläche ~ 1% der KÖF)

hilfreich sein (Abb. 122).

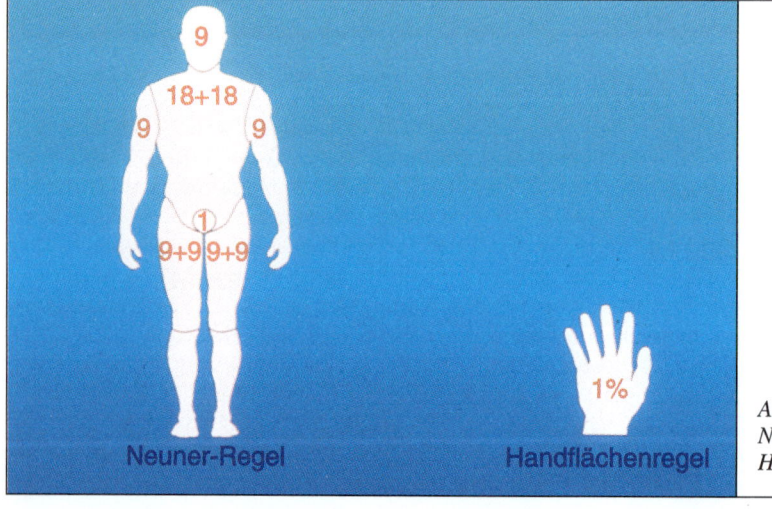

Abb. 122: Neuner-Regel, Handflächenregel

Bei Kindern hat die Neuner-Regel aufgrund der altersmäßig differenten Körperproportionen keine Gültigkeit. Folgende Faustregel kann bei Kindern bis zum ~ 7. Lebensjahr angewendet werden.

Kopf und Arme	~ 33% KÖF
Rumpf	~ 33% KÖF
beide Beine	~ 32% KÖF
1 Handfläche + Finger	~ 1% KÖF

Tabelle 98: Prozentanteile bei Verbrennungen

Verbrennungstiefe
Für die Planung des weiteren chirurgischen Vorgehens ist die genaue Diagnose der Tiefe der Verbrennung unerläßlich (Abb. 123 a, b).
Verunreinigungen der Haut können aber eine genaue initiale Beurteilung der Verbrennungstiefe erschweren. Neben der Morphologie und Lokalisation erweist sich der „Nadelstichtest" als ein gutes Hilfsmittel zur Beurteilung der Verbrennungstiefe. Empfindet der Patient nach kräftigem Stich mit einer sterilen Nadel in das verletzte Areal Schmerzen, so ist der Test positiv. Ein positiver Test ist ein Hinweis auf erhaltene Epithelreste, von denen die Reepithelialisierung ausgehen kann. Verbrennungen mit totaler Schmerzlosigkeit, also negativer Nadelstichprobe, sind höchstwahrscheinlich tief zweitgradig bis drittgradig und bedeuten vollständigen Hautverlust. Eine chirurgische Intervention ist unumgänglich.

3. Atmung
Verbrennungen im Gesichts- und Halsbereich, Verbrennungen in geschlossenen Räumen und Explosionsverletzungen mit Giftgasentwicklung lassen eine Schädigung der Atemwege erwarten. Ein Inhalationstrauma kann durch eine thermische und/oder toxische Schädigung (Inhalation

Verbrennungstiefe

- **Grad I** — Schmerzhafte Rötung, Schwellung
- **Grad II oberflächlich dermal** — Blasenbildung mit feuchtem Wundgrund, schmerzhaft, Nadelstiche bluten
- **Grad II tief dermal** — Blasenbildung mit feuchtem Wundgrund, Schmerzempfindung reduziert, Nadelstiche bluten erst bei intraakutanem Stich
- **Grad III ganz dermal** — Blasengrund trocken, Schmerzempfindung fehlt, Haare und Nägel fallen aus
- **Grad III tief** — Trockene Hautfetzen, Wundgrund weiß, wachsartig, demarkiert oder schwarz, verkohlt, keine Schmerzempfindung, Haare und Nägel fallen aus.

Abb. 123a: Verbrennungstiefe

Abb. 123b:
Verbrennungstiefe

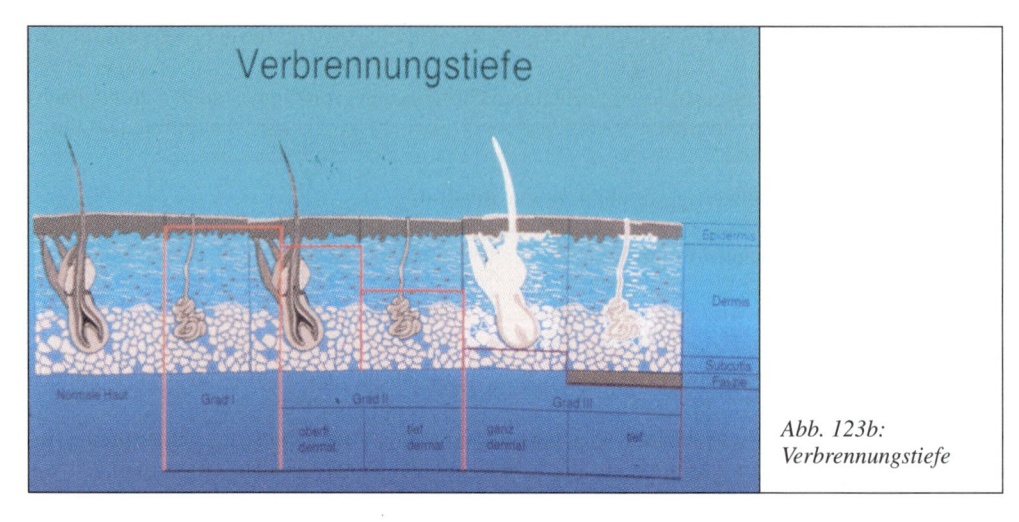

von Reizgasen) verursacht werden. Weiter distal in den Bronchien werden die Schäden aufgrund der Abkühlung der Luft immer geringer. Bronchoskopisch kann man im Trachealbaum, je nach Schwere der Schädigung, eine Rötung und Schwellung der Schleimhaut, Schleimhautnekrosen mit Ablösung sowie Verkochung und Verkohlung sehen.
Proteinreiche Exsudation in das Bronchiallumen kann in der Frühphase zum akuten alveolaren Lungenödem führen. Obstruierende Ausgüsse der Luftwege verursachen Mikroatelektasenbildung und Gasaustauschstörung. In der weiteren Folge (6–72 Stunden) entwickelt sich durch Zunahme der mikrovaskulären Permeabilität ein interstitielles Lungenödem. Die Schädigung des Flimmerepithels verhindert den Abtransport von Sekret, Zelltrümmern sowie externen Partikeln, die in der Folge den idealen Boden für eine Bronchopneumonie bilden.
95% aller Patienten mit Inhalationstrauma haben eine Gesichtsverbrennung, jedoch weniger als 1/3 aller Patienten mit Gesichtsverbrennungen ein Inhalationstrauma. Die Letalität des Inhalationstraumas wird mit 60% angegeben.
Bei Inhalation von Reizgasen hängt die klinische Symptomatik von der Wasserlöslichkeit bzw. Lipoidlöslichkeit und der Expositionszeit der Reizgase ab.
Kurze Expositionszeit und gut wasserlösliche Reizgase (Ammoniak, Chlorwasserstoff) werden hauptsächlich über die Schleimhäute der Atemwege absorbiert und verursachen eine Schädigung im Bereich des Pharynx und der Trachea. Die klinische Symptomatik umfaßt Husten, Übelkeit, Stridor, Pharyngo-Laryngitis bis hin zum Glottisödem.
Mäßig wasser- und lipidlösliche Reizgase (Chlorgas, Schwefeldioxid) führen zu einer Schädigung der Bronchien und Bronchiolen, klinisch als akuter Asthmaanfall imponierend.
Gut lipid- und wenig wasserlösliche Reizgase (Ozon, Nitrose-Gase) führen zu einer Schädigung der Bronchiolen und Alveolen. Nach einer kurzen Latenzzeit kommt es zum Auftreten von Dyspnoe, Tachypnoe, evtl. blutig tingiertem Sputum bis hin zum klinischen Vollbild eines toxischen Lungenödems.
Die morphologischen Veränderungen an den Schleimhäuten der Luftwege laufen je nach Reizgas fließend ab: oberflächliche Nekrosen, proteinreiche Exsudation in das Bronchiallumen,

Ausbildung von hyalinen Membranen mit Defektheilung bis hin zur Bronchopneumonie und Abszeßbildung.
Die Indikation zur Intubation sollte bei drohendem Glottisödem großzügig gestellt werden. Frühzeitige Intubation (wenn möglich noch am Unfallort) bei entsprechender Anamnese und klinischer Symptomatik beugen der Problematik einer verzögerten Intubation vor.

Indikationen für eine frühzeitige Intubation und Beatmung:
- Bewußtlosigkeit
- Verdacht auf Inhalationstrauma
- Verbrennungen im Gesichts-, Halsbereich
- Verbrennungen > 50% verbrannter KÖF
- polytraumatisierte Patienten

Verbrennungen am Hals und am Thorax können durch den steifen „Verbrennungspanzer" zu einer mechanisch bedingten Beeinträchtigung der Atmung führen. Wie bei allen schweren Traumen ist die Lunge in das Krankheitsgeschehen miteinbezogen. Patienten mit Verbrennungen ab 50–60% verbrannter KÖF weisen eine verminderte O_2-Transportkapazität auf.

4. Begleitverletzungen
Bei polytraumatisierten Brandverletzten ist das Verbrennungstrauma initial von sekundärer Bedeutung. Nach Stabilisierung der Vitalfunktionen (A-B-C-Regel) und Versorgung lebensbedrohlicher Verletzungen erfolgt die Sanierung der verbrannten Körperareale. Die für das Verbrennungstrauma aufgestellte Forderung, keine kolloidalen Substanzen zu applizieren, muß beim Polytrauma zugunsten der Stabilisierung der Herz-Kreislauf-Funktion außer acht gelassen werden. Alle Verbrennungspatienten, auch die Schwerstverbrannten, sind initial ansprechbar. Bei Bewußtlosigkeit müssen zusätzliche Verletzungen, wie Schädel-Hirn-Verletzung, innere Blutungen, Kohlenmonoxid-Vergiftung, Zyanid-Vergiftung, Methämoglobinämie durch Nitrose-Gase (nächtlicher Schwelbrand in geschlossenen Räumen, Wohnungsbrand), erwogen werden.

Sofortmaßnahmen
1. Bergung des Brandverletzten aus der Gefahrenzone.
2. Entfernung der verbrühten, verbrannten Kleidungsstücke, ohne Manipulationen an der Hautoberfläche.
3. Sofortiger Beginn der Kaltwassertherapie (Abb. 124), um die Wärmequelle Haut auszuschalten.
Solange das Gewebe > 52 °C warm ist, wird es geschädigt. Die Kühlung kann durch kaltes Abduschen, Untertauchen von Extremitäten in Becken kalten Wassers, Auflegen kalter Kompressen etc. durchgeführt werden. Die optimale Wassertemperatur liegt zwischen 15–20 °C. Durch die Kühlung werden die Tiefenausdehnung, Stoff-

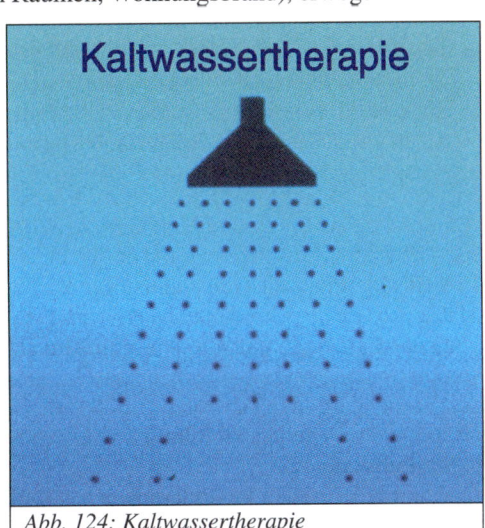

Abb. 124: Kaltwassertherapie

wechselvorgänge und die Ödembildung vermindert, und gleichzeitig wird Schmerzfreiheit erzielt. Auch nach einer $^1/_2$–$^3/_4$ Stunde nach dem Trauma ist eine Kühlung noch effektiv!

> **Cave:**
> **Unterkühlung (Kinder), lokale Erfrierungen durch Eispackungen.**

4. Steriles Abdecken der Wundflächen mit Metalline oder sauberen Tüchern. Keine Verwendung von Salben und Puderverbänden oder Desinfektionsmitteln!
5. Bei entsprechendem Schweregrad der Verbrennung: Legen großlumiger i. v. Kanülen zur Infusionstherapie, wenn nötig auch im verbrannten Areal. Falls erforderlich, Schaffung eines zentralvenösen Zuganges.
6. Starke Schmerzentwicklung erfordert die Gabe potenter Analgetika: Fentanyl®, Dipidolor®. Aufgrund der Schocksymptomatik sollten alle Pharmaka nur i. v. und nicht i. m. oder s. c. verabreicht werden.
7. Infusionstherapie – die zu infundierende Infusionsmenge, in Form von Ringer-Lactat, wird nach der Formel von Baxter berechnet.

> **4 ml/kg Körpergewicht/% verbrannter Körperoberfläche/24 Stunden, davon die Hälfte in den ersten 8 Stunden**

Die gesamte Volumszufuhr ergibt sich aus der nach der Baxterformel berechneten Flüssigkeitsmenge und dem zusätzlichen Erhaltungsbedarf. Primär wird ausschließlich Ringer-Lactat verabreicht. Kolloide gelangen durch das capillary leakage in den Extravasalraum und verstärken die Ödembildung. Hämodynamische Instabilität bei polytraumatisierten Brandverletzten und bei Patienten mit cardialer Vorerkrankung (schlechte Toleranz der massiven Kristalloidgabe) machen aber den Einsatz von Kolloiden unumgänglich.

8. Die Therapie bei Verdacht auf Inhalationstrauma besteht neben einer rechtzeitigen Intubation und Beatmung zur Sicherung einer adäquaten Sauerstoffzufuhr in der lokalen Corticoidgabe (z. B. Becotide Dosieraerosol®, Pulmicort®-Turbohaler) zur Reduktion des Schleimhautödems, Besserung des Bronchospasmus und Erhalt der Funktion des Surfactant.

> **Cave:**
> **Systemische Cortocoidapplikation!**

Mehrere klinische Untersuchungen ergaben eine höhere Letalität beim Inhalationstrauma nach mehrtägiger systemischer Corticoidtherapie.

9. Verbrennungswunden sind, korrektes Management vorausgesetzt, primär steril. Prophylaktische Antibiotikagabe führt lediglich zur Selektion resistenter Keime.
10. Tetanusprophylaxe

Patiententriage
Nach der Erstversorgung sollten Brandverletzte mit folgenden Kriterien in eine Spezialabteilung (Verbrennungszentrum, plastische Chirurgie) weitergeleitet werden.

Indikationen zum Transfer in eine Spezialabteilung

Verbrennungsausdehnung
- Erwachsene mit Verbrennungen → 20% KÖF
- Säuglinge mit Verbrennungen → 5% KÖF
- Kinder mit Verbrennungen → 10% KÖF

Verbrennungstiefe
Eine Notwendigkeit zur Verlegung an eine Spezialabteilung sind tiefe Verbrennungen ohne Spontanheilung (ab tief zweitgradiger Verbrennung) sowie Verätzungen, Elektroverbrennungen, die eine entsprechende chirurgische Behandlung, wie Nekrektomie oder Hauttransplantation, benötigen.

Besondere Lokalisation
Gesicht, Atemwege, Hände, Fußsohlen, Genitalbereich

Allgemeinzustand
Unabhängig vom Schweregrad der Verbrennung: Inhalationstrauma, Säuglinge, Kleinkinder, Patienten im schlechten Allgemeinzustand, alte Patienten, Patienten mit cardialen Erkrankungen

Klinische Erstversorgung

Bei fehlenden Begleitverletzungen:
1. Reinigung der Brandwunden, Beurteilung der Verbrennungsausdehnung und -tiefe unter aseptischen Bedingungen in ausreichender Analgesie oder Narkose.
2. Durchführung von Entlastungsschnitten bei zirkulären Verbrennungen (Escharatomie).
3. Erstellung eines Therapieplanes für das weitere konservative oder chirurgische Vorgehen.
4. Diagnostik eines möglichen Inhalationstraumas durch Inspektion der Schleimhaut im Nasen-, Rachenraum und anschließender Bronchoskopie (BAL und Zytologie).
5. Minimales Monitoring zur Überwachung von Herz-Kreislauf-Zustand und Infusionstherapie bei Verbrennungen ab ~ 20% KÖF und Elektroverbrennungen (Gefahr eines Nierenversagens durch Myoglobinurie bei ausgeprägter Muskelgewebszerstörung).
   - EKG (Arrhythmien bei Starkstromunfällen)
   - zentraler Venenkatheter (ZVD)
   - Harnkatheter (Stundenharnmenge 0,5–1 ml/Kg/h)
   - arterielle Leitung (Blutgasanalysen)
   - Magensonde
6. Labordiagnostik: Blutbild, Blutgruppe, Elektrolyte, Blutgase, KOD, Harnstoff, Kreatinin, Leberfunktion, Blutgerinnung, Myoglobin und Hämolyse bei Starkstromunfällen, CO-Hb bei Verdacht auf Rauchgasintoxikation
7. Dokumentation, Bilanzblatt

Prognose

In der Fischer-Formel wird die Ausdehnung einer Verbrennung mit dem Alter des Brandverletzten und dem Mortaltitätsrisiko in Relation gesetzt (Tabelle 99).

Alter (Jahre) + Prozent (verbrannte Fläche) = Punkte		
< 100	⇨	Prognose infaust
~ 80	⇨	Lebensgefahr
< 80	⇨	Überleben wahrscheinlich

Tabelle 99: Mortalitätsrisiko

Diese Regel dient nur initial zur groben Einschätzung der Überlebenschancen, da die Letalität eines thermischen Traumas von vielen Faktoren (Schweregrad, Inhalationstrauma, Begleitverletzungen) abhängig ist. Im Rahmen einer Verbrennungskatastrophe, in der sowohl die personelle als auch die materielle Anforderung das übliche Maß weit überschreiten, wird man gezwungen sein, die Zahl der zu versorgenden Patienten zu limitieren und sich auf die hoffnungsvollen Patienten mit Verbrennungen zwischen 20–70% verbrannter KÖF zu konzentrieren (Tabelle 100).

unproblematische Fälle	< 20% verbrannte Körperoberfläche
hoffnungsvolle Fälle	20–70% verbrannte Körperoberfläche, mit oder ohne Inhalationsschaden
hoffnungslose Fälle	> 70% verbrannte Körperoberfläche, Inhalationsschaden

Tabelle 100: Triage nach erfolgversprechender Verbrennungsbehandlung

Bei Patienten mit Verbrennungen < 20% KÖF erfolgt die Flüssigkeits- und Schmerztherapie per os, wobei pro 1l Leitungswasser 1 Eßlöffel Kochsalz beigefügt wird. Infauste Verbrennungen werden nur mit Schmerzmittel versorgt. Kinder bedürfen, unabhängig vom Schweregrad des thermischen Traumas, immer einer ärztlichen Betreuung.

Zusammenfassung

Erste-Hilfe-Maßnahmen bei Verbrennungstrauma
- Entfernen der Noxe
- Sicherung der Vitalfunktionen (A-B-C-Regel)
- Neutralisation und Kühlung: Wasser
- Flüssigkeitstherapie: Baxter-Formel
- Schmerztherapie
- weiteres Procedere

Durch eine rasche und effektive Erstversorgung können Sekundärschäden vermieden und die Mortalität gesenkt werden.

Literatur:
Arturson G.:Initial fluid resuscitation. Beitr. Anaesth. Intens. Notfallmed. 37, 1991
Zellweger G.: Die Behandlung der Verbrennungen. Deutscher Ärzte-Verlag, Köln 1985
Steen M.: Inhalationstrauma. Beit. Anaesth. Intens. Notfallmed. 37, 56–69
Köhnlein H. E., Nolte A.: Application of cold water as an immediate treatment. Abstract of 2. Congress of the European Burn Association, Aachen 7.–10. Okt.
Baxter C. R.,Shires G. T.: Physiological response to crystalloid resuscitation of severe burns. Ann. NY Acad. Sci. 150: 168, 874
Welch G. W., Lull R. J., Petroff P. A.: The use of steroids in inhalation injury. Surg. Gynecol. Obstet. 145, 1977, 539
Balogh D.: Aufgaben des Anästhesisten bei der Versorgung von Brandverletzten. Beitr. Anaesth. Intens. Notfallmed. 37, 1991, 49–55

Autoren:
Prim. Dr. Jutta Berger
Institut für Anästhesiologie und Intensivmedizin
LKH Fürstenfeld
Krankenhausgasse 1
A-8280 Fürstenfeld

Univ.-Prof. Dr. Gerhard Pierer
Univ.-Klinik für Chirurgie
Klinische Abteilung für Plastische Chirurgie
Karl-Franzens-Universität Graz/LKH Graz
Auenbruggerplatz 29
A-8036 Graz

Hitzeschäden

J. Berger

Die Körperkerntemperatur wird normalerweise durch ein Gleichgewicht zwischen Wärmebelastung (metabolische Wärmeproduktion oder Umweltwärme) und Wärmeabgabe aufrechterhalten. Hitzeschäden entstehen, wenn die Wärmeabgabe in Abhängigkeit von der Umgebungstemperatur und Luftfeuchtigkeit eingeschränkt oder aufgehoben ist.
Hitzeschäden treten typischerweise in den extremen Altersklassen auf. Begünstigend sind Faktoren, wie Adipositas, Schlafdefizit und chronische Medikamenteneinnahme. Hitzeschäden können aber auch bei jungen, gesunden Menschen im Rahmen schwerer körperlicher Belastung (Hochofenarbeiter, Sportler) auftreten. Die wichtigsten Hitzeschäden sind in der Tabelle 101 zusammengefaßt.

Hitzeschäden	Symptome	Therapie
Hitzekrämpfe	Muskelkrämpfe	Flüssigkeit
Hitzeohnmacht	Kollaps	Lagerung
Sonnenstich	meningeale Reizsymptome	Abschirmung, Lagerung
Hitzeerschöpfung	Schwächegefühl	Lagerung
Hitzschlag	Körpertemperatur > 41 °C, Bewußtseinsstörung	Kühlung, Schocktherapie

Tabelle 101: Hitzeschäden: Symptome, Therapie

Hitzekrämpfe
Hitzekrämpfe treten nach schweren Arbeiten und Sport bei hoher Umgebungstemperatur auf. Betroffen sind junge, gesunde, leistungsfähige Menschen. Durch exzessiven Schweißverlust (Kochsalzverlust) von 2–4 Litern kommt es in den beanspruchten Muskelregionen zu Krämpfen. Die Symptome treten häufig erst einige Stunden nach Beendigung der Belastung auf.
Durch i. v. oder per os Zufuhr isotoner Flüssigkeit kommt es zu einer raschen Besserung der Symptomatik.

Hitzeohnmacht
Langes Stehen in großer Hitze begünstigt eine periphere Vasodilatation mit Blutumverteilung und cerebraler Minderperfusion. Gesteigerte Vagusaktivität verhindert ein Ansteigen des Herzzeitvolumens zur Kompensation der zerebralen Minderdurchblutung. Die Patienten sinken plötzlich ohnmächtig zusammen.
Die Therapie besteht in einer Flachlagerung der Patienten an einem kühlen Ort und Anheben der Beine in Taschenmesserposition.

Sonnenstich („Insolation")
Durch direkte Sonnenbestrahlung des Kopfes kommt es zu meningealen Reizerscheinungen. Besonders gefährdet sind Kleinkinder und ältere Menschen. Die Symptome *„roter, heißer Kopf*

– *kühler Körper"* vervollständigen das klinische Bild. Bei Nichterkennen und fehlender Therapie kann sich das Vollbild eines Hitzschlags entwickeln.
Oberkörperhochlagerung an einem kühlen, ruhigen, schattigen Ort ist als Therapie meistens ausreichend. Ausbleibende Besserung der klinischen Symptomatik erfordert eine stationäre Aufnahme zur Überwachung und Therapie eines möglicherweise gesteigerten Hirndrucks.

Hitzeerschöpfung

Hitzeerschöpfung tritt bei Flüssigkeitsmangel im extrazellulären Raum (Dehydratation) durch Erbrechen, Diarrhöe, Schwitzen, medikamentöser Therapie und längerer Exposition in hoher Umgebungstemperatur auf. Die Diagnose ergibt sich aus der Anamnese, den klimatischen Gegebenheiten und der klinischen Symptomatik, wie Benommenheit, Schwindel, Schwächegefühl. Die Haut ist kalt, schweißig, der Blutdruck erniedrigt bei gleichzeitig erhöhter Herzfrequenz. Bei schwerer Hitzeerschöpfung kann sich eine Schocksymptomatik entwickeln.
Die Therapie besteht initial in einer Flachlagerung an einem kühlen Ort und die per os-Gabe einer mit Kochsalz angereicherten Flüssigkeit. Bei sich entwickelnder Schocksymptomatik sind die i. v. Zufuhr einer normotonen Elektrolytlösung und eine rasche Klinikeinweisung zur Beurteilung und Therapie der Störung des Wasser- und Elektrolythaushaltes angezeigt.

Hitzschlag

Der Hitzschlag ist von den Hitzeschäden die schwerste Störung der Wärmeregulation mit akut lebensbedrohlicher Symptomatik. In typischer Weise treffen hohe Umgebungstemperaturen und hohe Luftfeuchtigkeit zusammen. Die hohe Umgebungstemperatur verhindert eine Wärmeabgabe durch Radiation und Konvektion, und eine hohe Luftfeuchtigkeit verhindert die Energieabgabe über die Schweißevaporation. Prädisponierende Faktoren, wie cardiovaskuläre und pulmonale Erkrankungen, beeinträchtigen die cardiovaskuläre Kompensation. Begünstigend wirken mangelnde Akklimatisation, Alkoholintoxikation, Adipositas, fieberhafte Erkrankungen, Dehydratation und zu warme Kleidung.
Entsprechend der Ätiologie unterscheidet man zwei Formen:
- Klassischer Hitzschlag: Betrifft vorwiegend ältere Menschen und Kleinkinder bei Wetterbedingungen mit hoher Temperatur und Luftfeuchtigkeit.
- Die andere Form betrifft Jugendliche und Erwachsene nach schwerer körperlicher Belastung (auch) bei normalen Wetterbedingungen.
- Eine klinisch häufige Kombination ist schwere körperliche Belastung, warme Kleidung und hohe Außentemperatur.

Klinik

Pathophysiologisch handelt es sich um eine thermale Schädigung auf zellulärer Ebene, die nahezu alle Organe betrifft und die Symptomenvielfalt erklärt. Die Folgen der hyperthermen Dehydratation sind Minderperfusion, Muskelzellnekrosen, Azidose, disseminierte intravasale Gerinnung, Mikrothrombenbildung, petecchiale Blutungen, Organinfarkte.
Im kompensierten Stadium versucht der Körper die thermische Belastung durch ein gesteigertes Herzzeitvolumen bei niedrigem Systemwiderstand (gesteigerte Hautdurchblutung) zur Abstrahlung endogener Wärme zu kompensieren. Klinisch entspricht es einem hyperdynamen septischen Zustandsbild mit Körperkerntemperatur > 41 °C und warmer, trockener Haut. Bei Übergang in das dekompensierte Stadium ist das Herzzeitvolumen erniedrigt, die Haut asch-

fahl, kalt und cyanotisch. Patienten mit koronarer Herzerkrankung klagen über Stenocardien und Dyspnoe.
In weiterer Folge kann es zu Komplikationen, wie Niereninsuffizienz (durch Minderperfusion ischämische Schädigung der Nierentubuli), Störung des Wasser- und Elektrolythaushaltes (Hypo- und Hyperkaliämie, Hypo- und Hypernatriämie), respiratorischer Alkalose (durch den vermehrten Atemantrieb), metabolischer Azidose und Schocksymptomatik, kommen. Zu den vielfältigen neurologischen Störungen, ausgelöst durch Hirnödem und petecchiale Blutungen, zählen Verwirrtheitszustände, Bewußtseinsstörungen, Halbseitenzeichen, generalisierte Krampfanfälle. Weiters können Zeichen der Leber- und Pankreasschädigung und Störung der Blutgerinnung auftreten.

Therapie
- Flachlagerung in kühler Umgebung, Entfernen der Kleidung
- Bei Bewußtlosigkeit: Intubation und Beatmung.
- Individuelle Flüssigkeitstherapie mit Ringer-Laktat oder physiologischer Kochsalzlösung.

**Cave:
Volumsüberlastung**

- Einweisung in ein Krankenhaus zur weiteren intensivmedizinischen Versorgung:
- Rasche Senkung der Körperkerntemperatur auf ~ 38°C durch Kühlung der Patienten (feuchte Tücher und kalte Luft, Ventilator).
- Durch Hautmassage Vermeidung einer durch Kältereiz verursachten Vasokonstriktion und damit verminderten Wärmeabgabe.
- Frühzeitige Therapie sich entwickelnder Komplikationen.

Literatur:
Ahnefeld F. W.: Verbrennungen, Verätzungen, Hitze- und Kälteschäden. Klinische Anästhesiologie und Intensivmedizin Band 10, Springer-Verlag, 1975, 290
Schuster H.-P.: Notfallmedizin. Urban & Schwarzenberg Verlag, 1989, 369–376
O`Donell. T. F., Clowes G. H. A.: The circulatory abnormalities of heatstroke. Engl. J. Med. 287, 1972, 734–737

*Autor:
Prim. Dr. Jutta Berger
Institut für Anästhesiologie und Intensivmedizin
LKH Fürstenfeld
Krankenhausgasse 1
A-8280 Fürstenfeld*

Strom- und Blitzunfall

V. Weinrauch

Elektrische Unfälle, besonders in industriellen und gewerblichen Betrieben, sind meist die Folge von mangelhaft durchgeführten Sicherheitsvorkehrungen und führen nicht selten zu sehr bedrohlichen Situationen mit oft sogar letalem Ausgang. Im folgenden Abschnitt wird eine kurze Zusammenfassung von Stromunfällen und ihren Auswirkungen auf den menschlichen Organismus gegeben sowie die Therapie beschrieben.

Physikalisch-technische Grundlagen

Man unterscheidet zwischen Gleich- und Wechselstrom. Hier besteht vor allem der Unterschied, daß Gleichstrom (z. B. 110 Volt) weniger gefährlich ist als Wechselstrom derselben Spannung. Niederspannungsunfälle mit Spannungen bis zu 1.000 Volt und Hochspannungsunfälle mit Spannungen über 1.000 Volt zeigen bis 1 Kilovolt hauptsächlich Auswirkungen des elektrischen Stromdurchgangs, bei darüberliegenden Spannungen dominiert die thermische Verletzung. Die Mindestspannung für einen Stromfluß durch den Körper liegt bei zirka 70 bis 100 Volt (abhängig vom Widerstand). Die Frequenz der Wechselspannung wirkt sich außerdem sehr ungünstig auf die Erregungsvorgänge im Herzen aus. Der Strom, der z. B. von den Bundesbahnen verwendet wird, ist mit 16,75 Hertz vergleichsweise weniger gefährlich als Haushaltsstrom.

Ein wichtiger Faktor ist außerdem der Widerstand, der an den Stromübertrittsstellen vorherrscht, sowie der allgemeine Körperwiderstand. Der Widerstand an den Kontaktstellen variiert außerordentlich stark: trockene, schwielige Haut zeigt im Durchschnitt einen Widerstand von 10.000 bis 20.000 Ohm, in Abhängigkeit vom Stromweg jedoch bis zu 1 Million Ohm. Dünne, feuchte Haut zeigt oft nur einen Widerstand von 100 Ohm. Da der Widerstand auch spannungsabhängig ist, kann es zum sogenannten „Durchschlagen" des Widerstandes kommen, wobei natürlich Übergangswiderstände, wie z. B. eine Gummisohle oder Isolierplatten, eine Rolle spielen.

Die Stromstärke, ein ebenso wichtiger Faktor in der Auswirkung des Stroms, ist direkt proportional zu Spannung und Widerstand ($A = U/R$). So kann z. B. bei 220 V Wechselstrom und einem Widerstand von 1.000 Ohm maximal ein Strom von 220 mA fließen. Mit der Zunge liegt die Wahrnehmungsgrenze bei einer Stromstärke von 0,05 mA, an der übrigen Haut bei 0,5 bis 1 mA, die Loslaßgrenze bei 10 bis 20 mA. Unter 10 mA bleiben in der Regel auch bei längerer Stromeinwirkung keine Schäden zurück.

Nicht zuletzt ist die Wirkung des Stroms auch abhängig vom Weg durch den Körper. Liegen wichtige Organe im Stromweg (Herz, Lunge, Gehirn, Rückenmark), so können bereits geringere Expositionen zu massiven Beeinträchtigungen der Funktion führen. Allgemein sind Querdurchströmungen von Hand zu Hand weniger gefährlich als Längsdurchströmungen. So ist z. B. der herzwirksame Strom bei einer berührten Spannung von 220 V, wobei der Übergangswiderstand vernachlässigt wird, bei einer Berührung von

- Hand zu Hand 50 mA
- Hand zu Füßen 200 mA
- Hand zu Brust 75 mA
- beide Hände zu Brust 800 mA

Allgemein kann gesagt werden: Je länger die Stromeinwirkung dauert, desto stärker sind die zu erwartenden Folgeschäden, besonders die thermischen.

Wichtig ist auch der Stromeintrittszeitpunkt, bezogen auf den Herzrhythmus. Bei einer Stromstärke von 10 bis 500 mA ist bei einer Stromeintrittszeit bis 100 ms nur bei Eintritt in der vulnerablen Phase mit Kammerflimmern zu rechnen, bei 300 bis 400 ms allgemein mit ventrikulären Extrasystolen und eventuell Kammerflimmern, während ab 600 ms der Zeitpunkt des Stromeintritts keine Rolle mehr spielt.

Als allgemeiner Grundsatz gilt außerdem:
Bei der Durchströmung eines Leiters (z. B. Mensch) entsteht Wärme (Joule'sche Wärme).

Neben industriellen und gewerblichen Unfällen kann es durch Blitze zu schweren Verletzungen von Personen kommen. Blitze entstehen durch Entladungsvorgänge der Atmosphäre. Für einen Zeitraum von Mikrosekunden entstehen Spannungen von einigen Millionen Volt und Stromstärken bis zu 100.000 Ampere. Aus diesen Zahlen wird ersichtlich, wie verheerend die Wirkung eines Blitzschlags sein kann.

Schädigungsmechanismen

Für die Verletzung von Organen und Gewebe ist die Stromstärke ausschlaggebend, die nach dem Ohmschen Gesetz von der Spannung und dem Widerstand abhängig ist. *Köppen* unterschied vier Stromstärkenbereiche (Tab. 102).

Wirkungen an den betroffenen Organsystemen

Haut

Stromeintritts- und -austrittsmarken sind umschriebene, meist scharfrandig begrenzte erst- bis drittgradige Verbrennungen der Haut, die häufig durch den starken Flüssigkeitsverlust eingezogen sind. Sie können in Abhängigkeit von den bereits erwähnten Faktoren und der Beschaffenheit bzw. Größe der Kontaktflächen verschieden groß sein. Die Wärmeentwicklung ist der Frequenz direkt proportional, d. h., je größer die Frequenz, desto größer die entstehende Wärme. Die Strommarken sind der Nachweis, daß tatsächlich ein Stromfluß durch den Körper stattgefunden hat. Strommarken sind Verbrennungen dritten Grades, deren Größe in Abhängigkeit von Hautwiderstand, Einwirkdauer und Kontaktfläche bestimmt wird. Bei großflächiger Berührung, festem Kontakt und geringem Übergangswiderstand kann allerdings ein tödlicher Strom einwirken, ohne daß sich Strommarken ausbilden. Lichtbogenverbrennungen als Sonderform entstehen, wenn die Isolierwirkung der Luft nicht mehr ausreichend ist. Dann kommt es zum Überspringen von Ladungen mit oft starker Temperaturentwicklung.

Cave:
Auch ohne großflächige Hautzerstörungen können tieferliegende Schichten betroffen sein.

Muskulatur

Der Hautwiderstand kann schon ab 100 V durchschlagen werden. Es kommt zu Verbrennungen und Verkochungen von Muskeln und Sehnen. Diese tiefgreifenden Gewebszerstörungen beim Durchströmen des Körpers entstehen durch die Bildung von Joule'scher Wärme (dem elektri-

Strom-stärke-bereich	Stromstärkenbereiche bei Gleich- und Wechselstrom (nach Köppen):			
	Strom-stärke	*sichtbare Merkmale*	*klinische Merkmale*	*vitale Bedrohung*
I	Gleichstrom bis 80 mA Wechselstrom bis 25 mA	Muskelkontraktionen in den Fingern Loslassen des Kontaktes noch möglich bei 9 bis 15 mA	vorübergehende Blutdrucksteigerung ohne Einfluß auf Herzrhythmus und Erregungsleitung, physiologische Ausgleichs-reaktionen	nein
II	Gleichstrom 80–300 mA Wechselstrom 25–80 mA	noch eben erträgbare Stromstärke, keine Bewußtlosigkeit	Herz-arrhythmie, vorüber-gehender Herzstillstand, vorüber-gehende Blutdruck-steigerung	eventuell
III	Gleichstrom über 300 mA Wechselstrom über 80 mA	Herz- und Atemstillstand; Tod, wenn der Stromdurchgang länger dauert als $1/_3$ Sekunde	Kammerflimmern	ja
IV	Wechselstrom über 3 A	Verbrennungen, Verkochungen	Kammerflimmern, sonst wie bei Stromstärke II	ja

Tabelle 102: Stromstärkenbereiche

schen Strom wird Widerstand entgegengesetzt, der mit dem Quadrat der Stromstärke wächst). Durch die Verkochung von Gewebe und Muskulatur wird der Körper mit Verbrennungsprodukten (denaturiertem Eiweiß, Myoglobin, Kalium) überschwemmt.

Durch Muskelkontraktionen kommt es zu verschiedenen anderen äußerst unangenehmen Nebenwirkungen, wie etwa dem Weggeschleudertwerden vom Unfallort, so daß zwar der Stromkontakt unterbrochen wird, aber auch ausgeprägte Sekundärverletzungen verursacht werden (Sturz von der Leiter, Absturz im Gebirge etc.). Durch Krämpfe kann es zu unangenehmen Blutdrucksteigerungen kommen, Krämpfe und ineffektive Fibrillationen der Bauch- und Atemmuskulatur können sogar einen Atemstillstand bewirken. Durch ausgedehnte Myolysen und ähnliches kommt es zu einer Überflutung mit Stoffwechselprodukten mit Erhöhung des Serumkaliumspiegels und Erhöhung des Myo- und Hämoglobins.

Herz
Die ausgelösten Herzrhythmusstörungen sind einerseits durch eine direkte Durchflutung des Herzens, eventuell aber durch Erhöhungen des Kaliumspiegels verursacht, wobei beim auftretenden Kreislaufstillstand das Kammerflimmern gegenüber der Asystolie bei weitem überwiegt. Durch eine eingetretene Myolyse werden durch den Anstieg der myokardspezifischen Fermente infarktähnliche Bilder hervorgerufen. Je nach Stromweg und Stromstärke treten Reizbildungs- und Reizleitungsstörungen auf: Vorhofflattern, Vorhofflimmern, Herzstillstand. Bei einer Stromstärke von 8 Ampere und einer Wirkdauer von mehr als 3 Sekunden tritt irreversibles Kammerflimmern auf. In der Regel werden erst Stromstärken über 80 mA gefährlich, es können jedoch bereits Stromstärken von 25 mA ventrikuläre Extrasystolen (VES) auslösen. Hauptsächlich werden eben genannte VES und Vorhofflimmern beobachtet, es kommen aber auch Sinusbradycardien und -tachycardien, Schenkelblockbilder und Herzstillstände vor. Oft werden erst nach einigen Stunden Rhythmusstörungen beobachtet. Daß der Wechselstrom, angesichts seiner größeren Wahrscheinlichkeit, in die vulnerable Phase zu fallen, gefährlicher ist als der Gleichstrom, wurde bereits erwähnt. Im Bereich von 10 bis 500 mA sind die Folgen von der Dauer, dem Stromeintrittspunkt und der Stromart abhängig.

Nervensystem
Die Schädigungen am Nervensystem erfolgen hauptsächlich durch die direkte Stromwirkung oder durch Hitzeentwicklung. Es kommt zu Leitungsstörungen, Parästhesien, durch Ödementwicklung zu tonisch-klonischen Krämpfen, Amnesie, Verwirrtheit und Paresen. Bei einer Stromeinwirkung auf das Gehirn kann durch die erzeugte Wärme der Knochen verbrennen, das Gehirngewebe verkaschen oder verkochen, die Gas- und Dampfentwicklung zur Sprengung der Schädelkapsel führen. Bei Durchfließen des Stroms durch den ganzen Körper kann auch das Rückenmark in seiner gesamten Ausdehnung betroffen sein. Man findet bleibende Spastik, Paresen und Querschnittsbilder. In Verbindung mit Sekundärverletzungen im Schädelbereich kann die Differentialdiagnose zu einem SHT oder einer Commotio cerebri unter Umständen nur sehr schwer zu stellen sein. Es kommen auch indirekte Schädigungen der Nerven durch Kompression, Zirkulationsstörungen und Nekrosen vor.

Niere
Für Schädigungen an der Niere kann es, wie bereits angedeutet, mehrere Ursachen geben. Es kann zur Ausbildung einer Schockniere durch die Entstehung eines Kreislaufschocks kommen, wobei ein paralytischer Schock, beispielsweise durch Irritation der Medulla oblongata, letale Folgen haben kann. Es kann ferner zur Zerstörung von Nierengewebe (akute tubuläre Nekrosen) durch die direkte Stromwirkung kommen, und durch das Anfluten von Hämo- und Myoglobin kann sich eine sogenannte „Crush-Niere" ausbilden.

Auge
Hier kommen hauptsächlich Verblitzungen durch Lichtbogen, Netzhautschäden oder Sekun-

därglaukome vor. Eventuell sind noch perforierende Augenverletzungen durch verdampfende Flüssigkeiten (z. B. Metalle) möglich.

Ohr
Ohrenverletzungen sind besonders dann zu erwarten, wenn sich der Kopf im Stromkreis befand. Dabei zeigt sich oft eine Latenz der Symptome.
Darüber hinaus finden sich allgemeine Auswirkungen im Rahmen einer eventuellen Verbrennungskrankheit, wie z. B. die Schocklunge, Verbrauchskoagulopathien, Streßulkus, Sepsis usw.

Cave:
Bei Verbrennungen durch Strom ist die sogenannte „9-er Regel" nicht anwendbar!

Verhalten bei Stromunfällen

Niederspannungsunfälle	Hochspannungsunfälle
Entfernen der Sicherung	freischalten (lassen!)
Abschalten des Gerätes	gegen Wiedereinschalten sichern
Herausziehen des Netzsteckers	erden und kurzschließen
isolierter Standplatz	benachbarte Spannungsträger abdecken

Tabelle 103: Verhalten bei Stromunfällen

- Rettung aus der Gefahrenzone
- ABC-Regel, Sicherung der Vitalfunktionen
- stabile Seitenlagerung oder Reanimation
- bei Kammerflimmern frühzeitige Defibrillation und Intubation
- Schocktherapie, Flüssigkeitsgabe und Hirnödemprophylaxe

Bei Wunden und Frakturen steriles Abdecken und Extension sowie Schienung. Blitzverletzte vollständig in Alufolie einwickeln, die ringsum bis zum Boden reichen sollte. Die Intubation sollte bei Verdacht auf ein SHT frühzeitig erfolgen.

Bei Bergung von durch abgerissene Hochspannungsleitungen Verletzter denken Sie besonders an das Vorhandensein eines Spannungstrichters (siehe Abb. 125), der vor allem beim Hineinlaufen durch die Überbrückung eines Potentialgefälles gefährlich werden kann.

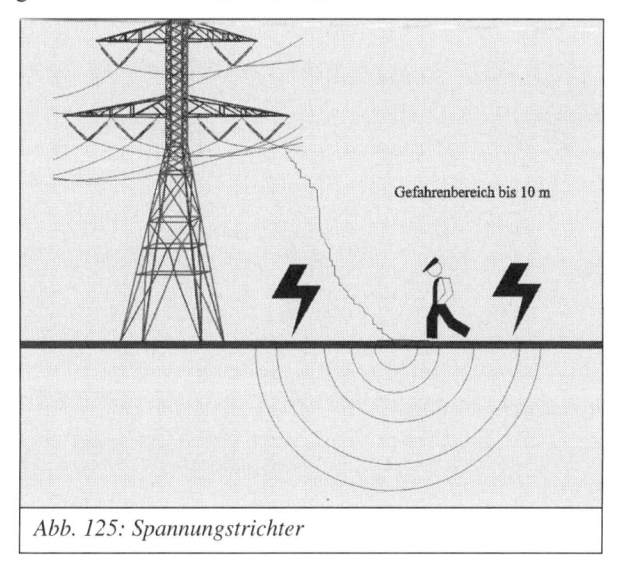

Abb. 125: Spannungstrichter

Sicherheitsabstände gegen Lichtbogenbildung:
- bis   30.000 Volt   1,5 Meter
- bis 110.000 Volt   2,0 Meter
- bis 220.000 Volt   3,0 Meter
- bis 380.000 Volt   4,0 Meter

Literatur:
Paszicsnyek Th., Petutschnigg B., Weinrauch V.: Der Notfallsanitäter. Leopold Stocker Verlag, Graz–Stuttgart 1995

Autor:
Prim. Dr. Viktor Weinrauch
Merkursanatorium St. Radegund
Diepoldsbergerstraße 40
A-8061 St. Radegund

Tauchunfall

F. M. Smolle-Jüttner

Sowohl das Freitauchen als auch der Gerätetauchsport erlebten in den letzten Jahren geradezu eine Inflation. Leider ist dabei ein zum Teil beängstigendes Absinken des Ausbildungsniveaus der Hobbytaucher zu verzeichnen. Vielerorts genügt die Vorlage irgendeines Tauchbrevets, um sich eine Tauchausrüstung mieten zu können, ohne daß danach gefragt wird, wie es sich mit der tatsächlichen Tauchpraxis verhält. Obwohl bei den meisten Ausübenden grundsätzlich Kenntnisse über mögliche Gefahren bestehen, werden diese Gefahren generell unterschätzt. Eine drastische Zunahme der Tauchunfälle ist die Folge.

Die Kenntnis der Krankheitsbilder ist daher für den Notarzt – auch in Binnenländern – zunehmend wichtig geworden. Der zentrale Faktor in der Erstversorgung eines beim Tauchen Verunfallten ist die möglichst genau erhobene Anamnese! Erst sie erlaubt eine Einschätzung der Gesamtsituation und eine Zuordnung der zugrunde liegenden Mechanismen.

Arten des Tauchunfalls

Unfall beim Apnoetauchen

Individuelle Faktoren
Fast immer passieren Unfälle beim Freitauchen, bei Rekordversuchen infolge von Wetten, im direkten Wettbewerb oder durch Nachahmungsversuche filmischer „Vorbilder" (so beobachteten wir im Raum Graz nach der TV-Ausstrahlung des Streifens „Im Rausch der Tiefe" innerhalb einer Woche zwei beinahe tödliche Tieftauchversuche von Jugendlichen).

Mechanismen
Da beim gesunden Menschen der zwanghafte Inspirationsreiz im Atemzentrum primär durch CO_2-Anstieg (und nicht durch O_2-Abfall) getriggert wird, hyperventilieren praktisch alle Freitaucher vor dem Abtauchen, um nicht nach kürzester Zeit wieder Atem holen zu müssen. Wird zu lange hyperventiliert – etwa bei Rekordversuchen –, sinkt der arterielle pCO_2 sehr weit ab, und es kommt durch zu spätes Einsetzen des CO_2-getriggerten Inspirationsreizes zu primärer cerebraler Hypoxie: Der Taucher erschlafft und sackt ab (sog. „swimming-pool-blackout"), sofern er nicht unverzüglich gerettet wird. Dieser Mechanismus kann sowohl bei Streckentauchversuchen als auch beim Tieftauchen auftreten; besonders wenn in Verkennung der eigenen Leistungsfähigkeit zu tief bzw. zu lange getaucht wurde und die körpereigene O_2-Reserve nicht mehr bis zur Wasseroberfläche reicht.

Der proportional zur Wassertiefe ansteigende hydrostatische Druck führt zur zunehmenden Kompression des Thorax. Rein rechnerisch liegt bei der Normalbevölkerung die maximale Tiefe beim Tauchen in Apnoe bei etwa 35 m, da hier der Thorax kompressionsbedingt seine Exspirationsstellung erreicht und das Diaphragma sich weit intrathorakal vorwölbt. Die totale Lungenkapazität ist nun auf das Residualvolumen reduziert. Wird trotzdem tiefer getaucht, entsteht in den relativ starren, großen Luftwegen ein relativer Unterdruck, wodurch es zum „Ansaugen" von Flüssigkeit in die Lumina der größtenteils kollabierten Alveolen kommt; d. h., es entsteht ein akutes Lungenödem. Dieses kann noch unter Wasser zu Hypoxie und Absacken führen oder erst nach dem Auftauchen evident werden.

Mitunter liegt beim Tieftauchen eine Kombination der beiden gerade beschriebenen Mechanismen vor.

Durch die primäre Hypoxie bei Apnoetauchunfällen erschlafft die gesamte Muskulatur. Obwohl der sonst vorhandene reflektorische Glottisschluß beim Eindringen von Wasser in die Stimmritze dadurch wegfällt, werden nur selten signifikante Mengen von Salz- bzw. Süßwasser aspiriert, die zu weiteren, hauptsächlich respiratorischen, seltener zu metabolischen Problemen führen. Grundsätzlich erzeugt die alveoläre und zirkulatorische Hyperosmolarität beim Salzwasser-Beinaheertrinken Lungenödem und Hypernatriämie, die Hypoosmolarität beim Süßwasser-Beinaheertrinken führt zu Hyperkaliämie infolge von Hämolyse. Da jedoch die meisten Opfer < 300 ml Wasser aspirieren, hat die Unterscheidung zwischen Beinaheertrinken im Salz- oder Süßwasser für das klinische Management meist keine Bedeutung. Im Vordergrund stehen die gravierenden Lungenprobleme, die bereits bei Aspiration von 1–3 ml/kg KG zu erwarten sind.

Klinik
Sofern nicht bereits Herz-Kreislauf-Stillstand vorliegt, können die geborgenen Unfallopfer alle Stadien der Bewußtseinslage – von völlig ansprechbar bis tief komatös – aufweisen. Persistierende Zyanose und rasselnde Atemgeräusche sind Hinweise auf Wasseraspiration bzw. auf ein unterdruckinduziertes Lungenödem. Auch sekundäre Aspiration von Erbrochenem ist möglich (die Empfehlung eines strikten Alkoholverbotes beim Tauchen wird vielfach ignoriert). Hypoxiebedingte EKG-Veränderungen sind ebenfalls zu beobachten. Bei Unfällen in Binnengewässern ist nach längeren Tauchzeiten oder nach Wiederholungstauchgängen außerdem an eine Hypothermie zu denken.

Therapie
Die Therapie umfaßt das gesamte Spektrum der cardiopulmonalen Reanimation, wie bei Herz-Kreislauf-Stillständen aus anderen Ursachen. Die Möglichkeit der Wasseraspiration ist dabei zu berücksichtigen. Signifikante Elektrolytveränderungen treten jedoch nur bei unüblich großen Wassermengen (> 22 ml/kg KG) auf. Die Applikation von Furosemid und Bicarbonat ist beim Süßwasser-Beinaheertrinken mit klinischen Zeichen einer schweren Hyperkaliämie indiziert.

Unfall beim Gerätetauchen

Prinzip des Gerätetauchens
Die limitierenden Größen beim Freitauchen – das sind die Kompressibilität der Atmungsorgane und der O_2/CO_2-Haushalt – fallen beim Gerätetauchen weg: Komprimiertes Atemgas wird in einer Druckluftflasche mitgeführt und über einen sog. „Lungenautomaten" eingeatmet. Dieser Regler paßt dabei den Druck des Atemgases automatisch dem Umgebungsdruck an, so daß in den Lungen der gleiche Druck herrscht wie in der jeweiligen Wassertiefe.

Als Atemgase werden vorwiegend Luft, seltener Gemische aus Helium/Sauerstoff („Heliox") oder Helium/Sauerstoff/Stickstoff („Trimix") verwendet. Die Mischung von Sauerstoff mit einem Trägergas bzw. mehreren Trägergasen ist erforderlich, um den Partialdruck des Sauerstoffs gering (< 1,6 bar) zu halten. Reiner Sauerstoff ist, expositionszeitabhängig, ab einer Wassertiefe von 7 m (1,7 bar) toxisch. Diese Tiefe kann unter reiner Sauerstoffatmung (aus sog.

"Kreislaufgeräten", die nur speziell ausgebildeten Tauchern vorbehalten sind) nur kurzzeitig überschritten werden.

Individuelle Faktoren
Der Boom des Gerätetauchens hat das Spektrum der Ausübenden verändert. Während es sich vor 15 bis 20 Jahren noch großteils um Berufs- bzw. semiprofessionelle Taucher gehandelt hat, überwiegen heute die Hobbytaucher, von denen viele den Sport nur sporadisch und immer sorgloser ausüben. Tatsächliche Tauchroutine im Sinne eines "Beherrschen" des Sports ist dadurch vielfach nicht gegeben.

Anamnestisch sind bei den meisten Tauchunfällen Panikreaktionen (besonders häufig bei Unerfahrenen), Alkohol- und Nikotinkonsum, schlechter körperlicher Trainingszustand und nicht zuletzt lebensgefährdender Leichtsinn ("Abenteuerurlaub") im Spiel.

Mechanismen
Zwei Gasgesetze bestimmen die Biophysik des Tauchens:

Das *Boyle-Mariottesche Gesetz* (p x V = const.): Das Volumen eines Gases ist indirekt proportional dem herrschenden Umgebungsdruck.

Das *Henrysche Gesetz* (p x k = c): Die Löslichkeit eines Gases in einer Flüssigkeit ist direkt proportional dem herrschenden Umgebungsdruck.

Pathophysiologie auf der Basis der Gasgesetze

Dekompressionskrankheit (decompression sickness = DCS)
Beim Abtauchen löst sich der als inertes Trägergas eingeatmete Stickstoff proportional dem Umgebungsdruck in den Körperflüssigkeiten und -geweben. Je länger und je tiefer getaucht wird, desto mehr Stickstoff wird gelöst. Die Stickstofflöslichkeit ist dabei in den verschiedenen Geweben unterschiedlich, z.B. hat Fett eine hohe Löslichkeit. Beim Auftauchen wird der Stickstoff wieder über den Blutweg zur Lunge transportiert, geht dort aus der löslichen wieder in die gasförmige Phase über und wird allmählich abgeatmet. Die Kinetik der Stickstoffelimination ist wiederum von Gewebe zu Gewebe unterschiedlich (z. B. stark verzögert aus Gelenksknorpeln, Kapseln und Sehnen). Die gebräuchlichen Tauchtabellen und -computer berücksichtigen diese Faktoren weitgehend. Werden die angegebenen Verweilzeiten in den verschiedenen Tiefen nicht überschritten, ist das Restrisiko eines Unfalls auf der Basis einer DCS gering.

Wird jedoch zu rasch aufgetaucht oder werden sog. "Dekompressionsstufen" nicht oder nur unzureichend eingehalten, kann der Stickstoff nicht mehr in Lösung gehalten werden und perlt ubiquitär in Form kleinster Gasbläschen aus. An der Oberfläche des Gases wird daraufhin eine Aggregation von Blutbestandteilen eingeleitet, und es entsteht das Bild einer (Luft-)Embolie. Das erste Symptom tritt dadurch verzögert, u.U. erst Stunden nach dem Tauchgang auf!

Inertgasnarkose (Tiefenrausch)
Die hohe Lipidlöslichkeit des Stickstoffs führt beim Preßlufttauchen ab Tiefen von 30–40 m zu rauschähnlichen Symptomen ("Tiefenrausch", "Stickstoffnarkose"). Die Handlungen davon betroffener Taucher können völlig unkontrolliert werden (z. B. Entfernen des Mundstückes, plötzliches Tiefertauchen ohne Rücksicht auf den vorhandenen Luftvorrat etc.). Die Vorgänge

sind durch Aufstieg in geringere Tiefen vollkommen reversibel, jedoch später meist nicht erinnerlich. Vorhergegangener Alkoholgenuß, Schlafmangel oder der Konsum bestimmter Medikamente können zum früheren Auftreten der Symptome führen und die Stickstoffnarkose verstärken.

Pulmonales Barotrauma (arterial gas embolism = AGE)
Da der Lungenautomat den Atemgasdruck der Wassertiefe anpaßt, muß beim Auftauchen bewußt regelmäßig abgeatmet werden, um einen intrapulmonalen Überdruck zu vermeiden. Vor allem im Falle eines raschen Aufstieges (Notaufstieg) muß der Atemabstrom über die Glottis absolut gewährleistet sein. Bei inadäquater Abatmung baut sich beim Auftauchen rasch ein relativer Überdruck in den Atemwegen auf, der zu Alveolarwandruptur und Luftübertritt in pulmonale Venolen und damit ebenfalls zum Bild der Luftembolie führt.

Im Unterschied zur Dekompressionserkrankung ist das pulmonale Barotrauma unabhängig von Tauchzeit und absoluter Tauchtiefe sowie von der Art des verwendeten Gasgemisches. Es ist bereits bei Tauchtiefen von 2–3 (!) m beim Gerätetauchen aufgetreten.

In den meisten Fällen eines Barotraumas der Lunge werden anamnestisch Probleme während des Tauchganges angegeben, die zu Streßreaktionen geführt und einen Notaufstieg eingeleitet haben. Panikartiger Glottisschluß verursacht dabei einen massiven Druckanstieg in den Atemwegen.

Allerdings finden sich auch Situationen, in denen keine Probleme angegeben werden und trotzdem ein schweres Barotrauma der Lunge vorliegt: Hier handelt es sich um lokale Obstruktionen von Bronchien, die minderbelüftete Areale in der Lungenperipherie zur Folge haben. Oft liegen anamnestisch kürzlich abgelaufene bronchopulmonale Infekte vor, Nikotinabusus prädisponiert ebenfalls zu dieser Konstellation. Organische Vorschäden (z.B. pulmonale Zysten bzw. Narben) stellen ein extremes Risiko für ein Barotrauma dar und gelten daher als Ausschlußkriterium für den Gerätetauchsport.

Eine Sonderform stellt das Barotrauma des Gastrointestinaltraktes dar. Dieses ist möglich, wenn in der Tiefe Wasser in die Mundhöhle eintritt und geschluckt wird. Dabei gelangen u.U. größere Mengen Preßluft mit in den Verdauungstrakt. Hat das Gas im Zuge des Auftauchens nicht die Möglichkeit, per via naturalis zu entweichen, tritt eine Ruptur der Magen- oder Darmwand auf. Die konsekutive Luftembolie endet meist letal.

Verunreinigung des Atemgases
Wird beim Füllen von Preßluftflaschen der Ansaugstutzen des Kompressors in den Abgasbereich eines Verbrennungsmotors gerichtet, kommt es zur lebensgefährlichen Verunreinigung der Preßluft mit CO bzw. CO_2.

Klinik der Tauchunfallsyndrome

Dekompressionskrankheit und pulmonales Barotrauma (DCS und AGE = „acute bubble disease")

> **Cave:**
> **In beiden Situationen treten ektope Gasblasen im Körper auf, die die Symptomatik einer Luftembolie erzeugen.**

Leitsymptome der Luftembolie sind (nach Schweregrad und Lokalisation geordnet):
- juckende, marmorierte Effloreszenzen („Taucherflöhe") > Embolie von Hautkapillaren
- EKG-Veränderungen (Arrhythmie, Infarktzeichen, Asystolie) > coronare Embolie
- Lähmungen (Hemiplegie, Paraplegie, Tetraplegie) und Parästhesien > Embolie spinaler bzw. cerebraler Arterien
- Seh-, Hör-, Sprachprobleme > Embolie cerebraler Arterien
- Bewußtseinsstörung (alle Schweregrade) > cerebrale Embolie
- epileptiforme Krämpfe > cerebrale Embolie
- Dyspnoe > pulmonale oder cerebrale Embolie
- Schocksymptome
- Atem-, Kreislaufstillstand > coronare oder cerebrale Embolie

Zusätzlich bei der Dekompressionskrankheit:
- extreme Müdigkeit
- Schmerzen im Bereich der großen Gelenke (Bends)
- Harn-, Stuhlinkontinenz

Zusätzlich beim pulmonalen Barotrauma:
- Hustenreiz
- Hämoptoe
- Mediastinalemphysem
- interstitielles Lungenemphysem
- (Spannungs-) Pneumothorax

Bei schwerem, oft letalem Barotrauma auch:
- Rupturen von Intestinalorganen

In der Praxis ist es oft schwierig, die beiden Mechanismen pathogenetisch aufgrund der Anamnese zu differenzieren. Die Therapie ist zwar für beide Entstehungsformen ektoper Gasblasen ident, die Unterscheidung dennoch wichtig, da ein synchron getauchter Partner bei Vorliegen einer DCS ebenfalls in Observanz zu nehmen ist.

Die Tabelle 104 listet die beiden Tauchunfallprinzipien nochmals auf.

HNO-Probleme beim Tauchen
Während Gasembolien prinzipiell nur beim Gerätetauchen auftreten können, finden sich HNO-Traumata auch bei Apnoe-Tauchern.

Mangelnder Druckausgleich im Mittelohr und in den Nebenhöhlen ist nicht selten und kann zu Einblutung bzw. zu Trommelfellrupturen führen. Entsprechende Symptome (Schmerzen, Blutungen aus Nase und Mund, Hypacusis) treten entweder isoliert auf oder begleiten mitunter die Generalsymptomatik eines Tauchunfalls.

Auch eine DCS des Innenohres mit entsprechender Symptomatik (Vertigo, Nausea, Nystagmus, gelegentlich Tinnitus und Hypacusis) ist möglich und absolut rekompressionspflichtig.

Therapie
Die einzige kausale Therapie des Unfalls beim Gerätetauchen besteht in der Rekompression im nächstgelegenen kompetenten hyperbaren Zentrum.

Acute Bubble Disease Übersicht	Dekompressionskrankheit (DCS)	Pulmonales Barotrauma (AGE)
physikalisches Gesetz	p x k = c	p x V = const.
Mechanismus	Gasausperlen	Gasausdehnung
Abhängigkeit von der Tauchzeit	ja	nein
Abhängigkeit von der Tauchtiefe	ja	nein
Abhängigkeit vom Atemgas	ja	nein
Hauptursache	Tauchmodus	anatomisch/funktionell
Symptombeginn	95% innerhalb von 3 Stunden	spätestens an der Oberfläche
Bends	ja	nein
Organrisse	nein	ja
Gasembolie	ja	ja
Therapie	O_2/Rekompression	O_2/Rekompression

Tabelle 104: Prinzipien beim Tauchunfall

Die Therapie vor Ort umfaßt die primären lebenserhaltenden Sofortmaßnahmen, die möglichst frühzeitige Applikation von 100% Sauerstoff sowie den organisierten Transport in Zusammenarbeit mit dem hyperbaren Zentrum.

Sofortmaßnahmen
- Taucher bergen
- Flachlagerung
- cardiopulmonale Reanimation (CPR) – wenn nötig
- Applikation von 100% Sauerstoff über dichtsitzende Maske oder Tubus
- Volumensubstitution: 500 ml Hydroxyäthylstärke, 500 ml Ringer-Lactat i. v.
- evtl. Thoraxdrainage
- Analgetika bei Bedarf
- sofortiger schonender Transport in das nächste hyperbare Zentrum (bei Lufttransport: geringst möglicher Kabinendruck; Hubschrauber: 300 m Flughöhe)

> **Cave:**
> **Diese Maßnahmen müssen bereits bei Verdacht auf Vorliegen eines Tauchunfalls durchgeführt werden!**

Ein wichtiger Faktor für eine kausale Therapie ist die korrekte Anamnese. Sie bestimmt die Erstellung eines optimalen Rekompressionsprotokolls wesentlich mit, schafft damit die Voraussetzung für eine mögliche Restitutio ad integrum und kann auch für den (primär oft vernachlässigten) Tauchpartner lebensrettend sein.

Zentrale Fragen beim Tauchunfall:
- Wurde mit oder ohne Gerät getaucht?
- Welches Atemgas wurde verwendet?

Spezielle Notfälle

- Gab es Probleme während des Tauchganges?
- Wenn ja, welcher Art und wann (beim Abtauchen, in der Tiefe, beim Auftauchen)?
- Wann wurde der Tauchgang begonnen, wann beendet?
- Welche maximale Tauchtiefe wurde erreicht?
- Wie lange war dort die Verweildauer?
- Wie oft wurde innerhalb der letzten 24 Stunden getaucht?
- Wurde eine Tauchtabelle oder ein Tauchcomputer verwendet?
- Wurden die darin vorgegebenen Maximalwerte (Tiefe, Zeit, Auftauchgeschwindigkeit) überschritten?
- Wann ist das erste Symptom aufgetreten?
- Sind noch weitere Symptome aufgetreten?
- Wenn ja, welche und wann?
- Wie ist der Zustand der/des Tauchpartner(s)?

Beim Tauchen verwendete Computer enthalten wertvolle Informationen und sind unbedingt dem behandelnden Arzt in der Druckkammer zu übergeben!

Transportorganisation

Wichtig ist der ständige Informationsfluß zwischen Rettungsmannschaft und hyperbarem Zentrum. Da der Zeitfaktor eine bedeutende Rolle spielt, muß im Zweifelsfall ein bodengebundener Transport unter permanenter Atmung von 100% Sauerstoff erfolgen, statt auf einen evtl. anderweitig im Einsatz stehenden Hubschrauber zu warten. Bei guter Organisation kann auch eine Übergabe im Rendezvoussystem auf einer funktechnisch festgelegten Fahrtroute erfolgen.

Abb. 126:

Maskenbeatmung eines verunfallten Tauchers in der Druckkammer. Die Grazer Großdruckkammeranlage gestattet die Durchführung jeglicher intensivtherapeutischer Maßnahmen während der hyperbaren Oxygenation.

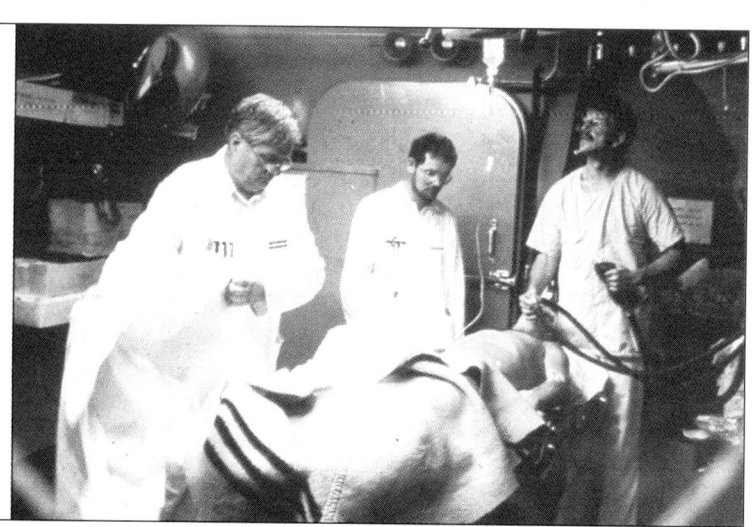

Die folgende Liste umfaßt eine Auswahl der im deutschsprachigen Raum für Tauchunfälle ausgerüsteten Zentren:

Therapieeinrichtungen Österreich

Graz
Druckkammer Graz
Universitätsklinikum, Landeskrankenhaus Graz
Klinische Abteilung für Thorax- und Hyperbare Chirurgie
Auenbruggerplatz 29
A-8036 Graz
Tel. +43 316 385 2803 oder 2056
Hubschrauberlandeplatz

Therapieeinrichtungen Deutschland

Kronshagen/Kiel
Schiffahrtmedizinisches Institut
der Marine und Nationale Hotline
DAN Europe
Druckkammeranlage HYDRA 2000
Kopperpahler Allee 120
D-24119 Kronshagen
Tel. +49 431 54090
Hubschrauberlandeplatz

Hamburg
Druckkammerzentrum Hamburg im
Allgemeinen Krankenhaus Barmbek
Institut für hyperbare Sauerstoff-
therapie- HBO-GmbH
Rübenkamp 148
D-22307 Barmbek
Tel +49 40 63273434
Hubschrauberlandeplatz

Lüneburg
DLT-Druckkammer-Therapiezentrum
Lüneburg GmbH
Privat-Institut für Tauch- und
Überdruckmedizin
Käthe-Krüger-Straße 10
D-21337 Lüneburg
Tel. +49 4131 860066
Hubschrauberlandeplatz

Berlin
Institut für Hyperbare Medizin und
Tauchmedizin an der Orthopädischen
Klinik und Poliklinik der Freien
Universität Berlin
Oskar-Helene-Heim
Clayallee 223
D-14195 Berlin
Hubschrauberlandeplatz

Hannover
Druckkammerzentrum Hannover
Institut für Hyperbare Sauerstoff-
therapie
Lister Krankenhaus
Lister Kirchweg 43
D- 30163 Hannover
Hubschrauberlandeplatz

Halle
Institut für Hyperbare Sauerstoff-
therapie
Röntgenstraße 12
D-06120 Halle
Tel.+49 345 5400456 oder
+49 172 3413109
Hubschrauberlandeplatz

Aachen/ Aix la Chapelle/Aken
HBO-Zentrum Euregio Aachen
bei der Universitätsklinik
Kackerstraße 11
D-52072 Aachen
Tel. +49 241 84044

Duisburg
St. Josef-Hospital
Ahrstraße 100
D-47139
Tel. +49 203 80010 oder 8001620
Hubschrauberlandeplatz

Moers
Zentrum für hyperbare Medizin
Moers und tauchmedizinische
Untersuchungen an der
St. Josef Krankenhaus GmbH
Josefstraße 22
D-47441 Moers
Tel. +49 2841 93720
Hubschrauberlandeplatz

Hagen
Druckkammerzentrum Hagen
im St. Marien-Hospital
Bergstraße 56
D-58095

Bremen
Zentrum für Tauch- und
Überdruckmedizin Bremen (ZETM)
Ermlandstraße 55
D-28777 Bremen
Tel. +49 421 6007577
Hubschrauberlandeplatz

Köln
Druckkammerzentrum Köln am Ev.
Krankenhaus Weyertal
Weyertal 76
D-50931 Köln
Tel. +49 221 4201 051 oder
+49 221 4790
Hubschrauberlandeplatz

Düsseldorf
Sauerstofftherapiezentrum Düsseldorf
Hansaallee 30
D-40547 Düsseldorf
Tel. +49 211 570583 oder
+49 171 3867099 oder
+49 171 3866348

Goslar
Zentrum für Hyperbare Sauerstoff-
therapie Südniedersachsen
Dr. Prietz und Partner
Petersilienstraße 5–7
D-38640 Goslar
Tel. +49 5321 20528

Kassel
Druckkammerzentrum Kassel
am Roten-Kreuz-Krankenhaus
Hansteinstraße 29
D-34121 Kassel
Tel. +49 561 9324700
Hubschrauberlandeplatz

Hofheim
HBO-Zentrum Rhein-Main
Reifenberger Straße 6
D-65719 Hofheim/Ts.
Tel. +49 6192 5062

Mainz
Einplatzkammer Universitätsklinik
Mainz
Institut für Anästhesiologie
Langenbeckstraße 1
D-55131 Mainz
Tel. +49 6131 170 oder
+49 1724 150

Heilbronn
HBO-Zentrum Neckar-Franken
Tagesklinik Heilbronn
Allee 38
D- 74072 Heilbronn
Tel. +49 7131 7868500

Stuttgart
HBO-Zentrum Stuttgart
König Kralstraße 66
D-70372 Stuttgart
Tel. +49 711 5094453
Hubschrauberlandeplatz

Stuttgart
Druckkammerzentrum Stuttgart
DCS 1
Heilbronnerstraße 300
D-70469
Tel. +49 711 851032
Hubschrauberlandeplatz
Robert-Bosch-Krankenhaus

Ulm
Bundeswehrkrankenhaus Ulm
Anästhesieabteilung
Oberer Eselsberg 40
D-89081 Ulm
Tel. +49 731 171 2285 oder 2286
Hubschrauberlandeplatz

München
Branddirektion München
Feuerwache 5
Arbeitsgruppe Hyperbare Medizin
der TU München
Anzinger Straße 41
D-81671 München

München
Hyperbares Sauerstoffzentrum
Karlstraße 42
D-80333 München
Tel. +49 89 5482310
Hubschrauberlandeplatz

Überlingen
Städtisches Krankenhaus Überlingen
Härlenweg 1
D-88662 Überlingen
Tel. +49 7551 990
Hubschrauberlandeplatz

Traunstein
Druckkammerzentrum Traunstein am
Kreiskrankenhaus Traunstein
Cuno-Niggl-Straße 3
D-83278 Traunstein
Tel. +49 861 1567
Hubschrauberlandeplatz

Therapieeinrichtungen Schweiz

Basel
HBO-Zentrum Dr.med. Jörg Schmutz
Kleinhüningerstraße 177
CH-4057 Basel
Tel. +41 61 6313013

Genf
HBO-Zentrum Universität HUG;
DUMC
Rue Micheli-du-Crest 24
CH-1211 Genéve 4
Tel. +41 22 3728132

Lausanne
HBO-Zentrum Universität CHUV
Div. Soins intensifs de médecine
Rue du Bugnon 46
CH-1011 Lausanne
Tel. +41 21 3141632 1111

Bern
Einplatzkammer HBO-Zentrum Universiät, Intensivmedizin
Inselspital
CH-3010 Bern
Tel. +41 31 6323916

Zürich
HBO-Zentrum Universität
Abteilung Pneumologie
Rämistraße 100
CH-8091 Zürich
Tel. +411 2552036

Literatur:
Jüttner F. M., Pinter H., Friehs G.: Digitale Notfallsthorakozentese. Risikoarme Erstbehandlung intrapleuraler Spannungszustände am Unfallort. Notarzt 4: 5–8; 1988
Bayne C. G., Wurzbacher T.: Can pulmonary barotrauma cause cerebral air embolism in a non-diver? Chest 81; 648–650; 1982
Hadden W. A., Rutherford W. H., Merrett J. D.: The injuries of terrorist bombing: A study of 1.532 consecutive patients. Brit. J. Surg. 65: 525–531; 1978.

Autoren:
Univ. Doz. Dr. Freya-Maria Smolle-Jüttner
Klin. Abteilung für Thorax- und hyperbare Chirurgie an der
Univ. Klinik f. Chirurgie
Karl-Franzens-Universität-Graz/LKH Graz
Auenbruggerplatz 1
A-8036 Graz